国家卫生健康委员会住院医师规范化培训规划教材

超声医学

Ultrasound Medicine

第 2 版

主　审　张　运　王金锐

主　编　姜玉新　何　文

副主编　田家玮　唐　杰　任卫东　袁建军　谢明星

人民卫生出版社

·北　京·

图书在版编目（CIP）数据

超声医学 / 姜玉新，何文主编．—2 版．—北京：人民卫生出版社，2022.9（2025.7 重印）
国家卫生健康委员会住院医师规范化培训规划教材
ISBN 978-7-117-31119-9

Ⅰ．①超…　Ⅱ．①姜…②何…　Ⅲ．①超声波诊断－职业培训－教材　Ⅳ．①R445.1

中国版本图书馆 CIP 数据核字（2021）第 005649 号

超 声 医 学
Chaosheng Yixue
第 2 版

主　　编：姜玉新　何　文
出版发行：人民卫生出版社（中继线 010-59780011）
地　　址：北京市朝阳区潘家园南里 19 号
邮　　编：100021
E - mail：pmph @ pmph.com
购书热线：010-59787592　010-59787584　010-65264830
印　　刷：廊坊一二〇六印刷厂
经　　销：新华书店
开　　本：889 × 1194　1/16　　印张：34
字　　数：1151 千字
版　　次：2016 年 4 月第 1 版　　2022 年 9 月第 2 版
印　　次：2025 年 7 月第 3 次印刷
标准书号：ISBN 978-7-117-31119-9
定　　价：128.00 元

编者名单

编　委（按姓氏笔画排序）

王　浩　中国医学科学院阜外医院
王金锐　北京大学第三医院
王建华　中国人民解放军总医院第七医学中心
田家玮　哈尔滨医科大学附属第二医院
朱　强　首都医科大学附属北京同仁医院
任卫东　中国医科大学附属盛京医院
华　扬　首都医科大学宣武医院
李建初　北京协和医院
李胜利　南方医科大学附属深圳妇幼保健院
杨文利　首都医科大学附属北京同仁医院
何　文　首都医科大学附属北京天坛医院
何怡华　首都医科大学附属北京安贞医院
张　运　山东大学齐鲁医院
陈亚青　上海交通大学医学院附属新华医院
姜玉新　北京协和医院
姚克纯　中国人民解放军空军特色医学中心
袁建军　郑州大学人民医院(河南省人民医院)
唐　杰　中国人民解放军总医院第一医学中心
常　才　复旦大学附属肿瘤医院
崔立刚　北京大学第三医院
谢明星　华中科技大学同济医学院附属协和医院
薛恩生　福建医科大学附属协和医院
戴　晴　北京协和医院

秘　书　张　青　北京协和医院

数字编委（按姓氏笔画排序）
万琳媛　中国医学科学院阜外医院
王建德　中国医学科学院阜外医院
田莉莉　中国医学科学院阜外医院
刘晓月　北京航天总医院
齐红霞　中国医学科学院阜外医院
江　勇　中国医学科学院阜外医院
杨　龙　郑州大学人民医院（河南省人民医院）
张　青　北京协和医院
张敏郁　中国人民解放军总医院第七医学中心
赵　星　中国医学科学院阜外医院
赵汉学　首都医科大学附属北京同仁医院
赵瑞娜　北京协和医院
俞卫东　哈尔滨医科大学附属第二医院
梁　玉　中国医学科学院阜外医院

出版说明

为配合2013年12月31日国家卫生计生委等7部门颁布的《关于建立住院医师规范化培训制度的指导意见》，人民卫生出版社推出了住院医师规范化培训规划教材第1版，在建立院校教育、毕业后教育、继续教育三阶段有机衔接的具有中国特色的标准化、规范化临床医学人才培养体系中起到了重要作用。在全国各住院医师规范化培训基地四年多的使用期间，人民卫生出版社对教材使用情况开展了深入调研，全面征求基地带教老师和学员的意见与建议，有针对性地进行了研究与论证，并在此基础上全面启动第二轮修订。

第二轮教材依然秉承以下编写原则。①坚持“三个对接”：与5年制的院校教育对接，与执业医师考试和住培考核对接，与专科医师培养与准入对接；②强调“三个转化”：在院校教育强调“三基”的基础上，本阶段强调把基本理论转化为临床实践、基本知识转化为临床思维、基本技能转化为临床能力；③培养“三种素质”：职业素质、人文素质、综合素质；④实现“三医目标”：即医病、医身、医心；不仅要诊治单个疾病，而且要关注患者整体，更要关爱患者心理。最终全面提升我国住院医师“六大核心能力”，即职业素养、知识技能、患者照护、沟通合作、教学科研和终身学习的能力。

本轮教材的修订和编写特点如下：

1. 本轮教材共46种，包含临床学科的26个专业，并且经评审委员会审核，新增公共课程、交叉学科以及紧缺专业教材6种：模拟医学、老年医学、临床思维、睡眠医学、叙事医学及智能医学。各专业教材围绕国家卫生健康委员会颁布的《住院医师规范化培训内容与标准（试行）》及住院医师规范化培训结业考核大纲，充分考虑各学科内亚专科的培训特点，能够符合不同地区、不同层次的培训需求。

2. 强调“规范化”和“普适性”，实现培训过程与内容的统一标准和规范化。其中临床流程、思维与诊治均按照各学科临床诊疗指南、临床路径、专家共识及编写专家组一致认可的诊疗规范进行编写。在编写过程中反复征集带教老师和学员意见并不断完善，实现“从临床中来，到临床中去”。

3. 本轮教材不同于本科院校教材的传统模式，注重体现基于问题的学习（PBL）和基于案例的学习（CBL）的教学方法，符合毕业后教育特点，并为下一阶段专科医师培养打下坚实的基础。

4. 充分发挥富媒体的优势，配以数字内容，包括手术操作视频、住培实践考核模拟、病例拓展、习题等。通过随文或章节二维码形式与纸质内容紧密结合，打造优质适用的融合教材。

本轮教材是在全面实施以“5+3”为主体的临床医学人才培养体系，深化医学教育改革，培养和建设一支适应人民群众健康保障需要的临床医师队伍的背景下组织编写的，希望全国各住院医师规范化培训基地和广大师生在使用过程中提供宝贵意见。

融合教材使用说明

本套教材以融合教材形式出版，即融合纸书内容与数字服务的教材，读者阅读纸书的同时可以通过扫描书中二维码阅读线上数字内容。

获取数字资源的步骤

1. 扫描封底红标二维码，获取图书“使用说明”。
2. 揭开红标，扫描绿标激活码，注册/登录人卫账号获取数字资源。
3. 扫描书内二维码或封底绿标激活码随时查看数字资源。
4. 下载应用或登录zengzhi.ipmph.com体验更多功能和服务。

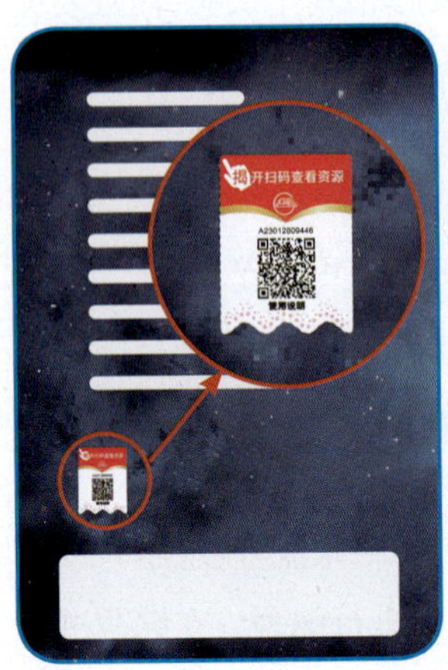

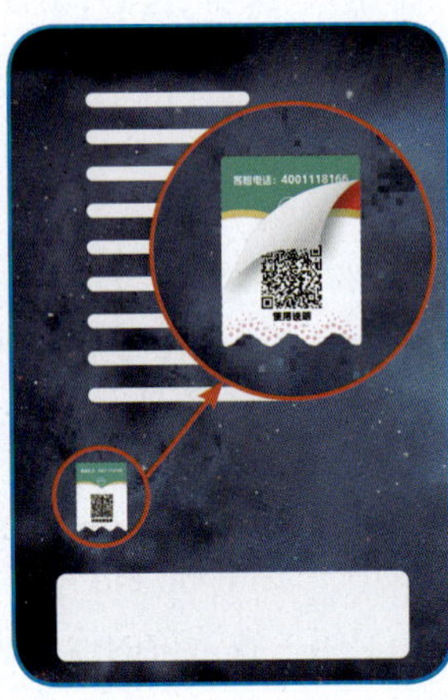

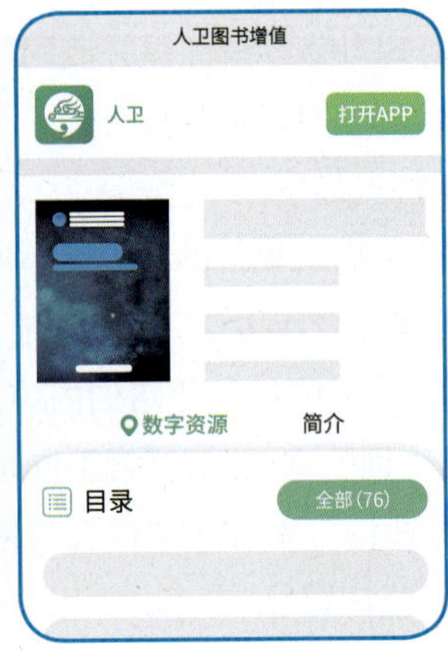

配 套 资 源

- **配套精选习题集：《超声医学科分册》** 主编：朱强　赵玉珍　朱家安
- **电子书：《超声医学》(第 2 版)** 下载“人卫”APP，搜索本书，购买后即可在APP中畅享阅读。
- **住院医师规范化培训题库** 中国医学教育题库——住院医师规范化培训题库以本套教材为蓝本，以住院医师规范化培训结业理论考核大纲为依据，知识点覆盖全面、试题优质。平台功能强大、使用便捷，服务于住培教学及测评，可有效提高基地考核管理效率。题库网址：tk.ipmph.com。

主编简介

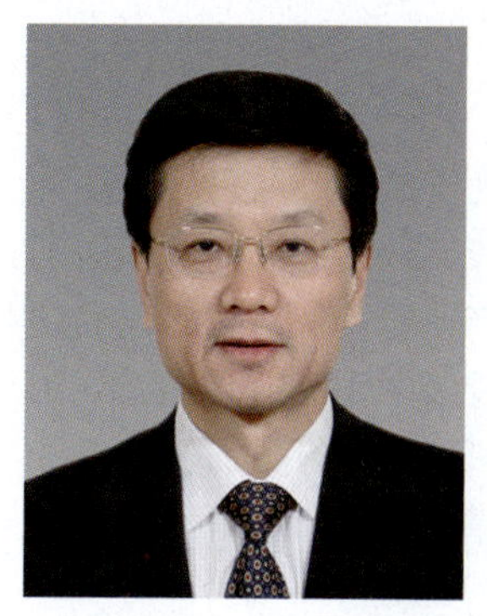

姜玉新

主任医师，教授，博士生导师。第十二届、十三届全国政协委员，全国政协教科卫体委员会委员。中国医师协会副会长，北京医学会副会长，中华医学会超声医学分会第五、六、九届主任委员，国际妇产超声学会中国分会主任委员，《中华医学超声杂志（电子版）》总编辑。

从事临床教学工作40余年，临床、教学、科研工作主要方向为乳腺肿块超声诊断、甲状腺结节超声诊断、血管与妇产科超声、超声造影。承担国家"九五""863科技攻关""十一五""十二五"国家科技支撑计划、国家自然科学基金、教育部博士点基金等多项课题。获中华医学科技进步奖4项、教育部科学技术进步奖3项、华夏医学科技奖2项；曾获国家卫生健康突出贡献中青年专家、北京市优秀教师、全国医德标兵、中国医师奖等荣誉。主编多部超声医学专著及教材。

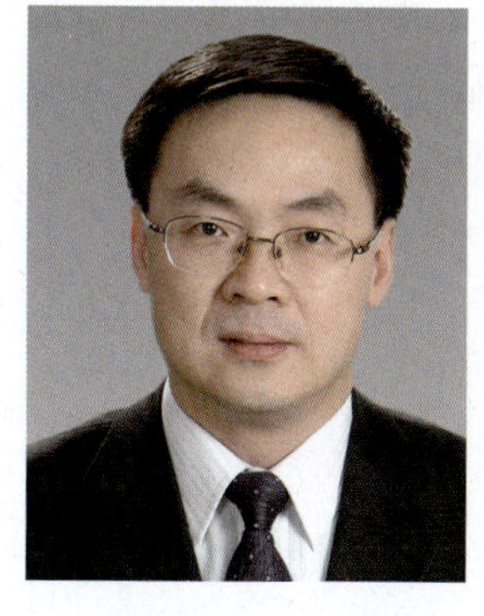

何文

主任医师，教授，博士生导师。现任首都医科大学附属北京天坛医院超声科主任，首都医科大学超声医学系主任，中国医师协会超声医师分会会长，中国医师协会住院医师规范化培训超声专业委员会主任委员，中华医学会北京超声医学会副主任委员、中华医学会超声医学分会委员，中国医学影像技术研究会副会长、中国医学影像技术研究会超声分会主任委员，《中国医学影像技术杂志》副主编，《中华超声影像学杂志》编委等。担任国家及北京市科学技术进步奖评审专家，国家自然科学基金项目评审专家。

从事教学工作至今30多年，在超声医学领域具有丰富的临床、科研及教学经验。组织并主持制定了《住院医师规范化培训超声医学科专业培训内容细则》及《住院医师规范化培训超声医学科专业基地认定细则》，并多次组织住院医师带教师资培训工作。主持国家自然科学基金重点项目1项、面上项目2项，国家"十一五"科技攻关课题、国家科技重大专项课题子课题各1项，省部级科技攻关课题7项，获得省部级科技进步奖7项，获得"中国优秀超声医学专家""国之名医"等称号。发表学术论文100多篇，其中SCI收录40余篇。组织、主持制定了多部业内指南，主编国家卫生健康委员会"十三五"研究生规划教材2部，主编著作5部，主译著作1部，副主编教材2部。

副主编简介

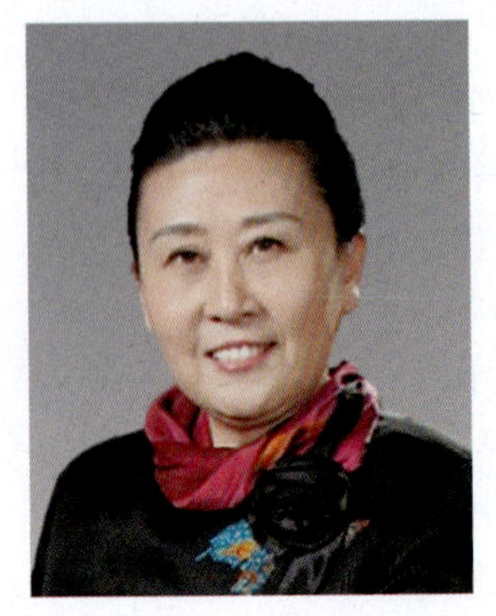

田家玮

现任哈尔滨医科大学附属第二医院医学影像中心主任，超声医学科主任，二级教授，博士生导师，享受国务院政府特殊津贴。兼任国家卫生健康委能力建设和继续教育中心“超声医学专科能力建设项目”专家委员会委员，中国医师协会超声医师分会副会长，国家中关村肿瘤微创治疗产业技术创新战略联盟超声专业委员会主任委员，曾任中华医学会超声医学分会副主任委员。担任《中华超声影像学杂志》等核心期刊副主编。本领域学科带头人，国家卫生健康委员会临床重点专科负责人，国家卫生健康突出贡献中青年专家、全国优秀科技工作者。

从事教学工作 36 年，培养博士、硕士 150 余名。主持国家自然科学基金 5 项，其中重点项目 1 项、面上项目 4 项；主持科技部“十一五”支撑计划子课题、教育部博士点基金等。获教育部及省科学技术进步奖二等奖及省级科学技术进步奖等奖项共 7 项；主编教材及专著 29 部，发表 SCI 论文 81 篇。

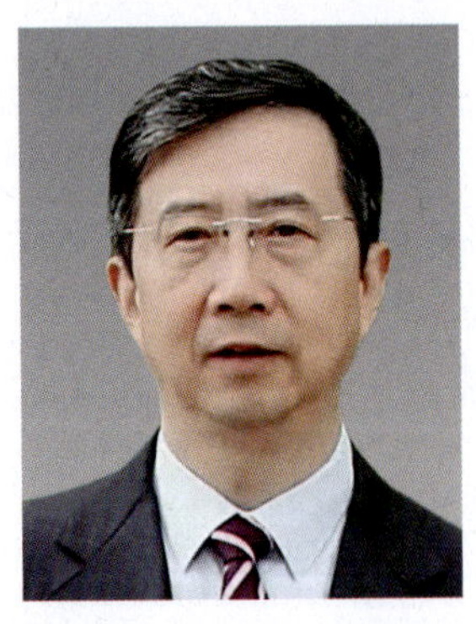

唐杰

中国人民解放军总医院第一医学中心超声诊断科主任医师，教授，博士生导师。现任全军超声医学专业委员会主任委员，中国医学影像技术研究会副会长，《中华医学超声杂志（电子版）》总编等，享受国务院政府特殊津贴。

从事教学工作 30 余年，承担科研课题 19 项，其中国家自然科学基金 7 项。以第一或通信作者发表 SCI 论文 73 篇。曾获军队科学技术奖一等奖 1 项。主编专著和教材 6 部，组织制定和出版超声检查指南 4 部，培养博士和硕士研究生 40 余名。曾获中央保健工作先进个人称号、中国医师奖、解放军原总后勤部科技银星和优秀教师等荣誉。

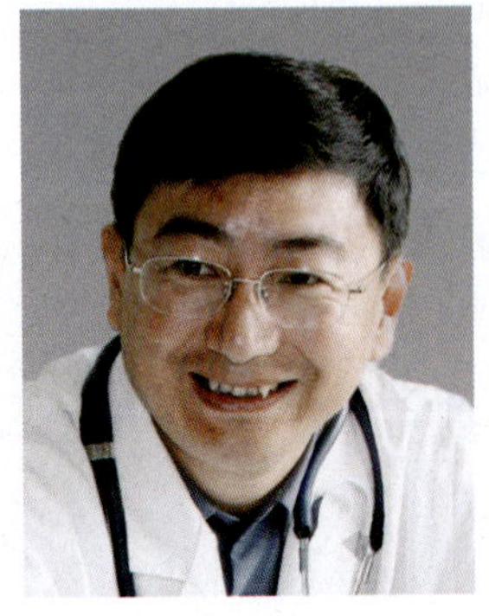

任卫东

中国医科大学附属盛京医院超声科主任，教授，博士生导师。历任中华医学会超声医学分会常务委员、心脏学组和妇产学组副组长，海峡两岸医药卫生交流协会超声专家委员会常务副主任委员，中国医师协会超声医师分会常务委员。

主持和参与国家自然科学基金等科研课题共计 10 余项，获辽宁省政府科学技术进步奖二等奖等奖项 20 余项；发表学术论文 300 余篇，其中 SCI 论文 50 余篇；主编出版超声医学教材和专著 11 部，参编 10 余部。获首届“辽宁名医”“辽宁省优秀科技工作者”称号，培养博士和硕士研究生 100 余人。

副主编简介

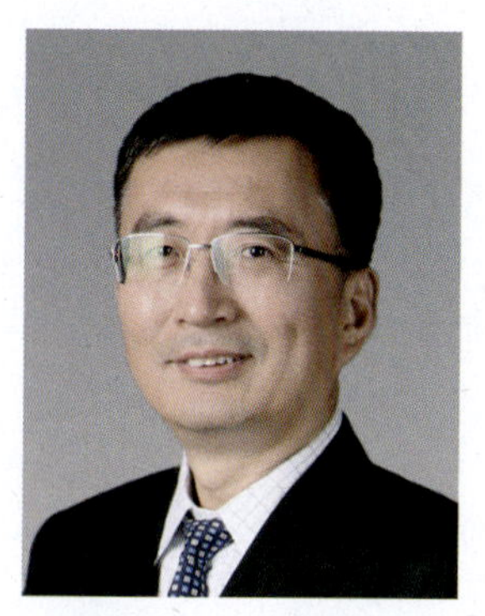

袁建军

一级主任医师、博士生导师，郑州大学人民医院（河南省人民医院）超声科主任，享受国务院政府特殊津贴。担任中华医学会超声医学分会第七、八、九届委员会常务委员，中国医师协会超声医师分会第三、四届副会长，中国医学影像技术研究会副会长，兼任《中华超声影像学杂志》《中华医学杂志（英文版）》《中国医学影像学杂志》等10余种杂志副主编、常务编委、编委或审稿专家。

从事超声诊断及教学工作30多年。在国内外发表学术论文170多篇，主编出版专著2部，获得省部级科技进步奖二等奖5项。获"中国医师奖""中国杰出超声医师"等荣誉称号。

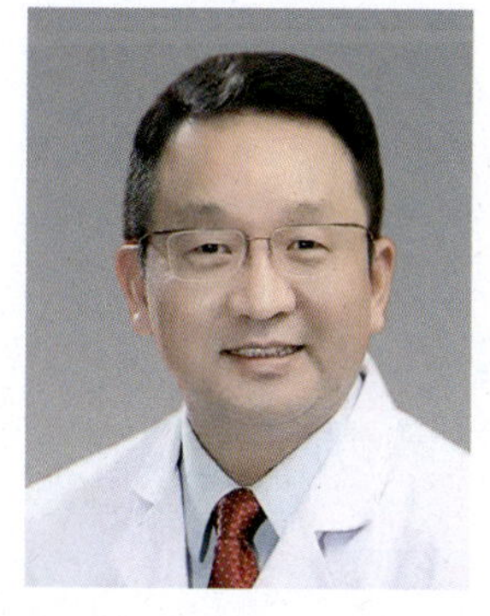

谢明星

华中科技大学同济医学院附属协和医院超声医学科主任，二级教授，主任医师，博士生导师。湖北省影像医学临床医学研究中心主任，分子影像湖北省重点实验室副主任。兼任美国心脏协会理事、美国心脏病学会理事、美国超声心动图学会理事，中华医学会超声医学分会副主任委员、海南省医学会超声医学专业委员会副主任委员、中国超声医学工程学会超声心动图专业委员会副主任委员、湖北省超声学会副主任委员、武汉市医学会超声分会主任委员等。

从事教学工作35年，科技部国家重点研发计划首席科学家。主持科技部重点研发计划项目1项，国家自然科学基金项目6项，（重大1项、重点1项、面上4项）。以第一或通信作者发表SCI论文138篇。以第一完成人获2011年、2019年湖北省科学技术进步奖一等奖2项，以主要完成人获国家科学技术进步奖3项。

前　言

近年来，超声成像技术飞速发展，实时三维超声、弹性成像、超声造影及微血管成像等新技术不断涌现，其应用范围也从诊断拓展到了治疗，在临床工作中发挥着越来越重要的作用。为了进一步贯彻落实住院医师规范化培训，提高超声医学专业住院医师的临床诊疗水平，培养合格的超声医师以满足临床工作需要，在国家卫生健康委员会科教司的指导下，我们组织了二十余位超声专家共同撰写了住院医师规范化培训规划教材《超声医学》(第2版)一书。

本书第1版自2016年出版以来，受到广大师生及超声医学同仁的高度评价。为适应超声医学的发展，本次修订在上一版的基础上，紧扣住院医师规范化培训的要求，增加了胸腔、弹性成像等内容，全书共计21章，内容丰富翔实，图文并茂。其中病例分析部分为本教材一大特色，予以重点着墨，每个病例包含临床资料、超声检查资料、提问与思考、诊断思路及确诊结果五个方面，此外还包含诊断要点及鉴别诊断。为配合电子多媒体教学，同时增加了数字资源，其内容包括习题、微课和拓展的病例分析等，以方便读者进一步参考阅读。

在本教材的编写过程中，各位编者不辞劳苦、夜以继日，在此对各位编者表示衷心感谢！同时对给本教材提出许多宝贵意见及建议的专家和医务工作者表示衷心的感谢！由于时间仓促，错误和疏漏之处在所难免，敬请广大读者批评指正。

姜玉新　何　文

2022年5月

目 录

考核大纲

第一章　总　　论

第一节　实时灰阶超声成像原理及其临床应用

一、实时灰阶超声成像的基本原理

（一）超声波的基本概念

1. 振动与声波　声波（sound wave）的定义为“机械振动在物质中的传播”，即声波为机械波。振动将能量向前推进，而质点不会迁移。

简谐振动（simple harmonic vibration）是振动的基本形式。质点以振幅（amplitude）、角频率（angular frequency）振动，其位移与时间的关系呈正弦波（图 1-1-1）。振动质点的瞬时位置由公式（1）决定。

$$Y=A\sin(\omega_t+\phi)。\tag{1}$$

式中，A 为振幅，ω_t 为相位角，ϕ 为相位差。

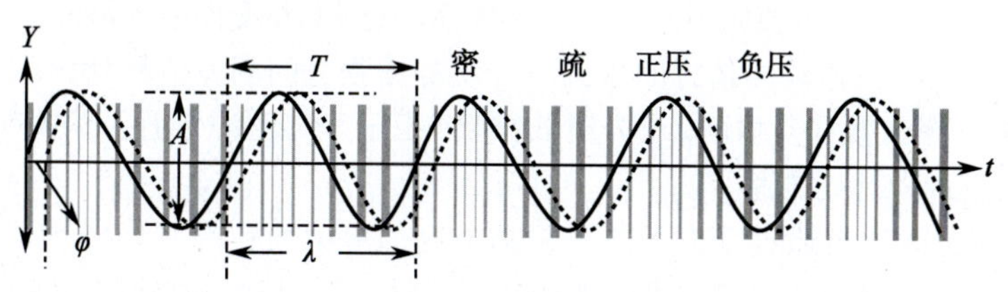

图 1-1-1　正弦波

2. 超声波　人类听觉能够听到的声频率在 20～20 000Hz（也有称 16～16 000Hz），这一频段的声波，称为可听声（audible sound）。低于可听声频率下限的，称为次声波（infrasonic wave）；高于可听声频率上限的定义为超声波（ultrasonic waves，ultrasound）。医用超声波的频率通常在 1～20MHz。

3. 波的类型

（1）纵波：质点振动的方向与波的传播方向一致的波称为纵波（longitudinal dilational wave）。在纵波经过的区域，介质内形成交替的疏（负压）、密（正压）区。因此，纵波也称疏密波（图 1-1-2A）。

（2）横波：质点振动的方向与波的传播方向垂直的波称为横波（transverse wave）图 1-1-2B）。在横波经过的区域，介质内的质点发生周期性交替的弹性剪切应变，因此横波也称剪切波（shear wave）。液体和气体没有切变弹性，只能传播纵波，而不能传播横波。

（3）连续波：在传播时间内周期和振幅都固定的无间隔波称为连续波（continuous wave，CW）。

（4）脉冲波：波间有时间间隔的非连续性声波称为脉冲波（pulse wave，PW）。

4. 超声波的物理量

（1）振幅：如图 1-1-1 所示，振动质点离开平衡位置的最大距离称为振幅（A），决定声波的能量或强度。

（2）波长、周期和频率：一个完整波的长度，称为波长（wave length）；完成一个波长所需要的时间（T）称为波的周期（periodicity）；单位时间内形成完整波的数目称为频率（frequency，f，单位为赫兹（Hz）。周期与频率的关系为：

$$f=1/T。\tag{2}$$

（3）相位：相位（phase）也称相角，即振动质点某一时间所在的位置。二列波之间的相位差别称为相位差（phase difference），如公式（1）中的 φ。相位差为 π（180°）的二列波互为反相。

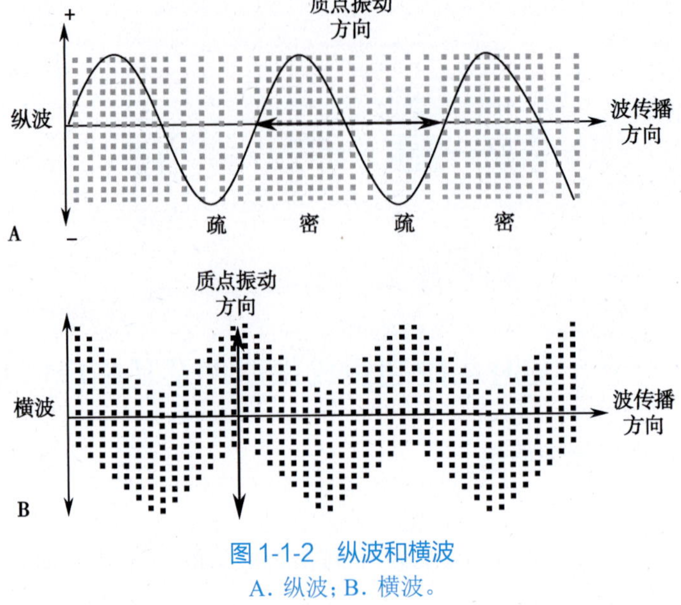

图 1-1-2 纵波和横波

A. 纵波；B. 横波。

(4) 声速：声波在介质中传播的速度称为声速(c)。在特定介质中，c 等于波长与频率的乘积，即：

$$c=f\lambda。 \tag{3}$$

$$\lambda=c/f。$$

从公式(3)可知，一定频率的声波在不同的介质中传播，其频率不变而波长不同。

(5) 声压和声强：介质中有声波传播时的压强与介质静压强之间的差值称为声压(sound pressure, P)。声波是纵波，质点离开平衡位置往复振动，对介质的推挤(正压)和牵拉(负压)既具有动能，又储积了弹性势能。周而复始，能量逐渐向远处传递。

声能量的大小用单位时间内通过垂直于波动传播方向的单位面积的平均能量计量，称为声强(sound intensity, I)，单位是 W/cm^2。当声波为自由平面波或球面波时，某一瞬时的声强与该时刻介质所受压强的平方成正比，与介质密度和传播速度成反比，即：

$$I=P^2/\rho c。 \tag{4}$$

比较声波强弱的常用物理量是分贝(dB)。假设两个声波的声强分别为 I_1、I_2，声压为 P_1、P_2，比较它们强弱的计算方法为：

$$分贝(dB)=10\lg(I_2/I_1)=20\lg(P_2/P_1)。 \tag{5}$$

(6) 脉冲波的物理量(图 1-1-3)

1) 脉冲频率(pulsed frequency)：单个声脉冲波的固有频率，即探头发射的声频率。通常包含多个频率，称为频带(frequency band)。

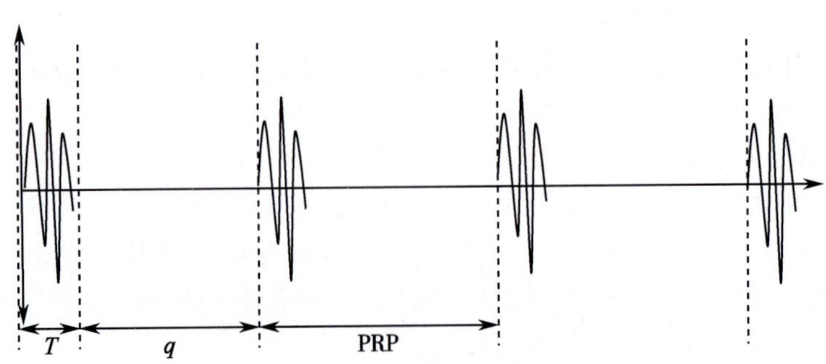

图 1-1-3 脉冲波示意图

T = 脉冲持续时间 = 脉冲宽度；q = 脉冲间隙时间；PRP = 脉冲重复周期；PRP = $T+q$；SPL = $n\lambda=cT$；PRF = 1/PRP；占空比 = T/PRP。

2）频带宽度（frequency band width）：简称带宽（band width）。包括发射带宽和接收带宽两个概念。发射带宽定义为“发射脉冲频谱中比峰值频率强度低 3dB（即约等于峰值强度的 $1/\sqrt{2}$）的两个频率（f_2，f_1）之间的频率范围”（图 1-1-4）；接收带宽定义为“回声脉冲频谱中比峰值频率强度低 6dB（即等于峰值强度的 1/2）的两个频率之间的频率范围”。

3）脉冲持续时间（pulse duration）：脉冲波所占的时间或脉冲宽度（τ），简称脉宽（pulse width）。定义为“脉冲声压平方积分达到终值的 10% 时与达到终值的 90% 时两点之间间隔的 1.25 倍”，单位为毫秒（ms）。

4）空间脉冲长度（spatial pulse length，SPL）：单个脉冲波所占用的空间长度。等于脉冲波长乘以脉冲中的周期数（n），或声速与脉宽的乘积。通常包含 1～3 个波长。

根据傅里叶转换（Fourier transform）频谱分析，SPL 长的声脉冲，中心频率附近有较多的频率成分，其带宽窄（图 1-1-4A），但具有较高的声能量，适用于超声多普勒成像；而 SPL 短的声脉冲，中心频率附近频率成分较少，其带宽较宽（图 1-1-4B）。更适用于二维成像。连续波只有一个频率（图 1-1-4C）。

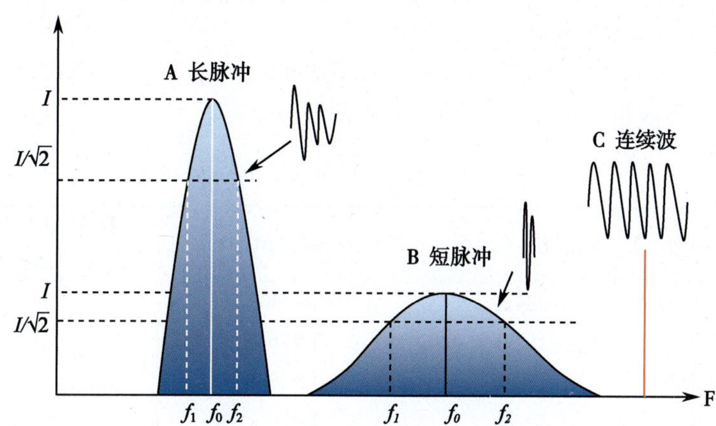

图 1-1-4　空间脉冲长度与带宽

A. 长脉冲，其带宽较窄（f_1～f_2）；B. 短脉冲，其带宽较宽（f_1～f_2）；C. 连续波只有单个频率。

5）脉冲重复周期（pulse repetition period，PRP）：一个脉冲开始发射到下一个脉冲开始发射所需要的时间。

6）脉冲重复频率（pulse repetition frequency，PRF）：单位时间内发射的脉冲数，即脉冲重复周期的倒数

7）脉冲间隙时间：不发射声波的间隔时间，简称脉间（interpulse）；用于接收脉冲波的反射。

8）占空比（duty ratio）：单个脉冲持续时间所占脉冲重复周期的比率。

9）脉冲波的声强：由于脉冲波的脉宽、脉冲重复时间和占空比不同，因此，其声强在空间和时间的分布上不同。标量其特征的物理量有空间峰值声强（spatial peak acoustic intensity）、空间平均声强（spatial averaging acoustic intensity）、时间峰值声强（temporal peak acoustic intensity）、时间平均声强（temporal averaging acoustic intensity）。在实际应用中空间和时间都需要考虑，所以引入空间峰值时间峰值声强（spatial-peak temporal-peak acoustic intensity）等概念。对平面波，超声波的总功率为通过单位截面积的平均声强与截面积的乘积。这些参数在超声使用的安全性评估，如生物效应等方面需要关注。

（二）声波的传播特性

声波的传播必须依靠弹性介质（elastic medium），也称媒质（medium）。其传播遵循声波与媒质相互作用的固有物理特点，也是超声成像的物理基础。因此，了解人体组织的声学特性对理解超声图像的形成并对其正确解读至关重要。

1. 声速与介质　声速（c）取决于介质的密度和弹性模量（modulus of elasticity），即：

$$c=\sqrt{K/\rho}。\tag{6}$$

式中，K＝弹性模量，ρ＝密度。

（1）介质中声速的一般规律：固体>液体>气体。表 1-1-1 中列出人体部分软组织以及水和空气的声速。

（2）气体和液体不能传播横波。

（3）在具有方向性的组织中，如肌肉、骨骼等，沿纤维方向的声速高于与纤维垂直方向的声速，即各相异

性（anisotropy）。

（4）介质温度影响声速，除水之外，多数介质声速随温度升高而降低。水在74℃以下随温度升高而声速增快。

（5）某些黏弹性（visco-elasticity）介质（如橡胶、人体软组织），声速会随声频率的改变而受到轻微影响，即频散（dispersion）。

2．声特性阻抗　介质的声特性阻抗（acoustic characteristic impedance，Z）用于表征声波从一处传播到另一处的能量损耗，定义为波阵面（wave front）一定面积上的声压与通过该面积的体积速度的比值，也称声阻抗率（specific acoustic impedance）。其值等于介质的密度与介质声速的乘积，即：

$$Z=\rho c。\tag{7}$$

声阻抗率单位为瑞利（Rayl），1Rayl = 1dyn/（cm^2•s）或 1Pa/（m^2•s）。

人体组织以及水和空气的声阻抗见表1-1-1。人体软组织的声阻抗值差别较小，但软组织与空气和骨之间的声阻抗值有很大差别。不同介质的接触面构成声学界面，其声阻抗差（acoustic impedance difference）大于0.1%，即可对入射的超声波发生反射。

声学界面的线度大于声波的波长，称为大界面（large interface）；小于声波的波长称为小界面（small interface）。所以，所谓大界面和小界面是相对入射声波的波长而言。

表1-1-1　几种人体组织、空气及水的声学参量

介质	ρ/（$g•cm^{-3}$）	c/（$cm•s^{-1}$）	Z/（$10^5•Pa•m^{-2}•s^{-1}$）	对1MHz超声波的声衰减系数/（$dB•cm^{-1}•MHz^{-1}$）
空气	0.001 18	334.8	0.000 407	10.0
水（0℃）	0.997 3	1 480	1.476	0.00
血液	1.055	1 571	1.656	0.18
脂肪	0.955	1 476	1.410	0.63
肌肉	1.074	1 568	1.684	1.2～2.3
肝	1.050	1 550	1.648	0.94
肾		1 560	1.62	0.9
软组织平均值	1.016	1 540	1.524	1.0
骨骼	1.658	3 860	5.571	14.4～23.0

3．反射、折射和透射（图1-1-5A）　超声波在介质中传播遇到大于λ/2的界面时，一部分超声波能量从界面处反射，称为反射（reflection），反射波也称回声（echo）；另一部分超声波能量进入另一介质继续传播，即透射（transmission），但方向改变，称为折射（refraction）。

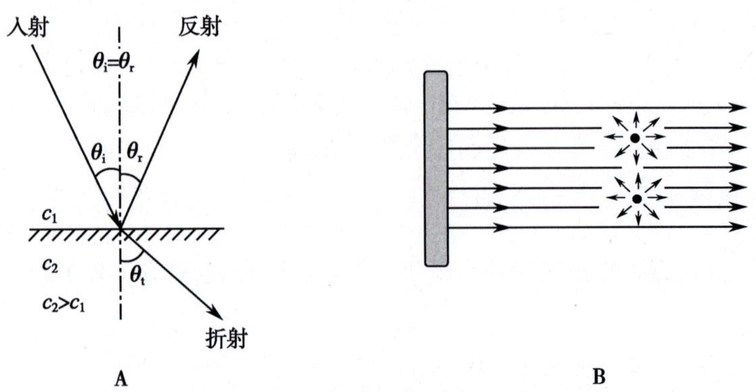

图1-1-5　超声的入射、反射、折射（图A）和散射（图B）

θ_i = 入射角；θ_r = 反射角；θ_t = 折射角；c_1，c_2：介质的声速。

反射和折射遵循Snell定律，即反射角等于入射角。折射角的大小与相邻介质的声传播速度有关，其关系为：

$$\sin\theta_i/\sin\theta_t=c_1/c_2。\tag{8}$$

从公式（8）可知，声束由声速快的介质进入声速慢的介质（$c_1>c_2$），折射角小于入射角（$\theta_t<\theta_i$）；反之，则 $\theta_t>\theta_i$。

反射波的能量与入射波的能量之比称为反射系数（reflection coefficient），它取决于构成界面介质的声阻抗差和入射角的大小。声强的反射系数（I_R）为：

$$I_R=[(Z_2\cos\theta_i-Z_1\cos\theta_t)/(Z_2\cos\theta_i+Z_1\cos\theta_t)]^2。\tag{9}$$

折射声能量与入射声能量的比称为折射系数（refraction coefficient），同样取决于构成界面介质的声阻抗和入射角的大小。声强的折射系数（I_t）为：

$$I_t=1-I_R=[(4Z_2\cos\theta_i\ Z_1\cos\theta_t/(Z_2\cos\theta i+Z_1\cos\theta t)]^2。\tag{10}$$

当垂直入射时，即 $\theta_i=\theta_t=90°$，$\cos\theta_i=\cos\theta_t=1$。

当入射角增大到一定值时，声波即不能进入另一介质，即折射角等于 90°，发生全反射（total reflection），此时的入射角称为临界角（critical angle）。

当声束经过多层介质时，在每一界面都遵循反射和折射定律。

4. 散射　声波遇到小界面时，会向各个方向辐射，称为散射（scattering）。构成这些小界面的微粒称为散射体（图 1-1-5B）。在散射声波中，与入射声束相反方向的散射称为背向散射（back scatter）。标量组织背向散射特性的物理量称为背向散射系数（*Sb*），定义为：在与入射声束成 180° 角的方向上，每单位立体角每单位体积内所散射的平均声功率（mW）与入射声束声强（mW/cm^2）之比。因其比值的单位为面积（cm^2），故也称其为散射截面（scattering cross section），但实际意义是表征单位声强产生的散射功率的大小。

5. 衍射　超声波的衍射（diffraction）是指在媒质中遇到线度与波长相近的障碍物或不连续性介质而引起波传播方向改变的现象。

6. 波的叠加和干涉　当两列（或更多列）声波在介质中传播时，若在空间某点相遇，在任一时刻质点的位移是各个波在该点所引起的分位移的矢量和（图 1-1-6A），即合成新的声波继续传播。叠加后的声波包含了每个波原有的独立特性（振幅、频率、相位等）。再分开后，各自与叠加前相同，互不干扰。

若频率相同的两列波叠加，使某些区域的振动加强，某些区域的振动减弱，而且振动加强的区域和振动减弱的区域相互隔开。这种现象称为波干涉（wave interference）。

波干涉是叠加的特殊形式。其必要条件是两列波（源）的频率相同并且相位差为 π 的整数倍。符合干涉条件的两列波称为相干波。

相干波的相位差为零或为 π 的偶数倍，称为"同相"（in phase），此时的合成振幅等于各自振幅之和，称为相长干涉（constructive interference），如图 1-1-6B；若二者相位差为 π 的奇数倍，称为"异相"（out of phase），其合成振幅等于各自振幅之差，称为相消干涉（destructive interference），如图 1-1-6C。

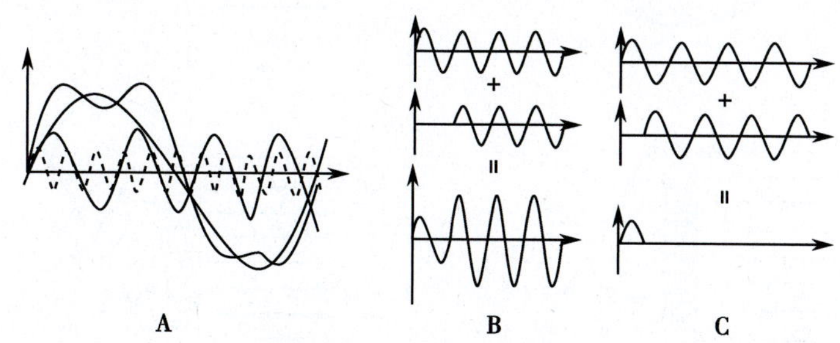

图 1-1-6　波的叠加和干涉

A. 波的叠加；B. 二列波相位差为 2π，产生相长干涉；C. 二列波相位差为 π，产生相消干涉。

超声成像采用具有一定带宽的脉冲波，所产生的不是图 1-1-6 中所示的简单叠加，而是由微细结构产生的不同频率、不同振幅、不同方向散射波的无规律叠加，形成斑点噪声（speckle noise）。斑点噪声会掩盖尺度虽小但具有诊断意义的解剖特征，是成像着力消除的噪声。但是，也可以通过追踪斑点噪声的运动来评价组织运动，即斑点追踪技术。

7. 波的分解　任何一个复杂的波形都可以视为简谐振动的叠加，即都可以分解成若干正弦波。称为傅里叶变换（Fourier transform）（图 1-1-7）。

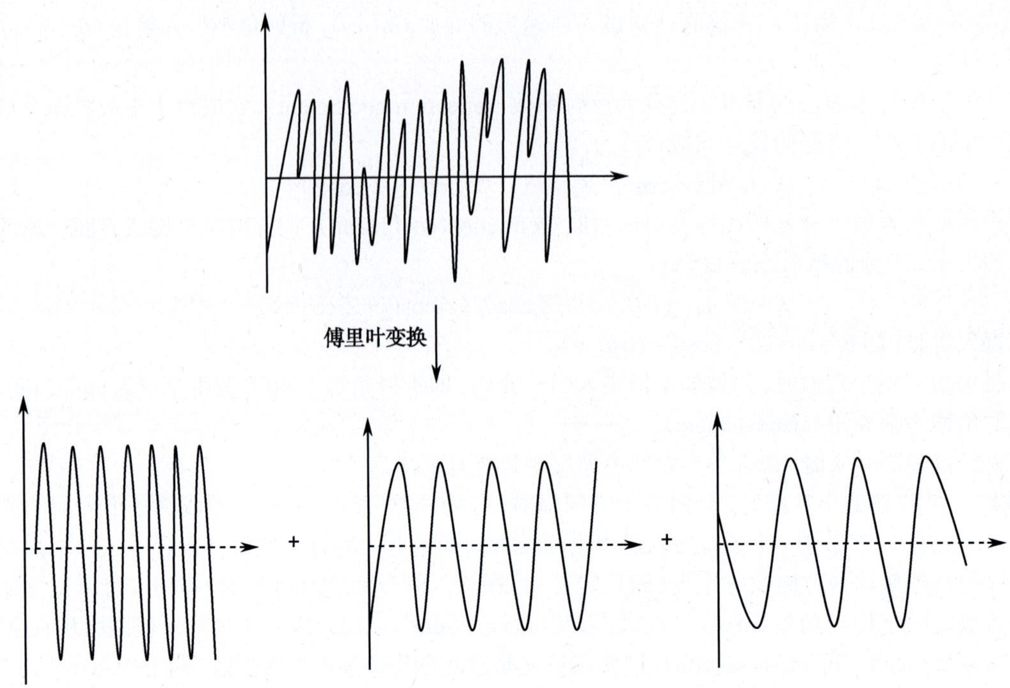

图 1-1-7 波的分解（傅里叶变换）

8. 波前和声传播的惠更斯原理 如图 1-1-8 所示，超声波若在均匀的各向同性的非流动介质中传播，波动到达的各个被激发产生振动的质点都可以视为发射子波（wavelet）的新声源。由子波到达的各质点所连成的包络构成新的波阵面，称为波前（wave front）。波前的法线方向就是波的传播方向。这一规律于 1690 年由惠更斯（Huygens）提出，称为惠更斯原理（Huygens principle）。波前为平面的称为平面波（plane wave）；波前为球面的称为球面波（spherical wave）。

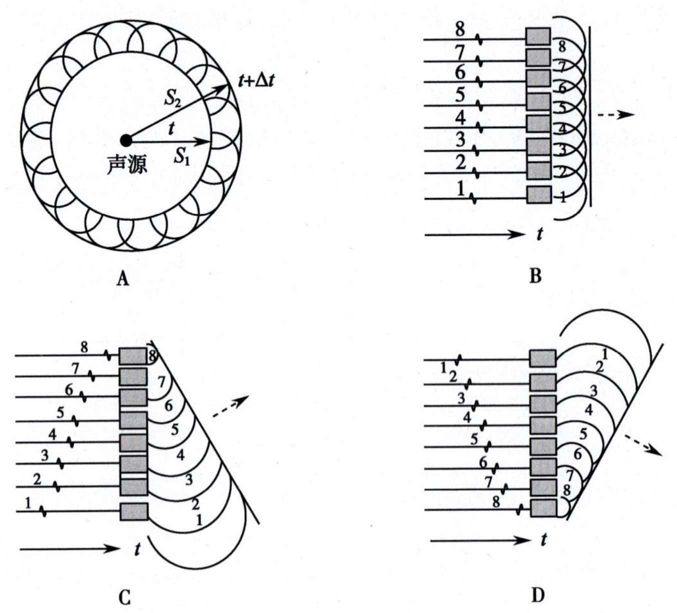

图 1-1-8 惠更斯原理示意图

A. 球面波在时间 t 和 $t+\Delta t$ 时的波前；B. 平面波若各个振动源同时振动，波前平行于振源组连线，传播方向与振源组连线垂直；C. 一组振动源 1～8 的振动依次都存在时间上的差异 Δt。若振源 1 最先开始振动，振源 2，3……8 依次延迟时间 Δt，因此 8 开始振动后，振源 1 的振动已经传播到 $c \cdot 8\Delta t$ 处，振源 1～8 发出的振动波传播的距离都依次相差 $c \cdot \Delta t$，将各子波到达的振动质点连接，其波前（波阵面）及传播方向如图，声束偏转；D. 与图 C 相似，若振源 8 最先振动，振源 1 最后振动，波前及传播方向如图，声束向相反方向偏转。

主瓣一侧边缘线与声轴的夹角称为扩散角（θ），其大小表征声束扩散的程度，可由公式计算：

$$\sin\theta \approx 1.2\lambda/R \approx 1.2c/Rf。\tag{13}$$

可见换能器的频率越高，直径越大，则扩散角越小，声束越窄，指向性越好。

2．声束偏转　如图 1-1-8，根据惠更斯原理，通过延时电路使相邻振子依次延时发射，就会形成倾斜的波阵面，即声束的传播方向发生偏转。如此以不同的延迟次序连续激发振子，就会获得以不同偏转角度连续发射的声束，实现声束的连续扫描。

3．声束聚焦　非聚焦声束因近场旁瓣影响导致能量分布不均，远场声束扩散，难以用于诊断，必须采用多种技术使扫描声束变细，并尽可能减少旁瓣，这一过程称为聚焦（focus）。实现聚焦的基本方法有：声透镜（acoustic lens）聚焦、电子动态聚焦（dynamic focusing）、可变孔径（variable aperture）技术等。

（1）声透镜：如图 1-1-13 所示，声束穿过声速较人体组织慢的凸型介质（如硅酮等），由于中间厚，周边薄，声束穿过时发生折射，进入人体后向中间汇聚，声场变窄。

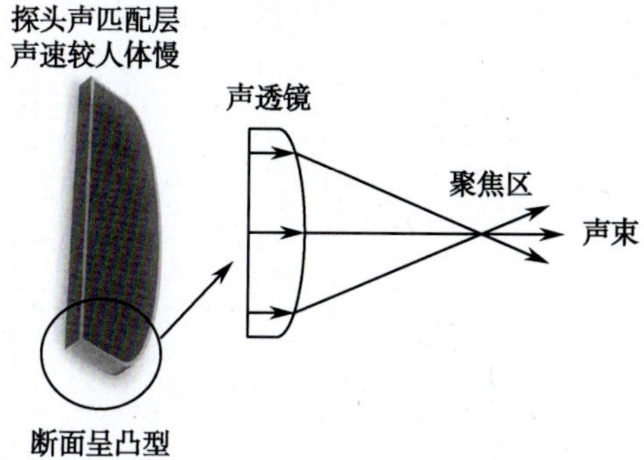

图 1-1-13　声透镜聚焦示意图

（2）电子聚焦

1）发射聚焦：如图 1-1-14 所示，根据惠更斯原理，采用门控电路对相邻振子进行延迟发射，可形成凹面波阵面。通过控制和调整延迟时间，改变波阵面的曲率和方向，实现声束在不同距离的多段聚焦或多点动态聚焦。然而，由于声场规律的限制，对于固定阵元数组成的孔径，采用电子聚焦的声束焦距长度不可能大于其近场区长度。依据公式 $L \approx 0.8R^2/\lambda$，近场区长度正比于成像阵元孔径的平方，欲实现阵列式探头的多段和全程聚焦，对深处目标需采用大孔径，即大的阵元数，对表浅目标需采用小孔径，即小的阵元数，称为动态孔径（dynamic aperture）或可变孔径（variable aperture）聚焦。

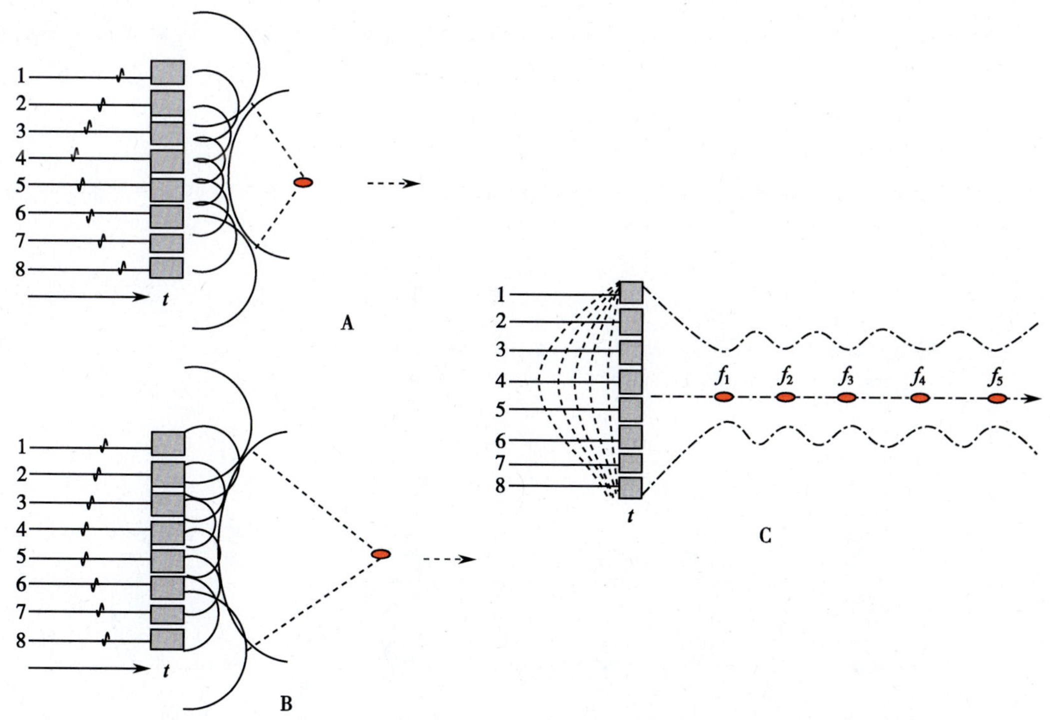

图 1-1-14　发射电子动态聚焦示意图。门控电路控制振子自周边到中央延迟发射。

A．延迟时间长，聚焦区近；B．延迟时间短，聚焦区远；C．连续控制延迟时间，实现动态多点聚焦。

2）接收聚焦：如图 1-1-15，根据同样的原理，对反射信号从焦点处到达振子的时间不同，到达中间振子的时间早于两侧，因而会造成时相上的差异，若通过门控电路以此延迟接收，就会使接收信号的时相一致，形成窄声束，达到聚焦目的。通过控制每次接收的时间，接收不同深度焦点的反射信号，实现电子动态接收聚焦。

3）动态孔径聚焦：根据公式（12），采用减少组成振元的振子数（相当于减小孔径）发射超声束，近场区短；采用增加组成振元的振子数（相当于增大孔径）发射声束，近场区远，即可变孔径聚焦。通过连续控制电子环阵探头发射振子组数的多少（孔径大小）便可实现发射或接收的连续聚焦，即动态孔径聚焦。

通常，声束扫描方向（侧向）利用电子动态聚焦，与扫描平面垂直的方向（横向）用声透镜聚焦。但近年来将换能元件进行纵横方向切割，振子呈二维阵排列，在纵、横方向都可采用电子聚焦，显著提高了聚焦性能。

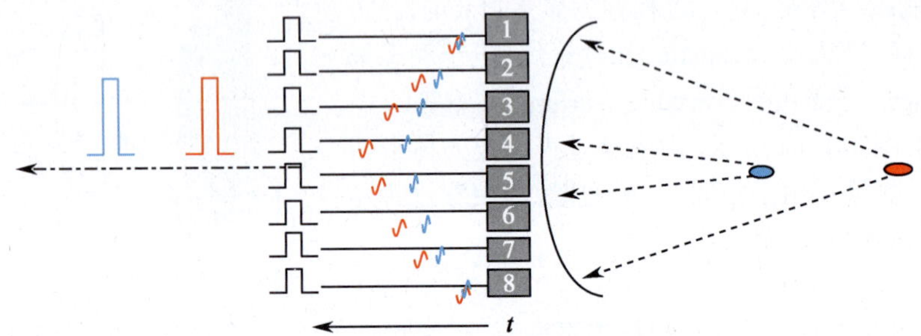

图 1-1-15　接收电子动态聚焦示意图

来自反射源的信号从焦点到达 4 的时间早于到达振子 1 和 8，造成时相不一致。探头相邻振子由中间向两侧逐次延迟接收，达到时相一致，控制每次接收的延迟时间可以实现由近及远的多点接收动态聚焦。

（五）超声成像的分辨力

1. 空间分辨力　仪器能够区分两个相邻反射体的最小距离的能力称为空间分辨力（spatial resolution）。空间分辨力应是三维方向的分辨力，包括：

（1）轴向分辨力：能够分辨沿声束方向上两个相邻回声源最小距离的能力称为轴向分辨力（axial resolution，AR），也称纵向分辨力，主要由空间脉冲长度（spatial pulse length，SPL）决定（图 1-1-16）。

$$AR \approx SPL/2 \approx n\lambda/2 \approx n/2f。\quad (14)$$

式中，n＝扫描线数，λ＝波长，f＝频率。

通常，超声成像的一个短脉冲包含 1～2 个波，声束的扫描线数为 4～5 条。可见超声波的波长越短，频率越高，分辨力越高。

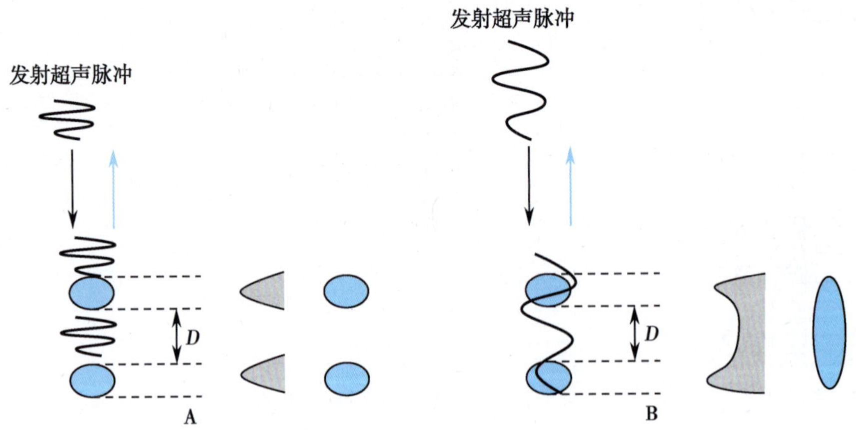

图 1-1-16　轴向分辨力

A. 超声脉冲长度<2D，两个距离为 D 的相邻界面不会重叠，可以被分辨；B. 超声脉冲长度≥2D，两个距离为 D 的相邻界面重叠，不能被分辨。

（2）横向分辨力：横向分辨力（transverse resolution）定义为“在体模的指定深度处，垂直于扫描平面方向上显示声信息的仿组织材料的厚度”。即能够分辨同一深度垂直于扫查平面两个相邻回声源最小距离的能力，约等于垂直于扫查方向的声束宽度的 1/2（图 1-1-17A）。

（3）侧向分辨力（lateral resolution，LR）：与横向分辨力相似的另一维度的分辨力称侧向分辨力。侧向分辨力定义为在体模的指定深度处，扫描平面内垂直于超声波束轴的方向上，能够显示为两个清晰回声源之间的最小间距。即能够分辨扫查方向上平行于扫查平面且与声束垂直的两个回声源最小距离的能力（图 1-1-17B）。侧向分辨力也称度分辨力。

若两个紧邻回声源距探头的距离相等，而两者之间的距离又比声束的宽度小，它们的回波就会出现在同一个位置，发生重叠，仪器不能区分它们的空间位置。

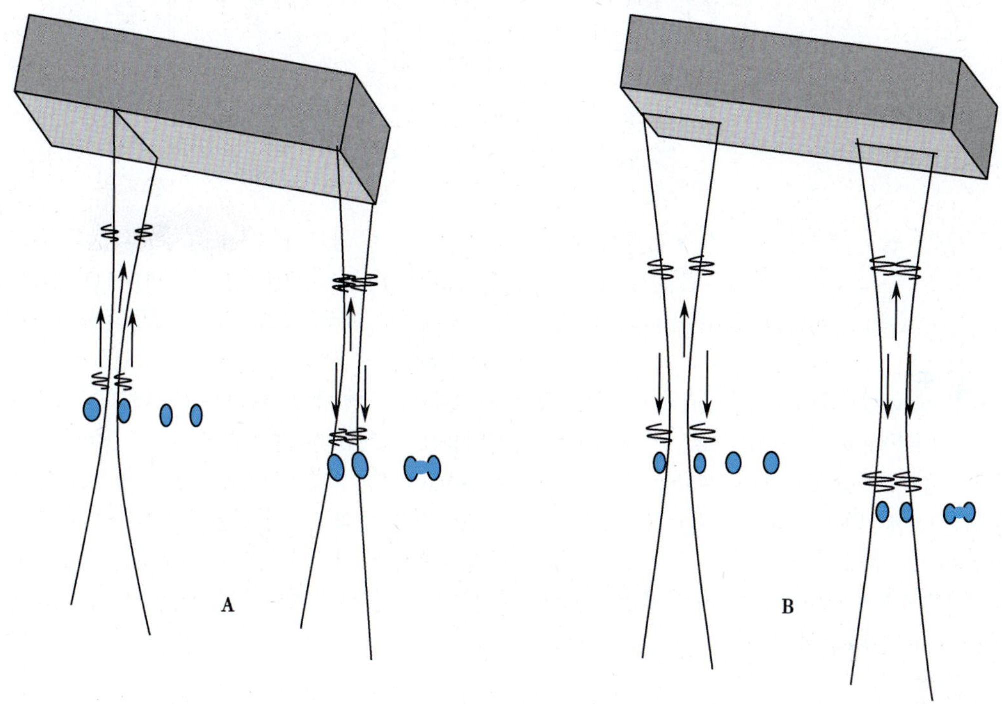

图 1-1-17　横向分辨力与侧向分辨力

A. 横向分辨力，同一深度垂直于扫查平面的两个回声源间的距离小于声束厚度（右侧），两个回声源重叠，不能分辨，两个回声源的距离大于声束厚度（左侧），能被分辨；B. 侧向分辨力，同一深度平行于扫查平面的两个回声源的距离小于扫查方向声束的厚度（右侧），两个回声源不能够被分辨，两个回声源的距离大于扫查方向声束的厚度（左侧），能被分辨。

2. 时间分辨力　能识别图像变换最短时间的能力称为时间分辨力（temporal resolution），是帧频的倒数。而帧频又取决于 PRF 和单帧频扫描线数。PRF 越高，单帧频扫描线数越低，帧频越高，时间分辨力越好。对检测运动功能和血流动力学的细微变化至关重要。

3. 对比分辨力　对嵌埋于指定的仿组织材料中，具有指定特性的散射或反射结构，能够检出回波幅度的最小差异称为对比分辨力（contrast resolution）。即显示和分辨不同回声强度差别（灰阶）的能力。超声仪器将回声强度以灰阶显示于屏幕，并在一侧显示相对应的灰阶标记，如 256 灰阶。但是人的视觉对灰阶的分辨力仅 8～10 个灰阶。

（六）超声仪器和超声成像的基本原理

超声仪器根据超声和人体组织的物理特性将人体的组织解剖和病理生理信息以图像的形式显示。其基本结构如图 1-1-18 所示。

探头（probe）既是超声束的发射器（将电能转换为机械能），同时又是回声的接收器（将机械能转换为电能），也称换能器（transducers）。

仪器由发射单元控制声束的形成、聚焦和扫描方式等；接收单元控制探头的接收方式并对接收的原始射频信号进行异常复杂的计算机处理（包括信号提取、滤波、放大、转换等），最后以视频信号进行显示。其成像的基本原理大致可分为四类。

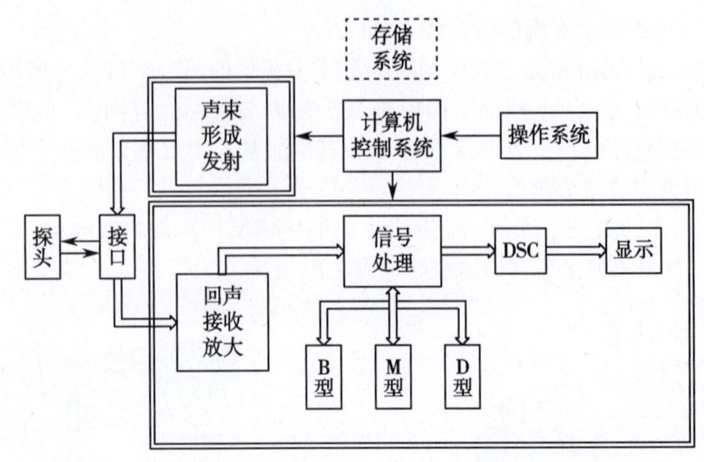

图 1-1-18 超声仪器的基本构造

1. 脉冲回声式 超声探头向人体组织发射脉冲超声束后，浅层组织的回声信号先到达探头，转换为电信号，依次推进。因此，每一界面和散射微粒的深度（D）都可以用其回声到达探头的时间（t）精确计算。人体组织的平均声束为 1 540m/s，若组织中某一界面反射回探头的时间为 t_1，那么这一界面距探头的距离即为

$$D = ct_1/2 = 770t_1 \text{（mm）。} \tag{15}$$

界面和微粒反射和散射的强度取决于组织结构和声学特性。据此，仪器以回声的时间和强度确定组织的空间位置和回声强度，并在显示器一一对应显示，构成图像。常用的成像方法有以下三种。

（1）幅度调制法：幅度调制法（amplitude modulation display）简称 A 型法（A-mode）。其原理如图 1-1-19A，以纵轴为回声强度，横轴为深度。当声束在人体组织中传播时，每遇到一个界面，产生一个回声，该回声在示波器的屏幕上以波的形式显示出来。其强度取决于构成界面的组织声特性阻抗差的大小，阻抗差越大，波幅愈高；均匀介质（如积液、血液）则显示为无波幅的平段。A 型法就是根据回声波幅的高低、多少、形状进行诊断的，目前常用于眼科。

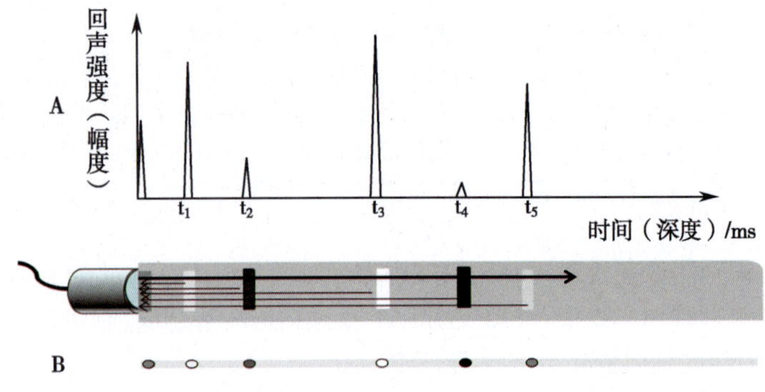

图 1-1-19 幅度调制法和辉度调制法示意图

A. 回声强弱以幅度显示，即 A 型显示；B. 回声强弱以辉度（亮度）显示，即 B 型显示。

（2）辉度调制法（brightness modulation display）：简称 B 型法（B-mode），其工作原理是将 A 型仪的幅度调制显示改为辉度（brilliance）调制显示（图 1-1-19B），即回声信号的强弱以亮度显示。探头发射一次声束，组织的回声就连成一条与经过组织回声深度和强度对应的辉度线。单声束进行快速扫查或多声束同时扫描，加在显示器垂直方向的时基扫描与声束同步，线动成面，即组成超声束扫查平面内组织切面回声的实时二维灰阶图像（图 1-1-20）。这一过程称为超声成像（ultrasonic imaging），获得的图像称为声像图（ultrasonogram）。声像图与人体切面的空间位置对应，而像素点亮度（辉度）表示组织声学特征。快速扫描，即实现实时成像（real time imaging）。常用的扫描方式如图 1-1-21 所示。

扇形扫描（sector scanning）是机械扇扫探头、相控阵探头和环阵探头最常用的扫描方式。近场区视野小，分辨力差，适用于声窗小的深部器官检查。

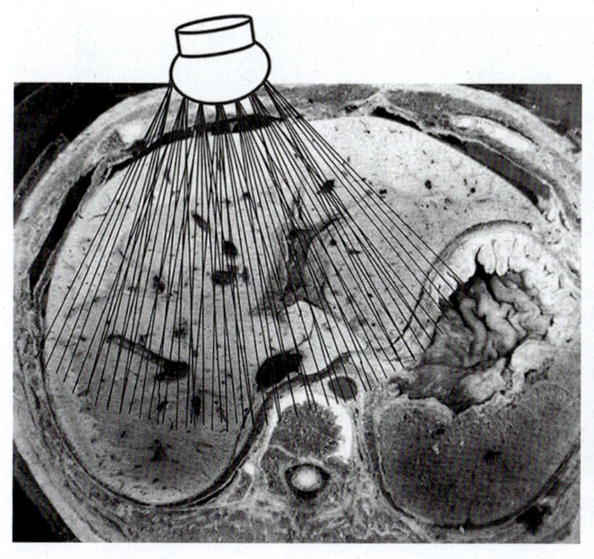

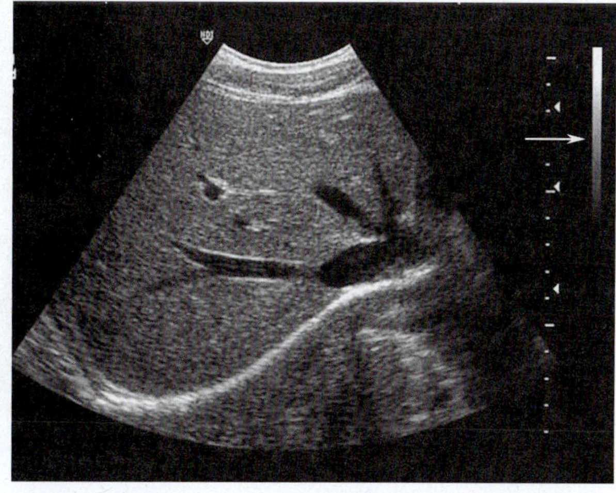

图 1-1-20　B 型成像和声像图

凸阵探头每一组声束（图左）回声获取组织细微结构的空间位置和回声强度（包括反射和背向散射）密集回声点（像素），构成包含组织丰富病理解剖和病理生理信息的切面图像。右侧箭头所示为灰标。

线形扫描（linear scanning）又称直线平行扫描，也可以控制声束偏转达到扩展扫描，扩大成像视野。适用于浅表器官的高频超声检查。

凸阵探头扫描间于扇形和线形扫描，具有较大的扫查角度，适用于多频率、多部位检查。

声像图将辉度从无到强（饱和）分为不同等级，称为灰阶（grey scale）。在声像图的一侧用以显示灰阶等级的条形标志称为灰标（mark of grey scale）。

组织谐波成像和造影剂增强超声（contrast-enhanced ultrasound，CEUS）是利用超声谐波成像，但成像方式仍然属于 B 型成像。

（3）M 型（M-mode）：以纵轴为深度，横轴为时间。其工作原理是各层组织界面在声束内的位置移动而得到的回声随着水平扫描而构成对应的位移 - 时间动态曲线（图 1-1-22）。

2. 多普勒技术　多普勒成像原理是超声波的多普勒效应，因此也称 Doppler 型，简称“D 型”。工作原理为：发射脉冲或连续超声波，接收声束内运动体的频移回声，依据频移的大小计算运动体的速度和方向（*Y* 轴）及其随时间（*X* 轴）的变化（图 1-1-23），其曲线称为多普勒频谱（spectral Doppler）。红细胞的运动速度代表了血液的流动速度，由公式（16）计算：

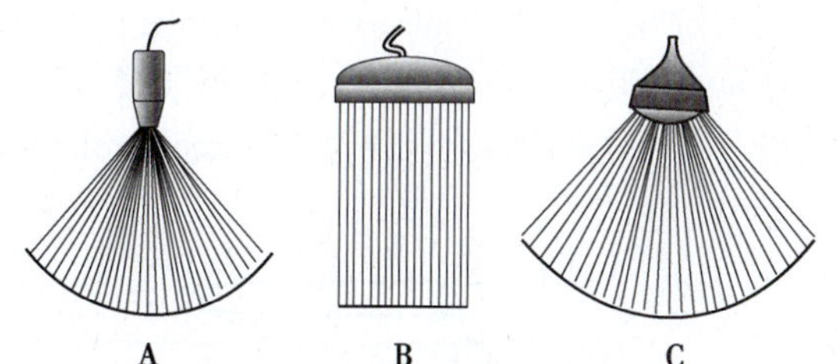

图 1-1-21　B 型成像的基本扫描方式

A：扇形扫描；B：线形扫描；C：凸阵探头扫描。

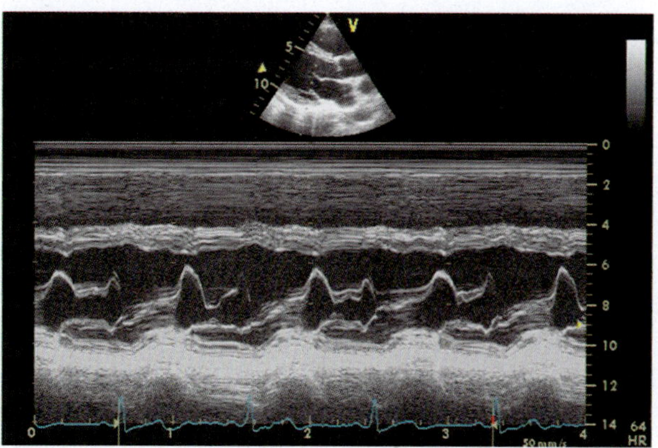

图 1-1-22　M 型成像

$$v=\pm\frac{f_d c}{2f_0\cos\theta} \tag{16}$$

式中，v= 血流速度，c= 声传播速度，f_d= 频移，f_0= 发射频率，θ= 声束与血流的夹角。

由图不难理解，引起频移的是红细胞在声束方向的分速度，公式中的 $\cos\theta$ 是通过分速度获得血流的真实速度。当角 $\theta>60°$ 时，θ 的微小变化将引起测值误差增大到不能接收的程度。因此，进行定量分析时，必须使声束与血流方向的夹角 $<60°$。

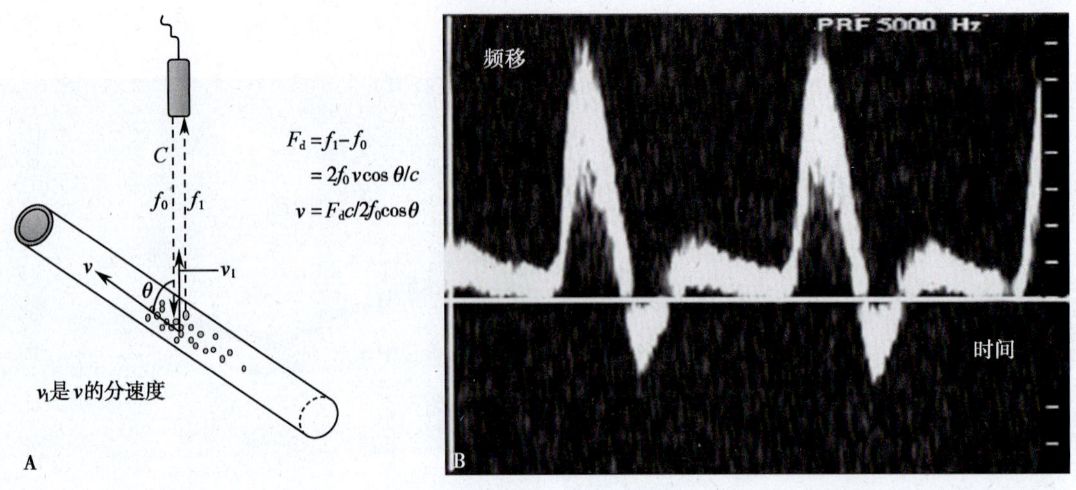

图 1-1-23 多普勒超声成像

根据获取信号方法和显示模式的不同，基于多普勒效应的成像又分为以下几种。

（1）连续波多普勒（continuous wave Doppler）：采用两个换能器晶片，一个发射连续超声波，另一个将声束内的血流和组织运动频移信号都无选择地接收，并叠加显示出来。其优点是可检测高速血流，缺点是不能有选择地检测某一血管局部的血流信息。

（2）脉冲波多普勒（pulse wave Doppler）：如图 1-1-24 所示，晶片发射超声短脉冲后，通过控制电路接收开放时间的早晚和持续时间的长短来调节接收回声的时间窗（深度），实现检测不同深度和不同范围内的血流分布。这一时间窗称为取样容积（sample volume），或称取样门（sample gate）。

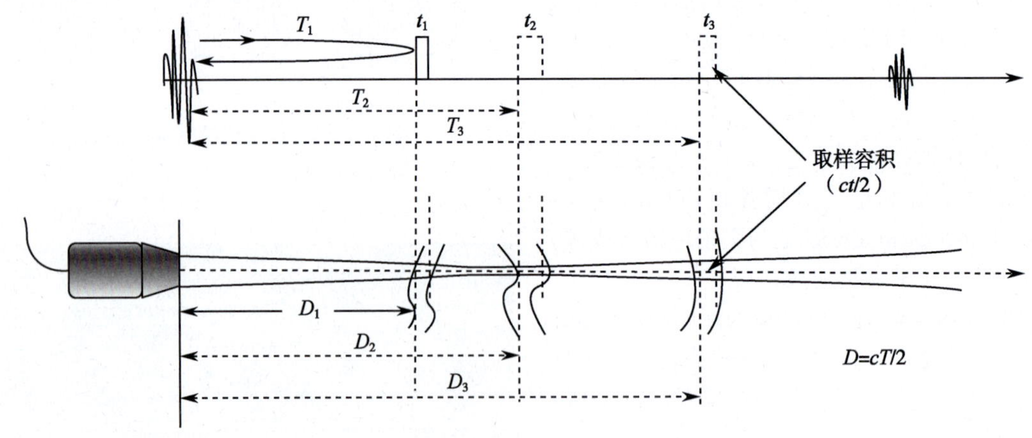

图 1-1-24 脉冲多普勒取样容积原理

发射超声脉冲后，接收频移回声的时间早（t_1），其对应距离（$D_1 = cT_1/2$）距探头近；反之就远（t_3, D_3）。同理，通过控制接收持续时间（T）的长短可以实现取样容积的大小。

因为发射短脉冲后，必须有足够的时间接收回波信号。如果在没有接收到前一个脉冲回声，就发射下一个脉冲，结果会导致将前一脉冲的回声错误识别为下一个脉冲的回声，出现接收回声的混叠。因此，最大距离与最大测量速度（频移）之间相互制约。

不出现混叠的最大频移（f_{max}）必须小于 PRF/2。这一频率称为奈奎斯特频率（Nyquist frequency）。当f_{max}大于 PRF/2，就会出现混叠。

（3）彩色多普勒成像：采用多声束进行快速采样，将所获得的多普勒信息进行相位检测、自相关处理、彩色编码，将朝向探头的血流标记为红色，背向探头的血流标记为蓝色，以彩色亮度显示速度的高低，并且将其叠加于二维声像图上，获得血流在组织内的实时空间分布和流速信息（图 1-1-25）。其成像方式提取的是速度信息，通常称彩色多普勒血流成像（color Doppler flow imaging，CDFI）。对组织低速运动产生的频移，通过低通滤波法滤除高频率频移，只显示低频率频移信号，称组织多普勒成像（tissues Doppler imaging，

TDI）或组织速度成像（tissue velocity imaging，TVI）。

此外，应用也可以提取红细胞运动散射的幅度信号进行血流成像，称多普勒能量图（Doppler power imaging，DPI），其显示低速血流的敏感性更高。

3. 谐波成像　包括组织谐波成像（tissues harmonic imaging）和造影剂谐波成像。超声发射短脉冲（基波）后，由于传播的非线性特点，产生多种频率的谐波。由于旁瓣的声强很小，传播过程中产生的谐波很弱，因此，采用滤波等办法，仅接收其回声的谐波（主要是二次谐波）信号，即可抑制基波和旁瓣回声，达到提高信噪比（signal noise ratio）、增加空间分辨力和对比分辨力的目的。

4. 弹性成像　见本章第五节“超声弹性成像”。

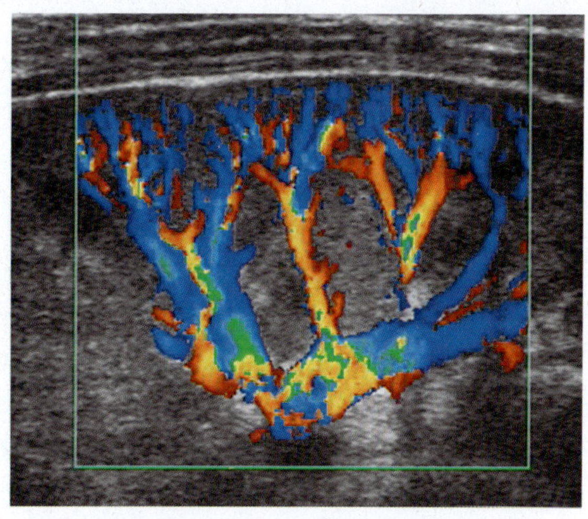

图 1-1-25　彩色多普勒血流成像

（七）超声的生物学效应和安全性

1. 超声生物学效应　超声波导致的生命活动和组织结构发生的具有生物学意义的变化，称为生物学效应（biological effect），主要包括：

（1）机械效应（mechanical effect）：因辐射力、声流、声扭等应力引起的结构或功能改变。

（2）热效应（thermal effect）：超声波在组织中传播时部分声能转化为热能，导致声辐照区域的温度升高。生热量主要取决于超声波的空间峰值时间平均声强、组织的吸收衰减系数。在各种工作模式中，以声脉冲弹性成像和脉冲多普勒的空间峰值时间平均声强最高。在人体组织中，骨骼最容易受声辐照升温，尤其是胎儿骨骼，应需注意。但研究表明，温升不超过 1.5℃是安全的。

（3）空化效应（cavitation effect）：所谓空化，是指在一定的声压作用下，液体中微小气泡的产生、运动和爆破的现象。微气泡爆破的瞬间产生的高温、高压对人体组织具有很大的损伤作用。在通常条件下，人体组织中并不包含气泡或气核，很难发生空化。但是，微泡超声造影剂的存在将使产生空化的危险显著增加。

2. 超声仪器的输出参数　超声的生物学效应与其输出指数直接相关，最重要的也是目前超声仪器明确标注的两个参数：

（1）机械指数：机械指数（mechanical index，MI）在相关标准中被定义为“表示潜在的源于空化生物效应的显示参数”。其与声压和声频率的关系为：

$$MI = P / f_{1/2}。 \tag{17}$$

MI 与超声使用的安全性最为密切，是由于声压负半周期的负压导致空化，能使组织发生生物学变化。但也有利用空化效应打开血脑屏障、细胞膜、微血管壁进行治疗的研究。

（2）热指数：热指数（thermal index，TI）在相关标准中被定义为“指定点的衰减后声功率与指定组织模型中该点温度升高 1℃所需要的衰减后声功率的比值”：

$$TI = 输出功率 / 界面温升\ 1℃所需功率。 \tag{18}$$

依据临床需要，热指数进一步分为软组织热指数（tissue thermal index，TIS）；骨热指数（bone thermal index，TIB），用于胎儿经颅脑检查；颅骨热指数（cranial bone thermal index，TIC），用于经颅骨检查。但细分的 TI 一般不标记。

3. 超声诊断的安全性　为确保诊断超声临床应用的安全性，自 20 世纪 90 年代以来，世界卫生组织（WHO）等多国权威机构和学术团体发布过有关超声安全使用的建议和指导原则。这些文件的基本共识是诊断超声可能有潜在风险。尽管 1977 年美国超声医学会（AIUM）发表了“到目前为止，空间声强时间平均声强低于 100mW/cm^2 的超声输出对哺乳动物组织无明显生物效应”的报道，至今也未见使用医用超声引起不良影响的报道，但是仍然建议要遵循 ALARA 原则。即“as low as reasonably achievable”的缩写，意为“在确保获得所需要诊断信息的前提下，采用尽可能低的声输出功率和尽可能短的辐照时间”。

二、人体不同组织和体液回声强度

人体组织回声强度取决于组织内部的界面构成及其声学特征。根据临床超声诊断和声像图描述的需要，对人体组织回声的强度进行分级。

强回声（strong echo）是达到灰标最亮端亮度的回声。如骨骼、肺等声阻抗差很大的界面回声。

高回声（hyperecho，high level echo）的亮度介于强回声与等回声之间。如多数脏器的包膜、囊肿壁、肾窦、肝血管瘤等声阻抗差较大的界面回声。

中等水平回声（medium level echo）亦称等回声（isoechoic），亮度相当于灰标中段。如肝、脾实质、甲状腺、乳腺、睾丸实质等。

低水平回声（low level echo），也可称低回声（hypoechoic），亮度介于无回声与等回声之间。如肌肉、皮下脂肪、淋巴结等。

弱回声（dark hypoecho，weak echo）比低回声更暗，接近无回声。如流动缓慢的血液、液体内的组织碎屑等。

无回声（echo-free，anechoic），相当于灰标的最暗端。如正常的胆汁、尿液、脑脊液、玻璃体等。

人体组织回声的一般规律为：骨骼>肾窦>胰腺>肝、脾实质>肌肉>肾皮质>肾髓质（肾锥体）>血液>胆汁和尿液。

组织回声的强弱与其内部不同构成部分的声阻抗差别有关。与X线成像的密度概念无关。在病理组织中，结石、钙化回声最强；典型的淋巴瘤呈弱回声，甚至接近无回声，肝组织纤维化或细胞内脂肪浸润可使其回声增高。某些组织（如肌肉和肌腱等）的回声强度还与声束的入射方向有关。因此，对组织的回声特征判断，必须综合分析。

三、人体组织声衰减程度的一般规律

了解组织的声衰减特性对正确解读声像图和诊断很重要。水的衰减系数几乎为0dB/（cm•MHz），因此，组织内含水愈多，声衰减愈低，其后方组织的回声相对较高。蛋白对声能的吸收较多，衰减程度较高，后方回声增强不明显。人体组织声衰减的一般规律为：

骨骼、钙化、结石>瘢痕、软骨、肌腱>肝脏、肾脏、肌肉、脑>脂肪、血液>尿液、胆汁、囊液、胸水、腹水。

四、灰阶超声图像和声像图分析

（一）正常人体器官的回声特点

如前所述，灰阶超声图像承载了人体组织和器官丰富的形态结构和组织声学特征。熟悉并掌握人体正常解剖及其组织的声像图特征，是识别其有无病变的基础。

1. 实质性器官

（1）大小、形态和表面：实质性器官各自均有典型的外形和相近的大小。其特定切面声像图的形状和回声相似。例如，正常肾脏冠状切面似“蚕豆”形，大小约11cm×5cm×4cm；包膜光滑，呈细线样回声。脾脏切面呈新月形，厚度小于4cm。若形态失常，外形增大或缩小，提示异常。

（2）内部回声：由于人体器官组织构成差别，其内部回声各具特点，主要取决于构成界面的大小、多少和声阻抗差。如正常肝脏为均匀的等回声，回声较肾脏略高而低于胰腺；正常肾脏皮质回声略高于肝脏，髓质为低回声，肾窦为高回声。弥漫性或局限性回声异常提示存在病变。

（3）血管分布和血供：血管分布、血流动力学和供血特点的紊乱和破坏不仅提示脏器存在疾病，而且是诊断疾病的重要线索。

（4）毗邻关系：器官的毗邻关系构成特定的声像图切面。器官病变常波及毗邻组织或脏器，产生压迫变形、移位、浸润等。毗邻关系的变化对判断病变的存在及其程度有重要价值。

2. 空腔器官　空腔器官的内容物来源和性质各不相同，声像图表现差别极大。

（1）大小、形态和充盈状态：对空腔器官的声像图，与生理状态不符的增大和缩小都提示异常。

（2）壁回声：充盈的空腔器官壁结构回声清晰，厚度均匀。要注意观察壁的厚度有无变化，层次结构是否连续，壁内及黏膜有无异常回声。

（3）内容物：正常内容物应与其回声相符。如胆囊内的正常胆汁和膀胱内的尿液呈无回声。若内部有回声，则提示病理状态，如结石、出血等。

（4）后方回声：含液空腔器官后方回声增强。当后方回声过强时，会影响后壁结构的显示。要调节TGC

抑制远场回声强度。

（5）功能评估：如脂餐试验可以观察胆囊排空功能和胆总管远端梗阻；残余尿量测定评价膀胱排空功能。

心脏是特殊的空腔脏器，除了形态、大小、瓣膜和肌壁回声外，运动和血流动力学是最重要的监测内容（见第二至九章）。

3. 小器官和浅表组织　甲状腺、腮腺、淋巴结、乳房、阴囊以及肌肉、韧带等小器官和浅表组织各有其声像图特征（见本书相关章节），对其进行声像图分析，除了观察其形态、大小、边界和内部回声外，还要比较成对器官和组织回声的对称性。注意腺体或肿物与相邻器官如气管、颈部血管的关系。

（二）回声异常

1. 位置异常　如内脏转位、异位肾、胸骨后甲状腺等。

2. 形态或大小异常

（1）先天性：包括正常变异（功能正常）和病理性异常。前者如肝左叶长径增大、驼峰肾等；后者如肝左叶缺如，右叶代偿性增大；一侧肾缺如对侧肾增大；融合肾、环状胰腺等。

（2）后天性：多数为病理性。如外伤（包括手术）、肿瘤、心房（室）重构等。

3. 内部回声异常

（1）弥漫性：如重症肝炎引起的弥漫性肝脏回声降低；脂肪肝引起弥漫性回声增高；慢性肾炎时，肾皮质回声增高等。

（2）局限性：局限性回声异常多数为病理性，其中以肿瘤最为重要，其次为炎症。以其回声特征，大致可以分为囊性、实性和混合性三大类型。

1）囊性回声：在超声诊断术语中，“囊性（cystic）”指内部主要为液体的结构，不特定指囊肿。真性囊肿分为单纯性囊肿（simple cyst）和复杂囊肿（complex cyst）。单纯性囊肿是指囊壁薄而均匀，内部无回声，囊液透声好，后方回声增强。复杂性囊肿是指病变具有囊性的主要特征，但是不完全具备单纯囊肿的特征。如囊壁较厚或不均匀、有实性回声（钙化、软组织、沉积物等）、有分隔等。

2）实性回声：完全实性或以实性成分为主（占 75% 以上）。局限性实性回声特点是内部有回声。如肿瘤、炎症、瘢痕、钙化等。但是，注意内部有回声者不一定都是实性的。

3）混合性回声：病变既有液体无回声的，也有实质性有回声的。可为肿瘤、脓肿、血肿等。典型的囊肿和实性肿物容易鉴别。囊性和实性回声不是病变良、恶性的征象，必须结合临床病史和其他检查结果综合判断。但典型的囊性肿物通常属于良性。

4. 血管和血流　正常动脉壁厚，回声强，随心动周期搏动，血流呈典型的动脉频谱；静脉壁薄，大静脉内径受呼吸和心动周期变化的双重影响。血管异常扩张、狭窄、管腔内异常回声都是血管疾病的直接佐证。血管疾病无不伴有相应的血流动力学改变，病变部位及其近段和远段血流的状态（层流、湍流、涡流）和血流动力学（速度、加速时间、阻力指数等）异常对血管疾病的诊断至关重要。

五、超声图像常用切面和方位识别

声像图即超声断层图（ultrasono tomograph）灵活多变，其随意性和实时性一方面成为超声成像的巨大优势，而另一方面也给图像信息的解读和交流造成一定困难。因此，必须确定最基本的扫查切面和统一的图像方位。

（一）基准扫查切面

监视器显示的声像图方位是由体位（仰卧位、侧卧位、俯卧位）和探头位置及其声束扫查平面决定的。因此，需要在声像图标记体位和探头的体表位置（body mark），常用超声扫查基准切面。

1. 横切面　横切面（horizontal plane/transverse plane/transverse section）是声束扫查平面与身体长轴接近垂直的系列切面。需要标明切面的水平，如剑突水平、脐水平、髂前上棘水平、耻骨联合上缘等。

2. 矢状切面　矢状切面（sagittal section）是声束扫查平面与人体冠状面垂直的系列切面。需要标明切面的体表位置，如腹部正中线、锁骨中线、腋前线、肩胛线切面等。

3. 冠状切面　冠状切面（coronal section）是声束扫查平面与人体矢状面垂直的系列切面。

4. 斜切面　不同于 CT 和 MRI，在实际超声扫查中，超声切面以不同部位和角度能获取组织器官最清晰图像和最特征诊断信息为原则。如沿肋间的肝脏切面，沿胆囊长轴的切面等，都为斜切面（oblique section）。必须根据探头位置结合声像图显示的器官回声特征识别其解剖切面。

超声切面更多的是以脏器的解剖轴进行描述，如心脏长轴切面、短轴切面等。

（二）声像图方位的识别

首先，必须使探头的标记侧成像在声像图（显示屏）的左侧。

在分析声像图时，首先要明确探头的体表位置，进而确认解剖切面。除了心脏，声像图的上方为探头接触面（声束近端），下方为探头指向的远端，左侧为探头标记侧，右侧为探头非标记侧。

超声切面图像方位的辨认采用统一的标准（《腹部和腹膜后超声检查操作指南》，美国超声医学会，1976）。将横断声像图理解为，患者仰卧位，检查者从患者足底向头端观察；将纵断图理解为，患者仰卧位，检查者从患者的右侧向其左侧观察。

1. 横切面（仰卧位） 声像图上方为患者腹侧；下方为患者背侧；声像图左侧为患者右侧（R）；右侧为患者左侧（L）。

2. 纵切面 仰卧位上方为腹侧，下方为背侧。俯卧位上方为背侧，下方为腹侧（少用）。声像图左侧为患者头侧（H）；右侧为患者足侧（F）。

3. 冠状切面

（1）右侧腹部冠状切面：①声像图上方为右侧，下方指向左侧；②声像图左侧为头侧，右侧为足侧。

（2）左侧腹部冠状切面：①声像图上方为左侧，下方指向右侧；②声像图左侧为头侧，右侧为足侧。

如果斜切面声像图接近于横切面（如沿胰腺长轴的切面），则按横切面规定进行识别；如果声像图接近于纵切面，则应按纵切面规定识别。

必须强调的是，超声切面绝大多数情况下不是CT和MRI显示的标准切面，必须结合探头位置和声像图显示的组织结构判断其显示的真实人体切面。脏器的标准、规范和实用的公认重要切面，将在相关章节介绍。

第二节 多普勒技术的种类及用途

超声多普勒技术是研究和应用超声波由运动物体反射或散射所产生的多普勒效应的一种技术，主要用于运动目标的检测，尤其是应用于临床对心血管血流动力学的评价。它可以提供包括血流的起源、方向、速度、空间分布、时相变化、血流状态等特性，已广泛用于心血管疾病诊断及功能评估。同时，还能提供组织运动特征的信息。根据电路的结构和工作方式，可分为连续波式、脉冲波式、高脉冲重复频率多普勒、彩色多普勒、能量多普勒、组织多普勒等；根据其应用目的，分为高通滤波和低通滤波；临床上大致可分为听诊型、指示记录型、电子快速分析型和成像型四类。另外，组织向量速度成像还可动态显示血流中存在的涡流，可以量化评价。

一、多普勒频谱及血流参数

（一）多普勒频谱与血流分析

心血管内血流方向能通过频谱信息相对于零基线显示的位置决定。通常血流方向朝向探头被显示在零线（基线）的上面，即正向多普勒频谱，而血流方向背向探头则显示在零线（基线）的下面，即负向多普勒频谱。

在临床工作中，多普勒频谱有时会包括正向和负向的血流信息，需要加以分开并同时作独立处理。由于正向血流信号的频率高于发射频率，可以得到相位领先的输出信号血流信息，而负向血流信号可以得到相位落后的输出信号血流信息。频谱的血流方向相当于探头位置，即使探头固定不动，但由于超声束（取样位置不同）方向的改变，血流信息的曲线显示也不尽相同。

（二）多普勒频移信号的处理

傅里叶变换将信号从时域变换到频域，是数字信号处理方法中最常用的一种方法，用于分析信号所包含的各频率分量及不同频率对应的幅值。脉冲多普勒超声取样容积是一个三维的容积，其内有许多红细胞，且所有红细胞的运动速度却不尽相同，在同一时刻，产生的多普勒频移也不相同。因此，散射回来的超声脉冲多普勒信号是一个由各种不同频率合成的复杂信号，它有一定的频宽，如果取样容积内红细胞速度分布小，则频谱窄，反之频谱宽。由于血液流动的影响，信号频率和振幅必然随时间而变化；所以血流信息是空间和时间的函数。把形成复杂振动的各个简谐振动的频率和振幅分离出来，形成频谱，称为频谱分析。只有对这种信号经过频谱分析，并加以显示，才有可能对取样部位的血流速度、方向和性质作出正确的诊断。

（三）多普勒血流参数

1. 收缩期峰值血流速度（v_s）用 S 表示，舒张末期流速（v_d）用 D 表示　血流速度在频谱图中直接测出。

2. 时间平均峰值速度（time-average peak speed，TAPS）　TAPS 是受检血管取样容积中一个完整的心动周期中空间最高血流速度的时间平均值。选取一个心动周期的曲线包络，由仪器直接计算出包络下的面积，即血流速度 - 时间积分（velocity time integral，VTI）。平均峰值速度是一个心动周期内的平均血流速度 v_{mean}。心动周期上的平均速度为血流速度积分被心动周期时间除而得。通过实时变化的频谱图能够计算某些指数。

3. 搏动指数（pulsatility index，PI）　通常用来量化表示流阻抗，搏动指数（PI）=（收缩速度 - 舒张速度）/平均血流速度，其表达式为

$$PI=(v_{max}-v_{min})/v_{mean}。$$

其中，v_{max} 表示最大流速，v_{min} 表示最小流速，v_{mean} 表示平均流速。也可用心脏收缩速度 S 和心脏舒张速度 D 代替最大流速和最小流速：

$$PI=(S/D)/v_{mean}。$$

大部分超声多普勒仪器能自动计算平均速度，用户可用光标指示最大速度和最小速度点。如果搏动指数过大，一般是由于血液流经狭窄处阻力过大产生的。搏动指数的计算不依赖血管大小和角度，其值通常是固定的，可灵敏地指示异常血流，能发现太窄和太宽的血管。

4. 阻力指数（resistive index，RI）和收缩 - 舒张率（systolic/diastolic ratio）

阻力指数（RI）=（收缩速度 − 舒张速度）/ 收缩速度

$$RI=(v_{max}-v_{min})/v_{max}。$$

收缩 - 舒张率 = S/D。

因为不需要计算平均速度，这两个公式计算相对简单。收缩 - 舒张率通常用于产科检查中脐带和胎盘的检查。子宫内的阻碍可通过测量胎盘的阻抗评估。

压力梯度通常用最大速度的波形峰值估计，同时梯度值可用来计算加速度。若想得到较为精确的加速度值，傅里叶变换的时间窗要尽量短。若频谱展宽，则以最大速度归一化的平均速度或中值速度将减小。

5. 流量　指单位时间内流经血管的血液总量，通过测量流速分布和血管截面积计算 A。流速分布可计算平均血流速度。流量表达式为：

$$Q(\frac{cm^3}{s})=v_{mean}(cm/s)\times A(cm^2)。$$

若要精确计算流量，所有幅度分量均要用于计算平均速度。适用于计算动脉血流量（artery blood flow，ABF）。

6. 压力差（PG）

$$PG=4v^2。$$

7. 加速时间（acceleration time，AT）和平均加速度　加速时间为血流速度从基线至最高峰或某一瞬间所需的时间，在频谱图中直接测出。

平均加速度 = 峰值速度 / 加速时间。

8. 减速时间（deceleration time，DT）和平均减速度　减速时间为血流速度从峰值下降至某一瞬间或基线所需的时间，在频谱图中直接测出。

平均减速度 = 峰值速度 / 减速时间。

9. 充血指数（congestive index，CI）

充血指数 = 门静脉血流速度 / 门静脉截面积。

10. 静脉血流量（vein blood flow，VBF）

$$血流量=\pi AB/4\times 0.57\, v_{max}/\cos\theta\cdot 60。$$

式中，A 和 B 分别为血管横截面的左右径和前后径。v_{max} 为最大血流速度，θ 为声束与血流的夹角。

11. 压力减半时间（pressure half-time，PHT）

$$PHT = DT \times (1 - 0.707)。$$

12. 流量差值法测算反流口有效面积

二尖瓣反流口有效面积 =（二尖瓣血流量 − 主动脉瓣血流量）/ 血流速度积分

13. E 峰峰值速度（peak E velocity） 在频谱图中直接测出。

14. A 峰峰值速度（peak A velocity） 在频谱图中直接测出。

15. Tei 指数

Tei 指数 = 等容收缩期（ICT）+ 等容舒张期（IRT）/ 射血时间（ET）

16. 心输出量

每搏输出量（SV）= A•VTI；

心输出量（CO）= A•VTI•HR = SV•HR。

式中，A 为心脏瓣口或大血管腔的横截面积，VTI 为血流速度 - 时间积分，HR 为心率。在正常情况下，左心室输出量可分别在主动脉瓣口和二尖瓣口测定，右心室输出量可分别在肺动脉瓣口和三尖瓣口测定。测量主动脉和肺动脉血流量时，VI 为收缩期流速积分；测量二尖瓣和三尖瓣口血流量时，VI 为舒张期流速积分。在测量中应取连续 3～5 个心动周期，并将结果加以平均。

17. 反流量 当单一瓣膜关闭不全，又无心内分流时，应用频谱多普勒法计算瓣口的前向血流量，再得出反流量。

二尖瓣反流量 = 舒张期二尖瓣前向血流量 − 收缩期主动脉瓣前向射血量

主动脉瓣反流量 = 收缩期主动脉瓣前向射血量 − 收缩期肺动脉瓣前向射血量

三尖瓣反流量 = 舒张期三尖瓣前向血流量 − 收缩期肺动脉瓣前向射血量

18. 肺循环和体循环血流量 正常人肺循环血流量（QP）和体循环血流量（QS）应相等，其比值 QP/QS = 1。先天性心脏病左向右分流的患者，如心房间隔缺损、心室间隔缺损和动脉导管未闭，肺循环血流量可增加，QP/QS>1。应用脉冲波多普勒超声心动图，在肺动脉和主动脉部位测出各自的血流量，分别代表肺循环和体循环血流量，即可计算出 QP/QS 值。比值表示左向右分流量。

二、多普勒种类

（一）脉冲波多普勒

脉冲波（pulsed wave，PW）多普勒是超声探头沿某一固定方向发射接收超声波，即在一条超声声束线获取图像，将这条声束线的射频信号进行正交解调，从而获取视频信号，在这条声束线某一部分取样（取样容积 SV），采集视频信息，进行傅里叶变换，从而获取频移信号。与二维超声成像不同之处是它在选择性的时间延迟后才接收一定时间范围的回声信号，它所分析的是血细胞散射信号的频移成分，并以灰阶的方式显示出来，在时间轴（横轴）上加以展开，以观察这种频移与时间的变化关系。脉冲多普勒成像技术的发射与接收是在脉冲重复的情况下进行的，具有脉冲重复频率（pulse repetition frequency，PRF），故此定名为脉冲多普勒。但它受到尼奎斯特频率极限的限制，即最大可测多普勒频移为 1/2PRF，超出这个值就会出现混叠现象。

（二）连续波多普勒

连续波（continuous wave，CW）多普勒是连续地发射和接收超声波的一种多普勒成像技术，分别用不同的晶片发射和接收，这样最大可测多普勒频移不受尼奎斯特极限限制，但所获得的速度信息是整个超声扫描线上运动物体的回声信号，因此无法确定声束内回声信号的深度来源，不具定位能力。通常采用两个独立探头或者孔径分别连续发射和接收超声波，获得有关血流信息。一个探头发射频率及振幅恒定不变的超声波时，而另一个探头接收其反射波。

（三）高脉冲重复频率多普勒

高脉冲重复频率（high pulse repetition frequency，HPRF）多普勒是在脉冲多普勒技术的基础上，通过提高脉冲重复频率，从而提高最大可测多普勒频移。它是通过探头发射一组超声脉冲后，不等取样容积部位回声返回探头，又继续发射一组或多组超声脉冲，这样在一超声束方向上，沿超声束的不同深度可有一个以上的取样门，这就提高了脉冲重复频率，从而提高了最大可测血流速度。高脉冲重复频率多普勒是介于脉冲波多普勒和连续波多普勒之间的一种技术，其对异常血流定位的准确度不如脉冲波多普勒，频谱质量也较脉冲波多普勒者为差。

（四）彩色多普勒

彩色多普勒血流成像是采用脉冲多普勒与二维超声图像混合成像的系统装置。其机制是利用多道选通技术在同一时间内获得多个取样容积上的回波信号，结合相控阵扫描对此切面上取样容积的回波信号进行频谱分析或自相关处理，获得速度大小、方向及血流状态的信息；同时滤去迟缓部位的低频信号，再将提取的信号转变为红、蓝及绿色的色彩显示。不仅可以展现解剖结构图像，还可以显示在心动周期不同时相上的血流情况。因此，彩色多普勒血流成像所提供的是一幅既有解剖结构的实时二维图像，又有动态变化的彩色多普勒图像的结合图像。

（五）能量多普勒

能量多普勒（color Doppler energy，CDE）血流成像是以多普勒能量积分为基础的超声成像技术，与彩色多普勒血流成像的不同，主要在于彩色编码所取的参数不一样。能量多普勒取平均功率（血细胞散射信号振幅的平方），而彩色多普勒取平均速度（频率）。能量多普勒是利用血流中红细胞的密度、散射强度或能量分布，即单位面积下红细胞通过的数量以及信号振幅的大小进行成像，故能量多普勒所显示的参数不是速度而是血流中与散射体相对应的能量信号。但方向性能量多普勒彩色编码所取的参数既有功率成分，又包含频率信息，因而具有方向性。

利用颜色的亮度来表示多普勒信号的反射强度即彩色多普勒能量图。

由于反射强度不依赖角度，多普勒能量图对角度的依赖性较小；由于来自细小血管的能量很弱，微弱的信号被噪声所掩盖，在滤掉噪声的时候也滤掉了血流信号，所以微小血流不能显示。但是如果把多次获取的信号加在一起算平均处理，由于噪声信号的随机性，微小血流信号就会突现出来，从而提高了血流成像的灵敏度。

如果把方向信号与之合成像，即形成了聚合彩色多谱勒（convergent color Doppler，CCD）。是 CDFI 和 CDE 两者优点的结合，既拥有 CDE 对低速血流的灵敏度，又兼顾了 CDFI 的血流方向性。

（六）组织多普勒

组织多普勒成像（tissue Doppler imaging，TDI）显示的是组织运动的彩色图像，如心肌组织在心脏跳动过程中的周期性运动，其成像机制和处理过程与 CDFI 几乎相同。其主要的不同之处在于血流的速度通常较大，从每秒数十厘米到每秒数米；组织运动的速度较低，如正常心肌收缩的速度为 6～24cm/s。在具体的信号处理过程中，CDFI 是采用高通滤波器将运动速度较低的组织信息过滤掉，保留血流信息；TDI 则相反，采用低通滤波器将运动速度较高的血流信息过滤掉，保留较低的运动速度，再按彩色多普勒血流成像相同的彩色编码规则进行彩色显示。TDI 可提高负荷超声和心肌超声造影的临床应用价值。

三、多普勒技术的临床应用

（一）脉冲波多普勒

临床上相控阵探头用于正常心脏血流动力学定量分析，诊断各瓣膜轻度狭窄或关闭不全及心腔内轻度分流；凸阵及线阵探头用于正常血管血流动力学定量分析，诊断动脉狭窄、静脉瓣功能不全及动 - 静脉瘘。

（二）连续波多普勒

临床上应用相控阵探头测定各瓣膜狭窄口处的血流速度，分析窄口两端的压力阶差，从而判断瓣膜狭窄的严重程度，计算瓣膜狭窄口处的面积，估计肺动脉压力，估计分流口两侧腔室之间的压力阶差。

（三）高脉冲重复频率多普勒

主要用于血流速度较高的正常心血管或轻度心血管病变情况下的定量分析。在现代新型的多普勒超声仪器中，实际上只要根据需要增加多普勒血流速度的量程，仪器本身可自动地由脉冲波多普勒方式转换成高脉冲重复频率多普勒方式，以满足量程增加。但与连续波多普勒之间的转换需要手动进行。

（四）彩色多普勒

临床上应用相控阵探头用于正常心脏血流和病理性瓣膜狭窄、关闭不全以及心腔内分流等血流定性或半定量分析；凸阵及线阵探头用于正常血管、动脉疾病（狭窄、闭塞）、静脉疾病（静脉血栓、静脉瓣功能不全）及动-静脉瘘血流定性或半定量分析。

（五）能量多普勒

临床上应用相控阵探头用于正常心脏腔内血流显示，可增强心肌超声造影的效果。凸阵及线阵探头用于实质性器官的血流灌注，显示较普通彩色多普勒血流成像灵敏度高，有利于末梢血流、低速血流的显示。

（六）组织多普勒

临床上应用相控阵探头通过组织多普勒成像分析室壁节段性运动异常，结合心肌造影、负荷超声，可提高心肌缺血诊断的灵敏度；通过组织多普勒成像加速度模式运用半定量方法确定加速度的变化和方向，从而有助于对心肌缺血程度和心肌活性的评价。组织多普勒成像M型模式和多普勒频谱模式用于定量评价某一特定部位长轴方向上运动速度和方向，用于评价心肌收缩功能；常用的取样部位为房室瓣环、室间隔中部、心尖部等，以确定该部心肌收缩期运动的最大速度、速度积分、速度频谱形态和时相等与心肌收缩性能和除极的瞬间关系；同样，可直接定量或半定量地显示心室壁特定部位舒张期的心肌运动速度大小、方向和分布，用于评价心肌舒张功能；在舒张期，房室瓣环运动速度频谱呈负向双峰，正常人第一峰（Em峰）高于第二峰（Am峰）；当舒张功能受损时，Em峰低于Am峰；限制舒张功能减低时，Em峰和Am峰均明显减低，Em峰高于Am峰，Am峰小；当二尖瓣口舒张期血流频谱假性正常化，二尖瓣环的运动速度频谱呈Em峰低于Am峰。加速度模式观察室壁心肌在窦性心律失常时加速度改变的起始点和传导顺序，与正常心动周期进行比较，可以间接反映窦性心律失常的异位起搏点位置（室性心律失常异位起搏点），加速度模式可以准确显示预激综合征室壁异常加速度改变的起始点，从而确定旁道的位置。加速度模式引导射频消融术治疗预激综合征和顽固性室性心律失常，加速度模式可以准确评价右心室起搏电极的起搏效果。

第三节 三维超声成像技术

三维超声成像作为近年来发展的一种医学超声技术，其商用成品由VingMed公司于1990年首先开发出来。它将多幅二维图像存储在数字扫描转换器的存储器里，并给予一定的位置信号，在读出时，按照一定的规律组合起来，形成三维成像。宽景成像也是同样的机制。目前三维超声成像有表面成像、透明成像及多平面成像（切面成像）三种成像模式。严格说来，三维或四维成像是在二维重建的基础上完成的，只不过是帧频的差别而已。所以，三维图像的优劣在很大程度上取决于二维图像质量，即三维超声目前仍未摆脱二维超声。

一、三维超声成像技术采集与操作

（一）静态三维超声（static 3D）

静态三维超声依赖空间分辨率，重建各种图像。相对于屏气时活动幅度较小的器官如肝、肾、脾等，由于不同方位所获取的二维图像上各结构位移小，易于叠加而组成精确清晰的三维图像。这种成像方式比较简单，现已基本成熟。

（二）动态三维超声（dynamic 3D）

动态三维超声依赖于时间分辨率，可以作出三个立体相交平面上的投影图、F型图、俯视图、表面观、透视观和环视观。欲要显示心脏结构的活动，须将同一时相，不同方位上的解剖结构二维信息组成一幅立体图像，再将不同时相的立体图像顺序显示，才能形成动态三维超声图像，成像过程复杂。动态三维成像起初是用在产科做胎儿成像。此种方法基本步骤是利用二维超声成像的探头，按一定的空间顺序采集一系列的二维图像存入二维重建工作站中，计算机对按照某一规律采集的二维图像进行空间定位，并对按照某一规律采集的空隙进行像素差补平衡，形成一个三维立体数据库，即图像的后处理，然后勾画感兴趣区，通过计算机进行三维重建，将重建好的三维图像在计算机屏幕上显示出来。

（三）实时三维超声（realtime 3D，即4D）

矩阵容积扫描是由矩阵容积探头来实现的。矩阵探头是近些年出现的最新一代的三维容积探头，其阵元以矩阵形式排列于长方形平面，是由一块矩形压电晶体，用激光切割成数千个小的阵元排列而成，其阵元数量可达数千个之多。如果矩阵的单边阵元数为96个阵元，则探头总阵元数为9 216个，即96×96=9 216（个）

振元。三维成像技术的发展趋势是应用矩阵容积探头，在保持超声探头完全不动的情况下，直接获得三维体积的数据。矩阵容积探头用电子学的方法制作，超声声束在三维空间进行扫描，即让二维扫查切面再在侧向进行扫描，就可以实现上述功能。矩阵容积由于其高阵元数能提供实时的高分辨率的三维成像。这是由于矩阵容积探头有横向和纵向两个方向上的多列阵元列阵，这使探头可以在横向和纵向两个方向上有高品质的超声波聚焦。而且近场聚焦及聚焦深度都比传统二维探头更深，在三维空间的分辨率也更好。矩阵探头除了实时三维超声成像之外，多有其三维立体的扫描特性，其采集的数据是规则的矩阵容积数组，方便于三维后处理计算。这使得这种探头产生的各个角度的二维平面图像也有高质量的分辨率。

矩阵探头可实现探头的二维阵列技术，探头可以在两个方向上分隔为纵向探头晶体。这让图像容积的声束偏转和聚焦电子化和同步化。传统的128～256个阵元由一个电缆中的各个细小的同轴缆线驱动，然而对于2 000～8 000个晶体来说是不可能实现的。矩阵声束形成器通过使用新型的专用集成电路（ASICs）将声束形成部分整合在探头内成为可能。晶体组织为100～200个晶体的小块，这要求偏转和聚焦的更小延迟。每一个晶体都通过一个电缆与系统连接，以阻止更大的声束形成数字延迟。这一新技术模糊了被动探头和系统的传统区别，因为现在转换器、预放大、一些声束形成延迟和其他主动激活的电子元件都放在探头壳内。

应用实时三维超声法检查时探头固定不动，切面的间距均匀，取样的时相和切面的方向易于控制，探头体积较小，使用起来较方便，能在较大的容积内提供相当于二维图像扫描线密度的实时三维图像。

二、三维超声成像技术的临床应用

（一）颅脑

经颅三维彩色多普勒超声用于颅内血管做三维空间定位及成像，可显示颅底Willis环及大脑前、中、后动脉的整个位置关系和血管空间的连续性，可帮助定位动脉瘤、血管狭窄、动静脉畸形及与重要结构间的位置关系。术中颅脑三维超声可准确地显示肿瘤的大小、范围、空间关系。

（二）眼

对于玻璃体内条状或膜状病变，三维超声可帮助鉴别视网膜脱离、玻璃体积血、玻璃体后脱离、脉络膜病变等。三维超声对球内及球后肿瘤，也能辅助诊断。

（三）乳腺

三维超声成像判断乳腺肿块的形态、边缘、与周围组织关系较二维超声直观，有助于乳腺肿块良、恶性的鉴别诊断。三维超声还可引导乳腺肿块的穿刺活检。

（四）心脏血管

实时三维超声通过观察心脏结构立体解剖、测量心腔容量、评价心功能及显示心脏组织结构的动态变化，在诊断先天性心脏病、心肌病、心脏瓣膜病、冠状动脉粥样硬化性心脏病、室壁瘤合并血栓和心脏肿瘤方面是重要的辅助手段。实时彩色三维超声能观察反流或分流的路径、范围和程度等，对诊断有很大帮助。实时监控心脏外科和介入手术，可以弥补二维超声的不足。

三维超声除可帮助判断血管畸形的部位、类型外，还可判断血管狭窄程度、分级和斑块体积的大小。

血管内三维超声可发现斑块的位置、形态和大小。三维超声测量斑块的大小能动态观察药物治疗、控制饮食或介入性操作后斑块的变化。

（五）腹部器官

1. 肝　在有腹水作为透声窗的情况下，用表面成像方法可清楚显示肝脏的整体形态、轮廓、边缘、表面平滑度等。采用透明成像最小回声模式可清晰显示肝内连续的血管结构，各分支间空间关系明确。多平面成像将中心点固定于感兴趣区的中央位置，可获取因病变位置所致二维超声不易显示的图像；平行切割则可对感兴趣部位进行逐层观察，可获取更多的解剖信息。三维彩色多普勒成像用于肿瘤良、恶性的鉴别诊断及判断肿瘤在治疗后的效果。灰阶与血流信息三维图像的同时显示可更好地对病变区的血供状况进行观察。三维超声造影能显示肝内占位病变血管构架，为疾病诊断提供帮助。也可用于判断肝癌局部手术或介入治疗后疗效。利用三维超声成像测定肝内肿瘤的容积方法简单、重复性高，可更准确反映肝内肿瘤的实际大小。

2. 胆、胆管　表面成像可直观显示胆囊结石及息肉的部位、形态、大小、数目，还能显示息肉基底部范围。能显示胆囊癌肿块凸凹不平的表面、不规则的形态及基底部宽度。

利用三维超声测量胆囊的容积，观察其在脂餐前后容积的变化率，可更准确地反映胆囊的收缩功能。

透明成像可整体显示肝内扩张的胆管树，能判断扩张胆管的归属、阻塞部位与胆管树的空间位置关系。

（六）泌尿生殖系统

1. 肾脏　三维超声能清楚显示肾囊肿壁的厚薄、内部间隔等细微结构特征，帮助鉴别诊断肾囊肿与其他囊性病变。肾积水时，三维超声首先测量整个肾脏的体积，再测量积水的体积，两者之差即为肾脏实质体积。

三维超声能从多个角度观察肾肿瘤与周围肾实质、集合系统、肾血管的位置关系，对术前手术计划有帮助。移植肾局部梗死时，三维超声血流成像可观察到病变区域血供的减少或消失。三维超声血流成像对移植肾局部血流灌注的显示有助于建立血流与早期排异之间的相关性。

2. 输尿管　经腔内三维超声可发现肾盂输尿管连接部的畸形、准确定位狭窄程度和范围，了解输尿管肿瘤的大小和浸润范围。

3. 膀胱　膀胱充盈后三维超声显示壁光滑，甚至可见膀胱三角双侧输尿管开口和后尿道开口。三维超声能显示膀胱肿瘤呈菜花状、乳头状或团块状，肿瘤与膀胱壁的空间关系、基底部及表面情况，并有助于膀胱内血凝块与肿瘤的鉴别诊断。

4. 前列腺　三维超声成像技术应用于前列腺能精确划分其分区，了解前列腺增生的类型，可准确地测量膀胱残余尿量。前列腺肿瘤时三维超声通过多个角度的观察，能更准确判断肿瘤有无侵犯周围组织及侵犯的范围。

5. 尿道括约肌　经直肠三维超声能清楚显示尿道括约肌的整体形态，并且能测量尿道括约肌后缘到后尿道后缘的距离（D），当括约肌松弛时测量的距离（D_1）与收缩时测量到的距离（D_2）的差值小于 1mm 时，高度提示尿失禁。

（七）妇产科

1. 子宫　经阴道三维超声对子宫畸形、子宫内膜息肉及黏膜下肌瘤等有诊断意义。

三维超声透明成像可以清晰显示宫内节育器的形态、大小及类型，有无变形，在宫内准确的位置及宫内节育器异常植入子宫的情况等。应用三维超声体积测定的方法，测量子宫内膜癌的体积大小。该方法对子宫内膜癌的诊断、分期及预后有重要意义。

2. 卵巢　三维超声可观察卵巢囊肿的内部结构，如囊腔是否单一、内壁是否光滑、有无隔膜等。囊肿内小的乳头状物，通过三维超声旋转，可直观显示其内壁是否有乳头状突起、形态是否规则，能清晰观察到乳头状物的表面、大小、数目以及与囊壁的关系；三维超声能清晰显示隔膜的厚薄、隔膜表面是否光滑、是否有局限性的增厚、表面是否有赘生物等。

3. 不孕症　三维超声可测量卵巢及卵泡容积，清晰观察卵泡边界、成熟程度，帮助判断卵泡的发育程度及成熟卵泡的数目，从而指导和监测排卵、指导临床用药。

三维超声造影输卵管成像，能帮助判断输卵管通畅性，有无狭窄及狭窄程度。三维超声可指导穿刺针进入卵泡内部，提高穿刺吸取卵母细胞的成功率。

（八）女性盆底

经会阴三维超声扫查盆底，能直接观察盆底功能解剖、盆底肌肉和盆底平面结构，测量逼尿肌厚度、静息状态下膀胱颈位置、Valsalva 动作时膀胱颈位置、尿道旋转角度等参数。

三维超声多平面模式可以得到会阴部肛提肌及盆膈裂孔的冠状切面信息，适合于观察女性尿道周围组织结构，可显示尿道周围的括约肌，对尿道括约肌进行体积测量，从而反映有无压力性尿失禁。此外，对尿道憩室等也能很好地显示。

（九）妊娠

1. 正常妊娠　三维超声可显示孕 5 周以后不同孕期的结构生理变化，在孕 10～14 周时，可增加测量颈部透明层厚度（nuchal translucency，NT）的准确度和成功率。

孕 10 周前，应用三维超声可以测量孕囊的体积，该指标比孕囊直径更有价值。孕 10 周后，三维超声测量双顶径、股骨长、头围、腹围等指标。

2. 胎儿先天性畸形　三维超声显示胎儿中枢神经系统，如神经管缺损（无脑畸形和脑膜膨出）、前脑无裂畸形、脑积水等。显示胎儿泌尿生殖系统畸形，包括肾盂积水、Potter 综合征、肾母细胞瘤（又称 Wilms

瘤)、梨状腹综合征(又称 Prune Belly 综合征)、囊肿、膀胱外翻等。三维超声表面成像还能直观地显示胎儿外生殖器官的立体形态,可帮助判断两性畸形、围巾样阴囊、小阴茎等。

三维超声切面显示法可以作出胎儿腹壁缺损的诊断,判断裂口的位置及范围,还能直观显示脐膨出的形态及范围。

三维多平面超声成像可获得胎儿上唇、腭的切面图像,用于判断唇、腭裂的有无及其程度。

利用三维超声透明成像最大模式能全面观察胎儿颅骨板的形态结构,发现颅骨疾病,还可鉴别病理性的颅骨缺损(脑脊膜膨出和脑组织膨出)与颅骨缝未闭。

三维超声较全面观察脊柱和胸廓连续性及其曲率,帮助诊断脊柱侧弯、脊柱裂、脊膜膨出、偏侧脊椎发育不全、蝶形椎骨、尾侧脊椎退化综合征(骶椎和下段腰椎缺如,常合并肾、骨骼、单脐动脉等畸形)、脊椎骨缺损、胸廓变形、肋骨过短及节段性肋骨缺如等多种畸形。

三维超声诊断四肢畸形有助于产前诊断一些染色体异常。约 60% 的唐氏综合征患者可见小指中间的指节发育不全。

三维超声多平面成像可获得胎儿牙槽嵴的切面图像,显示牙槽的形态及排列,可帮助提示外胚层发育不全综合征,常有少牙或无牙畸形,四肢或皮肤的畸形。此外,牙槽嵴的直观显示还有助于判断腭裂的位置及其严重程度。

胎儿心脏的实时三维成像在估计心室容积及其动态变化、测量射血分数、判断宫内胎儿先天性心脏复杂畸形等方面可提供可靠的信息。时间空间关联成像(spatiotemporal image correlation,STIC)三维应用技术可在 2s 内采集胎儿心脏容积数据,较好地解决了心脏三维重建中空间与时间的对应关系,提高了胎儿先天性心脏复杂畸形的诊断能力。

应用三维超声表面成像可以直接观察胎儿的脐带,可判断有无脐带绕颈(或绕体、绕肢)及绕颈(或体、肢)的圈数,对于脐带的缠绕、打结等也能直观地显示,并能帮助判断脐带有无过长或过短等现象。

三维超声彩色多普勒成像可显示脐带血流的方向,识别脐带各段之间的空间位置关系,有可能对脐带打结与假性脐带打结鉴别诊断提供重要帮助。

三维超声整体显示脐带 - 胎儿循环,能帮助判断脐动脉在胎儿体内及体外的走行,准确地诊断单脐动脉。

三维超声可从不同的方向观察胎盘,能帮助了解胎盘的大小、厚度、钙化程度、血管分布及血供情况,对前置胎盘或胎盘早剥的诊断可提供帮助。

三维超声多普勒血流成像可直观显示胎盘的血流灌注情况,帮助判断有无胎盘梗死及植入性胎盘。

(十)介入性超声引导

1. 术前计划　三维超声可计算肿瘤体积,能大致了解需要穿刺的针数及需要消融的点数。计算过程多由三维虚拟器官计算机辅助分析(virtual organ computer-aided analysis,VOCAL)模块实现,它能自动勾画出肿瘤边缘并计算出肿瘤体积,又能准确勾画出肿瘤立体形态,反映肿瘤形态是否规整、肿瘤长轴与进针切面的关系,VOCAL 可提供模拟安全边缘的功能。三维多平面成像可从多个角度判断肿瘤与周围组织器官的空间关系。

2. 引导布针　实时三维超声引导穿刺针循穿刺引导线穿刺靶目标,三维多平面成像可确认针尖位置,判断穿刺针是否达到术前预设置的布针位置。

三维超声与影像导航等技术结合,用于消融的引导和布针等操作。

3. 监测　三维超声可实时观察不同切面上高回声汽化团的空间分布,了解高回声汽化团是否完全覆盖肿瘤;同时在高回声最明显时,应用三维超声自动体积测量功能测量高回声汽化团的体积,与术前需要消融的体积(包括肿瘤及安全边缘)对照,初步判断消融范围是否足够、是否需要追加消融。

4. 疗效评估　实时三维超声造影成像能在较短的动脉期内捕捉到消融灶的全部血供信息,并以断层超声成像或立体重建的模式显示出来。

第四节　造影剂增强超声(原理、操作和应用)

造影剂增强超声(contrast-enhanced ultrasound,CEUS),简称超声造影,被视为医学超声发展新的里程碑。

一、原理

超声造影的物理基础是利用血液中气体微泡在声场内所产生的强烈背向散射及其非线性特性来获得对比增强图像。

（一）超声造影剂

目前使用的超声造影剂（acoustic contrast agent）几乎都是包被成膜材料的氟碳气体微泡，其直径小于红细胞的直径（7μm），确保能通过肺毛细血管不会产生栓塞，同时具有足够的稳定性，又能够被较快地清除。

1. 微气泡的散射　液体（如血液）中的造影剂微气泡是很强的声波散射体。散射声强（I_s）与入射声强（I_0）和散射体散射截面积（scattering cross section）的关系为：

$$I_s=(I_0\sigma)/(4\pi z^2)。\qquad(19)$$

式中，z 是散射声强的测量点离开散射体的距离。散射截面积 σ 取决于散射体和周围媒介之间的可压缩性系数 κ 和密度 ρ。理论上，微气泡的散射截面要比同样大小的固体粒子大近亿倍，这是气体微泡造影剂有非常强的对比增强效果的原因。然而，强散射所带来的必然是强衰减，成为造影剂消极的一面。

2. 造影微气泡的谐振特性　当入射超声波的频率等于微泡的固有振动频率时，微泡产生谐振（resonance），也称共振。这种谐振效应使入射声波的能量最有效地被微泡吸收，形成谐振散射。其振幅会被显著放大，产生很强的回声信号（谐波），达到造影效果。谐振频率与微气泡的粒径和包被材料有关，粒径越小，谐振频率越高，因此，高频探头需要很小粒径的造影剂匹配。

3. 非线性特性　如图 1-4-1 所示，在入射声压的交替变化下，微气泡发生收缩（正压）和膨胀（负压）振动，但膨胀速度大于收缩速度，这就是超声造影微泡对超声辐照散射的非线性特性，导致了从微泡散射的声波发生畸变。在更高压力下微泡共振变得更加复杂。微气泡在强烈声压交替振动下破裂，也发射短暂、强烈的非线性信号。

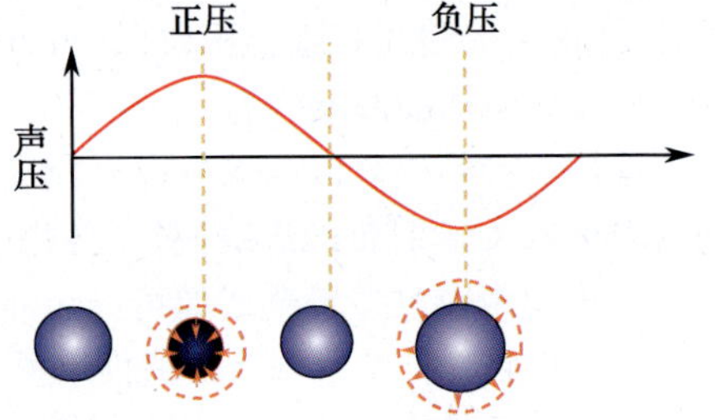

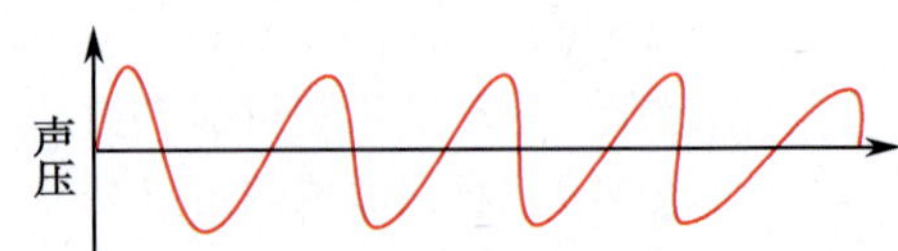

图 1-4-1　超声造影微泡在超声波辐照下非线性振动示意图

微气泡随声压周期变化发生收缩和膨胀的改变，发生非线性振动，使波形畸变，产生谐频。

非线性信号包含在微泡散射信号的频谱中，经快速傅里叶转换分解的非线性谐波中，主要是基波频率 2 倍的二次谐波信号，其次是三次、四次等谐波，其信号强度递减。此外，尚有频率为基波频率 1/2 的次谐波。

4. 靶向造影微泡　在微泡表面桥接特异性配体（如抗体），这种微泡可以通过血液循环积聚到特定的靶组织上，从而使靶组织在超声影像中得到特异性增强，提高超声诊断的敏感度和特异度。

（二）超声造影成像方法

超声造影的成像方法异常复杂，主要取决于基波信号的抑制、微泡散射信号的获取和处理，各个厂商所用方法不尽相同，较有代表性的常用方法为低机械指数（MI）成像。

1. 反相脉冲谐波成像　基本原理如图 1-4-2。超声波发射第一个脉冲信号，随后发射第二个位相相反脉冲信号。与基波回声信号叠加后，基波回声几乎被完全抑制。而微气泡产生很强的谐波信号得以保留，获得高增强造影效果，反相脉冲谐波成像（pulse inversion harmonic imaging，PIHI）被超声仪器制造商广泛应用。

2. 功率调制的反相脉冲成像　反相脉冲（PI）与功率调制（PM）联合使用，即功率调制反相脉冲成像（power-modulated pulse inversion imaging，PMPI），也称造影脉冲序列成像（contrast pulse sequence，CPS）。这种方法可获得比二次谐波更强的造影微泡信息，达到较高的空间分辨力和灵敏度。在超声造影信号处理中各制造商使用的方法可能有所不同，名称较多，但是多采用上述方法。

3. 时间 - 强度曲线　在低浓度时，造影增强强度与浓度呈线性关系，将其随时间的变化被描记为时间 - 强度曲线（time-intensity curve，TIC），通过 TIC 可分析感兴趣区的动态血流灌注等多种特点。TIC 参数可通过定量计算开始增强时间、开始增强强度、峰值强度、达到峰值时间、廓清时间、曲线下面积等参数，显示感兴趣区血流的增强或消退速率，反映病变特有的血流动态灌注特征。

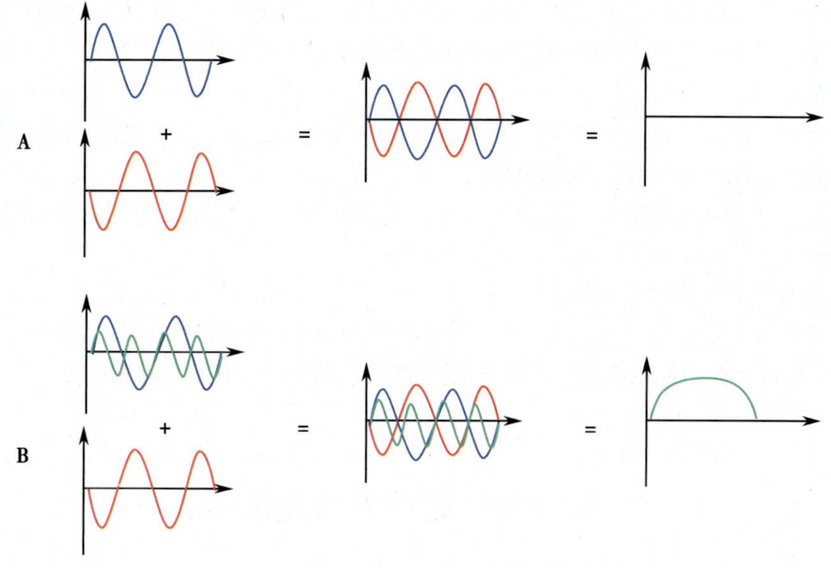

图 1-4-2 反相脉冲谐波成像原理

A. 示意线性散射体在同时发射反相(相位差 180°)脉冲(红色)后,对基波(蓝色)的抵消作用;B. 示意非线性(微泡)散射体产生的谐波与基波叠加,同时发射反相脉冲(相位差 180°)后,基波被抵消;宽带高频谐波(绿色)信号被保留,实现谐波成像。

二、超声造影操作

(一)静脉团注法

静脉团注法(intravenous bolus injection technique)也称弹丸式注射法,是按剂量将造影剂经静脉一次快速注入。组织灌注的时间 - 强度曲线表现为增强强度迅速达到峰值,随后逐渐下降。团注法的优点在于操作简便,缺点是血中造影剂浓度的迅速增高可引起声像图过度增强和深部衰减等伪像。

(二)静脉滴注法

静脉滴注法(intravenous drip)是将造影剂按一定比例稀释后持续静脉滴注,滴注速度(或使用输液泵)按体重来计算或根据增强效果来调控。强度曲线表现为缓慢上升,当造影剂滴入与廓清达动态平衡时,曲线表现为平台,停止滴注后,曲线逐渐下降。静脉滴注法主要应用在定量评价组织或肿瘤的灌注,其主要缺点是不易控制。

(三)击破 - 再灌注法

击破 - 再灌注模式(flash-replenishment kinetics)最初应用于研究心肌灌注。在低机械指数条件下造影剂为持续输入并且达到稳态浓度时,使用高机械指数声脉冲对检查切面的微泡进行击破,检查切面邻近组织内的微泡就会再灌注,能够实现组织的血管构架和微细血管的实时成像,还可得到组织的再灌注曲线,是研究组织血流灌注较为理想的方法。

三、临床应用

(一)血管内应用

1. 心腔和大血管超声造影　可显著改善心内膜缘界线和大血管狭窄段内腔的显示,为精确评价室壁运动、定量心功能或评价血管狭窄程度提供了方便,对肥胖患者更为重要。

2. 组织灌注评价　直接观察二维灰阶增强强度或用 TIC 发现组织梗死或缺血范围,如心肌、肾脏等组织血流灌注和血流动力学的评价、移植器官术前血管解剖的评估、术中引导和监视、术后并发症的诊断等。

3. 肿瘤的显示和血供特征评价　超声造影能比增强 CT 和 MRI 更敏感地实时显示肿瘤的血管构架和血流特征。主要用于:①局灶性病变的显示;②肿瘤的鉴别诊断;③肿瘤消融治疗的术中监控和术后随访;④药物治疗的疗效评价等。

4. 组织和脏器损伤的诊断　通过造影能够显著提高脏器损伤的敏感性并准确评价损伤程度,包括损伤范围、深度、有无并发症等。对活动性出血部位、程度和治疗效果的评估有重要价值。

5. 术中超声造影 术中超声造影发挥了术中超声和超声造影两种技术的优点，能进一步提高诊断的敏感性及准确性，对诊断术前未发现的病变和引导手术治疗有重要实用价值。

（二）血管外的应用

1. 膀胱输尿管超声造影 这一方法已经成为诊断膀胱 - 输尿管反流的最敏感和准确的影像诊断方法。可替代 X 线逆行膀胱尿路造影和核素膀胱显像。

2. 输卵管造影 阻塞宫颈管并向宫腔内注入充分稀释的造影剂，能够清晰显示输卵管的走行和内腔，对评价输卵管通畅程度较 X 线输卵管造影有诸多优越性。

（三）超声造影剂在靶向治疗方面的应用

将携带的特殊药物或基因的微泡注入体内，通过超声定点辐照在靶组织或肿瘤内释放，使其局部具有更高的浓度或更容易进入靶组织的细胞，达到增强治疗效果或提高转染率的目的。这一方法已成为当前重要的研究课题而备受关注。

第五节 超声弹性成像

一、超声弹性成像的原理

人体组织的硬度（hardness）改变能提供组织病理改变的重要信息，手触诊是感知组织硬度的传统方法。组织硬度与其弹性（elasticity）特征直接相关。其物理基础是对组织施加一个机械激励（如外力施压、低频振动，声辐射力等），利用超声检测组织对激励的相关响应（位移、应变、应变率、剪切波速等），获得组织的弹性相关信息。

组织弹性特征用弹性模量（modulus of elasticity，E）表征，包括杨氏模量（Young's modulus）和剪切模量（shear modulus），都反应外力（应力，stress）使组织发生变形（应变，strain）的难易程度。其相关的主要理论基础有两个：

（1）施加外力，检测应变，根据胡克定律（Hooke law）评估 E：

$$E=f/\varepsilon。 \tag{20}$$

$$\varepsilon=(L_1-L_0)/L_0=\Delta L/L_0。 \tag{21}$$

式中，f= 应力；ε= 应变；L_0= 初长度；L_1= 受力后长度；$\Delta L=L_1-L_0$。

（2）施加剪切应力后，检测剪切波传播速度（c），依据杨氏模量或剪切模量（G）与 c 的关系评估 E：

$$E\approx 2(1+V)G。 \tag{22}$$

式中，V= 人体软组织的泊松比（≈0.5），ρ= 组织密度（≈1），因而对均匀的各相同性组织：

$$E\approx 3c^2。 \tag{23}$$

由公式可见，只要知道剪切波在组织内的传播速度，就可以计算出组织的杨氏模量。

通常将基于公式（21）的方法称为应变弹性成像（strain elastography，SE）或静态 / 准静态弹性成像（static/quasi-static elastography）；基于公式（22）的方法称为剪切波弹性成像（shear wave elastography，SWE），或动态弹性成像（static elastography）。不论哪种方法，都需要引入机械激励并用超声监测，由此引发的组织反应，并显示出不同组织对应力反应的差别，即弹性模量（硬度）的差别这一重要信息。

（一）静态 / 准静态弹性成像

静态弹性成像的基本原理如图 1-5-1 所示。对组织施加机械力激励，同时利用超声斑点追踪技术或多普勒技术分别采集受力前、后组织位移分布的超声射频信号，计算得到感兴趣区的轴向应

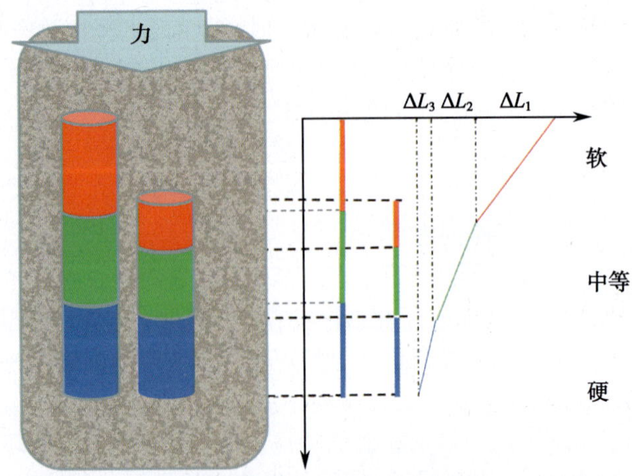

图 1-5-1 应变弹性成像原理示意图

弹性体在应力的作用下发生形变（ΔL）。软的物体应变大，硬的物体应变小。用超声检测信号捕获物体受力后的边界变化，并与初始状态比较，即可获得应变大小。

变分布。由于在一定的边界条件下，假定组织受力均匀，据公式(20)，弹性模量与应变成反比，因此，应变分布在理论上能够代表弹性模量分布。将应变的分布利用灰阶或彩色编码图直观显示，即超声应变弹性图(图1-5-2)。

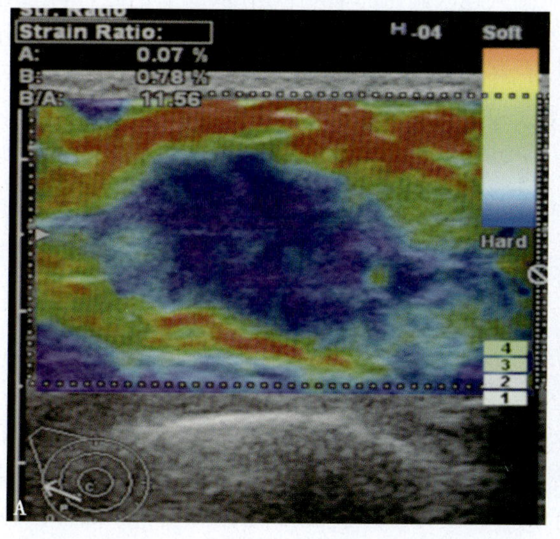

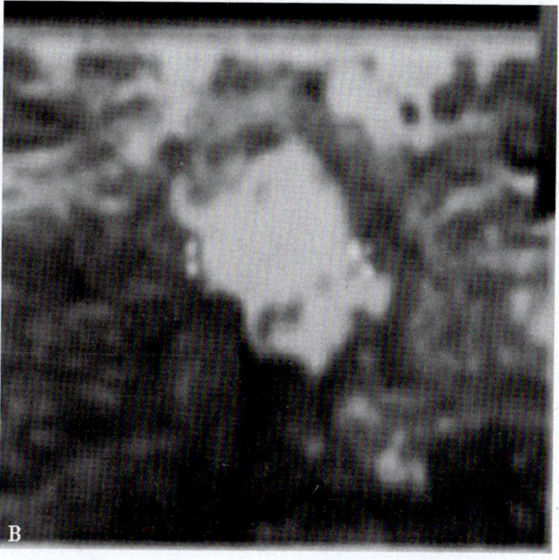

图1-5-2 应变弹性图

彩色编码(图A)或灰阶(图B)显示的组织应变分布。

根据胡克定律，定量弹性模量的分布必须要知道对应于组织应变的应力分布。然而，这几乎不可能。因为无法知道传导到组织内部的应力值，特别是深部组织。因而，也无法对组织的弹性模量进行定量。只能假定组织内应力是相等的(实际并非如此)，以感兴趣区内不同组织的相对应变评估其不同硬度，因此，只是一种定性方法。感兴趣区内必须包括相对正常的组织，才能有比较。常用的非定量指标包括低应变区的大小和分布(弹性评分)、局部病变应变与其周围组织的应变比(strain ratio)、同一切面弹性图中的病变范围(E)与灰阶图中病变范围(B)之比(E/B)。

心肌弹性成像的原理是利用心脏自身收缩和舒张时心肌沿探头径向的位移信息，从而得到心肌的应变、应变率(strain rate)和速度等参数的空间分布及其随时间的变化。

尽管这些都是定性的方法，但是有其物理学和病理学基础，有一定的临床应用价值。

(二) 动态弹性成像

1. 瞬时弹性成像(transient elastography，TE) 通过可控的脉冲波激励(或外在的机械振动力)使组织内部产生瞬时剪切波，测量感兴趣区内的剪切波速度平均值，然后将其转化为杨氏模量，并以斜率显示。目前，主要应用于肝脏硬度评估而非成像。

2. 声辐射力剪切波速度成像(shear wave speed imaging) 如图1-5-3所示，用普通诊断超声探头(线阵或凸阵)向感兴趣区发射短周期(<1ms)中强度聚焦长脉冲声束(Acoustic radiation force impulse excitation)，在穿过软组织时，将其动量转换成力，这种在超声波束焦点处所产生的推力可以表示为：

$$F=(2\sigma I)/c。\qquad (24)$$

式中，F为力；σ为组织衰减系数；I为焦点处声强；c为声速。

在激发脉冲(push pulse)力的作用下，软组织沿波束方向产生位移应变，同时横向切变引发剪切波(传播速度一般介于1～10m/s)。诊断超声系统同时用同一探头超高速发射检测脉冲信号(>10 000Hz)作为探测脉冲，计算出剪切波传播速度，并以彩色编码图和数字显示。最新研究用超声容积捕获技术可以获得高质量的三维弹性图。

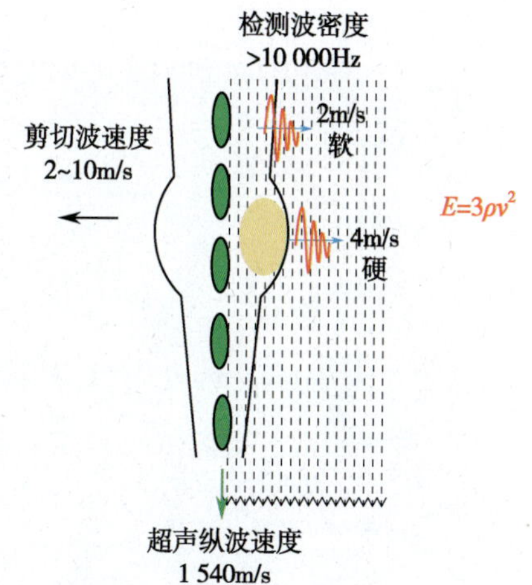

图1-5-3 剪切波弹性成像示意图

探头由近及远连续高速发射聚焦低频长脉冲(绿点)，其横向剪切波形成的波阵面缓慢向周围组织传播，经过不同硬度的组织传播速度不同。通过检测得到的剪切波速度换算成弹性模量。

二、超声弹性成像的操作和伪像

如前所述，超声弹性成像至少涉及机械激发（力学）、组织对应力的响应（材料学）和超声检测（声学）等原理，是基于许多假设检测和计算的。仪器的设置、对感兴趣区施压的幅度和角度、患者的配合、组织的结构等都会出现较常规超声成像更多的伪像，对结果产生显著影响，如轻度加压，即可使探头下的组织硬度增加；囊肿呈“牛眼征”或“RBG（红蓝绿）”特征。因此，规范的操作对成像的可靠性和可重复性至关重要。在不同设备和不同的应用场景，都有较详尽的具体操作指南和建议，必须严格按要求操作。此外，不同设备的定量值不具可比性，定量数值应标明设备型号。

三、临床应用

目前超声弹性成像较成熟的应用部位主要包括肝脏、乳房、甲状腺等。

（一）肝脏

弹性成像在肝脏的应用主要是评价肝纤维化的程度、监控疾病进展及评估预后。目前应用较多的是剪切波弹性成像。如前所述，检查方法的质量控制非常重要。

测量肝脏硬度的影响因素很多，ALT 水平与炎症、胆汁淤积、充血性心力衰竭等都可以增加所测量得出的肝脏硬度，甚至进食后肝脏的硬度都会增加。尽管多数研究结果与肝脏纤维化程度均有显著相关性，但是目前还无法准确定量评估肝纤维化程度。对结果的解释也要谨慎，应紧密结合临床资料。综合目前的研究结果，可以肯定的价值是肝脏弹性成像有助于减少对肝穿刺的依赖。

（二）乳腺

目前弹性成像在乳腺的应用主要作为灰阶成像的辅助方法。

对乳腺弹性图像分析的最常用指标是弹性评分和应变比（图 1-5-4）。目前应用比较广泛的是以乳腺肿物为标准的 5 分评分法（Tsukuba 评分）：

1 分：肿瘤整体发生变形，图像显示为绿色；

2 分：肿瘤大部分发生变形，但小部分没有变形，图像显示为绿色和蓝色的马赛克状；

3 分：肿瘤边界发生变形，中心部分没有变形，图像显示病灶中心为蓝色，病灶周边为绿色；

4 分：肿瘤全体没有变形，图像显示病灶整体为蓝色；

5 分：肿瘤整体和周边组织都没有变形，图像显示病灶和周边组织为蓝色。

根据其评分方法进行半定量分析：1～2 分基本上均为良性病变；4～5 分大多数为恶性病变；3 分良恶性均有重叠。

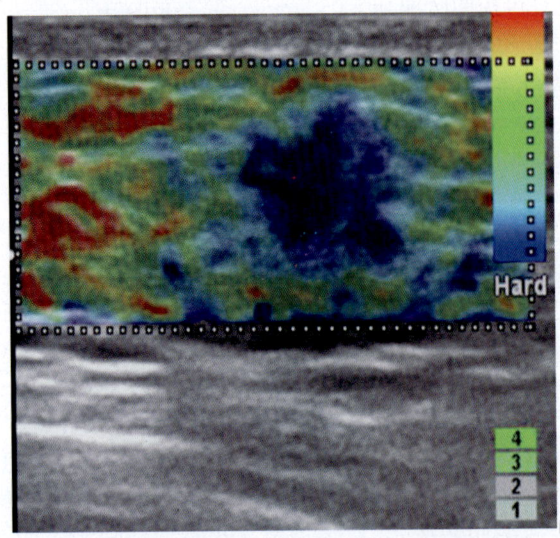

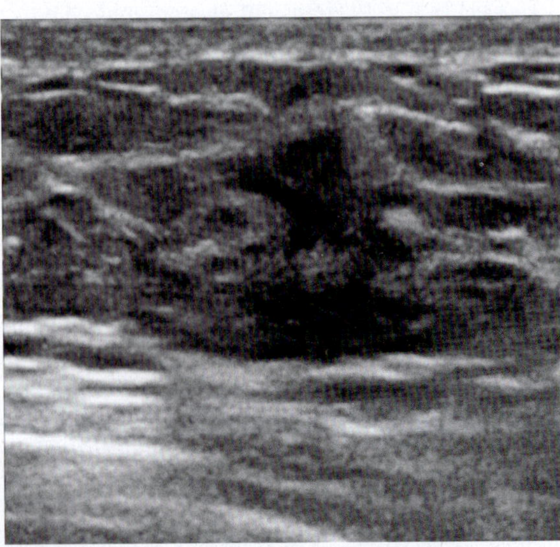

图 1-5-4 乳腺应变弹性成像

同一切面，图右灰阶超声显示乳腺结节呈不规则低回声，BI-RADS 5 类；图左超声弹性成像显示乳腺结节彩色分布呈蓝色，评分 5 分，面积明显大于灰阶图，$E/B=2$，结节呈恶性特征。

应变比是对相对硬度的半定量方法。多数文献报道应变比大于 1.5 对诊断乳腺癌具有 80% 以上的敏感度和特异度。但并非所有硬度高的病灶都是恶性肿瘤。所以，推荐作为常规超声成像的辅助检查。

目前临床应用弹性成像的主要推动力是进一步明确乳腺 BI-RADS 3 类病灶，而另一推动力是重新评估 BI-RADS 4a 类病灶。将灰阶超声 BI-RADS 3 重新归类为 4a，并提示活检的必要，同时也将 BI-RADS 4a 重新归类为 3 而避免了活检。在甲状腺的应用类似乳腺。

此外，弹性成像在前列腺、脾脏、肾脏、肌肉骨骼、皮肤及热消融治疗评估等方面的应用也有研究报道，但是尚无高等级的循证医学证据支持其临床应用效能。

由于超声弹性成像的声学基础、成像方法、人体组织结构等异常复杂的影响因素相互交织，加之不同仪器的信号提取和处理方法各异，应用时间较短，因此，目前超声弹性成像在临床的应用还存在许多问题有待解决。

第六节　常见超声伪像的识别与分析

声像图伪像（artifact）也称伪差，是指声像图不符合人体真实的组织机构特征。即回声信息的增添、减少、失真（包括位置、形态失实）。伪像可干扰超声成像，但有时有助于对图像的正确解读。

一、超声伪像产生的原因

超声诊断设备成像的基本原理是基于四个并非真实的物理假设为前提，即：

（1）声束在人体组织中以直线传播，以此确定回声的方位。

（2）在各种组织中声速均匀一致（1 540m/s），以此确定回声的空间位置。

（3）各种组织的吸收系数均匀一致，以此确定增益补偿。

（4）对组织施加力激励后，在组织中的应力分布均匀，以此确定应变的大小。

然而，实际情况并非如此。超声束固有的物理性质、人体组织声学界面的复杂性和超声仪器的技术限制无法避免假设所造成的图像与真实人体组织结构的差别，这是产生伪像的最主要原因。

二、常见超声伪像的识别和分析

（一）灰阶超声伪像

1. 多次反射伪像　声波在探头与平滑大界面之间的往复反射造成的伪像称多次反射伪像（multiple reflection artifacts），也称混响伪像（reverberation artifacts）。表现为平滑界面远侧等距离排列的多条回声，其强度依次递减，使原本不该有回声的液体内出现回声，如膀胱、胆囊前壁等，以致误认为病变或掩盖小病变。

2. 振铃伪像　振铃伪像（ring-down artifact）也被称为“内部混响”“彗星尾”（comet tail artifacts）。出现于体内两个非常接近的强反射界面之后。如体内很小的金属异物、气体、结晶体等，其后产生很长的强回声，似“彗星尾”状。振铃伪像可以帮助超声医师识别体内的异物或发现液体内的积气，具有很高的敏感性和特异性。

3. 镜面伪像　镜面伪像（mirror image artifact）产生的原理与光学中的镜像原理相同（图 1-6-1）。如膈下肝实质及其内的肿瘤回声以膈肌为对称轴对称地出现在膈上方。

4. 回声失落伪像　回声失落伪像（echo drop-out artifacts）也称切线伪像（tangential artefacts）。当入射声束与界面夹角足够大时，因反射声波不能回到探头（回声失落），产生边缘声影（edge shadow）。如囊肿侧壁后方细窄的弱回声带；细管状结构的横切面声像图呈现无侧壁的“小等号”状等。

5. 折射伪像（refraction artifacts）　亦称棱镜效应。产生折射伪像的原因是声束发生方向改变，造成界面回声在声像图上的位置偏移（图 1-6-2）。如经腹壁横切面扫查时可能形成两个腹主动脉伪像。

6. 声影　声影（sound shadow）指后方回声显著减少或消失的声像图表现。如结石后方几乎呈无回声。声影会掩盖后方组织的成像，但能够提示病变的强反射或高衰减特征，提供有益的诊断信息。

7. 后方回声增强　当介质声衰减值低于假定声衰减值时，由于其后声强的增加，出现后方回声增强（echo enhancement）。例如，囊肿后壁及其后方组织回声显著增强。

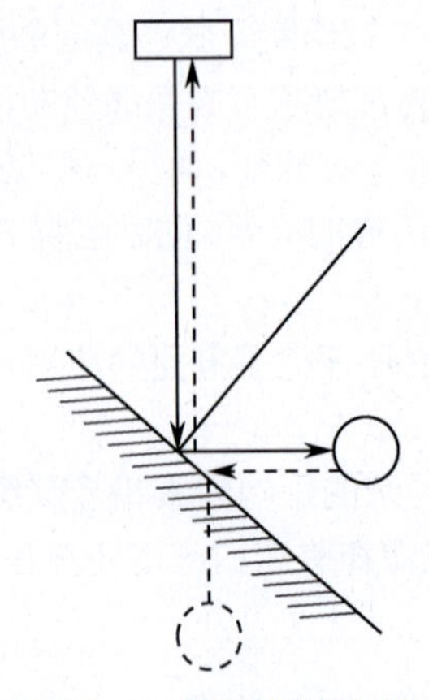

图 1-6-1 镜面伪像示意图

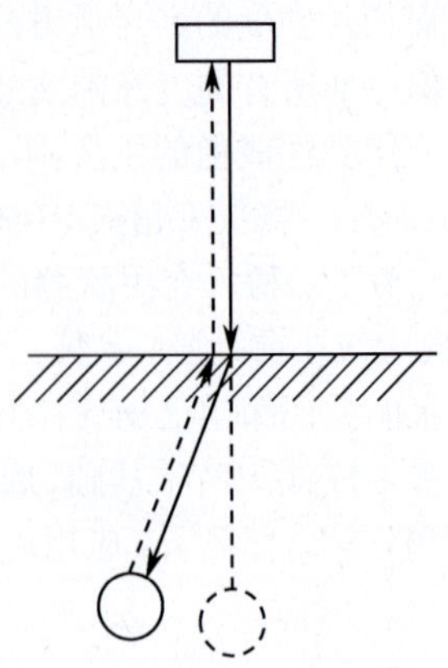

图 1-6-2 折射伪像示意图

8. 部分容积效应 部分容积效应（Partial volume effect）亦称为声束厚度伪像（beam width artifact）。声束内同一深度的反射体在声像图上相互叠加，横向分辨力降低。

9. 旁瓣伪像 探头发射的声束除了声轴方向的主瓣，周围尚有旁瓣。超声扫查在主瓣回声进行成像的同时，旁瓣也会产生回声，并与主瓣回声叠加。常表现为同一扫查深度内的“披纱样”模糊回声，称旁瓣伪像（side lobe artifact）。

10. 声速伪像 超声仪器的成像和测量都是按照人体软组织的平均声速（1 540m/s）设计的。当声束经过声速过慢或过快的组织，可造成这些组织在声像图上形状和位置的轻微改变和测量误差，其后方的组织也因此移位，或使图像显示的形状与实际不符，称声速伪像（velocity artifacts）。如肾上腺髓样脂肪瘤在声束方向上的成像假性变长，使其后方的膈肌向后移位，产生中断的伪像。

（二）超声多普勒伪像

1. 多普勒混叠 多普勒混叠（Doppler aliasing）是指多普勒频移大于 PRF/2 时，频移谱线峰出现在基线的另一侧，显示于基线另一侧但顶点朝上的频谱。CDFI 呈现多色镶嵌的“马赛克”（mosaic）状，亦称“彩色镶嵌”，即最高速度的血流频移发生方向倒错，与其上面频移谱的低速部分重叠。混叠会严重干扰对血流速度的定量评估。

2. 频移缺失 有血流而无血流频移显示的伪像。其主要原因是声束与血管的夹角过大或血流速度过慢而滤波设置过高，使低速血流信号被滤除。

3. 彩色衰减伪像 在原本血流分布一致的区域显示彩色血流信号分布不均，表现为浅表血供多，深方血供少，或器官深部血流较难显示。如甲状腺功能亢进时，甲状腺深方的血流信号较浅方明显减少的伪像。主要原因为红细胞微弱的背向散射通过距离长的组织时能量衰减。彩色衰减伪像会对深部血流的评估造成影响和误判。

4. 组织振动伪像 心脏和大血管搏动等内脏运动引起周围组织振动，只要其频率在多普勒频移的范围内，而且强度足够大，都可以引发与血流无关的彩色闪烁（flash）伪像，掩盖正常血流的显示，称为组织振动伪像（tissue vibration artifacts）。

5. 镜面反射伪像 彩色多普勒镜面伪像的发生机制与二维成像相同。表现为以高反射性界面为对称轴的彩色“倒影”（虚像）。

6. 快闪伪像 快闪伪像（twinkling artifact）表现为肾盂、输尿管、膀胱等不光滑结石表面很高频率的彩色噪声，并向声束入射方向延伸。快闪伪像有助于发现和确认不典型尿路结石。

7. 彩色“外溢” 彩色增益过高或滤波设置过低，可发生彩色血流信号从血管腔内“溢出”的伪像。严重时使伴行的动脉和静脉混为一体，掩盖血管内的病变。

（三）超声造影伪像

1. 衰减伪像 由于高浓度微泡强烈散射，加之谐波的频率较高，引起其后方回声衰减甚至形成声影。表现为高增强后方伴有低增强甚至无增强伪像。通常见于心腔后的心肌或血运丰富结构后的组织，可能造成组织灌注不均匀的伪像，对 TIC 定量分析造成严重影响。

2. 开花伪像　血液内运动微泡的强散射或爆破使彩色血流信号显著增强，呈开花状。开花伪像（blooming artifact）使血管形态和血流方向无法分辨。

（四）超声弹性成像伪像

详见本章第五节相关内容。超声伪像无处不在，充分理解伪像形成的原因，在临床实践中避免、识别或诱发、利用伪像，对正确解读超声图像至关重要。

总论 习题

第二章　心脏超声检查及其正常超声表现

第一节　超声检查技术

一、患者准备

1. 经胸超声心动图检查前　无须特殊准备；经食管超声心动图检查前应禁食和禁水 8h。
2. 不能配合检查的儿童　需要在镇静状态下接受检查。
3. 检查前　安静休息 5min。

二、体位

探头置于胸骨旁和心尖部检查时，受检者通常取左侧卧位或仰卧位；探头置于胸骨上窝检查时，受检者需取肩部垫高的仰卧位；探头置于剑突下检查时，受检者膝关节蜷曲、并拢，使腹部放松。

三、仪器

一般采用配备相控阵探头的彩色多普勒超声仪。成人探头频率为 2.0～5.0MHz，儿童探头频率为 5.0～7.0MHz。二维图像帧频应≥30 帧 /s。采用最小检测深度和尽可能高的发射频率以优化二维图像分辨率。M 型超声和频谱多普勒测量时图像记录速度一般设定为 100mm/s。

四、检查方法

（一）检测部位

常规部位包括胸骨旁区和心尖区，根据需要可增加剑突下区和胸骨上窝等部位。

（二）常用切面

标准切面包括胸骨旁左心室长轴切面、胸骨旁主动脉瓣水平短轴切面、胸骨旁二尖瓣水平短轴切面、胸骨旁乳头肌水平短轴切面、心尖四腔心切面、心尖五腔心切面、胸骨上窝主动脉弓长轴切面、剑下四腔心切面等。此外，还有一些非标准切面也常用到，可以更好地观察心脏的结构和功能。

（三）检查技术

常规检查包括二维、M 型、彩色多普勒、频谱多普勒、组织多普勒等技术。一般首先应用二维超声观察心脏的解剖结构和形态、各结构间相互连续和毗邻关系以及整体运动状态等；对于特殊感兴趣的结构，如瓣膜或室壁，可应用 M 型超声观察其运动轨迹并进行定量分析；应用彩色多普勒血流成像观察心腔内血流分布和途径，应用频谱多普勒超声测量瓣口和心腔内血流速度；应用组织多普勒成像定量分析室壁和房室瓣环的运动速度。最后，综合分析各种检查方法所获信息，对患者的心脏结构、血流动力学和心脏功能作出综合诊断，为临床诊疗提供客观依据。

（四）检查内容

1. 确定位置　心脏位置、心脏和内脏的位置关系。
2. 检测心脏解剖结构异常　包括各房室的大小和形态、室壁的厚度及运动方向和幅度、各瓣膜形态结构和启闭情况、各结构间相互连续关系及空间位置关系。
3. 检测血管结构异常　主要观察主动脉、肺动脉、肺静脉以及上、下腔静脉等血管和心脏的连续关系、血管形态和走行。

4. 检出异常回声 如心腔、大血管和心包内以及心脏周围是否存在异常回声。

5. 评价心脏和大血管的血流动力学异常 检测心腔和大血管内的血流方向、时相和速度；定量或半定量评价瓣膜狭窄或关闭不全程度；评价心内存在的异常分流和分流压差等。

6. 心脏功能评价 收缩及舒张功能的评价。

第二节 正常超声表现与正常值

一、二维超声心动图

（一）常用切面及观测内容

1. 胸骨旁左心室长轴切面（图 2-2-1） 观察内容包括：①左心房、左心室和右心室的大小和形态；②右心室前壁、室间隔与左心室后壁的厚度、运动方向和幅度；③主动脉瓣环、窦部和升主动脉起始部形态和内径；④主动脉瓣和二尖瓣的形态和启闭情况；⑤冠状静脉窦有无异常扩张。

2. 胸骨旁主动脉瓣水平短轴切面（图 2-2-2） 观测内容包括：①主动脉瓣形态和活动；②主动脉根部和窦部的内径和形态；③左、右冠状动脉的起始位置和内径；④三尖瓣位置、形态和活动；⑤右心室形态、右心室流出道有无狭窄和扩张；⑥肺动脉瓣形态和活动、肺动脉主干及其分支内径；⑦应用脉冲多普勒测量肺动脉口血流速度。

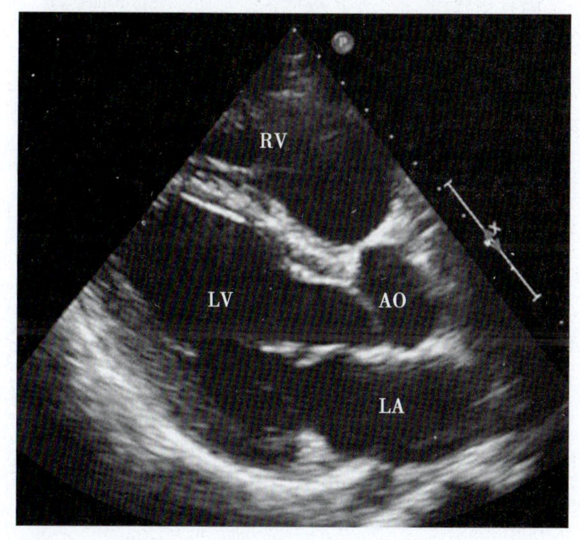

AO—主动脉；LA—左心房；LV—左心室；RV—右心室。

图 2-2-1 胸骨旁左心室长轴切面

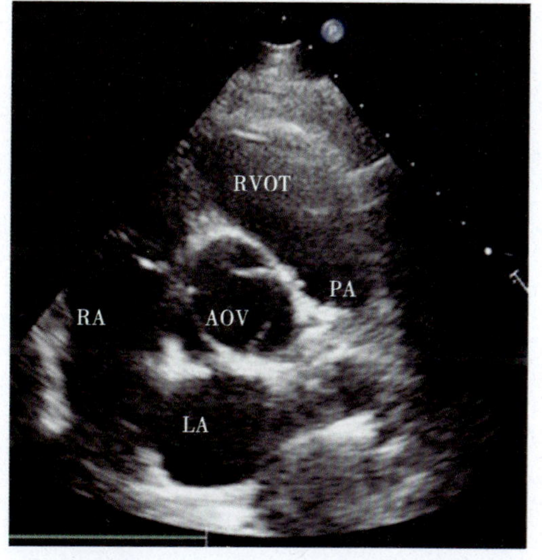

RVOT—右心室流出道；RA—右心房；PA—肺动脉；LA—左心房；AOV—主动脉瓣。

图 2-2-2 胸骨旁主动脉瓣水平短轴切面

3. 胸骨旁二尖瓣水平短轴切面（图 2-2-3） 是观察二尖瓣形态和活动、测量二尖瓣口面积、观察左心室壁节段性运动异常的最佳切面。

4. 胸骨旁乳头肌水平短轴切面（图 2-2-4） 观察左、右心室大小比例、左心室壁厚度和运动幅度、乳头肌位置、形态和功能等。

5. 心尖四腔心切面（图 2-2-5） 观测内容包括：①评价各房室大小，测量其横径和上下径；②观察二、三尖瓣位置、形态和活动，是诊断瓣膜脱垂和下移畸形的常用切面；③观察房、室间隔的连续性；④观察肺静脉和左心房、上腔静脉和右心房的连续关系，是诊断肺静脉异位引流的重要切面；⑤应用脉冲波（PW）测量二、三尖瓣口血流速度；⑥测量心腔容积，计算心房和心室功能。

6. 心尖五腔心切面（图 2-2-6） 主要用于观察左心室流出道、室间隔膜部和主动脉瓣等结构，同时是应用频谱多普勒测量左心室流出道和主动脉瓣口血流速度的常用切面。

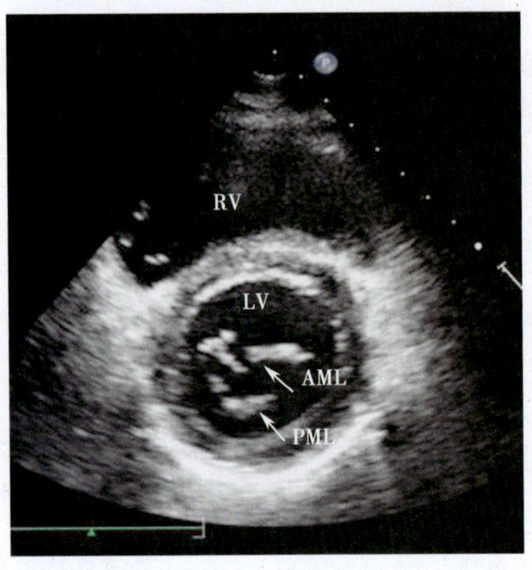

AML—二尖瓣前叶；PML—二尖瓣后叶；LV—左心室；RV—右心室。

图 2-2-3　胸骨旁二尖瓣水平短轴切面

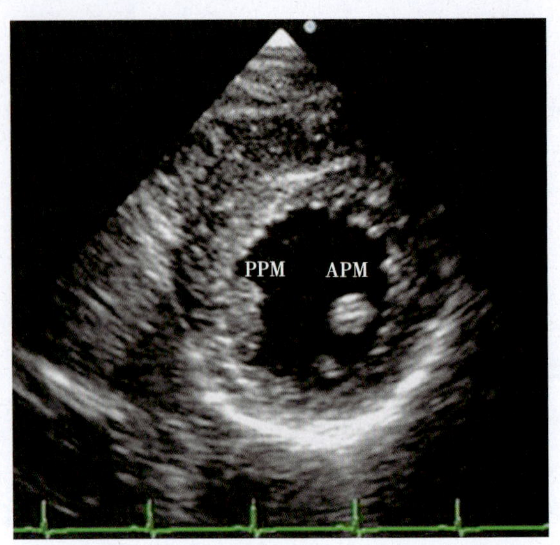

PPM—后内侧乳头肌；APM—前外侧乳头肌。

图 2-2-4　胸骨旁乳头肌水平短轴切面

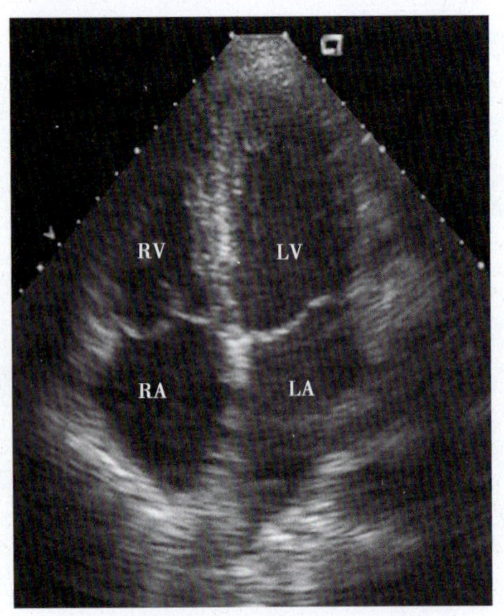

LV—左心室；RV—右心室；LA—左心房；RA—右心房。

图 2-2-5　心尖四腔心切面

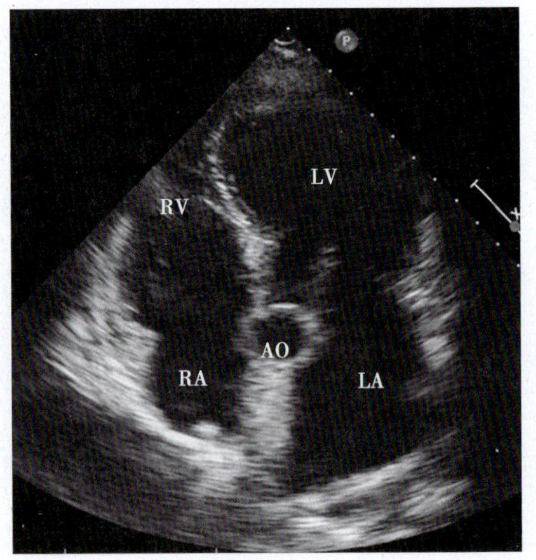

AO—主动脉；LV—左心室；RV—右心室；LA—左心房；RA—右心房。

图 2-2-6　心尖五腔心切面

7. 剑突下四腔心切面（图 2-2-7）　是评价房间隔连续性、诊断房间隔缺损的重要切面，因为在本切面声束与房间隔近似垂直，不易出现“假性回声失落”。

8. 胸骨上窝主动脉弓长轴切面（图 2-2-8）：是诊断主动脉缩窄、动脉夹层、主动脉弓离断等疾病的必要切面。

（二）二维超声心动图常用正常参考值范围

1. 主动脉　瓣环内径为 24.0mm±2.5mm。
2. 肺动脉　瓣环内径为 20.2mm±2.9mm，主干内径为 22.5mm±2.5mm。
3. 左心房　前后径：28.9mm±4.3mm（男），28.1mm±3.9mm（女）。
　横径：31.7mm±3.6mm（男），30.5mm±5.1mm（女）。
　长径：44.0mm±9.1mm（男），43.0mm±6.3mm（女）。

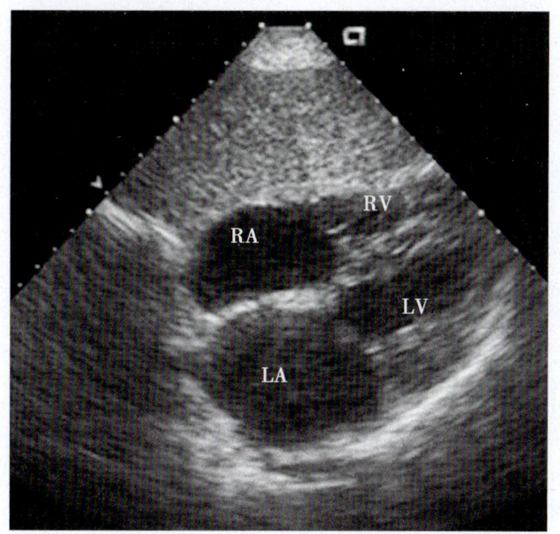

LV—左心室；RV—右心室；LA—左心房；RA—右心房。

图 2-2-7 剑突下四腔心切面

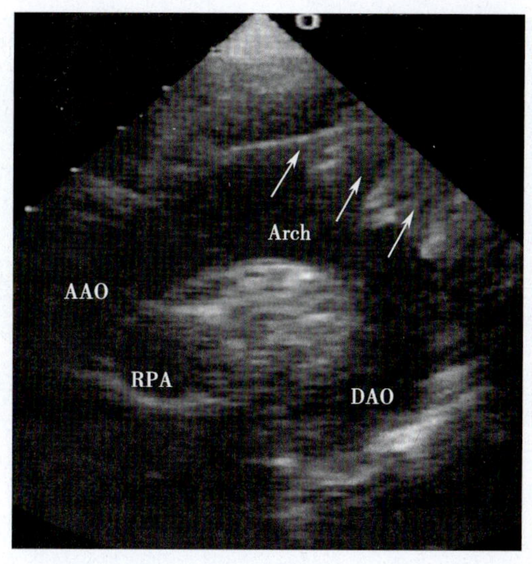

AAO—升主动脉；Arch—主动脉弓；DAO—降主动脉；RPA—右肺动脉。

图 2-2-8 胸骨上窝主动脉弓长轴切面

4. 左心室 前后径：52.1mm±2.0mm（男），49.6mm±1.6mm（女）。
横径：47.0mm±3.6mm（男），41.0mm±6.3mm（女）。
长径：81.27mm±7.48mm。
5. 右心房 横径：35.8mm±5.7mm（男），31.9mm±6.9mm（女）。
长径：46.4mm±4.9mm（男），43.5mm±4.7mm（女）。
6. 右心室 前后径为25mm、横径为26.0～32.8mm、长径为50.6～65.5mm。
7. 室壁厚度 室间隔和左心室后壁厚度为7～11mm、右心室前壁厚度为5mm。

二、M 型超声心动图

在胸骨旁左心室长轴切面移动 M 型取样线可以获得不同区域心脏结构的活动曲线波群（图 2-2-9A），常用波群包括：①心室波群（图 2-2-9B）。用于观察和测量左、右心室内径、室壁厚度和运动幅度。②二尖瓣前后叶曲线（图 2-2-9C）。收缩期二尖瓣前、后叶闭合形成 CD 段，舒张期瓣口开放，前、后叶呈“双峰逆向”运动。③心底波群（图 2-2-9D）。观测主动脉根部和主动脉瓣活动曲线可了解主动脉弹性和主动脉瓣启闭情况。

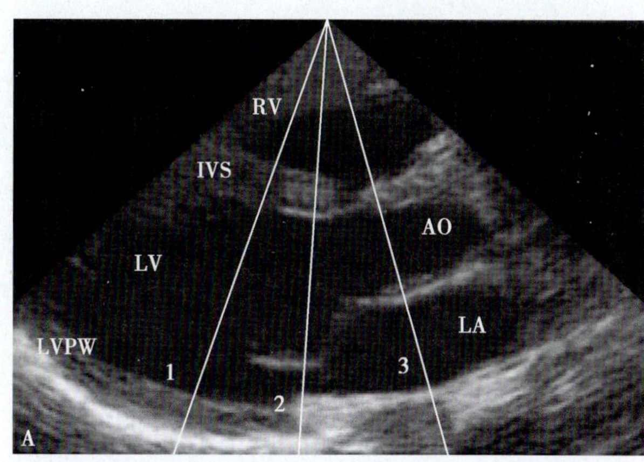

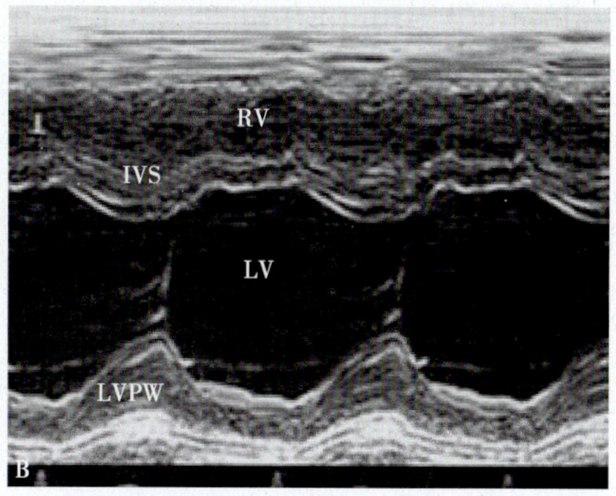

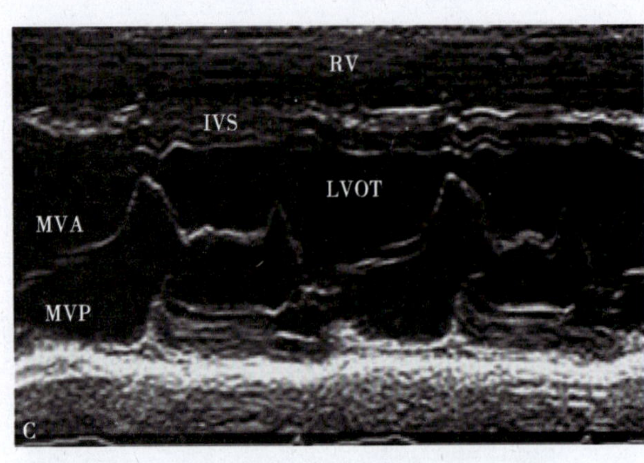

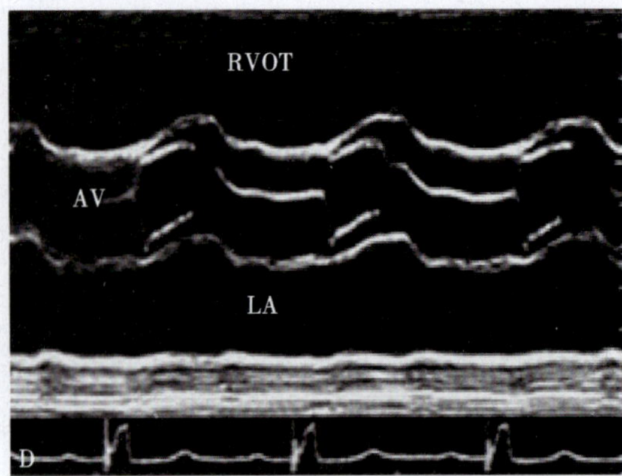

RV—右心室；RVOT—右心室流出道；IVS—室间隔；LVPW—左心室后壁；LV—左心室；LVOT—左心室流出道；LA—左心房；AO—主动脉；AV—主动脉瓣；MVA—二尖瓣前叶；MVP—二尖瓣后叶。

图 2-2-9 M 型超声常用波群和观测内容

A. 左心室长轴切面 M 型取样线放置方法；B. 心室波群；C. 二尖瓣波群；D. 心底波群。

三、多普勒超声心动图

多普勒超声心动图包括：①彩色多普勒血流成像。主要用于观察心脏和大血管内血流的起源、方向、路径、时相、流速等信息。②频谱多普勒。包括脉冲波多普勒和连续波多普勒两种，前者主要用于心腔和大血管正常血流速度的定位测量，而后者主要用于测量异常的高速血流。

心脏各瓣口血流频谱形态和正常值见表 2-2-1，图 2-2-10～图 2-2-13。

表 2-2-1 心脏各瓣口血流频谱特点和正常参考值

部位	切面	取样位置	频谱时相和特点	正常参考值 /($m \cdot s^{-1}$)
二尖瓣口	心尖四腔心	二尖瓣瓣尖	舒张期、正向、窄带、双峰	0.6～1.3
三尖瓣口	心尖四腔心	三尖瓣瓣尖	舒张期、正向、窄带、双峰	0.3～0.7
肺动脉瓣口	胸骨旁大动脉短轴	肺动脉瓣上	收缩期、负向、窄带、单峰	0.5～1.0
主动脉瓣口	心尖五腔心	主动脉瓣上	收缩期、负向、窄带、单峰	0.9～1.7

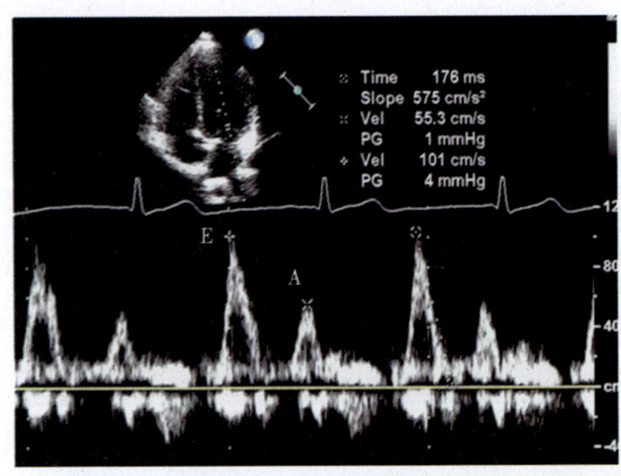

E—快速充盈期血流；A—心房收缩期血流。

图 2-2-10 二尖瓣口脉冲波血流频谱参数测量方法

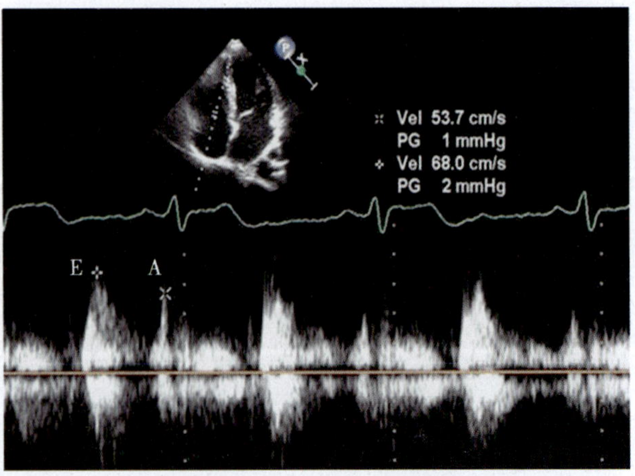

E—快速充盈期血流；A—心房收缩期血流。

图 2-2-11 三尖瓣口脉冲波血流频谱参数测量方法

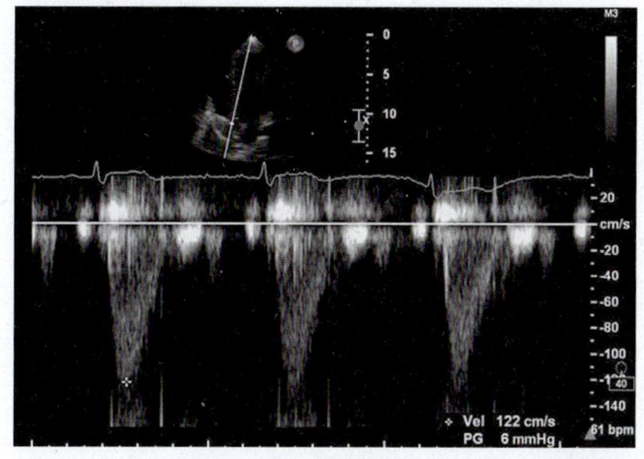

图 2-2-12　主动脉瓣口脉冲波血流频谱参数测量方法

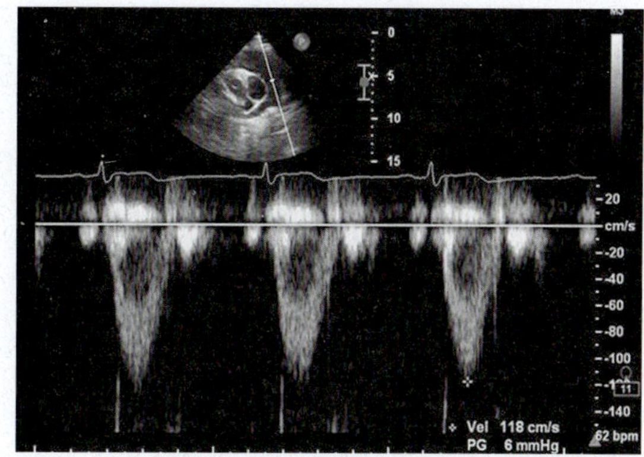

图 2-2-13　肺动脉瓣脉冲波血流频谱参数测量方法

心脏超声检查方法（微课）

第三节　心室功能测定

一、左心室功能测定

左心室功能测定包括左心室整体功能和室壁节段功能测定两部分。本节仅涉及左心室整体功能测定，室壁节段功能评价可参照缺血性心脏病相关章节。左心室整体功能测定包括收缩功能和舒张功能测定两部分，超声心动图是临床评价左心室整体功能的首选和常规方法。

（一）左心室收缩功能测定

1. 常用指标　包括容积参数、心肌组织多普勒参数、心肌应变和扭转参数、收缩同步性评价等。容积参数测定是目前最常用的方法，包括：①左心室收缩末期容积（LVESV）；②左心室舒张末期容积（LVEDV）；③每搏量（SV）=LVEDV-LVESV；④左心室射血分数（LVEF）（%）=（LVEDV-LVESV）/LVEDV × 100%；⑤心输出量（CO）=SV × 心率；⑥心脏指数（CI）=CO/ 体表面积。其中，LVEF 是临床最常用的左心室收缩功能指标。

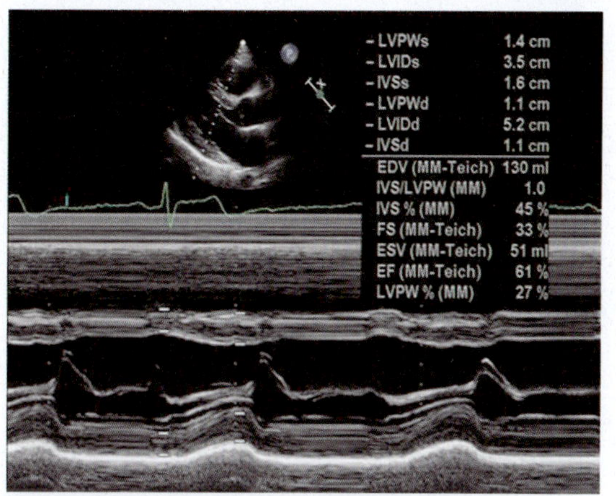

图 2-3-1　M 型超声心动图测量收缩末期和舒张末期室间隔厚度、左心室内径和左心室后壁厚度并计算左心室收缩功能参数

2. 左心室容积测量方法　包括 M 型超声、二维和容积三维超声技术。M 型超声适合评估心脏形态结构没有明显改变、同时不伴节段性室壁运动异常的患者（图 2-3-1）。二维超声中单平面 Simpson 法适用于左心室形态接近正常者，而双平面 Simpson 法适用于各种左心室形态改变的患者（图 2-3-2）。容积三维超声技术不需要对心腔进行几何图像假设的近似计算，能够准确测量任何形态的心腔容积，可用以评价心房和左心室的功能改变。

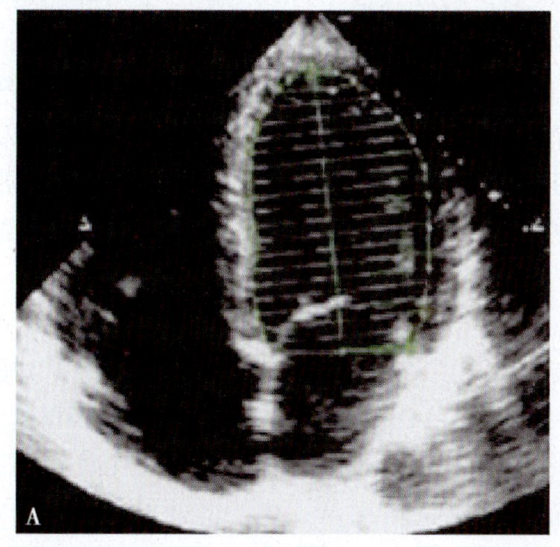

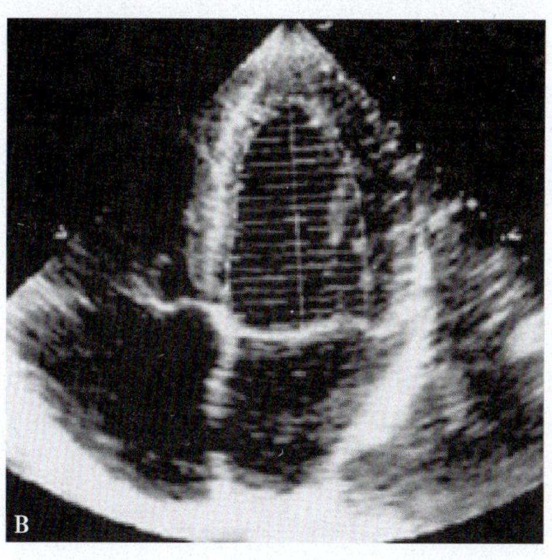

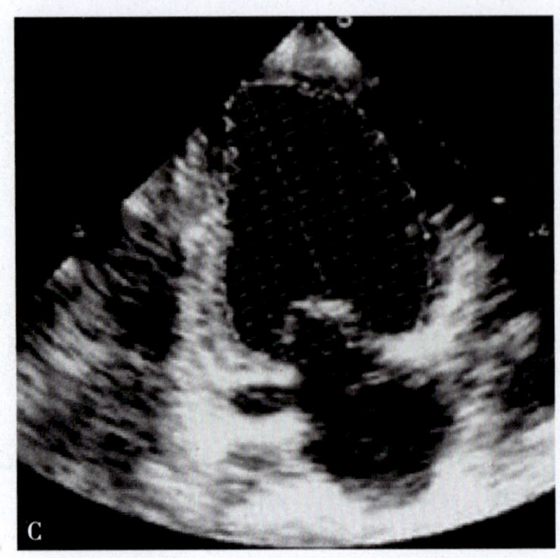

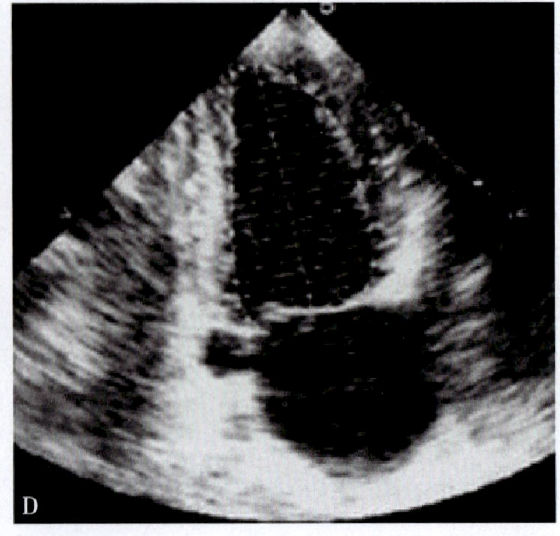

图 2-3-2　双平面 Simpson 法测量左心室容积参数

A、B 显示心尖四腔心切面舒张末期和收缩末期左心室容积测量方法；C、D 显示心尖两腔心切面舒张末期和收缩末期左心室容积测量方法。

3. 常用参数正常值范围　见表 2-3-1。

表 2-3-1　左心室收缩功能参数正常值范围

参数	正常值范围
左心室舒张末期容积指数	70～20ml/m^2
左心室收缩末期容积指数	24～10ml/m^2
左心室每搏量	60～120ml
心输出量	3.5～8L/min
心脏指数	2.7～4.2L/(min•m^2)
左心室射血分数	67%～68%，在静息状态下 LVEF<50% 是诊断左心室收缩功能减低的标准

注：容积指数 = 容积参数 / 体表面积。

（二）左心室舒张功能测定

1. 检测方法和参数

（1）二尖瓣口舒张期血流检测（见图 2-2-10）：参数包括舒张早期充盈速度（E）、心房收缩期充盈速度（A）、E/A、舒张早期 E 峰减速时间（DT）。

（2）肺静脉血流频谱（图 2-3-3）：频谱包括收缩期 S 波、舒张期 D 波和舒张晚期逆向波 a。测量参数包括 S、D、a 波速度和 a 波持续时间，在一定程度上可反映左室舒张功能的改变。

（3）二尖瓣环舒张期运动速度（图 2-3-4）：应用组织多普勒成像技术可以测量二尖瓣环的运动速度，而且不受心房颤动和快速心率的影响。二尖瓣环舒张期频谱呈 e' 和 a' 双峰。正常情况下，e' 大于 a'，e'/a'>1。当舒张功能减低时，e' 减低，e'/a'<1。

（4）左心房最大容积指数测量：获取二尖瓣开放前 1～2 帧心尖四腔心和两腔心切面以显示左心房最大长径和横径，应用圆盘法或面积长度法计算左心房容积，以体表面积校正后获得左心房最大容积指数。

（5）三尖瓣峰值反流速度：在胸骨旁或心尖四腔心切面，应用彩色多普勒血流成像显示三尖瓣收缩期反流束并引导 CW 取样线以获取三尖瓣峰值反流速度。

2. 左心室舒张功能综合评价

（1）左心室射血分数正常时，舒张功能评价指标包括：①二尖瓣环 e' 减低（室间隔侧 e'<7cm/s、侧壁 e'<10cm/s）；②平均 E/e'>14；③左心房最大容积指数 >34ml/m^2；④三尖瓣峰值反流速度 >2.8m/s。如果其中 3 项或以上指标阳性则提示左心室舒张功能异常；如果 3 项或以上指标阴性，则提示左心室舒张功能正常；当出现 2 项指标阳性时不能得出结论，需要参照其他临床资料判断。

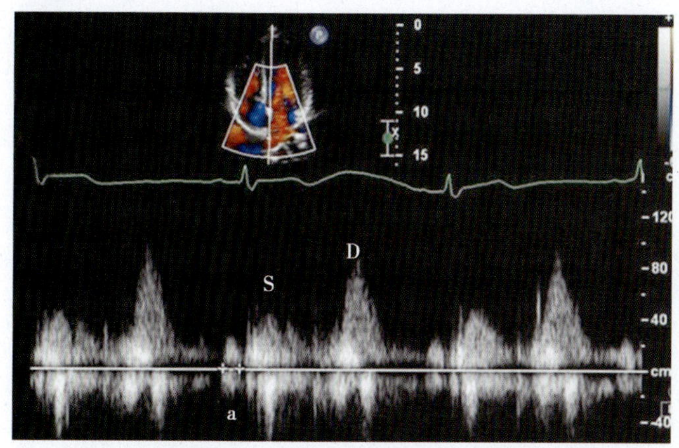

图 2-3-3　肺静脉血流频谱参数测量方法
频谱包括收缩期 S 波、舒张期 D 波和舒张晚期逆向波 a。

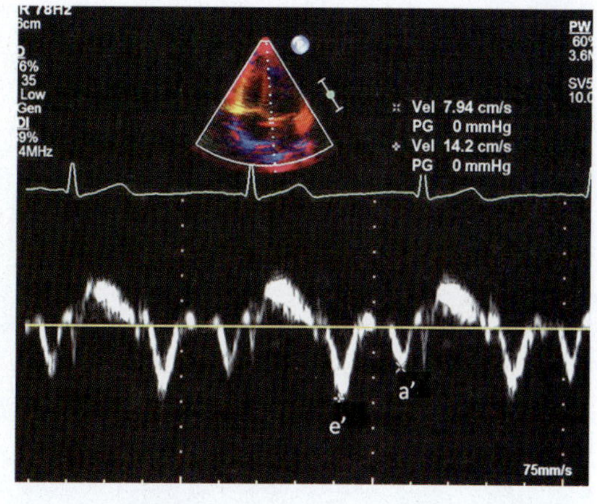

图 2-3-4　组织多普勒测量二尖瓣环室间隔侧运动速度
e' 为舒张早期运动速度；a' 为心房收缩期运动速度。

（2）在左心室射血分数减低的患者和射血分数保留的心肌病变患者，左心室充盈压评估和舒张功能分级标准如下：①如果 E/A≤0.8 且 E≤50cm/s，提示左心房压正常、Ⅰ级舒张功能异常。②如果 E/A≥2，提示左心房压升高、Ⅲ级舒张功能异常。③如果 E/A≤0.8、E>50cm/s 或 E/A>0.8～2.0 时，需要进一步评估如下 3 个指标：平均 E/e'>14、左心房最大容积指数 >34ml/m^2 和三尖瓣峰值反流速度 >2.8m/s。如果其中 2 或 3 个指标阳性，提示左心房压升高、Ⅱ级舒张功能异常；如果 2 或 3 个指标阴性，提示左心房压正常、Ⅰ级舒张功能异常。

二、右心室功能测定

（一）右心室收缩功能测定

1．右心室面积变化分数（RVFAC）（图 2-3-5）　在心尖四腔心切面测量右室舒张末期和收缩末期面积，采用公式 RVFAC =（舒张末期面积 – 收缩末期面积）/ 舒张末期面积 × 100% 求得。RVFAC<35% 是诊断右室收缩功能降低的标准。

2．三尖瓣环位移测定（TAPSE）（图 2-3-6）　M 型超声测量三尖瓣侧壁瓣环收缩期最大位移可以评价右心室长轴方向上的收缩功能，在不存在节段性室壁运动异常时可作为右心室整体收缩功能指标，其正常值 ≥16mm，如果<16mm 则提示右心室收缩功能减低。

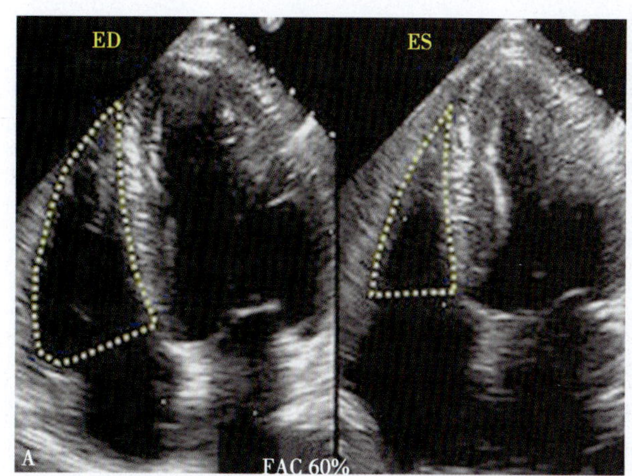

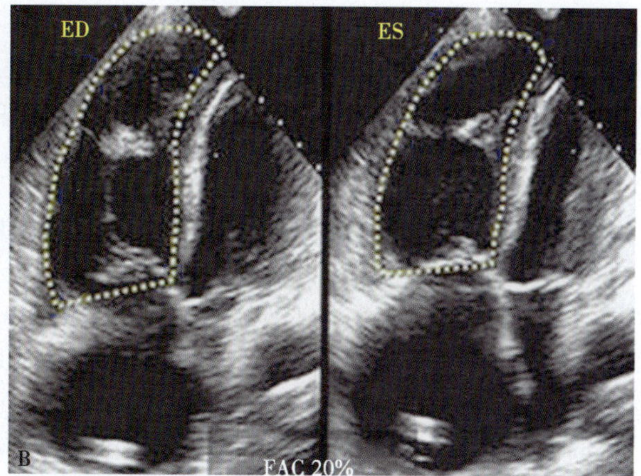

图 2-3-5　心尖四腔心切面右心室面积变化分数（FAC）的测量方法
A．正常人，FAC 为 60%；B．右心室扩大患者，FAC 为 20%。

3．三尖瓣环收缩期运动速度（s'）　组织多普勒技术测定的三尖瓣侧壁瓣环收缩期最大速度（s'）是独立评价右心室收缩功能的敏感指标，当 s'<10cm/s 时提示右心室收缩功能降低（图 2-3-7）。

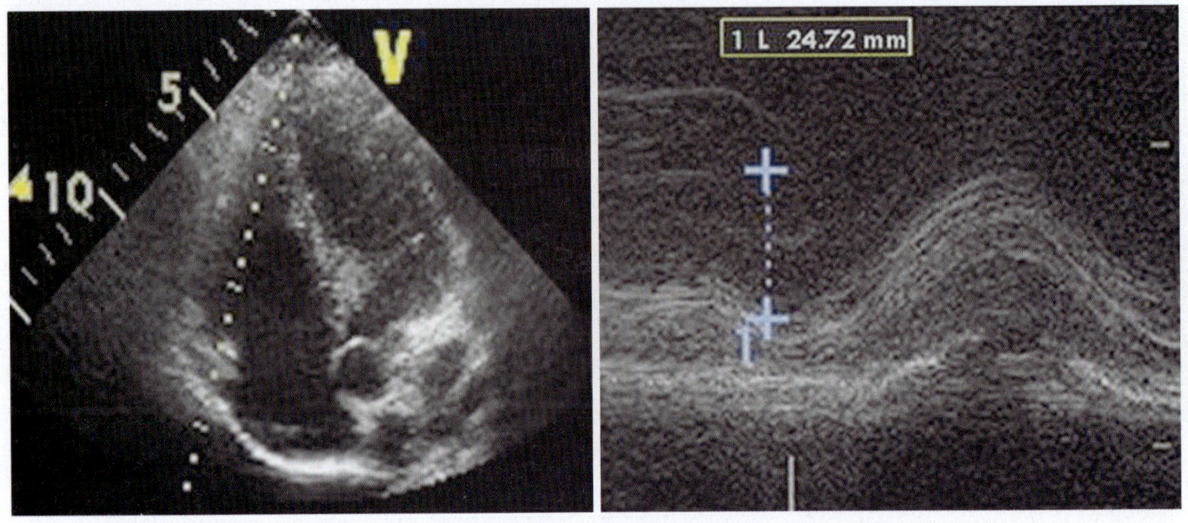

图 2-3-6　M 型超声测量三尖瓣侧壁瓣环收缩期最大位移

（二）右心室舒张功能

1. 常用参数　三尖瓣口舒张早期和心房收缩期血流速度比值（E/A）、E 峰减速时间（DT）、三尖瓣口舒张早期 E 峰和三尖瓣环舒张早期运动速度（e'）比值（E/e'）、右心房大小。

2. 右心室舒张功能异常的评价标准　①E/A<0.8 提示右心室松弛异常；②E/A 在 0.8～2.1，且 E/e'>6 或肝静脉呈现舒张期血流为主时提示假正常化；③E/A>2.1 且 DT<120ms 提示限制性充盈障碍。

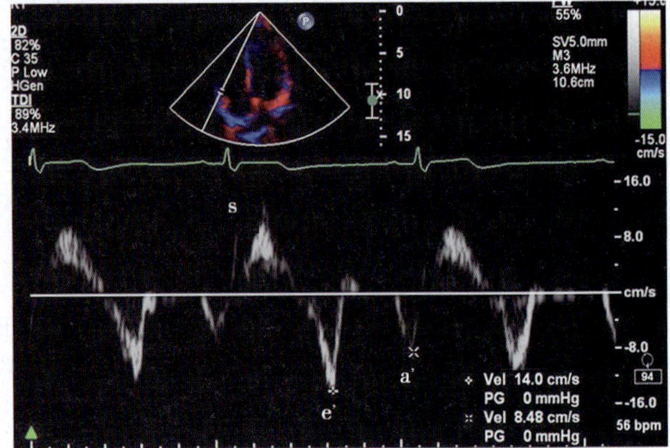

图 2-3-7　组织多普勒测量三尖瓣环侧壁运动速度

心功能的测定（微课）

（王建华）

心脏超声检查及其正常超声表现 习题

推荐阅读资料

[1] 姜玉新. 医学超声影像学. 北京：人民卫生出版社，2010.

[2] 邓又斌. 中华影像医学：超声诊断学卷. 2 版. 北京：人民卫生出版社，2011.

[3] REF S F，NAGUEH O A，SMISETH C P，et al. Recommendations for the evaluation of left ventricular diastolic function by echocardiography：an update from the american society of echocardiography and the european association of cardiovascular imaging. J Am Soc Echocardiogr，2016，29（4）：277-314.

第三章　心脏瓣膜病

第一节　二尖瓣狭窄

【诊断要点】

1．二尖瓣狭窄早期一般没有明显症状。典型症状可出现气短或呼吸困难、咯血、咳嗽、发绀、乏力、头晕等。病因多为风湿性。

2．二维超声心动图显示二尖瓣瓣膜尤其是瓣尖增厚、交界粘连，活动受限，左心房增大，单纯二尖瓣狭窄时左心室正常或变小，合并二尖瓣反流时，左心室可增大。左心房血流缓慢，可见云雾影或血栓形成。胸骨旁左心室长轴切面形成特征性的舒张期圆顶样运动（图 3-1-1A）。胸骨旁二尖瓣短轴切面显示二尖瓣交界融合，是风湿性二尖瓣狭窄特征性改变，舒张期开放呈“鱼口样”改变（图 3-1-1B）。

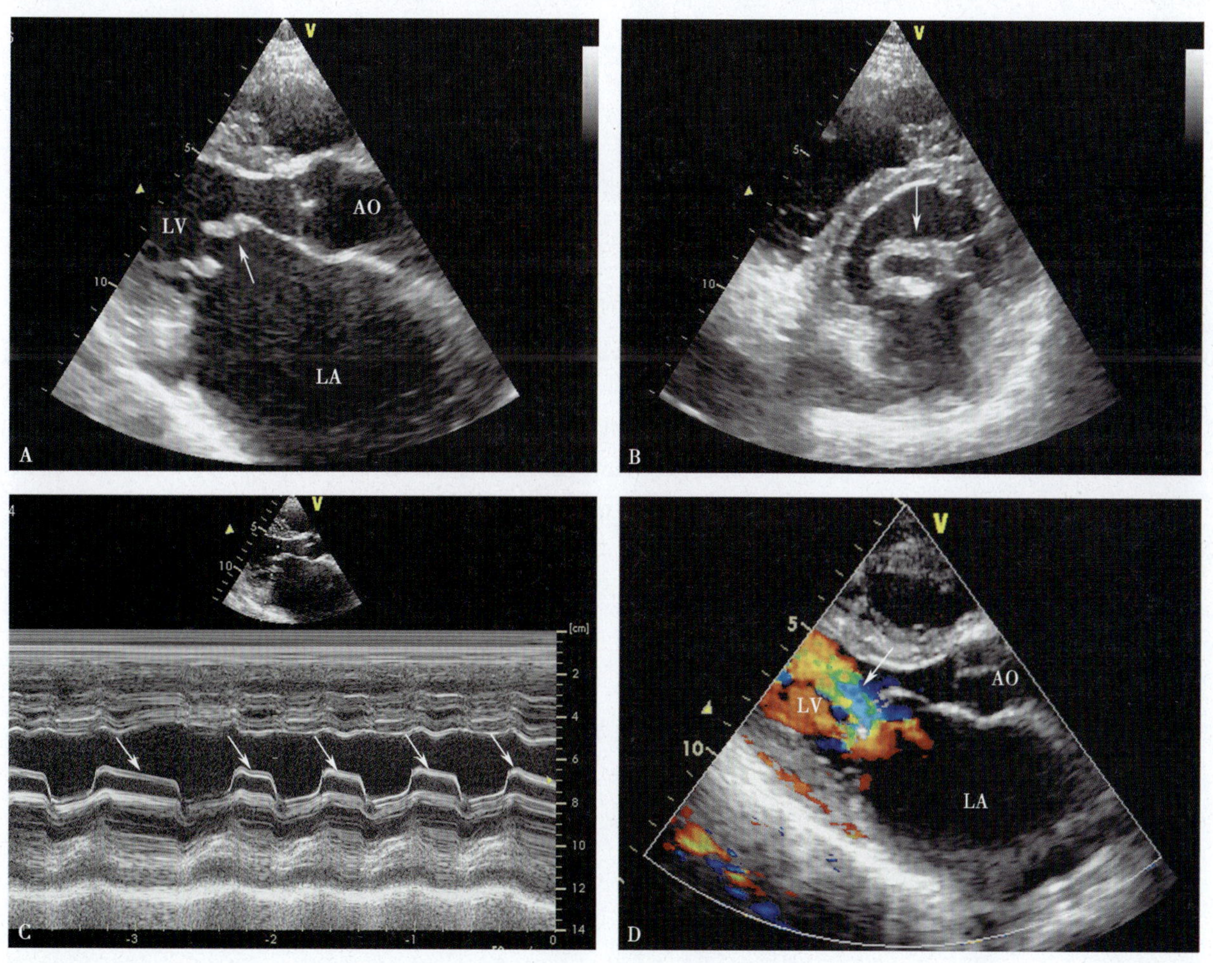

LA—左心房；LV—左心室；AO—主动脉。

图 3-1-1　风湿性二尖瓣狭窄

A. 左心室长轴显示舒张期二尖瓣前叶开放呈圆顶状（箭头所示）；B. 左心室短轴二尖瓣口水平显示二尖瓣前后瓣环增厚、回声增强、交界粘连，舒张期开放呈鱼口样（箭头所示）；C. M 型超声心动图显示二尖瓣前后叶呈同向运动，呈典型的“城墙样”改变（箭头所示）；D. 彩色多普勒显示舒张期通过二尖瓣口的花彩高速血流信号（箭头所示）。

3. M型超声心动图示二尖瓣曲线EF斜率减低甚至消失，二尖瓣前后叶同向运动，呈典型的“城墙样”改变（图3-1-1C）。

4. 彩色多普勒成像可见舒张期二尖瓣口花彩血流信号（图3-1-1D），连续多普勒显示压力减半时间延长。

5. 二尖瓣狭窄程度的判断　见表3-1-1。

表3-1-1　超声心动图对二尖瓣狭窄程度的评估

狭窄程度	瓣口面积/cm^2	平均压差/mmHg
轻度	1.5～2.0	<5
中度	1.0～<1.5	5～10
重度	<1.0	>10

【鉴别诊断】

1. 风湿性二尖瓣狭窄　多有较为明确的病史，二尖瓣瓣叶边缘明显增厚、钙化、交界粘连，回声增强。交界粘连最具特征性改变。

2. 退行性改变所致的二尖瓣狭窄　钙化通常位于瓣根和瓣环，瓣下腱索与前后叶交界区无明显融合。

3. 先天性二尖瓣狭窄　二尖瓣瓣膜纤细，瓣口开放受限，通常无瓣膜钙化和交界粘连。较常见为二尖瓣瓣上膜性狭窄，少见病因为降落伞样二尖瓣和双孔二尖瓣。

病例分析

【临床资料】

患者，男，50岁。患者2年前轻中度体力活动后出现胸闷、气促不适，休息后可缓解。平素有少许咳嗽、咳痰，痰白黏，有时下午出现双下肢水肿及夜间阵发性呼吸困难，无咳粉红色泡沫样痰等不适。未曾正规就诊治疗。体格检查：体温36.5℃，心率88次/min，血压134/64mmHg。心尖搏动正常，未触及震颤，心界向左下扩大，心尖部可闻及双期杂音，胸骨左缘三、四肋间可闻及Ⅲ/6级舒张期杂音。心电图表现为心房颤动。X线：结合临床考虑二尖瓣及主动脉瓣损害。

【超声检查资料】

二尖瓣前后叶瓣尖增厚、钙化、交界粘连、开放明显受限、瓣下腱索挛缩。二维超声心动图测MVA为0.8cm^2，PHT法测为0.7cm^2。二尖瓣瓣环前后径37mm，左右径41mm。CDFI：收缩期二尖瓣房侧见少量反流信号。主动脉瓣前后瓣环径23mm，左右瓣环径21mm，余瓣叶形态未见异常。CDFI：收缩期三尖瓣房侧见中量反流信号，TRV_{max}：228cm/s，PG：20mmHg；TI法估测SPAP：30mmHg。舒张期主动脉瓣下见中量反流信号。左心房下壁及侧壁可见中低回声团附着，范围约58mm×56mm×17mm（图3-1-2）。

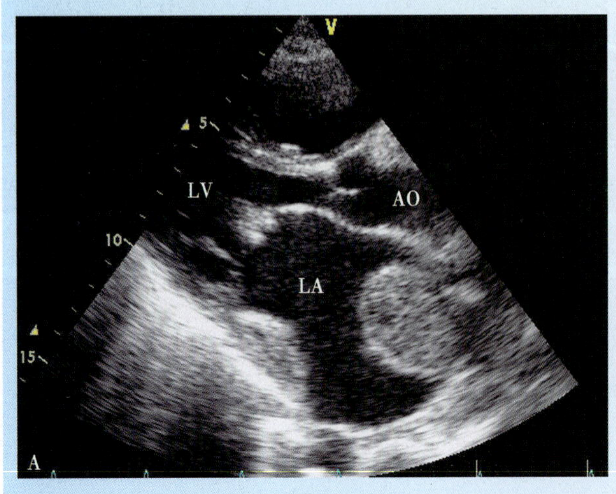

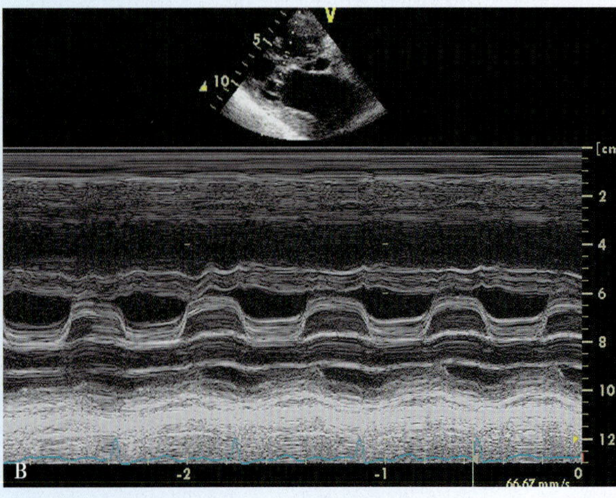

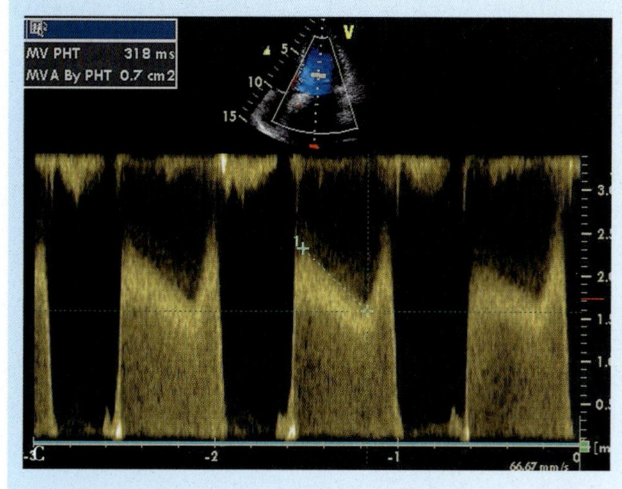

LA—左心房；LV—左心室；AO—主动脉。

图 3-1-2　超声心动图检查图像

A．左心室长轴显示舒张期二尖瓣前叶开放呈圆顶状；B．M 型超声心动图显示二尖瓣前后叶呈同向运动，呈典型的"城墙样"改变；C．连续多普勒估测二尖瓣口面积约为 0.7cm²。

【提问与思考】

1．结合上述图片，描述本病例的超声心动图表现。

2．结合本例病史及超声心动图表现，提示诊断是什么？为什么？

3．鉴别诊断有哪些？如何鉴别？

【诊断思路分析】

本例患者的超声心动图特点：二维超声心动图显示二尖瓣瓣缘增厚、前后交界明显粘连，开放明显受限，二尖瓣前叶瓣体部于舒张期呈圆顶样；胸骨旁左心室短轴切面见二尖瓣于舒张期呈"小鱼口样"改变。左心室长轴切面与四心腔切面可见左心房明显扩大并可见血栓形成。M 型超声心动图：典型的城墙样改变。多普勒超声心动图：四心腔切面彩色血流多普勒示舒张期二尖瓣口左心室侧可见红色为主五彩镶嵌血流信号。频谱多普勒示二尖瓣口血流频谱峰值速度急剧增加，估测二尖瓣口面积为 0.7cm²。

本例为中年男性，有"劳累后胸闷、气促 2 年余"病史，平素有少许咳嗽、咳痰，痰白黏，有时下午出现双下肢水肿及夜间阵发性呼吸困难。心电图提示心房颤动。二尖瓣听诊区可闻及舒张期隆隆样杂音。超声心动图显示：二尖瓣狭窄（重度），心房扩大，左心房附壁血栓形成。超声心动图表现为二尖瓣前后叶交界明显粘连，开放呈"鱼口样"改变，M 型超声呈典型的城墙样改变，并伴有左心房血栓形成。因此，结合临床资料以及超声心动图特点，本例诊断为风湿性二尖瓣狭窄，左心房扩大并血栓形成。另外，二尖瓣狭窄可引起肺动脉高压，根据三尖瓣反流，应用连续多普勒可估测肺动脉压力。

二尖瓣狭窄的病因绝大多数为风湿性，约 50% 的患者有急性风湿热史。如患者有二尖瓣面容，典型的心尖部隆隆样舒张中晚期杂音或伴 S_1 亢进和开瓣音等体征，经超声心动图检查见二尖瓣增厚、前后交界粘连，开放呈"鱼口样"改变等典型超声表现可明确诊断。

二尖瓣狭窄病因的鉴别：风湿性引起的二尖瓣狭窄具有特征性的表现，即二尖瓣交界区粘连，瓣下结构挛缩引起的超声心动图的特征性改变。钙化引起的二尖瓣狭窄，多表现为瓣环及瓣叶的显著钙化，瓣叶开放受限。先天性降落伞型二尖瓣，二维超声显示单一乳头肌，瓣叶可稍增厚并开放受限。仔细观察乳头肌的位置、数目有助于鉴别诊断。二尖瓣狭窄合并左心房血栓时，需与左心房黏液瘤进行鉴别。左心房血栓多数为宽基底附着于左心房壁，少数血栓可以表现为窄基底并活动度较大，极少数可表现为左心房内的活动性血栓。血栓一般质地较硬，边缘较为光滑，左心房内血流缓慢，可见云雾影；少数新鲜血栓质地较软；血栓多有固定的形状，不易变形。左心房黏液瘤多附于卵圆窝处或与左心房其他部位相连，质地一般较软，边缘呈不规则性，活动时容易变形。

二尖瓣狭窄瓣口面积的大小对评价预后、选择治疗方案具有重要的临床意义。超声心动图评估二尖瓣狭窄程度的方法包括跨瓣压差法、二维超声直接测量瓣口面积、彩色多普勒近端血流汇聚法和压差减半时间法等。

第二节　二尖瓣关闭不全

【诊断要点】

二尖瓣关闭不全是指在收缩期二尖瓣前后叶对合不良，血液经二尖瓣口由左心室反流入左心房。二尖瓣关闭不全是目前成人最为常见的获得性心脏瓣膜病。可为先天性和后天性，原发性和继发性，急性和慢性。

常见病因包括风湿性、二尖瓣脱垂、缺血性、退行性改变、感染性心内膜炎、先天性、结缔组织病或医源性。

轻度二尖瓣关闭不全无明显症状。急性重度二尖瓣关闭不全可出现急性左心衰竭症状。慢性二尖瓣关闭不全后期可出现劳力性呼吸困难。体格检查：P_2 亢进，心尖部闻及Ⅲ/6 级吹风样全收缩期杂音，向左腋下传导。

二维超声心动图显示二尖瓣瓣缘增厚、回声增强，收缩期可见关闭裂隙，或收缩期瓣叶局部脱向左心房侧伴或不伴有腱索断裂，或瓣叶见条索样或团块状赘生物回声，或伴有节段性室壁运动异常的瓣叶活动受限，或可见二尖瓣前叶裂等。黏液样变表现为瓣叶松散、冗长，瓣叶整体脱入左心房侧。

彩色多普勒血流图像显示收缩期二尖瓣左心房侧的异常反流信号，可为中心性或偏心性反流信号。大量偏心性反流信号表现为反流束左心房壁或房间隔达到左心房的顶部。

频谱多普勒于左心房内可探测到收缩期高速反流频谱，重度二尖瓣反流时，可以于肺静脉内探测到 A 波倒置。

二尖瓣反流造成左心房容量负荷增加，导致左心房增大；左心室前负荷增加，左心室亦增大，可出现左心衰竭及肺水肿。

二尖瓣反流的定量分析见表 3-2-1。

表 3-2-1　超声心动图对二尖瓣反流程度的常用评价方法

参数	轻度	中度	重度
反流束长度 / 左心房长度	<1/3	1/3～2/3	>2/3
缩流颈宽度 /mm	<3	3～7	>7
反流束面积 /cm^2	<4	4～8	>8
返流束面积 / 左心房面积	<20%	20%～40%	>40%

【鉴别诊断】

1. 生理性二尖瓣反流　彩色多普勒信号微弱，范围局限。频谱多普勒反流占时短暂，频谱暗淡，轮廓不完整。

2. 缺血性二尖瓣关闭不全

（1）瓣叶自身形态正常。

（2）可见节段性的室壁运动异常，相应瓣叶活动受限，可见沿活动受累瓣膜侧走行的偏心性反流信号，如果为多个节段受累，反流可呈中心性。

3. 退行性改变（黏液样变性）

（1）瓣膜增厚、钙化、回声增强。

（2）瓣膜松弛综合征是指瓣膜或瓣下支持结构的病变，1 个或多个心脏瓣膜瓣叶纤维黏液样变性，病变瓣膜不规则变薄、增厚、膨胀并冗长，易造成关闭不全。其中以松弛二尖瓣造成二尖瓣关闭不全最常见。

4. 风湿性二尖瓣关闭不全（图 3-2-1）

（1）瓣叶增厚、僵硬，以瓣缘为著，尤其交界粘连最具特征性改变。

（2）瓣叶挛缩对合不良，瓣下腱索增粗，粘连。

（3）如合并二尖瓣狭窄时舒张期瓣口开放幅度减小。

5. 二尖瓣脱垂导致的关闭不全（图 3-2-2）

（1）瓣叶局部呈兜样脱向左心房侧，瓣尖可见断裂的腱索附着并呈“连枷样”甩动。

（2）脱垂范围较大时，瓣叶活动度增大，可呈“连枷样”运动，收缩期甩入左心房，舒张期返回左心室。

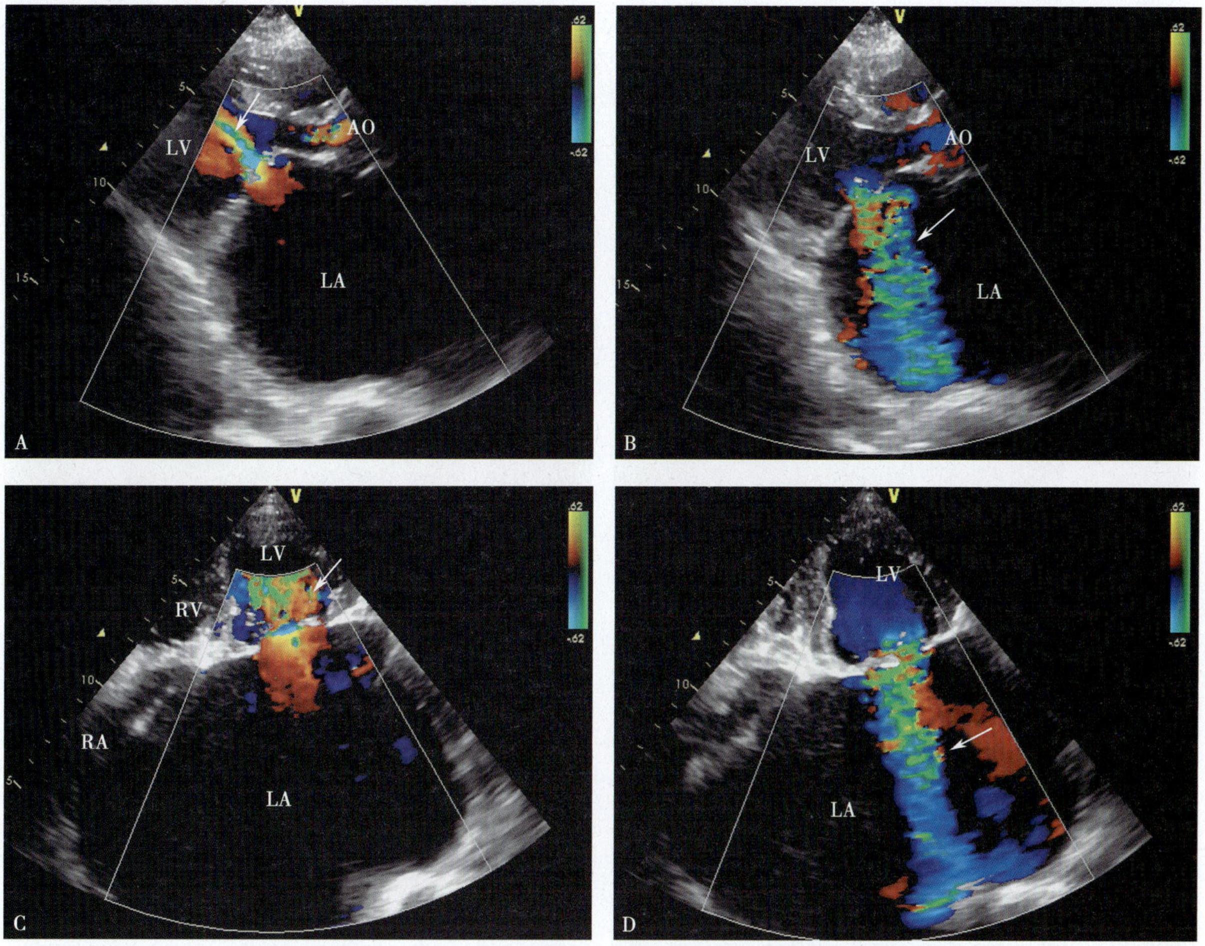

LA—左心房；LV—左心室；RA—右心房；RV—右心室；AO—主动脉。

图 3-2-1 风湿性二尖瓣狭窄并关闭不全

A. 胸骨旁左心室长轴显示二尖瓣开放时前叶呈圆顶样，彩色多普勒显示舒张期二尖瓣口花彩血流信号（箭头）；B. 胸骨旁左心室长轴，彩色多普勒显示收缩期二尖瓣左心房侧可见大量异常反流信号（箭头）；C. 胸骨旁四腔心切面，彩色多普勒显示舒张期二尖瓣口花彩血流信号（箭头）；D. 胸骨旁四腔心切面，彩色多普勒显示收缩期二尖瓣左心房侧可见大量异常反流信号（箭头）。

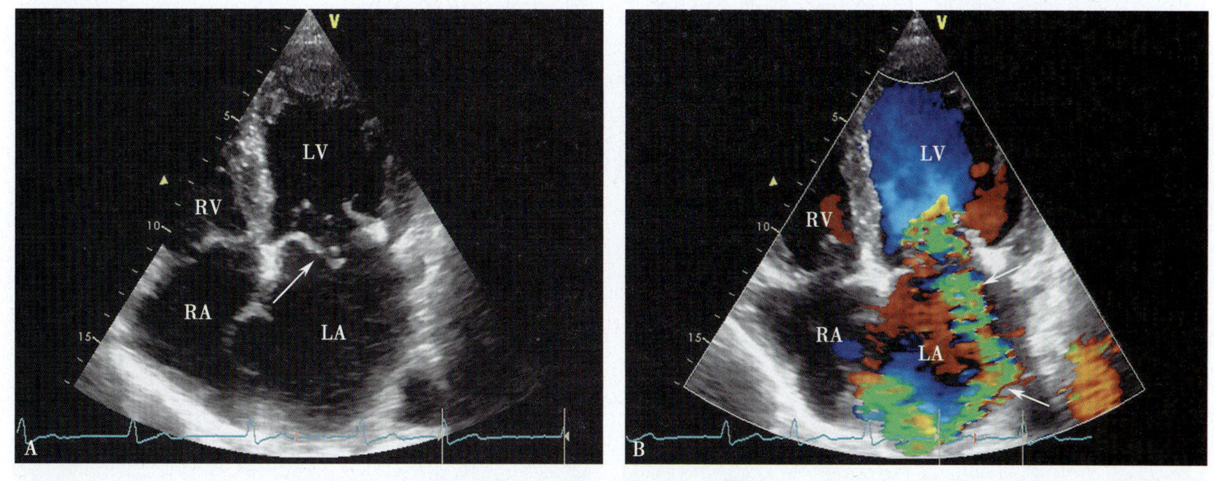

LA—左心房；LV—左心室；RA—右心房；RV—右心室。

图 3-2-2 二尖瓣前叶脱垂并关闭不全

A. 胸骨旁四腔心切面，收缩期二尖瓣前叶脱入左心房，呈"连枷样"二尖瓣（箭头）；B. 胸骨旁四腔心切面，彩色多普勒显示收缩期二尖瓣左心房侧可见大量偏心性反流信号（箭头），沿二尖瓣后叶走行达左心房顶部。

6. 感染性心内膜炎所致二尖瓣关闭不全（图 3-2-3）

（1）可见赘生物回声，呈条索状、点状或团块状。赘生物常位于瓣尖，或瓣叶对合点的左心房面。

（2）受累瓣叶可存在结构或形态上的异常，二尖瓣可瓣叶穿孔，或局部瘤样改变。

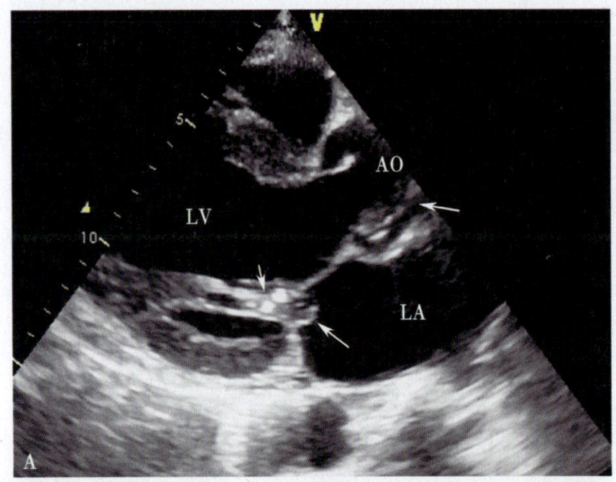

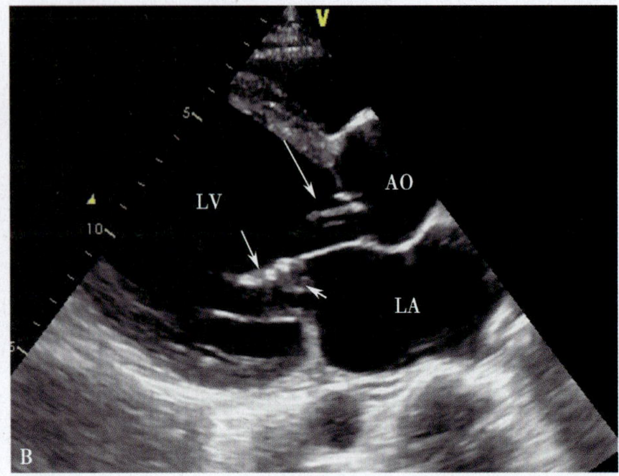

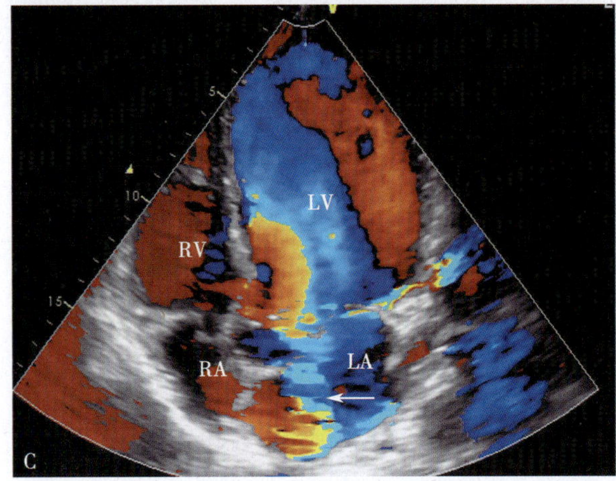

LA—左心房；LV—左心室；RA—右心房；RV—右心室；AO—主动脉。

图 3-2-3 感染性心内膜炎所致二尖瓣关闭不全

A. 胸骨旁左心室长轴。收缩期可见二尖瓣前叶腱索及瓣尖的多发赘生物强回声（短箭头），且可见前叶局部瘤样膨向左心房侧，舒张期依然存在（如图 B）；B. 胸骨旁左心室长轴。短箭头所示舒张期二尖瓣前叶瓣尖部瘤样改变（短箭头），主动脉瓣下及前叶腱索可见点状及条索状赘生物（长箭头）；C. 胸骨旁四腔心切面显示收缩期二尖瓣房侧异常反流信号（箭头）。

7. 先天性二尖瓣关闭不全（图 3-2-4）

（1）最常见为二尖瓣前叶裂。

（2）双孔二尖瓣畸形，短轴切面显示两个孔，左右排列，大小相近或一大一小。

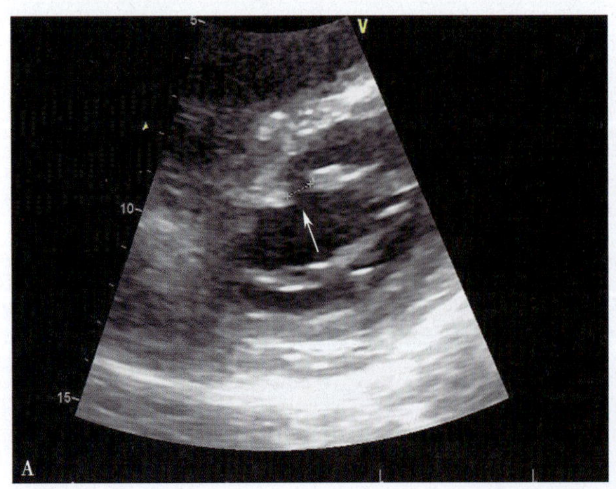

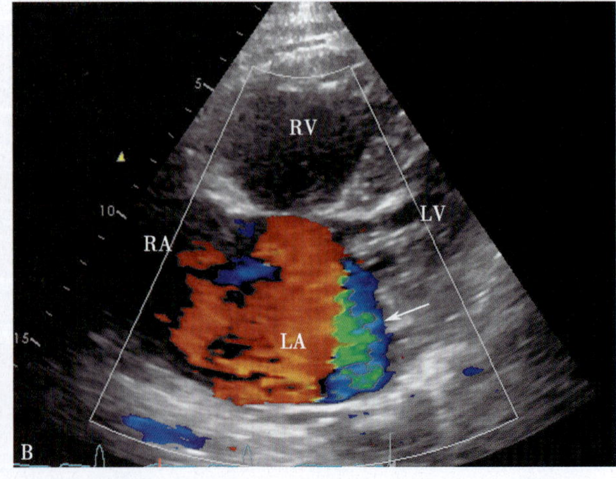

图 3-2-4 先天性二尖瓣关闭不全

A. 左心室短轴切面。二尖瓣口水平可见二尖瓣前叶裂（箭头）；B. 非标准四腔心切面，收缩期二尖瓣房侧可见异常反流信号（箭头）。

病例分析

【临床资料】

患者，男，59岁，反复胸闷、胸痛2月余。2个月前患者出现胸闷、胸痛，无背部放射，伴有大汗，持续不缓解，为求治疗到当地医院就诊，诊断为急性下壁心肌梗死，给予保守治疗后逐渐缓解。20d后出现消化道出血，经治疗后出血停止。1个月前患者行冠脉造影显示：左前降支近段狭窄50%～60%；左前降支中段狭窄85%；回旋支近段闭塞，右冠脉近段狭窄70%，右冠脉中段狭窄80%。体格检查：体温36.8℃，脉搏70次/min，呼吸18次/min，血压110/80mmHg。

【超声检查资料】

左心室舒张末期内径52mm，收缩末期内径34mm，左心室射血分数60%。左心房大小38mm×49mm×64mm。主动脉根部37mm。CDFI：收缩期二尖瓣房侧可见异常反流信号，反流面积约为14.8cm^2。收缩期三尖瓣见微量反流信号，最大反流速度249cm/s，最大压差24mmHg。

声像图如下（图3-2-5）：

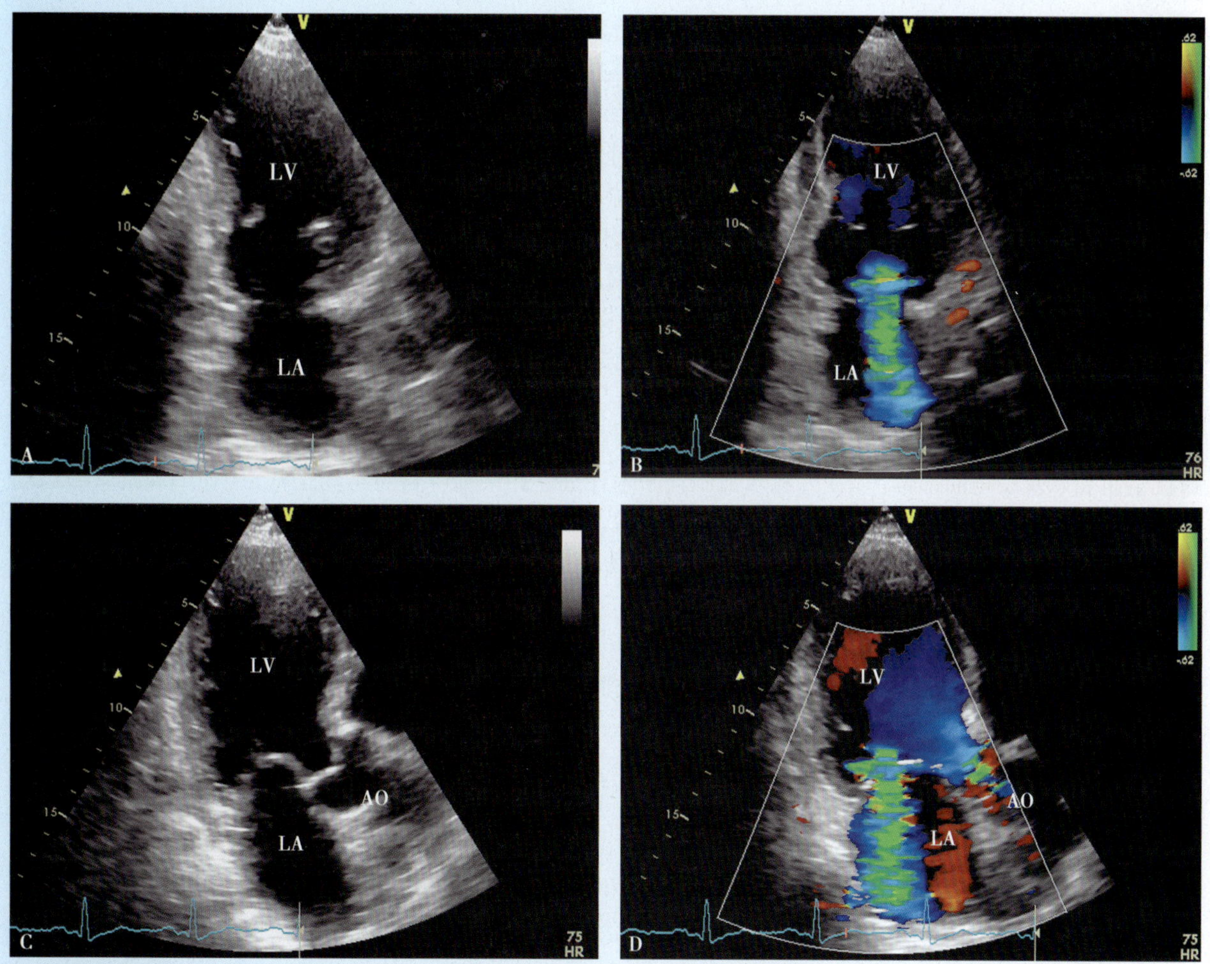

LA—左心房；LV—左心室；AO—主动脉。

图3-2-5 超声心动图检查资料

A. 心尖两腔心二维图像；B. 心尖两腔心彩色多普勒图像；C. 心尖三腔心二维图像；D. 心尖部三腔心彩色多普勒图像。

【提问与思考】

1. 看图描述声像图所见。
2. 书写本例超声诊断提示。

3. 本病的诊断依据有哪些？如何与相关疾病进行鉴别？

【诊断思路分析】

本例超声心动图特点：左心房增大。左心室下壁、后壁基底段心肌变薄，运动及增厚率消失。余室壁厚度及运动正常。二尖瓣及主动脉瓣形态正常，CDFI：收缩期二尖瓣房侧见大量反流信号。心包腔内未探及积液。超声心动图提示：节段性室壁运动异常，二尖瓣反流（重度）。

本例患者的特点：男，59 岁，反复胸闷、胸痛 2 月余。冠脉造影检查提示冠状动脉多支病变。超声提示存在节段性室壁运动异常，并伴有二尖瓣重度关闭不全。

当心脏发生心肌缺血后，最为敏感的变化是收缩期室壁增厚率降低或消失，正常情况下，收缩末期室壁厚度较舒张末期室壁厚度增加约 30%。然而，心脏的功能是通过收缩期心内膜向心性运动将血液从缩小的心腔内排出，当参考正常室壁运动时，心内膜向心性运动减低是很容易识别的征象。同时也应该清楚在非受累区域或非缺血区，可以出现心内膜的向心性运动增强（称为代偿性运动增强），用来补偿心脏局部功能不全所造成的每搏量下降。这也是为什么在发生心肌缺血后体循环的血流动力学变化出现较晚（尤其是较重）的一个根本原因，这种代偿性运动增强常出现在严重的局部（矛盾运动）心肌发生缺血时。

发现存在节段性室壁运动异常后，除应确定运动异常的室壁节段之外，判断有无缺血性二尖瓣反流至关重要，因为明显的二尖瓣反流需要外科手术干预。左心室下后壁心肌梗死很容易引起缺血性二尖瓣反流，而且是二尖瓣后叶活动受限，反流一般沿二尖瓣后叶走行。发现有明显的二尖瓣反流时，则需要我们明确二尖瓣反流的机制和病变的确切部位，以便制定合适的外科治疗计划。

超声心动图评价二尖瓣反流时，观察反流束的方向很重要，其不仅是病因学的线索，也是严重程度的一个征象。中心性反流可由瓣环扩张或心室功能不全引起，偏心性反流常常由二尖瓣器结构本身异常引起，往往需要在进行血管重建同时进行瓣膜成形术。而且，偏心性反流常提示我们要进行仔细的检查，测量缩流颈的宽度以便确定反流的程度，而且应仔细观察二尖瓣自身是否存在病变。

当超声发现二尖瓣反流时，定量评价反流程度至关重要，同时我们也应该明确反流的病因。首先通过二维超声心动图观察二尖瓣自身是否存在病变，瓣叶是否增厚、僵硬、挛缩，以便排除风湿性可能。如果瓣叶上可见甩动的赘生物回声，则应该考虑感染性心内膜炎的可能。如发现二尖瓣脱垂，应仔细观察是否存在腱索断裂以及脱垂的部位，以便外科术前制订手术计划。如果瓣叶自身结构正常，应仔细观察室壁运动情况，判断是否由于心肌病变引起继发性二尖瓣反流。当二维超声显示瓣环或瓣下结构钙化，瓣叶基底部活动受限，应考虑为瓣膜退行性改变。如瓣膜结构、功能正常情况下，超声心动图发现轻度关闭不全考虑为生理性反流，常无临床意义。

【确诊结果】

患者于体外循环下行冠状动脉搭桥术＋二尖瓣成形术，术后效果良好，患者顺利出院。

第三节 主动脉瓣狭窄

【诊断要点】

主动脉瓣狭窄最常见病因为风湿性、退行性改变和先天性。

二维超声心动图显示主动脉瓣增厚，回声增强，活动受限，瓣口开放面积减小。风湿性可见交界粘连。退行性可见瓣环及瓣体的钙化。二叶畸形左心室长轴切面显示瓣叶开放呈圆顶状，主动脉瓣短轴切面可见主动脉瓣为三窦二叶或二窦二叶，开放为二叶，关闭为“一”字形，三窦二叶者可见瓣叶上的融合嵴回声（图 3-3-1）。

彩色多普勒显示主动脉瓣口血流速度增快，可见五彩镶嵌的射流束。

频谱多普勒可探及主动脉瓣高速血流信号，狭窄程度越重，流速越高，频谱信号越浓密（图 3-3-2）。

主动脉瓣短轴切面显示瓣叶数目最佳，心尖部五腔心切面为频谱多普勒测量主动脉瓣狭窄程度的最佳切面。

升主动脉管壁僵硬，可出现窄后扩张。重度狭窄者可见左心室壁对称性增厚。

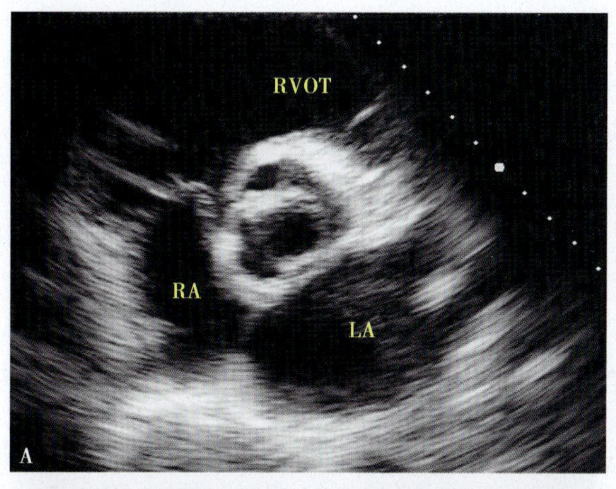

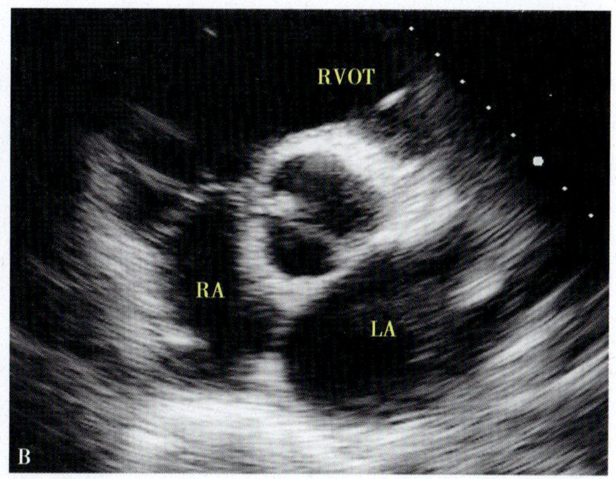

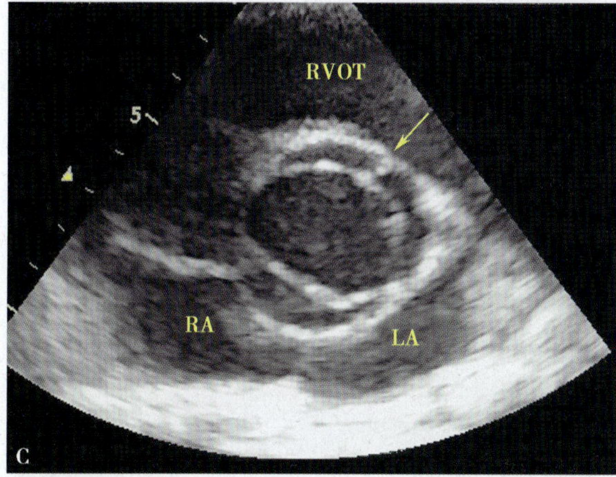

LA：左心房；RA：右心房；RVOT：右心室流出道。

图 3-3-1 主动脉瓣二叶畸形

A．主动脉瓣二叶畸形。大动脉短轴示收缩期主动脉瓣为二叶，开放呈“鱼口样”，瓣缘明显增厚，回声增强；B．大动脉短轴示收缩期主动脉关闭呈“一”字形、开放呈“鱼口样”，瓣缘明显增厚，回声增强；C．主动脉瓣收缩期呈二叶，左前右后排列，左前瓣可见融合嵴回声（箭头所示）。

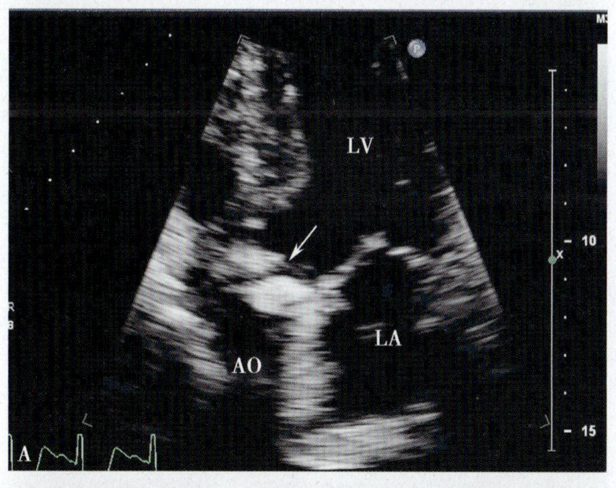

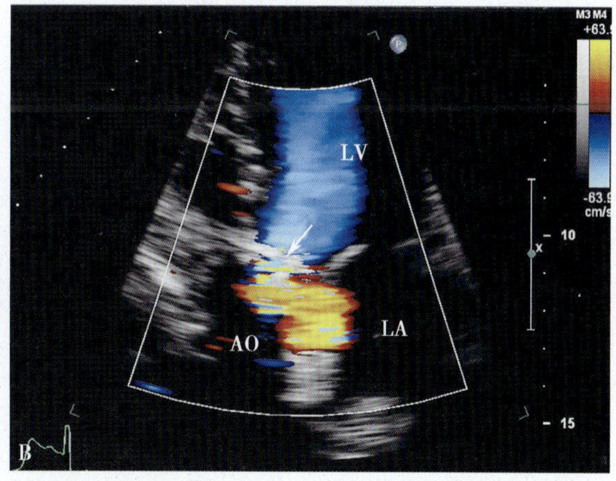

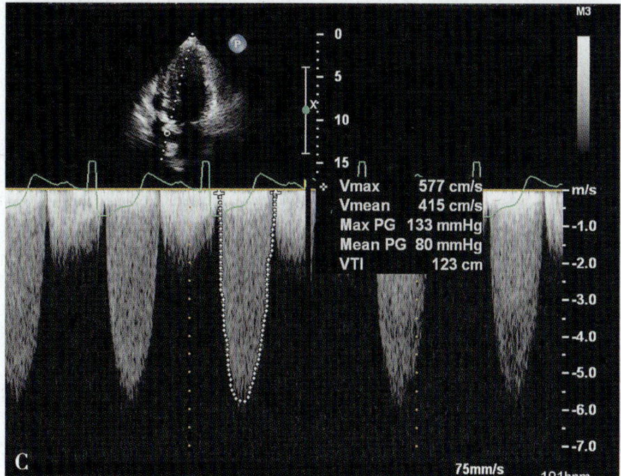

LA—左心房；LV—左心室；AO—主动脉。

图 3-3-2 主动脉瓣钙化并狭窄

A．五腔心显示主动脉瓣明显钙化（箭头）；B．彩色多普勒血流显示收缩期主动脉瓣上可见花彩血流信号（箭头）；C．连续多普勒显示主动脉瓣最大流速 577cm/s，最大压差 133mmHg，平均压差 80mmHg。

主动脉瓣狭窄程度的判定见表 3-3-1。

表 3-3-1　主动脉瓣狭窄程度的超声心动图评价

参数	轻度	中度	重度
瓣膜形态	瓣叶增厚，运动受限	瓣叶钙化，运动减低	瓣叶明显钙化且固定不动
瓣口面积 /cm^2	>1.0	1.0～0.75	<0.75
瓣口面积指数 /(cm^2/m^2)	0.9～1.1	0.6～<0.9	<0.6
最大压差 /mmHg	16～<50	50～80	>80
平均压差 /mmHg	<25	25～50	>50

【鉴别诊断】

1. 主动脉瓣狭窄病因学鉴别　风湿性、退行性和先天性。风湿性可致瓣叶增厚，交界粘连，瓣口开放受限。退行性改变为动脉粥样硬化性导致主动脉瓣纤维化、钙化等改变，钙化常发生在瓣根及瓣环处。先天性主动脉瓣狭窄常为二叶畸形，少见于单叶、三叶或四叶畸形。

2. 主动脉瓣下狭窄　膜性狭窄，主动脉瓣下可见隔膜样回声，彩色多普勒显示左心室流出道血流加速点位于瓣下隔膜处（图 3-3-3）。肌性狭窄、肥厚梗阻性心肌病可产生 SAM 征（收缩期前行运动），引起左心室流出道梗阻，典型的频谱形态为峰值明显后移，容易引起二尖瓣不同程度反流（图 3-3-4）。

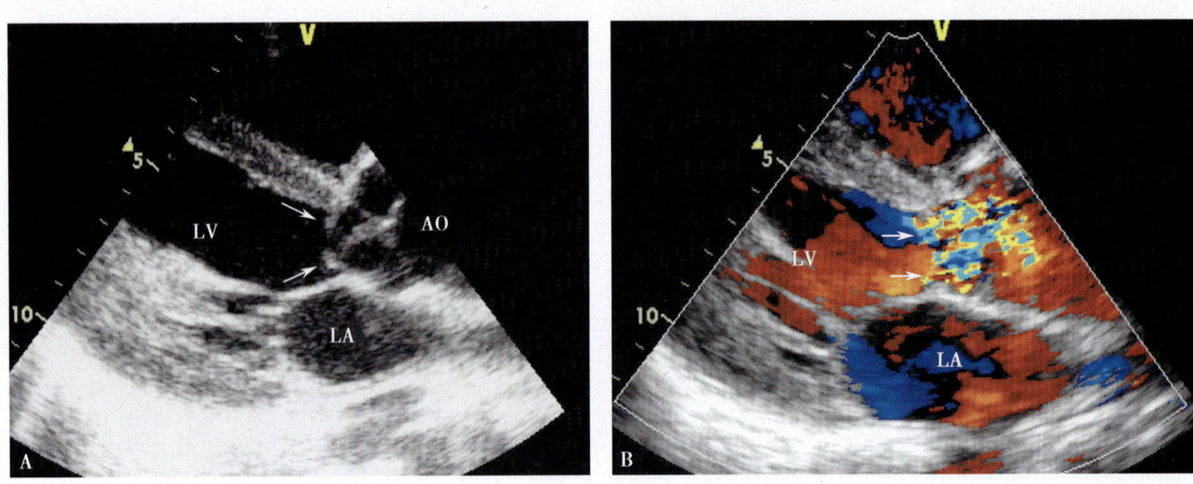

LA—左心房；LV—左心室；AO—主动脉。

图 3-3-3　主动脉瓣下隔膜

A. 左心室长轴显示主动脉瓣下可见隔膜样回声（箭头）；B. 彩色多普勒显示左心室流出道及主动脉瓣上花彩血流信号起自主动脉瓣下隔膜处（箭头）。

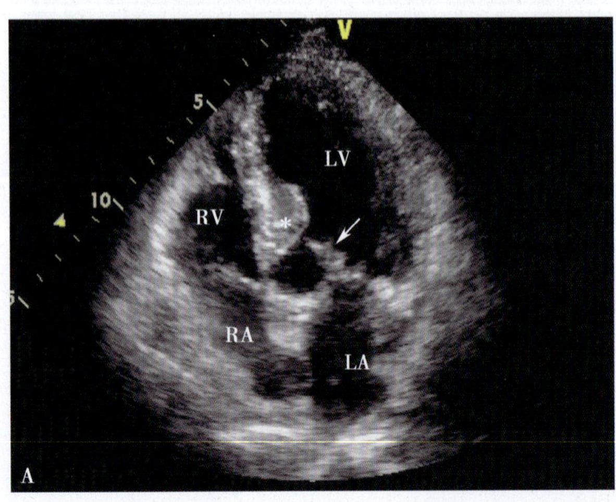

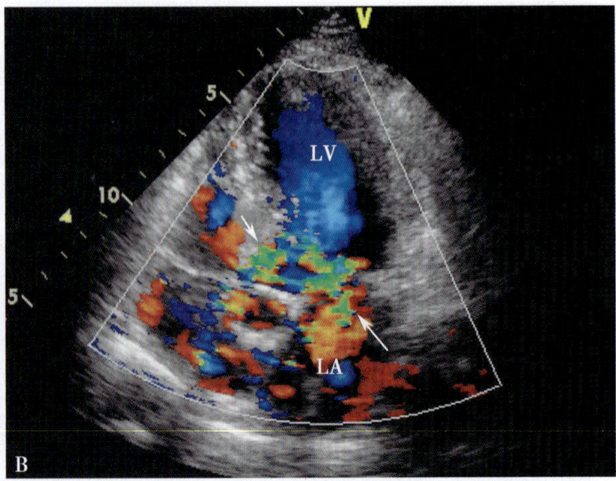

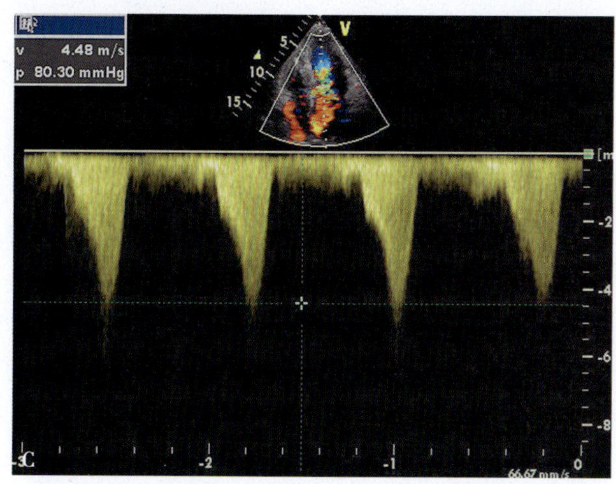

LA—左心房；LV—左心室；RA—右心房；RV—右心室。

图 3-3-4　主动脉瓣下肌性狭窄

A. 五腔心切面显示室间隔基底部明显增厚（星号），收缩期可见二尖瓣前叶移向左心室流出道，SAM 征阳性（箭头）；B. 彩色多普勒五腔心切面显示收缩期左心室流出道异常花彩血流信号（短箭头），二尖瓣房侧可见反流信号（长箭头）；C. 频谱多普勒显示左心室流出道流速增快，峰值后移。

3. 主动脉瓣上狭窄　升主动脉先天性发育异常；短轴切面显示主动脉瓣开放正常，升主动脉可见局限性狭窄；高速血流信号起自主动脉瓣上，主动脉瓣口血流正常（图 3-3-5）。

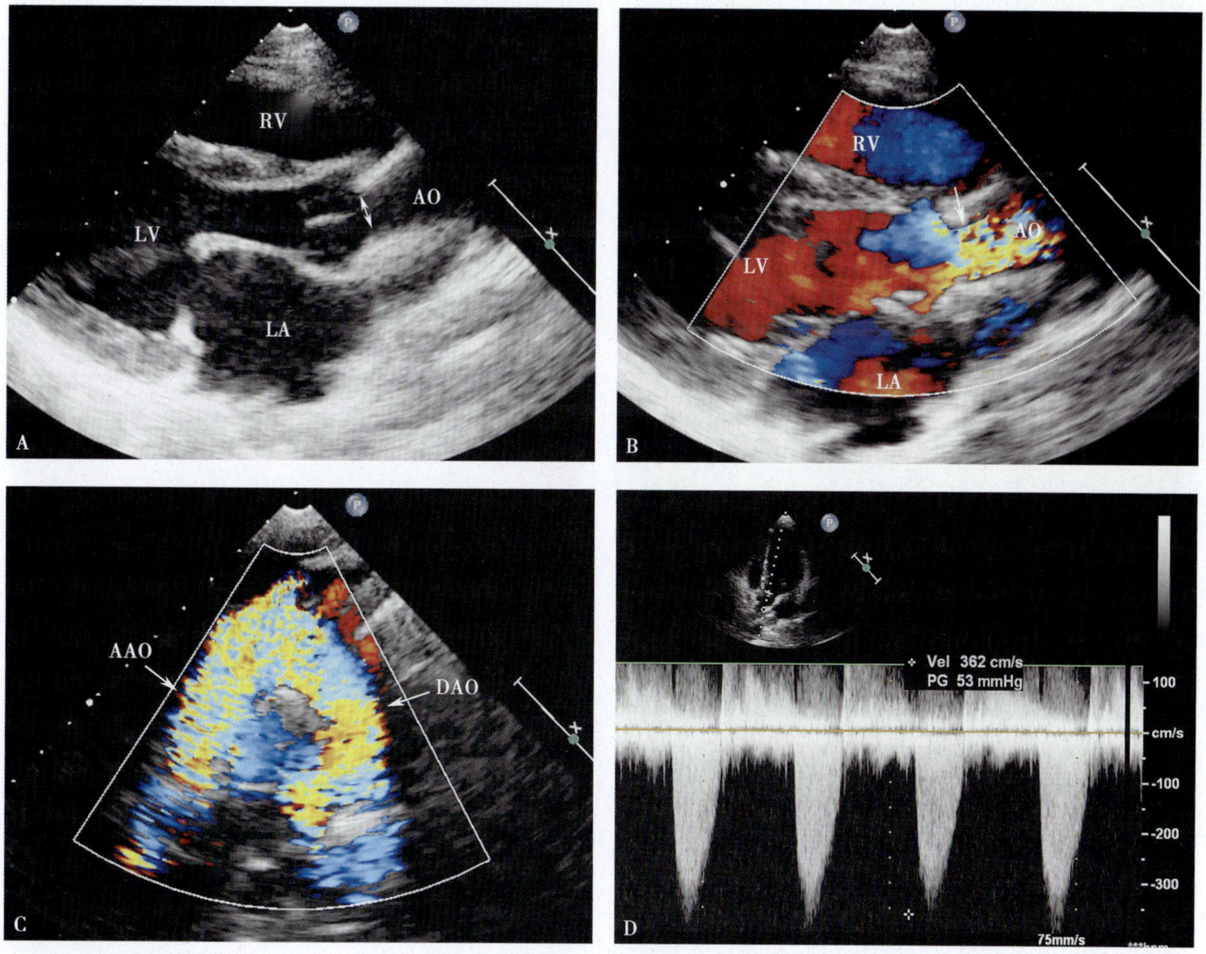

LA—左心房；LV—左心室；RV—右心室；AO—主动脉；AAO—升主动脉；DAO—降主动脉。

图 3-3-5　主动脉瓣上狭窄

A. 左心室长轴显示主动脉窦管交界处局限性狭窄（箭头）；B. 彩色多普勒显示异常花彩血流信号起自主动脉瓣上局限性狭窄之处（箭头）；C. 胸骨上窝切面显示主动脉内异常花彩血流信号；D. 频谱多普勒显示主动脉瓣上狭窄处最大流速 362cm/s，最大压差 53mmHg。

病例分析

【临床资料】

患者，男，63岁。劳累后胸闷憋气伴大汗20年，加重1个月。患者20年前劳累后出现胸闷，憋气伴大汗。每次持续约数分钟，休息后好转，患者无咳嗽咳痰，无头晕头痛，无恶性呕吐。1个月前患者上述症状加重，为进一步治疗，来我院就诊。体格检查：体温36℃；心率85次/min；呼吸12次/min；血压120/80mmHg。听诊主动脉瓣区闻及收缩期杂音。未闻及心包摩擦音。心电图提示：窦性心动过缓，心电轴显著左偏，左前分支传导阻滞，异常Q波，左心室肥厚，ST-T改变。

【超声检查资料】

升主动脉内径50mm，主动脉窦部内径39mm，左心房前后径45mm，左心室内径47mm，室间隔厚度15mm，左心室后壁厚度13mm，左心室射血分数68%。主动脉瓣瓣叶及瓣环显著钙化，瓣叶数目显示不清楚，瓣环前后径18mm，左右径19mm。连续多普勒主动脉瓣最大流速648cm/s，最大压差168mmHg，平均压差97mmHg。声像图如下（图3-3-6）：

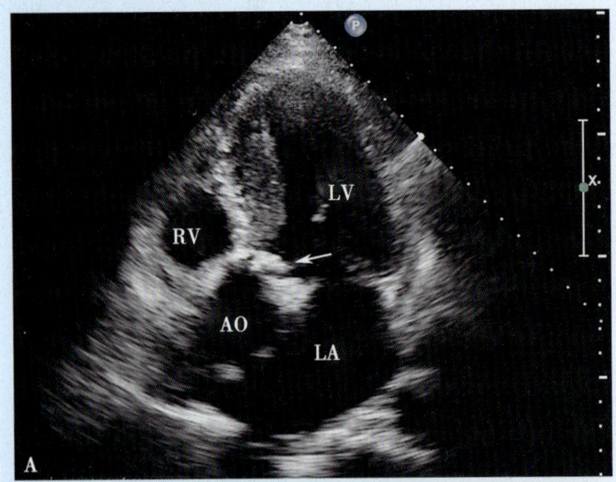

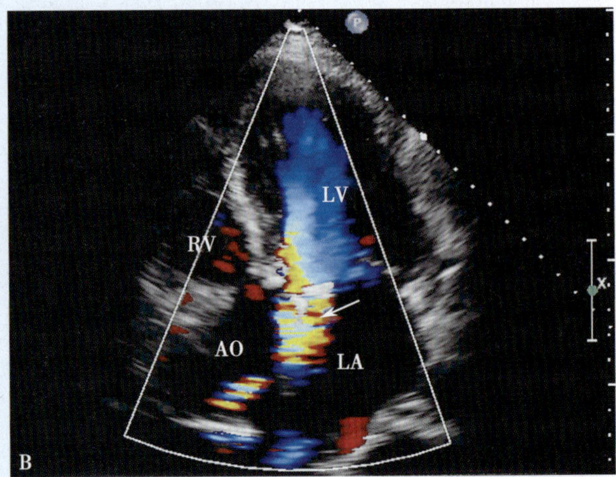

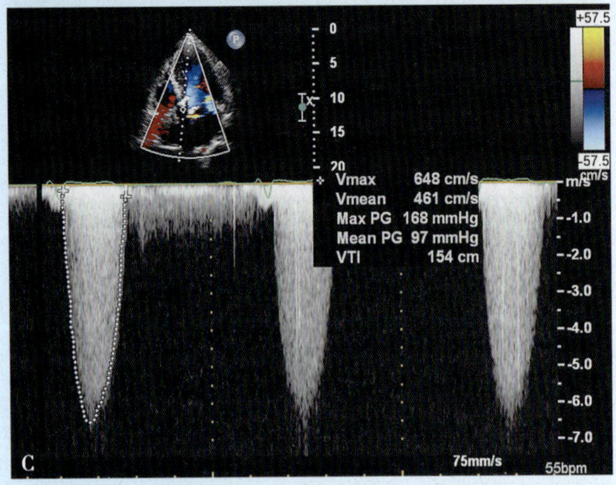

LA—左心房；LV—左心室；RV—右心室；RA—右心房。

图3-3-6　超声心动图检查图像

A. 心尖部五腔心切面；B. 心尖部五腔心切面彩色多普勒图像；C. 主动脉瓣连续多普勒图像。

【提问与思考】

1. 请描述本例超声心动图表现，提示诊断是什么？
2. 主动脉瓣狭窄的常见病因有哪些？如何鉴别？
3. 主动脉瓣狭窄的超声定量评价方法是什么？

【诊断思路分析】

本例超声心动图表现：左心房增大，左心室壁肥厚，主动脉窦部及升主动脉扩张，主动脉瓣明显增厚、钙化，开放受限，连续多普勒测量主动脉瓣最大流速 648cm/s，最大压差 168mmHg，平均压差 97mmHg。超声心动图提示诊断：主动脉瓣钙化并狭窄（重度），主动脉窦部增宽，升主动脉瘤样扩张，左心房增大，左心室肥厚。

本例患者具有以下特点：男性，63 岁，劳累后胸闷憋气伴大汗 20 年，加重 1 个月。心脏听诊主动脉瓣区闻及收缩期杂音，提示主动脉瓣病变。超声心动图提示主动脉瓣钙化并狭窄（重度），由于主动脉瓣钙化程度较重，难以准确判断主动脉瓣瓣叶数目，本例升主动脉增宽较为明显，加之为重度狭窄，因此推测其病因可能为主动脉瓣二叶畸形伴钙化。根据临床症状及超声心动图提示不难作出诊断。

主动脉瓣狭窄常见原因为风湿性、退行性改变和先天性。当超声心动图观察到主动脉瓣存在狭窄时，首先要明确病因，观察主动脉瓣瓣叶自身的数目以及形态变化。如为先天性时，主动脉瓣常为二叶畸形，少数为单叶畸形，而四叶或五叶畸形时常引起主动脉瓣关闭不全。然而，当主动脉瓣为二叶畸形合并严重钙化时，主动脉瓣瓣叶数目常显示不清楚，此种情况与三叶主动脉瓣钙化并狭窄很难鉴别，一般认为如果升主动脉扩张程度较重，则为二叶畸形的可能性比较大。另外，对于二窦二叶式主动脉瓣，我们还可以仔细观察主动脉窦的数目从而判断主动脉瓣叶的数目。当确定主动脉瓣为三叶瓣时，通过观察交界区的情况有助于判断病因。风湿性常为交界粘连，瓣缘增厚、卷曲，开放受限。另外，风湿性主动脉狭窄时，患者年龄相对年轻，常合并二尖瓣狭窄或关闭不全，通过观察二尖瓣的改变容易判断。老年性的钙化常为瓣叶及瓣环均显著钙化，相对风湿性而言，患者年龄较大。在我国，获得性主动脉瓣狭窄最常见的病因为风湿性，而在发达国家，主动脉瓣钙化则为其狭窄的最为常见病因。这可能与生活环境和人均寿命的长短有关。

主动脉瓣狭窄应与左心室流出道梗阻性疾病相鉴别，如主动脉瓣下及瓣上狭窄。主动脉瓣下狭窄分为膜性狭窄和肌性狭窄。膜性狭窄时，应仔细观察主动脉瓣下的隔膜样结构。主动脉瓣下隔膜可为环形或半环形，紧邻主动脉瓣膜，容易漏诊，但是通过观察主动脉瓣的运动以及观察彩色多普勒血流信号起源点有助于发现主动脉瓣下隔膜。主动脉瓣下发生隔膜时，主动脉瓣自身结构多正常，主动脉瓣开放时瓣根部常开放不充分，主动脉瓣游离缘可见抖动，彩色多普勒显示血流信号的加速点位于主动脉瓣下而非主动脉瓣口。主动脉瓣上狭窄时，可见血流加速点位于主动脉瓣上方，不难鉴别。

主动脉瓣狭窄的定量诊断常用通过主动脉瓣的最大流速、最大压差或平均压差法。如果患者心脏功能较低，尤其是低于 30%，此时存在低估主动脉瓣狭窄程度的可能。应合理应用连续方程法测算及多巴酚丁胺负荷试验来判断主动脉瓣狭窄的程度。另外，主动脉瓣中等程度以上的反流，强心药物等可高估主动脉瓣狭窄程度。要排除这些因素的影响，应使用连续性方程法来计算主动脉瓣的瓣口面积，从而判断主动脉瓣的狭窄程度。

【确诊结果】

患者在全麻体外循环下行 Wheat 手术。术中所见：升主动脉瘤样扩张，直径约为 5.5cm，瘤壁变薄，主动脉瓣为二叶畸形，明显钙化，呈团块状，钙化累及主动脉瓣环，瓣口面积约为 $0.5cm^2$。病理诊断：（主动脉瓣）瓣膜纤维组织增生伴透明变性及钙化。

第四节　主动脉瓣关闭不全

【诊断要点】

1．主动脉瓣关闭不全可分为获得性或先天性。主动脉根部病变或瓣膜本身病变均可导致主动脉瓣关闭不全。

2．常见原因包括风湿性（图 3-4-1）、瓣膜退行性变、感染性心内膜炎（图 3-4-2）、先天性主动脉瓣畸形、主动脉瓣脱垂、马方综合征（图 3-4-3）等。

3．根据病变的程度分为轻度、中度、重度狭窄。根据病程可分为急性和慢性。急性重度主动脉瓣反流可出现心力衰竭或肺水肿。慢性者可无症状，重度者可有气短、端坐呼吸等。

4．风湿性表现为主动脉瓣增厚、卷曲、回声增强，舒张期瓣叶存在对合裂隙。主动脉瓣脱垂时，舒张期可见主动脉瓣瓣叶脱向左心室流出道。感染性心内膜炎时，主动脉瓣瓣叶左心室面赘生物回声随瓣叶甩动。当存在主动脉根部病变时，可见主动脉根部瘤样扩张或升主动脉夹层。

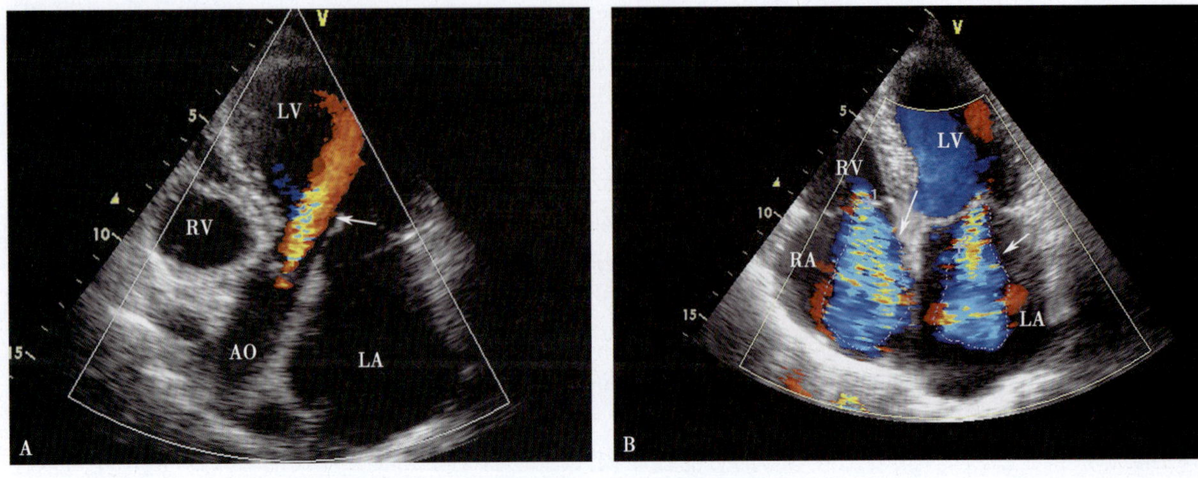

LA—左心房；LV—左心室；RV—右心房；RV—右心室；AO—主动脉。

图 3-4-1　风湿性心脏病

A. 心尖五腔心切面彩色多普勒血流图像显示主动脉瓣反流；B. 心尖四腔心切面彩色多普勒血流图像显示二尖瓣及三尖瓣异常反流信号。

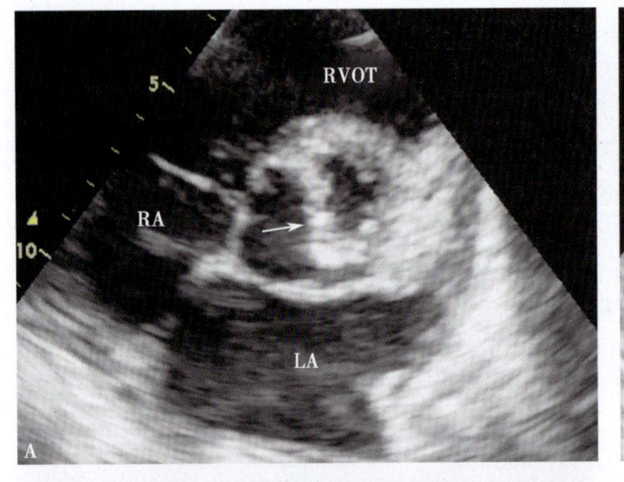

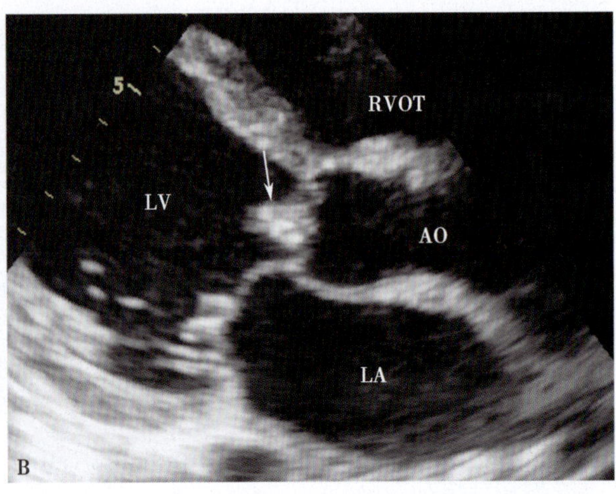

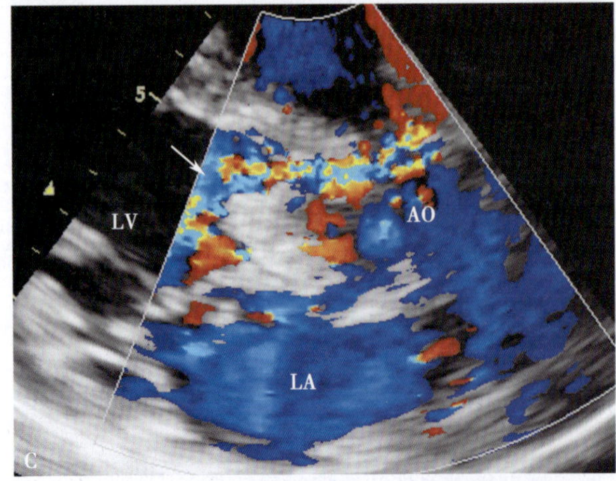

LA—左心房；LV—左心室；AO—主动脉；RVOT—右心室流出道。

图 3-4-2　主动脉瓣二叶畸形合并感染性心内膜炎所致主动脉瓣反流

A. 大动脉短轴显示主动脉瓣关闭呈“一”字形，并可见团块状强回声（箭头）；B. 左心室长轴切面显示主动脉瓣左心室侧团块状赘生物（箭头）；C. 左心室长轴彩色多普勒显示主动脉瓣异常反流信号（箭头）。

5. 彩色多普勒显示舒张期左心室腔内起自主动脉瓣的反流信号，频谱多普勒可探及舒张期反流频谱。
6. 当出现偏心性反流，反流束冲向二尖瓣前叶时，M 型二尖瓣前叶舒张期可见快速扑动波。

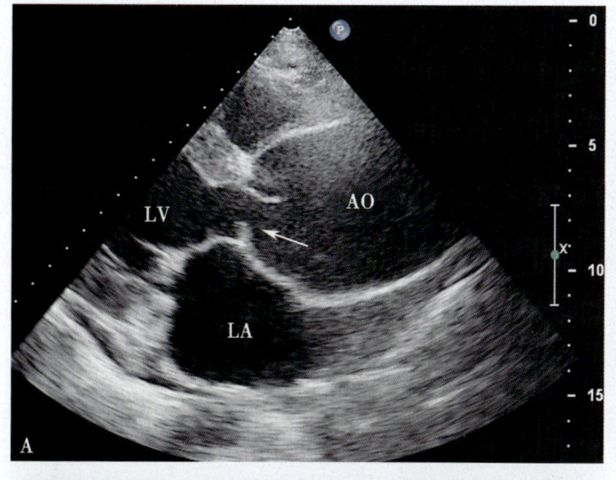

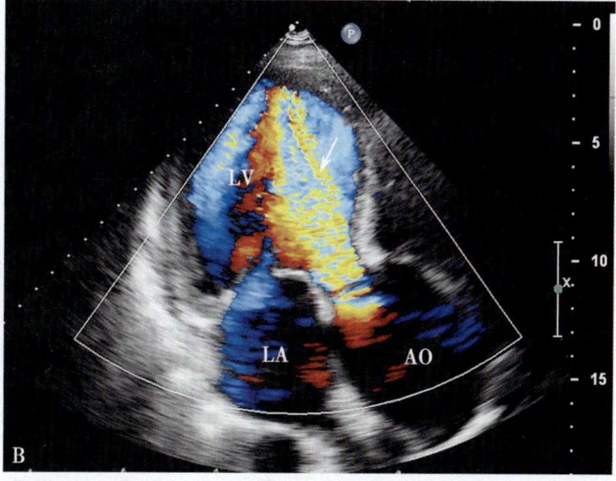

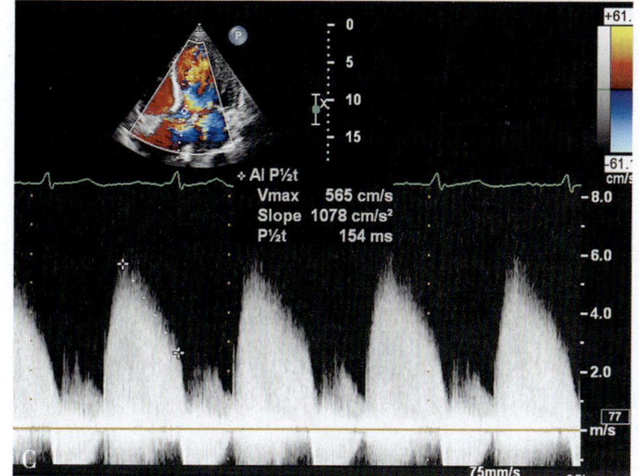

LA—左心房；LV—左心室；AO—主动脉。

图 3-4-3　马方综合征患者主动脉瓣脱垂并关闭不全

A. 左心室长轴切面显示主动脉根部瘤样扩张，主动脉瓣无冠瓣舒张期脱向左心室流出道（箭头）；B. 心尖部三腔心切面舒张期主动脉瓣下大量反流信号，达左心室心尖部；C. 心尖部五腔心切面频谱多普勒显示主动脉瓣反流的压力减半时间（PHT）为154ms，提示主动脉瓣重度反流。

7. 降主动脉内全舒张期反流信号提示重度主动脉瓣反流（图 3-4-4）。

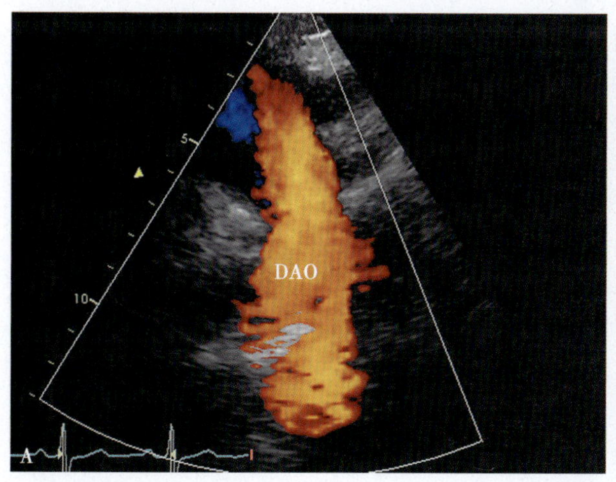

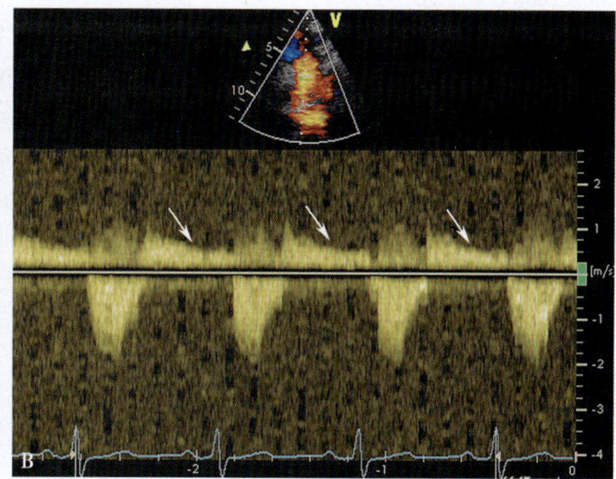

DAO—降主动脉

图 3-4-4　降主动脉反流信号

A. 胸骨上窝切面彩色多普勒显示降主动脉内舒张期逆向血流信号；B. 频谱多普勒显示降主动脉全舒张期反流信号频谱（箭头），提示主动脉瓣重度反流。

8. 左心室内径增大。升主动脉可增宽。

9. 主动脉瓣反流程度的判断（表 3-4-1，图 3-4-5）。

表 3-4-1　主动脉瓣反流程度的定量分析

参数	轻度	中度	重度
缩流颈宽度 /mm	3	3～6	>6
(反流束宽度 / 流出道宽度)/%	25	26～64	≥65
反流面积 /cm²	–	<7.5	≥7.5
(反流束面积 / 流出道面积)/%	<5	5～59	≥60
反流频谱压力减半时间(PHT)/ms	>500	200～500	<200

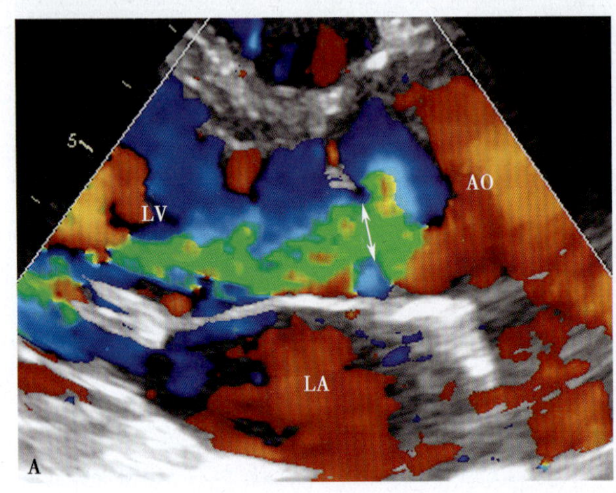

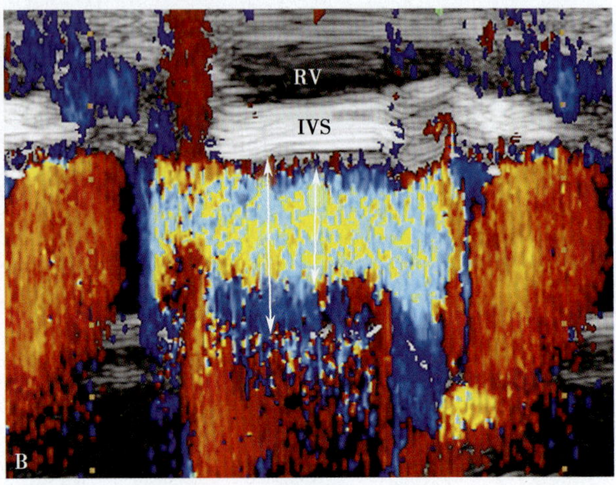

LA—左心房；LV—左心室；AO—主动脉；RV—右心室；IVS—室间隔。

图 3-4-5　主动脉瓣反流程度的判断

A. 主动脉瓣反流缩流颈部宽度的测量方法，双箭头所示为测量主动脉瓣反流缩流颈的宽度；B. 主动脉瓣反流束宽度占左心室流出道宽度之比的测量方法。

【鉴别诊断】

1. 生理性主动脉瓣反流　反流束通常显示为单纯色彩，持续时间较短，通常只占舒张早期，主动脉瓣的形态正常，心腔无扩大。

2. 主动脉瓣关闭不全的病因学鉴别　风湿性、退行性和先天性。风湿性表现为瓣缘增厚、交界粘连，常合并风湿性二尖瓣改变。退行性表现为瓣叶整体及瓣环增厚、钙化，舒张期瓣叶关闭不全。先天性常为主动脉瓣瓣叶数目异常，常见为主动脉瓣二叶畸形，其次为四叶或五叶畸形。

3. 二尖瓣狭窄或二尖瓣人工机械瓣置换　二尖瓣人工机械瓣置换术后舒张期血流常冲向左心室流出道。二尖瓣狭窄时舒张期高速湍流信号方向与主动脉瓣反流的方向相似。心尖四腔心及五腔心切面易发生混叠，变换切面方向，尤其左心室长轴及短轴切面有利于鉴别。

4. 频谱多普勒检查进行鉴别　二尖瓣狭窄的最大流速一般不超过 3m/s，主动脉瓣反流的最大流速一般大于 4m/s。

病例分析

【临床资料】

患者，女，45 岁。活动后心慌、气短 1 年余。患者既往高血压 6 年，无肝炎及结核病史，无药物过敏史，无外伤及手术史。无疫区接触史。体格检查：体温 36.2℃，心率 64 次 /min，呼吸 16 次 /min，血压 178/64mmHg。听诊于胸骨左缘 2～3 肋间闻及舒张期杂音。心电图提示：窦性心律，心电轴左偏，左心室肥大，ST-T 改变。X 线平片提示左心室扩大。

【超声心动图检查资料】

主动脉窦部宽度 44mm，升主动脉宽度 40mm，主动脉弓部宽度 35mm。左心室舒张末期内径 58mm，收缩末期内径 39mm，左心室射血分数 59%。主动脉瓣为三瓣、瓣叶增厚，回声增强，舒张期主动脉瓣可见关闭裂隙。彩色多普勒显示主动脉瓣反流面积 15cm^2。缩流颈宽度约为 9mm。主动脉瓣前后瓣环径 26mm。主动脉瓣前向最大流速 169cm/s（图 3-4-6）。

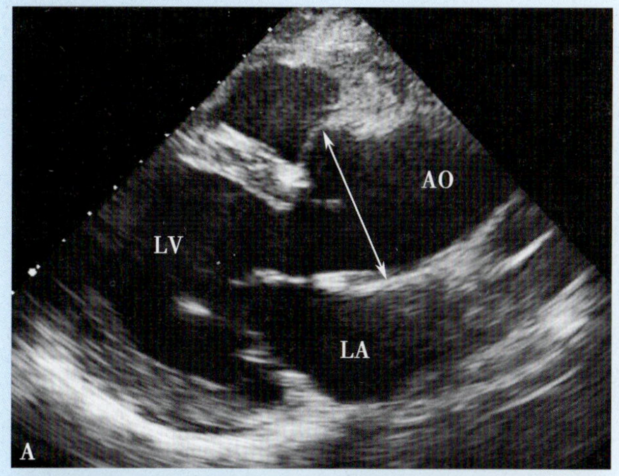

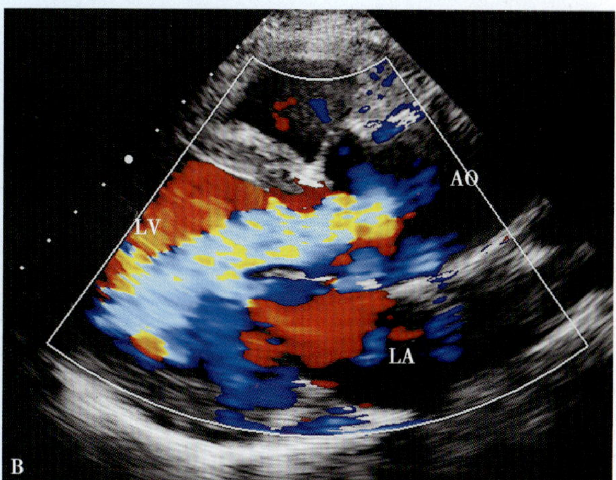

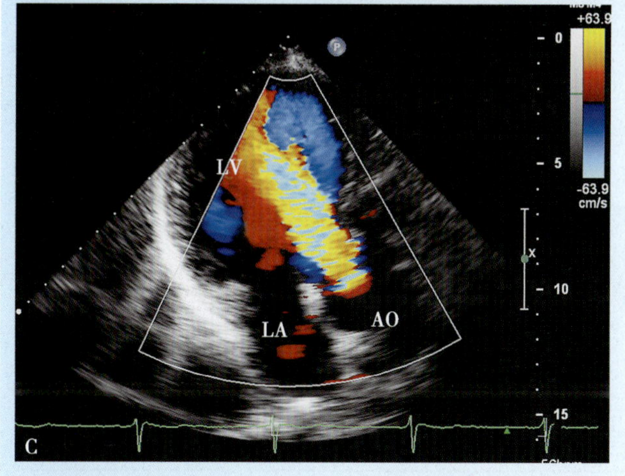

LA—左心房；LV—左心室；AO—主动脉。

图 3-4-6　超声心动图检查资料

A. 左心室长轴切面显示主动脉窦部增宽（双箭头）；B. 左心室长轴切面彩色多普勒图像；C. 心尖部三腔心切面彩色多普勒图像。

【问题与思考】

1. 请描述本例超声心动图表现。

2. 判定主动脉瓣反流的方法有哪些？

3. 主动脉瓣反流时，应注意心脏哪些结构的相应改变？

【诊断思路分析】

本例患者超声心动图特点：左心室增大，主动脉窦部及升主动脉增宽，彩色多普勒显示舒张期主动脉瓣可见大量反流信号。

根据临床表现和超声心动图结果，本例诊断较为明确：主动脉窦部及升主动脉增宽，主动脉瓣环扩大引起主动脉瓣重度关闭不全。主动脉瓣纤细，未见赘生物回声，结合患者无发热病史，排除感染性心内膜炎的可能。主动脉瓣舒张期未见明显脱垂征象，加之反流束为中心性，判断为由于主动脉瓣环扩张引起瓣叶相对关闭不全。瓣叶自身无增厚，前向流速明显增快，排除风湿性可能。瓣叶为三叶，排除先天性发育畸形可能。

主动脉瓣反流程度的判定方法：

1. 反流束宽度与左心室流出道宽度之比　此种方法简便、易行，在彩色多普勒的基础上取左心室流出道 M 型，可以同时得到左心室流出道和主动脉瓣反流束宽度，然后在此图像上进行测量，可以计算出二者之比。此种方法对于主动脉瓣中心性的评估较为准确，而对于偏心性反流患者，则容易高估或低估反流程度。且对于多束反流不易判断。

2. 反流束横截面积与左心室流出道面积之比　此种方法测量起来相对烦琐，一般只用肉眼来估测。

3. 缩流颈的宽度　主动脉瓣反流的 3 个组成部分包括血流汇聚、缩流颈、反流束的扩散。此种方法简便易行，但是对于多束反流则难以判断。

4. 压力减半时间　PHT 小于 200ms 时，提示重度主动脉瓣反流，大于 500ms 时提示轻度主动脉瓣反流。

5. 降主动脉内全舒张期的反流信号　提示至少中度的主动脉瓣反流，当反向血流的 TVI 与前向血流的 TVI 大致相等的时候，提示重度主动脉瓣反流。腹主动脉内的全舒张期反流提示重度主动脉瓣反流。

判断主动脉瓣反流程度时，应运用多个指标综合判断，不宜应用单一指标进行判断。

主动脉瓣反流时，除观察主动脉瓣自身瓣叶数目和结构改变之外，亦应注意评价左心室大小，室壁厚度，主动脉窦部及升主动脉的宽度，主动脉瓣环径的大小。这些指标能够为手术时机的选择及手术方式提供参考。

【确诊结果】

术中所见：左心扩大，升主动脉及主动脉窦部扩张，主动脉瓣重度关闭不全。主动脉壁增厚，符合大动脉炎表现。病理所见：主动脉壁动脉粥样硬化，中膜弹性膜断裂、减少，外膜纤维组织增生，散在淋巴细胞浸润。

第五节　三尖瓣狭窄

【诊断要点】

1. 三尖瓣狭窄多为器质性，以风湿性多见。风湿性可见瓣叶增厚、交界粘连和钙化，瓣膜开放受限。多合并二尖瓣和主动脉瓣病变。

2. 二维超声表现为三尖瓣瓣膜增厚，回声增强，瓣膜开口减小。

3. 彩色多普勒血流显像于三尖瓣口出现舒张期射流束。

4. 常合并三尖瓣反流，右心房增大，下腔静脉增宽。

5. 频谱多普勒探测三尖瓣口血流加速。

6. 三尖瓣狭窄的定量诊断见表 3-5-1。

表 3-5-1　三尖瓣狭窄的超声心动图评价

参数	轻度	中度	重度
瓣口面积 /cm^2	>3.0	1.8～3.0	< 1.7
最大压差 /mmHg	4～6	7～12	>12
平均压差 /mmHg	2～3	3～5	>5

【鉴别诊断】

三尖瓣口血流加速的常见原因为房间隔缺损，肺静脉异位引流入右心房。三尖瓣自身形态、厚度正常，故应仔细寻找原发病变进行鉴别。

病例分析

【临床资料】

患者，女，48 岁。胸闷伴有心慌 4 年入院。体格检查：体温 36.4℃，脉搏 78 次 /min，呼吸 12 次 /min，血压 125/62mmHg。心尖搏动位于左锁骨中线上第五肋间，心尖搏动正常，未触及震颤，心脏不大，心尖区可闻及隆隆样舒张期杂音，未闻及心包摩擦音，X 线片或心电图示心房增大。

【超声检查资料】

右心房大小 62mm × 85mm，左心房大小 43mm × 46mm × 73mm，双房扩大，右心房为著，二尖瓣前后叶瓣尖增厚、交界粘连、钙化，开放明显受限，瓣下腱索挛缩，2D 法测瓣口面积 1.2cm^2，三尖瓣三瓣叶瓣尖增厚，交界粘连，开放轻度受限，PHT 法测三尖瓣瓣口面积 1.5cm²。CDFI：收缩期三尖瓣房侧可见大量反流信号，反流面积 11.0cm²。

超声图像见图 3-5-1。

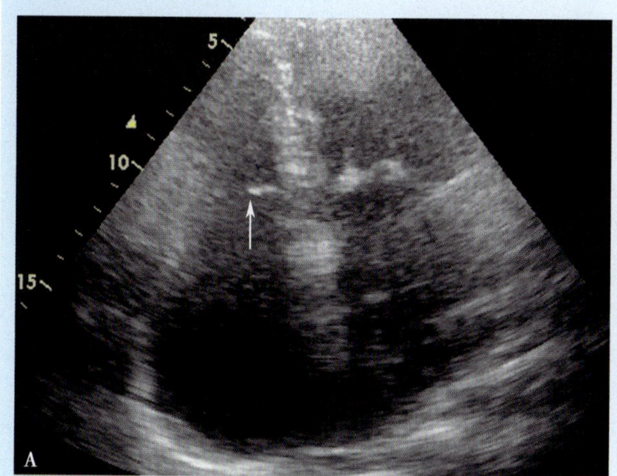

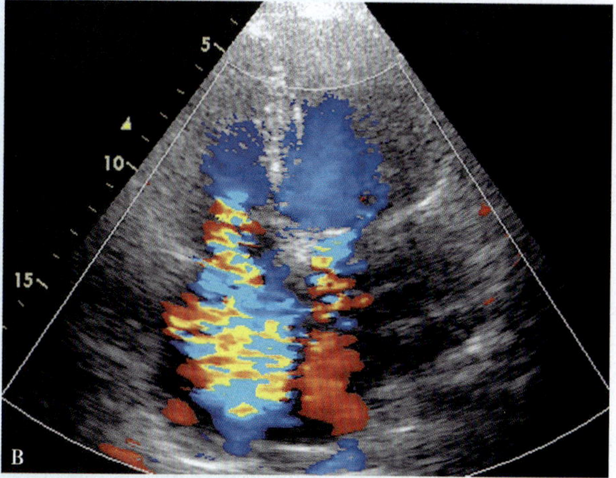

图 3-5-1 超声检查图像

A. 心尖四腔心切面，箭头所示为三尖瓣开放受限；B. 心尖四腔心切面，CDFI：三尖瓣大量反流。

【提问与思考】

1. 本病的超声表现特点有哪些？
2. 本病的主要诊断依据有哪些？
3. 本病的主要诊断是什么？
4. 引起本病的常见病因有哪些？
5. 定量评价本病的方法是什么？需要与哪些疾病进行鉴别？

【诊断思路分析】

本例患者的超声表现：双房扩大，右心房为著，二尖瓣前后叶瓣尖增厚，交界粘连，钙化，开放明显受限，瓣下腱索挛缩，三尖瓣三瓣叶瓣尖增厚，交界粘连，开放轻度受限，CDFI：收缩期三尖瓣房侧可见大量反流信号，反流面积 11.0cm²。

本例患者的特点：①中年女性，胸闷伴有心慌。②超声表现为二尖瓣前后叶瓣尖增厚，交界粘连，钙化，开放明显受限，瓣下腱索挛缩，2D 法测瓣口面积 1.2cm²，三尖瓣三瓣叶瓣尖增厚，交界粘连，开放轻度受限，PHT 法测三尖瓣瓣口面积 1.5cm²。CDFI：收缩期三尖瓣房侧可见大量反流信号，反流面积 11.0cm²。③体格检查：心尖区可闻及隆隆样舒张期杂音，未闻及心包摩擦音。④X 线或心电图示左心房增大。

本病根据典型的超声表现，二尖瓣及三尖瓣瓣叶增厚，钙化，交界粘连，开放受限，彩色多普勒显示三尖瓣大量反流，超声诊断为：风湿性心脏病，二尖瓣中度狭窄，三尖瓣狭窄并重度关闭不全。

在心脏瓣膜狭窄性病变中，三尖瓣狭窄，尤其是单纯三尖瓣狭窄非常罕见，常同时合并二尖瓣和主动脉瓣风湿性病变，本例患者就是风湿性心脏病联合瓣膜病变。器质性三尖瓣关闭不全是指三尖瓣本身病变导致的关闭不全，功能性三尖瓣关闭不全是指继发于其他心脏或肺部病变引起右心室扩张，三尖瓣环扩张，瓣叶对合不良所导致的关闭不全。先天性三尖瓣关闭不全疾患较常见的有三尖瓣下移（Ebstein 畸形），三尖瓣器发育不良等，后天性较常见的有风湿性心瓣膜病侵犯三尖瓣、感染性心内膜炎、三尖瓣乳头肌功能不全、腱索断裂，外伤、瓣膜脱垂等。

定量评价三尖瓣狭窄程度，平均压差法目前认为是较理想的定量评价方法。瓣口面积 <2.0cm²，或舒张期三尖瓣口平均压差 >5mmHg，为外科手术治疗指征。舒张期三尖瓣口平均压差 >2mmHg，为有血流动力学意义的三尖瓣狭窄。

三尖瓣狭窄需要与房间隔缺损、隔瓣后室间隔缺损及主动脉窦瘤破裂入右心室相鉴别。三尖瓣关闭不全需要与生理性三尖瓣反流鉴别。

【确诊结果】

术中所见：双房扩大，二尖瓣前后叶增厚，交界粘连，瓣下腱索挛缩，乳头肌部分融合致二尖瓣狭窄并关闭不全，三尖瓣瓣叶增厚，交界粘连致三尖瓣狭窄并关闭不全。病理诊断：风湿性二、三尖瓣改变。

第六节 三尖瓣关闭不全

【诊断要点】

1. 三尖瓣关闭不全多见于风湿性心脏病左心瓣膜病的继发性改变（图 3-6-1）。功能性三尖瓣反流，瓣叶本身无明显的形态学异常，只有瓣环扩张。器质性三尖瓣反流瓣叶发育不良、畸形、附着位置下移（图 3-6-2），瓣叶裂孔、瓣叶脱垂（图 3-6-3）或瓣膜松弛综合征等。

2. 轻到中度关闭不全多无明显症状，重度常有活动后心悸气短、肝大、下肢水肿等症状。

3. 风湿性瓣叶增厚，回声增强，收缩期瓣叶对合不良或有缝隙。脱垂时可见瓣叶呈兜样脱入右心房超过瓣环水平，如合并腱索断裂，可见断裂的腱索随瓣叶甩动。感染性心内膜炎时可见瓣膜有团块状、息肉状或绒毛状赘生物附着及瓣叶毁损等。

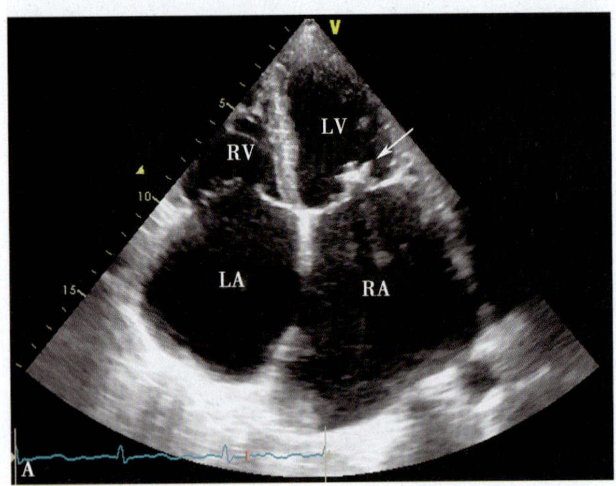

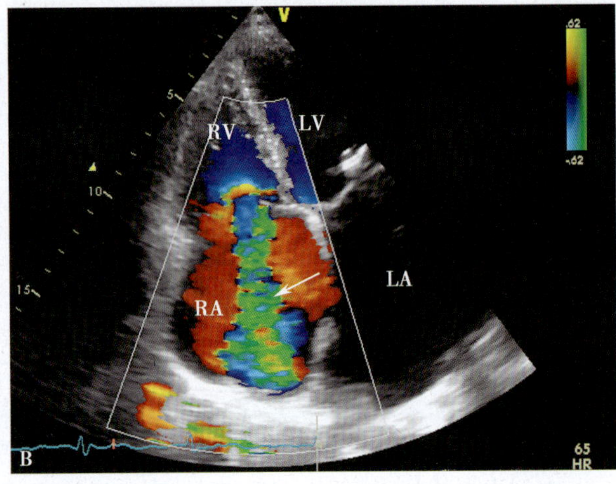

LA—左心房；LV—左心室；RA—右心房；RV—右心室。

图 3-6-1 风湿性二尖瓣狭窄并三尖瓣反流

A. 心尖部四腔心切面显示二尖瓣瓣缘钙化、瓣口狭窄（箭头），双心房扩大；B. 心尖四腔心彩色多普勒显示收缩期三尖瓣房侧可见大量反流信号（箭头）。

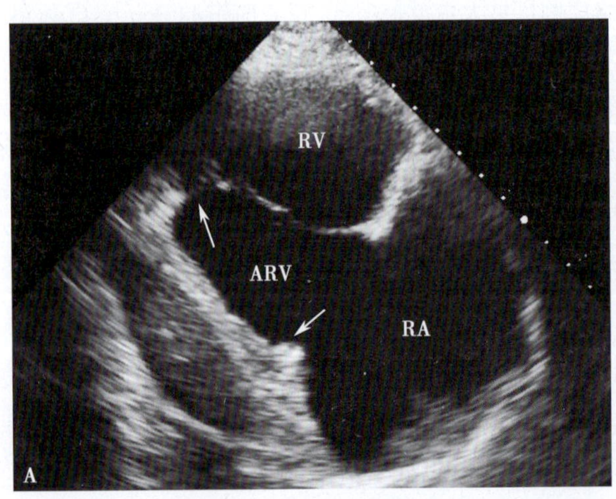

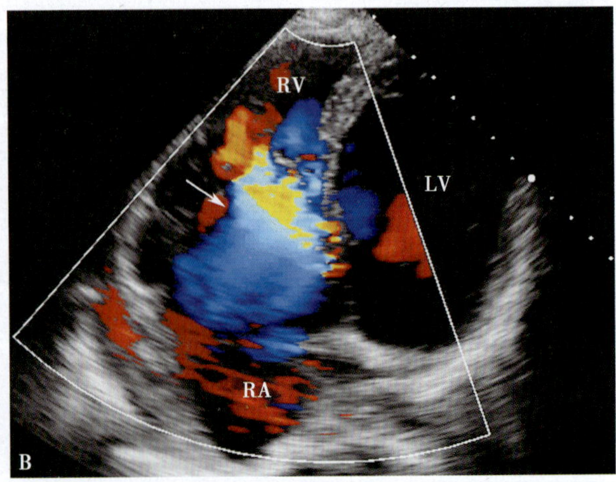

RA—右心房；RV—右心室；LV—左心室；ARV—房化右心室。

图 3-6-2 三尖瓣下移畸形并三尖瓣关闭不全

A. 右心室流入道切面显示三尖瓣后叶明显下移（箭头）；B. 彩色多普勒显示收缩期三尖瓣房侧可见大量反流信号（箭头）。

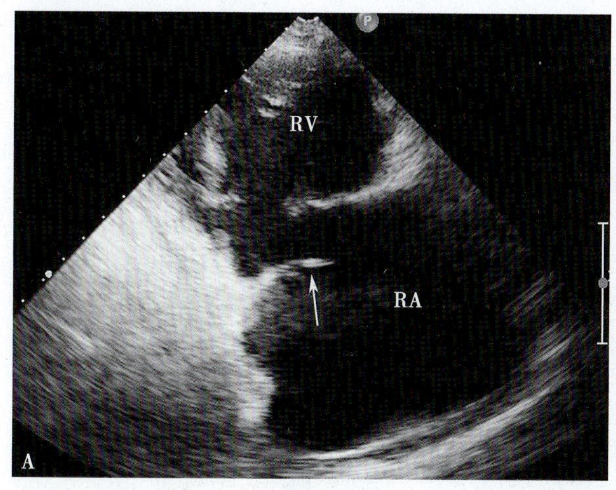

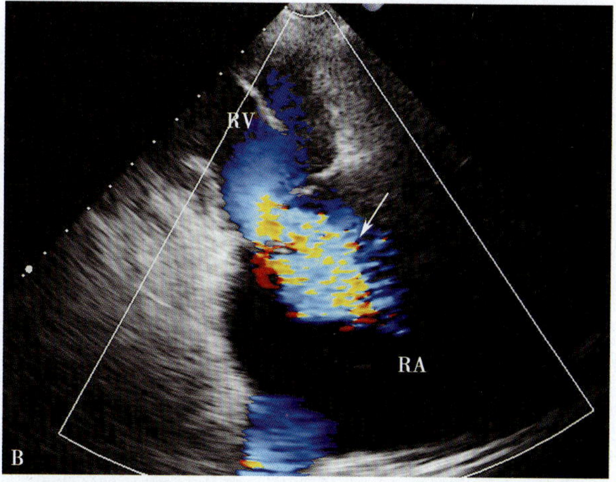

RA—右心房；RV—右心室。

图 3-6-3　三尖瓣脱垂并关闭不全

A. 右心室两腔心切面二维可见后叶腱索断裂并脱垂（箭头）；B. 右心室两腔心切面彩色多普勒显示三尖瓣大量反流（箭头）。

4. 彩色多普勒血流显像与三尖瓣口右心房侧出现收缩期反流信号。

5. 频谱多普勒三尖瓣右心房侧可探及收缩期反流频谱，频谱信号的浓密程度与反流量相关。

6. 75% 的健康人群中可有轻微的三尖瓣反流。

7. 定量诊断（表 3-6-1）　轻度关闭不全反流束只分布于右心房的一部分，不超过右心房近侧的 1/3；中度关闭不全反流束达右心房中部或后壁；重度关闭不全反流束达右心房顶部或进入腔静脉。

表 3-6-1　三尖瓣关闭不全的超声心动图评价

参数	轻度	中度	重度
右心房 / 右心室 / 下腔静脉	正常	正常或增大	常增大
反流面积 /cm^2	<5	5～10	>10
缩流颈宽度 /mm	—	<7	≥7

【鉴别诊断】

1. 功能性三尖瓣反流　常继发于二尖瓣病变及房间隔缺损等。三尖瓣瓣叶本身无明显的形态学异常，由于肺动脉高压，右心增大，引起三尖瓣瓣环扩张继而产生三尖瓣反流。由于原发病容易发现，因此不难诊断。

2. 器质性三尖瓣反流　三尖瓣瓣叶本身发育不良、畸形，附着位置偏移，瓣叶裂孔、瓣叶脱垂或瓣膜松弛综合征等。三尖瓣发育不良时可见三尖瓣瓣叶短小，可见关闭裂隙。如三尖瓣瓣叶裂，常合并Ⅰ孔房间隔缺损。如发现三尖瓣瓣叶下移，常为隔叶或后叶，多切面观察不难发现。由于腱索断裂或瓣膜松弛综合征引起的瓣叶脱垂，可见三尖瓣对合错位，瓣体脱垂并异常偏心性反流信号，亦可观察到断裂的腱索随瓣叶的启闭而甩动。

病例分析

【临床资料】

患者，女，50 岁。活动后胸闷、气短 30 年，加重 5d。患者于 30 年前出现活动后胸闷、气短，休息后可缓解，未行治疗。5d 前上述症状加重，伴头晕不适，于当地医院就诊后，症状缓解，现为进一步治疗来诊。患者发病至今，饮食及二便正常，精神及睡眠好，体重无明显下降。体格检查：体温 36℃，脉搏 68 次 /min，呼吸 19 次 /min，血压 108/58mmHg。心包无摩擦音，心律齐，心尖部可闻及双期杂音。心电图提示：窦性心律，心电轴正常，左心房扩大，ST-T 改变。肝肋下 3.5cm，双下肢水肿。X 线平片：右心、左心房扩大，双肺纹理增粗。

【超声检查资料】

左心房大小 45mm×51mm×71mm，右心房大小 54mm×68mm，左心室舒张末期内径 45mm，收缩末期内径 29mm，左心室射血分数 65%，右心室横径 45mm。二尖瓣口面积 $1.0cm^2$，二尖瓣前后瓣环径 30mm，左右瓣环径 32mm。三尖瓣反流面积 $23cm^2$。三尖瓣反流最大流速 404cm/s，最大压差 65mmHg。见图 3-6-4。

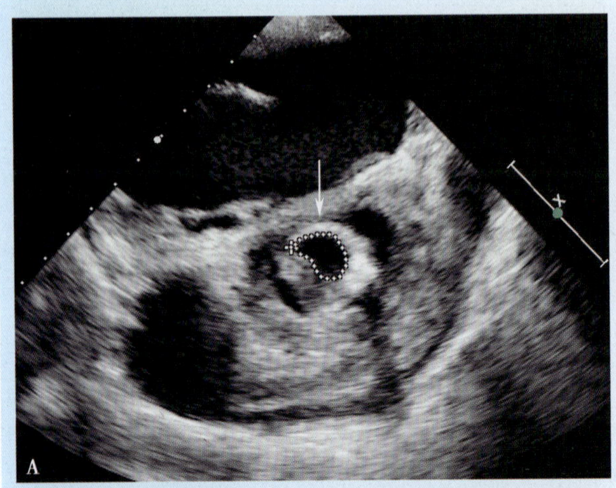

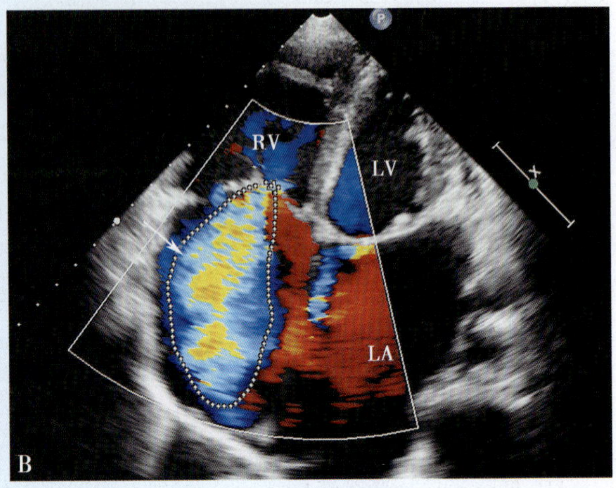

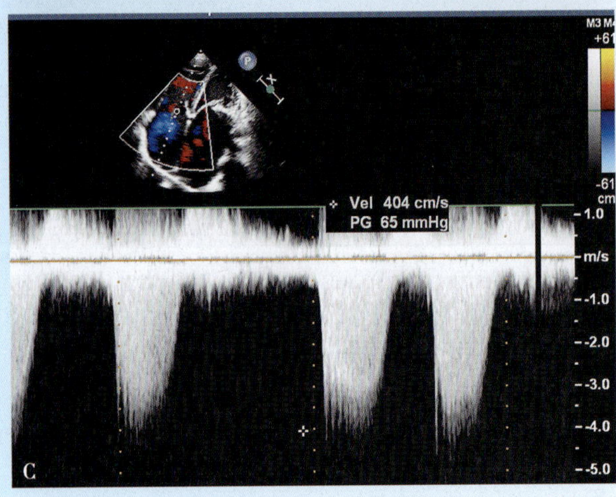

LA—左心房；LV—左心室；RV—右心室。

图 3-6-4　超声心动图检查图像

A. 二尖瓣短轴切面显示二尖瓣呈“鱼口样”狭窄，测量瓣口面积为 $1.0cm^2$（箭头）；B. 四腔心切面显示三尖瓣大量反流，反流面积 $23cm^2$（箭头）；C. 频谱多普勒显示三尖瓣反流最大流速 404cm/s，最大压差 65mmHg，估测肺动脉压力 80mmHg。

【提问与思考】

1. 请描述超声心动图表现。
2. 根据超声心动图表现，本例超声提示诊断是什么？
3. 如何鉴别三尖瓣反流的病因？

【诊断思路分析】

本例患者，女性，50 岁，活动后胸闷、气短 30 年。超声心动图显示：双心房、右心室增大，左心室内径正常范围。二尖瓣前后瓣环显著增厚、回声增强，二尖瓣前后交界明显粘连，瓣叶开放受限，二维测量二尖瓣瓣口面积约为 $1.0cm^2$。彩色多普勒显示收缩期三尖瓣房侧可见大量异常反流信号，反流面积约为 $23cm^2$。三尖瓣反流最大流速 404cm/s，最大压差 65mmHg，应用三尖瓣反流法估测肺动脉压力（65±15）mmHg。超声心动图提示：风湿性二尖瓣狭窄（重度）并三尖瓣反流（重度），右心、左心房扩大，肺动脉高压（重度）。

超声心动图发现三尖瓣关闭不全时，首先应该明确三尖瓣反流的病因。然后进行定性以及定量诊断。功能性三尖瓣关闭不全常见于二尖瓣狭窄、肺动脉瓣狭窄、房间隔缺损，右心室心肌原发病变、原发肺动脉高压、肺心病等引起右心扩大，导致的三尖瓣环扩张。器质性三尖瓣关闭不全常见于风湿性心脏病、感染性心内膜炎、三尖瓣发育不良以及三尖瓣下移畸形等疾病。如有风湿性心脏病史，通过超声心动图检查很容易发现二尖瓣受累的特征性改变，瓣叶增厚、交界粘连，二尖瓣舒张期开放呈“鱼口样”改变。感染性心内膜炎时可以观察到三尖瓣房侧的赘生物回声，从而导致三尖瓣关闭不全。三尖瓣发育异常，应仔细观察瓣叶附着点的位置，以及瓣叶是否存在裂隙等征象。根据患者病史、临床表现及体格检查，结合超声心动图表现，不难作出三尖瓣关闭不全的定性诊断。定量诊断见表 3-6-1。另外定量诊断中，应用反流束最大面积与该切面右心房面积之比值：轻度关闭不全二者之比小于 20%；中度大于 20%，小于 40%；重度大于 40%。但是此方法在右心房显著扩大时不宜应用。

【确诊结果】

术中所见：双心房扩大，二尖瓣瓣叶增厚、钙化，瓣下结构挛缩，二尖瓣瓣口重度狭窄，三尖瓣瓣环明显扩大。心脏外科行二尖瓣人工机械瓣置换＋三尖瓣成形术。术后无并发症，顺利出院。

第七节 肺动脉瓣关闭不全

【诊断要点】

1. 肺动脉瓣反流是指舒张期肺动脉瓣下的异常血流信号。包括功能性反流和器质性反流。

2. 功能性肺动脉瓣反流常为继发性改变，一般继发于肺动脉高压。肺动脉高压可继发于二尖瓣病变、肺源性心脏病、左向右分流的先天性心脏病等。器质性肺动脉瓣反流是指肺动脉瓣发育不良或肺动脉瓣缺如，或先天性心脏病合并肺动脉瓣或瓣环发育异常引起。

3. 胸骨旁肺动脉长轴切面或大动脉短轴切面能够观察到肺动脉瓣瓣叶情况。彩色多普勒血流可以观察肺动脉瓣反流情况，肺动脉瓣信号可以靠近瓣环，即源于瓣叶交界区，也可以是中心性的，即瓣缘对合中点（图 3-7-1）。结合原发性疾病可确定肺动脉瓣反流是功能性或器质性的。

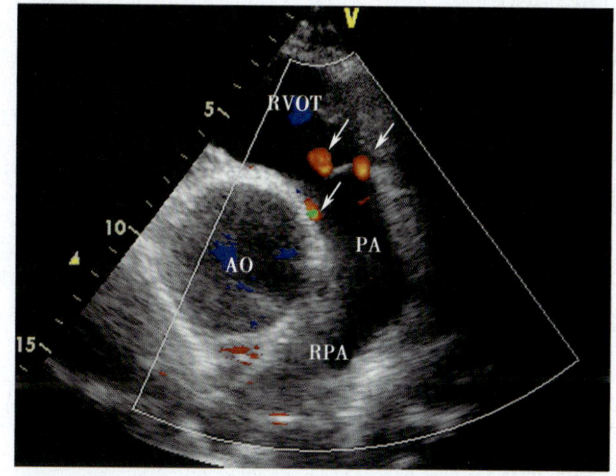

AO—主动脉；PA—肺动脉；RPA—右肺动脉；RVOT—右心室流出道。

图 3-7-1 正常肺动脉瓣的生理性反流

肺动脉瓣长轴切面彩色多普勒血流现象显示肺动脉瓣的三束反流信号（箭头）。

4. 频谱多普勒可显示肺动脉瓣舒张期异常射流信号。反流程度越重，湍流信号分布范围越大。如伴有肺动脉高压，肺动脉前向流速低且上升支出现顿挫，加速时间短于减速时间。如不伴有肺动脉高压，肺动脉瓣前向流速增快，但一般不超过 2m/s。可以根据肺动脉瓣反流早期和末期的速度估测肺动脉平均压和舒张压。肺动脉平均压等于肺动脉瓣舒张早期的压力阶差加上估测的右心房压。肺动脉舒张压等于肺动脉瓣舒张末期的压力阶差加上估测的右心房压。

5. 二维超声可以显示右心增大、右心室壁肥厚等继发征象。

6. 超声心动图定量评价肺动脉瓣反流程度。轻度反流时反流束呈细线状或灶状，窄基底，右心室大小常正常，肺动脉瓣前向流速轻快，舒张期连续多普勒显示下降支缓慢。重度反流时反流束呈宽基底充满右心室流出道，右心室增大，肺动脉前向流速明显增快，舒张期连续多普勒显示下降支陡直，或于舒张期提前终止。

【鉴别诊断】

1. 生理性反流 流速低，范围局限，持续时间短。

2. 主动脉窦瘤破入右心室流出道 起源位置不同，窦瘤破裂起源于主动脉窦，而肺动脉瓣反流起源于肺动脉瓣。血流频谱形态时相不同，窦瘤破裂呈连续性阶梯状，持续整个心动周期，而肺动脉瓣反流为舒张期频谱。

3. 冠状动脉 - 右心室流出道瘘 冠状动脉瘘时，可见冠状动脉扩张，其频谱为双期连续频谱，容易鉴别。

4. 干下型室间隔缺损 室间隔缺损为收缩期频谱，与肺动脉瓣反流频谱截然不同，容易鉴别。

病例分析

【临床资料】

患者，男，25 岁。法洛四联症术后 2 年。患者心悸、气促，阵发性呼吸困难半月余。体格检查：体温 36℃，脉搏 67 次 /min，呼吸 18 次 /min，血压 105/75mmHg。心包无摩擦音，心律齐，心尖部可闻及双期杂音。心电图提示：窦性心律，心电轴正常，ST-T 改变。X 线平片：右心、左心房扩大，双肺纹理增粗。

【超声检查资料】

大动脉短轴切面彩色多普勒显示肺动脉内可见异常花彩血流信号，加速点起源于肺动脉瓣水平，舒张期肺动脉瓣下右心室流出道内可见异常花彩血流信号。频谱多普勒显示肺动脉瓣水平的往返血流信号，前向最大流速 291cm/s，最大压差 34mmHg。见图 3-7-2。

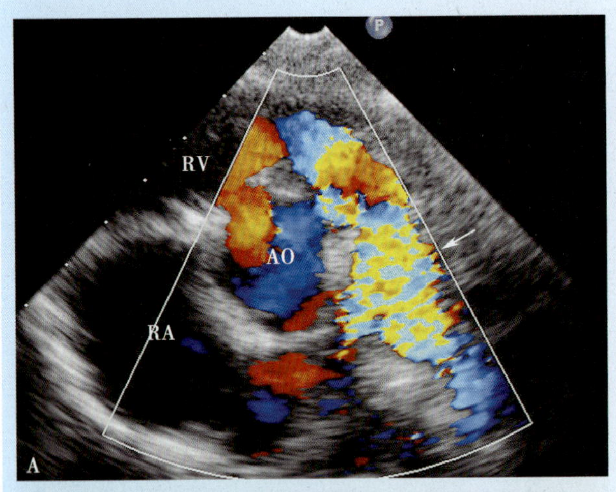

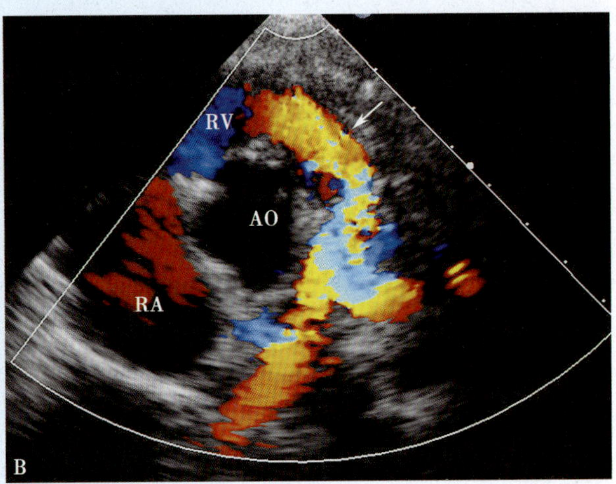

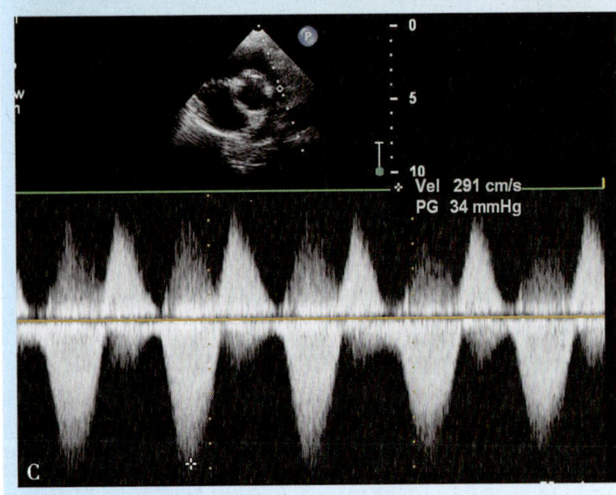

RA—右心房；RV—右心室；AO—主动脉。

图 3-7-2　法洛四联症术后

A. 大动脉短轴收缩期彩色多普勒图像（箭头示肺动脉内前向血流信号）；B. 大动脉短轴舒张期彩色多普勒图像（箭头示肺动脉瓣反流）；C. 肺动脉瓣处的频谱多普勒图像。基线下方为肺动脉内前向血流信号，基线上方为肺动脉瓣反流信号。

【提问与思考】

1. 请描述本例超声心动图表现。
2. 书写本例的提示诊断。
3. 本例的鉴别诊断有哪些，如何鉴别？

【诊断思路分析】

本例超声心动图特点：患者为法洛四联症术后，超声除观察室水平有无残余分流之外，重点应该观察右心室流出道以及肺动脉有无狭窄。大动脉短轴切面彩色多普勒显示肺动脉内可见异常花彩血流信号，加速点起源于肺动脉瓣水平，舒张期肺动脉瓣下右心室流出道内可见异常花彩血流信号。频谱多普勒显示肺动脉瓣水平的往返血流信号。超声心动图提示：法洛四联症术后，肺动脉瓣狭窄（轻度）并反流（中 - 重度）。

肺动脉瓣反流的主要鉴别诊断包括主动脉窦瘤破入右心室流出道、冠状动脉右心室流出道瘘、干下型室间隔缺损。根据分流束的起源位置能够判断，但是有些时候分流束的起源位置显示不是很清楚，因此应根据分流处的频谱形态来判断。主动脉窦瘤破入右心室流出道时血流频谱呈连续阶梯状，持续整个心动周期。冠状动脉右心室流出道瘘时，其频谱亦为双期连续频谱。干下型室间隔缺损为收缩期频谱，均与肺动脉瓣反流的舒张期频谱截然不同，容易鉴别。结合该患者病史，本例不难诊断。

第八节　感染性心内膜炎

【诊断要点】

1．感染性心内膜炎（infectiveendocarditis，IE）是指由病原微生物直接侵袭心内膜而引起的炎症性疾病，在心脏瓣膜或心室壁内膜表面形成的血栓中含有病原微生物。根据病程可分为急性和亚急性。

2．急性感染性心内膜炎起病急剧，多由毒力较强的化脓菌引起，其中大多为金黄色葡萄球菌。亚急性感染性心内膜炎病程经过在 6 周以上，通常由毒力较弱的细菌引起，最常见的是草绿色链球菌（约占 75%）。

3．急性感染性心内膜炎常有败血症的表现，起病急骤，进展迅速，病情凶险。常有寒战、高热、皮肤黏膜出血、休克、血管栓塞等表现，有新出现的心脏杂音。

4．亚急性感染性心内膜炎起病缓慢，有全身感染的表现，如发热、乏力、消瘦、进行性贫血等。多数病例有原发病变的心脏杂音并有新出现的杂音。

5．成人中二尖瓣脱垂是最主要的基础心脏病变。儿童患者中则以先天性心脏病为最主要的基础心脏病变。

6．赘生物多发生于血流冲击或局部产生湍流的部位，如二、三尖瓣关闭不全的心房面（图 3-8-1）和主动脉瓣关闭不全的左心室面（图 3-8-2），室间隔缺损的右心室面和动脉导管未闭的肺动脉端（图 3-8-3）。

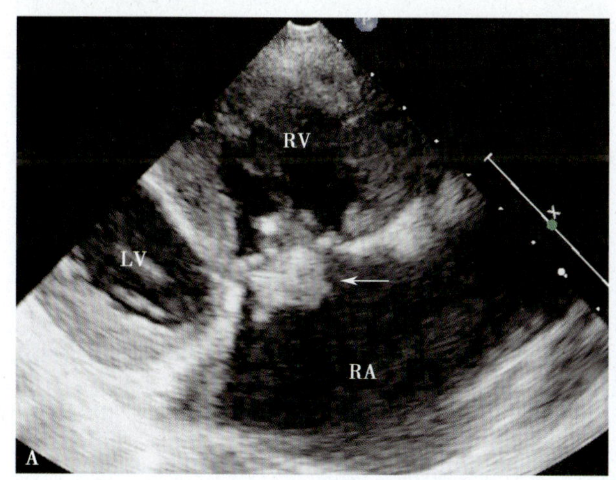

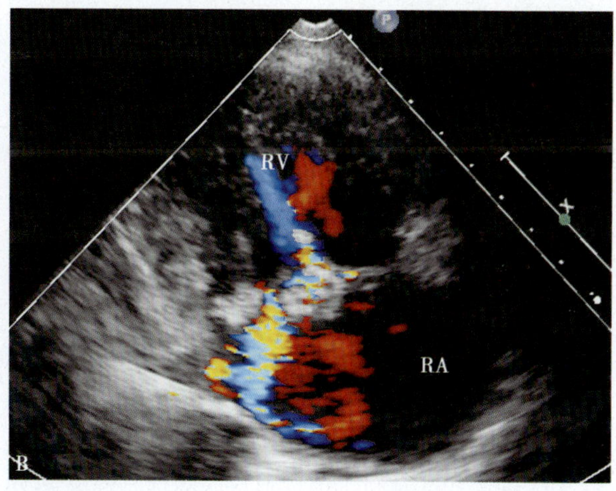

图 3-8-1　三尖瓣赘生物

A．非标准右心室流入道切面显示三尖瓣右心房侧可见团块状赘生物形成（箭头）；B．彩色多普勒显示收缩期三尖瓣房侧异常偏心性反流信号。

7．赘生物大小不一，形态各异。可为团块状、息肉状、条索状。

8．新形成的赘生物回声可较低，时间较长的赘生物回声较高，赘生物可部分或全部钙化。

9．赘生物的活动度差异较大，带蒂或条索状赘生物活动度较大，较大团块活动度减低。

10．并发症　瓣膜穿孔或瓣膜瘤的形成，严重者可形成瓣脓肿或瘘。

11．感染性心内膜炎 Duke 诊断标准

（1）主要标准

1）赘生物或活动性赘生物的组织学检查或心腔内脓肿培养阳性：如草绿色链球菌、金黄色葡萄球菌、肠球菌、HACEK 菌群。

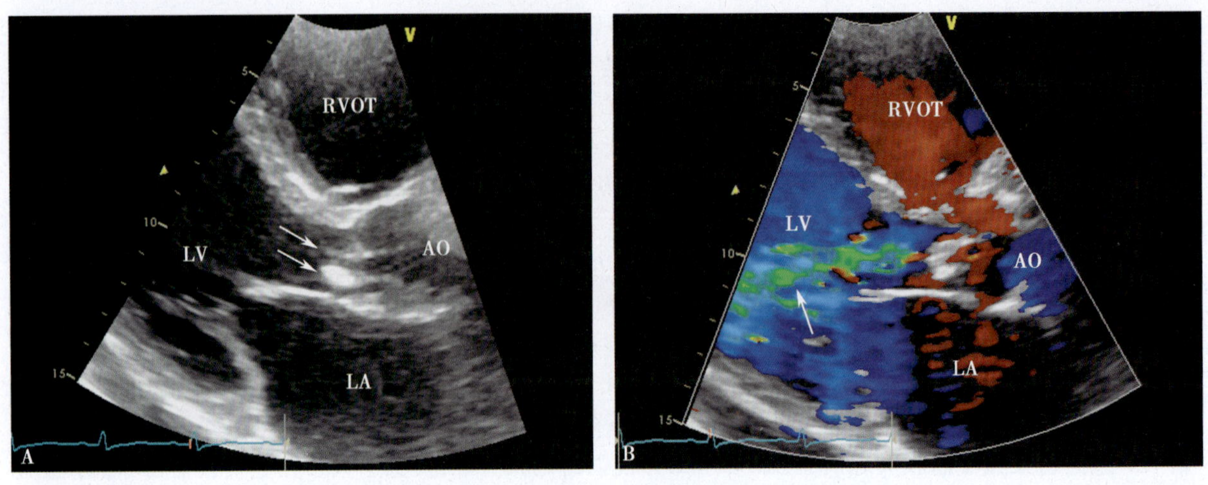

LA—左心房；LV—左心室；AO—主动脉；RVOT—右心室流出道。

图 3-8-2 主动脉瓣赘生物

A. 左心室长轴切面显示主动脉瓣条索状及团块状赘生物甩入左心室流出道（箭头）；B. 彩色多普勒显示舒张期主动脉瓣大量反流信号（箭头）。

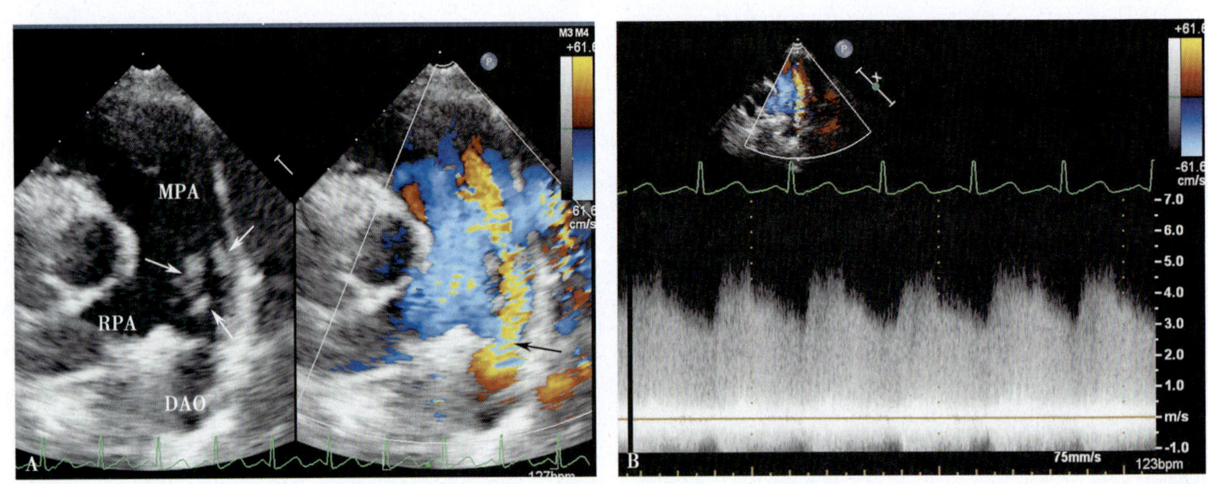

MPA—主肺动脉；RPA—右肺动脉；DAO—降主动脉。

图 3-8-3 动脉导管未闭合并感染性心内膜炎

A. 肺动脉长轴切面显示主肺动脉内可见多发团块状及条索状赘生物回声（箭头）。彩色多普勒显示肺动脉内源自降主动脉内花彩血流信号（黑色箭头）；B. 连续频谱多普勒显示大动脉水平左向右阶梯状异常频谱信号。

2）细菌持续时间：≥2 次血培养阳性且间隔≥12h 或≥3 次血培养阳性且间隔≥1h；培养≥4 次，70% 血培养阳性。

3）有心内膜感染的证据：如超声心动图发现有活动的赘生物、脓肿、新出现的部分人工瓣膜撕裂、新出现的瓣膜反流等。

（2）次要标准

1）心脏基础病变：风湿性心脏病、二尖瓣脱垂、老年退行性瓣膜病变、先天性心脏病、静脉吸毒等。

2）发热。

3）栓塞现象及血管病损：大动脉栓塞、脓毒性肺梗死、真菌性动脉瘤、颅内出血、Janeway 损害。

4）免疫学异常：肾小球肾炎、Osler 结节、Roth 斑、类风湿因子阳性。

5）其他：包括杵状指、脾大、片状出血、瘀点、中央静脉及外周静脉塌陷、镜下血尿、血沉增快（60 岁以下患者血沉>30mm/h 或 60 岁以上患者血沉>50mm/h）。

（3）具备两个主要标准、一个主要标准和三个次要标准或五个次要标准就可以临床诊断 IE。

【鉴别诊断】

1. 血栓　心腔内血栓多发生于风湿性二尖瓣狭窄，心肌梗死伴或不伴有室壁瘤的形成，扩张型心肌病，与血流缓慢有关。风湿性心脏病血栓常位于左心房内，扩张型心肌病与心肌梗死血栓部位常发生在节段性室壁运动的病变部位。

2. 瓣膜钙化　多见于老年人或风湿性瓣膜病患者，常为较为固定的强回声。

3. 腱索断裂　断裂的腱索活动度较大，常伴有瓣膜脱垂或瓣膜黏液样变性，有时与赘生物鉴别有困难，可结合患者的病史加以判断。

病例分析

病例 1

【临床资料】

患者，男，40 岁。先天性心脏病 40 年，加重 5 个月。体格检查：体温 36℃，脉搏 98 次 /min，呼吸 25 次 /min，血压 123/64mmHg。心尖搏动位于第五肋间左锁骨中线内 0.5cm 处，无心包摩擦音，心律齐，胸骨左缘第 3、第 4 肋间可闻及收缩期杂音。

【超声检查资料】

左心室舒张末期内径约 64mm，室间隔膜周部可见 11mm 回声中断。右心室面可见三尖瓣隔瓣及纤维素包绕形成膜部瘤，顶端可见两处破口，大小约 3.7mm 及 2.7mm，CDFI：收缩期室水平可见左向右分流信号，频谱多普勒测室水平最大分流速度 503cm/s，最大压差 101mmHg。三尖瓣前叶及隔叶腱索及心房面可见中强回声团块附着（图 3-8-4）。

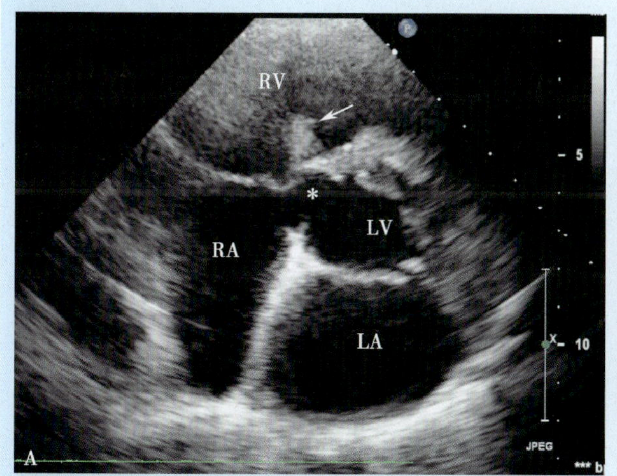

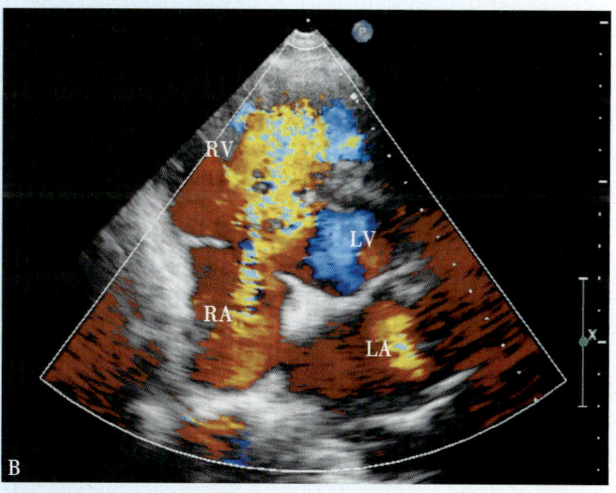

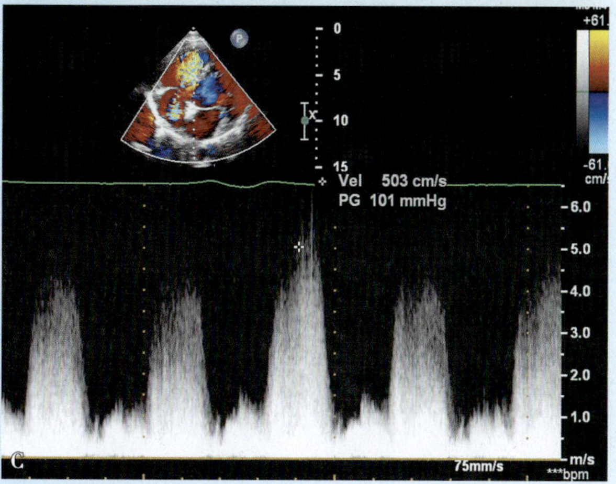

RA—右心房；RV—右心室；LA—左心房；LV—左心室。

图 3-8-4　超声检查资料

A. 大动脉短轴切面（非标准）二维图像，可见膜周部室间隔缺损（*）及三尖瓣隔叶上的赘生物（箭头）；B. 大动脉短轴切面（非标准）彩色多普勒血流图像，室水平可见左向右分流信号；C. 连续频谱多普勒显示心室水平的左向右分流最大流速 503cm/s，最大压差 101mmHg。

【提问与思考】

1. 本病例的主要超声表现特点是什么？

2. 感染性心内膜炎的心血管基础病变是什么？

3. 本病的超声诊断是什么？

【诊断思路分析】

本例患者超声特点，超声发现室间隔膜周部可见11mm回声中断，右心室面可见三尖瓣隔瓣及纤维素包绕形成膜部瘤，顶端可见两处破口。CDFI：收缩期室水平可见左向右分流信号，三尖瓣前叶及隔叶腱索及心房面可见中强回声团块附着。

先天性心脏病是感染性心内膜炎主要的基础心脏病变，尤其是室间隔缺损、动脉导管未闭、房间隔缺损、主动脉缩窄、法洛四联症等。赘生物多发生于血流冲击或局部产生涡流的部位，本例患者有室间隔缺损，右心室面及三尖瓣瓣叶由于此处血流速度快，容易产生赘生物，本例患者患有先天性心脏病40年，加重5个月就诊，超声心动图发现三尖瓣可见赘生物形成。

本病根据典型的超声表现，室间隔膜周部缺损，三尖瓣赘生物形成，超声诊断为：先天性心脏病，室间隔缺损（膜周型），膜部瘤形成并顶端破口，感染性心内膜炎，左心室增大。

【确诊结果】

术中所见：室缺位于膜周部，直径15mm，正对缺损的三尖瓣前叶和隔叶上有散在赘生物，最大3mm×1mm。

病例2

【临床资料】

患者，男，35岁。发热5个月，加重2个月。体格检查：体温36.5℃，脉搏72次/min，呼吸18次/min，血压130/80mmHg。心尖搏动位于左锁骨中线上第5肋间，心尖搏动正常，未触及震颤及心包摩擦音，二尖瓣听诊区闻及3/6级收缩期杂音，主动脉瓣听诊区闻及Ⅲ/6级舒张期杂音。

【超声检查资料】

左心房大小49mm×55mm×65mm，左心室舒张末期大小85mm，主动脉瓣无冠瓣心室面可见条索状强回声附着，无冠瓣穿孔，二尖瓣前叶及腱索可见多个强回声附着，二尖瓣前叶可见两个囊袋状结构，大小分别为7mm×6mm，12mm×9mm。CDFI：舒张期主动脉瓣中心及穿孔处可见大量反流信号，收缩期二尖瓣房侧可见大量反流信号（图3-8-5）。

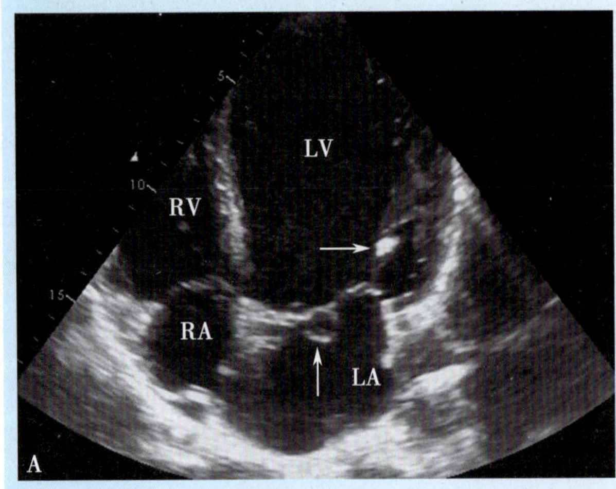

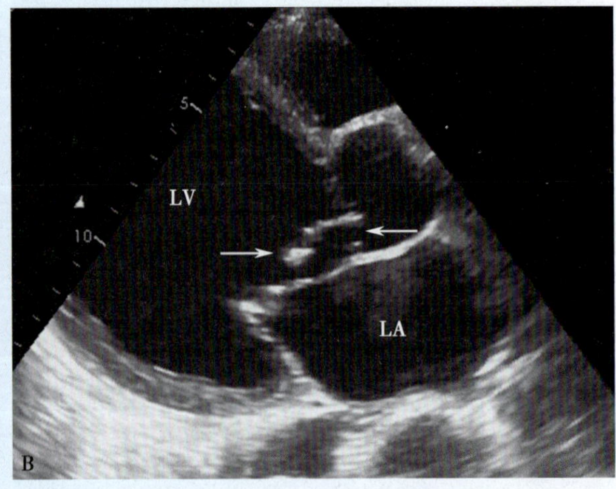

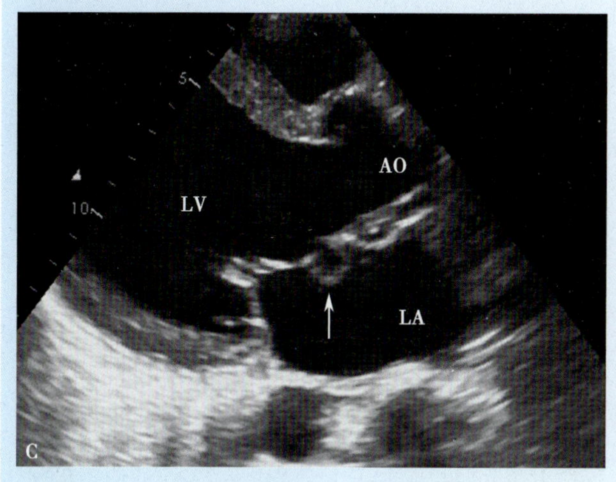

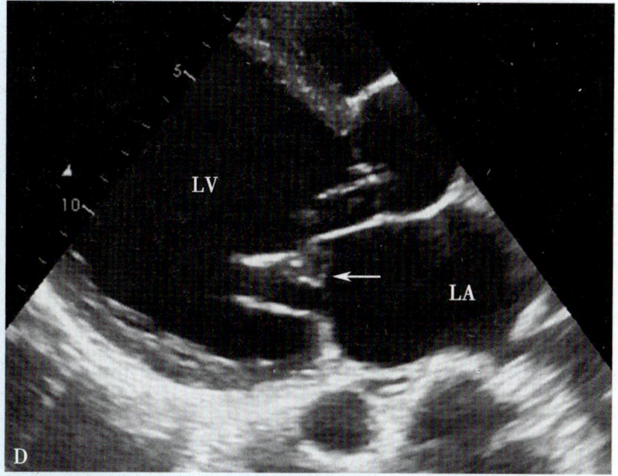

LA—左心房；LV—左心室；RA—右心房；RV—右心室；AO—主动脉。

图 3-8-5　超声图像

A. 心尖四腔心切面，二尖瓣腱索上赘生物强回声及前叶瓣根部瓣体瘤（箭头）；B. 左心室长轴切面，主动脉瓣左心室面的条索样赘生物回声；C. 左心室长轴切面，箭头所示为二尖瓣瓣根处瓣体瘤；D. 左心室长轴切面，箭头所示为二尖瓣前叶瓣尖处瓣体瘤。

【提问与思考】

1. 本病例的超声表现特点是什么？
2. 本病的超声诊断是什么？
3. 赘生物的超声特点是什么？与血栓如何鉴别？
4. 本病的并发症是什么？
5. 本病如何鉴别诊断？

【诊断思路分析】

本病例的超声特点：主动脉瓣无冠瓣心室面可见条索状强回声附着，无冠瓣穿孔，二尖瓣前叶及腱索可见多个强回声附着，二尖瓣前叶可见两个囊袋状结构，大小分别为 7mm × 6mm，12mm × 9mm。CDFI：舒张期主动脉瓣口可见大量反流信号，收缩期二尖瓣房侧可见大量反流信号。

根据典型的超声表现，本病的超声诊断为：感染性心内膜炎，主动脉瓣及二尖瓣赘生物形成，二尖瓣前叶瓣体瘤，主动脉瓣重度关闭不全，二尖瓣重度关闭不全。

赘生物多发生于血流冲击或局部产生涡流的部位，如二尖瓣关闭不全的心房面、主动脉瓣关闭不全的心室面、室间隔缺损的右心室面及动脉导管未闭的肺动脉内膜面等，赘生物的形状各异，它们通常是球状的，但也可以是息肉状、管状、叶状、长形、带蒂的和单房或多房的。赘生物的回声比心肌回声高或赘生物部分或全部钙化，表示赘生物形成时间较长或可能为已治愈的损害；带蒂的或是下垂的赘生物其活动性大，长形的赘生物有部分活动度，紧紧附着于瓣叶上的赘生物随瓣叶的活动而活动。赘生物与血栓的鉴别主要是赘生物发生于血流冲击或局部产生涡流的部位，具有一定的活动度；而血栓发生于血流缓慢的部位，没有明显的活动。

感染性心内膜炎的并发症：瓣膜穿孔、脓肿、假性瓣膜瘤、瘘、瓣膜的反流、人工瓣环的撕裂等。感染性心内膜炎的主要鉴别诊断：瓣膜钙化，腱索断裂，乳头状弹力纤维瘤。

【确诊结果】

术中所见：二尖瓣及主动脉瓣赘生物生长。病理诊断：符合感染性心内膜炎。

第九节　心脏人工瓣膜

【诊断要点】

1. 人工瓣膜的分类　根据人造心脏瓣膜的材料不同，分为机械瓣和生物瓣两大类。机械瓣按其结构分为四种：球笼瓣、笼蝶瓣、侧倾碟瓣、双叶碟瓣。目前常用双叶碟瓣。生物瓣根据结构分为同种瓣和异种瓣两种。

2. 正常人工瓣膜的超声心动图表现

(1) 二尖瓣位单叶瓣瓣叶回声长，开启时与瓣环呈大约 70°(图 3-9-1)。

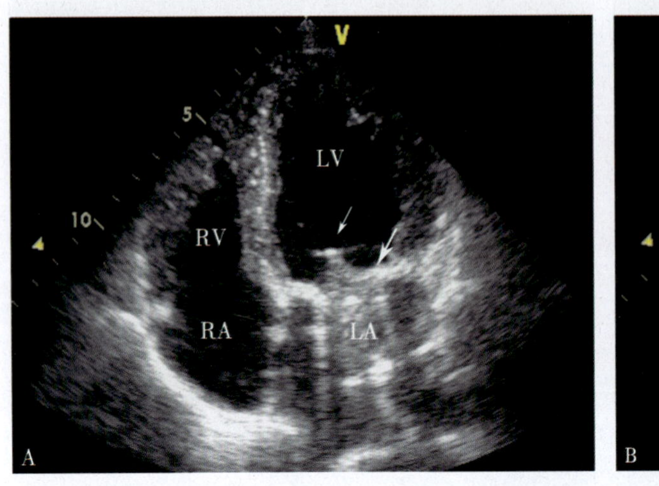

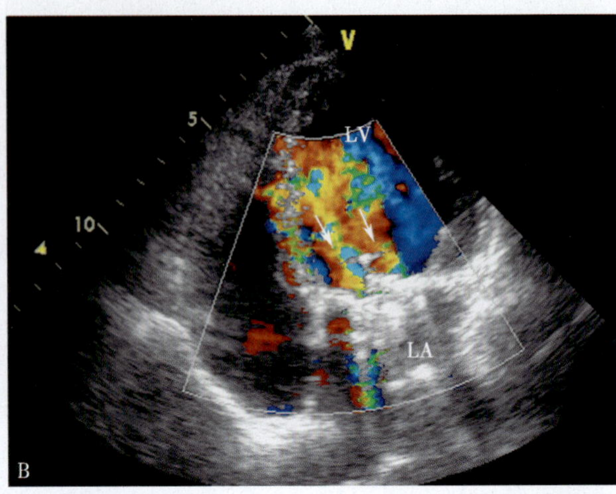

LA—左心房；LV—左心室。RA—右心房；RV—右心室。

图 3-9-1 正常单叶机械瓣超声表现

A. 舒张期单叶二尖瓣人工机械瓣可见瓣环(粗箭头)强回声及倾斜的瓣叶回声(细箭头)；B. 彩色多普勒显示通过瓣口的两束血流信号(箭头)。

(2) 双叶碟瓣开启时瓣叶与瓣环应呈近乎垂直状态，收缩期瓣叶复位至瓣环内，可见双叶启闭(图 3-9-2)。

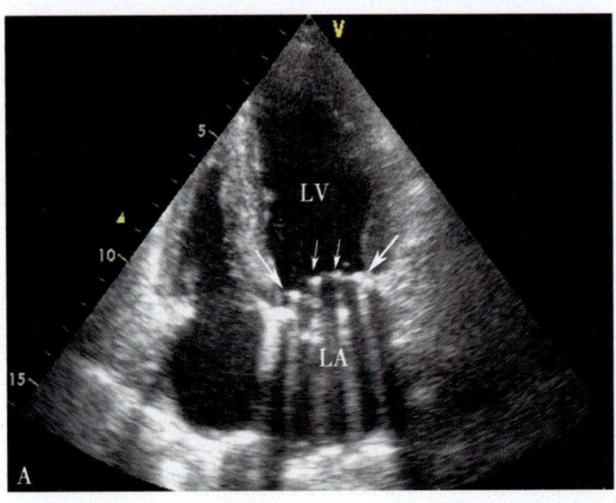

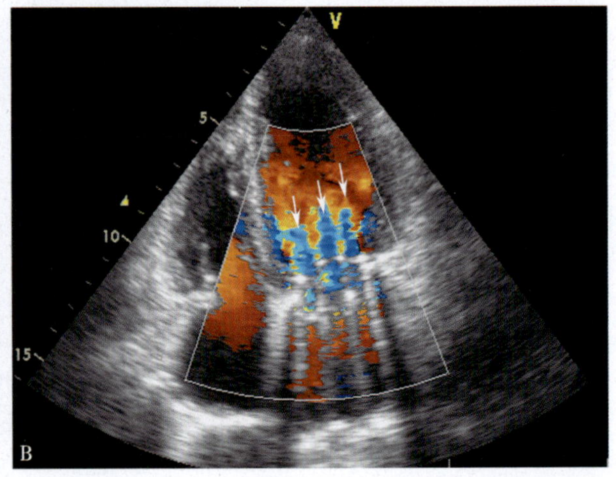

LA—左心房；LV—左心室。

图 3-9-2 正常双叶机械瓣超声表现

A. 舒张期双叶二尖瓣人工机械瓣可见瓣环(粗箭头)及近乎垂直的瓣叶回声(细箭头)；B. 彩色多普勒显示通过瓣口的三束血流信号(箭头)。

(3) 二尖瓣生物瓣在左心室长轴、四腔心切面见伸向左心室的瓣架回声，一般仅能显示两个瓣架。左心室短轴切面可以显示三个瓣架(图 3-9-3)。

(4) 主动脉瓣位生物瓣在大动脉短轴切面可见圆形瓣环和三个瓣架。

(5) 生物瓣瓣架内的瓣叶活动有良好的柔韧性，回声一致，开放充分，对合缘无错位或脱垂。

(6) 正常人工生物瓣流经瓣口的最大血流速度一般在 1.5m/s 左右，很少超过 2.0m/s，瓣口血流方式基本为层流。采用 PHT 方法，测量的人工生物瓣瓣口面积为 2.0～3.0cm^2。

(7) 二尖瓣位机械瓣口最大流速≤250cm/s，舒张期平均跨瓣压差≤8mmHg，有效瓣口面积≥1.8cm^2；主动脉瓣位机械瓣最大流速≤300cm/s，最大跨瓣压差≤36mmHg。

3. 异常人工瓣膜的超声心动图表现

(1) 瓣周漏

1) 二维超声显示机械瓣缝合环与自身瓣环组织之间可见裂隙。

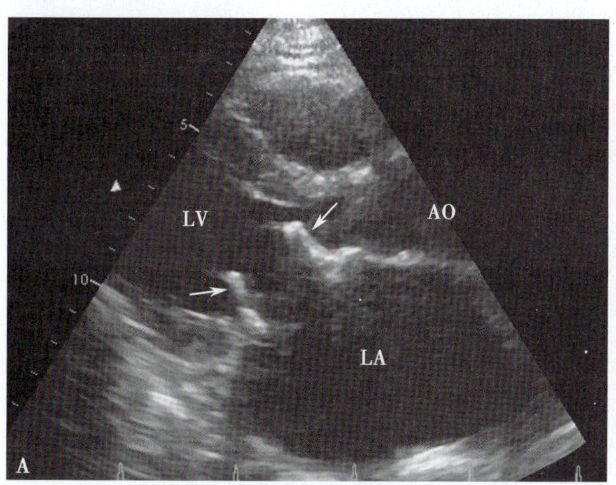

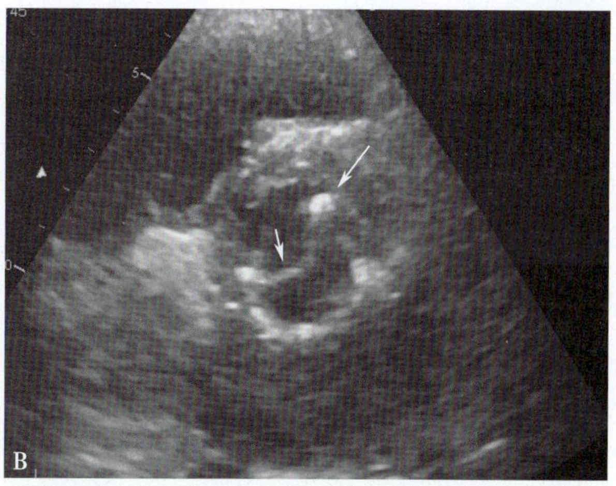

图 3-9-3　二尖瓣人工生物瓣瓣架回声

A. 左心室长轴显示二尖瓣人工生物瓣瓣架强回声(箭头); B. 二尖瓣短轴切面显示三个点状瓣架强回声(长箭头)以及纤细瓣叶回声(短箭头)。

2) 彩色多普勒超声见源于机械瓣缝合环与自身瓣环组织之间的异常反流信号(图 3-9-4)。

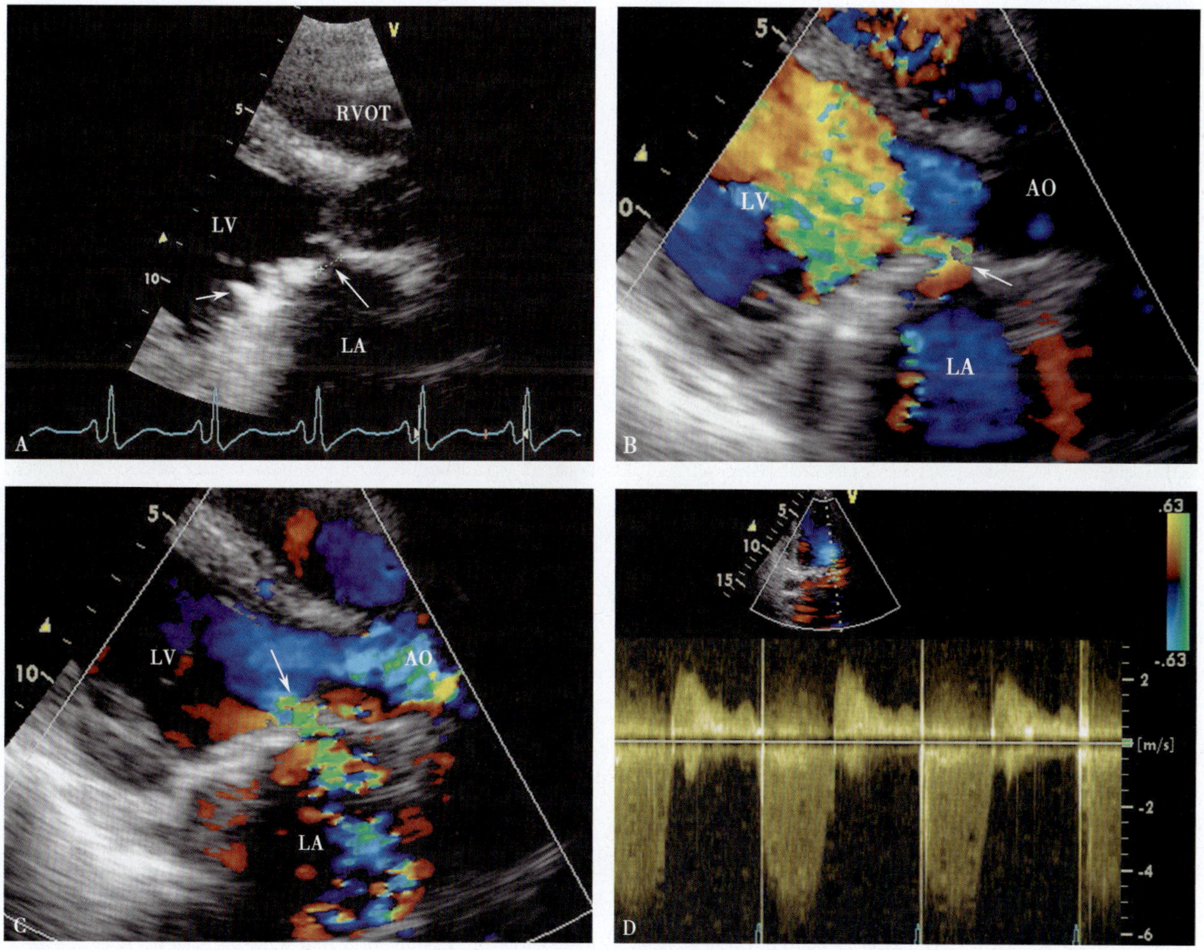

LA—左心房; LV—左心室; AO—主动脉; RVOT—右心室流出道。

图 3-9-4　二尖瓣人工机械瓣术后瓣周漏

A. 左心室长轴显示二尖瓣位为人工机械瓣回声(短箭头), 瓣周主动脉侧可见裂隙(长箭头); B. 彩色多普勒血流显示舒张期可见源自左心房的异常血流信号经瓣周裂隙进入左心室(箭头); C. 彩色多普勒血流显示收缩期见源自左心室的异常血流信号经瓣周裂隙进入左心房(箭头); D. 频谱多普勒显示经过瓣周裂隙的双向血流信号, 收缩期为高速二尖瓣反流信号, 舒张期为二尖瓣口前向血流信号。

（2）血栓形成

1）机械瓣和生物瓣均可继发血栓形成，机械瓣的发生率明显高于生物瓣。

2）血栓常发生于心房壁或心耳部，并可见心房内血流缓慢伴自发显影（图 3-9-5）。

3）附着在瓣膜上的血栓可导致瓣叶增厚、僵硬、瓣口狭窄；亦可导致瓣膜关闭不全。

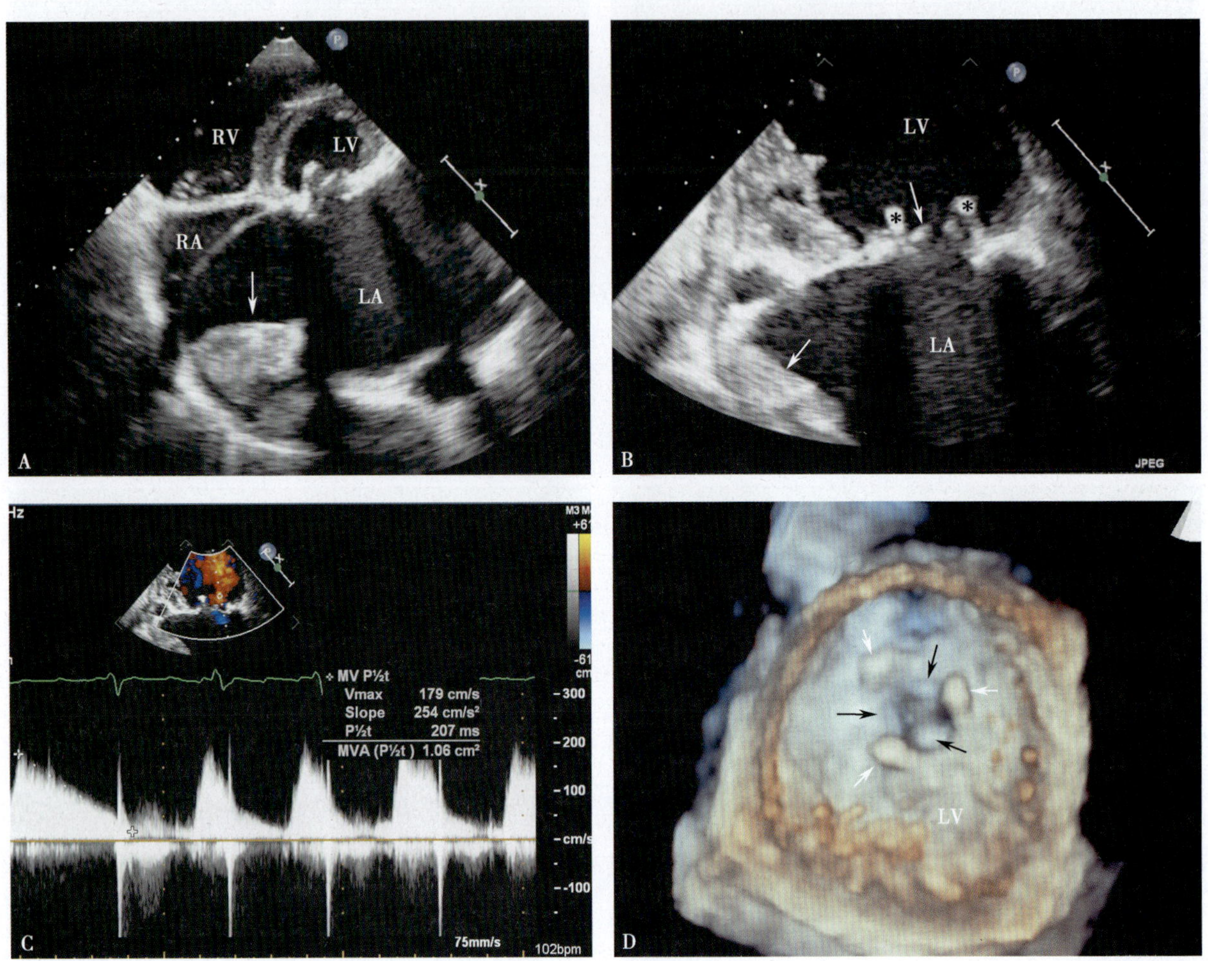

LA—左心房；LV—左心室；RA—右心房；RV—右心室。

图 3-9-5　二尖瓣人工生物瓣狭窄并血栓形成

A. 四腔心切面显示左心房巨大，左心房顶部可见团块状血栓形成（箭头）；B. 两腔心切面显示二尖瓣位生物瓣瓣架（星号）回声，瓣叶增厚、回声增强（细箭头）、开放受限，左心房内可见团块状附壁血栓回声（粗箭头）；C. 频谱多普勒估测二尖瓣口面积 1.06cm²；D. 三维超声显示二尖瓣人工生物的三个瓣架（白色箭头），瓣叶明显增厚（黑色箭头）。

（3）机械瓣功能障碍

1）机械瓣关闭不全时二维超声显示机械瓣固定于开放位时，心房、心室增大。彩色多普勒显示人工机械瓣异常反流信号。

2）机械瓣狭窄时显示一个瓣叶或两个瓣叶无活动或开放幅度明显减低，导致有效瓣口面积减小，相应房室大小或室壁厚度改变，频谱多普勒瓣口前向血流速度异常加快（图 3-9-6）。

3）机械瓣功能障碍的常见原因可能为血栓形成或内皮细胞过度增生所致，少见原因为线结卡瓣。

（4）生物瓣老化、撕裂与毁损

1）生物瓣替换术后中晚期瓣膜钙化、撕裂和毁损是生物瓣功能受损的主要原因。

2）钙化可导致狭窄或关闭不全，二维超声显示瓣叶增厚、活动僵硬，有效瓣口面积明显减小（见图 3-9-5）。

3）瓣叶撕裂或毁损主要表现为瓣膜失去正常纤细回声、形态不完整或伴有赘生物回声，彩色多普勒超声显示瓣膜关闭不全。常导致相应房室大小的改变。

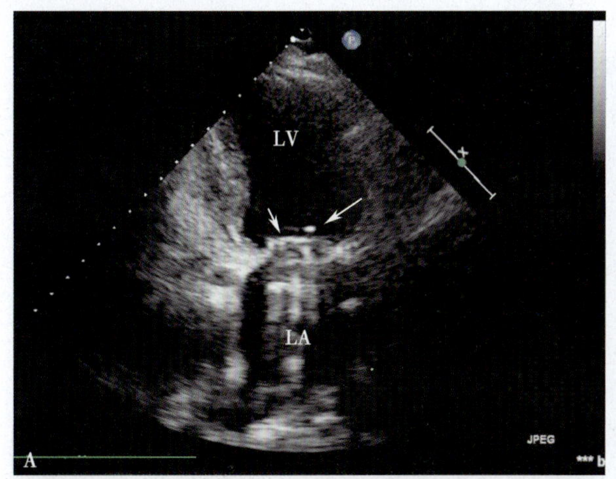

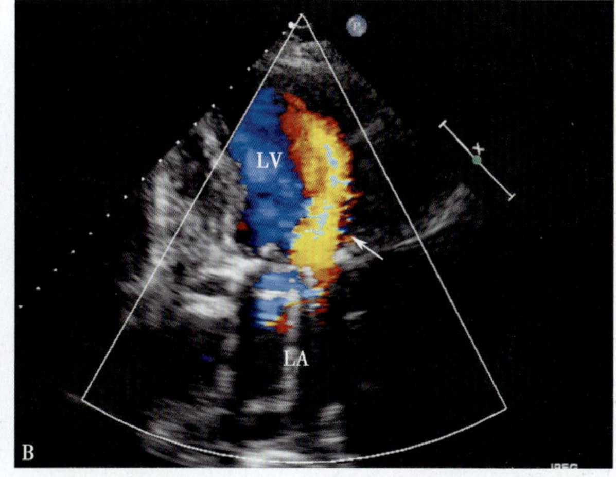

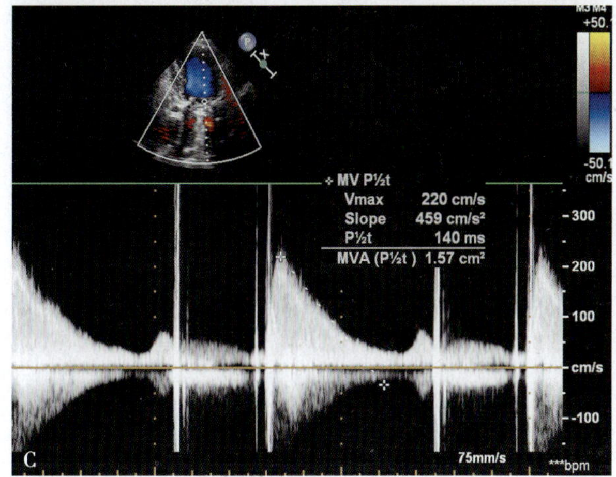

LA—左心房；LV—左心室。

图 3-9-6　二尖瓣人工机械瓣卡瓣

A. 心尖两腔心切面显示二尖瓣可见单一瓣叶活动（长箭头），另一瓣叶未见活动（短箭头），停滞于开放位；B. 彩色多普勒显示舒张期二尖瓣口瓣叶活动侧可见瓣口的舒张期前向血流信号（箭头）；C. 频谱多普勒估测二尖瓣人工机械瓣瓣口面积约为 1.57cm²。

【鉴别诊断】

1. 人工瓣的类型　人工机械瓣回声强，可见强回声瓣环和活动的瓣叶并伴有声影。单叶人工机械瓣瓣叶活动角度约为 70°，彩色多普勒血流显像可见一宽一窄的两束前向血流信号；而双叶人工机械瓣舒张期几近垂直，彩色多普勒血流显像可见三束前向血流信号。人工生物瓣瓣叶纤细，类似自体瓣叶回声，可见强回声瓣环及三个瓣架。

2. 人工机械瓣反流与瓣周漏　人工机械瓣均有生理性反流，位于瓣环以内，反流量少；病理性反流可见人工瓣叶活动差，固定于开放位不动。瓣周漏位于瓣环与自体组织之间，位于人工瓣环之外。重度瓣周漏可见瓣环摆动。可采用多切面、多角度进行观察。

病例分析

【临床资料】

患者，女，43 岁。间断心慌 20 余年，加重 2 年。近 2d 突发喘憋，12 年前行二尖瓣人工机械瓣置换术，术后心慌发作频率减少，近 2 年心慌渐进加重，2d 前突发喘憋，此次急诊来院就诊。二尖瓣人工机械瓣术后，主动脉瓣狭窄（轻度）并关闭不全（重度）。行主动脉瓣人工机械瓣置换术。

【术后超声检查资料】

术后第 6 天超声心动图检查（图 3-9-7）：二尖瓣及主动脉瓣人工机械瓣置换术后；未见瓣周漏。估测二尖瓣口面积 2.5cm²，主动脉瓣前向最大流速 400cm/s，最大压差 64mmHg，主动脉瓣反流压力半降时间（PHT）209ms，主动脉瓣人工机械瓣反流（重度）。术后第 9 天和第 11 天分别再次复查超声心动图检查，两次检查结果基本一致：主动脉瓣前向最大流速 390cm/s，最大压差 60mmHg，主动脉瓣人工机械瓣反流（重度）。

决定行“机械瓣功能修复术”(术中经食管超声检查结果与经胸超声心动图检查结果一致)。术中所见：纵隔及心包广泛轻度粘连，主动脉位置可见人工机械瓣，位置良好，未见瓣周漏。缝合线结为正常长度。靠近左冠窦瓣叶相应瓣环中部，机械瓣环隔离不佳，一线结部分突入瓣环口，妨碍所述瓣叶完全闭合，导致机械主动脉瓣闭合不全。术后行Echo检查：双机械瓣功能正常，未见瓣周漏；患者术后4周痊愈出院。

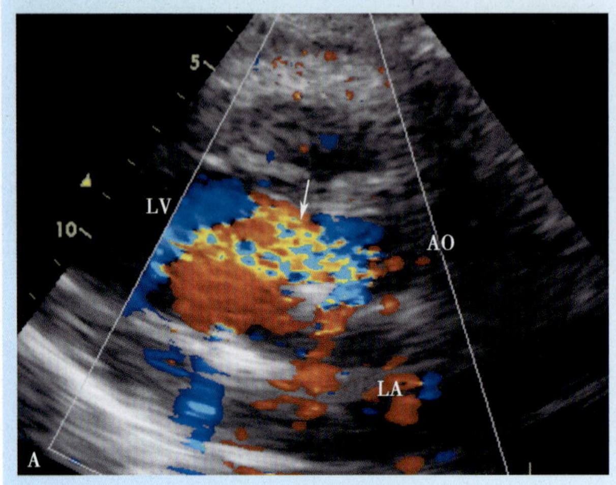

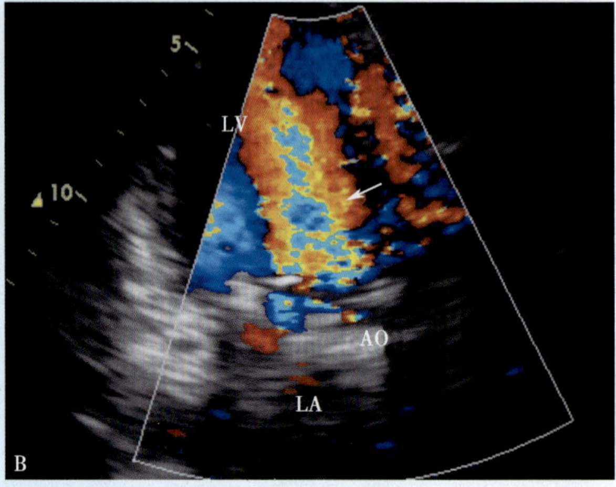

LA—左心房；LV—左心室；AO—主动脉。

图3-9-7　患者超声资料

A. 左心室长轴舒张期彩色多普勒图像，箭头示主动脉瓣口大量反流信号；B. 心尖部三腔心切面舒张期彩色多普勒图像，箭头示主动脉瓣口大量反流信号。

【提问与思考】

1. 超声心动图评价主动脉人工机械瓣应注意哪些问题？
2. 如何鉴别主动脉瓣人工机械瓣中心性及瓣周反流？
3. 如何评价主动脉瓣人工机械瓣狭窄程度？
4. 主动脉瓣人工机械瓣流速增快见于哪些情况？

【诊断思路分析】

本例患者术后证实为人工机械瓣功能障碍，线结卡瓣导致的主动脉瓣人工机械瓣关闭不全，此种情况甚为少见。在评价主动脉人工机械瓣时，超声重点观察瓣叶的活动情况，以及瓣环的位置是否固定。如果存在反流，应观察反流程度以及反流的部位，是中心性反流还是周围性反流(瓣周漏)。中心性反流位于瓣环以内，而周围性反流则位于人工瓣环与自体瓣环之间，因此区分二者的关键在于确定人工瓣环的位置以及反流束的起源部位。

由于二尖瓣人工机械瓣声影的影响，经胸超声心动图在评价二尖瓣瓣内反流时存在一定困难，但仔细观察仍然能够确定。相比之下，经胸超声能够评价主动脉瓣瓣环内反流和瓣周反流，更重要的是确定反流的程度，以供临床决策。最佳切面包括胸骨旁长轴和短轴切面，心尖长轴切面和五腔心切面。生理性反流有两种情况：一种情况是瓣叶闭合运动推动血流逆向流动；另一种情况是瓣叶闭合缘的少量反流。病理性反流可以是中心性和瓣周反流。中心性反流常见于人工生物瓣，瓣周反流人工机械瓣和生物瓣均可见。当不同的方法检查结果一致时，我们很容易判断反流的程度，当存在不一致时，应该根据技术原因或生理性的因素来解释。经胸超声心动图可以显示大部分的人工机械瓣反流，当显示不清时，经食管超声可以作为补充的方法。而且，经食管超声有助于观察瓣周裂隙的范围以及病因和相应的并发症。另外，超声应该判断反流的原因：包括血栓，感染性心内膜炎，线结卡瓣等。本例主动脉瓣反流量很大，为非正常的人工机械瓣反流，而且反流束位于人工瓣环以内，因此，认为是瓣环以内的异常反流信号。而且只有瓣叶卡在开放位时才会产生舒张期的大量反流。主动脉瓣人工瓣膜的狭窄或反流程度评价方法见表3-9-1和表3-9-2。

表 3-9-1　人工主动脉瓣机械瓣或带瓣架生物瓣功能的多普勒参数

参数	正常	可能狭窄	提示明显狭窄
峰值速度 /($m \cdot s^{-1}$)	<3	3～4	>4
平均压差 /mmHg	<20	20～35	>35
DVI	≥0.30	0.29～0.25	<0.25
EOA/cm^2	>1.2	1.2～0.8	<0.8
跨主动脉瓣血流束轮廓	三角形，早期达峰值	介于中间	圆形，轮廓对称
AT/ms	<80	80～100	>100

注：DVI，多普勒速度指数；EOA，有效瓣口面积；AT，加速时间。

表 3-9-2　主动脉人工机械瓣反流程度的评价参数

参数	轻度	中度	重度
瓣叶结构和运动			
机械瓣或生物瓣	常正常	异常③	异常③
结构参数			
左心室大小	正常	正常或轻度扩张④	扩张④
多普勒参数（定性或半定量）			
中心性反流束的宽度（占左心室流出道的百分比）①	窄（≤25%）	介于中间（26%～64%）	宽（≥65%）
反流束灰度：CW	不完整或暗淡	浓密	浓密
反流束 PHT：CW②	慢（>500）	介于中间（200～500）	陡峭（<200）
左心室流出道血流和主动脉血流流速：PW	轻度增加	介于中间	明显增加
舒张期降主动脉反向血流：PW	无或限于早期	介于中间	明显，全舒张期
多普勒参数（定量）			
反流容积 /ml	<30	30～59	≥60
反流分数 /%	<30	30～50	>50

注：PHT，压力减半时间；CW，连续波；PW，脉冲波。

①应用于中心性反流的参数，在偏心性反流时不准确；Nyquist 极限为 50～60cm/s；

②受左心室顺应性的影响；

③异常机械瓣，例如，卡瓣（瓣膜反流），裂隙或摆动（瓣周漏）；生物瓣异常，例如，瓣叶增厚或脱垂，裂隙或摆动（瓣周漏）；

④适用于慢性、没有其他病因术后主动脉瓣反流；

第十节　心脏瓣膜病术后超声评价

一、超声检查要点

（一）人工瓣膜

1. 病史　详细了解患者病史、手术方式与时间、相关临床检查结果、术后的症状与体征以及既往超声检查结果等（表 3-10-1），对正确的术后超声评估有着十分重要的意义。

2. 二维超声　运用标准与非标准切面，清晰显示人工瓣的位置、形态结构及其与周围组织的关系，仔细观察人工瓣叶的活动。对每个人工瓣均应进行多切面（至少需要在两个正交切面上）、多心动周期的观察。重点观察人工瓣装置的位置、稳定性以及瓣叶活动，瓣叶及缝合环有无异常回声附着，缝合环与周围组织之间有无缝隙。主动脉瓣与二尖瓣均行置换术患者，二维超声显像时易出现人工瓣声影的相互干扰，特别是主动脉瓣人工瓣观察常较困难，必要时应采用经食管超声评估。

3. 多普勒超声 彩色多普勒重点显示瓣口及瓣周血流信号，观察瓣口血流束的数量、宽度、走行和明亮程度；观察瓣周有无异常血流信号；观察瓣口是否存在反流，如有反流束则需判断其起始位置并进行半定量分析。血流频谱显像时，重点观察血流频谱轮廓、辉度、时相等；重点测量血流峰值流速、最大压差、平均压差、压力降半时间（二尖瓣和三尖瓣）等参数，必要时测量瓣口血流速度时间积分及多普勒速度指数，以计算有效瓣口面积。

表 3-10-1 人工瓣膜功能综合评价所需基本参数

项目	参数
临床信息	瓣膜置换日期
	人工瓣膜类型和尺寸
	身高、体重、体表面积，症状和相关临床表现
	血压和心率
瓣膜图像	瓣叶或阀体活动
	瓣叶钙化或瓣膜各部位异常回声
	瓣膜缝合环完整性和活动度
多普勒超声	血流频谱轮廓
	峰值流速和最大压差
	平均压差
	瓣口血流速度 - 时间积分（VTI）及多普勒速度指数（DVI）*
	压力降半时间（二尖瓣和三尖瓣）
	有效瓣口面积（EOA）
	是否有反流，反流定位及定量
其他超声数据	左心室和右心室大小、功能和肥厚程度
	左心房和右心房大小
	其他瓣膜病变
	肺动脉压估测
既往超声检查	以上参数随访对照对判断人工瓣膜功能是否障碍有重要价值

注：* 多普勒速度指数，即左心室流出道血流速度与瓣膜口射流速度的比值。

（二）瓣膜成形

1. 病史 必须了解患者的术前诊断、手术方式、术后的症状与体征以及相关的临床检查结果。

2. 二维超声 运用标准与非标准切面重点显示成形术后瓣叶的活动。应对成形后瓣叶进行多切面、多心动周期的观察。至少应在两个正交切面上显示成形术后瓣膜的结构与功能。主要观察内容有：①术后瓣叶的开放及对合；②腱索的位置与连接；③人工成形环的位置与形态；④瓣叶与瓣环有无异常回声附着；⑤瓣环与周围组织之间有无缝隙等。实时三维超声心动图对观察成形术后瓣膜的三维形态有重要临床价值，必要时需行经食管超声检查。

3. 多普勒超声 彩色多普勒重点观察瓣口及瓣周血流信号，了解瓣口血流束的数量、宽度、走行和明暗程度；观察是否存在反流或瓣周漏，如存在反流或瓣周漏则需对其起始位置进行仔细判断并进行半定量评估。运用频谱多普勒测量血流束峰值流速、最大压差、平均压差、压力减半时间（二尖瓣和三尖瓣）等血流动力学参数。

此外，二尖瓣成形术后还应重点观察左心室流出道的结构与血流动力学改变，判断二尖瓣有无 SAM 征，评估左心室流出道血流动力学改变。

二、人工瓣功能正常超声图像特征与血流动力学测值

（一）人工瓣

目前人工瓣主要有机械瓣（多为双叶碟瓣）和生物瓣两大类，下面主要介绍人工主动脉瓣及人工二尖瓣。

1. 二维超声 正常机械瓣（双叶碟瓣），可见呈对称活动的两个高回声瓣叶，瓣环与瓣叶后方为声影。

瓣叶舒张期完全开放，收缩期闭合（图 3-10-1）。正常生物瓣可见瓣环与 3 根支架强回声，其后方为声影。瓣环与支架间见 3 片纤细的生物瓣叶活动，舒张期充分开放，收缩期对合良好（图 3-10-2）。正常人工瓣的瓣环与瓣体位置稳定，瓣口方向无倾斜，瓣叶及瓣环无异常回声附着，瓣环与周围组织之间无缝隙。

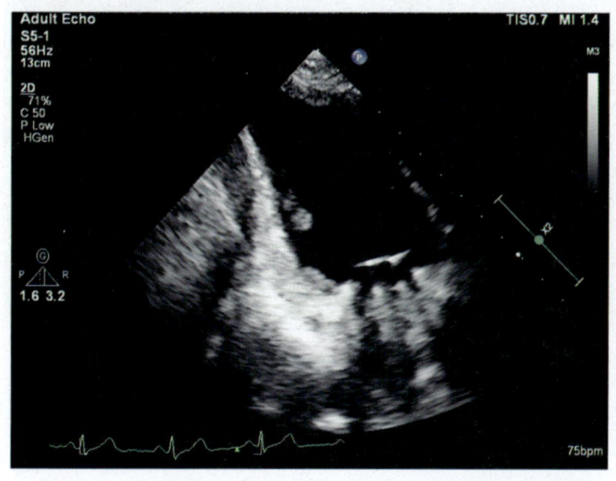

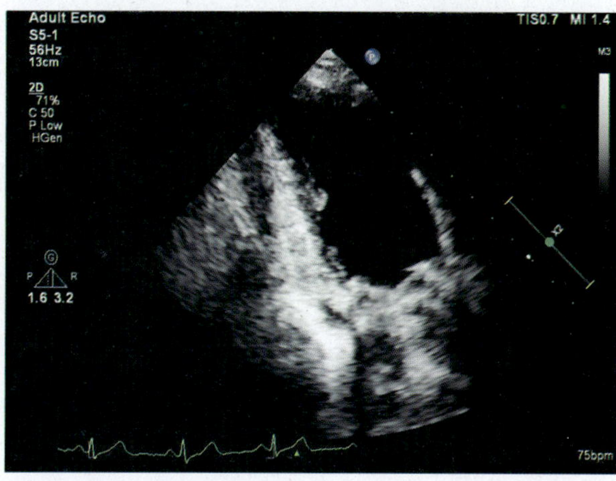

图 3-10-1　左侧为正常二尖瓣位人工机械瓣开放，右侧为关闭

2. 多普勒超声　双叶碟瓣舒张期瓣口呈三束血流信号，且两侧血流束对称，血流束彩色信号明亮，但无明显加速的五彩镶嵌的彩色信号，血流束方向基本垂直于瓣口平面（图 3-10-3），收缩期瓣口见数束对称的细小反流束信号。生物瓣口舒张期为单束血流信号，血流束色彩明亮（图 3-10-4），瓣口一般无明显反流信号。正常机械瓣与生物瓣缝合环周围无反流信号。

正常主动脉人工瓣口血流频谱呈三角形，早期达峰（图 3-10-5）。正常二尖瓣口血流频谱形态特点与自体瓣膜相似（图 3-10-6）。

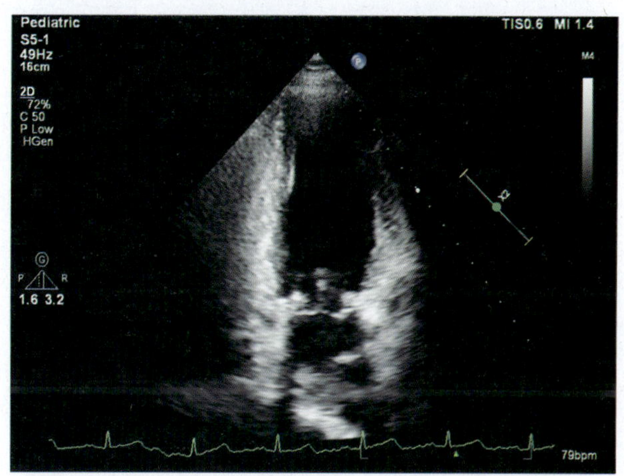

图 3-10-2　心尖两腔观显示正常二尖瓣位生物瓣，包括瓣架和瓣叶（关闭状态）

3. 正常人工瓣血流动力学参数值　左心室每搏量正常时，主动脉人工瓣口血流峰值速度 <3m/s，平均压差 <20mmHg，多普勒速度指数（DVI）≥0.30，有效瓣口面积（EOA）>1.2cm^2，加速时间（AT）<80ms。二尖瓣人工瓣口峰值速度 <1.9m/s，平均压差≤5mmHg，EOA≥2.0cm^2，二尖瓣口 VTI/ 左心室流出道 VTI<2.2，压力减半时间（PHT）<130ms。

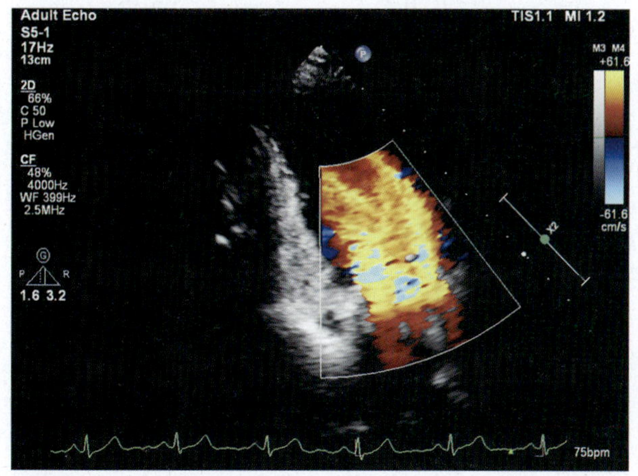

图 3-10-3　舒张期通过正常二尖瓣位机械瓣口的三束血流信号

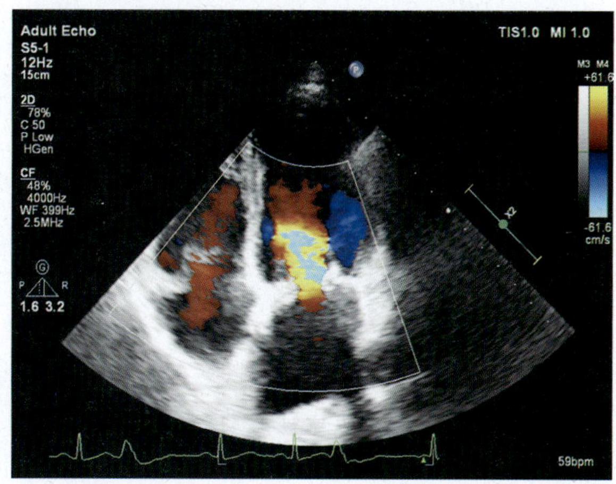

图 3-10-4　舒张期通过正常二尖瓣位生物瓣口的单束血流信号

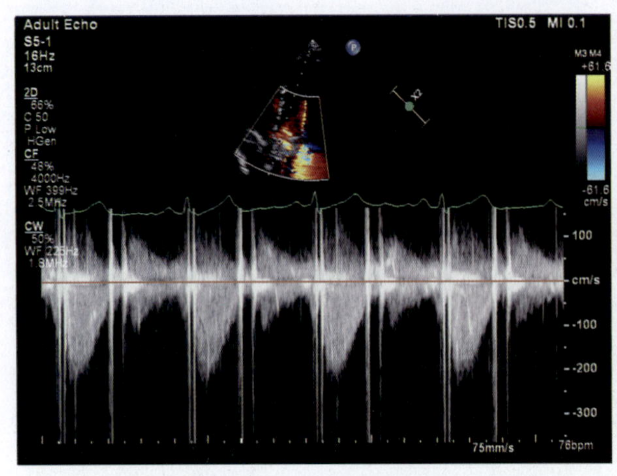

图 3-10-5 正常主动脉瓣位人工瓣口血流频谱

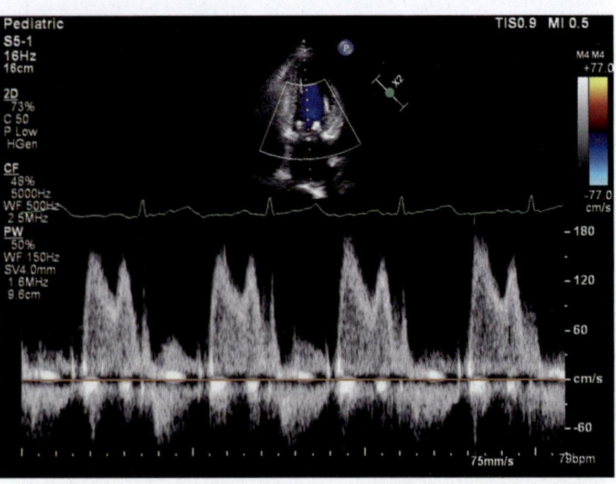

图 3-10-6 正常二尖瓣位人工瓣口血流频谱

（二）成形瓣膜

成形术后瓣膜的活动与功能与自体正常瓣膜类似，二尖瓣口血流峰值速度<1.9m/s，平均压差≤5mmHg，EOA≥2.0cm^2。

三、人工瓣功能异常超声图像特征与血流动力学测值

（一）人工瓣狭窄

1. 病史 明确人工瓣膜置换病史。人工机械瓣狭窄患者，需了解用药情况。症状轻重与病程长短及人工瓣膜狭窄程度密切相关，如急性人工二尖瓣狭窄可突发呼吸困难。

2. 二维超声 狭窄的人工机械瓣可表现为瓣叶回声增强，活动度降低，严重时瓣叶几乎无活动而固定于闭合或半开放状态。部分患者于瓣叶、瓣环结构上，可探及血栓、血管翳或赘生物形成所致的异常条状或团状回声。人工生物瓣狭窄时，瓣膜增厚、回声增强，瓣口开放幅度减小。亚临床性生物瓣退行性变时，可见瓣口开放略小，生物瓣轻度增厚。瓣膜厚度≥3mm，瓣膜开口<7mm，可考虑生物瓣狭窄的诊断。

3. 多普勒超声 彩色多普勒显像时，狭窄人工瓣口彩色血流束变窄、走行方向异常，部分机械瓣口狭窄者瓣口血流信号消失。频谱多普勒显像的主动脉瓣位、二尖瓣位人工瓣狭窄频谱改变判断标准参见美国超声心动图指南（表 3-10-2，表 3-10-3）。

表 3-10-2 评价主动脉瓣位人工瓣功能的多普勒参数

参数	正常	可疑狭窄	明显狭窄
峰值速度 /（m•s^{-1}）	<3	3～4	>4
平均压差 /mmHg	<20	20～35	>35
DVI	≥0.30	0.29～0.25	<0.25
EOA/cm^2	>1.2	1.2～0.8	<0.8
前向血流频谱轮廓	三角形，早期达峰	三角形，达峰延后	圆钝、对称
AT/ms	<80	80～100	>100

注：DVI 为多普勒速度指数，EOA 为有效瓣口面积，AT 为加速时间。

表 3-10-3 评价二尖瓣位人工瓣功能的多普勒参数

参数	正常	可疑狭窄	明显狭窄
峰值速度 /（m•s^{-1}）	<1.9	1.9～2.5	>2.5
平均压差 /mmHg	≤5	6～10	>10
二尖瓣口 / 左心室流出道 VTI	<2.2	2.2～2.5	>2.5
EOA/cm^2	>2.0	1～2	<1
PHT/ms	<130	130～200	>200

注：VIT 为血流速度 - 时间积分，EOA 为有效瓣口面积，PHT 为压力减半时间。

4. 诊断要点及鉴别诊断

（1）诊断要点：①机械瓣狭窄好发于抗凝治疗不规范或不达标的患者；②人工瓣叶活动受限或异常回声阻塞瓣口；③瓣口彩色血流束变细；④瓣口血流频谱异常，如流速、跨瓣压差较前次明显增加而有效瓣口面积减小等参数变化，特别是对比历次随访中多普勒超声参数变化最具诊断价值。

（2）鉴别诊断：①瓣下狭窄，可在人工瓣下探及异常肌束或隔膜回声，于瓣下水平见血流加速，而人工瓣狭窄的血流加速则始于人工瓣瓣环及以上水平。②高血流动力状态及人工瓣膜－患者不匹配（prosthesis-patient mismatch，PPM），患者瓣叶活动及回声正常，瓣口血流束形态、方向无异常。血流频谱是鉴别 PPM 和人工瓣狭窄的重要手段。以主动脉瓣人工瓣为例，两种情况下瓣口峰值血流速度均可超过 3m/s，但人工瓣狭窄患者频谱波形常变钝趋向于对称，AT>100ms（图 3-10-7），PPM 患者频谱波形正常（三角形，峰值靠前），AT<100ms。

图 3-10-7　主动脉瓣位人工瓣狭窄瓣口血流频谱，形态变钝，峰值后移且增高

（二）人工瓣瓣周漏

1. 病史　明确人工瓣膜置换病史。了解术后有无感染病史。急性重度反流者可迅速出现急性左心衰，甚至心源性休克症状。慢性少量瓣周漏者可长期没有症状，但当瓣周漏量较大引起左心功能失代偿时，可出现乏力、心悸、胸痛、劳力性呼吸困难等症状。

2. 二维超声　可显示人工瓣装置撕脱，表现为人工瓣环与周边组织间可探及缝隙以及瓣环活动度的增大。撕脱范围越大者，二维图像显示越清晰。对于瓣周漏的位置及大小，经食管超声比经胸超声显示更为清晰，三维超声则可进行更直观地显示。较小的瓣周漏二维图像难以显示，彩色多普勒成像则可更敏感地显示瓣周反流束。

3. 多普勒超声　探查瓣周漏时，需尽可能多角度、多方位探查人工瓣支架及其周围组织。彩色多普勒显示异常反流束起源于缝合环之外，近端加速区位于人工瓣之外，而不是穿过瓣口。瓣周漏血流束形态与瓣口起源的反流束明显不同，通常为偏心，其横断面类似月牙状。根据反流束的长度、宽度、面积等参数，可半定量评估瓣周反流的严重程度。频谱多普勒可获取瓣周反流的高速频谱，进行定量测量。

4. 诊断要点及鉴别诊断

（1）诊断要点：①瓣周漏常见于有感染（如感染性心内膜炎）或自身免疫性疾病（如白塞病）病史者；②人工瓣装置松脱可于缝合环与周围组织之间探及缝隙，缝合环周围出现多束大小不等的反流信号（图 3-10-8）；③术后持续血红蛋白尿者需高度警惕瓣周漏发生。

（2）鉴别诊断：①主要与人工瓣口反流相鉴别，瓣周漏反流束起自缝合环周围，多为单束，偶见多束，流束通常较宽；②人工瓣口反流束起自缝合环范围内，机械瓣反流束为对称性多束细小血流信号，生物瓣则多为细小不规则反流束。经胸超声判断反流束起始位置困难时，可行经食管超声探查。

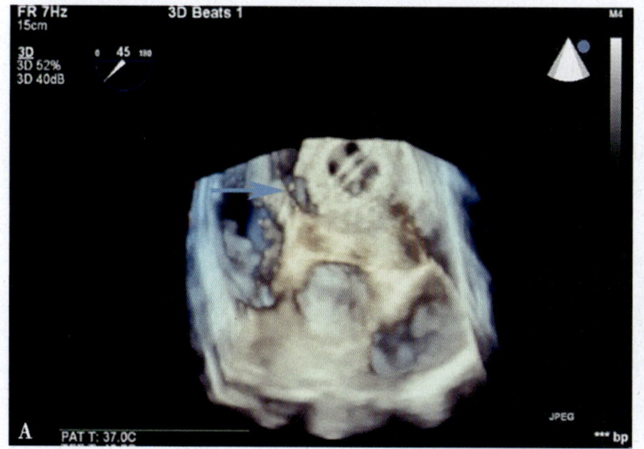

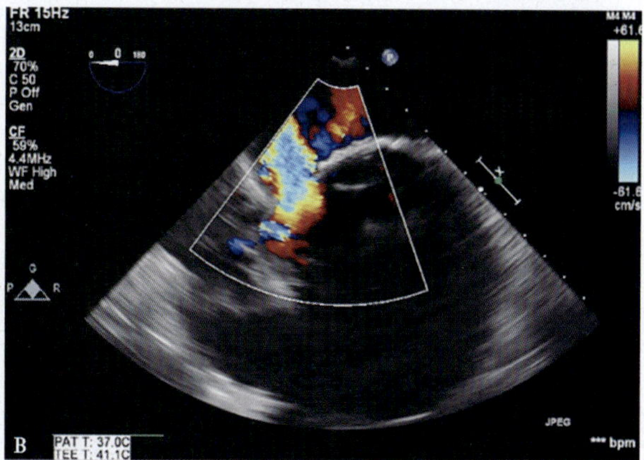

图 3-10-8　三维超声心动图（图 A）示二尖瓣位机械瓣环周裂隙，图 B 示大量瓣周漏

病例分析

【临床资料】

患者，女，38岁。患风湿性心脏病、二尖瓣狭窄多年。因胸闷、气促症状加重行二尖瓣置换术。术后1周突发呼吸困难症状，并咳出粉红色泡沫痰。超声心动图检查图像见图3-10-9。

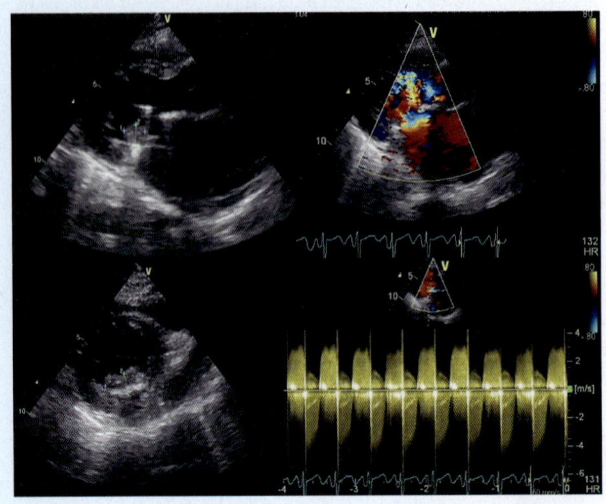

图3-10-9　超声心动图表现

【问题与思考】

1. 该患者二尖瓣位人工瓣二维超声图像有何异常特征？
2. 彩色及频谱多普勒图像有何异常特征？
3. 关于此二尖瓣位人工瓣的超声诊断可能是什么？
4. 患者症状为何加重？超声检查结果对临床诊疗有何意义？

【诊断思路分析】

二维超声心动图显示二尖瓣机械瓣后部低回声团附着，相应位置人工瓣叶活动受限。CDFI显示二尖瓣舒张期血流变窄加速，瓣口后部无明显血流信号通过。二尖瓣口血流频谱示瓣口舒张期血流明显加速。

根据以上超声表现和病史，不难得出二尖瓣人工瓣卡瓣并瓣口狭窄的诊断。由于患者术后时间很短，不考虑血管翳组织形成，首先考虑血栓形成导致瓣口狭窄。这种急性血栓形成导致瓣口狭窄进一步引起急性左心衰，从而出现以上临床症状。由于病情危急，该患者需要进行溶栓治疗，如效果不佳，则应考虑再次手术。

推荐阅读资料

[1] BAUMGARTNER H，HUNG J，BERMEJO J，et al. Echocardiographic assessment of valve stenosis：EAE/ASE recommendations for clinical practice. J Am Soc Echocardiogr，2009，22（1）：1-23.

[2] 李治安. 临床超声影像学. 北京：人民卫生出版社，2003.

[3] 皮瑞诺，李维斯. 经食管超声心动图实用技术. 李治安，译. 天津：天津科技翻译出版公司，2010.

[4] HORSTKOTTE D，FOLLATH F，GUTSCHIK E，et al. Guidelines on prevention，diagnosis and treatment of infective endocarditis executive summary；the task force on infective endocarditis of the European society of cardiology. Eur Heart J，2004，25（3）：267-276.

[5] ZOGHBI W A，CHAMBERS J B，DUMESNIL J G，et al. Recommendations for evaluation of prosthetic valves with echocardiography and Doppler ultrasound. J Am Soc Echocardiogr，2009，22（9）：975-1014.

心脏瓣膜病 习题

第四章　冠状动脉粥样硬化性心脏病

冠状动脉粥样硬化性心脏病（简称“冠心病”）的病理基础是冠状动脉粥样硬化斑块的形成。斑块可以逐步进展，最终导致冠状动脉管腔狭窄甚至闭塞，也可以斑块突然破裂、血栓形成导致冠状动脉急性闭塞，二者均导致冠状动脉血流量降低和心肌组织的缺血、坏死。

第一节　超声检查方法

一、冠状动脉检查

（一）经胸超声

1. 二维超声　可清晰显示左、右冠状动脉的起始部以及左冠状动脉的前降支和回旋支，左、右冠状动脉主干内径约为3～5mm。

2. 彩色多普勒冠状动脉血流成像技术　可显示心肌内冠状动脉血流，尤其是对左前降支远端血流的显示有较高的成功率，可作为冠状动脉造影的重要补充。

（二）血管内超声

血管内超声是利用心导管将微型高频超声探头导入血管腔内进行探测，再经超声成像系统来显示血管壁组织结构和管腔几何形态的新技术。血管内超声不仅可准确测量管腔及粥样斑块的大小，而且可提供血管壁和粥样斑块的大体组织信息，在冠状动脉粥样硬化性心脏病的诊断、介入治疗以及疗效评估方面具有重要价值。

二、室壁运动分析

（一）二维超声

节段性室壁运动异常是冠状动脉粥样硬化性心脏病在二维超声心动图上的特征性表现，传统多采用美国超声心动图学会推荐的16节段法对室壁运动异常进行半定量分析，即：①将左室分为基底段、中段和心尖段，基底段、中段各分为6个节段而心尖段再分为4个节段；②每个节段依据室壁运动情况分派一个分数——正常为1分，运动减弱为2分，无运动为3分，矛盾运动为4分，室壁瘤为5分；③通过计算室壁运动分数指数来评价节段性室壁运动的异常程度。

（二）组织多普勒成像

可以直接测量心肌的运动速度、位移、时相等信息，对节段室壁运动进行定量评价。

（三）超声斑点跟踪技术

定量评价心肌的纵向应变、径向应变、圆周应变以及心室的扭转运动，更加全面、准确地评价室壁运动。

（四）实时三维成像技术

能够对室壁各节段运动进行同步分析，获取各节段心搏量和射血分数、各节段运动的同步性分析等。

三、增强超声心动图

将超声增强剂经周围静脉注入后可更清晰显示心腔结构和心肌灌注状态，用于准确检测左心室射血分数和分析节段性室壁运动，观察心肌缺血或梗死的程度和范围，评估心肌梗死溶栓或介入治疗后心肌再灌注效果和评价心肌存活性。

四、负荷超声心动图

其理论基础是增加心脏负荷时心肌耗氧增加，如果冠状动脉存在狭窄导致冠状动脉血流储备降低时将不能提供足够的血氧供应而导致心肌缺血，依次发生心肌灌注异常、代谢异常、舒张功能异常和节段性室壁运动异常。因此，负荷超声心动图结合心肌增强超声和室壁运动定量分析可以早期、敏感地发现负荷状态下心肌缺血导致的灌注异常和心肌功能异常，为确立冠状动脉粥样硬化性心脏病诊断提供依据。超声负荷试验分为运动负荷试验和非运动负荷试验两种，前者包括踏车试验及平板试验，后者包括药物试验、起搏试验、冷加压试验和过度换气试验等，其中药物试验又包括多巴酚丁胺试验、腺苷试验、双嘧达莫试验等。

第二节　冠状动脉粥样硬化性心脏病的超声诊断

一、慢性缺血性心脏病

【诊断要点】

（1）多见于中老年人，常合并高血压、高脂血症和糖尿病。

（2）临床表现通常有胸闷、气短，严重者可出现胸痛或运动耐力下降。

（3）超声表现为节段性室壁运动异常。

（4）合并心力衰竭可表现为心脏扩大，常以左心室扩大为主，左心室收缩和舒张功能异常；同时可合并不同程度的瓣膜反流。

（5）陈旧性心肌梗死者，病变部位室壁变薄，回声增强，运动减弱或消失（图 4-2-1）。

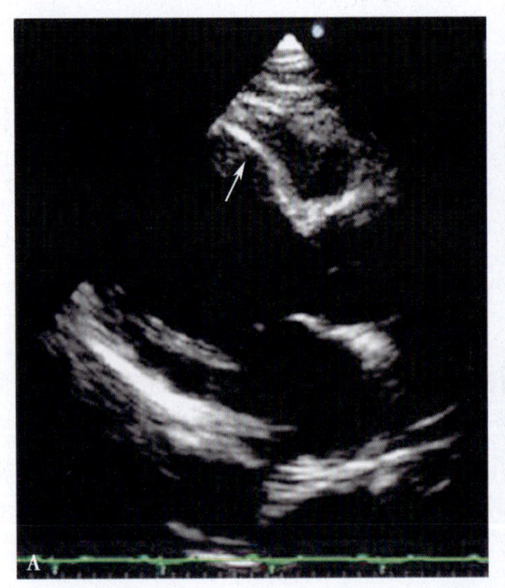

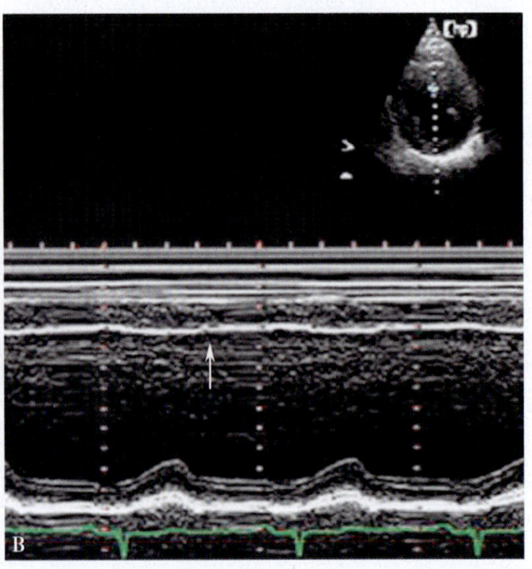

图 4-2-1　陈旧性心肌梗死的超声表现

室间隔变薄，回声增强，运动消失；左心室扩大。

【鉴别诊断】

冠状动脉粥样硬化性心脏病导致的心肌缺血应该注意和其他冠状动脉病变导致的心肌缺血鉴别，如冠状动脉先天性起源异常或冠状动脉瘘、川崎病等，主要依据病史和冠状动脉病变情况确定。

二、急性冠状动脉综合征

急性冠状动脉综合征包括不稳定型心绞痛、急性非 ST 段抬高型心肌梗死和 ST 段抬高型心肌梗死。如果不合并心力衰竭和其他并发症，其病理生理过程虽然有区别，但心脏的形态结构和功能状态改变大同小异。

【诊断要点】

（1）患者通常有急性持续性胸痛，少则3～5min，多则30min。常有高血压、高脂血症和糖尿病等病史。含服硝酸酯类药物可逐步缓解。

（2）临床生化检查提示血清心肌损伤标记物升高。

（3）心电图动态观察可见心肌损伤的演变过程。

（4）超声显示节段性室壁运动减低或消失（图4-2-2）。

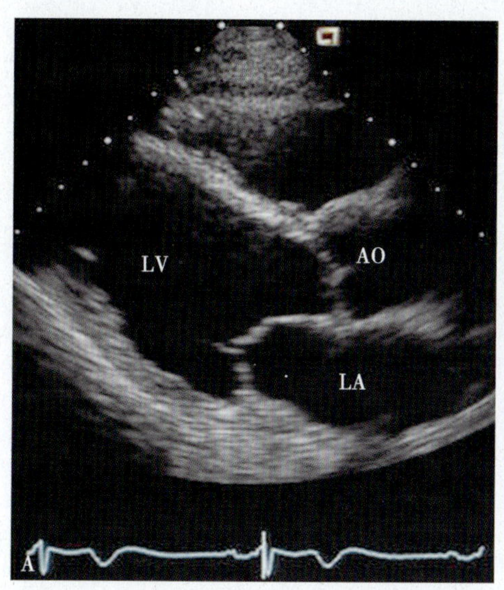

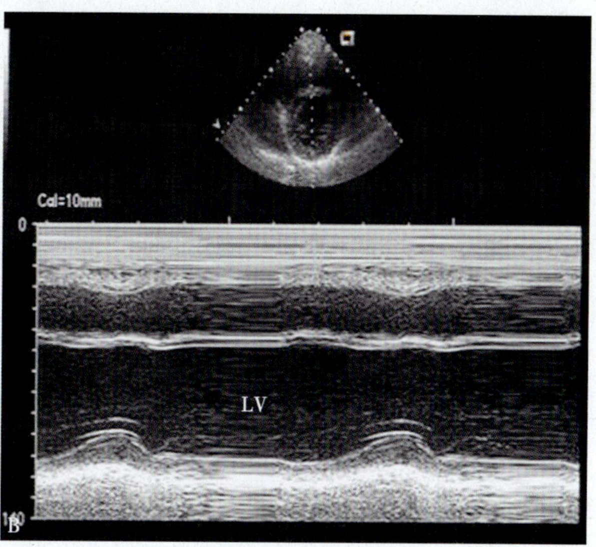

LA—左心房；LV—左心室；AO—主动脉。

图4-2-2　急性心肌梗死的超声表现

各房室大小正常，室间隔厚度和回声正常，运动基本消失。

【鉴别诊断】

冠状动脉粥样硬化性心脏病心肌缺血或心肌梗死合并较严重的心功能不全时，应注意与扩张性心肌病、酒精性心肌病等相鉴别。一般扩张性心肌病和酒精性心肌病左心室壁运动普遍降低，而冠状动脉粥样硬化性心脏病所导致左心室扩大、心功能不全为节段性室壁运动异常，其余室壁运动幅度尚可或增强。注意询问病史和参照冠状动脉造影等临床相关资料有助于鉴别。

三、心肌梗死并发症

【诊断要点】

（1）有明确的急性心肌梗死的病史。

（2）胸痛、胸闷或呼吸困难等症状突然加重。

（3）新出现的心脏杂音或原有心脏杂音突然加重。

（4）超声表现：在节段性室壁运动异常的基础上，出现下列任何一项并发症的直接声像图表现：①缺血性二尖瓣关闭不全（图4-2-3）：乳头肌断裂时二尖瓣呈连枷样活动，可见乳头肌断端回声；乳头肌功能不全时二尖瓣收缩期呈吊床样脱入左心房；CDFI可显示二尖瓣大量反流；常合并左心扩大和左心室壁运动增强。②室间隔穿孔（图4-2-4）：室间隔回声中断，常邻近心尖部，缺损周边室壁运动消失；CDFI可显示室水平左向右分流。③假性室壁瘤（图4-2-5）：室壁连续性中断，与心腔外囊状无回声区相通，瘤颈较小，收缩期左心室腔变小而瘤腔增大，CDFI可见血流往返于心室和瘤腔之间。④室壁瘤（图4-2-6）：

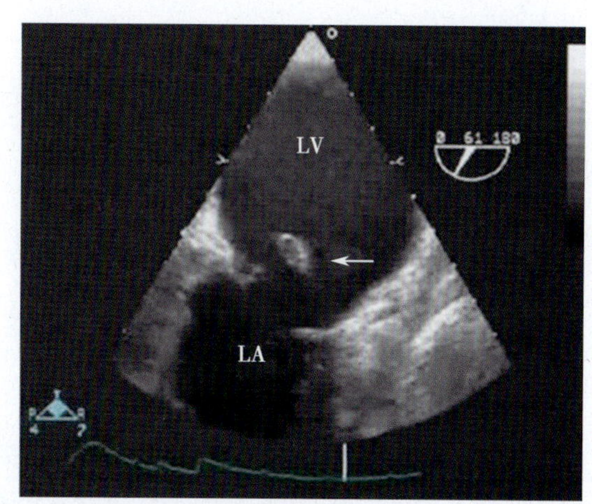

图4-2-3　二尖瓣前叶腱索断裂图像

二尖瓣可见腱索断端（箭头），左心房（LA）、左心室（LV）扩大局部室壁明显变薄、回声增强，收缩期室壁向外膨出，呈矛盾运动。⑤附壁血栓（图 4-2-7）：左心室梗死，室壁局部膨出，无运动或呈矛盾运动，可探及不规则团状血栓回声附着，活动度小，新鲜血栓回声可近似心肌，陈旧性血栓表现为回声增强。

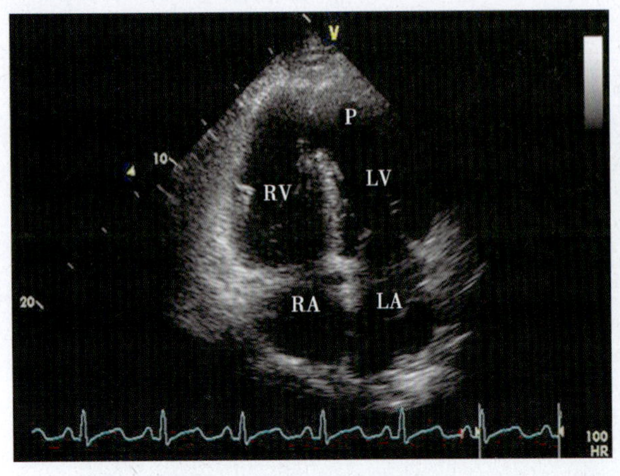

图 4-2-4　室间隔穿孔超声图像（P）

室间隔近心尖部连续中断，左心房（LA）、左心室（LV）扩大。

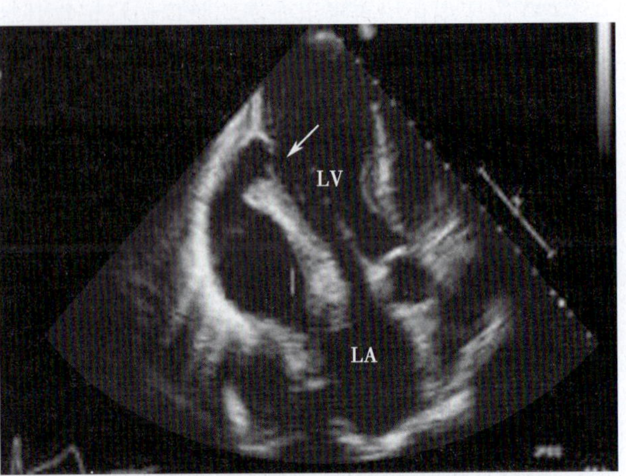

LA—左心房；LV—左心室。

图 4-2-5　假性室壁瘤超声图像

左心室下壁断裂向外突出形成假腔（箭头）。

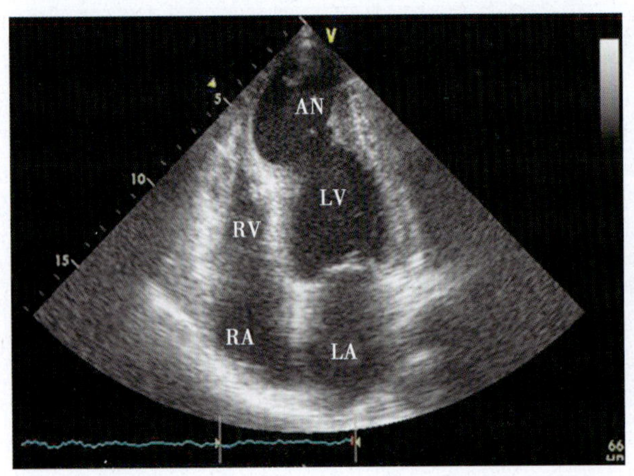

LA—左心房；LV—左心室；RA—右心房；RV—右心室。

图 4-2-6　心尖部室壁瘤超声图像（AN）

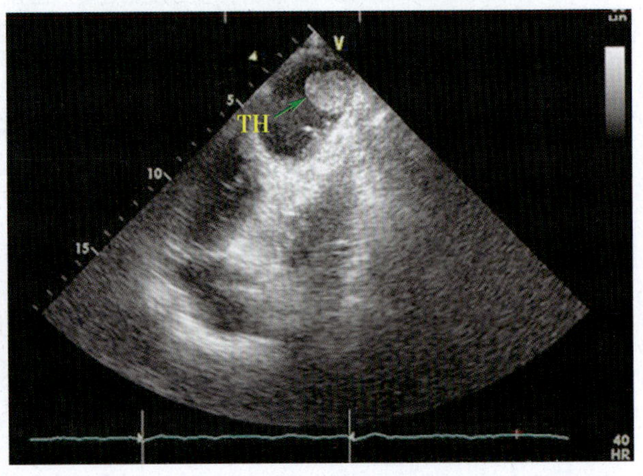

图 4-2-7　心尖部室壁瘤合并附壁血栓超声图像（TH）

【鉴别诊断】

心肌梗死并发二尖瓣关闭不全、室间隔穿孔、附壁血栓等并发症时，应注意和其他原因（如瓣膜病、先天性心脏病、心肌病等）导致的类似超声表现相鉴别。紧密结合病史和其他临床资料有助于鉴别。

第三节　病 例 分 析

病例 1

【临床资料】

患者，男，43 岁。主因“间断性左侧胸部疼痛 6 个月”就诊。胸痛每次持续 3～5min 后自行缓解，疼痛发作和情绪波动有关，向左肩放射。有 20 年吸烟史和高血压家族史。发现高血压 5 年，虽然服用降压药物治疗，但血压控制不稳定。体格检查：体质肥胖，血压 160/110mmHg，心界不大，心律规整，心音有力，心前区未闻及明显杂音。心电图提示窦性心律、正常心电图。

【超声检查资料】

超声检查(图 4-3-1):各房室大小正常,室壁厚度和运动幅度正常。各瓣膜形态和活动未见明显异常。CDFI 未见异常血流。Simpson 法测得左心室射血分数为 65%,二尖瓣口舒张期 PW 频谱显示 E 峰 50cm/s、A 峰 64cm/s,E/A=0.78。

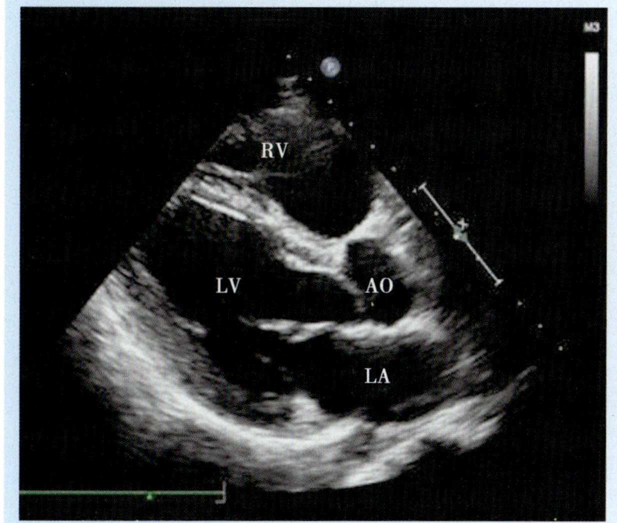

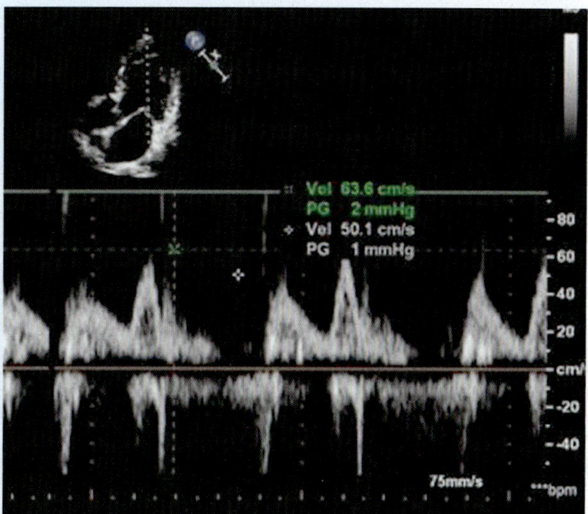

图 4-3-1 超声心动图检查结果

心内结构和血流未见明显异常;左心室收缩功能正常、I 级舒张功能异常。

【提问与思考】

1. 结合临床和超声资料,初步考虑的诊断可能是什么?
2. 为了确立诊断,进一步的影像检查包括哪些?
3. 哪些超声新技术有助于提高超声诊断早期冠状动脉粥样硬化性心脏病的准确性?

【诊断思路分析】

本例患者具有以下特点:①中青年男性,有高血压家族史、高血压病史以及多年吸烟史,存在冠状动脉粥样硬化性心脏病危险因素;②较典型的心绞痛症状;③静息状态下心电图未见异常;④超声表现:心内结构和血流未见异常,左心室收缩功能正常、舒张功能降低。综合以上特点,考虑可能的诊断是:冠状动脉粥样硬化性心脏病、心绞痛。

由于常规超声检查对于早期冠心病、心肌缺血的敏感性不高,因此,本患者为了明确诊断,需要进一步检查冠状动脉病变和心肌缺血情况。冠状动脉的病变检查目前主要采用 CTA 和冠状动脉造影,而心肌缺血检测手段主要包括心电图、核医学和超声检查。由于 CTA 和冠状动脉造影具有辐射损伤和/或介入创伤性,临床一般首选无创性检查。患者静息状态下心电图和心脏超声均无明确缺血改变,提示有必要进行负荷试验。可依据患者情况选择:①心电图负荷试验观察负荷状态下 ECG 是否出现缺血性改变;②超声负荷试验观察负荷状态下心肌是否出现节段性室壁运动异常;③核素心肌灌注显像或增强超声观察负荷状态下是否出现局部心肌灌注减低。

传统超声诊断是否存在心肌缺血主要靠观察室壁的运动幅度,存在较多的主观因素,依赖观察者的经验。随着定量评价室壁运动技术的临床应用,超声检测早期心肌缺血的敏感性和准确性大幅提高,目前主要定量技术包括组织多普勒成像、二维和三维超声斑点跟踪技术、实时三维容积超声等技术。

病例 2

【临床资料】

患者,女,68 岁。主因"间断性胸部不适 2 年、劳累后加重半年"就诊。既往有高血压和糖尿病 10 余年。体格检查:心界稍大,心律规整,心音稍低钝,心前区未闻及明显杂音。心电图显示 V1~V6 ST 段呈水平型压低,相应导联 T 波倒置。

【超声检查资料】

超声检查（图 4-3-2）：左心房、左心室扩大，余房室大小正常。室壁厚度正常，室间隔和左心室后壁呈同向运动，乳头肌水平短轴切面显示左心室前壁和侧壁运动幅度减低。各瓣膜形态和活动未见异常。CDFI 显示二尖瓣收缩期少量反流。双平面 Simpson 法测得 LVEF 为 43.5%；二尖瓣口舒张期 E 峰 32cm/s、A 峰 64cm/s；TDI 测得二尖瓣环室间隔侧 s'4.6cm/s、e'3.7cm/s、a'6.0cm/s。

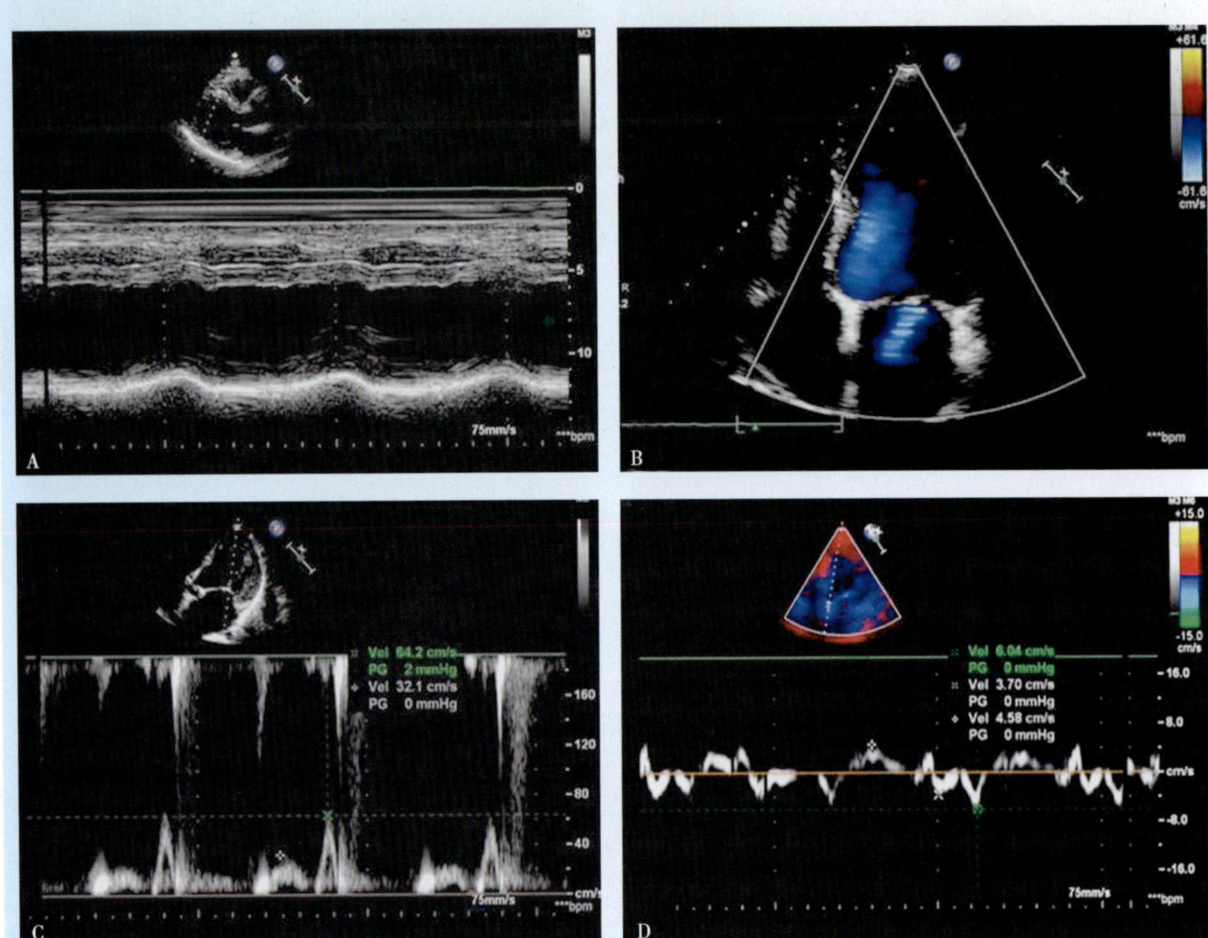

图 4-3-2　超声心动图检查结果

A. M 型超声显示室间隔与左心室后壁呈同向运动，左心室扩大（前后径 55mm）；B. CDFI 显示二尖瓣少量反流，左心扩大；C. PW 二尖瓣口舒张期 E 峰 32cm/s、A 峰 64cm/s、E/A＝0.5；D. TDI 测得二尖瓣环室间隔侧 s'4.6cm/s、e'3.7cm/s、a'6.0cm/s。

【提问与思考】

1. 结合临床资料和超声心动图表现，该患者的可能诊断是什么？

2. 应该和哪些疾病鉴别？鉴别诊断要点是什么？

3. 为了进一步确立诊断和治疗策略，该患者应该接受什么检查？

【诊断思路分析】

本例患者具有以下特点：①老年女性且有多年高血压和糖尿病病史，存在多项冠状动脉粥样硬化性心脏病的危险因素；②存在间断性胸部不适、劳累后加重的临床症状；③心电图提示室间隔和左心室前壁心肌缺血性改变；④超声表现：左心扩大合并二尖瓣轻度反流、左心室节段性室壁运动减低、左心室收缩和舒张功能降低。综合以上特点，本例患者符合慢性缺血性心脏病诊断，表现为缺血心肌节段的运动异常，同时合并左心扩大、左心室收缩和舒张功能的降低。

本例的鉴别诊断包括：①冠状动脉其他病变导致的心肌缺血，如冠状动脉先天性起源异常、冠状动脉瘘、川崎病等，依据发病年龄、病史、冠状动脉位置是否异常、内径是否异常扩张、是否存在异常瘘道等情况不难鉴别；②左心扩大和左心室功能异常的病因鉴别：本例具有多年高血压和糖尿病史，可合并高血压性心脏病和糖尿病性心肌病，二者均可导致左心室扩大和心室收缩、舒张功能降低。缺血性心脏病的超声特点是缺血室壁呈节段性运动降低，而其他室壁节段运动正常甚至代偿性增强，而高血压性心脏病和糖尿病性心肌病合并心肌收缩功能降低时一般为弥漫性降低，综合病史和临床其他资料可以确立诊断。

为了确立诊断和选择治疗方案，该患者进一步应该明确冠状动脉的病变部位和程度，可选择CT血管造影（CTA）或心导管冠状动脉造影来确立冠状动脉狭窄部位和程度。CTA作为一种无创评价冠状动脉病变的方法在临床得到普遍应用，是冠状动脉病变的筛查手段。本病例CTA检查提示左冠状动脉主干狭窄50%，左前降支中段狭窄90%，左回旋支和右冠状动脉未见明确狭窄。依据CTA结果，患者接受左前降支中段支架植入治疗。

病例3

【临床资料】

患者，男，48岁，主因"突发持续性胸痛2h"就诊。既往有高血压病史10年和吸烟史20年。体格检查：痛苦面容，血压110/70mmHg。心界不大，心律规整，心音低钝，心前区未闻及器质性杂音。ECG提示V1～V5呈QS型，V1～V6 ST段弓背型抬高，T波呈正负双向。超声提示室间隔和左心室前壁、心尖部运动减低。患者以急性心肌梗死入院。入院8h后再发剧烈胸痛，血压90/60mmHg。胸骨左缘第3、第4肋间可闻Ⅳ级收缩期杂音伴震颤。

【超声检查资料】

就诊时超声检查（图4-3-3）：各房室大小正常，室壁厚度正常，室间隔和左心室前侧壁中下段运动显著降低，各瓣膜形态和活动未见明显异常。CDFI未见异常血流。Simpson法测得左心室射血分数为45.7%，二尖瓣口舒张期PW频谱显示E峰为42cm/s、A峰为65cm/s，E/A=0.65。

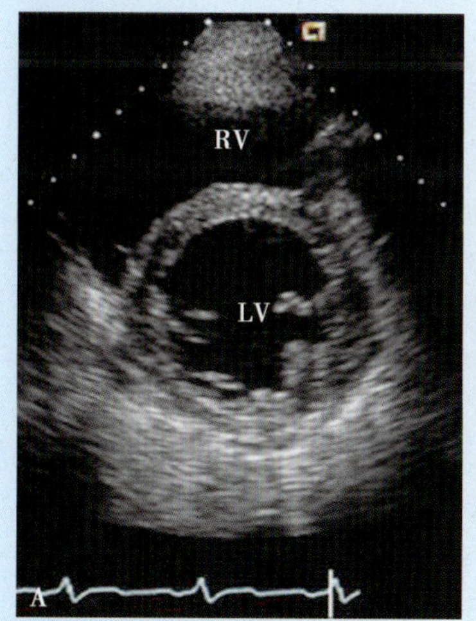

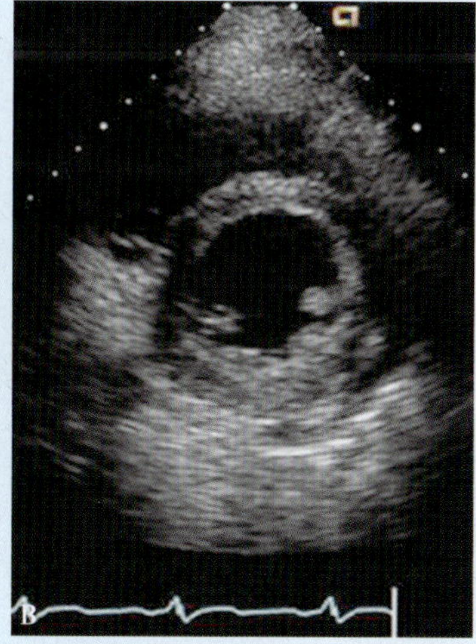

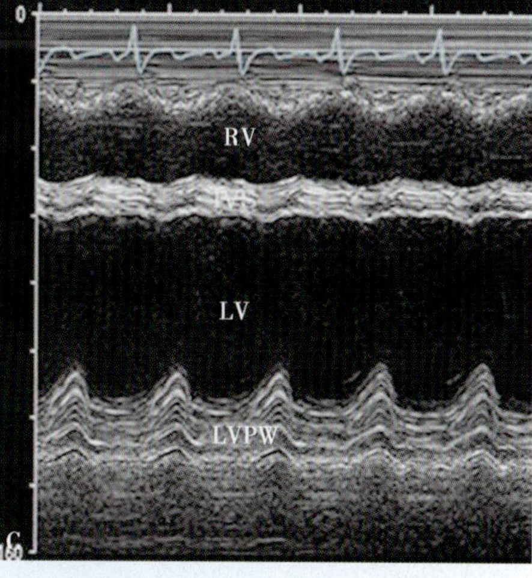

RV—右心室；LV—左心室；LVPW—左心室后壁。

图4-3-3 急性心肌梗死的超声表现

A. 左心室壁厚度和回声正常；B. 室间隔和左心室前壁收缩期增厚率显著减低；C. 室间隔运动幅度明显减低。

入院8h超声检查（图4-3-4）：左心扩大，室间隔近心尖部连续中断19.7mm，室间隔、前壁和心尖部室壁运动幅度明显降低。CDFI：收缩期室水平可见左向右分流，其分流速度为215cm/s。Simpson法测得左心室射血分数为40.0%，二尖瓣口舒张期PW频谱显示E峰为48cm/s、A峰为85cm/s，E/A=0.56。

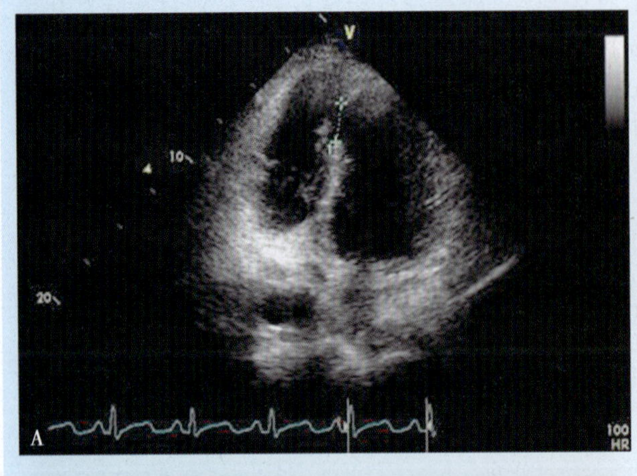

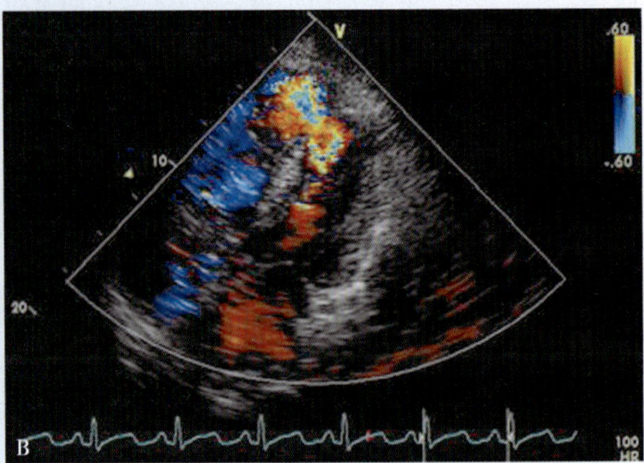

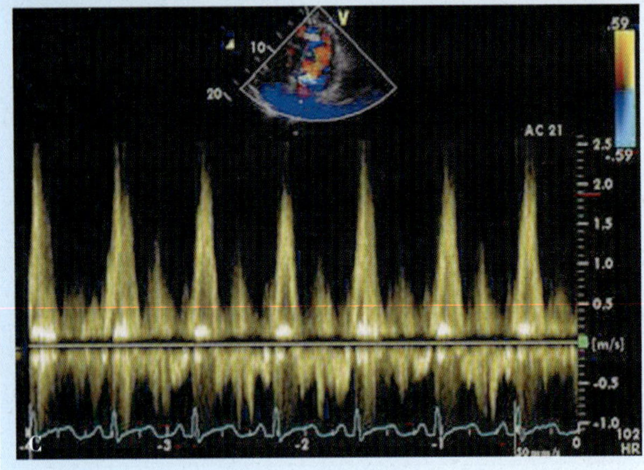

图 4-3-4　病例 3 急性心肌梗死合并室间隔穿孔

A. 室间隔近心尖部中断 19.7mm，左心室扩大；B. 收缩期室水平左向右分流；C. 室水平左向右分流频谱。

【提问与思考】

1. 结合病例资料概述患者的超声心动图特征以及鉴别诊断要点。

2. 心肌梗死常见并发症有哪些？

【诊断思路分析】

本患者具有：①典型的急性心肌梗死的临床表现和 ECG 表现；②入院时超声表现为典型的节段性室壁运动显著减低；③入院 8h 再次胸痛加剧，突然出现心前区杂音；④超声检查发现室间隔近心尖部回声中断，缺损周边室壁运动消失；CDFI 可显示心室水平左向右分流。综合临床和检查资料，不难确立诊断。

本病需与先天性心脏病肌部室间隔缺损相鉴别：肌部室间隔缺损患者室壁运动幅度正常或增强，而心肌梗死后室间隔穿孔局部室壁运动明显降低或无运动，且局部室壁变薄。尤其是结合年龄、病史和临床资料，两者的鉴别并不难。

除室间隔穿孔外，心肌梗死的常见并发症还包括以下疾病：①缺血性二尖瓣关闭不全，指二尖瓣及其腱索本身正常但由于心肌缺血或梗死导致乳头肌断裂或功能不全而引起的二尖瓣关闭不全，发生率为 10%～50%。乳头肌功能不全较多见，可引起二尖瓣脱垂。②室壁穿孔。心室游离壁穿孔发生率约为 3%，其高危因素和室间隔穿孔相似。常见于左冠脉回旋支阻塞导致的后侧壁梗死。开始时心内膜下裂隙细小、迂曲、开口很小，心包内可见少量渗出。此时及时诊断和实施手术，存活率可达 60%，而无手术治疗者死亡率达 100%。③假性室壁瘤较少见，心室游离壁破裂后由心包、血栓包裹血液形成一个与左心室相同的囊腔，多由右冠状动脉阻塞所致，发生在左心室后壁和侧壁者多见。④室壁瘤较多见，发生率 8%～22%。85%～95% 发生在心尖部并可扩展至前壁，下后壁较少见。⑤附壁血栓是心肌梗死最常见的并发症之一，发生率为 20%～60%，存在室壁瘤者发生率可高达 44%～78%。最常发生于室壁瘤内，若无室壁瘤时则几乎全部发生在心尖部。

（王建华）

冠状动脉粥样硬化性心脏病 习题

推荐阅读资料

[1] PORTER T R，MULVAGH S L，ABDELMONEIM S S，et al. Clinical applications of ultrasonic enhancing agents in echocardiography：2018American Society of Echocardiography Guidelines Update. J Am Soc Echocardiogr，2018，31（3）：241-274.

[2] NAGUEH S F，SMISETH O A，APPLETON C P，et al. Recommendations for the evaluation of left ventricular diastolic functionby echocardiography：an update from the American Society of Echocardiography and the European Association of Cardiovascular Imaging. J Am Soc Echocardiogr，2016，29（4）：277-314.

第五章　主动脉疾病

第一节　主动脉夹层

主动脉夹层是指主动脉壁中层血肿和内膜剥脱伴撕裂，以动脉夹层样改变为特征的特殊动脉瘤。剧烈而持续样前胸和后背疼痛是急性主动脉夹层的最主要症状，慢性主动脉夹层的患者疼痛可能不明显或不剧烈。高血压病伴主动脉粥样硬化是最常见的病因。

内膜剥脱和撕裂发生的部位可发生于主动脉各部，严重者可延至颈动脉、肾动脉、髂动脉及股动脉等。1955 年 DeBakey 根据内膜撕裂的部位及夹层累及的范围，可将主动脉夹层分为以下三型（图 5-1-1）。

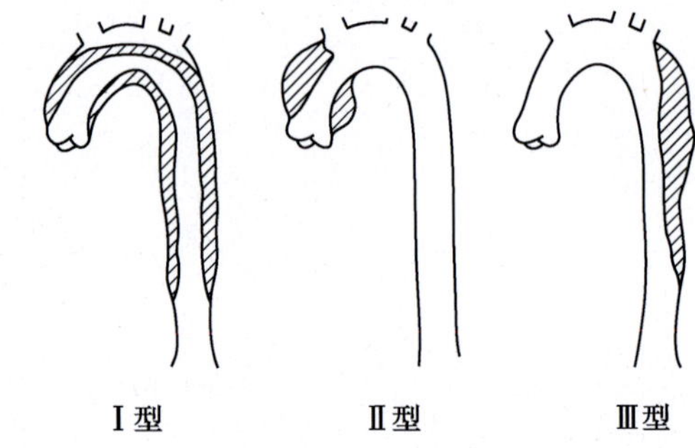

图 5-1-1　主动脉夹层 DeBakey 分型方法

DeBakeyⅠ型：破口位于升主动脉或主动脉弓部，内膜撕裂累及升主动脉、主动脉弓和降主动脉全程，部分患者可延至髂动脉或颈动脉等远位。

DeBakeyⅡ型：破口位于升主动脉，但局限于升主动脉，少数累及部分主动脉弓。

DeBakeyⅢ型：破口位于左锁骨下动脉远端，累及胸主动脉（DeBakey Ⅲa 型）或腹主动脉（DeBakey Ⅲb 型）。

【诊断要点】

1. 多个切面均可显示受累主动脉增宽，其内膜撕裂，呈线状或条索状回声，随心动周期过程有明显的摆动（图 5-1-2）。撕裂的内膜厚度不一，如伴有明显的动脉硬化，内膜一般较厚，表面不光滑，而 Marfan 综合征夹层时内膜一般较薄，较光滑。

2. 短轴和长轴显示撕裂的内膜将受累主动脉分为真腔和假腔，常见的是真腔面积小于假腔，真腔和假腔面积随心动周期有明显的变化，收缩期撕裂的内膜向假腔运动，假腔面积变小，真腔面积增大；舒张期撕裂的内膜向真腔运动，假腔面积增大，真腔面积变小。

3. 部分患者的假腔内可有不同程度的血栓形成，或由于血流淤滞而出现云雾样的自主回声反射，伴有血栓的假腔形态多不规则。

4. CDFI 可见真腔内血流速度较高，假腔内血流速度较低。收缩期血流经破口从真腔进入假腔，速度较高，舒张期血流从假腔进入真腔，速度较低。部分患者可有多个破口处的血流沟通。当伴有主动脉瓣关闭不全时，可探及主动脉瓣反流（图 5-1-3）。

【鉴别诊断】

1. 与动脉管腔内的多重反射伪像相鉴别　经食管超声心动图诊断主动脉夹层一般不难，但经胸超声检查时，常由于患者的透声条件不好，增宽的主动脉形成伪像，需多切面仔细观察。

2. 与假性动脉瘤相鉴别　假性动脉瘤是动脉管壁破裂形成的，表现为动脉管壁不连续，形成扩张的有搏动的无回声囊腔、瘤内呈弱回声的附壁血栓。CDFI 可显示进出瘤颈的往复血流、瘤腔内的涡流及血栓内的缝隙样血流。

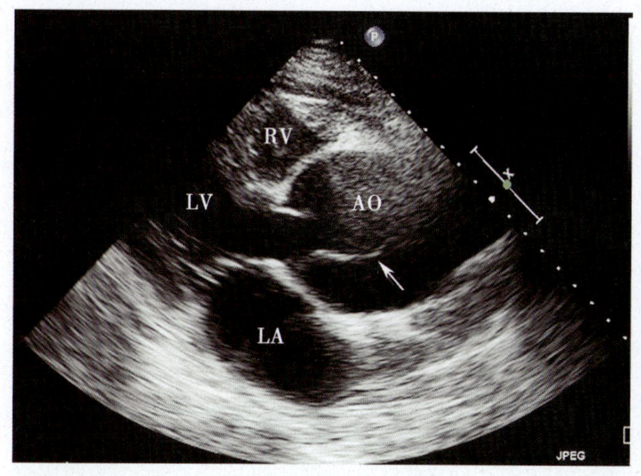

LA—左心房；AO—主动脉；RV—右心室；LV—左心室。

图 5-1-2　左心室长轴二维切面

主动脉根部扩张，剥脱的内膜呈飘带状回声（箭头所示）。

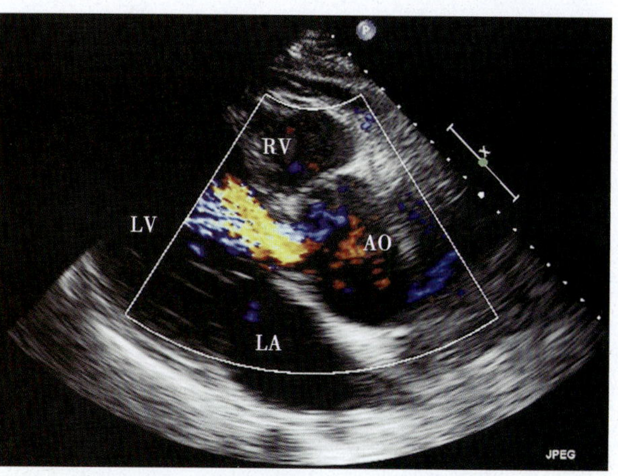

LA—左心房；AO—主动脉；RV—右心室；LV—左心室。

图 5-1-3　主动脉瓣口血流

主动脉瓣关闭不全，CDFI 探及主动脉瓣反流

病例分析

【临床资料】

患者，男，35 岁。以“胸痛 1 周”为主诉来诊。患者于 1 周前无明显诱因出现胸骨后及后背部疼痛，发病时剧烈，伴大汗，1h 后疼痛减轻，可忍受，无其他不适。查体：身高 1.83m，体重 70kg，手指细长，视力正常。行超声心动图检查，结果见图 5-1-4。

【超声检查资料】

（1）升主动脉瘤样扩张，最大径约 106mm，壁较薄（图 5-1-4A），其内可见动脉内膜剥脱，形成真、假两腔（图 5-1-4B～D），假腔内可见广泛附壁血栓，厚约 16mm。至主动脉弓起始部内径变小，约 37mm。动脉内膜剥脱范围较广泛，向上至双侧颈总动脉，向下至降主动脉全程，沿途真假腔之间见多发交通（图 5-1-4E～F，箭头所示为破口）。

（2）主动脉瓣表面光滑，开放不充分，关闭时形成对合间隙，CDFI 显示主动脉瓣重度反流。

（3）左心增大，左心室壁向心运动减弱，左心室泵血功能降低。

（4）心包腔内可见弥漫少量无回声区，宽约 3mm。

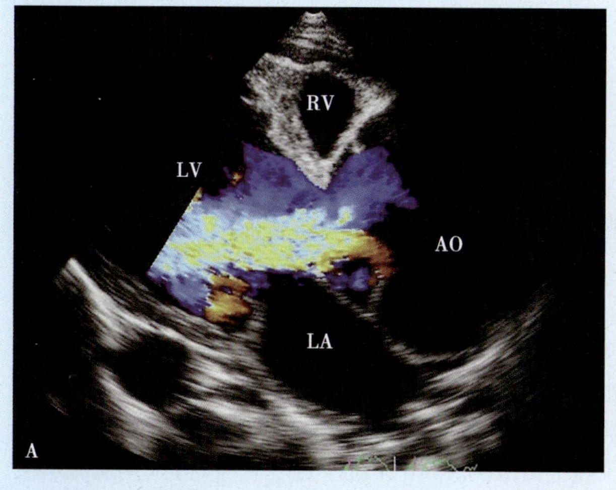

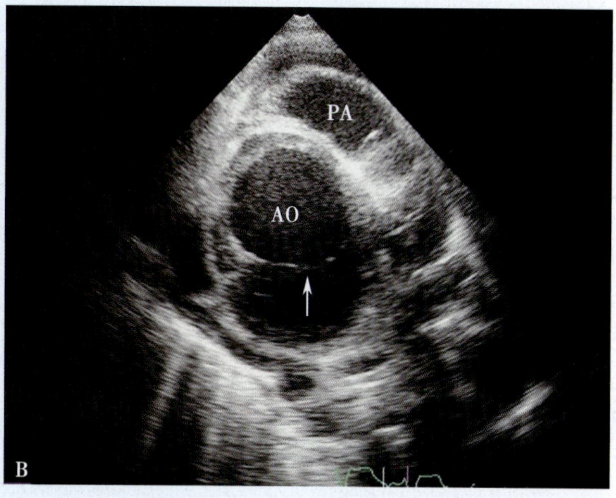

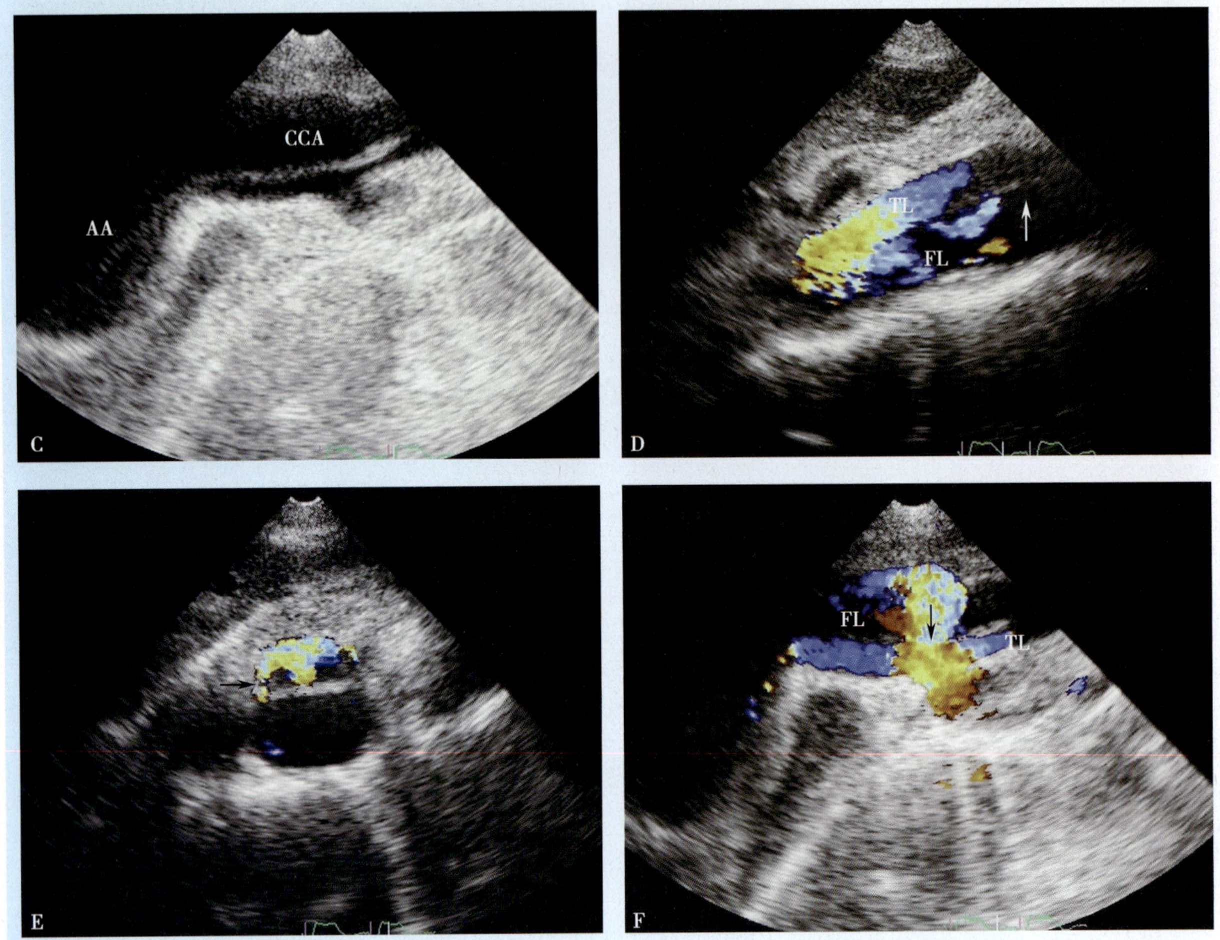

RA—右心房；LA—左心房；AO—主动脉；RV—右心室；LV—左心室；AA—主动脉弓；FL—假腔；TL—真腔；CCA—颈总动脉；PA—肺动脉。

图 5-1-4　超声心动图图像

A. 左心室长轴彩色血流图像；B. 升主动脉横切二维图像（箭头所示为升主动脉内剥脱的内膜）；C. 颈动脉纵切二维图像（颈动脉内可见剥脱的内膜漂浮）；D. 腹主动脉纵切彩色血流图（箭头所示为腹主动脉内剥脱的内膜）；E. 腹主动脉横切彩色血流图（箭头所示为真腔内血流经破口进入假腔）；F. 颈动脉纵切彩色血流图（箭头所示为真腔内血流经破口进入假腔）。

【提问与思考】

1. 看图描述超声心动图表现。
2. 本病的主要诊断依据有哪些，如何进行分型？
3. 为了明确诊断，下一步应做哪些检查？

【诊断思路分析】

本例患者因胸痛来诊，剧烈而持续样前胸和后背疼痛是急性主动脉夹层的最主要症状，伴瘤体破裂者可导致休克和猝死，是最凶险的急诊疾病之一，而慢性主动脉夹层的患者疼痛可能不明显或不剧烈，一小部分患者可表现为游走性疼痛，多数患者伴有长期高血压病史，伴有局部压迫时可出现咳嗽和吞咽困难等症状。

内膜剥脱和撕裂发生的部位可发生于主动脉各部，相对而言，升主动脉更易受累，其次是主动脉弓及降主动脉。大多数主动脉夹层发生于主动脉瓣上 5cm 处的升主动脉和发出左锁骨下动脉处的降主动脉起始部。本例患者动脉内膜剥脱范围较广泛，向上至双侧颈总动脉，向下至降主动脉全程，为 DeBakey Ⅰ型。

剥脱的内膜将动脉腔分为真腔和假腔，收缩期血流经破口从真腔进入假腔，速度较高，舒张期血流从假腔进入真腔，速度较低，本例患者可有多个破口处的血流沟通，并可见假腔内血栓形成。真腔与假腔的鉴别要点见表 5-1-1。

表 5-1-1　夹层动脉瘤真腔与假腔的鉴别要点

鉴别点	真腔	假腔
形态	内径常小于假腔，形态相对较规则，常呈环形或椭圆形	内径常大于真腔
搏动时相	收缩期扩张	收缩期压缩
血流方向	收缩期正向血流	舒张期逆向血流或无血流信号
位置	常位于主动脉内圈	常位于主动脉外圈
血流速度	多数正常	常减慢
附壁血栓	少见	常见

根据夹层发生的部位和范围，选择能够探测到主动脉结构的相关切面，如胸骨旁左心室长轴切面、主动脉根部短轴切面，胸骨上窝主动脉弓长轴和短轴切面等。当经胸切面不清楚时，可选择经食管超声心动图的主动脉长、短轴切面。主动脉 CTA 断层扫描可观察到夹层隔膜将主动脉分割为真假两腔，重建图像可提供主动脉全程的二维和三维图像，结合超声心动图对心室腔有无增大，室壁运动情况及有无心包积液等心内并发症的观察，可以更全面评估主动脉夹层及其并发症，以便于临床手术时机及手术方式的选择。

【最终诊断】

主动脉夹层（DeBakey Ⅰ型）；假腔内附壁血栓形成；主动脉瓣反流（重度）；心包积液（少量）。

第二节　主动脉缩窄

主动脉缩窄是指主动脉局限狭窄或较长段管样缩窄，造成血流量减少。主动脉缩窄最常发生在动脉导管或动脉韧带区域的主动脉。根据主动脉缩窄发生的部位不同可分为导管前型及导管后型：导管前型较少见，缩窄位于动脉导管或动脉韧带之前，缩窄范围一般较广泛，常合并其他心血管畸形。导管后型缩窄部位位于动脉导管或动脉韧带之后，缩窄范围一般较局限，很少合并心内畸形。

【诊断要点】

1. 主动脉缩窄表现为主动脉管径减小或动脉内隔膜。主动脉管径减小，如在峡部，其外径≤升主动脉末端外径的 50%；如在左颈总与左锁骨下动脉之间，其外径≤升主动脉末端外径的 60%；如在头臂动脉与左颈总动脉之间，其外径≤升主动脉末端外径的 70%。重要观察切面为胸骨上窝主动脉弓长轴，显示主动脉弓或降主动脉管径变细，管壁增厚，回声增强或存在隔膜结构（图 5-2-1）。

2. 通过缩窄处血流速度加快，应用 CDFI 观察可见缩窄处血流会聚，缩窄后可见五彩镶嵌喷射性血流（图 5-2-2）。

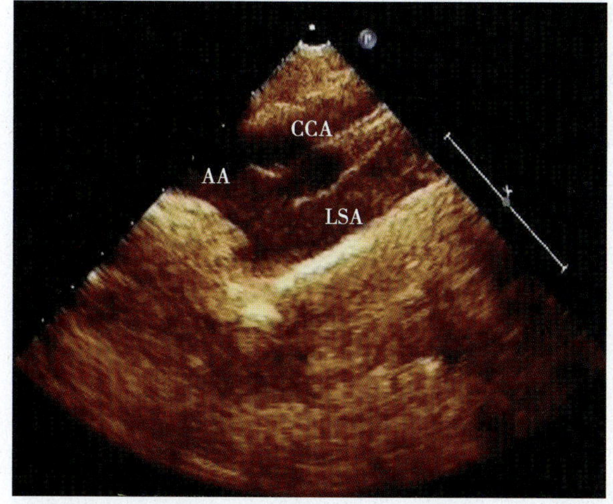

AA—主动脉弓；CCA—颈总动脉；LSA—左锁骨下动脉。

图 5-2-1　胸骨上窝主动脉弓长轴切面

箭头所示为主动脉弓峡部缩窄处管径变细，管壁增厚，回声增强。

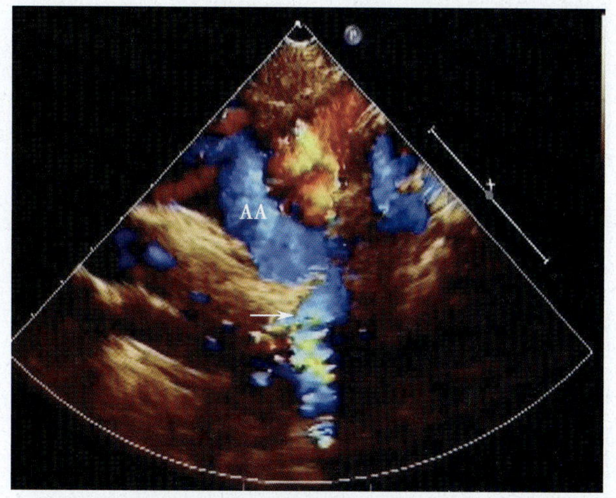

AA—主动脉弓

图 5-2-2　CDFI 显示缩窄后可见五彩镶嵌喷射性血流

3. 缩窄前动脉搏动性增强，频谱阻力升高。缩窄处连续多普勒可探及收缩期高速湍流（图 5-2-3）。缩窄后动脉搏动性减弱，频谱阻力减低。

4. 左心室壁代偿性肥厚，运动增强。合并心力衰竭时，左心室增大，左心室壁运动减弱。

5. 主动脉缩窄可为孤立畸形，但多合并其他畸形，常见为室间隔缺损，主动脉瓣二叶畸形等。

【鉴别诊断】

约 90% 的儿童主动脉缩窄应用经胸超声心动图可明确诊断。成人胸骨上窝主动脉弓长轴切面显示欠佳或缩窄部位位于降主动脉远心段时，主动脉缩窄确诊率较低。经食管超声心动图可清晰地显示缩窄的部位或动脉内的隔膜结构。

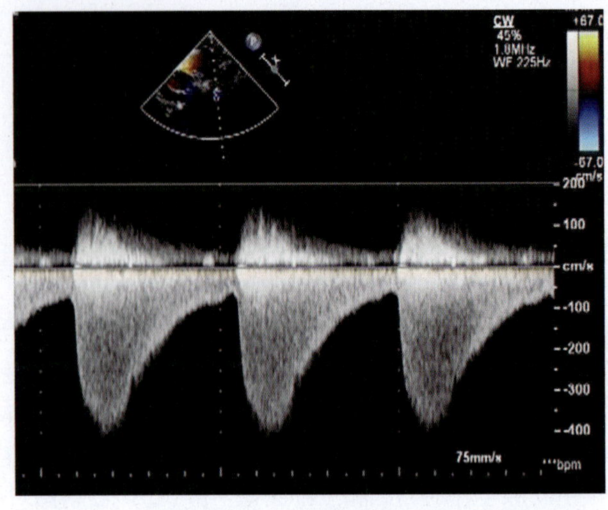

图 5-2-3　连续多普勒显示缩窄部位收缩期高速湍流

病例分析

【临床资料】

患者，女，16 岁。主诉：心率快、气喘半年。现病史：近半年来出现心搏加快，气喘，活动后加重，伴咳嗽，头晕。查体：口唇无发绀，颈静脉无怒张，胸廓无畸形。听诊心音弱，心律齐，胸骨左缘 3～4 肋间可闻及Ⅲ～Ⅳ级收缩期杂音。超声心动图表现见图 5-2-4。

【超声检查资料】

1. 左心增大，左心室呈球形扩张，左心室壁相对变薄，向心运动普遍减弱，左心室泵血功能减低（图 5-2-4A～B）。

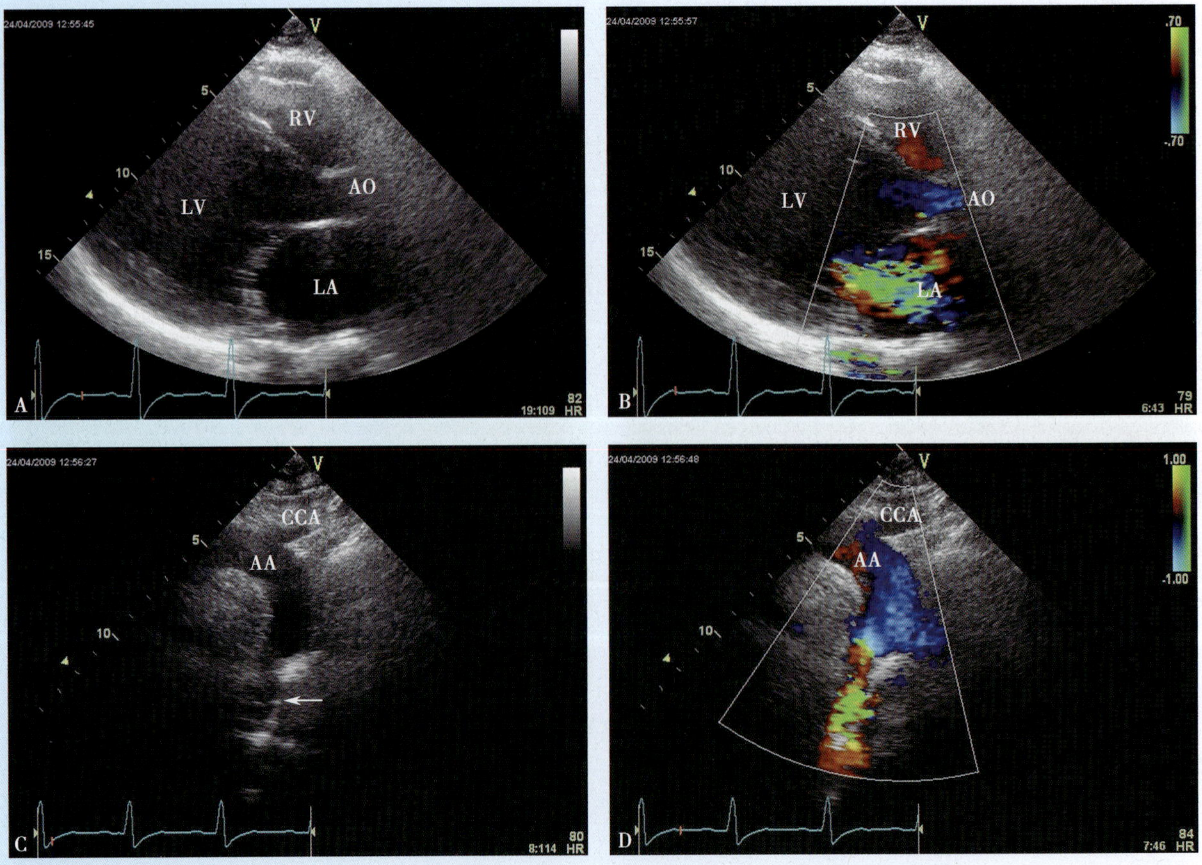

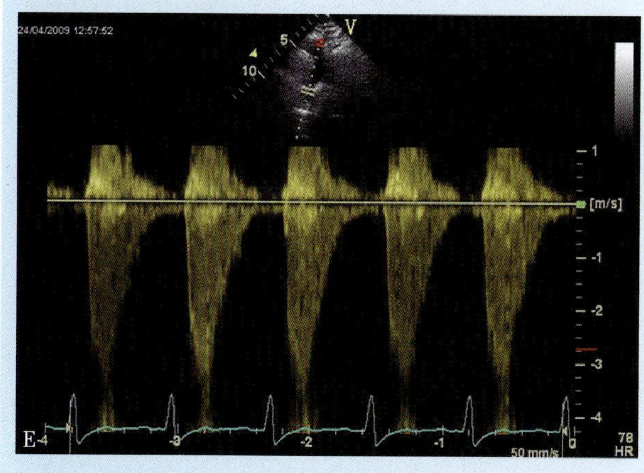

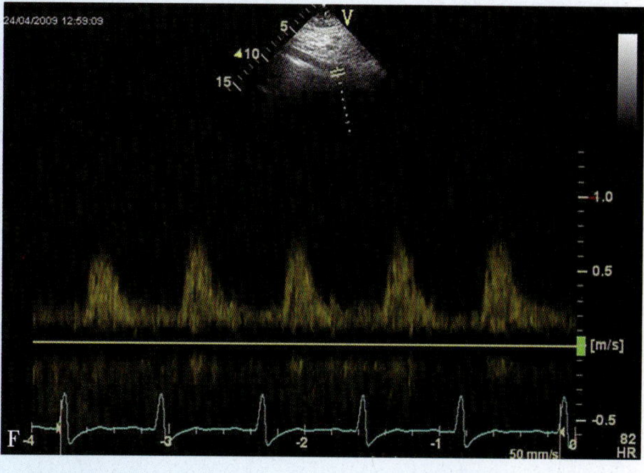

LA—左心房；AO—主动脉；RV—右心室；LV—左心室；AA—主动脉弓；CCA—颈总动脉。

图 5-2-4 超声心动图图像

A. 左心室长轴切面二维图像；B. 左心室长轴切面 CDFI 图像；C. 主动脉弓二维图像（箭头示主动脉弓峡部管径减小，管壁回声增强）；D. 主动脉弓 CDFI 图像（CDFI 示主动脉弓峡部五彩镶嵌血流）；E. 降主动脉连续多普勒频谱（CW 测得主动脉弓峡部高速血流）；F. 腹主动脉脉冲多普勒频谱（腹主动脉内呈单向低阻血流频谱）。

2. 主动脉弓降部管径变窄，管壁增厚，回声增强（图 5-2-4C），CDFI 显示狭窄处血流束变细呈五彩镶嵌（图 5-2-4D），缩窄前为低速层流频谱，将取样点移至缩窄处，血流速度骤然增快，流速峰值为 3.8m/s，压差 58mmHg（图 5-2-4E）。狭窄近端升主动脉、主动脉弓、主动脉分支略增宽，搏动增强。缩窄后降主动脉内血流速度减低，呈单向低阻血流频谱（图 5-2-4F）。

3. 二尖瓣弥漫性增厚，回声增强，弹性减低，开放不充分，关闭时探及中度反流。

4. 三尖瓣关闭时探及微量反流，反流峰速 3.4m/s，间接估测肺动脉收缩压为 56mmHg。余瓣膜形态、回声、启闭活动及血流信号未见异常。

【提问与思考】

1. 描述超声心动图表现。

2. 本病的间接征象有哪些？

【诊断思路分析】

患者为年轻女性，出现心率快、气喘，活动后加重，听诊在胸骨左缘 3～4 肋间可闻及Ⅲ～Ⅳ级收缩期杂音，应考虑到先天性心脏病，检查时应仔细查找病变部位。

主动脉缩窄引起左心室后负荷增加，左心室壁代偿性肥厚，合并心力衰竭时左心室增大，左心室壁运动减弱。狭窄近端动脉压力升高，血管扩张，上肢及头颈部血供增多，血压升高。缩窄远端动脉压力减低，血供减少，血压下降。所以下肢血压明显低于上肢应考虑到本病。

本患者主动脉弓降部管径变窄，管壁增厚，回声增强，CDFI 显示狭窄处血流束变细呈五彩镶嵌，缩窄前为低速层流频谱，将取样点移至缩窄处，血流速度骤然增快，流速峰值为 3.8m/s，压差 58mmHg。狭窄近端升主动脉、主动脉弓、主动脉分支略增宽，搏动增强。缩窄后降主动脉内血流速度减低，呈单向低阻血流频谱。左心增大，左心室呈球形扩张，左心室壁相对变薄，向心运动普遍减弱，左心室泵血功能降低。所以诊断为主动脉缩窄合并心力衰竭。

【最终诊断】

先天性心脏病；主动脉缩窄伴降主动脉远端供血不足；左心室显著球形扩大伴运动减弱；二尖瓣病变伴中度反流。

（任卫东）

主动脉疾病 习题

推荐阅读资料

[1] 任卫东，张玉奇，舒先红．心血管畸形胚胎学基础与超声诊断学．北京：人民卫生出版社，2015.

[2] 任卫东，张立敏．心脏超声诊断图谱．2 版．沈阳：辽宁科学技术出版社，2018.

[3] ALLEN H D，DRISOLL D J，SHADDY R E，et al. Moss and Adams' heart disease in infants，children，and adolescents including the fetus and young adult. 8th ed. Philadelphia，PA：Lippincott Williams & Wilkins，2013.

[4] 任卫东，常才．超声诊断学．3 版．北京：人民卫生出版社，2013.

第六章　心　肌　病

1995 年 WHO/ 国际心脏联合工作组（ISFC）对心肌病的定义，为伴有心功能障碍的心肌病变，分为扩张型、肥厚型、限制型和致心律失常性右心室心肌病四型。由于心肌病分子遗传学领域取得了突破性进展，一些心肌病的病因已经明确，并发现了新的心肌病类型。2006 年美国心脏病协会（AHA）对心肌病进行了新的定义和分类：心肌病是一组临床表现为多种多样的心肌疾病，具有结构异常和 / 或电异常，由各种原因，通常是遗传原因造成，常表现为心室异常肥厚或扩张，但也可以正常。此分类仍然沿用了原发性和继发性的分类。原发性心肌病分为三种类型（遗传性、获得性和混合性），将心肌病分为家族性 / 遗传性和非家族性 / 非遗传性心肌病。因此，心肌病的概念中纳入了一大类遗传性心肌病，不仅包括了先前发现的有明显形态学异常的心肌病，还包括了新近发现的表现为原发性心律失常，而无结构改变的疾病；摒弃了未分类型心肌病。2007 年 1 月《中华心血管病杂志》发表的《心肌病诊断与治疗建议》仍建议我国临床医师采用 1995 年标准。本章重点讲述扩张型心肌病、肥厚型心肌病、致心律失常性右心室心肌病和左心室心肌致密化不全等临床常见的心肌病。

第一节　扩张型心肌病

扩张型心肌病（dilated cardiomyopathy，DCM）是一种病因不清、发病机制尚待阐明、原发于心肌的疾病。以心肌广泛变性坏死、心肌收缩力减弱、心脏扩大，心力衰竭为主要病变。

【诊断要点】

1. 二维超声　①四个心腔均明显增大，以左心室、左心房为著（图 6-1-1）；②左心室壁相对变薄，室壁弥漫性运动减弱。

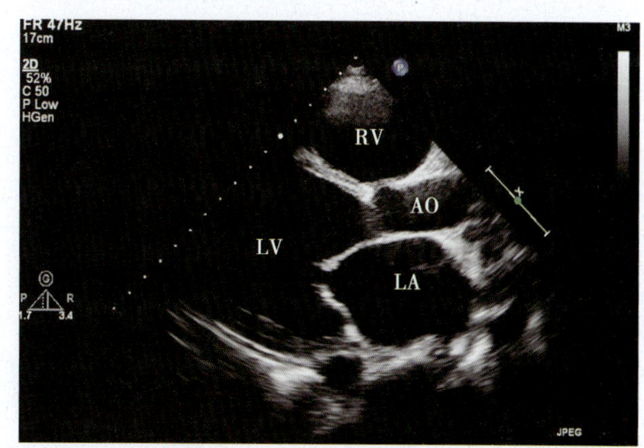

LA—左心房；LV—左心室；RV—右心室；AO—主动脉。

图 6-1-1　左心室长轴切面二维超声图像

四个心腔均明显扩大，以左心室、左心房扩大为著。

2. M 型超声　①二尖瓣波群见左心室明显增大，二尖瓣前后叶开放幅度变小，呈“钻石样”改变，形成“大心腔，小开口”；②E 峰至室间隔距离（E-point septal separa-tion，EPSS）明显增大，一般>10mm（图 6-1-2）；③左心室壁运动幅度弥漫性减低；④左心室收缩功能减低。

3. 彩色多普勒血流显像（color Doppler flow imaging，CDFI）　①各瓣口血流色彩暗淡；②合并多瓣口反流，二尖瓣、三尖瓣最常见（图 6-1-3）。

4. 频谱多普勒　各瓣口血流速度降低。左心室舒张功能减低：①轻度减低，A 峰增高、E 峰减低，E/A<1.0；②中度减低，呈现“假性正常化”，二尖瓣 E 峰正常或稍增高，A 峰减低，E/A>1.0，鉴别详见组织多普勒；③重度减低，呈“限制性”充盈，E 峰呈高耸的尖峰波，A 峰极低或消失，E/A 1.5～2.0（图 6-1-4）。

5. 组织多普勒（Doppler tissue imaging，DTI）　室间隔及左心室侧壁瓣环水平呈 Am>Em，且运动幅度减低（图 6-1-5）。DTI 还可以帮助鉴别“假性正常化”，表现为 Am>Em。

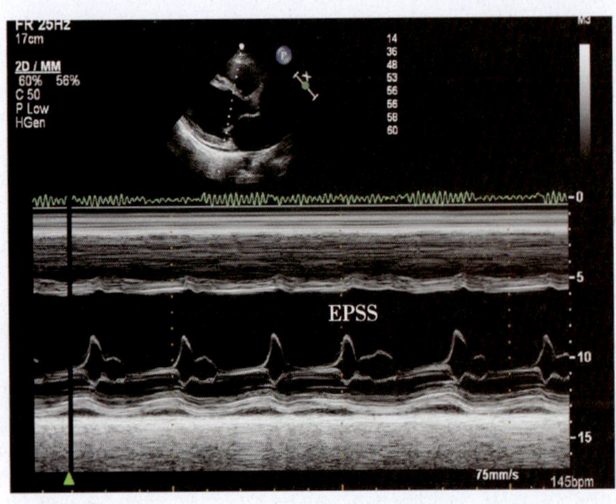

图 6-1-2 二尖瓣口水平 M 型超声图像

EPSS：E 峰至室间隔距离

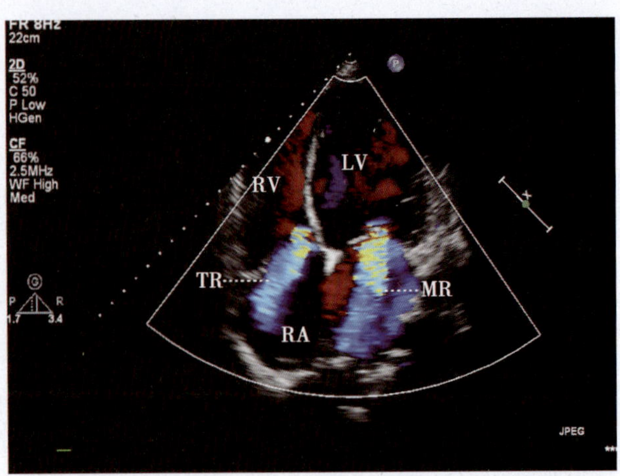

LA—左心房；LV—左心室；RA—右心房；RV—右心室；MR—二尖瓣反流；TR—三尖瓣反流。

图 6-1-3 心尖四腔心切面彩色多普勒血流显像

心尖四腔心切面见二尖瓣及三尖瓣中度反流。

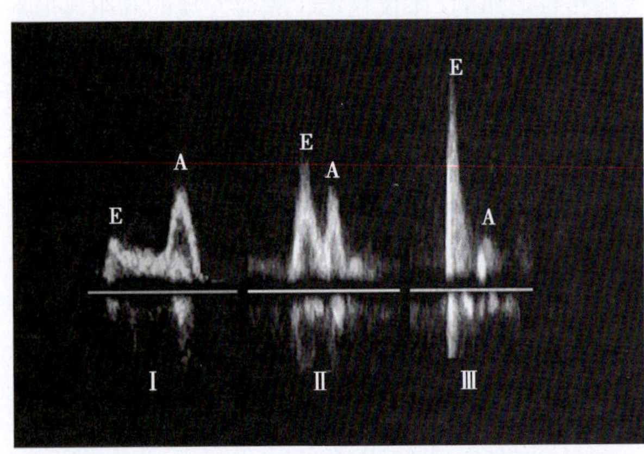

图 6-1-4 二尖瓣口血流频谱多普勒超声图像

E：二尖瓣舒张早期血流频谱；A：二尖瓣舒张晚期血流频谱。

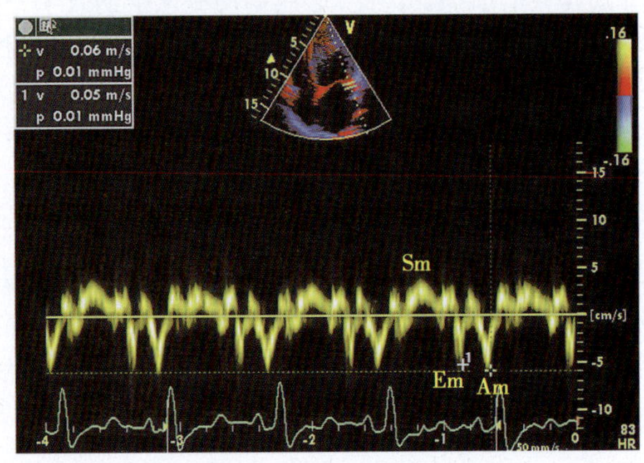

图 6-1-5 组织多普勒超声图像

【鉴别诊断】

扩张型心肌病需与缺血性心肌病、围生期心肌病、酒精性心肌病鉴别（表 6-1-1）。

表 6-1-1 扩张型心肌病与缺血性心肌病、围生期心肌病、酒精性心肌病的鉴别诊断

鉴别点	扩张型心肌病	缺血性心肌病	围生期心肌病	酒精性心肌病
病史	无明确病史	有明确的心绞痛和 / 或心肌梗死病史	发病局限于妊娠最后 3 个月或产后 6 个月内	有长期大量饮酒史，摄取酒精 >90g/d，>5 年
心腔形态	全心扩大，以左心为著，左心室球形扩张	心腔局限性或弥漫性扩大，有时可形成局限性外膨	全心扩大，一般以左心室为著，其他心腔变化较轻	全心扩大，一般以左心室为著，其他心腔变化较轻
室壁厚度	心肌相对变薄（实际正常或稍厚）	心肌厚薄不均，病变部分变薄	心肌相对变薄	心肌相对变薄
室壁运动	向心运动协调，弥漫性运动减低	不协调，节段性运动减低	向心运动协调，弥漫性运动减低	向心运动协调，弥漫性运动减低
室壁回声	回声均匀正常或偏低	回声不均匀，可增强或减低	回声均匀正常或偏低	回声均匀正常或偏低
瓣口反流	各瓣口均可有反流，发生率高，程度较重	多见于二尖瓣，反流程度较轻，多瓣口反流较少见	合并二尖瓣、三尖瓣反流	合并二尖瓣、三尖瓣反流
治疗效果	治疗后效果不显著	治疗后心室腔大小和心功能可一定程度恢复	治疗后心功能会有明显改善，心腔变小	禁酒，配合内科治疗，多数心功能明显改善，心腔恢复正常

【病例分析】

【临床资料】

患者，男，51岁。心悸、乏力、胸部不适3年余，进行性加重，近期出现活动气短，呼吸困难等症状。查体：心界增大，肝大，双下肢水肿；心脏听诊闻及第三及第四心音，偶发心律不齐。血压正常。X线检查：心影明显扩大，肺淤血。

【超声检查资料】

①全心扩大，以左心房、左心室为著，左心室心尖部可见低回声团块附着（图6-1-6），二尖瓣开放相对小，左心室呈"大心腔，小瓣口"，EPSS增大为2.94cm（图6-1-7）；②室壁运动弥漫性减弱，左心室射血分数34.0%（图6-1-8）；③二尖瓣口E峰明显大于A峰，呈限制性充盈状态（图6-1-9），二尖瓣、三尖瓣中度反流（图6-1-10）。

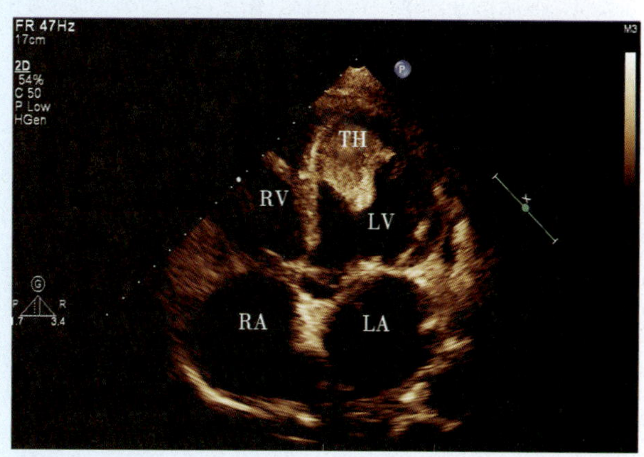

LA—左心房；LV—左心室；RA—右心房；RV—右心室；TH—血栓。

图6-1-6　心尖四腔心切面二维超声图像

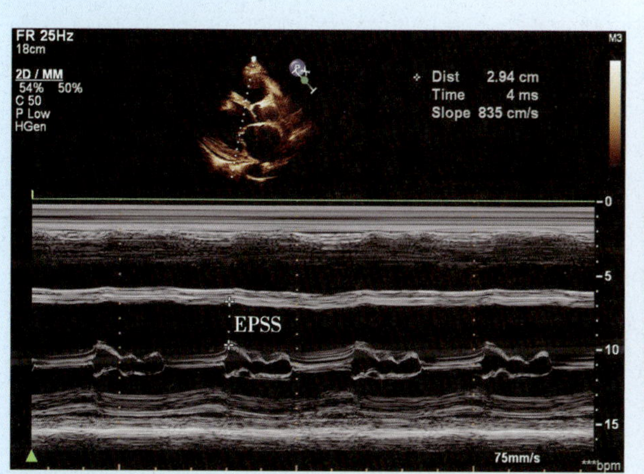

EPSS—E峰至室间隔距离

图6-1-7　二尖瓣口水平M型超声图像

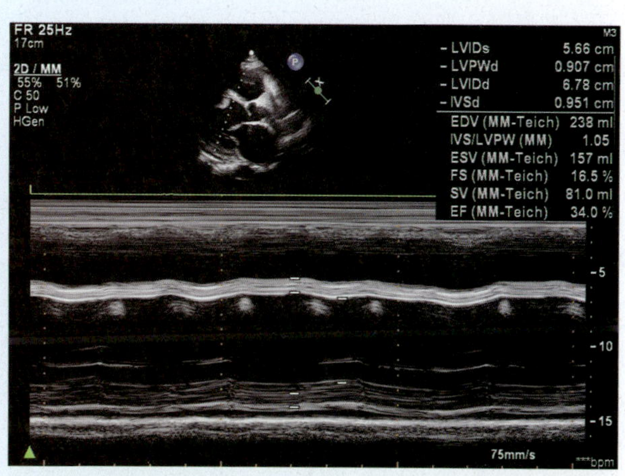

图6-1-8　心室水平M型超声图像

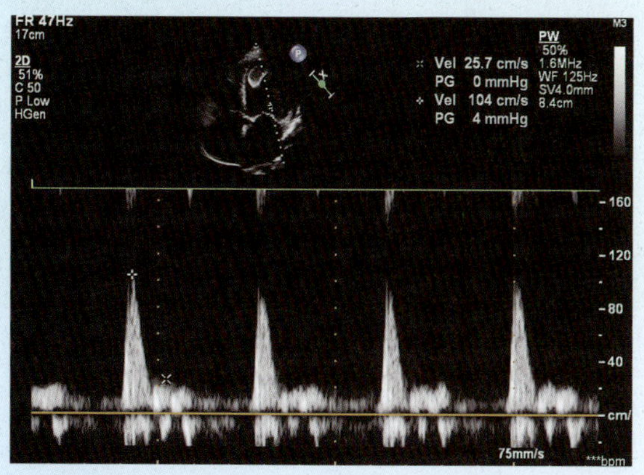

图6-1-9　二尖瓣口频谱多普勒超声图像

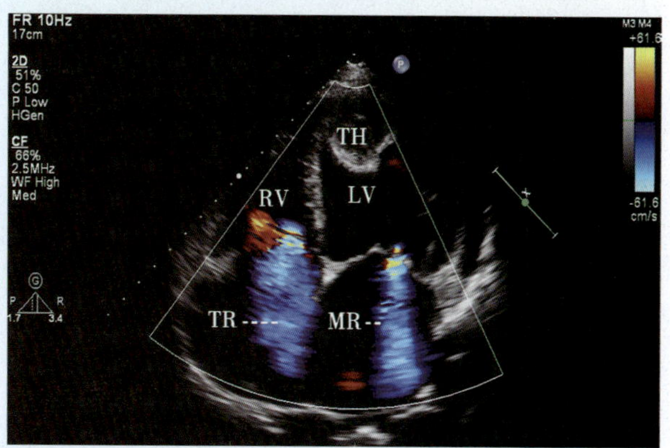

LV—左心室；RV—右心室；TH—血栓；MR—二尖瓣反流；TR—三尖瓣反流。

图6-1-10　心尖四腔切面彩色多普勒血流图

【提问与思考】

1. 结合上述图像描述声像图表现。

2. 书写本例超声诊断提示。

3. 本病的主要诊断依据有哪些？应与哪些疾病相鉴别？

【诊断思路分析】

本例患者超声心动图示：全心扩大，以左心为著，二尖瓣开放相对小，EPSS 增大；室壁运动弥漫性减弱，左心室双期功能减低；二尖瓣、三尖瓣中度反流。

本例患者具有以下特点：①无明确的心绞痛和 / 或心肌梗死病史，无大量饮酒史；②3 年前无明显诱因心悸、乏力、胸部不适，进行性加重，近期出现活动气短，呼吸困难，伴双下肢水肿；③查体：心界增大，肝大，双下肢水肿，心脏听诊闻及第三及第四心音。血压正常；④辅助检查：X 线检查示心影明显扩大，肺淤血。超声心动图提示扩张型心肌病，左心室双期功能减低。

扩张型心肌病左心室血栓形成超声影像（视频）

根据患者临床表现及病史，应与缺血性心肌病相鉴别，该患者行冠脉造影检查未见明显冠状动脉狭窄。后行心肌活检明确诊断为扩张型心肌病。

【确诊结果】

扩张型心肌病。

第二节 肥厚型心肌病

肥厚型心肌病（hypertrophic cardiomyopathy，HCM）特点为左心室壁非对称性肥厚，以室间隔肥厚最为多见。家族性者为常染色体显性遗传。常发生心律失常及猝死。根据左心室流出道有无梗阻，又分为梗阻性和非梗阻性两种。

一、肥厚型梗阻性心肌病

【诊断要点】

1. 二维超声 ①左心室壁非对称性增厚，室间隔明显增厚，呈纺锤状或团块状，突向左心室流出道，左心室后壁正常或轻度增厚，两者之比大于 1.5∶1；②肥厚的心肌回声增强、不均匀，呈斑点状，“毛玻璃样”改变（图 6-2-1）；③左心室短轴乳头肌切面见：乳头肌位置前移（图 6-2-2）。

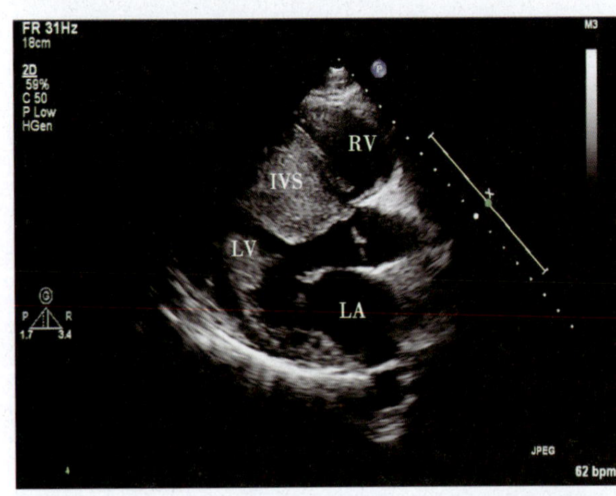

LA—左心房；LV—左心室；RV—右心室；IVS—室间隔。

图 6-2-1 左心室长轴切面二维超声图像

左心房增大，室间隔明显增厚，回声不均匀，呈“毛玻璃样”。

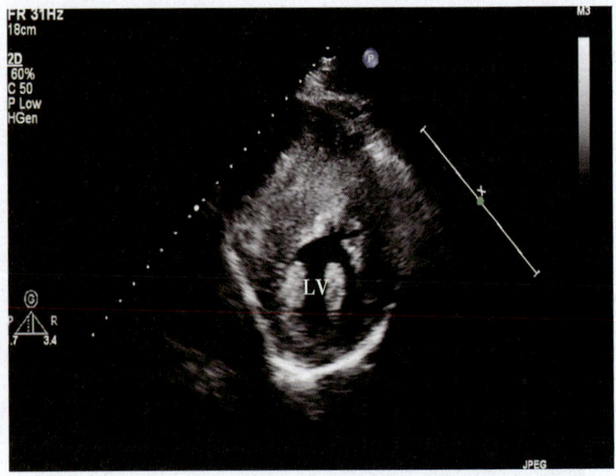

LV—左心室

图 6-2-2 左心室短轴切面二维超声图像

乳头肌位置前移。

2. M 型超声心动图 ①二尖瓣 C-D 段呈多层弓背样隆起，称为收缩期前向运动（SAM 现象）（图 6-2-3）；②二尖瓣前叶舒张期开放时 E 峰常与室间隔相撞；③主动脉瓣收缩中期提前关闭，出现收缩期半关闭切迹，右冠瓣呈“M”形，无冠瓣呈“W”形（图 6-2-4）。

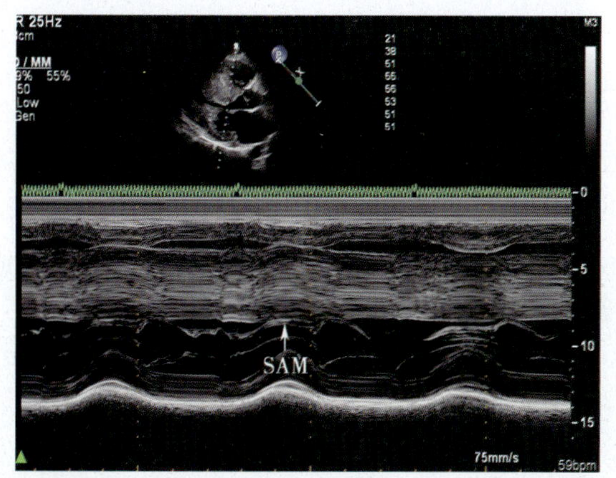

图 6-2-3　二尖瓣波群 M 型超声图像

左心室流出道梗阻时二尖瓣 C-D 段收缩期前向运动，呈 SAM 现象。

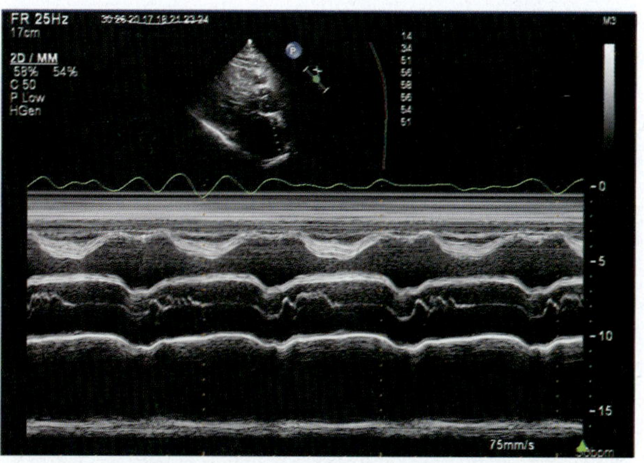

图 6-2-4　心底波群 M 型超声图像

主动脉瓣收缩中期提前关闭，右冠瓣呈“M”形，无冠瓣呈“W”形。

3. CDFI　左心室流出道内收缩早期充满五色镶嵌细窄血流束。常合并不同程度的二尖瓣反流（图 6-2-5）。

4. 频谱多普勒　左心室流出道频谱为负向高速充填状射流，大于 2.5m/s，压差>30mmHg，形态呈“匕首”样（图 6-2-6）；二尖瓣频谱 A 峰 >E 峰（图 6-2-7）。

5. TDI　肥厚心肌及瓣环水平 Am>Em（图 6-2-8）。

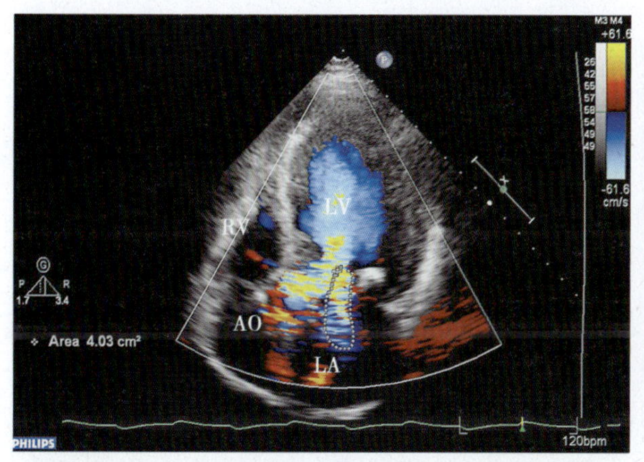

RV—右心室；LV—左心室；LA—左心房；AO—主动脉。

图 6-2-5　心尖五腔切面彩色血流图

收缩早期流出道内见五色镶嵌细窄血流束，合并二尖瓣轻度反流。

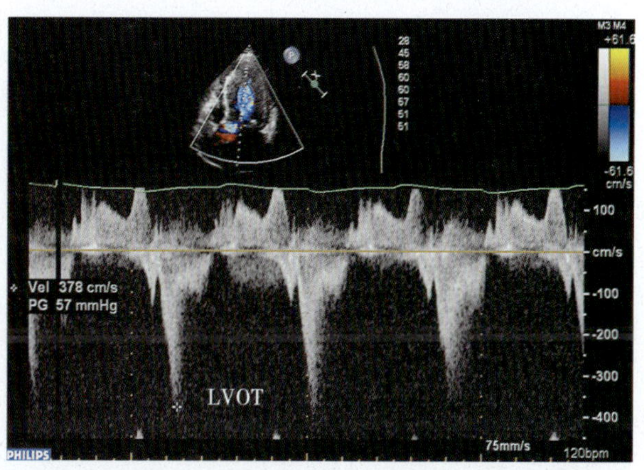

LVOT—左心室流出道

图 6-2-6　左心室流出道频谱多普勒超声图像

左心室流出道频谱为负向高速充填状射流。

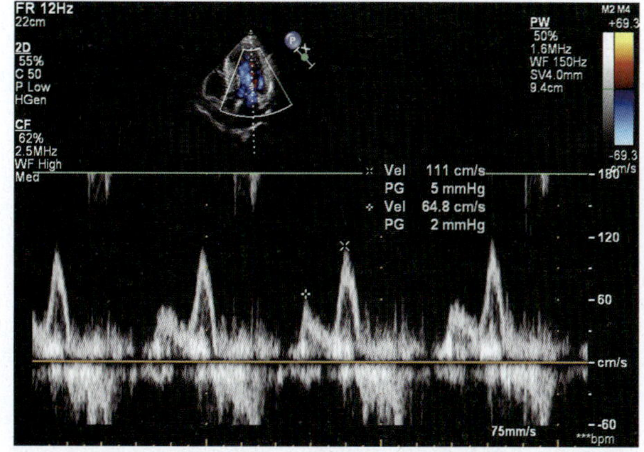

图 6-2-7　二尖瓣口频谱多普勒超声图像

二尖瓣口血流频谱 E 峰 <A 峰。

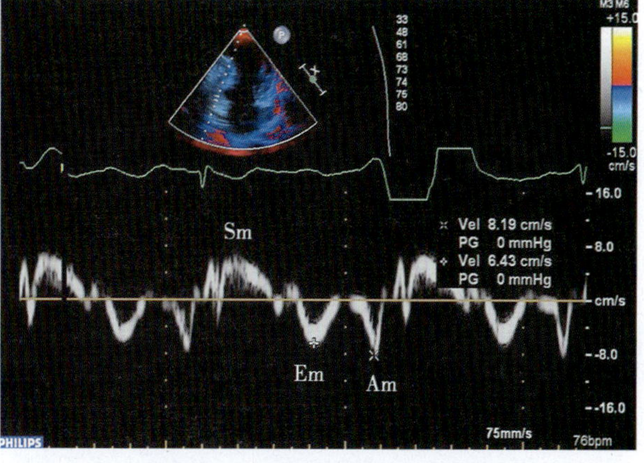

图 6-2-8　组织多普勒超声图像

肥厚心肌瓣环水平 Am>Em。

二、肥厚型非梗阻性心肌病

【诊断要点】

1. 二维超声 ①左心室壁对称性或非对称性增厚；②左心室流出道不狭窄；③肥厚的心肌回声增强，不均匀；④其他壁段肥厚者可在相应切面显示肥厚部位，如心尖部、侧壁、后壁（图 6-2-9，图 6-2-10）。

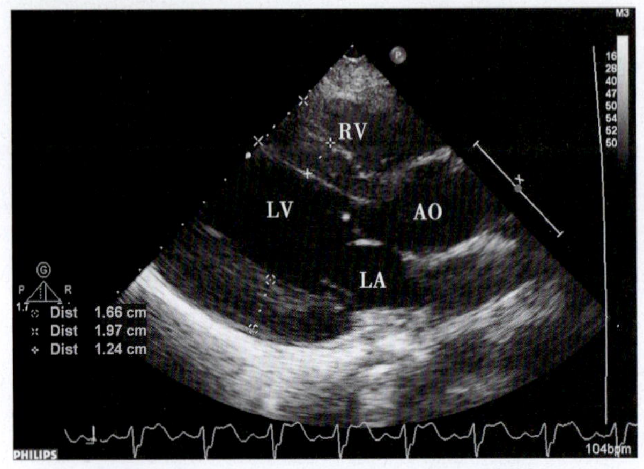

图 6-2-9 左心室长轴切面二维超声图像

室间隔和左心室后壁心肌增厚。

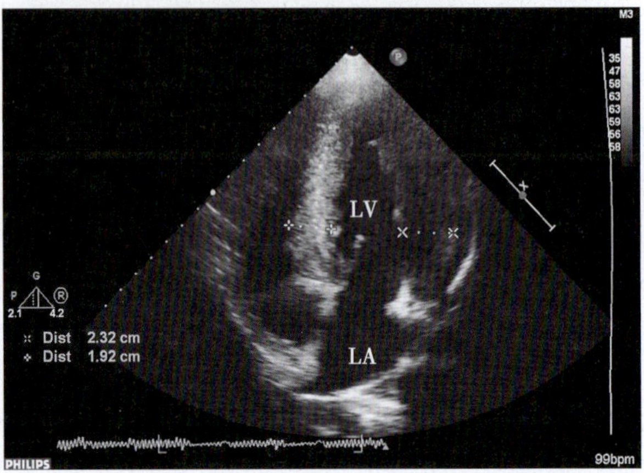

图 6-2-10 心尖四腔心切面二维超声图像

室间隔和左心室侧壁心肌均增厚，以侧壁为著。

2. M 型超声 无 SAM 现象（图 6-2-11）；未见主动脉瓣提前关闭现象。

3. CDFI 左心室流出道收缩期充满蓝色血流（图 6-2-12），可合并二尖瓣轻度反流。

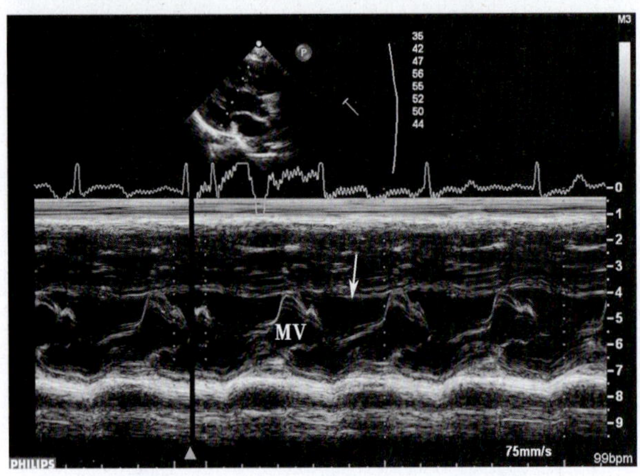

图 6-2-11 二尖瓣波群 M 型超声图像

二尖瓣 C-D 段收缩期未见“SAM”现象。

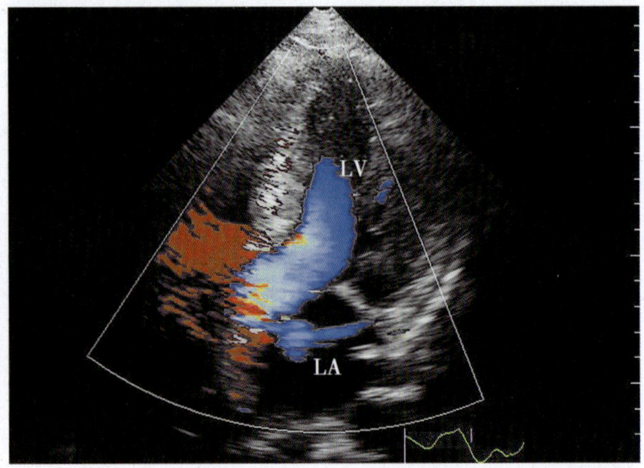

LV—左心室；LA—左心房。

图 6-2-12 心尖五腔切面彩色血流图

4. 频谱多普勒 二尖瓣频谱 A 峰 >E 峰；左心室流出道频谱流速正常（图 6-2-13）。

5. TDI 肥厚心肌 Am>Em。

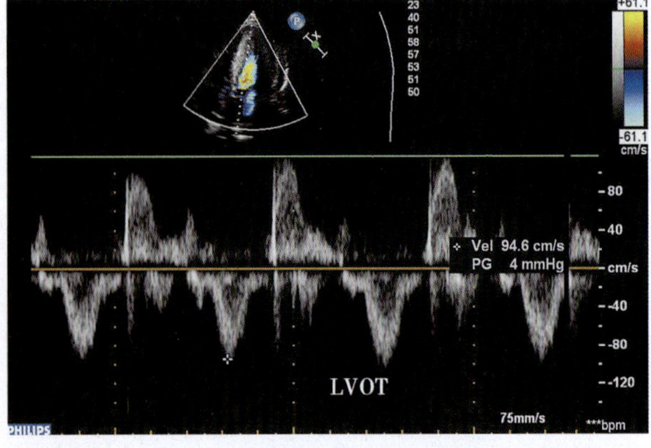

图 6-2-13 频谱多普勒超声图像

【鉴别诊断】

需与高血压性心脏病、主动脉瓣及主动脉狭窄性病变、甲状腺功能减退性心肌病和尿毒症性心肌病相鉴别。

1. 高血压性心脏病 首先有高血压病史。主要超声表现为：①室间隔与左心室后壁增厚，一般为向心性对称性，也偶有轻度非对称性，但室间隔厚度 / 左心室后壁厚度 <1.3；②增厚的心肌内部回

声均匀；③早期左心室壁振幅增高，晚期时呈离心性肥厚，振幅减低；④左心房内径增大，左心室内径多正常，而肥厚型心肌病左心室内径可减小；⑤M 型二尖瓣 EF 斜率可减慢，但无 SAM 现象及主动脉瓣收缩中期提前关闭现象。

2. 主动脉瓣及主动脉狭窄性疾病　包括主动脉瓣先天性狭窄（包括主动脉瓣二瓣化），老年性及风湿性狭窄，主动脉瓣下狭窄，主动脉瓣上狭窄，主动脉缩窄。

主要超声表现为：①室间隔及左心室后壁向心性对称性增厚，内部回声均匀；②主动脉瓣明显增厚、反光强、开放受限，严重者钙化，或于主动脉瓣上、瓣下可见膜性狭窄或局限性主动脉缩窄，而肥厚型心肌病患者无上述病变，这是最主要的鉴别点。

3. 甲状腺功能减退性心肌病和尿毒症性心肌病　这些引起左心室肥厚的心肌病变多有明确的相关疾病病史，而且均为左心室壁均匀一致性的对称性肥厚，常合并不同程度的心包积液。

三、病例分析

【临床资料】

患者，男，42 岁。以“呼吸困难、胸痛”就诊，无高血压病史。心脏听诊可闻及第二心音逆分裂，胸骨左缘Ⅲ～Ⅳ/6 级收缩期杂音，呈递增 - 递减型。心电图检查：ST-T 段改变，电轴左偏。

【超声检查资料】

左心房扩大，室间隔明显增厚，左心室后壁轻度增厚，二者之比 >1.5∶1，呈非对称性；室间隔回声增粗明显不均，呈“毛玻璃样”改变（图 6-2-14）；二尖瓣水平 M 型见二尖瓣前叶 EF 斜率下降，E 峰与室间隔相碰，SAM 现象（+）（图 6-2-15），主动脉瓣 M 型见主动脉瓣收缩中期提前关闭，出现收缩期半关闭切迹，右冠瓣呈“M”形，无冠瓣呈“W”形（图 6-2-16）；左心室流出道狭窄，其内收缩期充满花彩血流束（图 6-2-17），射流流速 3.26m/s，压差 42.6mmHg，呈“匕首”样（图 6-2-18）。二尖瓣口 E 峰 <A 峰。

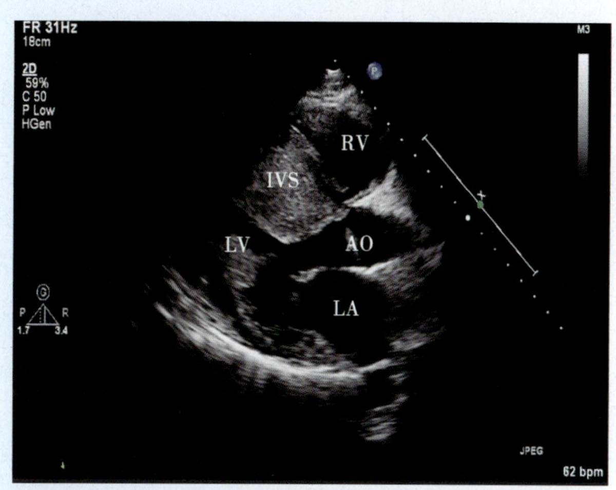

RV—右心室；IVS—室间隔；LV—左心室；LA—左心房；AO—主动脉。

图 6-2-14　左心室长轴切面二维超声图像

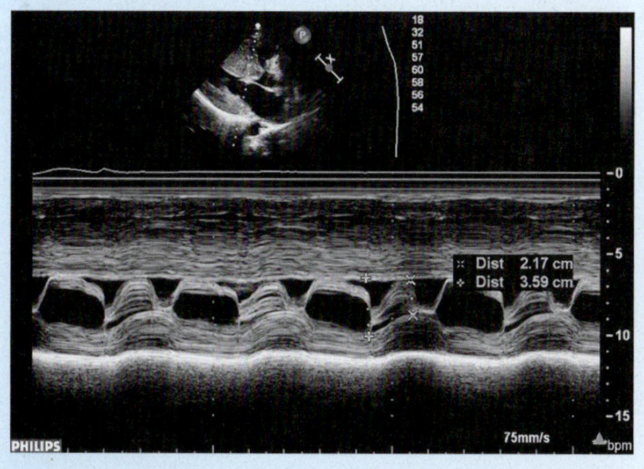

图 6-2-15　二尖瓣波群 M 型超声图像

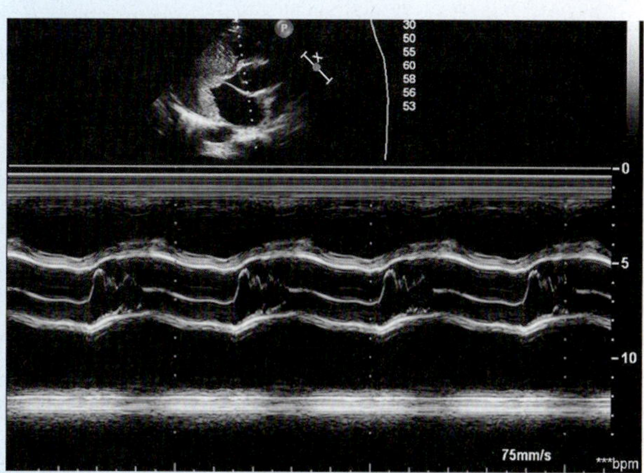

图 6-2-16　心底波群 M 型超声图像

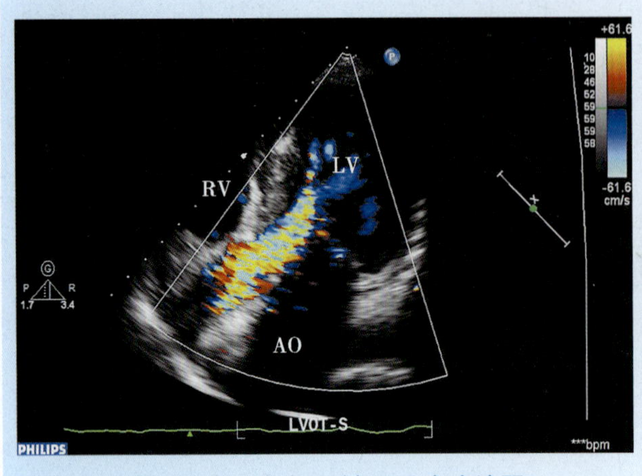

图 6-2-17　心尖五腔切面彩色血流图

图 6-2-18　左心室流出道频谱多普勒超声图像

【提问与思考】

1. 结合上述图像描述声像图表现。

2. 该病如何分型？两者在超声心动图上如何鉴别？

3. 本病的主要诊断依据是什么？需与哪些疾病鉴别？

【诊断思路分析】

本例患者超声心动图示：左心室壁呈非对称性肥厚，室间隔增厚明显；二尖瓣水平 M 型 E 峰与室间隔相碰，SAM 现象（+）；左心室流出道狭窄；左心室舒张功能减低。

本例患者具有以下特点：①以呼吸困难、胸痛就诊，无高血压病史。②查体：心脏听诊可闻及第二心音逆分裂，胸骨左缘Ⅲ～Ⅳ/6 级收缩期杂音，呈递增 - 递减型，血压正常。③辅助检查：心电图检查：ST-T 段改变，电轴左偏；超声心动图提示肥厚型梗阻性心肌病。

根据患者临床表现及病史，应与冠心病相鉴别，该患者行冠脉造影检查未见冠状动脉狭窄。结合临床症状、家族史及各项相关检查，诊断为肥厚型梗阻性心肌病。

肥厚型梗阻性心肌病超声影像（视频）

【确诊结果】

肥厚型梗阻性心肌病。

第三节　致心律失常性右心室心肌病

致心律失常性右心室心肌病（arrhythmogenic right ventricular cardiomyopathy，ARVC）是一种以右心室心肌被纤维或脂肪组织取代为特征的原因不明的心肌病。通常表现为局限性右心室病变，可逐渐进展成为弥漫性。

【诊断要点】

1. 二维超声　①右心室弥漫性或局限性增大，严重者局部瘤样膨出（图 6-3-1）；②右心室基底部、右心室流出道及心尖部心肌明显变薄（1～2mm），肌小梁消失，构成“发育不良三角区”，未受累心肌厚度正常；③右心室壁运动明显减弱。

2. M 型超声　①右心室腔增大，左心室腔缩小；②室间隔与左心室后壁同向运动（图 6-3-2）；③右心室壁运动减弱，收缩功能减低，以射血分数减低为著。

3. CDFI　不同程度三尖瓣反流，一般为轻至中度。

4. 频谱多普勒　部分患者三尖瓣频谱 A 峰>E 峰。

5. TDI　右心室侧壁基底段 Am>Em。

【鉴别诊断】

需和右心室心肌梗死进行鉴别，见表 6-3-1。

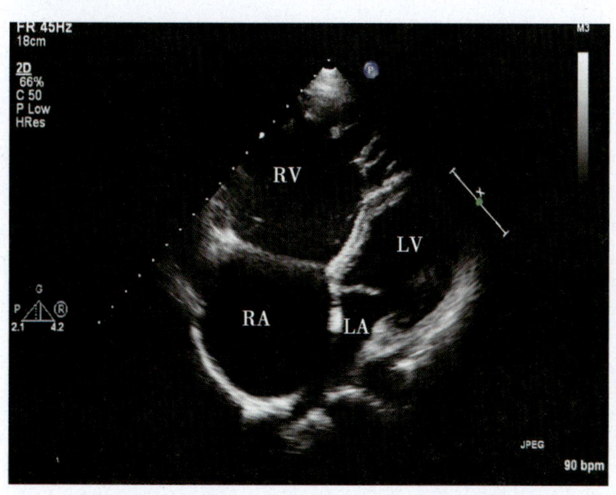

LA—左心房；LV—左心室；RA—右心房；RV—右心室。

图 6-3-1 心尖四腔心切面二维超声图像

右心室扩大，右心室游离壁近心尖处局部变薄，外膨。

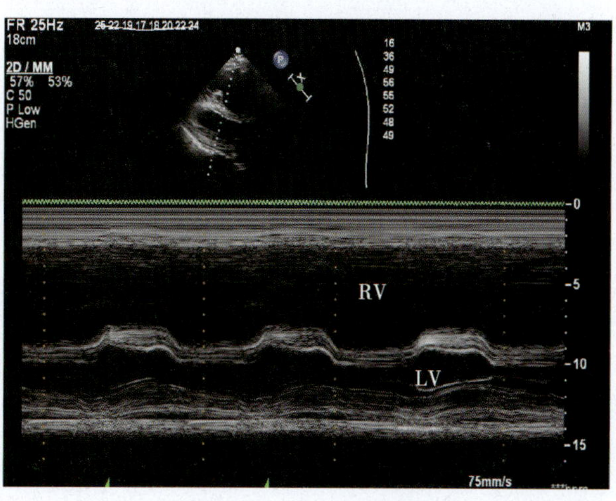

LV—左心室；RV—右心室。

图 6-3-2 M 型超声图像

表 6-3-1 致心律失常性右心室心肌病与右心室心肌梗死的鉴别诊断

鉴别点	致心律失常性右心室心肌病	右心室心肌梗死
胸痛病史	(-)	(+)
家族史	(+)	(-)
心电图	RBBB、右胸导联 T 波倒置、多形性室性早搏	右胸导联 ST 段抬高、病理性 Q 波
右心室壁变薄	(+)	梗死区变薄
室壁瘤形成	多见	少见
心功能	右心功能减低，左心功能正常	常合并左心功能减低
三尖瓣反流	(+)	(+)
核磁共振	可见室壁脂肪沉积	室壁瘢痕及纤维化
冠脉造影	正常	有相应冠脉狭窄、闭塞
心悸、晕厥发作史	(+)	(-)
室壁运动	局部运动减低	梗死区运动减弱或消失

注：RBBB 为右束支阻滞。

病例分析

【临床资料】

患者，男，51 岁。表现为心悸、气短，心前区不适，频发心律失常。近期加重，出现呼吸困难、腹胀、双下肢水肿。听诊可闻及频发心律不齐。心电图：右胸导联 T 波倒置，频发的室性早搏。X 线检查：心影明显扩大，肺淤血。

【超声检查资料】

右心房、右心室明显扩大，左右心室不对称（图 6-3-3）；右心室壁局部变薄，明显外膨，肌小梁消失（图 6-3-4）；室壁运动幅度减低；右心室流出道增宽；三尖瓣中度反流（图 6-3-5），三尖瓣口血流频谱 A 峰>E 峰（图 6-3-6）。

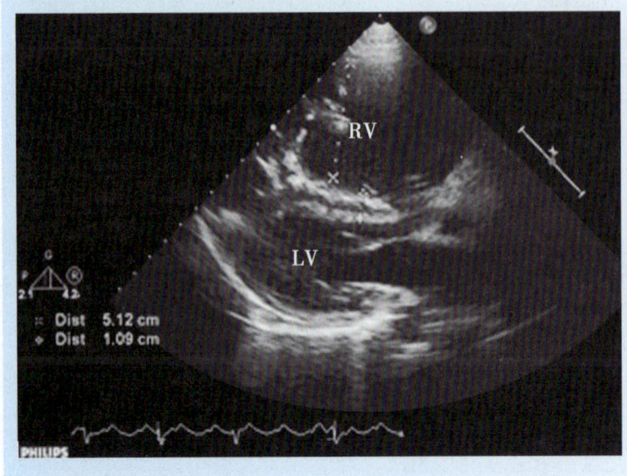

RV—右心室；LV—左心室。

图 6-3-3　左心室长轴切面二维超声图像

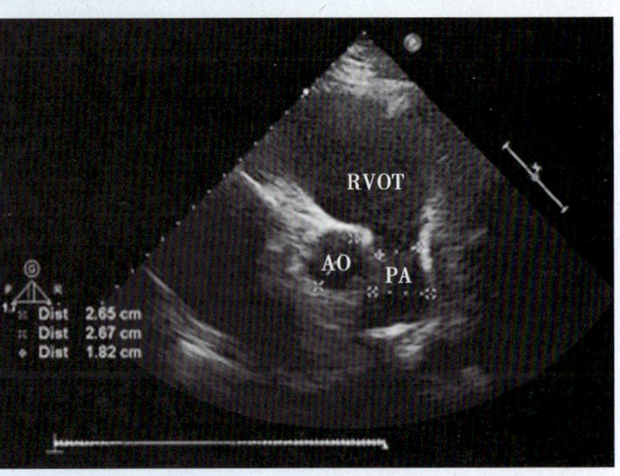

RVOT—右心室流出道；AO—主动脉；PA—肺动脉。

图 6-3-4　主动脉根部短轴切面二维超声图像

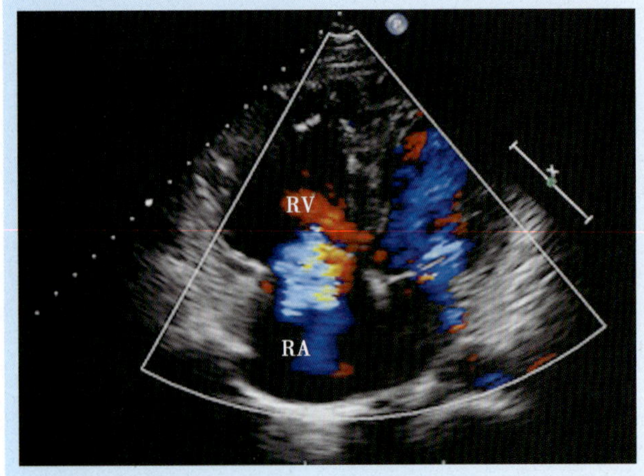

RV—右心室；RA—右心房。

图 6-3-5　心尖四腔切面彩色血流图

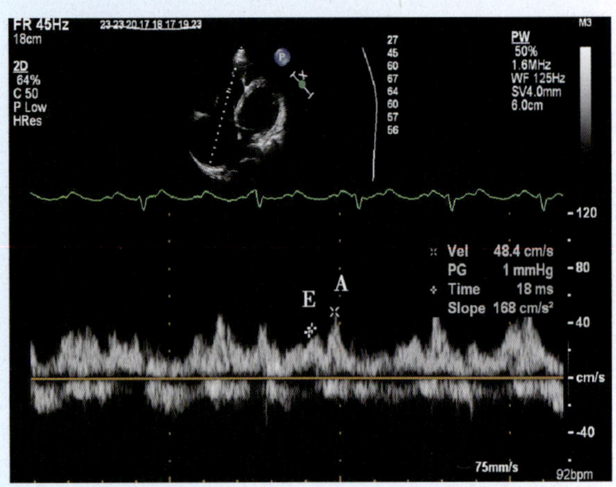

图 6-3-6　三尖瓣口频谱多普勒超声图像

【提问与思考】

1. 结合上述图像描述声像图表现。

2. 书写本例超声诊断提示。

3. 导致右心扩大的疾病常见的有哪些？超声心动图如何鉴别？

【诊断思路分析】

本例患者超声心动图示：右心房、右心室明显扩大，右心室壁局部变薄，明显外膨；右心室收缩、舒张功能均减低，伴三尖瓣中度反流。

本例患者具有以下特点：①主要表现为心悸气短，近期呼吸困难、双下肢水肿，无明确心绞痛或心肌梗死病史；②查体：心脏听诊可闻及频发心律不齐，血压正常；③心电图检查：右胸导联 T 波倒置，频发心律不齐；④X 线检查：心影明显增大，右心房、右心室扩大，肺淤血；⑤超声心动图提示：致心律失常型右心室心肌病。

根据患者临床表现及病史，应与致右心室扩大的心脏疾病如右心室心肌梗死、肺动脉高压等疾病相鉴别。该患者行冠脉造影检查未见冠状动脉狭窄；经临床确诊为致心律失常型右心室心肌病。

【确诊结果】

致心律失常性右心室心肌病，伴三尖瓣中度反流。

第四节　心肌致密化不全

左心室心肌致密化不全（noncompaction of ventricular myocardium，NVM）是先天性心肌发育不良的罕见类型。好发位置以心尖部和左心室侧壁为著。

【诊断要点】

1. 二维超声　①左心室心尖部、侧壁内膜面见多发肌小梁突入左心室腔内，小梁之间可见深度不同的隐窝状间隙（图 6-4-1）；②病变处心内膜呈节段性缺失，近心外膜处心肌回声接近正常，正常心肌厚度变薄；③收缩末期非致密化心肌层与致密化心肌层比例 >2；④左心室不同程度增大；⑤左心室壁运动明显减弱。

2. M 型超声　左心室腔不同程度增大，室壁运动减低；左心室收缩功能减低（图 6-4-2）。

3. CDFI　肌小梁隐窝内可见血流充盈，并与左心室腔相通（图 6-4-3）；常合并二尖瓣、三尖瓣反流。

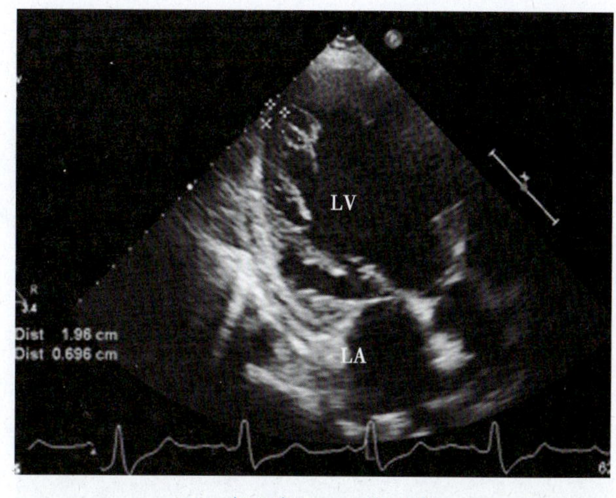

LV—左心室；LA—左心房。

图 6-4-1　左心室长轴切面二维超声图像

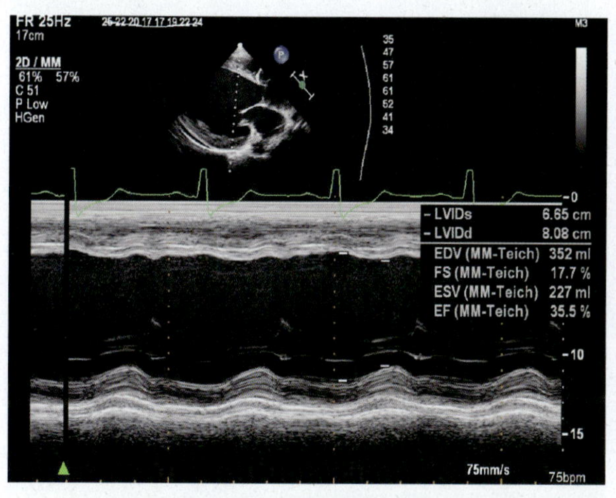

图 6-4-2　M 型超声图像

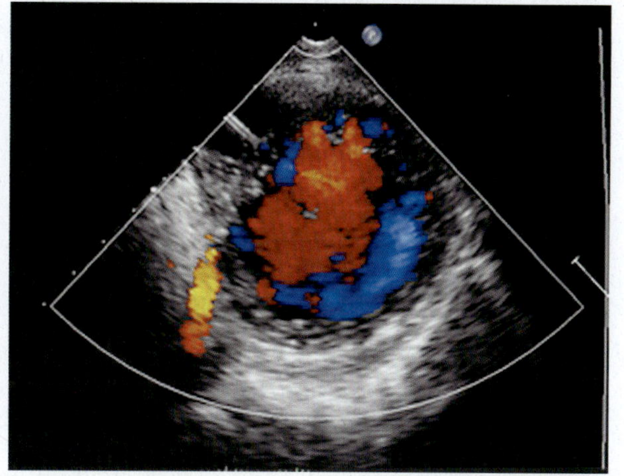

图 6-4-3　彩色多普勒血流图

4. 频谱多普勒　二尖瓣频谱 A 峰>E 峰，舒张功能减低，根据病程进展也可表现为假性正常化或限制性充盈（同扩张型心肌病）。

5. TDI　室间隔及左心室侧壁瓣环水平 Am>Em。

6. 三维超声心动图　三维超声可更直观地显示左心室非致密化心肌的立体结构、病变程度及位置。

心肌致密化不全三维超声心动图（视频）

【鉴别诊断】

本病主要需与扩张型心肌病和心内膜弹力纤维增生症进行鉴别，见表 6-4-1。

表 6-4-1　左心室心肌致密化不全与扩张型心肌病和心内膜弹力纤维增生症的鉴别诊断

鉴别点	左心室心肌致密化不全	扩张型心肌病	心内膜弹力纤维增生症
心腔大小	左心腔大	全心大	左心室球形扩大
心肌壁	厚薄不均	相对均匀变薄	均匀变薄
心内膜面	多数突出的肌小梁，之间有深隐窝	平直的线状	明显增强增厚
彩色多普勒	小梁间见血流充盈，并与心腔相通	心尖部可见暗淡血流	心尖部可见暗淡血流
年龄	成人多见	成人多见	婴幼儿多见
病因	心内膜形成过程终止致肌小梁不能吸收，心肌正常致密化停止	原因不明	心内膜弹力纤维增生，心内膜增厚，可累及所有心腔、瓣膜及心肌
家族倾向	（+）	（-）	（-）

病例分析

【临床资料】

患者，男，56 岁。6 个月前无明显诱因出现乏力，活动后气短，近 3 个月来出现呼吸困难，双下肢水肿。查体发现心界增大，双下肢水肿，心脏听诊心律齐，未闻及明显杂音。心电图检查：ST-T 段改变。X 线检查：心影明显扩大，肺淤血。

【超声检查资料】

左心室增大，左心房轻度增大；左心室内膜面可见多个肌小梁状物突入左心室腔内，小梁间可见深度不同的间隙（图 6-4-4，图 6-4-5）；CDFI：收缩期见左心室内血流进入隐窝内（图 6-4-6）；左心室壁运动幅度减低，左心室收缩功能减低，二尖瓣中度反流（图 6-4-7）。

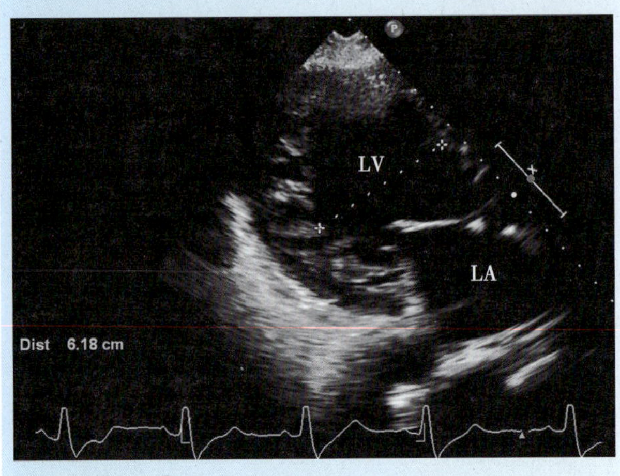

LV—左心室；LA—左心房。

图 6-4-4　左心室长轴切面二维超声图像

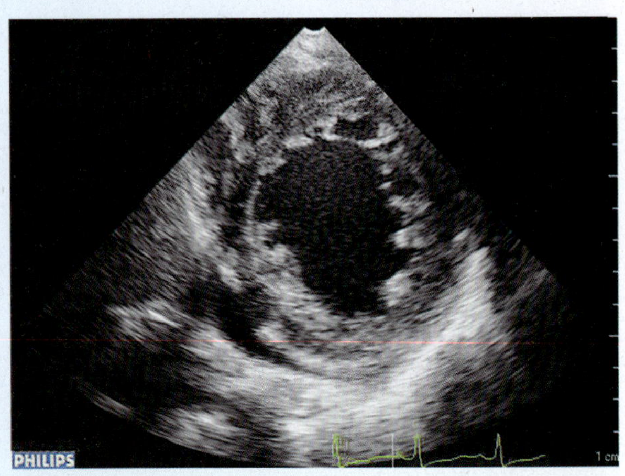

图 6-4-5　左心室短轴乳头肌水平切面二维超声图像

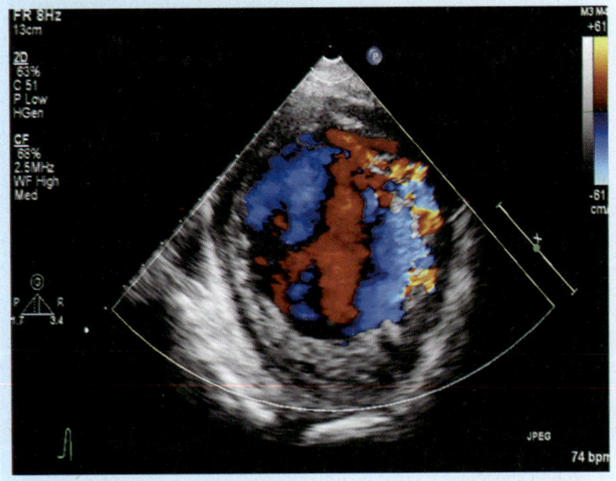

图 6-4-6　左心室短轴乳头肌水平彩色多普勒血流图

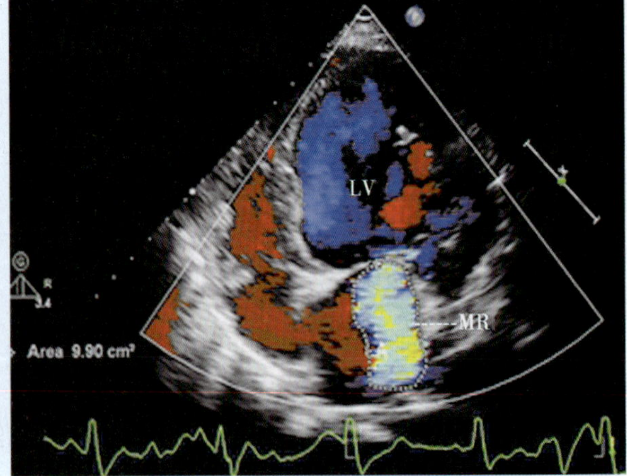

图 6-4-7　心尖四腔切面彩色多普勒血流图

【提问与思考】

1. 结合上述图像描述声像图表现。
2. 书写本例超声诊断提示。
3. 本病的主要诊断依据是什么？需与哪些疾病鉴别？

【诊断思路分析】

本例患者超声心动图示：左心房、左心室扩大，左心室心尖部心内膜面可见多发肌小梁突入左心室腔内，小梁间可见深度不同的间隙，小梁隐窝内血流充盈，并与左心室腔相通；左心室双期功能减低。二尖瓣中度反流。

本例患者具有以下特点：①无明显诱因出现乏力，活动后气短，呼吸困难，双下肢水肿。无高血压、心绞痛病史；②查体：发现心界增大，双下肢水肿，心脏听诊未闻及明显杂音，血压正常；③辅助检查：心电图检查示 ST-T 段改变，X 线检查示心影明显扩大、肺淤血，超声心动图提示左心室心肌致密化不全。

根据患者临床表现及病史、家族史及各项相关检查，诊断为左心室心肌致密化不全，应与扩张型心肌病和心内膜弹力纤维增生症相鉴别。

【确诊结果】

左心室心肌致密化不全。

心肌病 习题

推荐阅读资料

[1] LAKKIS N M，NAGUEH S F，KLEIMAN N S，et al. Echocardiography-guided ethanol septal reduction for hypertrophic obstructive ecardiomyopathy. Circulation，1998，98（17）：1750-1755.

[2] KATO T S，NODA A，IZAWA H，et al. Discrimination of nonobstructive hypertrophic cardiomyopathy from hypertensive left ventricular hypertrophy on the basis of strain rate imaging by tissue Doppler ultrasonography.Circulation，2004，110（25）：3808-3814.

[3] RAKOWSKI H，HOSS S，WILLIAMS L K. Echocardiography in the diagnosis and management of hypertrophic cardiomyopathy. Cardiol Clin，2019，37（1）：11-26.

[4] 王新房. 超声心动图学. 5 版. 北京：人民卫生出版社，2016.

[5] 田家玮. 心肌疾病超声诊断. 北京：人民卫生出版社，2002.

[6] 田家玮，姜玉新，张运. 临床超声诊断学. 北京：人民卫生出版社，2016.

第七章　心包疾病及心脏占位性疾病

第一节　心包积液

一、心包积液的超声诊断与鉴别诊断

正常心包腔内含有 10～30ml 的液体，主要起润滑作用，当各种原因引起心包腔内液体积聚超过 50ml 时称为心包积液。

【诊断要点】

1. 心包壁层和脏层之间可见无回声区，可随体位变化而改变。

2. 根据无回声区宽度可半定量评估积液量：①少量心包积液。左心室长轴切面显示左心室后壁心包腔无回声区宽度为 <10mm，右心室前壁及心尖部心包腔内未显示无回声区（图 7-1-1），积液量 50～200ml。②中量心包积液。左心室后壁心包腔无回声区宽度为 10～20mm，右心室前壁前方及心尖部心包腔内无回声区宽度为 5～10mm（图 7-1-2），积液量约 250～500ml。③大量心包积液。整个心脏被无回声区包绕且宽度大于 20mm（图 7-1-3，图 7-1-4），心脏呈摇摆状，积液量 500～1 000ml。

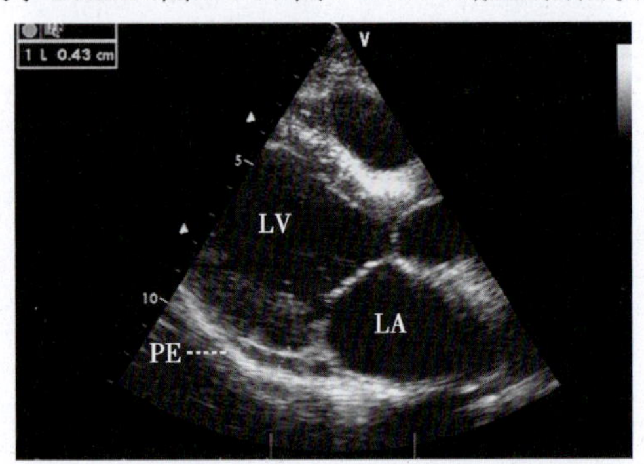

LV—左心室；PE—心包积液；LA—左心房。

图 7-1-1　左心室长轴切面二维超声图像显示少量心包积液

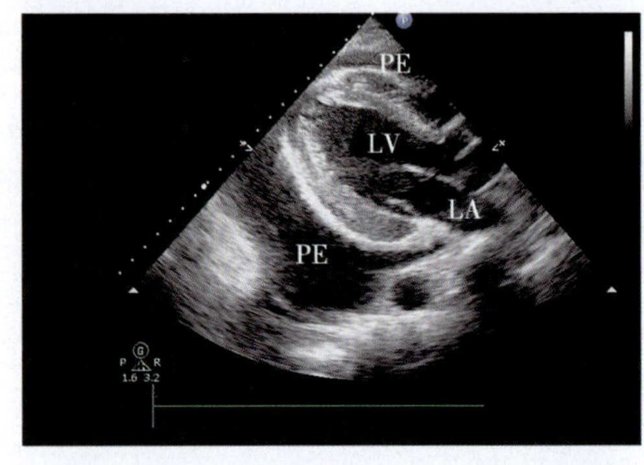

LV—左心室；PE—心包积液；LA—左心房。

图 7-1-2　左心室长轴切面二维超声图像显示中量心包积液

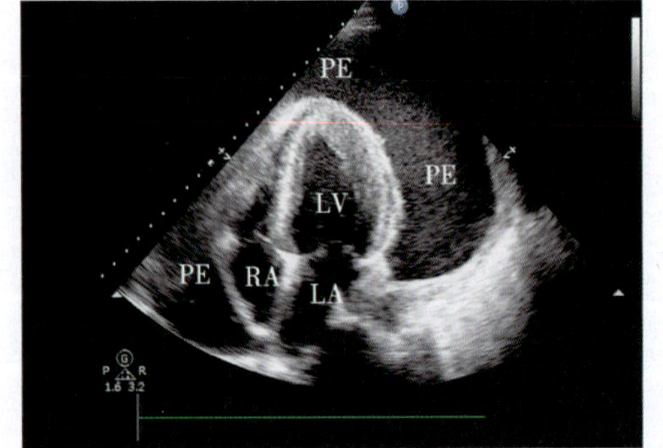

LV—左心室；LA—左心房；RA—右心房；PE—心包积液。

图 7-1-3　心尖四腔切面二维超声图像显示大量心包积液

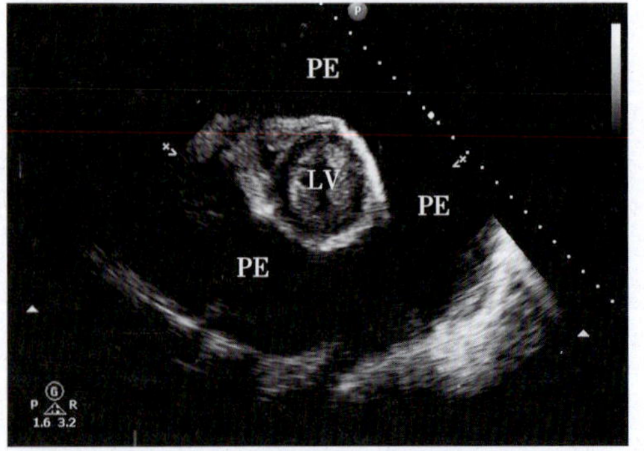

LV—左心室；PE—心包积液。

图 7-1-4　左心室短轴切面二维超声图像显示大量心包积液

【鉴别诊断】

1. 心包腔内脂肪垫　肥胖者多见，心包脂肪组织多位于右心室前壁前方的心包膜外。鉴别要点：增大

增益可见其回声增高，积液无此征象。

2. 左侧胸腔积液 患者仰卧位或左侧卧位时左侧胸腔积液表现为心脏后方的无回声区。鉴别要点：如出现在降主动脉前方者多为心包积液，出现在降主动脉后方者多为胸腔积液。

二、心包压塞的超声诊断

又称心包填塞，由于各种原因引起的心包炎、创伤积血、恶性肿瘤积血或心包腔内肿瘤等使心包腔内压力增大，导致心脏舒张受限，心肌收缩和排血量降低，血压下降等表现，严重者可危及生命。

【诊断要点】

1. 大量心包积液如出现右心室壁舒张末期塌陷时（图 7-1-5，图 7-1-6），应结合临床考虑心包压塞。

2. 心包压塞时，频谱多普勒显示各瓣口血流峰值流速呼吸变化率均增大（正常情况下二尖瓣、三尖瓣呼吸变异<15%，主动脉瓣、肺动脉瓣呼吸变异<10%）。

3. 下腔静脉明显增宽。

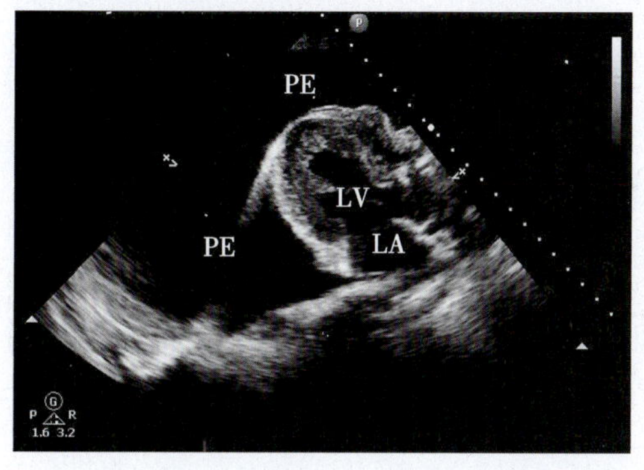

PE—心包积液；LV—左心室；LA—左心房。

图 7-1-5 左心室长轴切面二维超声图像

心包压塞（舒张期）。

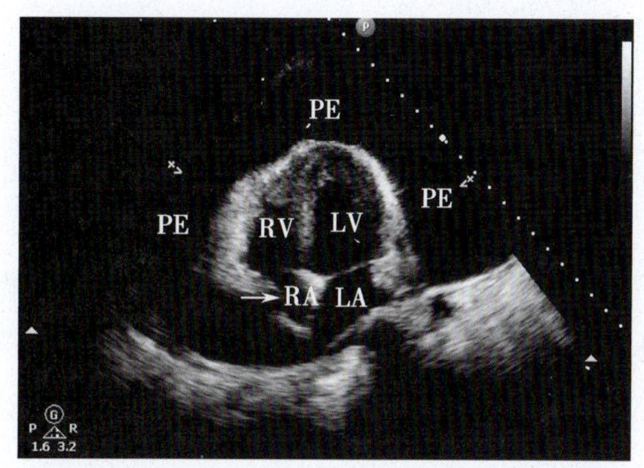

PE—心包积液；RV—右心室；RA—右心房；LA—左心房；LV—左心室。

图 7-1-6 心尖四腔切面二维超声图像

心包压塞（收缩期）。

三、病例分析

【临床资料】

患者，女，40 岁。因"气管内肿物切除术后 4 个月，胸闷、气短伴双下肢水肿 1 月余"由门诊收入胸外科。查体：端坐呼吸，心脏叩诊浊音界向两侧扩大，心音遥远，心率 102 次 /min，律齐。双下肢水肿。外院 CT 检查示大量心包积液。

【超声检查资料】

超声心动图检查：声像图表现如图 7-1-7 和图 7-1-8 所示，于心包内可见大量无回声区，心脏呈摆动状，各房室腔大小正常，左心室壁运动不协调，左心室舒张功能减低。

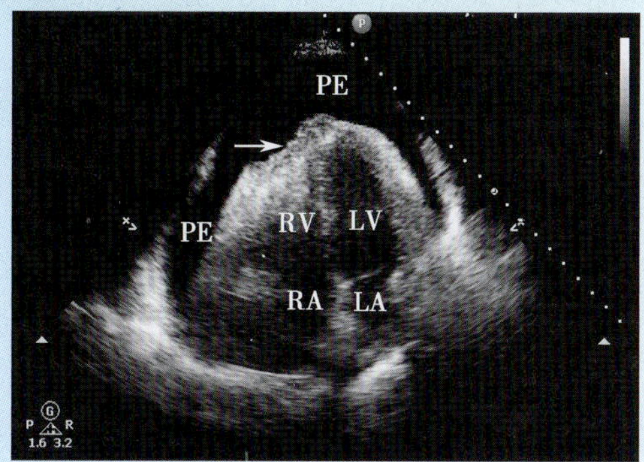

PE—心包积液；RV—右心室；RA—右心房；LA—左心房；LV—左心室。

图 7-1-7 心尖四腔切面二维超声图像（舒张期）

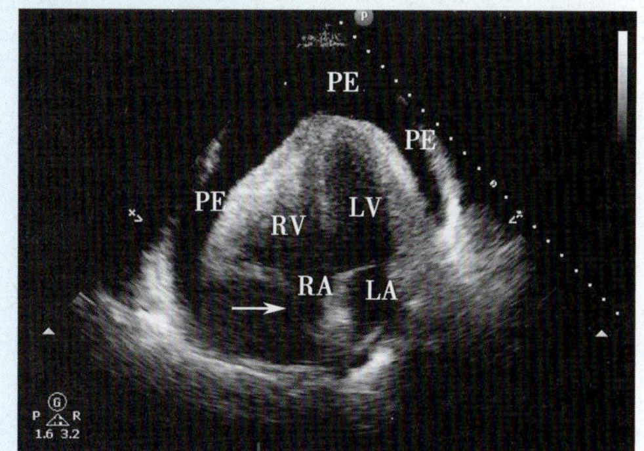

PE—心包积液；RV—右心室；RA—右心房；LA—左心房；LV—左心室。

图 7-1-8 心尖四腔切面二维超声图像（收缩期）

【提问与思考】

1. 结合上述图像描述声像图表现。

2. 该声像图提示什么，为什么？本病的主要诊断依据有哪些？

3. 为明确诊断，下一步应该做哪些检查？

【诊断思路分析】

本例患者超声心动图显示，于心包内可见大量无回声区，暗区分布：左心室后壁后 2.89cm，右心室前壁前 2.87cm，心尖部 2.70cm，左心室侧壁 2.50cm，右心室侧壁 2.70cm，心脏呈摆动状。右心室前壁舒张期可见塌陷征，右心房顶收缩期可见塌陷征。

本例患者具有以下特点：①4 个月前行气管肿物切除术，胸闷伴呼吸困难；②端坐呼吸，心脏叩诊浊音界向两侧扩大，心音遥远，双下肢水肿；③辅助检查：胸部 CT 及超声心动图均提示心包积液。因此诊断为大量心包积液，心包压塞。为明确诊断，应行心包积液穿刺术。

本例患者经床旁超声穿刺定位，共抽出 530ml 淡黄色液体，患者遂感呼吸困难减轻。

0701

大量心包积液引起心包压塞超声影像（视频）

【确诊结果】

大量心包积液，心包压塞。

第二节　缩窄性心包炎

缩窄性心包炎是由感染或其他原因引起的心包慢性炎症过程，导致心包脏壁层粘连，形成坚硬的纤维外壳包绕在心脏外层，限制心脏舒张，使回心血量受阻，静脉淤血，心排出量下降。

一、诊断要点

1. 心包明显增厚，回声增强，粘连，运动减弱或无运动（图 7-2-1）。

2. 双心房明显扩大，双心室缩小（图 7-2-1），室壁僵硬，运动异常。

3. 下腔静脉、肝静脉扩张（图 7-2-2），随呼吸变化减小或消失。

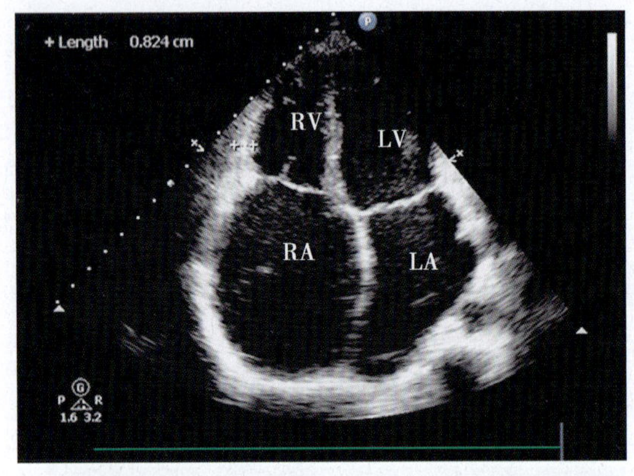

RV—右心室；RA—右心房；LA—左心房；LV—左心室。

图 7-2-1　心尖四腔切面二维超声图像

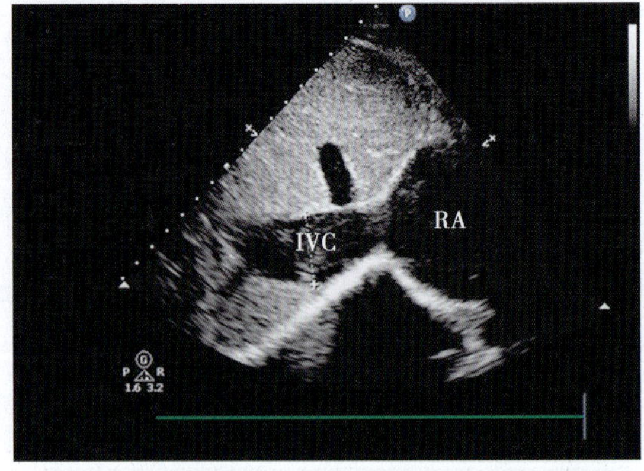

IVC—下腔静脉；RA—右心房。

图 7-2-2　剑下双房及下腔静脉长轴切面二维超声图像

二、鉴别诊断

缩窄性心包炎和限制性心肌病，两者虽然发病机制和病理解剖完全不同，但其临床表现和血流动力学有不少相似之处（表 7-2-1），均存在舒张功能异常而收缩功能正常。

表 7-2-1　缩窄性心包炎和限制性心肌病的超声鉴别要点

鉴别点	缩窄性心包炎	限制型心肌病
心包回声	增厚，回声增强	正常
心房大小	轻 - 中度增大	显著增大

续表

鉴别点	缩窄性心包炎	限制型心肌病
室间隔运动	常见舒张早期切迹	正常
室间隔位置	常见吸气时朝向左心室	正常
二尖瓣E峰呼吸相变化	大于25%	正常，小于15%
二尖瓣环运动速度	>8cm/s	<8cm/s
肺动脉高压	少见	常见

三、病例分析

【临床资料】

患者，男，54岁。因"间歇性胸闷、气短3年，加重伴双下肢水肿1周"收入院。查体：慢性病容，心前区无隆起，心尖搏动减弱，心音遥远，未闻及杂音，心界叩诊无扩大，心率80次/min，律齐。双下肢凹陷性水肿。辅助检查：超声提示缩窄性心包炎。

【超声检查资料】

超声心动图检查：声像图表现为心包增厚、回声强（图7-2-3）；双房扩大，双室大小正常；M型显示室间隔运动明显不协调（图7-2-4）；二、三尖瓣轻度反流；左心室舒张受限；下腔静脉扩张。

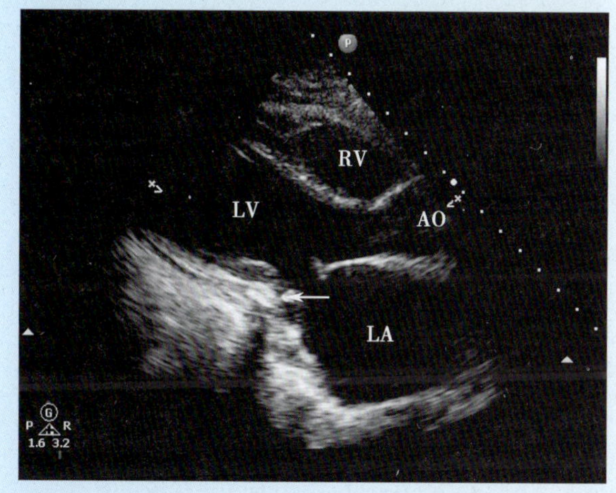

LV—左心室；LA—左心房；AO—主动脉；RV—右心室。

图7-2-3　左心室长轴切面二维超声图像

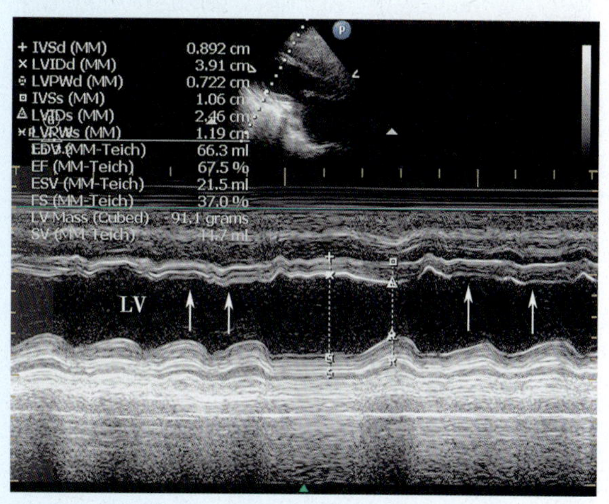

LV—左心室

图7-2-4　左心室波群M型超声图像

【提问与思考】

1. 结合上述图像描述声像图表现。
2. 书写本例超声诊断提示。
3. 本病的主要诊断依据有哪些？应与哪些疾病相鉴别？

【诊断思路分析】

本例患者超声心动图示：双房扩大，心包增厚，回声增强，以右心室侧为著（厚度为0.56cm），房室环增厚、钙化，左、右心房室环厚度分别为0.69cm、0.91cm，致左、右心室舒张功能受限。

本例患者具有以下特点：①否认肝炎、结核等慢性病史；②3年前无明显诱因自觉胸闷、气短，未予重视，1周前上述症状加重，严重时夜间不能平卧伴双下肢水肿；③查体：慢性病容，心前区无隆起，心音遥远，心界叩诊无扩大；④辅助检查：超声心动图提示缩窄性心包炎。根据患者临床表现及病史，应与冠心病及心肌病相鉴别，冠心病行冠脉造影可明确。

缩窄性心包炎超声影像（视频）

该患者行择期手术，术中所见：心包脏层增厚，黏连，心包腔消失，心脏收缩、舒张受限，依次剥脱后，心脏收缩渐有力。

【确诊结果】

缩窄性心包炎。

第三节 心脏肿瘤

一、常见心脏良性肿瘤的超声诊断

心脏肿瘤包括原发性肿瘤和继发性肿瘤，原发性肿瘤较少见，以良性肿瘤居多，约占75%，其中最常见的为心脏黏液瘤，约占50%，其次为横纹肌瘤，约占20%。

（一）黏液瘤（以左心房黏液瘤为例）

【诊断要点】

1. 任何年龄均会发生，以30～60岁最常见；可发生于心腔的任何部位，最常见于左心房，约占75%。
2. 左心房内显示形态可变的团块，有蒂附着于房间隔左心房侧或二尖瓣根部（图7-3-1）。
3. 团块活动度较大，舒张期瘤体突入左心室或嵌顿于二尖瓣口（图7-3-2），收缩期回纳入左心房（图7-3-3）。
4. 当团块对二尖瓣口造成梗阻时，CDFI显示二尖瓣口舒张期五色镶嵌射流束（图7-3-4），频谱多普勒显示二尖瓣血流速度增快。

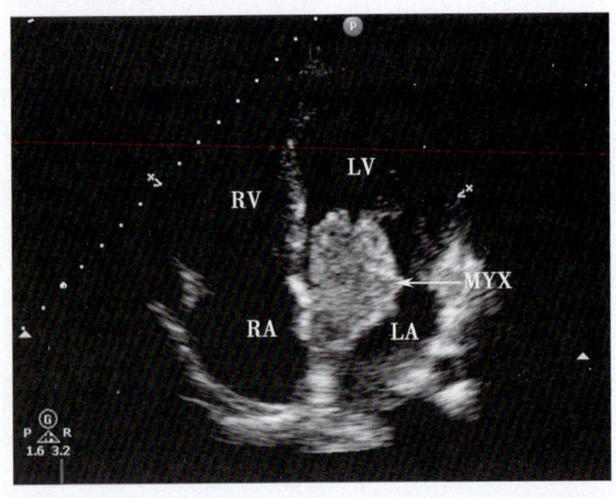

RV—右心室；RA—右心房；LA—左心房；LV—左心室；MYX—黏液瘤。

图7-3-1 心尖四腔切面二维超声图像

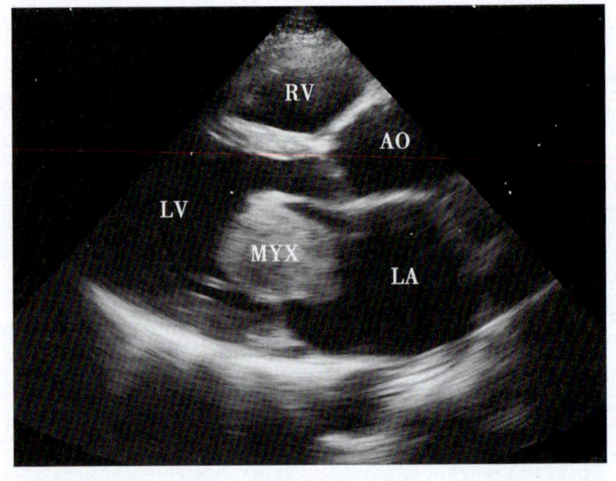

RV—右心室；LV—左心室；LA—左心房；AO—主动脉；MYX—黏液瘤。

图7-3-2 左心室长轴切面二维超声图像

左心房黏液瘤（舒张期）。

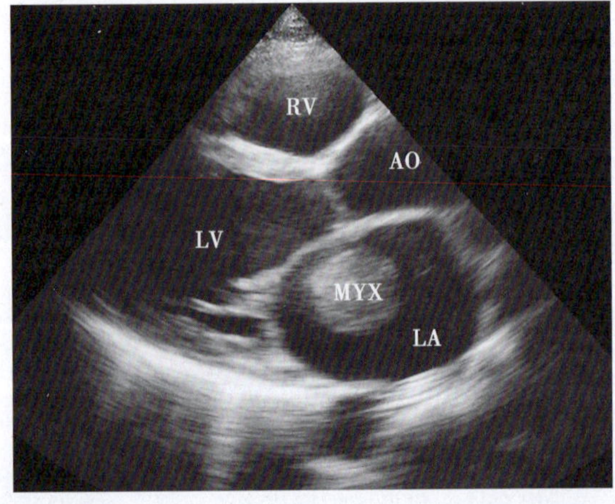

RV—右心室；LV—左心室；LA—左心房；AO—主动脉；MYX—黏液瘤。

图7-3-3 左心室长轴切面二维超声图像

左心房黏液瘤（收缩期）。

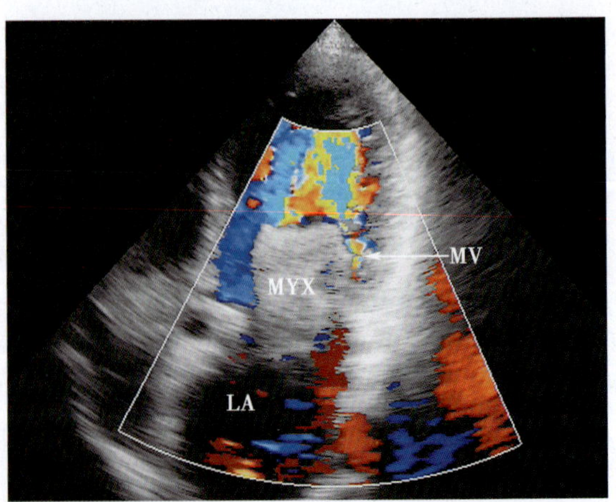

LA—左心房；MYX—黏液瘤；MV—二尖瓣。

图7-3-4 心尖四腔切面彩色血流图

【鉴别诊断】

1. 左心房血栓　见表 7-3-1。

2. 感染性心内膜炎赘生物　此类患者多在风湿性心脏瓣膜病、先天性心脏病的基础上出现发热等感染的症状，声像图显示瓣膜上附着毛绒样、回声松散的赘生物，同时可见受累的瓣膜结构破坏、脱垂及瓣膜反流等。

左心房黏液瘤超声影像（视频）

表 7-3-1　心腔内血栓与心脏黏液瘤超声鉴别要点

鉴别点	心腔内血栓	心脏黏液瘤
原发病	常伴有瓣膜病	无（转移瘤除外）
部位	附着于心壁	位于心腔内
活动度	心脏收缩时不活动	随心脏舒缩活动度大
形态	椭圆形、不规则形，形态不变	圆形或椭圆形，形态可变
附着	附着面大，游离面小，无蒂	附着面小，游离面大，常有蒂

（二）静脉平滑肌瘤

【诊断要点】

1. 多起源于下腔静脉且与静脉壁广泛粘连。
2. 向上生长可达右心房、右心室、肺动脉；向下生长可延及髂总静脉。
3. 肿瘤呈低回声、形状不规则、内部回声均匀，活动度小。
4. CDFI　于肿瘤内可见星点状血流。
5. 肿瘤切除后易复发。

静脉平滑肌瘤超声影像（视频）

（三）横纹肌瘤

【诊断要点】

1. 常见于儿童，多见于 15 岁以下儿童，常引起严重的充血性心力衰竭。

2. 二维超声显示为心腔内单个或多个圆形或椭圆形强回声团块（图 7-3-5），边界清晰，内部回声均匀，位于室间隔或心室壁内，最常累及左心室，其次为右心室或室间隔（图 7-3-6）。

横纹肌瘤超声影像（视频）

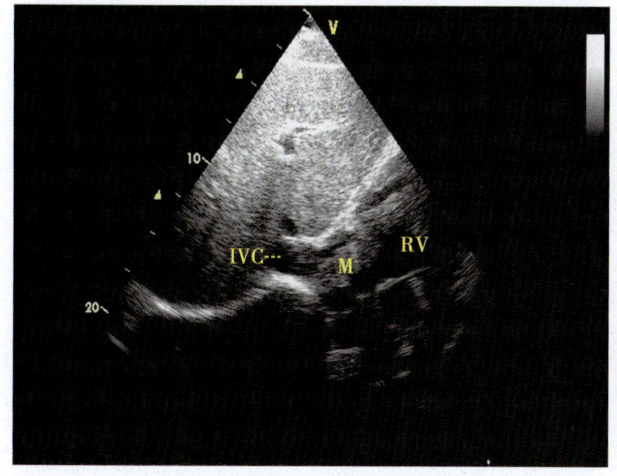

IVC—下腔静脉；RV—右心室。

图 7-3-5　下腔静脉长轴切面二维超声图像

下腔静脉、右心房及右心室内可见多发低回声团块。

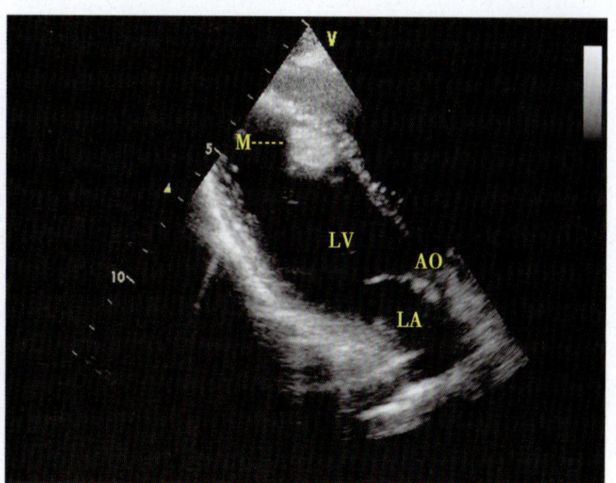

LV—左心室；LA—左心房；AO—主动脉。

图 7-3-6　心尖长轴切面二维超声图像

室间隔左心室面中段可见一圆形高回声团块附着。

3. 频谱多普勒超声　肿瘤位于心室的流入道或流出道时常可引起梗阻，多普勒超声检查有助于评估梗阻程度。

二、常见心脏恶性肿瘤的超声诊断

（一）心脏肉瘤

【诊断要点】

1. 声像图无特异性，常呈分叶状或不规则状，回声不均匀，多呈浸润性生长，多无蒂，活动度小，可累及心包，可伴有心包积液，对瓣膜也有不同程度的破坏，可单发或多发，较大时可造成不同程度的梗阻。

2. 可发生在心脏任何部位，常见于右心房，以横纹肌肉瘤最常见（图 7-3-7）。

（二）转移性心脏肿瘤

【诊断要点】

身体各部位恶性肿瘤均可转移至心脏。心包为转移瘤的好发部位，转移灶多呈结节状（图 7-3-8），伴有血性心包积液，心肌继发性肿瘤病灶常为多发的结节状，分布广泛，大小不一。

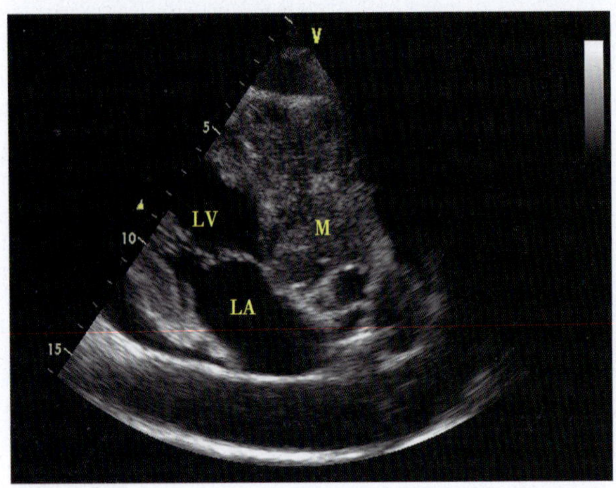

LV—左心室；LA—左心房。

图 7-3-7　左心室长轴切面二维超声图像

右心室内巨大低回声团块，占据大部分心腔。

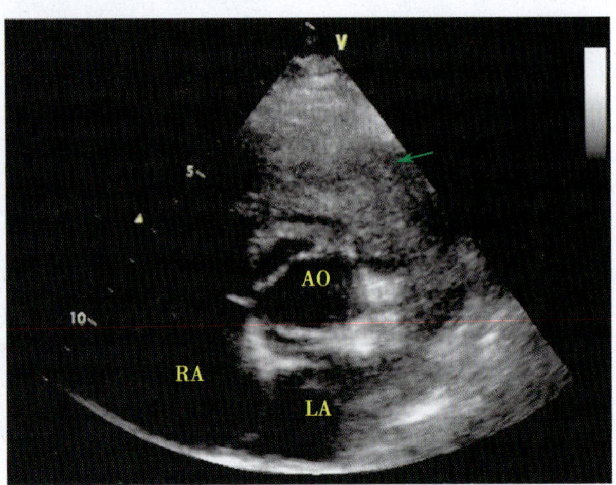

RA—右心房；LA—左心房；AO—主动脉。

图 7-3-8　主动脉根部短轴切面二维超声图像

右心室及肺动脉内巨大低回声填充，仅剩较窄残腔。

三、良恶性心脏肿瘤的鉴别诊断

心脏良性与恶性肿瘤超声鉴别要点见表 7-3-2。

表 7-3-2　心脏良性与恶性肿瘤超声鉴别要点

鉴别点	良性肿瘤	恶性肿瘤
形态	规则	分叶状或不规则
内部回声	均匀	不均匀
基底	窄	宽
蒂	多有	多无
浸润性	无	有
活动度	幅度大	幅度小或固定不变
心包积液	少数有积液	多数有积液

四、病例分析

【临床资料】

患者，女，47 岁。因“无法平卧 3 年，胸闷气短 2 个月，加重 1 个月”入院，查体：口唇发绀，颈静脉充盈，心尖部Ⅱ/6 级双期杂音，肝大，双下肢水肿。辅助检查：超声示左心房内良性肿物，黏液瘤可能性大。

【超声检查资料】

超声心动图检查：于左心房内可见一不规则形低回声团，大小约为 6.4cm×3.3cm×4.6cm，声像图表现如图 7-3-9 和图 7-3-10 所示，左心房扩大，二尖瓣口舒张期血流频谱为高速射流，二、三尖瓣轻度反流，少量心包积液，左心功能正常。

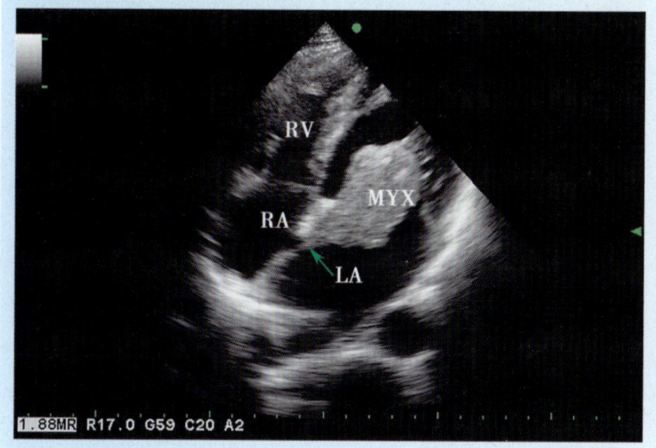

RV—右心室；RA—右心房；LA—左心房；MYX—黏液瘤。

图 7-3-9 心尖四腔切面二维超声图像（舒张期）

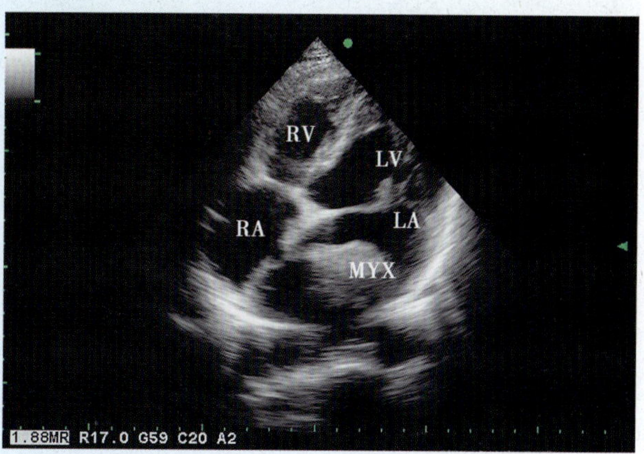

RV—右心室；RA—右心房；LA—左心房；LV—左心室；MYX—黏液瘤。

图 7-3-10 心尖四腔切面二维超声图像（收缩期）

【提问与思考】

1. 结合上述图像描述声像图表现。
2. 书写本例超声诊断提示。
3. 本病的主要诊断依据有哪些？应与哪些疾病相鉴别？

【诊断思路分析】

本例患者超声心动图示：于左心房内可见一不规则形低回声团，有一蒂附着于房间隔卵圆孔处，舒张期摆至二尖瓣口，致二尖瓣口有效面积明显缩小，关闭尚可，收缩期回到左心房，形态可变。继发左心房扩大，二、三尖瓣轻度反流。

本例患者一系列临床表现可能为此团块舒张期摆至二尖瓣口，致二尖瓣口有效面积明显缩小所致。因此，明确其性质有助于临床医师进行下一步治疗。左心房内可形变的且有蒂团块多考虑为左心房黏液瘤，应与左心房血栓相鉴别（表 7-3-1），依据以上超声表现，初步诊断为左心房黏液瘤。

【确诊结果】

术中所见：左心房内肿物，大小约为 6.0cm×4.0cm×4.0cm，质软，有蒂附着于卵圆窝。病理结果为（左心房）黏液瘤。

第四节 心腔内血栓

一、心腔内血栓的超声诊断

（一）左心房血栓

【诊断要点】

1. 左心房血栓多附着于左心房侧壁、后壁及左心耳内，可呈圆形、椭圆形或不规则形（图 7-4-1）。
2. 新鲜血栓回声较低，当血栓机化或钙化时，则呈高回声。
3. CDFI 显示心腔内团块处出现充盈缺损。
4. 经食管超声心动图可发现左心房较小血栓或左心耳血栓（图 7-4-2）。
5. 左心房扩大，前后径可达 100mm 以上。左心房内血液淤滞，呈自发显影现象。

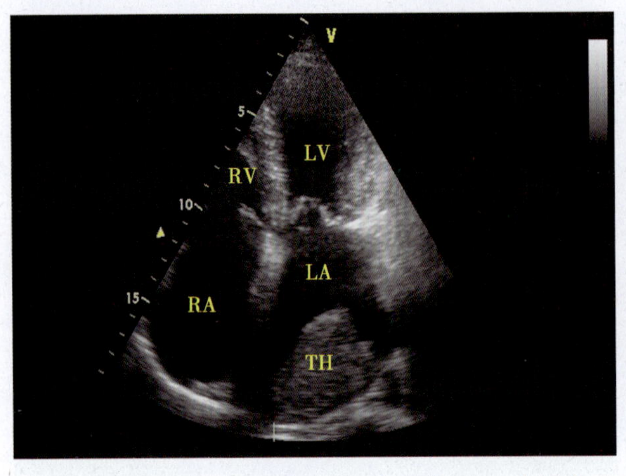

RV—右心室；RA—右心房；LA—左心房；LV—左心室。

图 7-4-1 心尖四腔切面二维超声图像

左心房内见低回声团块附着于左心房顶部，基底部较宽，无蒂，不活动。

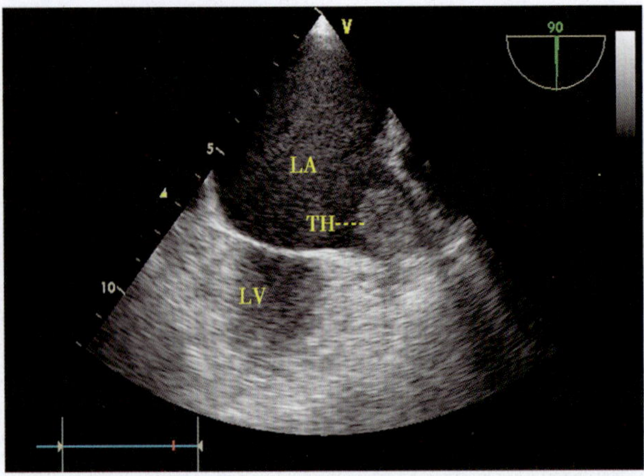

LA—左心房；LV—左心室。

图 7-4-2 经食管超声心动图

左心耳内低回声团块，左心房内血液淤滞，呈自发性显影。

（二）左心室血栓

【诊断要点】

1. 多位于心尖部，呈扁平形、圆形或不规则形，大多基底较宽，附着于左心室壁（图 7-4-3）。

2. 新鲜血栓回声较低，陈旧血栓呈强回声（图 7-4-4）。

3. 左心室扩大，左心室内血液淤滞。左心室节段或整体室壁收缩运动异常，与原发疾病有关，30%～40% 附壁血栓发生于急性心肌梗死患者。

4. CDFI 显示心腔内团块处出现充盈缺损。

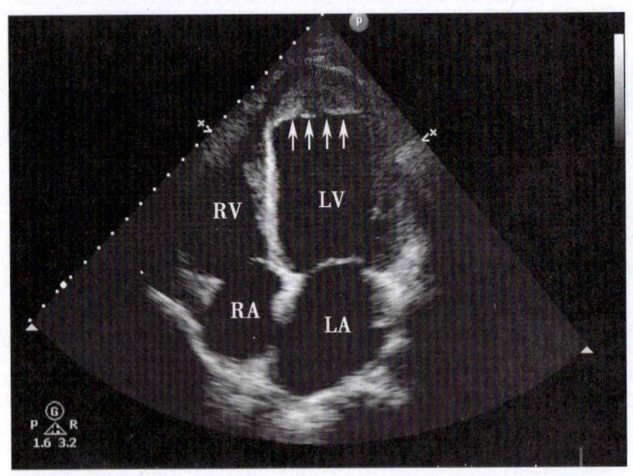

RV—右心室；RA—右心房；LA—左心房；LV—左心室。

图 7-4-3 心尖四腔切面二维超声图像（左心室新鲜血栓）

左心室腔内低回声团块（箭头）附着于心尖部，基底部较宽，无蒂，不活动。

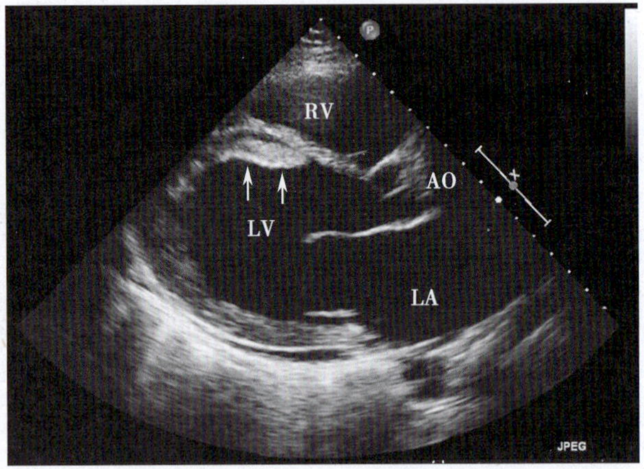

RV—右心室；LV—左心室；LA—左心房；AO—主动脉。

图 7-4-4 心尖四腔切面二维超声图像（左心室陈旧性血栓）

左心室腔内高回声团块（箭头）附着于室间隔心尖部，基底部宽，无蒂，不活动。

（三）右心血栓与肺动脉栓塞

【诊断要点】

1. 右心房、右心室扩大，心腔内可见血栓回声（图 7-4-5），多由下肢深静脉血栓转移至右心。

2. 如右心血栓或其他右心肿瘤（如静脉平滑肌瘤）脱落，可造成肺动脉栓塞，表现为主肺动脉及其分支增宽，管腔内可见不规则团块回声（图 7-4-6），这是诊断肺动脉栓塞的直接征象。

3. 大多数患者表现出肺栓塞的临床表现，但并不一定都会出现肺动脉主干及左右分支起始段的团块，而仅表现为肺动脉高压的征象（详见相关章节）。

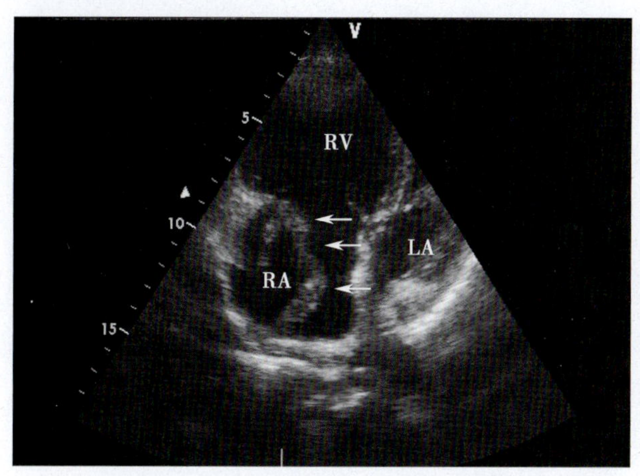

RV—右心室；RA—右心房；LA—左心房。
图 7-4-5　心尖四腔切面二维超声图像
右心房内不规则条形低回声（箭头）。

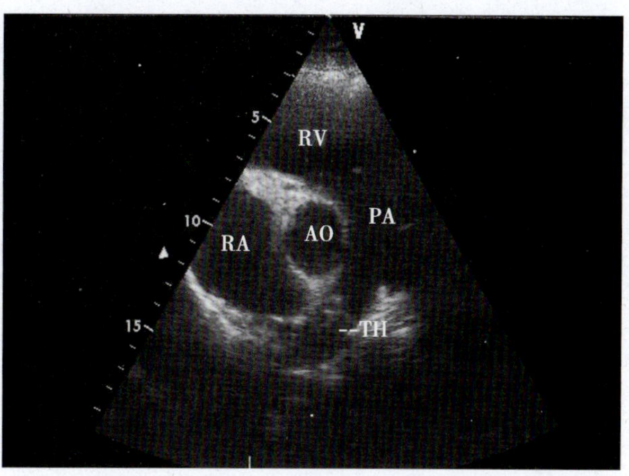

RV—右心室；RA—右心房；AO—主动脉；PA—肺动脉。
图 7-4-6　主动脉根部短轴切面二维超声图像
右肺动脉内低回声团块。

二、心腔内血栓与心脏肿瘤的鉴别诊断

心腔内血栓与心脏黏液瘤超声鉴别要点见表 7-3-1。

三、病例分析

【临床资料】

患者，女，60 岁。于 24 年前行“二尖瓣闭式扩张术”，心悸气促 16 年，加重 2 年，由于气促症状加剧来院就诊。查体：口唇发绀，颈静脉充盈，肝颈静脉回流征阳性，心尖部Ⅲ/6 级收缩期吹风样杂音及舒张期隆隆样杂音，肝肋下 3 指，双下肢水肿。辅助检查：超声示风湿性心脏病，二尖瓣重度狭窄伴轻度反流，左心房血栓形成，房颤。

【超声检查资料】

超声心动图检查：声像图表现为双房扩大，左心房内可见低回声团块附着于左心房顶（图 7-4-7，图 7-4-8），大小 5.6cm×3.2cm；二尖瓣增厚，粘连，开放受限；CDFI 显示二尖瓣舒张期五色镶嵌射流束；频谱多普勒测得二尖瓣口血流速度增快。

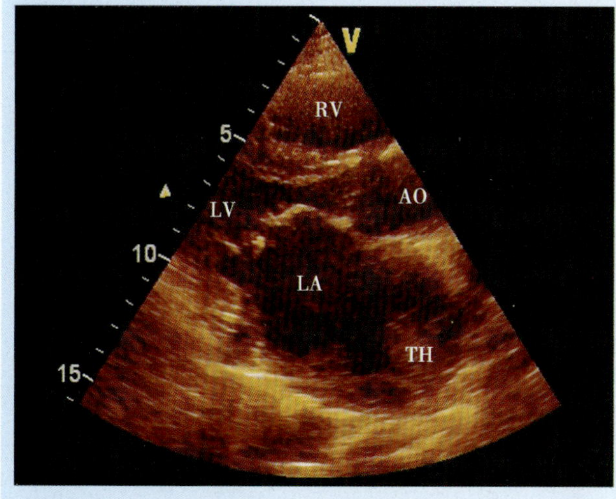

RV—右心室；LV—左心室；LA—左心房；AO—主动脉。
图 7-4-7　左心室长轴切面二维超声图像（舒张期）

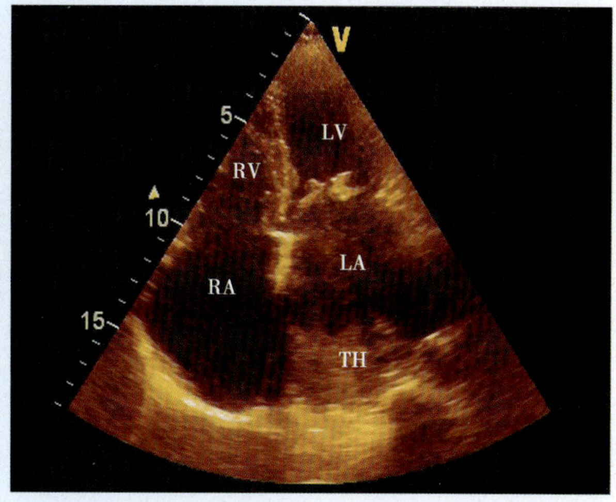

RV—右心室；LV—左心室；LA—左心房；RA—右心房。
图 7-4-8　心尖四腔切面二维超声图像（舒张期）

【提问与思考】

1. 结合上述图像描述声像图表现。

2. 书写本例超声诊断提示。

3. 本病的主要诊断依据有哪些？应与哪些疾病相鉴别？

【诊断思路分析】

本例患者超声心动图示：二尖瓣增厚，回声强，粘连，开放受限，应首先考虑为风湿性心脏病，二尖瓣狭窄，另外结合患者病史及临床表现，现左心房内可见低回声团块附着于左心房顶部，很容易就考虑为左心房血栓形成。但要与左心房黏液瘤相鉴别。

【确诊结果】

术中所见：左心房内血栓，大小约为5.0cm×4.0cm，基底部附着于左心房壁，清除血栓送检病理，病理结果为(左心房)混合血栓。二尖瓣增厚、钙化，切除病变二尖瓣送检病理，病理结果为(二尖瓣)纤维组织增生伴透明变性。

诊断：风湿性心脏病，二尖瓣狭窄，左心房血栓形成。

推荐阅读资料

[1] 王新房. 超声心动图学. 5版. 北京：人民卫生出版社，2016.

[2] 田家玮. 心脏瓣膜病超声诊断. 北京：人民卫生出版社，2016.

[3] 邓又斌，谢明星，张青萍. 中华影像医学：超声诊断学卷. 2版. 北京：人民卫生出版社，2010.

[4] 田家玮，姜玉新，张运. 临床超声诊断学. 北京：人民卫生出版社，2016.

[5] 姜玉新，张运. 超声医学. 北京：人民卫生出版社，2016.

心包疾病及心脏占位性疾病 习题

第八章　先天性心脏病

第一节　房间隔缺损

房间隔缺损（atrial septal defect，ASD）在病理上表现为房间隔组织任一部位不连续，大多会导致心房水平分流，是一种常见的先天性心脏病。根据缺损部位不同可分为多种类型。心房水平分流有一种特殊类型，即卵圆孔未闭，20%～25% 成人卵圆孔呈未完全闭合状态，且在心房水平显示无明显血液分流。

【诊断要点】

1. 分型　按缺损部位不同，ASD 可分为原发孔型 ASD（Ⅰ孔型）、继发孔型（Ⅱ孔型）ASD、静脉窦型 ASD（分为上腔型和下腔型）、冠状窦间隔缺损、混合型缺损（图 8-1-1）。

（1）原发孔型：又称部分型心内膜垫缺损，占 ASD 15%～20%。缺损位于房间隔前下方原发孔部位紧邻房室瓣环，与心内膜垫的发育畸形有关，常伴发房室瓣畸形如二尖瓣前叶裂等。

（2）继发孔型：又称中央型，最多见，约占 ASD 76%。缺损位于房间隔中央卵圆窝部位，四周有完整的房间隔结构（图 8-1-2）。缺损多为单发，亦可有两个及以上或多发呈筛孔状。

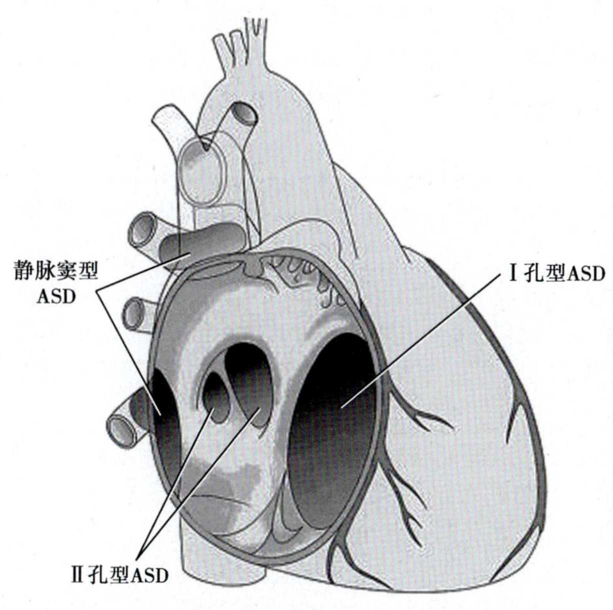

图 8-1-1　房间隔缺损（ASD）分型

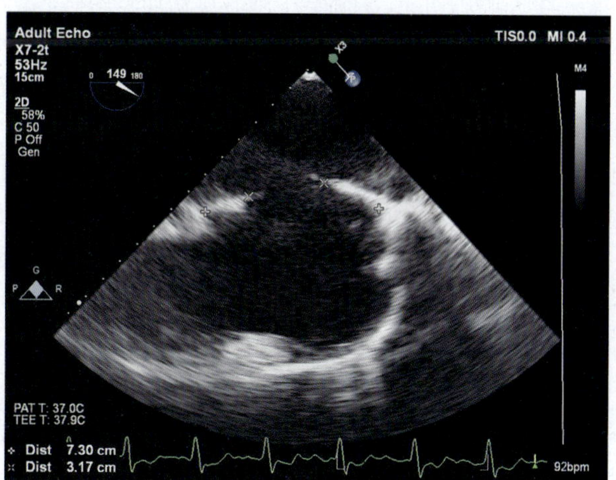

图 8-1-2　经食管超声心动图检查食管中段双腔静脉切面显示Ⅱ孔中央型房间隔缺损（ASD）二维图像

（3）静脉窦型：包括上腔型和下腔型，占 ASD 4%～11%。上腔型缺损位于房间隔后上方，上腔静脉入口处下方，与上腔静脉之间没有房间隔组织连通，部分该型患者伴有右上肺静脉异位引流入右心房或上腔静脉。下腔型缺损位于房间隔后下方，与下腔静脉的入口相延续，心房后壁构成缺损的后缘（图 8-1-3，图 8-1-4）。

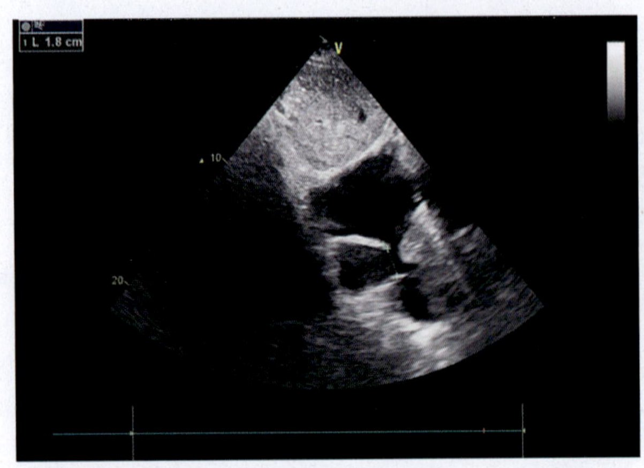

图 8-1-3　经胸超声心动图剑突下切面显示上腔静脉侧无残端的上腔静脉型房间隔缺损二维图像

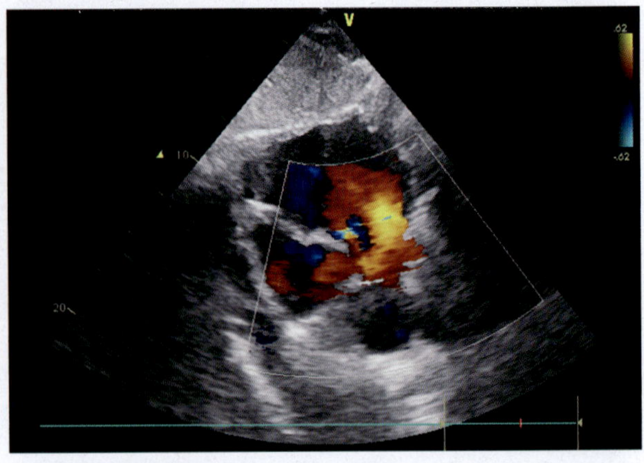

图 8-1-4　经胸超声心动图剑突下切面显示上腔静脉侧无残端的上腔静脉型房间隔缺损彩色图像

（4）冠状窦间隔缺损：较罕见，又称为无顶冠状静脉窦综合征。发病机制是胚胎期冠状窦与左心房分隔不全或无分隔，左心房血能经冠状静脉窦流入右心房，常伴永存左上腔静脉。

经胸超声心动图检查（剑突下切面显示无顶冠状静脉窦 ASD 二维图像）（视频）

经胸超声心动图检查（剑突下切面显示无顶冠状静脉窦 ASD 彩色图像）（视频）

（5）混合型：两种或两种以上的 ASD 同时存在，常为巨大缺损，房间隔组织几乎完全缺如，约占 8.5%。

2. 血流动力学依据　正常左心房压较右心房压高约 5mmHg，当存在 ASD 时，病程早期心房水平主要为左向右分流。ASD 越大，分流量越大，右心容量负荷及肺循环血流量增加越明显，可逐步导致右心扩大，左心室偏小。大量分流可发展为动力型肺动脉高压。长期肺动脉高压可使肺小动脉阻力增加，出现阻力型肺动脉高压。随着肺动脉压升高，右心室、右心房压力随之升高，房水平可出现双向分流或右向左分流。

3. 检查方法及要点　显示 ASD 主要切面为：①胸骨旁四腔心切面；②主动脉根部大动脉短轴切面；③心尖四腔心切面；④剑突下双心房切面及四腔心切面。

对于儿童及声窗条件良好的成年人，剑突下双房切面是显示 ASD 的最佳切面，探头由前向后摆动扫查，可完整地显示房间隔各个部分，此切面声束与房间隔垂直，结合彩色多普勒可清晰显示房间隔回声中断的部位和范围。

（1）判断有无 ASD：检查时应综合以上各个切面观察房间隔延续情况，确定的 ASD 应能在两个以上的切面上显示，当某个切面出现可疑回声失落时应改变探头方向和切面，调整仪器的增益和聚焦距离，排除假性房间隔结构回声失落。二维图像应密切结合彩色多普勒成像进行检查，明确过隔血流信号汇聚的范围、观察分流方向，帮助排除假性回声失落，减少误诊与漏诊。

（2）明确 ASD 类型：仔细观察缺损是否紧邻上、下腔静脉，明确缺损范围、数量。ASD 可能是圆形、椭圆形、不规则形状，应在多个切面多次测量缺损大小，明确 ASD 的上下径和前后径。

（3）ASD 治疗方式超声参数测量：目前 ASD 治疗主要是传统外科手术与介入封堵两种方法。术前超声测量 ASD 的相关参数是选择治疗方法的重要依据。ASD 处有时可见断端回声增强，较薄的残端组织可随血流摆动，仔细观察 ASD 周围各残端的有无、长度、结构是否坚韧，如边缘过于短小、菲薄则可能影响封堵器置入。

（4）ASD 经食管超声检查：对声窗条件不佳，经胸二维超声显示不清的患者，或右心房压力升高致心房水平分流信号不明确时，应选择经食管超声检查。经食管检查时探头位于左心房后方，声束方向与房间隔方向接近垂直，可显示房间隔全貌，可对 ASD 的具体部位、数目、大小、各残端情况作出准确评估。

【鉴别诊断】

1. 卵圆孔未闭或重开　出生后，左心房压力升高将原发隔推向继发隔，卵圆孔闭合。原发隔与继发隔之间多数情况下存在一潜在间隙，当右心房压力高于左心房时，卵圆孔间隙又重新开放。正常卵圆孔部位结构菲薄，剑突下方切面可见卵圆孔及原发隔随心动周期摆动，右心房容量负荷加重时该隔偏向左心房，两隔膜之间边缘出现错位，常伴有右向左分流，CDFI 显示蓝色分流束，右心声学造影检查左心可出现微泡回声。经食管超声检查对显示卵圆孔未闭有很高的敏感性与特异性。

2. 房间隔膨凸瘤　房间隔的一部分呈瘤样扩张，菲薄的房间隔可随压力变化突入左心房或右心房，随心动周期在左、右心房摆动。二维超声可显示房间隔多于卵圆窝部位有薄膜样结构膨入左心房或右心房，随心动周期在左、右心房间有规律摆动。房间隔膨凸瘤易并发小 ASD 或多发 ASD。

病例分析

【临床资料】

患儿，男，10 个月，感冒后发现心脏杂音来诊。体检发现胸骨左缘 2～3 肋间可闻及较柔和的收缩期杂音。胸片提示双侧肺血增多。

超声心动图主要阳性发现见图 8-1-5 至图 8-1-8 箭头处所示。

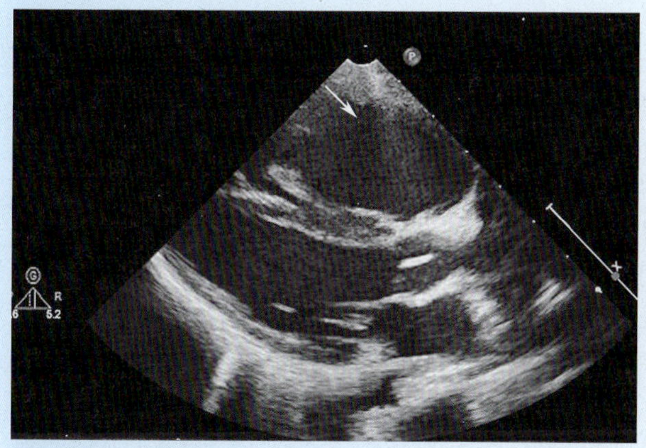

图 8-1-5　胸骨旁左心室长轴切面二维超声图像

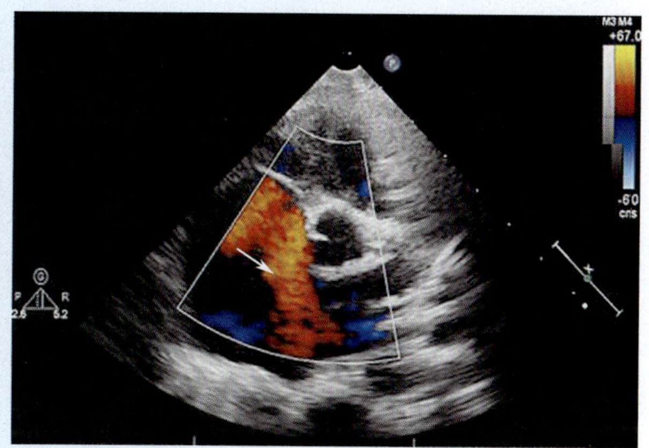

图 8-1-6　大动脉短轴切面彩色多普勒图像

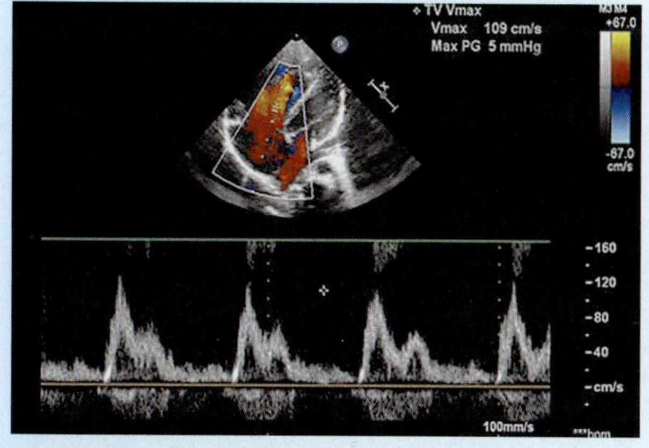

图 8-1-7　三尖瓣口频谱多普勒测量图像

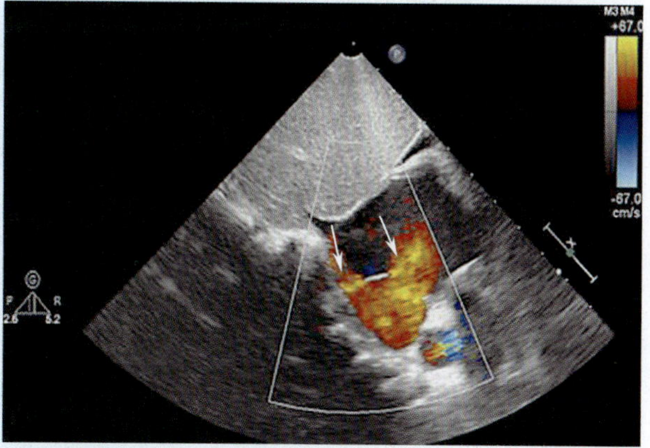

图 8-1-8　剑突下双房切面彩色多普勒图像

【提问与思考】

1. 看图描述声像图阳性特征。
2. 本例超声诊断有何提示？
3. 需要排除哪些可引起相似血流动力学改变的疾病？

【诊断思路分析】

结合临床资料应首先考虑左向右分流性先天性心脏病。超声检查时发现右心扩大，右心室壁无明显增厚时，需要逐一排除使右心容量负荷增加的临床疾病。从单一的切面不能检出所有的缺损，必须从各个角度仔细观察，才可避免遗漏诊断。

房间隔缺损 习题

第二节　室间隔缺损

胚胎时期心脏室间隔发育异常导致缺损，两心室间存在异常分流，称为室间隔缺损（ventricular septal defect，VSD）。VSD 是一种常见的先天性心血管畸形，可单独存在，亦常为其他复杂心脏畸形的组成部分。

【诊断要点】

1. 超声诊断依据

（1）二维超声显示室间隔有明确回声中断。

（2）CDFI 显示有异常血流起自 VSD 处，左右心室间存在血流信号交通，CW 测定左向右高速或双向低速的分流信号。

（3）分流速度较低时，可利用彩色 M 型判断分流的时相和方向。

2. 血流动力学依据　存在 VSD 时，分流的速度和方向取决于左右心室之间的压力差。正常左心室压明显高于右心室，心室水平经 VSD 出现高速左向右分流。分流使肺循环血流量加大，左心室前负荷加大，左心室扩大。缺损较大者分流量大，易导致动力性肺动脉高压，此时左右心室间压差减小，左向右分流速度随之下降，如及时手术去除分流可逆转肺动脉高压。但当分流量超过肺循环的耐受量，使得肺小血管发生病变后，逐渐产生阻力型肺动脉高压，此时左右心室间压差及分流量明显减小，室水平可出现双向分流，称为艾森门格综合征（Eisenmenger syndrome）。

干下型室间隔缺损彩色多普勒图像（视频）

3. VSD 分型　根据缺损所在部位分为流出道型 VSD、膜周型 VSD 和肌部型 VSD。

（1）流出道型（漏斗部）VSD

1）干下型 VSD：缺损邻近肺动脉瓣环，缺损上缘无肌性组织（图 8-2-1）。

2）嵴内型（图 8-2-2）、嵴上型（位于室上嵴之内或之上，缺损四周为肌性组织）。

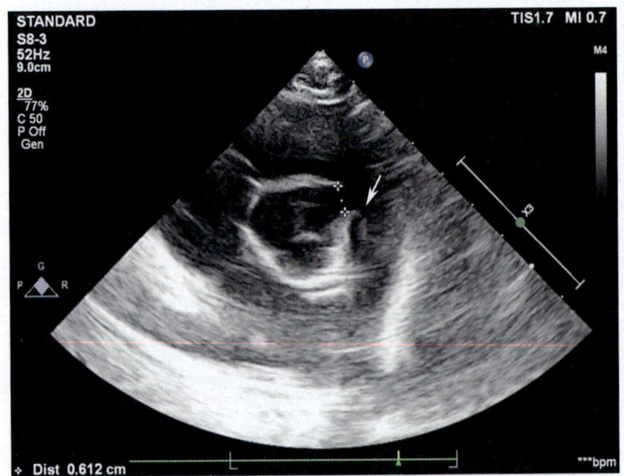

图 8-2-1　干下型 VSD 二维超声图像

缺损紧邻肺动脉瓣环（箭头所示）。

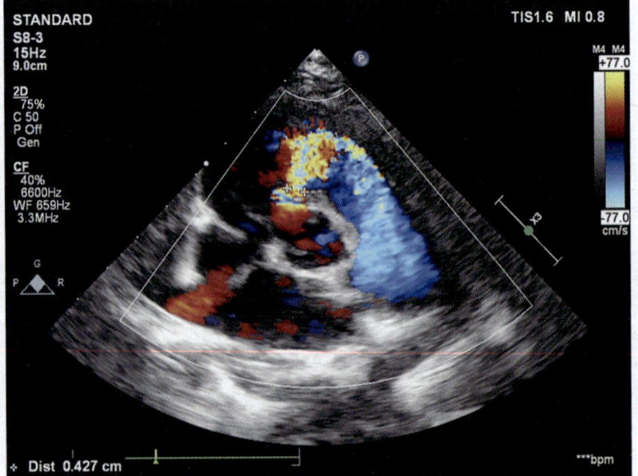

图 8-2-2　嵴内型 VSD 彩色多普勒图像

（2）膜周型 VSD

1）单纯膜部（限于膜部室间隔的小缺损，四周为纤维组织）。

2）嵴下型（位于室上嵴之下）。

3）隔瓣下型（缺损位于三尖瓣隔叶下方）。

（3）肌部型 VSD：低位肌部 VSD，可为多发，常合并其他畸形存在。

【鉴别诊断】

主动脉右冠窦瘤破入右心室：当窦瘤膨大不明显或破口显示不清时，二维超声酷似 VSD。VSD 与典型的主动脉窦瘤破入右心室不难鉴别，后者二维检查常见主动脉右冠窦呈囊袋样凸出，顶端出现回声中断。彩色多普勒可直观显示以红色为主的五彩镶嵌血流信号自主动脉窦进入右心室流出道。频谱多普勒检查时频谱呈双期连续性左向右分流，VSD 则为收缩期的左向右分流。

病例分析

【临床资料】

患儿，男，10 岁，体检听诊发现胸骨左缘 3～4 肋间收缩期Ⅲ/6 级杂音来诊。胸部平片示两肺血流增多。

【超声心动图检查资料】

主要阳性发现见图 8-2-3 与图 8-2-4。

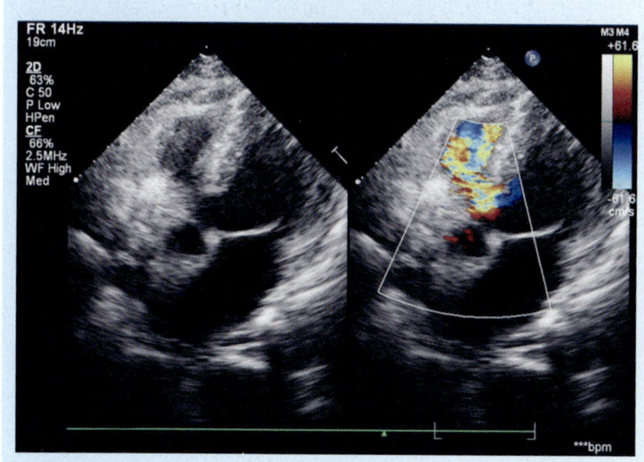

图 8-2-3　心尖五腔心切面二维及彩色多普勒图像

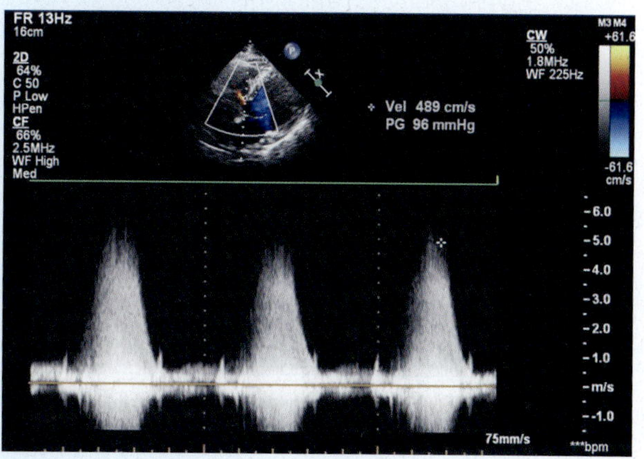

图 8-2-4　CW 测量高速血流束频谱

【提问与思考】

1. 看图描述声像图阳性表现。
2. 书写本例超声诊断提示。

【诊断思路分析】

室间隔缺损 习题

结合临床资料首先考虑左向右分流性先天性心脏病。结合超声检查于室间隔膜周部发现红色明亮的分流信号，频谱多普勒显示为收缩期高速分流，故先天性心脏病 VSD（膜周部）诊断成立。因分流压差达到 96mmHg，故可排除合并肺动脉高压的可能性。

第三节　动脉导管未闭

【诊断要点】

动脉导管原系胎儿期肺动脉与主动脉间的正常血流通道，80% 生后 3 个月闭合，如超过 1 年不闭合则形成动脉导管未闭，为常见的先天性心脏病，多见于早产儿和高原地区。本病可单独存在，也可与多种心脏畸形并存。

1. 病理分型

（1）管型：最多见，占 80% 以上，未闭的动脉导管呈管状，降主动脉端与肺动脉端等粗（病例 1、病例 2）。

（2）漏斗型：较常见，未闭的动脉导管呈漏斗状，导管的降主动脉端大于肺动脉端。

（3）窗型：少见，未闭的动脉导管长度短，降主动脉与肺动脉紧贴呈窗式沟通。

（4）哑铃型：很少见，未闭的动脉导管中间细，两端粗。

(5) 动脉瘤型：罕见，未闭的动脉导管两端较细，中段明显膨大呈动脉瘤状。

2. 检查方法及要点

(1) 二维超声：直接征象示肺动脉分叉处或左肺动脉起始部与降主动脉之间异常管样结构，顺时针旋转探头示主肺动脉与降主动脉近长轴图像，亦可显示连通两腔的管样结构。部分患者于胸骨上窝切面示主动脉弓降部与肺动脉之间出现异常管样结构。根据其结构、形态确定其类型。间接征象示左心房室增大，肺动脉增宽，提示左心容量负荷增大及肺血流量大，伴重度肺动脉高压者，可见右心房室扩大及右心室壁增厚。

(2) CDFI：大动脉短轴切面于整个心动周期中可见降主动脉通过动脉导管向肺动脉的红色为主分流束，沿主肺动脉外侧壁走行。

(3) 多普勒频谱：无明显肺动脉高压时，频谱形态呈双期或连续的高速湍流频谱，呈阶梯样，流速一般大于4m/s；当出现肺动脉高压时，分流速度下降，频谱失去连续性。

(4) 除外合并其他心脏畸形：如ASD、VSD、主动脉缩窄、主动脉弓离断、肺动脉闭锁等。

【鉴别诊断】

1. 主动脉-肺动脉间隔缺损　缺损一般较大，位于升主动脉侧壁与肺动脉之间，CDFI示分流束从主动脉缺口处流入肺动脉，常伴严重肺动脉高压，症状重，常有发绀。

2. 主动脉窦瘤破裂　也为双期杂音，但超声容易发现扩大的主动脉窦突入某心腔，顶端有破口，CDFI未见未闭动脉导管。

3. 冠状动脉-肺动脉瘘　虽然肺动脉内同样出现双期连续性血流，但二维超声示冠状动脉扩张明显，CDFI示分流束起源于冠状动脉。

4. 肺动脉瓣轻-中度狭窄　狭窄的血流在主肺动脉内形成涡流，折返向肺动脉根部易被误认为动脉导管血流，多普勒可见其为收缩期频谱，非连续性频谱。

【病例分析】

病例1

【临床资料】

患儿，女，5岁。体检发现心脏杂音1年，无明显不适。查体：血压95/65mmHg，心界不大，心率80次/min，律齐，胸骨左缘第2肋间闻及连续性机器样杂音，向心前区广泛传导。胸部平片示两肺血未见明显增多，肺动脉段平直，左心室圆隆。

【超声检查资料】

各房室内径正常。降主动脉峡部与左肺动脉间探及一管状结构，内径3mm，长3mm。CDFI：动脉水平探及左向右连续性分流（图8-3-1）。频谱多普勒：左向右分流速度峰值4.5m/s（图8-3-2）。

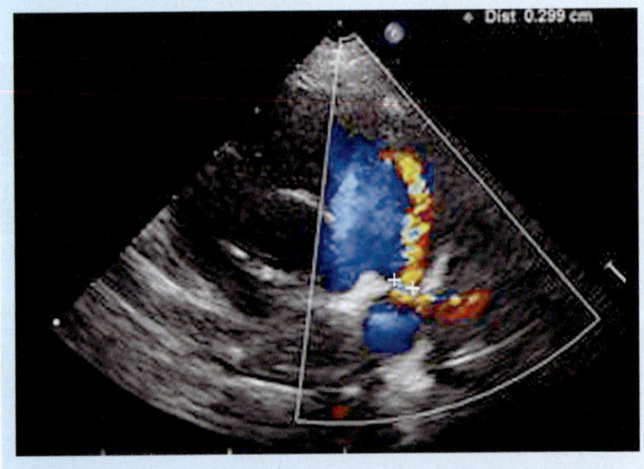

图8-3-1　CDFI：动脉水平探及左向右连续性分流

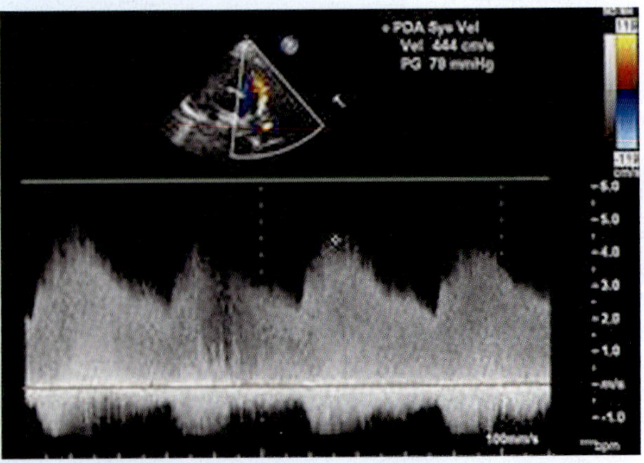

图8-3-2　频谱多普勒：左向右分流速度

【提问与思考】

1. 看图描述病变区声像图表现。

2. 本病的主要诊断依据有哪些，如何与相关疾病进行鉴别？

【诊断思路分析】

本例患者查体示心脏不大，胸骨左缘第 2 肋间闻及连续性机器样杂音，超声检查发现各房室不大，降主动脉峡部与左肺动脉间探及一管状结构，CDFI：动脉水平探及左向右连续性分流。频谱多普勒：左向右分流速度峰值 4.5m/s，考虑为典型的管型动脉导管未闭。患者肺动脉不宽，主要应与肺动脉瓣轻、中度狭窄鉴别：肺动脉瓣狭窄时，狭窄的血流在主肺动脉内形成涡流，折返向肺动脉根部，易被误认为动脉导管血流，但多普勒可见其为收缩期频谱，非连续性频谱。

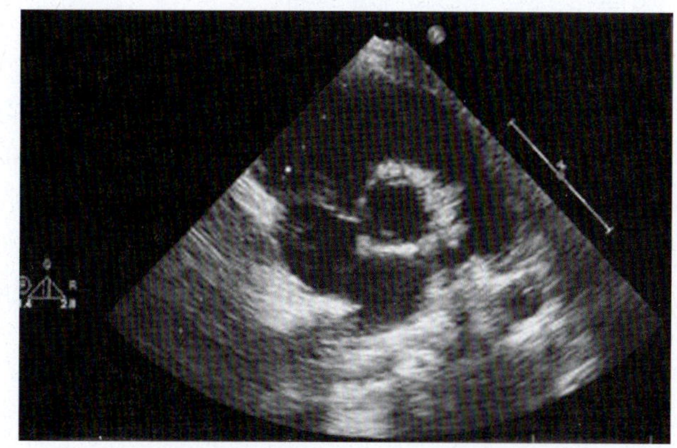

图 8-3-3　降主动脉动脉峡部与左肺动脉间探及封堵器

【确诊结果】

患者于局麻下行动脉导管封堵术，术后复查超声如下：各房室内径正常，降主动脉峡部与左肺动脉间探及封堵器（图 8-3-3），位置及形态正常，未见明显异常回声附着。CDFI：动脉水平分流消失，降主动脉及左肺动脉前向血流速度正常。

病例 2

【临床资料】

患者，女，27 岁。发现心脏杂音两年，近两个月肺部感染频繁。查体：血压 140/80mmHg，心界向右扩大，心率 110 次 /min，律齐，胸骨左缘第 2 肋间闻及连续性机器样杂音，向心前区广泛传导。

【超声检查资料】

右心房室增大，肺动脉增宽；降主动脉与左肺动脉间探及一管状结构，内径 10mm。房、室间隔连续。CDFI：动脉水平探及收缩期右向左低速分流（图 8-3-4）。

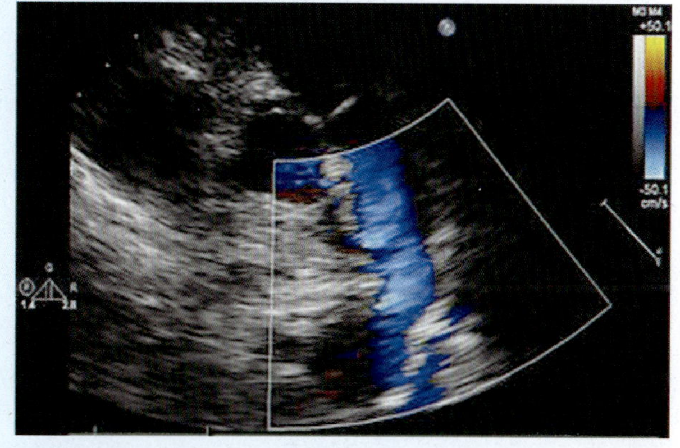

图 8-3-4　CDFI：动脉水平探及收缩期右向左低速分流

【提问与思考】

1. 看图描述病变区声像图表现。

2. 书写本例超声诊断提示。

3. 本病的主要诊断依据有哪些，如何与相关疾病进行鉴别？

【诊断思路分析】

本例患者具有以下特点：①青年女性，查体示血压偏高，心界向右扩大，胸骨左缘第 2 肋间闻及连续性机器样杂音，向心前区广泛传导。②超声示右心房室增大，肺动脉增宽，降主动脉与左肺动脉间探及一管状结构，CDFI：动脉水平探及收缩期右向左低速分流。本病例因肺动脉内径明显增宽。由于粗大动脉导管所造成的肺动脉高压，动脉水平右向左低速分流，扫查过程中极容易漏诊，同时应注意合并其他心脏畸形，如房间隔缺损等。

动脉导管未闭习题

第四节　心内膜垫缺损

心内膜垫缺损是由于胚胎期心脏的心内膜垫组织发育不全或缺如所致。其特点为由原发孔房间隔缺损到合并巨大室间隔缺损，并伴有不同程度的房室瓣发育异常为特征的一组心脏复合畸形，又被称为房室管畸形、房室间隔缺损、共同房室通道等。本病因心脏胚胎发育时期腹、背侧心内膜垫融合不全，原发房间隔发育停顿或吸收过多所致。心内膜垫位于正常心脏的中间位置，超声图像上呈所谓“十字交叉”结构，上部为房间隔，下部为室间隔，左侧为二尖瓣，右侧为三尖瓣，故其缺损累及上述结构不同程度的病变。根据房室间隔组织的发育程度不同，可以将心内膜垫缺损分为部分型、过渡型、完全型。

一、部分型心内膜垫缺损

【诊断要点】

1. 心尖或经食管四腔心切面可见房间隔下部紧邻房室瓣处回声中断。

2. 二、三尖瓣环附着位置位于同一水平，而正常的三尖瓣环位于二尖瓣环心尖侧，三尖瓣隔叶附着点与二尖瓣前叶附着点之间有 4～12mm 的距离。

3. 部分病例二尖瓣短轴切面可见二尖瓣前叶中部回声连续性中断，二尖瓣叶存在不同程度的裂隙。彩色多普勒成像可显示来源于前叶瓣体裂隙处的不同程度的反流信号。

经食管超声心动图显示部分型心内膜垫缺损位置（视频）

【鉴别诊断】

1. 部分型心内膜垫与继发孔房间隔缺损的鉴别　前者表现为房间隔下部缺损累及到房室环并可导致二、三尖瓣形态发育异常，最常见的瓣膜发育异常为二尖瓣前叶裂（图 8-4-1）。而后者尽管缺损可以非常靠近房室瓣，但二、三尖瓣附着部位及形态发育正常。

2. 部分型心内膜垫与完全型心内膜垫缺损的鉴别　后者表现为房室间隔均可见明确回声中断，且其二、三尖瓣叶未分别发育为完整的瓣膜，形成单一房室瓣口，其前、后方分别形成前桥瓣及后桥瓣，前桥瓣叶腱索可以附着于室间隔残端、右心室侧甚至可无腱索。

图 8-4-1　三维经食管超声心动图显示二尖瓣形态异常
左心房面观察二尖瓣前叶裂（红色箭头所示）。

3. 部分型心内膜垫与经冠状窦引流的完全型心内型肺静脉异位引流的鉴别　后者在四腔心切面可以显示紧邻房室环侧间隔缺损，其为扩张的冠状静脉窦开口而非真正的间隔缺损，这类患者在剑突下双房切面可以显示继发孔房间隔缺损。

二、完全型心内膜垫缺损

【诊断要点】

1. 心尖四腔心切面可见房间隔下部、室间隔上部近房室瓣处回声中断。

2. 二、三尖瓣由于房室瓣中部完全中断，心尖四腔心切面显示十字交叉结构的前后连接消失，短轴切面可以显示前桥瓣、后桥瓣形成的单一房室瓣启闭。

3. 依据前桥瓣腱索附着的部位不同，完全型心内膜垫缺损分为 A、B、C 三型，前桥瓣腱索附着于室间隔缺损顶端为 A 型，附着于右心室面乳头肌为 B 型，前桥瓣无腱索附着呈现漂浮状为 C 型。

【鉴别诊断】

1. 完全型心内膜垫与继发孔房间隔缺损的鉴别　前者表现为房间隔下部缺损合并室间隔上段缺损，累及房室环并可导致二、三尖瓣形态发育异常形成共同房室瓣。而后者尽管房间隔缺损可以非常靠近房室瓣，但二、三尖瓣附着部位及形态发育正常。

2. 完全型心内膜垫与部分型心内膜垫缺损的鉴别　前者表现为房室间隔均可见明确回声中断，且其二、三尖瓣叶未分别发育为完整的瓣膜而形成单一房室瓣，其前、后方分别形成前桥瓣及后桥瓣，前桥瓣叶的腱索可以附着于室间隔顶端、右心室侧甚至可以没有腱索。后者表现为房间隔下部缺损累及到房室环并可导致二、三尖瓣形态发育异常，尽管二尖瓣前叶可能存在瓣叶裂，但房室环中部可见分隔而将二、三尖瓣区分开。

三、过渡型心内膜垫缺损

【诊断要点】

1. 心尖四腔心切面可见房间隔下部近房室瓣处回声中断。

2. 二、三尖瓣环附着位置位于同一水平，不合并室间隔缺损时房室环中部前后连接中断但仍可以在形态上区分出明确的二、三尖瓣而非单一房室瓣，合并室间隔上部小缺损时房室环中部可见分隔而将二、三尖瓣区分开。

【鉴别诊断】

1. 过渡型心内膜垫与继发孔房间隔缺损的鉴别　前者表现为房间隔下部缺损累及到房室环，而后者尽管房间隔缺损可以非常靠近房室瓣，但二、三尖瓣附着部位及形态发育正常。

2. 过渡型心内膜垫与部分型心内膜垫缺损的鉴别　后者表现为房间隔下部可见明确回声中断，但其二、三尖瓣叶分别发育为完整的瓣膜而未形成单一房室瓣。

3. 过渡型心内膜垫与完全型心内膜垫缺损的鉴别　后者表现为房室间隔均可见明确回声中断，且其二、三尖瓣叶未分别发育为完整的瓣膜而形成单一房室瓣，其前、后方分别形成前共瓣及后共瓣。

病例分析

病例 1

【临床资料】

患者，女，37 岁。因活动后胸闷 7 年，体检听诊发现心脏杂音就诊。听诊左侧 3～4 肋间闻及收缩期吹风样杂音（图 8-4-2）。

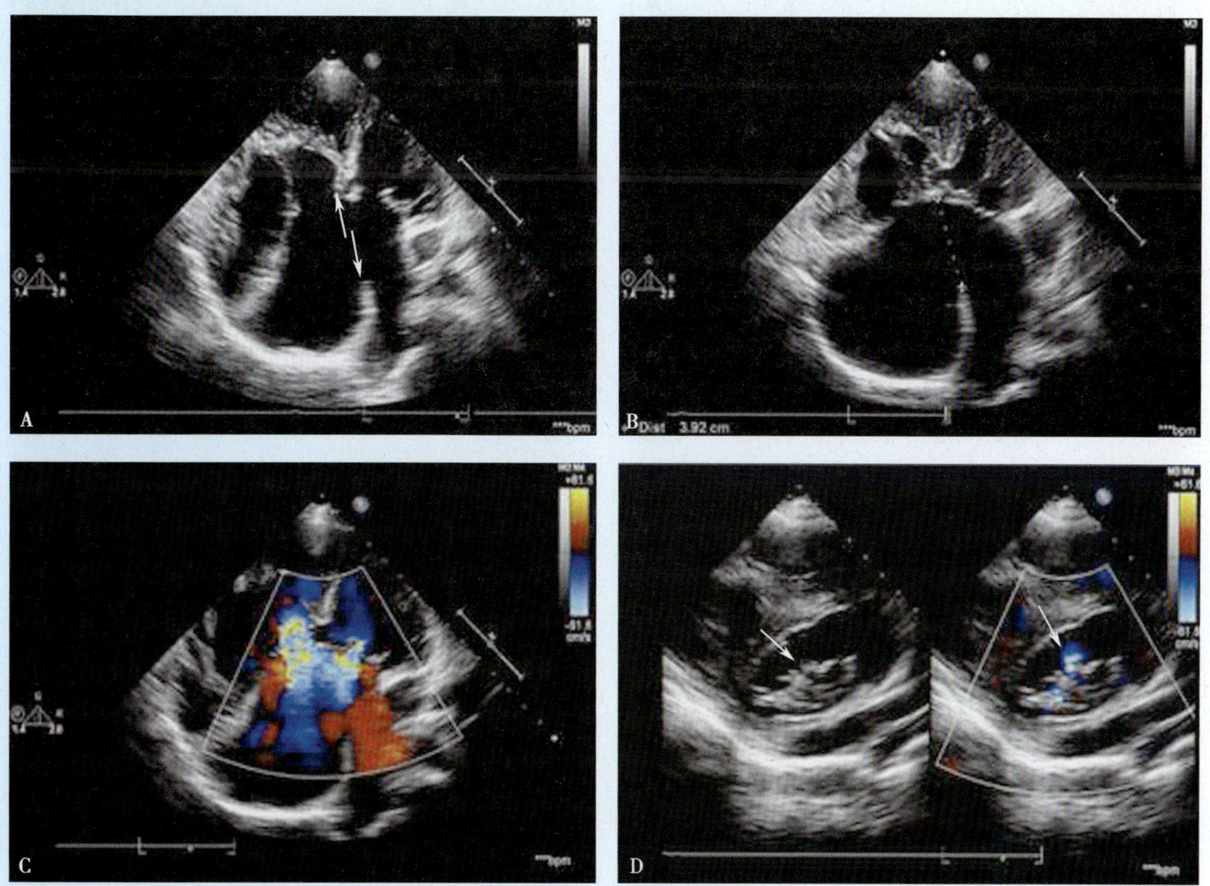

图 8-4-2　部分型心内膜垫缺损超声心动图特征

【超声检查资料】

全心扩大，以右心房室增大为著，房间隔下部回声中断 39mm，室间隔连续完整无回声中断，二、三尖瓣位于同一水平，二尖瓣前叶探及裂隙。彩色多普勒血流显像提示：房水平左向右分流，二尖瓣少中量反流，三尖瓣中大量反流。

【提问与思考】

1. 明确区分房间隔缺损的位置。
2. 如何确定有无二尖瓣瓣叶裂及程度？
3. 瓣膜反流程度对临床治疗决策的影响？

【诊断思路分析】

本患者的超声心动图特点仅有原发孔房间隔缺损，二尖瓣前叶裂导致二尖瓣反流。

【确诊结果】

术中明确原发孔房间隔缺损 40mm，二尖瓣前叶裂，三尖瓣瓣环扩大并对合不良。自体心包片修补缺损，间断缝合二尖瓣前叶裂，三尖瓣成形环环缩成形。

病例 2

【临床资料】

患儿，女，3 岁 4 个月。两个月前因感冒查体发现心脏杂音行超声检查发现先天性心脏病、完全型心内膜垫缺损，为行手术治疗到某医院就诊。听诊左侧 3～4 肋间闻及收缩期吹风样杂音（图 8-4-3）。

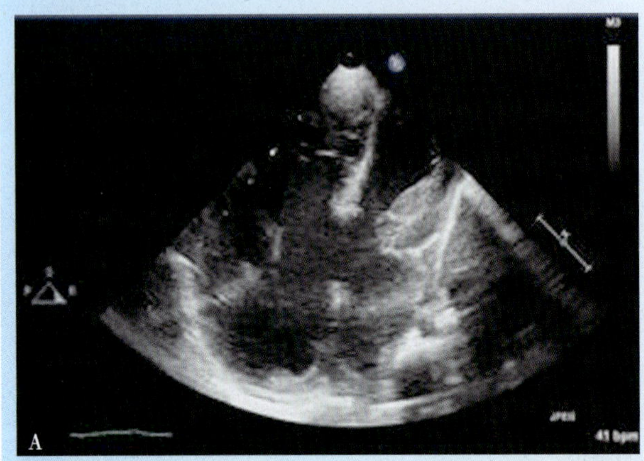

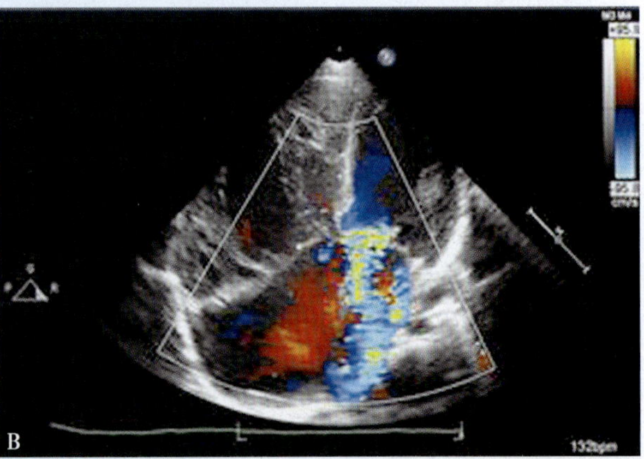

图 8-4-3　完全型心内膜垫缺损超声图像

【超声检查资料】

全心扩大，以右心房、右心室增大为著，心脏十字交叉结构异常，房间隔下部回声中断 12mm，中部回声中断 6mm，室间隔上部回声脱失 6mm，二、三尖瓣结构异常形成共同房室瓣，前共瓣由腱索连于室间隔残端顶部，共同房室瓣关闭不良。彩色多普勒血流显像提示：房室水平均为双向分流，共同房室瓣大量反流，以左侧为著。

【提问与思考】

1. 明确区分房间隔缺损的位置。
2. 如何确定完全型心内膜垫缺损的分型？
3. 共同房室瓣反流程度对临床治疗决策的影响。

【诊断思路分析】

本例患者的超声心动图特点为既有原发孔房间隔缺损又合并继发孔房间隔缺损，共同房室瓣发育较差对外科手术治疗的技术要求较高。

【确诊结果】

术中明确为A型完全型心内膜垫缺损，原发孔房间隔缺损20mm×25mm，继发孔房间隔缺损8mm，室间隔缺损4mm×8mm。二尖瓣瓣叶发育不全，三尖瓣隔叶部分缺如。改良单片法修补房间隔缺损及室间隔缺损，二尖瓣缝闭前叶裂、三尖瓣环缩成形。

心内膜垫缺损习题

第五节　主动脉窦瘤破裂

主动脉窦瘤好发于成人，主动脉窦瘤未破裂者，大部分患者无明显症状。由于外力作用窦瘤破裂后，部分患者呈急性症状，出现剧烈胸痛、咳嗽及呼吸困难等，严重者如破裂入心包或严重撕裂主动脉瓣，可以导致猝死。

【诊断要点】

1. 超声声像图一般表现为主动脉窦壁呈囊袋样向相邻心腔内膨凸，囊壁较薄，形态不规则，二维超声可见窦壁回声中断。

2. CDFI：可探及源于主动脉窦瘤破口的双期连续性高速分流血流信号。

3. 常合并室间隔缺损和主动脉瓣反流（图8-5-1，图8-5-2）。

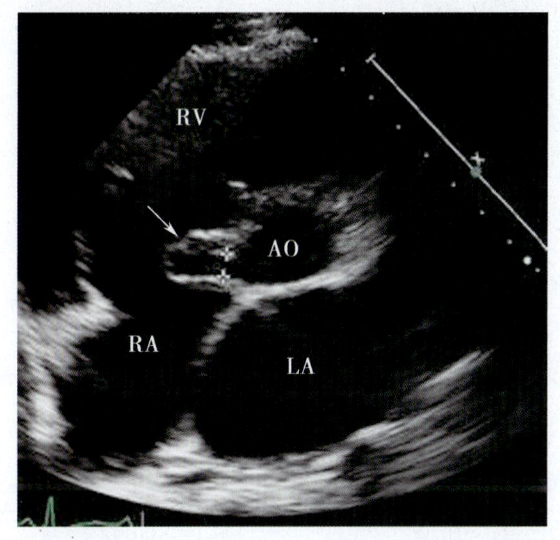

AO—主动脉；RV—右心室；LA—左心房；RA—右心房。

图8-5-1　主动脉无冠窦瘤破入右心房

窦瘤破口部位（箭头所示）。

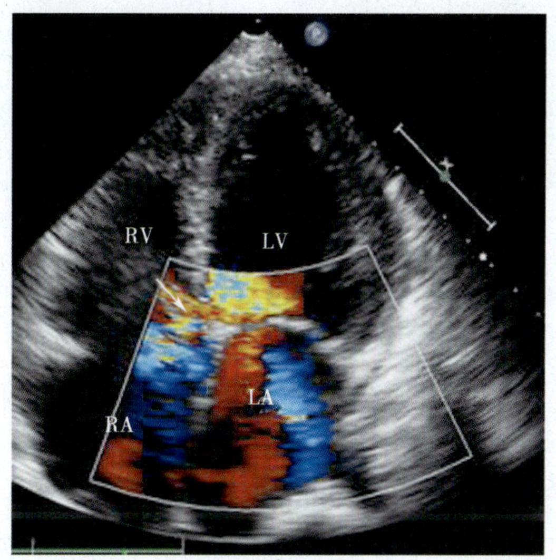

RV—右心室；LV—左心室；LA—左心房；RA—右心房。

图8-5-2　主动脉窦瘤破裂的彩色声像图

主动脉窦瘤破入右心房的分流信号（箭头所示）。

【鉴别诊断】

1. 室间隔缺损合并主动脉瓣脱垂　两者最大的相似点是多普勒频谱均呈双期，前者超声回声中断的部位位于主动脉窦壁，而后者位于室间隔；前者左向右分流起源于窦瘤破口部位，而后者分别起源于主动脉瓣下室间隔缺损的回声中断区和主动脉瓣口。

2. 室间隔膜部瘤合并室间隔缺损　室间隔缺损的愈合过程中，常合并室间隔膜部瘤的形成，形态也呈囊袋样膨凸，但通常位于主动脉瓣下，而不是主动脉瓣上的窦部。缺损位于膜部瘤的顶端，频谱显示为收缩期的高速分流信号，而不是连续性的分流信号。

3. 主动脉窦部瘤样扩张　当主动脉窦或升主动脉显著扩张时，要与主动脉窦瘤鉴别。主动脉窦部瘤样扩张通常为三个窦部均匀性增大，变宽，窦壁通常很厚，不像大部分先天性主动脉窦瘤薄且呈飘动状态。

主动脉窦瘤破裂习题

第六节　主动脉口狭窄

主动脉口狭窄狭义上是指主动脉瓣狭窄，广义上还包括主动脉瓣上及瓣下狭窄。本节主要介绍主动脉瓣狭窄的诊断和鉴别诊断。

【诊断要点】

1. 二维超声可观察到主动脉瓣叶增厚、回声增强、收缩期开放受限。大动脉短轴切面能够清晰显示主动脉瓣叶数目、启闭情况，是诊断主动脉瓣狭窄的最重要切面之一（图 8-6-1）。

2. 彩色多普勒可检测出通过主动脉口的花色血流信号，提示有主动脉瓣狭窄的可能。

3. 连续多普勒能够测量主动脉瓣狭窄时的高速血流及跨瓣压差，从而定量评价主动脉瓣狭窄（图 8-6-2）。

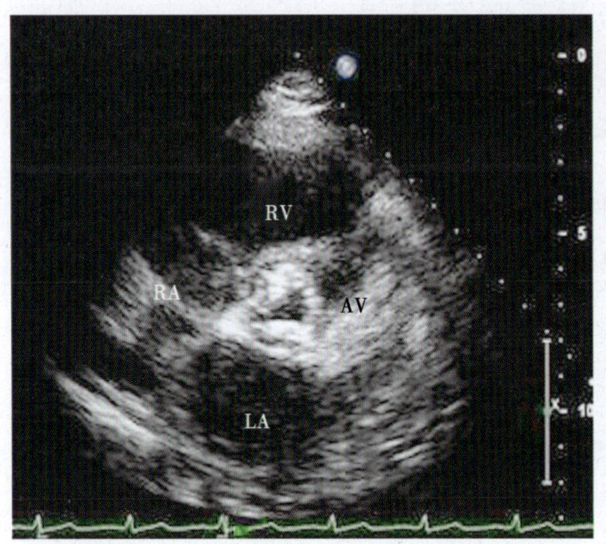

R—右心室；AV—主动脉瓣；LA—左心房；RA—右心房。

图 8-6-1　主动脉瓣狭窄二维声像图

胸骨左缘大动脉短轴切面显示收缩期，主动脉瓣为三叶，回声增强，交界粘连，瓣叶开放受限。

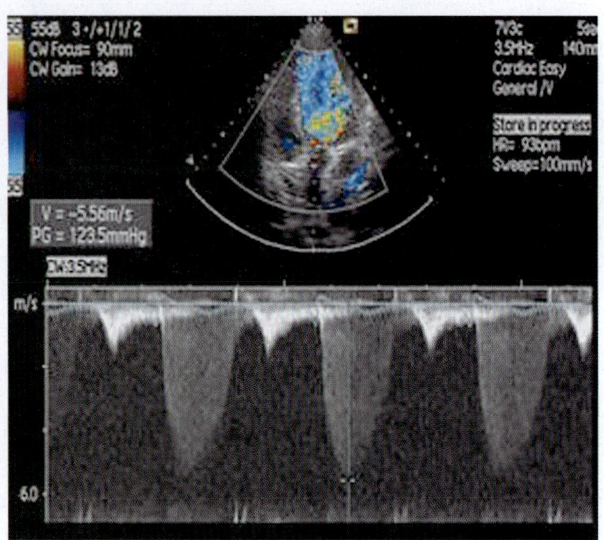

图 8-6-2　主动脉瓣狭窄频谱多普勒声像图

心尖五腔心切面采用 CW 测量显示主动脉瓣峰值流速明显增快。

4. 根据左心室 - 主动脉间收缩期跨瓣压差、收缩期主动脉瓣口血流速度及主动脉瓣口面积，可将主动脉瓣狭窄分为轻、中、重度，详见表 8-6-1。

表 8-6-1　主动脉瓣狭窄程度分级

分级	主动脉射流速度 /($m·s^{-1}$)	平均跨瓣压差 /mmHg	瓣口面积 /cm^2
轻度	2.6～2.9	<20（<30①）	>1.5
中度	3.0～4.0	20～40②（30～50[a]）	1.0～1.5
重度	>4.0	>40②（>50[a]）	<1.0

注：①ESC 指南；②AHA/ACC 指南。

【鉴别诊断】

1. 梗阻性肥厚型心肌病　主动脉瓣狭窄血流加速的部位在主动脉瓣口，而梗阻性肥厚型梗阻的部位在左心室流出道。

2. 先天性主动脉瓣下、瓣上狭窄　二维超声可显示瓣下的膜性或肌性狭窄、瓣上的窦管交界或环形膜性狭窄等，而其主动脉瓣往往没有异常，频谱多普勒可检出狭窄的射流部位。对于紧贴主动脉瓣上、下的隔膜样狭窄经胸超声较难鉴别，建议行经食管超声检查。

病例分析

【临床资料】

患者，女，69 岁。活动后气促、胸痛，进行性加重。既往史：脑出血；高血压 20 余年，近 1 年血压正常。入院查体：体温、血压、心率正常；听诊：主动脉瓣听诊区闻及Ⅲ/6 级收缩期杂音。实验室检查：TnI、Tnt、CK-MB 均正常。

【超声检查】

左心增大，左心室壁增厚，室壁运动尚可，主动脉瓣三叶，瓣叶增厚钙化，开放受限，关闭尚可，升主动脉内径增宽。彩色多普勒显示主动脉瓣口血流呈“五彩镶嵌征”，连续多普勒测得主动脉瓣口峰值流速 4.3m/s，平均跨瓣压差 52mmHg。

【提问与思考】

1. 本病的诊断及主要诊断依据有哪些？

2. 如何与相关疾病进行鉴别？

3. 下一步治疗计划是什么？

【诊断思路分析】

本例患者为高龄女性，主动脉瓣听诊区可闻及收缩期杂音，超声提示左心增大、左心室壁增厚、主动脉瓣口血流增快，可诊断主动脉瓣狭窄，根据流速及平均跨瓣压差，可诊断为主动脉瓣狭窄（重度）。

主动脉口狭窄习题

【鉴别诊断】

鉴别诊断见上述。

患者高龄，目前心功能正常，既往有出血病史，考虑可行主动脉瓣生物瓣置换术。

第七节　先天性主动脉弓异常

一、主动脉弓长度、内径和连续性的异常

（一）主动脉弓缩窄

【诊断要点】

1. 二维超声心动图显示主动脉弓降部局限性或一段血管内径减小，此为诊断的主要依据。

2. 主要切面为胸骨上窝主动脉弓长轴切面，可显示缩窄部位、缩窄程度。

3. 可以单独存在，也可合并其他先天性心血管畸形，常见的合并畸形有动脉导管未闭、室间隔缺损、主动脉瓣畸形和二尖瓣畸形等。

4. 超声判断标准：①近段缩窄，无名动脉与左颈总动脉之间的主动脉弓内径≤升主动脉内径的 60%。②中段缩窄，左颈总动脉与左锁骨下动脉开口之间的主动脉弓内径≤升主动脉内径的 50%。③远段缩窄，左锁骨下动脉开口之后的降主动脉内径≤升主动脉内径的 40%。④局限性管腔缩窄，多发生于主动脉峡部。

5. CDFI：表现为缩窄部位五彩镶嵌的喷射性血流信号，连续多普勒测量的峰值流速和峰值压差可以反映缩窄程度。狭窄以远的腹主动脉频谱呈现峰值血流速度下降、加速时间延长、负相波消失等改变。

【鉴别诊断】

1. 主动脉弓缩窄与主动脉弓离断的鉴别　主动脉弓缩窄非常罕见，95% 以上的缩窄发生于左锁骨下动脉开口远端，可根据动脉导管或导管韧带与缩窄区的关系将缩窄分为管前型（婴儿型）和管后型（成人型）。而主动脉弓离断是一种少见的先天性心脏病，发病率占所有先天性心脏病的 1.5%，二维超声可观察到主动脉升部、主动脉弓或主动脉降部的延续性中断。

2. 主动脉弓缩窄与假性缩窄的鉴别　假性主动脉缩窄很少见，可能由于主动脉弓先天性延长造成。主动脉弓延长导致主动脉冗余和扭曲，但管腔并不缩窄，没有形成真正的血流梗阻，或者只有轻微的压差。一般不需要外科治疗。

主动脉缩窄彩色多普勒图像（视频）

降主动脉缩窄的二维彩色血流图像和连续波多普勒频谱图像分别见图 8-7-1 和图 8-7-2。

（二）主动脉弓离断

【诊断要点】

1. 主动脉弓延续性中断，按中断的部位分为三型：A 型较常见，中断位于左锁骨下动脉远心端（图 8-7-3）；B 型最常见，中断位于左颈总动脉与左锁骨下动脉之间；C 型罕见，中断位于无名动脉起始处至左颈总动脉。

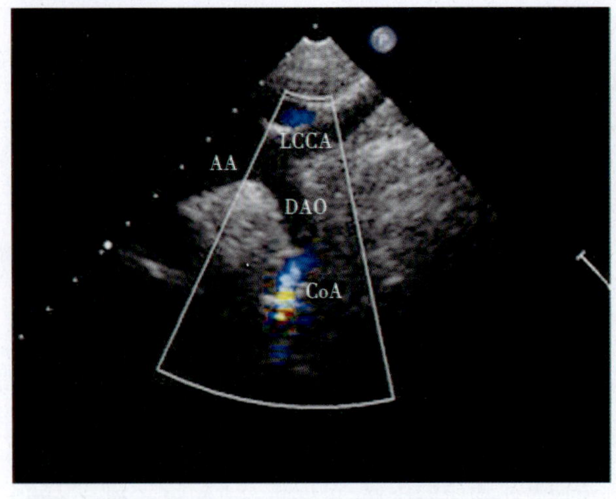

AA—主动脉弓；LCCA—左颈总动脉；DAO—降主动脉；CoA—降主动脉缩窄。

图 8-7-1　降主动脉缩窄的二维彩色血流图像

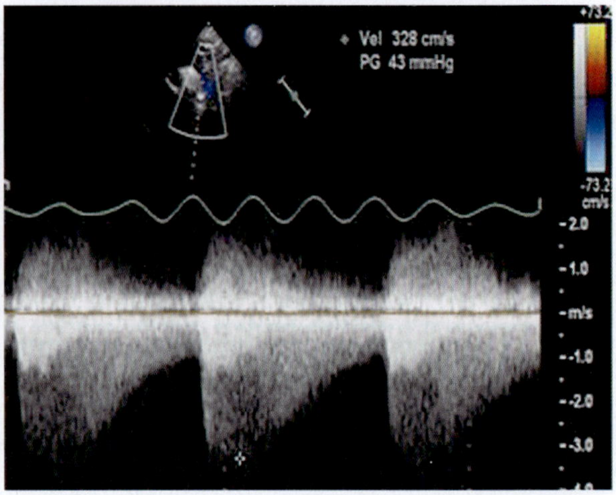

图 8-7-2　降主动脉缩窄的连续波多普勒频谱图像

可见降主动脉血流速度增高

2. 主要切面为胸骨上窝主动脉弓长轴切面，评价主动脉升部、主动脉弓和主动脉降部管腔的延续性。还需观察降主动脉与肺动脉是否存在连接关系。

3. 动脉导管成为降主动脉血流来源的重要通道，除了动脉导管未闭之外，室间隔缺损是最常见的合并畸形。

【鉴别诊断】

主动脉弓离断与主动脉弓缩窄的鉴别见本节“主动脉弓缩窄”。

（三）假性主动脉缩窄

【诊断要点】

假性主动脉缩窄（图 8-7-3）很少见，可能由于主动脉弓先天性延长造成。主动脉弓延长导致主动脉冗余和扭曲，类似于主动脉缩窄，但没有造成真正的血流梗阻。假性主动脉缩窄段没有或者只有轻微的压差（图 8-7-4）。

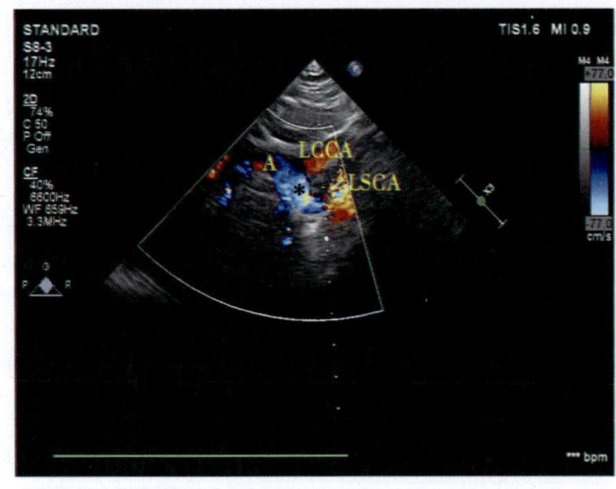

LCCA—左颈总动脉；LSCA—左锁骨下动脉；A—主动脉弓。

图 8-7-3　主动脉弓离断（A 型）

胸骨上窝切面显示左锁骨下动脉以远的主动脉弓降部呈盲端（*），与降主动脉间的连续性中断

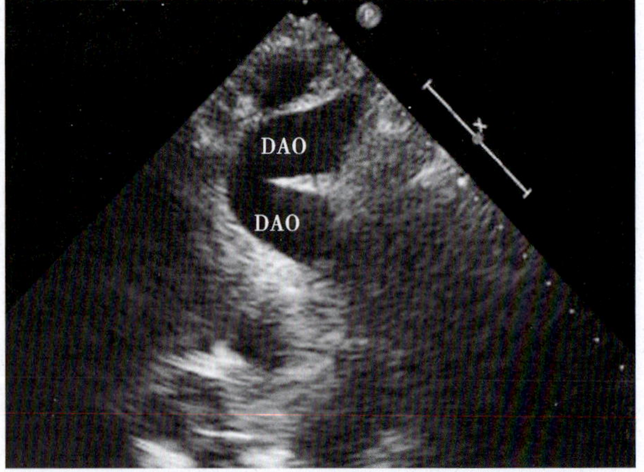

DAO—降主动脉

图 8-7-4　假性主动脉缩窄的声像图

【鉴别诊断】

主动脉假性缩窄与主动脉弓缩窄的鉴别见本节“主动脉弓缩窄”。

二、主动脉弓各段组合方式的异常

1. 由于胚胎期原始动脉弓发育异常，导致主动脉弓各段异常组合形成血管环。

2. 血管环畸形不仅对食管和气管有机械压迫作用，还常伴有血流动力学障碍和其他心脏畸形。

3. 超声检查在检出血管走行异常方面不占优势，血管造影和CT检查是血管走行异常主要的诊断手段。

先天性主动脉弓异常 习题

第八节　主肺动脉间隔缺损

主肺动脉间隔缺损是指升主动脉与主肺动脉之间存在异常交通。

【诊断要点】

1. 临床表现　可有反复肺炎、心力衰竭、喂养困难、生长发育迟缓等症状。缺损较小时，症状可不明显。听诊可闻及胸骨左缘连续性杂音或收缩期杂音。

2. 二维超声可见升主动脉与肺动脉之间的动脉壁回声中断。

3. CDFI可见升主动脉与肺动脉间血流交通。缺损较小时，为五彩镶嵌状连续性左向右分流。缺损较大、肺动脉压较高时，为左向右低速分流或双向分流。

4. 根据缺损大小与部位不同分型　Ⅰ型为主肺动脉间隔近端缺损，位于主动脉窦上方（图8-8-1）。Ⅱ型为主肺动脉间隔远端缺损，位于升主动脉远端后壁靠近右肺动脉起始处（图8-8-2）。Ⅲ型为主肺动脉间隔几乎完全缺失（图8-8-3），此型常合并右肺动脉异常起源。

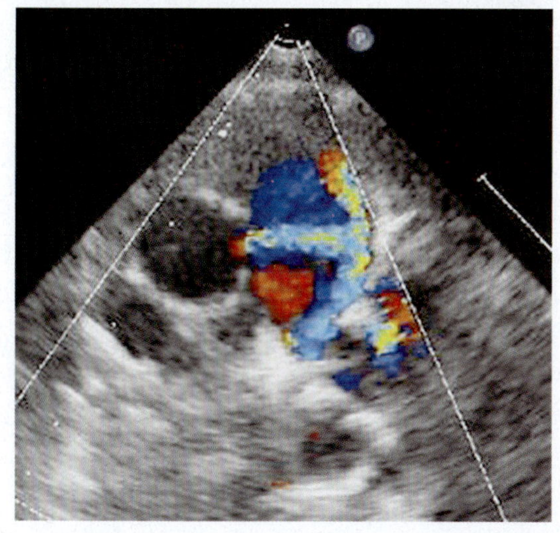

图8-8-1　主动脉-肺动脉间隔缺损Ⅰ型

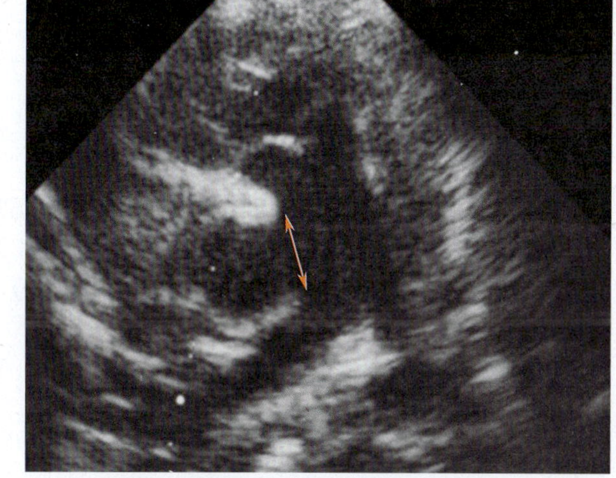

图8-8-2　主动脉-肺动脉间隔缺损Ⅱ型

5. 可有左心增大、肺动脉高压等继发改变。

6. 多合并其他畸形，包括动脉导管未闭、主动脉弓中断、室间隔缺损等。

【鉴别诊断】

1. 回声失落伪像　主动脉-肺动脉间隔在大动脉短轴切面与声束方向近乎平行，易出现回声失落，可被误认为是主-肺动脉间隔缺损。应调整探头方向，多切面观察，结合彩色多普勒进行综合分析，必要时行右心声学造影。

2. 动脉导管未闭　动脉导管的分流血流位于降主动脉与主肺动脉分叉处之间。主肺动脉间隔缺损的分流血流位于升主动脉与主肺动脉之间。两者可合并存在。

3. 永存动脉干　永存动脉干仅有一组半月瓣。主肺动脉间隔缺损可见独立的两组半月瓣环并有纤维组织分割，且两者的空间位置大多正常。

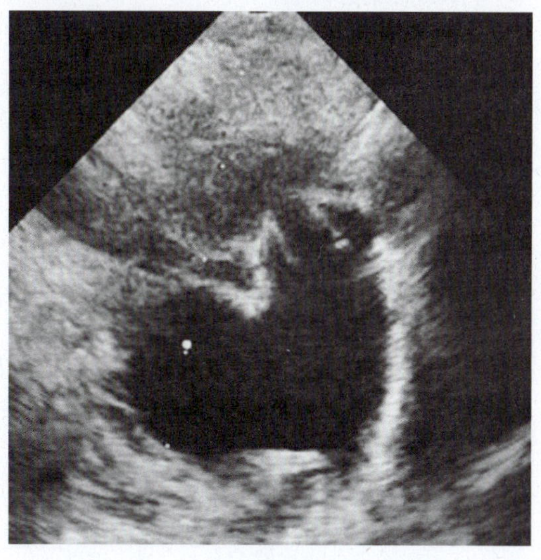

图8-8-3　主动脉-肺动脉间隔缺损Ⅲ型

病例分析

【临床资料】

患儿，女，10岁。1个月前因上呼吸道感染偶然发现心脏杂音。无活动后胸闷气促，无心悸，无发绀，无晕厥史。听诊：胸骨左缘Ⅱ～Ⅲ/6级收缩期杂音为主。

【超声检查资料】

术前超声检查图像如下（图8-8-4、图8-8-5）：

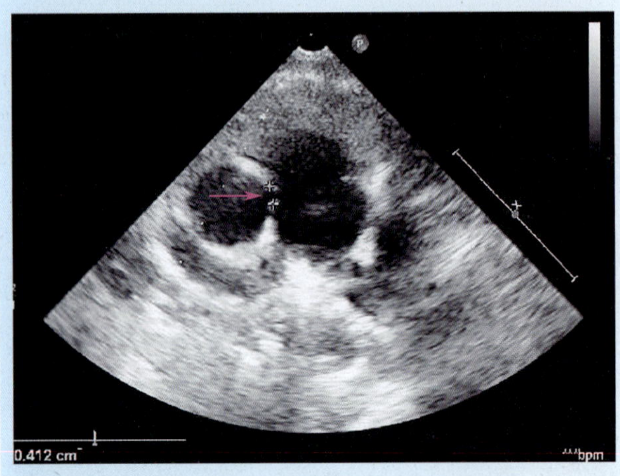

图8-8-4　主肺动脉间隔缺损的灰阶图像
大动脉短轴切面示主肺动脉间隔近端回声中断。

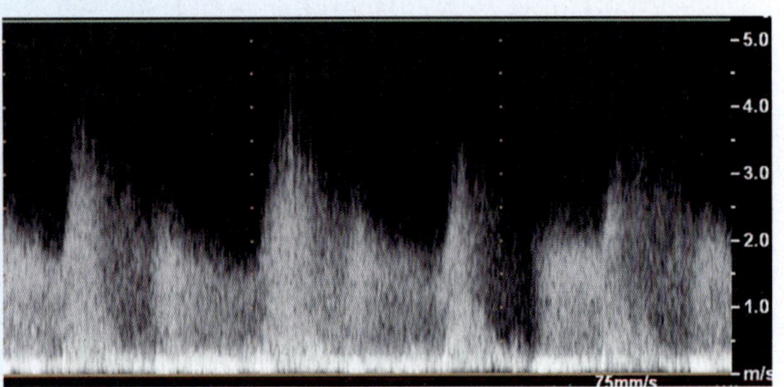

图8-8-5　主肺动脉间隔缺损的分流频谱
频谱多普勒示动脉水平左向右高速分流。

各房室内径正常，室壁厚度正常，室壁运动幅度正常。房间隔及室间隔未见明确回声中断。主动脉-肺动脉间隔近端回声中断约4mm。各瓣膜形态、启闭正常。主动脉弓降部内径正常。CDFI示于主肺动脉近端管腔内探及升主动脉至肺动脉连续性分流血流信号，峰值流速约3.7m/s。降主动脉与肺动脉间未见异常分流，房水平及室水平未见异常分流。

【提问与思考】

1. 看图描述声像图表现。
2. 写出本例的超声诊断提示。
3. 本病的主要诊断依据有哪些？如何与相关疾病进行鉴别？

【诊断思路分析】

本例患者超声心动图表现为：各房室无增大。主动脉-肺动脉间隔近端回声中断约4mm。CDFI示于主肺动脉近端管腔内探及主动脉至肺动脉连续性分流血流信号，峰值流速约3.7m/s。房间隔及室间隔未见明确回声中断。房水平及室水平未见异常分流。降主动脉与肺动脉间未见异常分流。主动脉弓降部内径正常。

本例患者具有以下特点：①儿童，无明显症状；②听诊闻及胸骨左缘杂音；③超声心动图表现为主动脉-肺动脉间隔近端回声中断，主动脉至肺动脉的较高速连续性分流；④未见明确房间隔缺损、室间隔缺损、动脉导管未闭、主动脉弓中断等合并畸形。

根据多普勒超声心动图表现及临床表现，主-肺动脉间隔缺损诊断明确，是位于主肺间隔近端的小缺损，解剖分型为Ⅰ型。由于缺损较小、分流量较少，故患者无明显症状，听诊杂音较小，未导致心脏扩大、肺动脉高压等继发改变及感染性心内膜炎等并发症。无室间隔缺损、房间隔缺损、动脉导管未闭、主动脉弓中断等合并畸形。

本例需与二维超声回声失落伪像相鉴别：本例由于长期受高速分流血流影响，缺损边缘出现点状强回声，彩色多普勒于主肺动脉管腔内可见主动脉至肺动脉分流，分流血流束冲向主肺动脉侧壁后转向肺动脉瓣口及左肺动脉两个方向，频谱多普勒可获得类似于动脉导管未闭的连续性分流频谱。本例还需与动脉导管未闭鉴别：本例分流血流束位于升主动脉与主肺动脉之间，而非降主动脉与肺动脉之间，于胸骨上窝声窗探查未见动脉导管。

主肺动脉间隔缺损 习题

【确诊结果】

患儿行体外循环下矫治手术，术中所见证实为Ⅰ型主-肺动脉间隔缺损，予补片修补。术后复查超声心动图，主肺动脉间隔回声连续完整，原主动脉至肺动脉异常分流血流消失。

第九节　冠状动脉瘘

指冠状动脉主干或其分支与心腔或肺动脉、冠状静脉窦、上腔静脉之间存在异常交通。

【诊断要点】

1. 临床表现　可有不同程度的心绞痛、气促、心力衰竭的症状。听诊可闻及心前区连续性杂音或舒张期杂音。

2. 二维超声可见冠状动脉起始位置正常，病变冠状动脉显著扩张（图 8-9-1），走行迂曲，局部可形成冠状动脉瘤，其主干或分支与心腔、大血管之间存在异常交通口（图 8-9-2）。

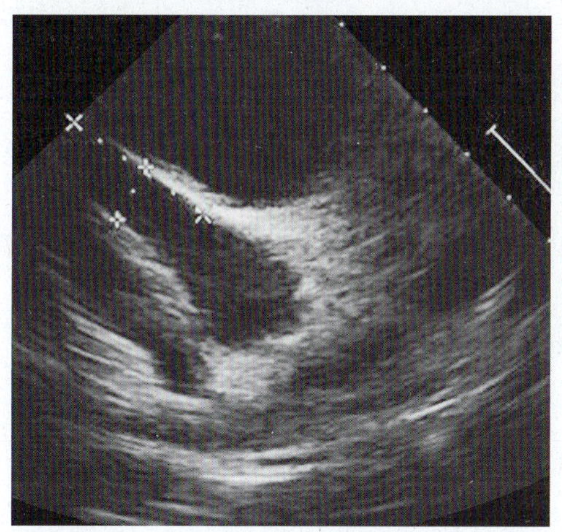

图 8-9-1　形成冠状动脉瘘的右冠状动脉

大动脉短轴切面示右冠状动脉近端扩张，可视范围增加。

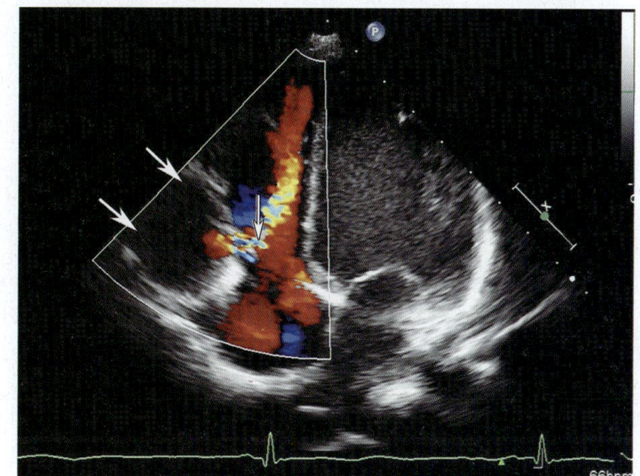

图 8-9-2　冠状动脉瘤及右冠状动脉-右心室瘘口

箭头所示为冠状动脉瘘口，宽箭头所示为冠状动脉瘤。

3. CDFI 可见冠状动脉瘘汇入心腔或大血管的部位（即瘘口）呈五彩镶嵌的湍流信号（图 8-9-3）。多为连续性分流，瘘口位于左心室时为舒张期分流。

4. 可有房室腔内径增大。可有室壁运动异常。

5. 可合并其他心内畸形。

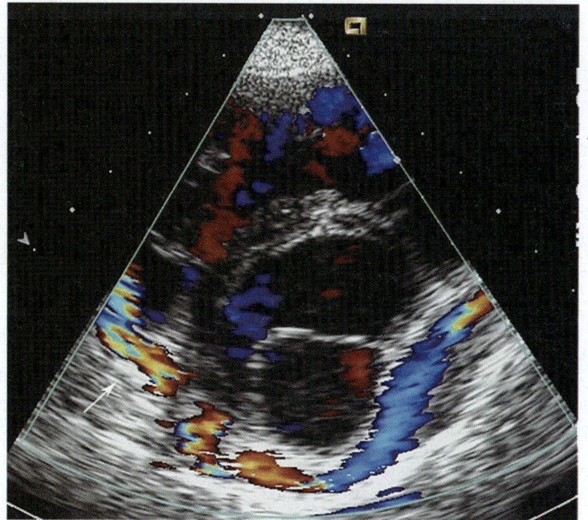

图 8-9-3　左回旋支-右心室瘘

箭头所示为冠状动脉瘘口。

【鉴别诊断】

1. 川崎病冠状动脉瘤　冠状动脉的一段或多段瘤样扩张，内径大于邻近的正常冠脉内径的 1.5 倍，但与心腔或大血管无交通。

2. 冠状动脉异常起源　一侧冠状动脉异常起源于肺动脉时，对侧冠状动脉扩张，并形成侧支循环至病变冠状动脉，再逆流入肺动脉，CDFI 心肌内可见侧支循环的连续性血流信号，而冠状动脉瘘的病变冠状动脉起始位置正常。

3. 主动脉窦瘤破裂　病变主动脉窦局部扩张、膨凸，破入相邻的心腔，形成连续性分流，二维声像图可见主动脉窦壁回声中断，CDFI 可见破口处多为连续性湍流信号。而冠状动脉瘘时异常扩张的结构为管状，可追踪显示扩张冠状动脉的长轴直至瘘口。

病例分析

【临床资料】

患者，女，58 岁。因活动后胸闷、气促就诊。无高血压病、糖尿病、高脂血症史。听诊：胸骨左缘Ⅲ/6 级连续性杂音。

【超声检查资料】

术前超声检查图像如下（图 8-9-4）：

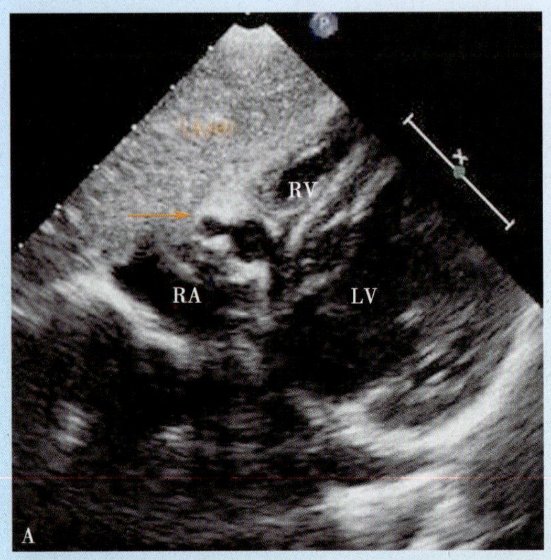

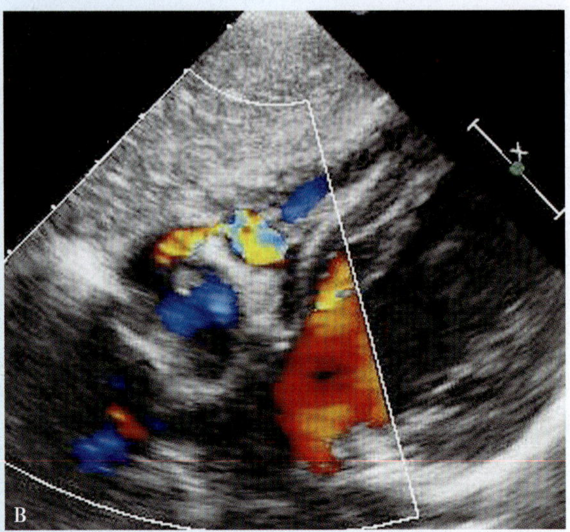

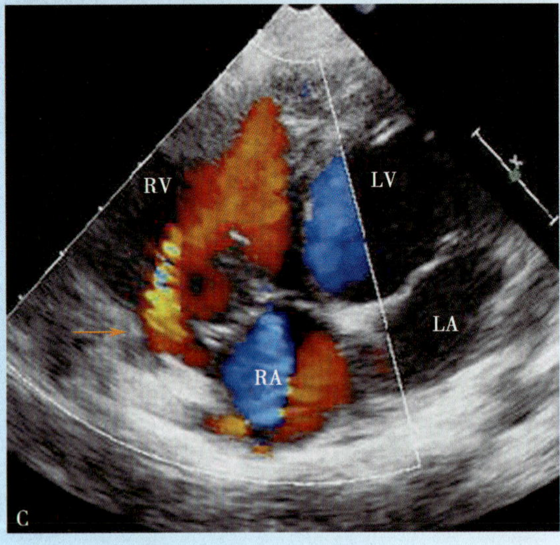

图 8-9-4 右冠状动脉 - 右心室瘘

A. 剑突下四腔心切面示迂曲扩张的右冠状动脉末端；B. 剑突下四腔心切面 CDFI 示瘘口处五彩镶嵌血流；C. 心尖四腔心切面示瘘口位于后房室沟近三尖瓣环处。

左心轻度增大，右心房、右心室内径正常，室壁厚度正常，室壁收缩幅度正常。房间隔及室间隔未见明确回声中断。右冠状动脉起始部增宽，可视范围明显增加，局部呈瘤样改变；远端与右心室腔相通，瘘口直径约 4mm，位于右心室膈面近三尖瓣环处。左冠状动脉起始部内径正常。各瓣膜形态、启闭未见明显异常。肺动脉轻度增宽。主动脉弓降部内径正常。CDFI：右冠状动脉血流信号增强，于右心室内探及以舒张期为主的双期分流血流。

右冠状动脉 - 右心室瘘的异常分流彩色多普勒图像（视频）

【提问与思考】

1. 看图描述声像图表现。
2. 写出本例的超声诊断提示。
3. 本病的主要诊断依据有哪些？如何与相关疾病进行鉴别？

【诊断思路分析】

本例患者超声心动图表现为：左心房室增大，室壁厚度及收缩幅度正常。右冠状动脉起始部增宽，可视范围增加，局部呈瘤样改变；远端与右心室腔相通，瘘口位于右心室膈面近三尖瓣环处。CDFI 示右冠状动脉至右心室的以舒张期为主双期分流血流。房水平及室水平未见异常分流。

本例患者具有以下特点：①成年患者，有活动后胸闷、气促症状；②听诊闻及胸骨左缘连续性杂音；③超声心动图可见左心容量负荷增加表现，右冠状动脉起始部增宽，可视范围增加，局部呈瘤样改变，远端与右心室腔相通，CDFI 示右冠状动脉至右心室以舒张期为主的双期分流；④未见明确房间隔缺损、室间隔缺损、动脉导管未闭等合并畸形。

根据临床表现及多普勒超声心动图表现，右冠状动脉 - 右心室瘘诊断明确，瘘口位于右冠状动脉远端，受累冠状动脉自起始部至瘘口全程扩张。分流量主要取决于瘘口大小和瘘口位置。本例由于分流量较少，故患者症状较轻，未发生心肌梗死、心力衰竭、感染性心内膜炎等并发症。无室间隔缺损、房间隔缺损、动脉导管未闭等合并畸形。

本例需与左冠状动脉异常起源于肺动脉相鉴别：左冠状动脉异常起源时，对侧即右侧冠状动脉扩张，形成侧支循环至病变冠状动脉，再逆流入肺动脉，左冠状动脉供血区心肌缺血，致室壁运动异常、心脏扩大、心功能减低，并可有心内膜及乳头肌、腱索纤维化改变，可合并缺血性二尖瓣反流，CDFI 可见室间隔心肌内丰富血流信号，为右冠状动脉至病变冠状动脉的侧支循环血流。而本例左、右冠状动脉的起始位置均正常，病变冠状动脉扩张，对侧冠状动脉起始部内径正常。本例还需与川崎病鉴别：川崎病多发生于儿童，扩张的冠状动脉与心腔或大血管无交通。还需与主动脉右冠窦瘤破入右心室相鉴别：瓦氏窦瘤破裂表现为主动脉窦局部扩张、瘤样或指样膨凸，破入相邻的心腔，二维声像图可见主动脉窦壁回声中断，CDFI 可见主动脉近端至心腔的分流。

【确诊结果】

患者行 CT 检查，诊断为右冠状动脉 - 右心室瘘，单发瘘口。故行选择心血管造影检查确诊，并行冠状动脉瘘封堵术。术后复查超声心动图，可见病变冠状动脉仍宽，其内未见异常回声附着，原瘘口位置探及封堵器回声，形态、位置无异常。右冠状动脉至右心室异常分流血流消失。

冠状动脉瘘 习题

第十节　肺静脉异位引流

肺静脉异位引流为肺静脉未能直接与左心房连接，而与右心房或体静脉系统连接的先天性心血管畸形。

【诊断要点】

1. 分型　根据肺静脉与左心房连接支数分为部分型和完全型肺静脉异位引流。根据四支肺静脉干与体静脉连接部位与回流途径不同分为四种类型：心上型、心内型、心下型和混合型。

2. 临床症状　临床症状随血流动力学改变而异。完全型肺静脉异位引流患儿常常表现为发绀、呼吸困难等缺氧和心力衰竭表现。而单支肺静脉异常引流，由于其血流量仅占肺循环的 20%，临床可以无症状或表现为轻度右心增大。

3. 超声表现

（1）完全型肺静脉异位引流通常的超声表现为右心房、右心室扩大，左心房、左心室缩小，三尖瓣环扩张，三尖瓣关闭不良等，还可以表现为房间隔回声缺失或卵圆孔开放。该疾病的诊断要点是通过超声各种切面探查证明没有肺静脉与左心房连接。

（2）部分型肺静脉异位引流通常的超声改变为多支肺静脉畸形引流，可以表现为右心扩大、三尖瓣环扩张等右心容量负荷增加的表现。还有比较特征性的超声改变：心尖四腔心显示房间隔向左心房侧偏移，这种现象较多见于右上肺静脉连接于上腔静脉与右心房的结合部，并合并上腔型房间隔缺损者。当部分肺静脉与冠状静脉窦相连时，可出现冠状静脉窦增宽，冠状静脉窦血流量增加。

【鉴别诊断】

1. 体静脉异位引流　体静脉主要包括上腔静脉、下腔静脉、肝静脉、无名静脉、奇静脉、半奇静脉等。常见的有左上腔静脉常引流入冠状静脉窦，然后回流入右心房，通过胸骨上窝切面看到左侧扩张的上腔静脉即可诊断，鉴别不困难。

2. 房间隔缺损　两者均表现为右心扩大，且肺静脉异位引流常合并房间隔缺损，故其主要鉴别点是观察肺静脉进入左心房及右心房情况，如果不能观察到所有肺静脉均进入左心房，且有异常静脉血管进入右心房，上、下腔静脉等，即可诊断。

病例分析

【临床资料】

患者，男，25 岁。胸闷，气短 1 年。查体：无明显发绀，心脏扩大，P2 亢进，胸骨左缘探及Ⅱ～Ⅲ/6 级杂音。心电图：电轴右偏，右心房增大，右心室肥大。X 线胸片：心影增大，呈“雪人”征，肺动脉增宽。

【超声检查资料】

右心房、右心室明显增大，左心房、左心室减小，室间隔与左心室后壁同向运动；肺静脉未与左心房连接，四支肺静脉在左心房后方汇集为一主干后与左垂直静脉连接，经无名静脉回流入上腔静脉，上述静脉均明显扩张，回流途径中无明显狭窄。房间隔回声中部缺失 15mm；三尖瓣环扩张，瓣叶无异常，肺动脉增宽，主动脉弓降部及其他结构无明显异常（图 8-10-1）。

多普勒检查：房水平低速右向左分流；肺静脉干 - 上腔静脉回流路径血流量增大；三尖瓣与肺动脉血流增多；三尖瓣少量反流，估算肺动脉收缩压约 48mmHg。

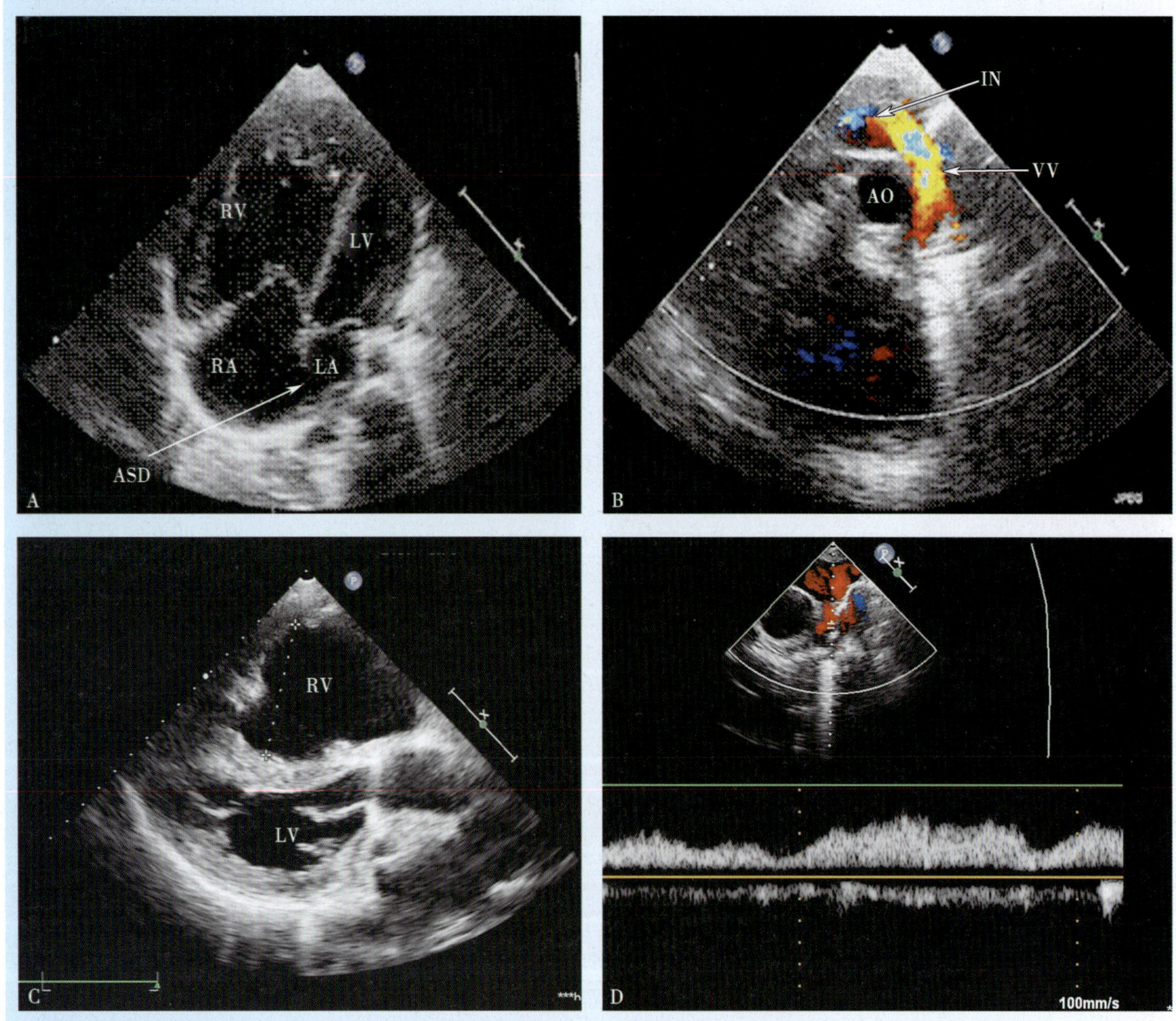

RA—右心房；LA—左心房；RV—右心室；LV—左心室；ASD—房间隔缺损；AO—主动脉；VV—垂直静脉；IN—无名静脉。

图 8-10-1　超声检查资料

A. 心尖四腔心切面显示右心房及右心室显著增大及房间隔缺损；左心房偏小，未见肺静脉开口；B. 胸骨上窝长轴切面显示朝向探头的红色血流，为肺静脉经垂直静脉引流入左无名静脉；C. 胸骨旁左心室长轴切面：右心室扩大，左心室偏小；D. 左侧垂直静脉血流频谱。

【提问与思考】

1. 本病的诊断和分型是什么？你对该病的主要诊断依据有哪些？

2. 主要鉴别诊断是什么？为了明确诊断下一步应做哪些检查？

3. 该病最常合并何种心脏畸形？

【诊断思路分析】

本例患者心脏超声声像图特点为：①右心房、右心室明显增大，左心房左心室缩小；②房间隔中部回声中断 15mm；③真正的左心房腔明显缩小，未见肺静脉与之相连；④四支肺静脉在左心房后汇集成共同静脉干，并上行连接于左垂直静脉、无名静脉。

根据典型的临床表现、心电图及胸片、超声声像图，可观察到患者右心扩大，肺动脉压增高，但考虑到患者房间隔缺损仅为 15mm，一般不会有这样明显扩大的右心室，不排除合并其他畸形的情况；根据三尖瓣反流估测肺动脉收缩压是轻度增高的，可以排除房间隔缺损合并重度肺动脉高压的情况。仔细观察肺静脉与左心房的关系，发现左心房内并无肺静脉的开口，而在其后方有一较粗的血管走行，根据 CDFI 判断为静脉性上行的血流信号。根据彩色多普勒可以初步判断是共同静脉干，并根据彩色的亮度判断有无明显梗阻。向左心房顶部追踪下去，可以观察到四支肺静脉连接至共同静脉干上。注意在共同静脉干向上走行中可以受周围结构的压迫造成静脉干的狭窄，引起较为严重的症状并导致手术失败。还有一个关键的切面是胸骨上窝大动脉短轴切面，显示包绕在圆形主动脉弓周围的明显扩张的静脉血流，左侧为上行红色的左垂直静脉血流信号，右侧为下行蓝色的右上腔静脉血流信号。

肺静脉异位引流习题

【确诊结果】

完全型心上型肺静脉异位引流，继发孔型房间隔缺损。

第十一节　三尖瓣下移畸形与闭锁

一、三尖瓣下移畸形

【诊断要点】

1. 临床表现差异大，与畸形发生的程度及血流动力学变化相关。重者可有心悸、发绀、呼吸困难及心力衰竭症状。

2. 心电图可有 P 波高尖，右心房肥大、预激综合征、室上性心动过速及室性心律失常。

3. 超声检查目的及诊断标准

（1）观测三尖瓣瓣叶的位置、形态及活动度，确定瓣叶下移程度。判定下移的标准为隔叶或后叶向心尖部移位距离≥8mm/m^2 体表面积，成人下移的三尖瓣隔叶根部距二尖瓣前叶根部距离>15mm。少数病例三尖瓣前叶下移。

（2）测量房化右心室的大小，进行 GOSE 分级，预测瓣膜修复术的可行性及风险，否则只能选择姑息性手术。

（3）评价瓣叶功能状态，半定量三尖瓣反流程度。

（4）确定其他合并畸形，有无房间隔缺损、卵圆孔未闭、室间隔缺损、右心室流出道梗阻、肺动脉瓣狭窄。

（5）确定房水平有无分流及分流方向。

4. 常用超声切面及表现（图 8-11-1～图 8-11-8）

（1）胸骨旁左心室长轴切面：①二维图像。右心室扩大、左心室缩小，左心房也小。室间隔凸向左心室侧，左心室较瘪，形态细长，舒张期呈“香蕉形”。②左心室 M 型图像。舒张期室间隔凸向左心室侧，与左心室后壁呈同向运动，三尖瓣前叶活动幅度增大。

（2）心尖四腔心切面：①二维图像。右心房、右心室内径明显扩大，左心房、左心室缩小；室间隔凸向左心室侧；三尖瓣前叶冗长，呈蓬帆样，隔叶呈螺旋形不同程度向心尖部移位；前叶、隔叶对合点下移。注意观察三尖瓣前叶与右心室游离壁间是否存在细小腱索限制三尖瓣的活动。部分病例三尖瓣前叶不够大，增加了瓣叶修复术的难度。M 型超声测量三尖瓣环收缩期位移（TAPSE），可以定量右心室长轴功能。②左心室、右心室多普勒图像。多数三尖瓣为中量以上反流，少数三尖瓣为少量反流；可显示反流口平面下移；测量三尖瓣反流流速，计算反流压差，结合右心房压力，估测右心室收缩压及肺动脉收缩压。

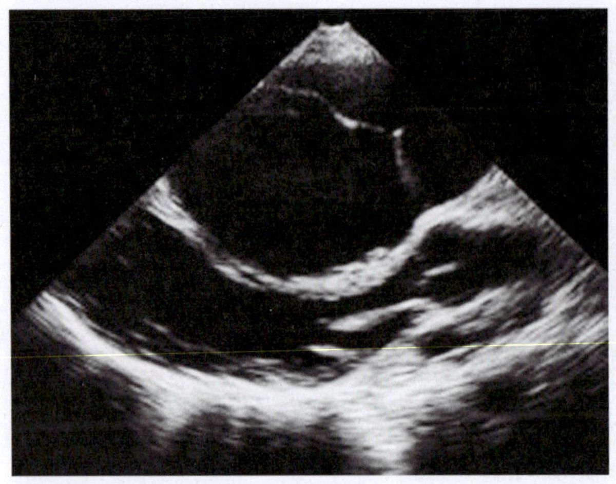

图 8-11-1　左心室长轴切面显示室间隔左移，右心室明显扩大，左心室较小

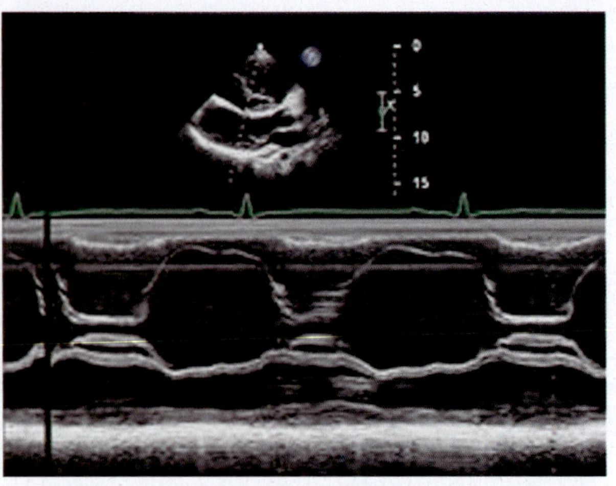

图 8-11-2　M 型超声显示三尖瓣前叶的活动曲线图

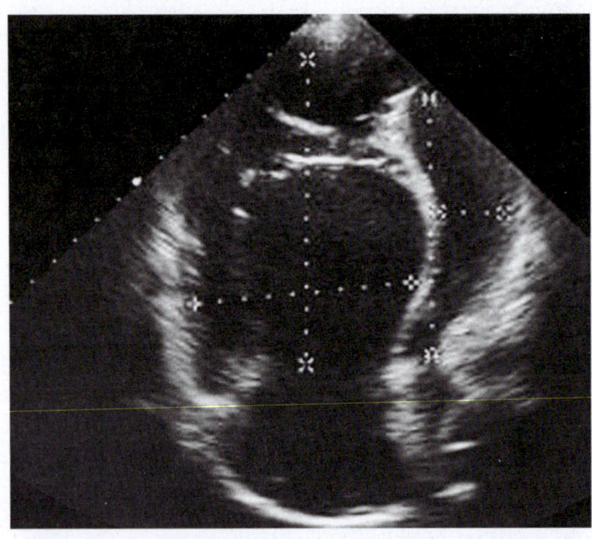

图 8-11-3　心尖四腔心切面显示三尖瓣前叶和隔叶附着点图

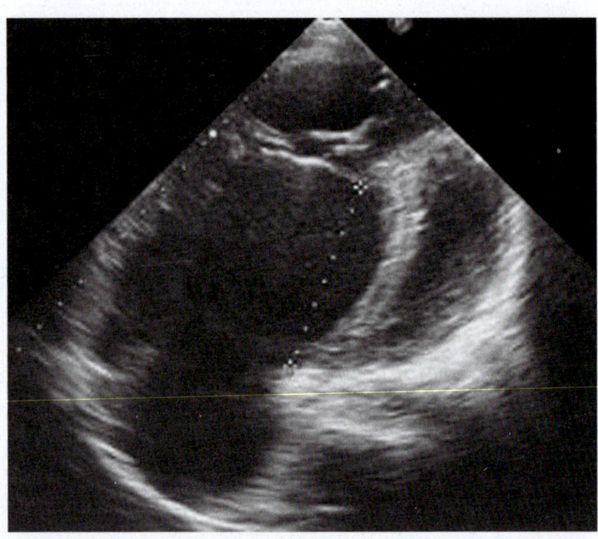

图 8-11-4　心尖四腔心切面显示三尖瓣隔叶明显下移图

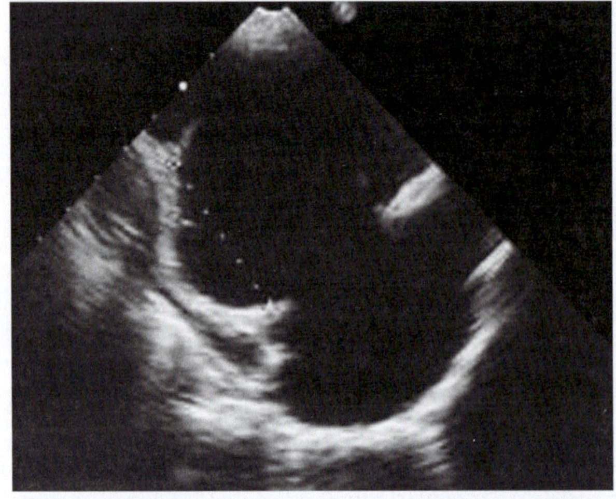

图 8-11-5　右心室流入道切面显示三尖瓣后叶明显下移图

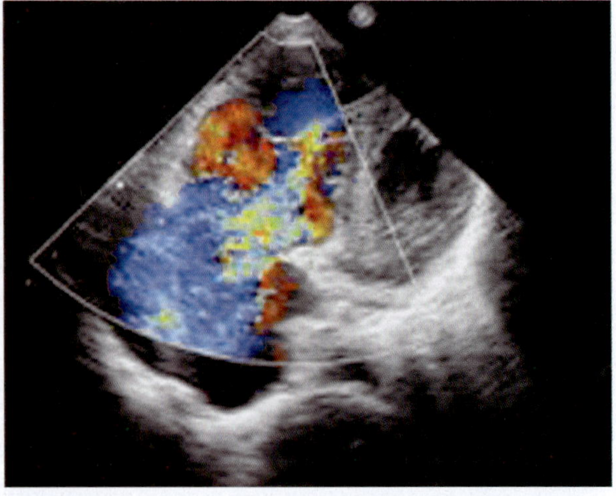

图 8-11-6　心尖四腔心切面彩色多普勒显示三尖瓣大量反流

（3）右心室流入道切面：在标准左心室长轴切面探头尽可能移近胸骨旁，探头示标从受检者右肩倾斜至右腰（15°～30°），可获取右心室流入道切面。该切面显示右心房、右心室、三尖瓣前叶、三尖瓣后叶等结构，是观察三尖瓣结构的最佳切面，显示三尖瓣前叶冗长、后叶附着点向心尖部移位，明显远离冠状静脉窦开口水平。

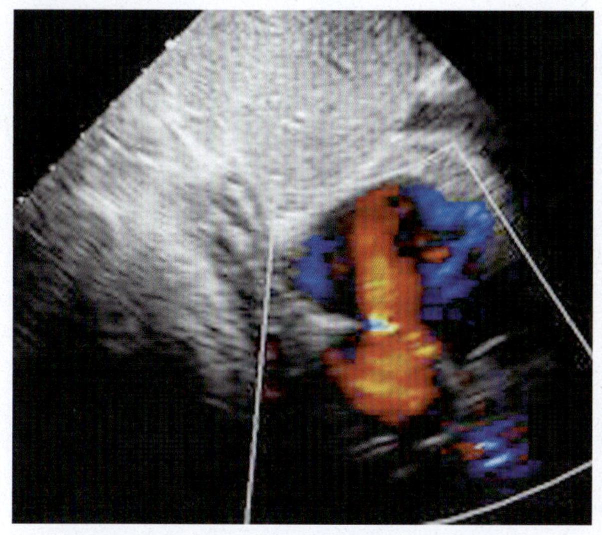

图 8-11-7 剑突下双房切面显示房间隔缺损

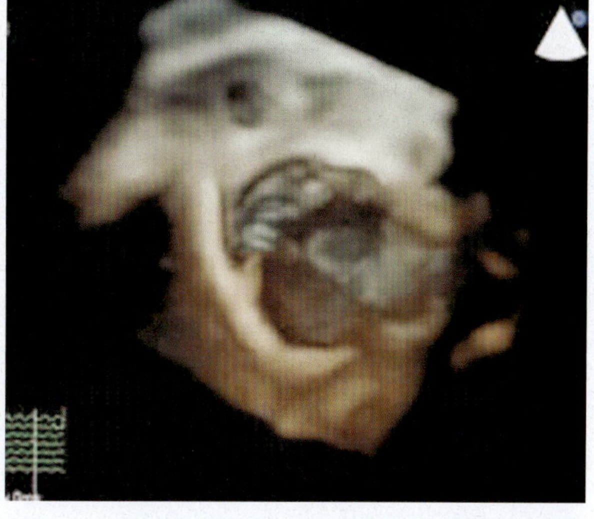

图 8-11-8 实时三维超声显示三尖瓣瓣叶对合不全的缝隙

（4）大动脉短轴切面：显示冗长的前叶和下移的隔叶，甚至下移至右心室流出道，该切面可观察右心室流出道及肺动脉瓣有无狭窄。

三尖瓣下移畸形超声影像（视频）

（5）心室短轴切面：正常的右心室月牙形态消失，右心室腔明显扩大呈圆形，室壁变薄，运动减低；左心室腔小，左心室的正常形态消失，左心室舒张期短轴呈“D”形或月牙形。

（6）非标准胸骨旁四腔心和剑突下双房切面是观察房间隔是否完整及有无分流的最佳切面。

（7）实时三维超声：立体实时显示三尖瓣前叶篷帆样改变、三尖瓣对合不良及三尖瓣反流情况。

5. Carpentier 分型　A 型：真右心室（功能右心室）大小正常；B 型：房化右心室较大，前瓣活动自如；C 型：前瓣活动受限，右心室流出道梗阻；D 型：右心室完全房化，右心室流出道严重梗阻。

6. GOSE 分级及评分　GOSE 指数为舒张期心尖四腔心切面下右心房加房化右心室的面积（a）与功能右心室面积（b）加左心房室面积（c）的比值，即 a/（b+c），比值越大，手术成形效果及预后越差。

GOSE 分级：比值<0.5 为 1 级，0.5～0.99 为 2 级，1.0～1.49 为 3 级，≥1.5 为 4 级。GOSE 4 级的患者只能接受双向 Glenn 手术，不宜进行三尖瓣成形术（图 8-11-9、图 8-11-10）。

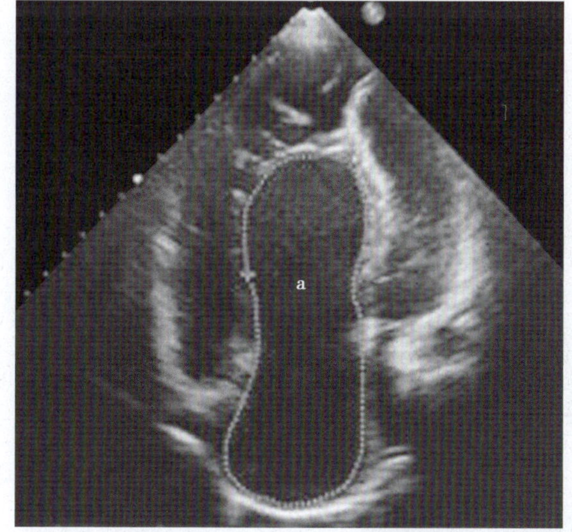

图 8-11-9 描划右心房与房化右心室面积的总和（$a=51.4cm^2$）。

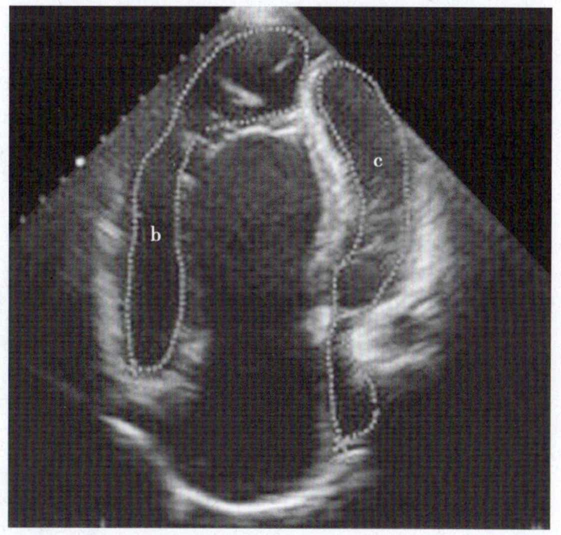

图 8-11-10 描划功能右心室面积（$b=24.7cm^2$）与左心房、左心室面积（$c=20.6cm^2$）

计算 GOSE 指数=a/（b+c）=51.4/（24.7+20.6）=1.13，GOSE 分级为 3 级。

【鉴别诊断】

1. 三尖瓣缺如 为三尖瓣部分瓣叶缺失，常见为隔叶和（或）后叶，多与三尖瓣下移畸形合并存在。残留腱索会被误认为瓣叶结构。彩色多普勒检查示右心房与右心室之间无明确的过瓣口血流效应。

2. 肺静脉异位引流 参阅相关章节。

3. 限制型心肌病 参阅相关章节。

4. 缩窄性心包炎 参阅相关章节。

二、三尖瓣闭锁

【诊断要点】

1. 超声心动图检查的目的

(1) 确定三尖瓣发育程度。

(2) 确定房间交通口的大小及分流是否受限。

(3) 估测左心室功能及二尖瓣反流程度。

(4) 测定肺动脉压力。

(5) 检测腔静脉和肺动脉情况。

(6) 明确大动脉关系。

(7) 除外其他合并畸形。

2. 常用切面及超声表现

(1) 胸骨旁四腔心切面是诊断三尖瓣闭锁的最佳切面，表现为右侧房室连接处探查不到正常的三尖瓣叶及其活动，而是一纤维隔膜样或增厚的致密回声带，彩色多普勒显示右心房与右心室之间无血流通过。

(2) 胸骨旁四腔心及剑下左、右心房切面观察到房间隔回声脱失，多普勒显示房水平右向左分流。

(3) 胸骨旁四腔心、五腔心及心底大动脉短轴切面观察室间隔回声中断，位于膜周及肌部，多普勒显示右向左分流或双向分流，可测定分流压差。在大动脉关系正常肺动脉狭窄的病例中，室间隔缺损的大小与肺动脉内径成正比关系，超声有助于判断缺损是否限制了肺动脉血液循环的供应。

(4) 测定左心室的内径、射血分数和右心室的发育。

(5) 判定大动脉关系及与心室连接，有无动脉导管未闭、主动脉缩窄或离断。

(6) 常见的有房间隔缺损、室间隔缺损、动脉导管未闭、降主动脉缩窄或离断、永存左上腔静脉、肺静脉异位引流、冠状动脉畸形等（图 8-11-11～图 8-11-15）。

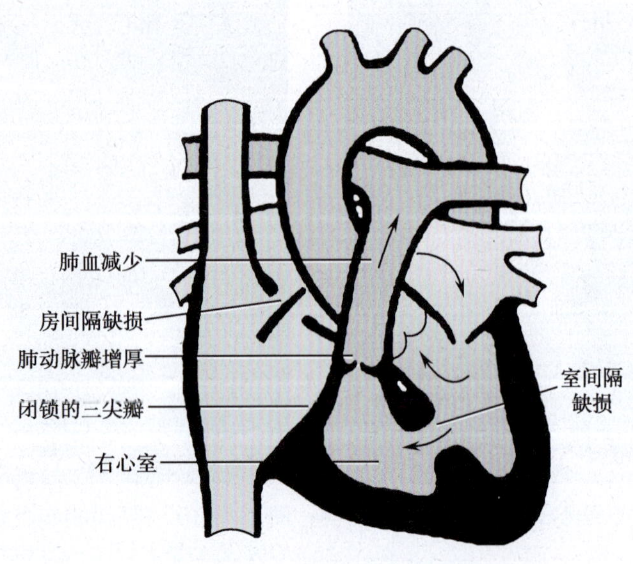

图 8-11-11 三尖瓣闭锁模式图

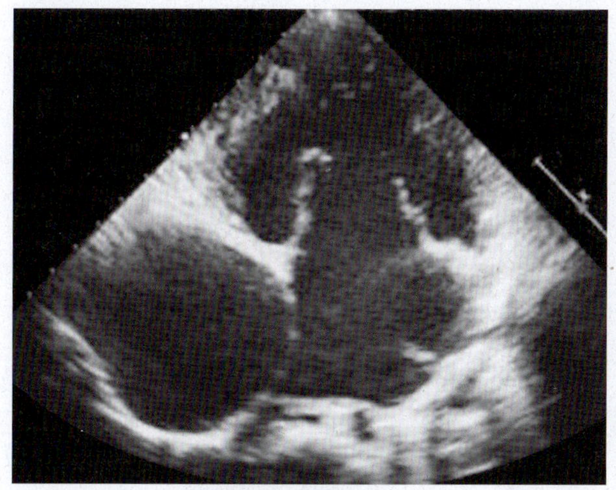

图 8-11-12　心尖四腔心切面显示舒张期三尖瓣位置为一隔膜结构，未见瓣膜打开，而二尖瓣为打开状态

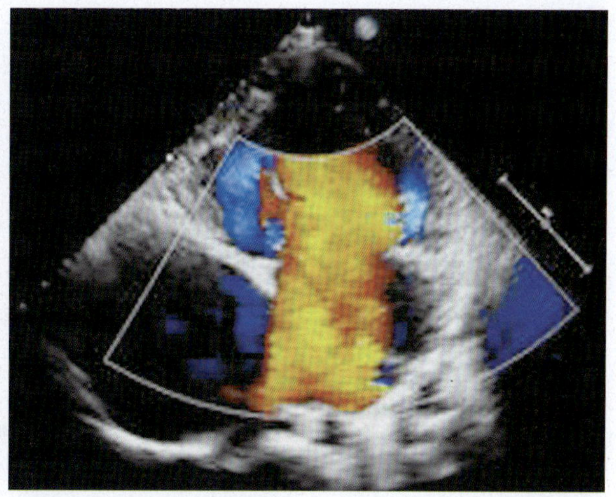

图 8-11-13　心尖四腔心切面彩色多普勒显示二尖瓣口血流丰富，三尖瓣未见前向血流

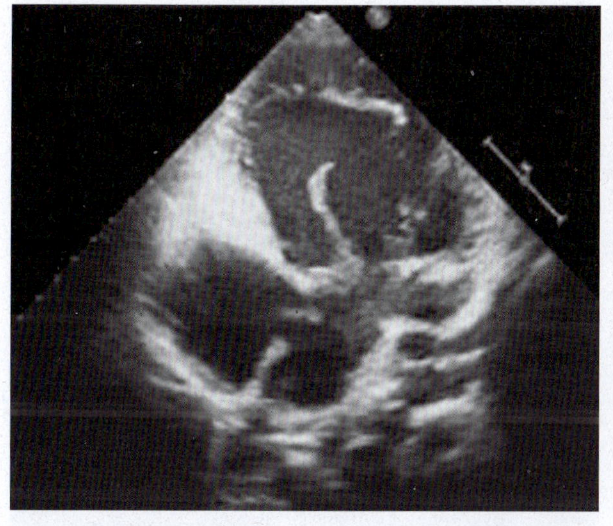

图 8-11-14　心尖四腔心切面显示房间隔缺损

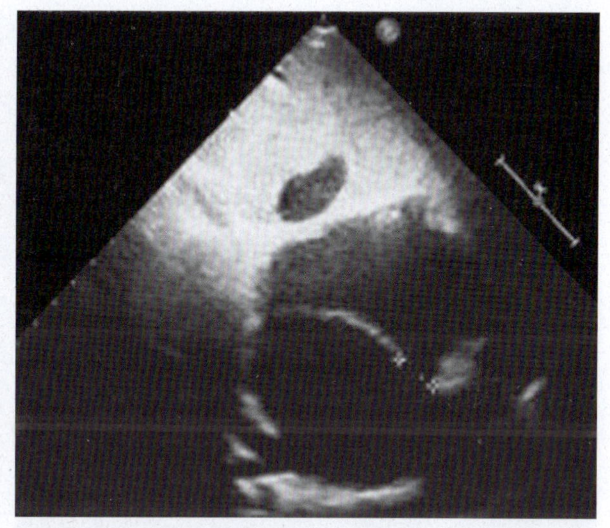

图 8-11-15　剑突下双房切面显示房间隔缺损

三尖瓣闭锁超声影像（视频）

三尖瓣下移畸形与闭锁 习题

第十二节　肺动脉闭锁

一、肺动脉闭锁伴室间隔缺损

【诊断要点】

1. 发绀及低氧血症。

2. 右心室增大常见，个别病例右心室发育不良、腔小，右心室壁厚。

3. 室间隔缺损，较大，膜周部或漏斗部，也可合并肌部一处或多发缺损；室水平右向左分流。最佳切面：大动脉短轴、左心室长轴切面及心尖四腔心或五腔心切面。

4. 主动脉增宽，骑跨于室间隔之上。

5. 右心室流出道为一盲端，多切面观察不能探及肺动脉瓣及主肺动脉近端，肺动脉瓣区域可呈隔膜或带状回声。主肺动脉近端可发育较细，甚至完全闭锁呈索条状，部分病例主肺动脉及左右肺动脉发育可。最佳切面：大动脉短轴、右心室流出道长轴或胸骨上窝切面。

6. 动脉导管未闭或合并体肺侧支。彩色多普勒显示动脉水平左向右分流。

具体见图 8-12-1 至图 8-12-6。

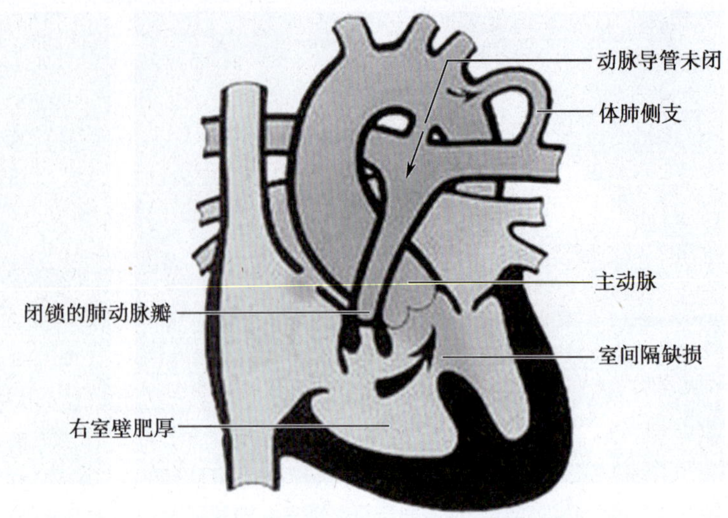

图 8-12-1　肺动脉闭锁伴室间隔缺损的模式图

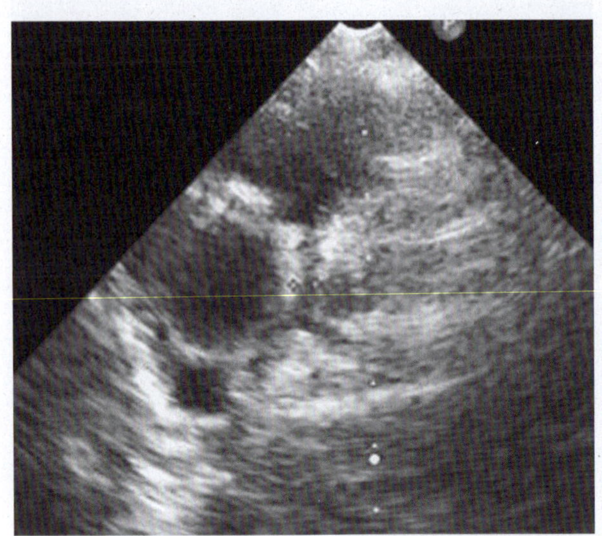
图 8-12-2　显示发育不良的肺动脉

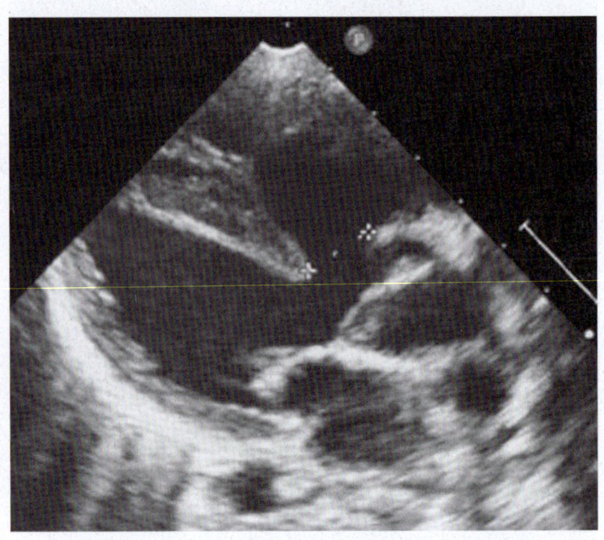
图 8-12-3　显示较大室间隔缺损及主动脉骑跨

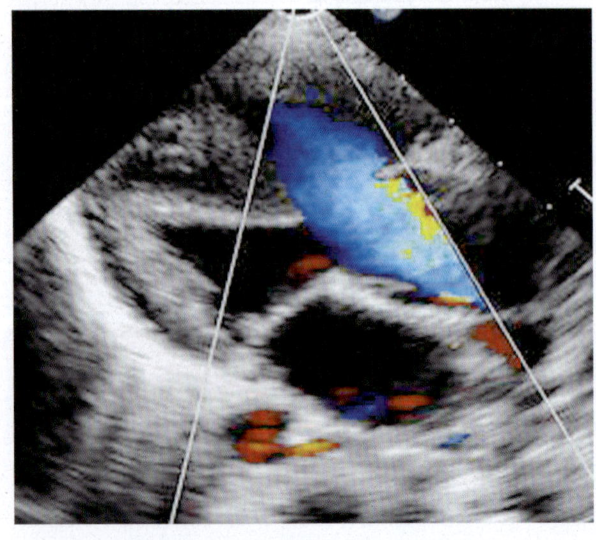
图 8-12-4　显示室水平右向左分流

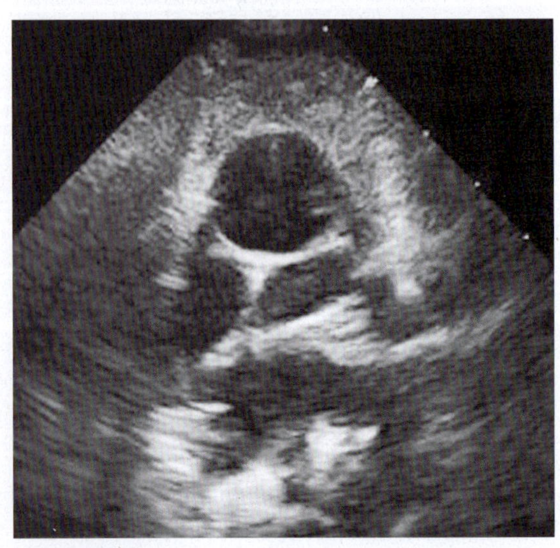
图 8-12-5　显示肺动脉近端呈闭锁状

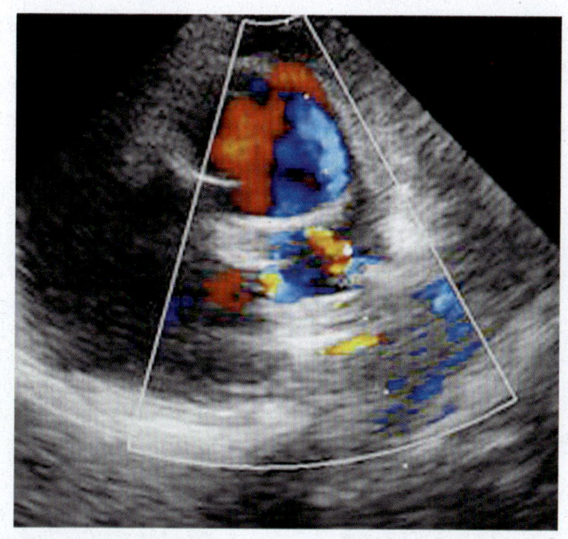

图 8-12-6 显示肺动脉内导管或体肺侧支的血流

肺动脉闭锁合并室间隔缺损超声影像（视频）

【鉴别诊断】

肺动脉闭锁伴室间隔缺损需与法洛四联症、右心室双腔心、共同动脉干鉴别。

鉴别要点见表 8-12-1。

表 8-12-1 鉴别要点

鉴别点	肺动脉闭锁伴室间隔缺损	法洛四联症	右心室双腔心	共同动脉干
发绀	重	较重	轻	无
室间隔缺损	较大	较大	可大，一般较小	较大
主动脉骑跨	明显	明显	一般不明显	明显
右心室流出道	盲端	肌性狭窄	异常肌肉，瓣下不窄	盲端
肺动脉瓣	隔膜状	增厚、狭窄、畸形	正常	无肺动脉瓣
肺动脉发育	近端条索状或发育可	发育差	正常	发自主动脉
动脉导管或体肺侧支	必然存在	重型患者可有	一般无	无

二、室间隔完整的肺动脉闭锁

【诊断要点】

1. 患儿发绀明显。

2. 通常为肺动脉瓣膜性闭锁。大动脉短轴、肺动脉长轴、胸骨上窝、高位肋间等多切面探查未见肺动脉瓣活动，在右心室流出道与主肺动脉间仅见隔膜性或增厚带状回声；多普勒血流显示右心室流出道为一盲端，未见血流与肺动脉交通。

3. 大部分病例主肺动脉及左右肺动脉发育尚可；肺动脉内血流来自导管。

4. 室间隔发育完整，未见回声中断。

5. 右心室壁明显增厚，右心室腔小；右心房扩大，一般较明显；左心房室正常或扩大；心尖四腔心为最佳观察切面。

6. 三尖瓣开放活动度降低；绝大部分三尖瓣均见反流信号，多为中等量及以上，反流流速高；冠状静脉窦增宽。需要评价三尖瓣环大小，评判右心室的发育。一般反流越多，右心室发育相对较好，行肺动脉球囊扩张后三尖瓣反流减少越显著，右心室功能恢复越好。

7. 房间隔探查见房间隔缺损或卵圆孔未闭，房间隔向左侧膨凸；房水平分流为右向左分流。

8. 多数病例存在大的动脉导管；动脉水平左向右分流。

9. 房水平和动脉水平的交通是生命维系的通道，与患者症状轻重相关，房间隔交通越小，右心衰竭出现越早，动脉水平交通越小，发绀越重。

10. 少数病例可见冠状动脉通过右心室窦状隙血流与右心室腔相通，高度怀疑为右心室依赖型，需要造影确诊。此类病例心室减压手术要谨慎。

详见图 8-12-7 至图 8-12-12。

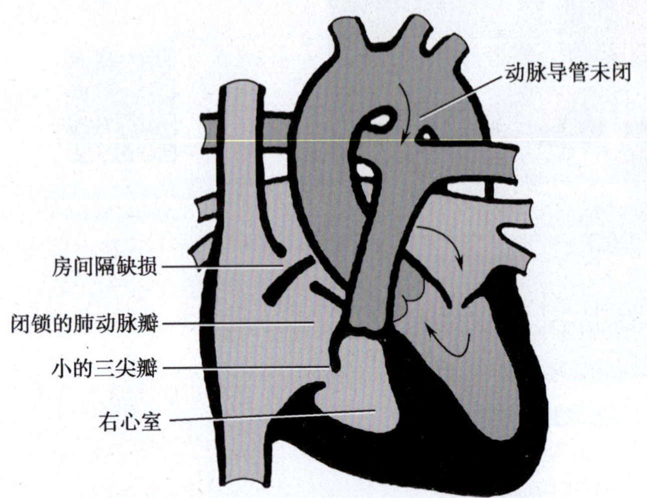

图 8-12-7　室间隔完整的肺动脉闭锁模式图

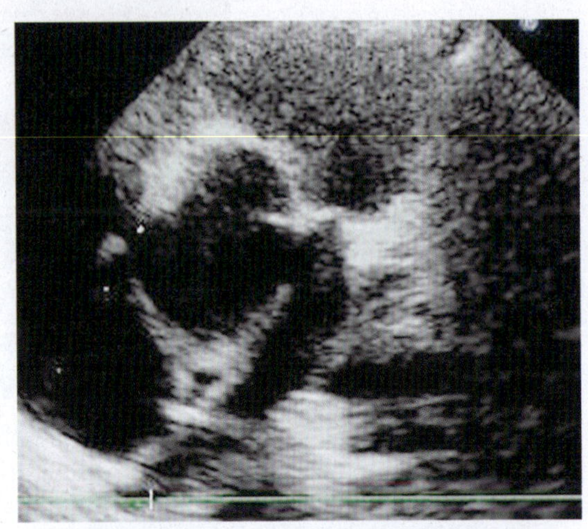

图 8-12-8　肺动脉瓣呈隔膜型闭锁

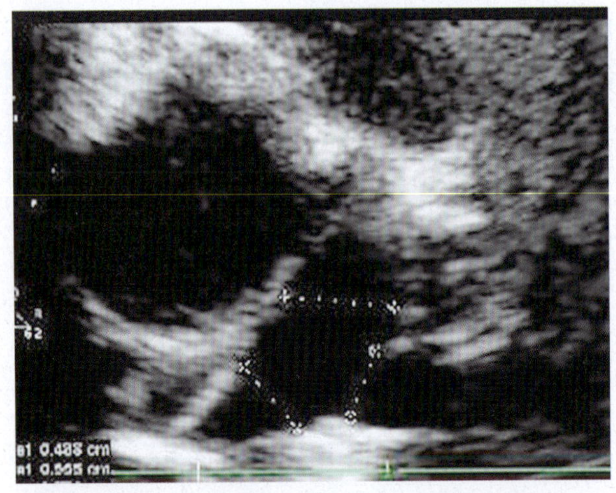

图 8-12-9　显示肺动脉测量

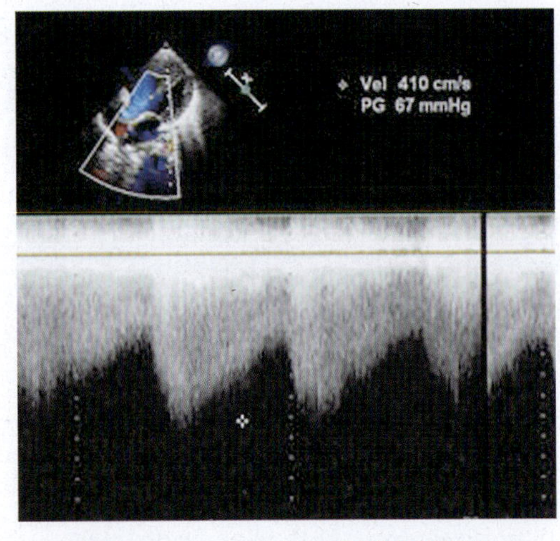

图 8-12-10　显示未闭导管血流频谱

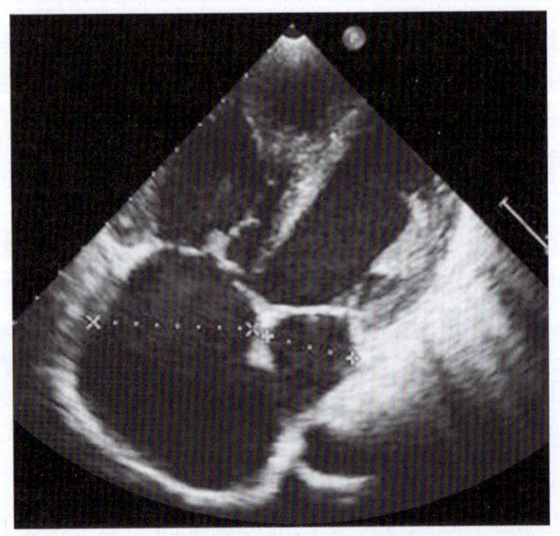

图 8-12-11　显示右心房明显扩大

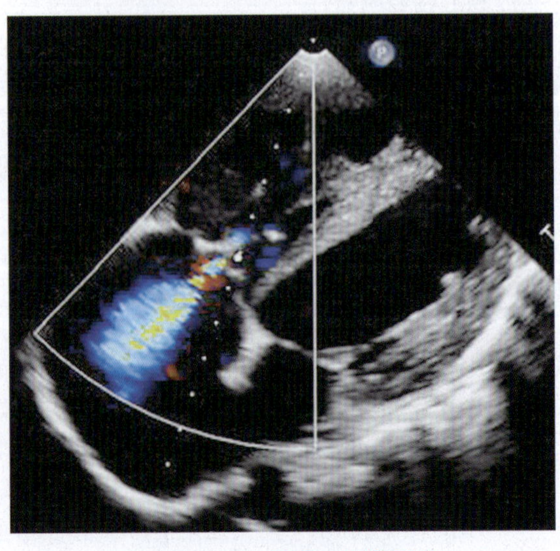

图 8-12-12　显示三尖瓣反流

【鉴别诊断】

1. 肺动脉闭锁合并室间隔缺损 患儿症状相对轻，室间隔较大缺损，存在动脉导管或体肺侧支，不难鉴别。

2. 重型法洛四联症 存在室间隔缺损，肺动脉瓣及流出道狭窄重，右心室多普勒仅见小血流，常与闭锁混淆。

3. 三尖瓣闭锁 三尖瓣位置未见启闭活动的瓣叶。

4. 单心室合并重度肺动脉瓣狭窄。

鉴别要点见表 8-12-2。

081202
肺动脉闭锁 习题

表 8-12-2 鉴别要点

鉴别点	室间隔完整的肺动脉闭锁	肺动脉闭锁并室间隔缺损	重型法洛四联症	三尖瓣闭锁	单心室合并重度肺动脉瓣狭窄
右心房	明显扩大	扩大	轻度增大	明显扩大	扩大
心室	右心室小	右心室扩大	右心室扩大	右心室发育差	单一心室
三尖瓣	反流量大	一般无反流	一般无反流	闭锁	一般无反流
室间隔	完整	较大缺损	较大缺损	大缺损	无室间隔
房间隔交通	可有	可有	可有	一定有	可有
主动脉骑跨	无	有	有	有	无
右心室流出道	盲端	盲端	明显狭窄	一般正常	残腔

第十三节 三 房 心

三房心是一种比较少见的先天性心脏畸形，正常发病率占先天性心脏病的 0.1%～0.4%，男女比例为 1.5∶1，多合并其他心脏畸形，如房间隔缺损、大动脉转位、法洛四联症等，最常见为合并房间隔缺损或完全性肺静脉异位引流。其发病机制是由于胚胎时期发育障碍，肺总静脉干与左心房融合不良，肺总静脉未被完全吸收所致。

三房心分为左侧和右侧三房心，左侧多见，临床上所指三房心一般为左侧三房心；真房与副房之间的交通口可大可小，可以是单个或多个交通口，亦可以无交通。本病可单发也可合并其他畸形。

患者有无症状主要与血流动力学改变程度相关，即真房与副房之间交通口大小以及房间隔缺损的大小，以及是否合并其他畸形。典型的三房心，其症状与二尖瓣狭窄和心力衰竭相似。交通口较小，接受肺静脉血流的副房向真房内血液充盈受阻，患者较早出现肺动脉高压；交通口较大时，无明显梗阻者，患者可以长期耐受而无临床症状。

【诊断要点】

经胸超声心动图即可明确诊断三房心。

1. 以能够显示左心房的切面为观察主体。在左心室长轴，心尖三腔心以及心尖四腔心切面，左心房内探及异常隔膜样回声，将左心房分为上下两腔，与肺静脉相连的为副房，与二尖瓣及左心耳相连的心腔为真房。

2. 肺静脉可全部或部分汇入副房。观察纤维隔膜的连续性有无中断，纤维隔膜如有中断，需判断真房与副房之间交通孔数目，观察交通口有无狭窄。

3. 因交通口的狭窄程度可出现左心房增大，或者右心房室增大。观察肺静脉的引流情况及有无房间隔缺损；部分患者伴有二尖瓣病变，需观察二尖瓣情况；当肺静脉压力增高时可出现肺循环压力增高乃至肺动脉高压，需估测肺循环（肺动脉）的压力。

4. 彩色多普勒血流检查 当真房与副房之间存在血流交通时，通过彩色多普勒成像，可以判断通过纤维隔膜的红色血流信号；当合并房间隔缺损时，房水平探及彩色多普勒分流信号。根据肺动脉及三尖瓣反流情况估测肺循环（肺动脉）压力。

【鉴别诊断】

1. 二尖瓣瓣上隔膜 左心房内紧邻二尖瓣环部位出现纤维隔膜，多位于二尖瓣环根部，肺静脉及左心耳均在隔膜以上。

2. 二尖瓣狭窄　二尖瓣叶增厚，钙化，开放受限，血流动力学改变类似于三房心，但是，其左心房内无纤维隔膜回声。

3. 左心房肿瘤 / 血栓　当肿瘤部分阻塞二尖瓣口时，临床症状可与三房心相似，超声心动图可见左心房内异常团块。

4. 完全性肺静脉异位引流　超声显示肺静脉形成一主干与右心房相连及房间隔缺损。可鉴别主干管腔回声与隔膜回声。

三房心 习题

第十四节　双腔右心室

【诊断要点】

1. 常用切面　胸骨旁心底短轴切面、左心室长轴切面、右心室流出道长轴、胸骨旁四腔切面及剑突下切面。

2. 注意事项

(1) 判断右心室腔内异常肌束的走行。

(2) 明确交通口的大小及压力阶差。

(3) 除外合并畸形，尤其是室间隔缺损存在与否，缺损部位与高压腔和低压腔的关系。

3. 超声表现及要点

(1) 于胸骨旁心底短轴和右心室流出道长轴切面，可见一条或多条异常肥厚的心肌肌束，起自室上嵴，横跨右心室中部，止于右心室游离壁或三尖瓣前乳头肌，右心室壁肥厚呈楔形向右心室腔凸起或室间隔呈舌形凸向右心室腔，两者相对形成狭窄的交通口(图 8-14-1)。异常肌束将右心室分成两个腔，两者之间有孔道相互交通，靠近肺动脉瓣者为流出腔，压力较低，靠近三尖瓣者为流入腔，压力较高。根据其形态可分为隔膜型和肌束型。常伴有室间隔缺损，可见室间隔回声中断及与高压腔或低压腔相通，彩色多普勒超声可显示梗阻部位血流色彩变亮变细，呈五彩镶嵌。区分室间隔缺损的分流与梗阻部位射流，同时显示流出道及肺动脉瓣血流有无异常(图 8-14-2)。

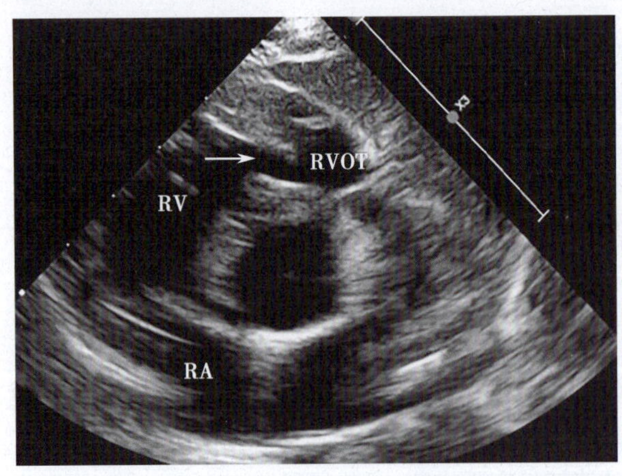

RA—右心房；RV—右心室；RVOT—右心室流出道；箭头—交通口。

图 8-14-1　大动脉短轴切面显示低压腔与高压腔之间的交通口

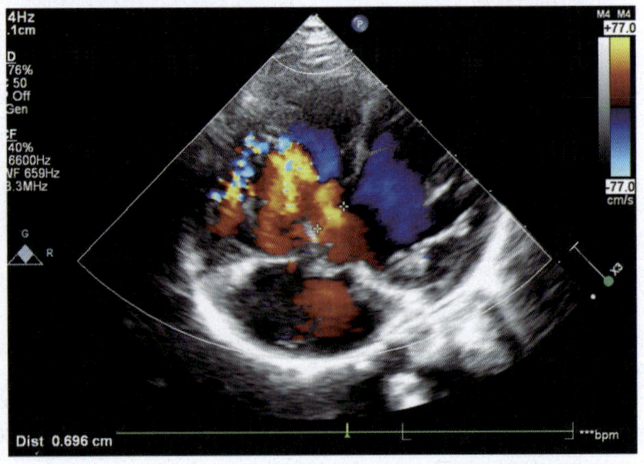

图 8-14-2　室间隔回声中断及与高压腔相通

大动脉短轴切面显示低压腔与高压腔之间的交通口超声影像(视频)

大动脉短轴切面显示低压腔与高压腔之间的交通口花彩血流(视频)

室间隔回声中断及与高压腔相通超声影像(视频)

显示流出道及肺动脉瓣花彩血流(视频)

剑突下右心室流出道切面显示流出道及肺动脉瓣花彩血流(视频)

（2）应用连续多普勒超声，将取样容积置于梗阻部位，可测得收缩期高速血流频谱（图 8-14-3），进而计算高压腔与低压腔间压力阶差，估测右心室腔压力。

【鉴别诊断】

双腔右心室需与法洛四联症、肺动脉瓣或瓣下狭窄相鉴别。三者的共同特点是右心系统阻力负荷增加，右心室壁肥厚。法洛四联症有主动脉骑跨和右心室流出道及肺动脉狭窄。双腔右心室主要是右心室腔内有异常肌束或隔膜，而肺动脉一般发育好。肺动脉瓣狭窄主要是肺动脉瓣发育畸形，如二瓣化等，超声检查时注意观察发生高速血流的部位，以兹鉴别。

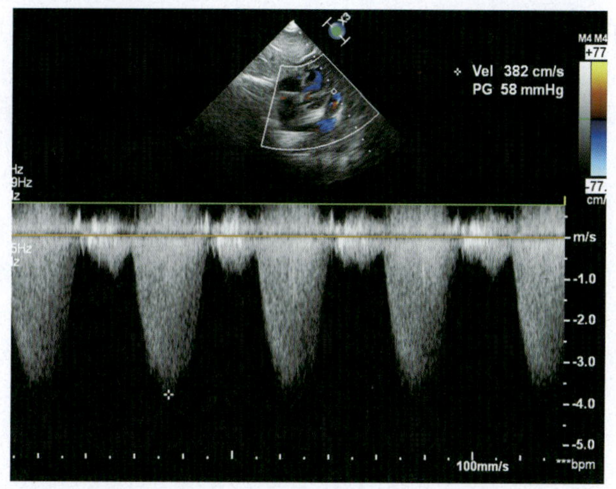

图 8-14-3　右心室腔交通口血流加速

双腔右心室 习题

第十五节　法洛四联症

法洛四联症（tetralogy of Fallot，TOF）占先天性心脏病的 10%，占发绀型先天性心脏病的 50%。主要病变包括室间隔缺损、主动脉骑跨、右心室流出道或肺动脉瓣狭窄、右心室肥厚。

【诊断要点】

1. 病理解剖和病理生理

（1）病理解剖：TOF 主要包括四个病变，室间隔缺损、主动脉骑跨、右心室流出道及肺动脉瓣狭窄、右心室肥厚。

1）室间隔缺损：由于漏斗间隔前移造成的室间隔缺损均位于流出间隔上。缺损向上可延伸到肺动脉瓣下，成为干下型室间隔缺损。缺损向下发展则可至三尖瓣环，成为膜周朝向流出部室间隔缺损。缺损也可单纯累及漏斗间隔，成为漏斗部室间隔缺损。缺损的特点为缺损的两侧边缘不在同一水平，即“错位型室间隔缺损”。

2）主动脉骑跨：圆锥间隔排列错位导致主动脉前移并骑跨于室间隔缺损之上。大多数 TOF 主动脉骑跨率为 50% 左右，不典型时可以骑跨 30%～80%。也有将骑跨超过 50% 或 75% 以上的 TOF 称为右心室双出口。笔者认为 75% 以上骑跨可以称为右心室双出口，50%～75% 的骑跨仍归为 TOF 诊断为佳。

3）右心室流出道、肺动脉瓣狭窄：漏斗间隔前移造成右心室流出道狭窄。狭窄位置可分为高位、中位、低位或广泛管状狭窄。高位狭窄在肺动脉瓣环下方由异常肌束、纤维束或纤维化心内膜构成。中位狭窄可由肥厚的壁束、隔束、室上嵴构成。低位狭窄常形成双腔心结构，狭窄往往位于流出间隔缺损的残端部位。

肺动脉瓣狭窄约占 TOF 的 75%，其中 2/3 为肺动脉瓣二瓣化。可因瓣叶交界粘连、融合形成偏心的小孔。偶尔可见到四叶瓣或瓣缺如。肺动脉瓣的狭窄程度不同，可由轻度粘连到接近肺动脉瓣闭锁。约 16% 的患者同时合并肺动脉瓣环发育不良，瓣环发育小。

4）肺动脉发育：TOF 肺动脉都有不同程度的发育差，主肺动脉细小，向左、向后移位。由于狭窄的瓣叶向内牵拉，可形成肺动脉瓣上局限性狭窄。有时当肺动脉瓣叶狭窄解除后，瓣上狭窄也需要松解。可有

2.4%～6.3% 的患者主肺动脉或左右肺动脉节段性狭窄或发育不全，尤以左肺动脉起始处狭窄较常见。单纯右肺动脉狭窄者少见，偶可见到主肺动脉及左右肺动脉不窄，狭窄局限在肺动脉分支起始部位。肺内动脉也可能形成狭窄，病变程度可不同或分布不均，从广泛的、发育差的肺动脉到一侧肺动脉缺如，或左右肺动脉未融合，同时有较大的体肺循环侧支形成。

（2）病理生理：TOF 右心室流出道及肺动脉瓣狭窄进入肺循环血流量减少，进而参与血氧交换的血流量少，患者均存在不同程度的缺氧。同时右心室流出道狭窄造成右心室压力升高，室水平分流为双向分流，部分静脉血直接进入体循环，因此患者常常表现为发绀。由于右心室流出道狭窄，右心室后负荷增高，右心室腔增大，右心室壁肥厚，同时进入肺循环血流量减少，左心回血量减少，左心室前负荷降低，左心室减小。TOF 的症状随着右心室流出道及肺动脉狭窄程度而变化，狭窄越重，患者发绀越重，严重者甚至难以存活长久，可因缺氧发作而早期死亡。长期低氧血症可导致红细胞数增高、红细胞压积增高、大量侧支循环形成。由体循环向肺循环生长的侧支可以部分缓解缺氧，延长患者的生命，但在根治手术时必须处理粗大的体肺侧支，否则术后会引起灌注肺。

2. 临床表现和辅助检查

（1）临床表现：患者可有发育差、发绀、蹲踞、咯血等症状。少数患者可能有心力衰竭史。如不治疗，25% 的患儿可在 1 岁内死亡。体检可见杵状指 / 趾。听诊双肺呼吸音低，胸骨旁第二肋间可闻及收缩期杂音，为右心室流出道狭窄血流的杂音。严重狭窄时此杂音可消失，只能闻及左向右分流的动脉导管未闭体肺分流杂音。肺动脉瓣缺如时可闻及肺动脉瓣反流的舒张期杂音。

（2）辅助检查

1）心电图：电轴右偏，右心室肥厚图形。亦可出现右束支传导阻滞。

2）胸部 X 线：心脏平片示两肺血少，心腰凹陷，右心室增大。通过胸片双肺血管纹理可帮助判断双肺动脉发育情况，为手术提供参考。

3）右心导管及心血管造影：右心声学造影可准确判断双肺动脉发育情况及侧支存在情况。尤其是对于判断体肺侧支的位置、数目、粗细等具有超声心动图不具备的优势。因此，尽管超声心动图已经能够准确诊断绝大部分 TOF 病例，但对于肺动脉发育不良考虑存在体肺侧支的 TOF 来说，仍然需要心血管造影来帮助诊断。

3. 超声心动图检查

（1）胸骨旁长轴切面：此切面是观察 TOF 的重要切面。右心室增大，室间隔低平，左心室内径偏小。室间隔上端缺失，主动脉增宽，骑跨在缺损之上，这些均为 TOF 的特征性表现（图 8-15-1）。彩色多普勒可见室水平低速双向分流。

（2）胸骨旁短轴切面：此切面也是诊断 TOF 的重要切面。调整主动脉短轴切面可以完整显示室间隔缺损的大小及部位，测量室间隔缺损大小。此切面可以观察到向前（右心室流出道）移位的流出间隔，并造成右心室流出道的狭窄。轻度顺时针旋转探头显示主肺动脉长轴，尽量探查左右肺动脉分支，以此判断肺动脉的发育情况（图 8-15-2）。明确肺动脉的发育程度关系患者手术适应证的判断，因此对 TOF 的诊断十分重要。在此切面是显示肺动脉的一个最重要的切面，应尽可能探查完整的左右肺动脉分支，测量其宽度。当此切面探查肺动脉分支困难时，可以尝试在其他切面寻找。比如，当右位主动脉弓时，肺动脉走行变异会导致在此切面探察左肺动脉困难，仅能显示右肺动脉。此时可尝试胸骨上窝切面寻找左肺动脉。

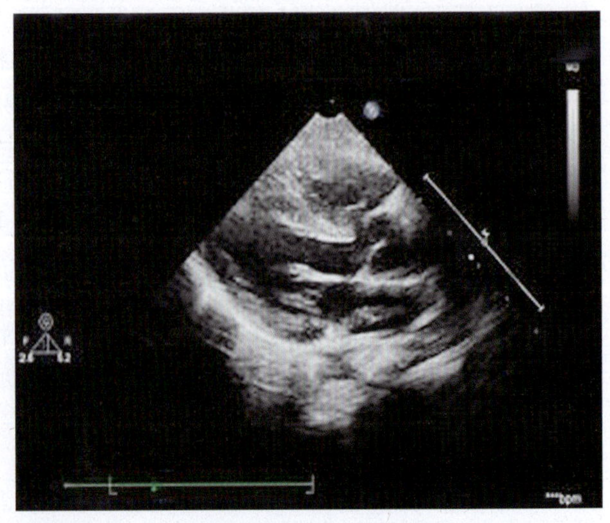

图 8-15-1　主动脉骑跨于室间隔缺损之上，骑跨率 50%

彩色多普勒血流可显示狭窄的右心室流出道内的加速血流，肺动脉内的血流束可以帮助判断肺动脉分支的位置。连续多普勒可测量肺动脉前向血流速度。需要注意的是右心室流出道狭窄的连续多普勒频谱与肺动脉瓣狭窄的连续多普勒频谱图形不同。右心室流出道狭窄的连续多普勒频谱是倒匕首形，此特征可帮助判断存在右心室流出道狭窄。肺动脉瓣狭窄频谱则为对称的抛物线形。将取样线置于右心室流出道及肺动脉瓣纵轴线上，可同时获得两种图形重叠在一起（图 8-15-3）。

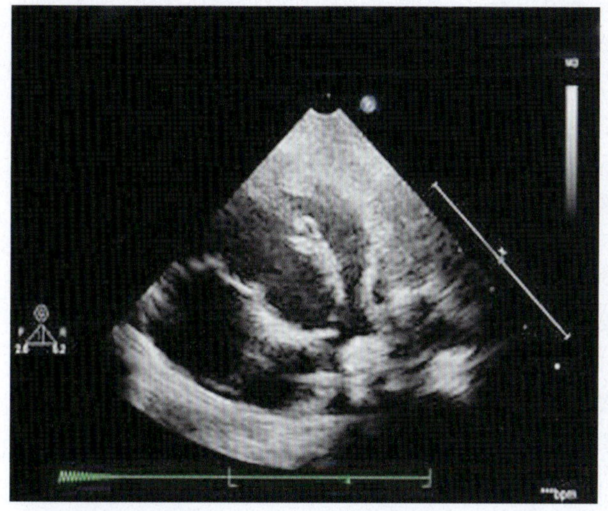

图 8-15-2 膜周朝向流出部的室间隔缺损，室间隔漏斗部前移致右心室流出道内径狭长，主肺动脉及分支发育偏细

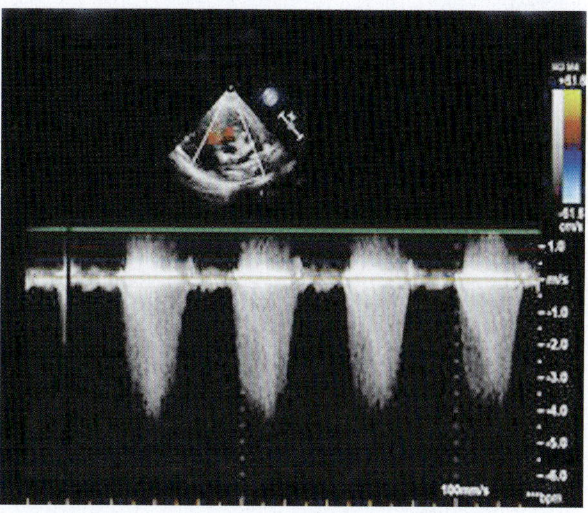

图 8-15-3 “匕首”形右心室流出道频谱和抛物线形肺动脉瓣频谱重叠

（3）心尖四腔心切面、胸骨旁四腔心切面、心尖五腔心切面：四腔心切面可显示右心房、右心室扩大，左心房、左心室减小，室间隔向左心室侧偏移。房室瓣的功能也可在此观察，尤其是三尖瓣的闭合功能。五腔心切面可以显示主动脉左右骑跨于室间隔缺损之上，判断骑跨率。此切面也可以测量室间隔缺损的大小（图 8-15-4）。

（4）剑突下切面：剑突下两腔心切面是可以观察房间隔的最佳切面。可于此切面判断是否有房间隔缺损或卵圆孔未闭合。剑突下右心室流出道切面可以显示右心室流出道及肺动脉瓣、主肺动脉的发育情况。当胸骨旁大动脉短轴切面显示肺动脉及分支困难时，可于此切面观察肺动脉的发育情况。通常在显示了主肺动脉后需要向右下方略调整探头可显示右肺动脉，向后倾斜则可显示左肺动脉，左、右肺动脉未必能同时显示，常常需要调整探头来分别探查（图 8-15-5）。

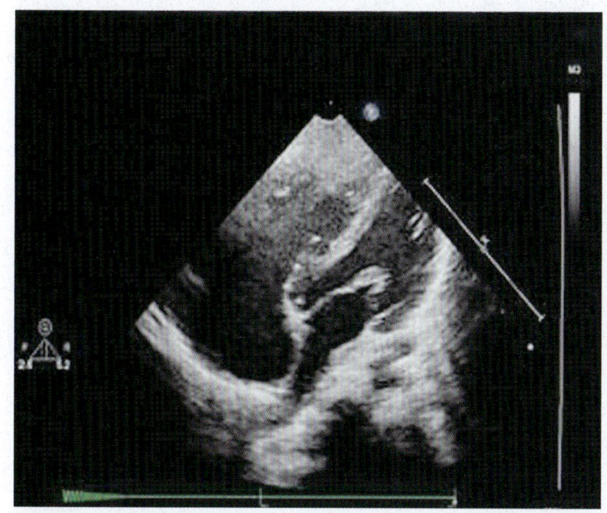

图 8-15-4 胸骨旁四腔心切面显示右心增大

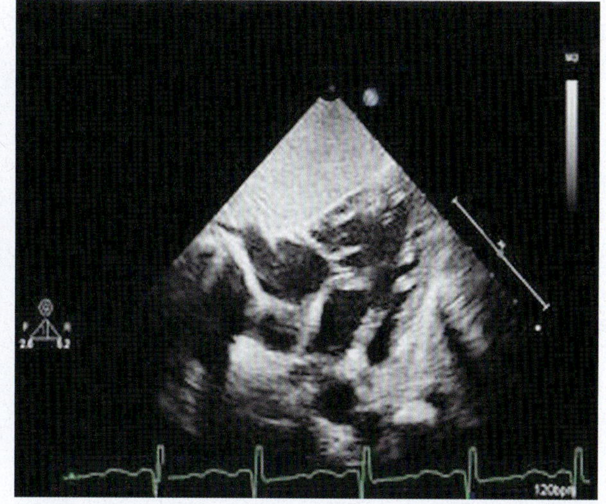

图 8-15-5 剑突下右心室流出道长轴切面显示右心室流出道狭窄

（5）胸骨上窝切面：当胸骨旁切面及剑突下切面显示肺动脉分支均困难时，此切面也是观察肺动脉的一个可选择切面。显示主动脉弓长轴以后顺时针旋转 90° 探头，变成主动脉短轴肺动脉长轴图像，此时于主动

脉弓短轴下方即显示出左右肺动脉，可向左、右两侧倾斜探头尽量显示出较长段的左右肺动脉。

【鉴别诊断】

1. 合并室间隔缺损的肺动脉闭锁　合并室间隔缺损的肺动脉闭锁实际上可认为是重型 TOF。其特点同 TOF 一致，只是右心室流出道远端为盲端，无肺动脉瓣组织发育，严重者主肺动脉近端亦闭锁，甚至无主肺动脉发育，左右肺动脉分支可融合或无融合。

2. 室间隔缺损合并肺动脉瓣狭窄　室间隔缺损合并肺动脉瓣狭窄时常常被诊断为 TOF。也有轻型 TOF 被诊断为室间隔缺损合并肺动脉瓣狭窄。TOF 的典型特征是漏斗间隔前移造成了室间隔缺损、右心室流出道狭窄及主动脉骑跨的存在，因此大动脉短轴显示漏斗间隔前移是诊断 TOF 的关键。室间隔缺损合并肺动脉瓣狭窄时，尽管有时也可出现主动脉轻度骑跨现象，但绝无漏斗间隔前移的现象，如果出现了漏斗间隔前移需考虑 TOF。

3. 室间隔缺损合并右心室流出道狭窄　由于 TOF 本身就包括单纯室间隔缺损、右心室流出道狭窄，因此有时难以与单纯室间隔缺损合并右心室流出道狭窄鉴别。主要鉴别点仍然是是否由漏斗间隔前移造成的室间隔缺损和右心室流出道狭窄。如果单纯是室间隔缺损合并了右心室流出道狭窄，其流出道往往是由于异常肌束造成流出道局部狭窄（右心室双腔心结构），室间隔缺损往往为膜周部缺损，而非典型的 TOF 式的“错位的室间隔缺损”，且常常不合并主动脉骑跨。

法洛四联症 习题

第十六节　大动脉转位

【诊断要点】

1. 分为完全型大动脉转位和矫正型大动脉转位。

2. 完全型大动脉转位是一种心房与心室连接一致，而心室和大动脉关系连接不一致的复杂先天性心脏病，属发绀型先天性心脏病；超声主要观察切面是大动脉短轴切面，表现为正常右心室流出道包绕主动脉根部的形态消失。而两条大动脉呈前后并行排列，主动脉位于右前，肺动脉位于左后或主动脉位于正前，肺动脉位于正后，呈两个环形回声。左心室长轴和心尖五腔心切面能进一步确定心室与动脉的连接关系。完全型大动脉转位表现为主动脉起源于右心室，肺动脉起源于左心室。多数合并其他心血管畸形，如房间隔缺损、室间隔缺损、肺动脉瓣狭窄等。

3. 矫正型大动脉转位其特征是房室连接不一致且心室与大动脉连接也不一致，即右心房 - 解剖左心室 - 肺动脉，左心房 - 解剖右心室 - 主动脉，使血流动力学在功能上得以基本矫正，一般无发绀。矫正型大动脉转位在临床上常见以下两种类型。①SLL 型：心房正位，心室左袢，主动脉位于肺动脉左侧或左前方；②IDD 型：心房反位，心室右袢，主动脉位于肺动脉右侧或右前方。矫正型大动脉转位最常见的合并畸形包括室间隔缺损、左心室流出道梗阻及三尖瓣发育异常。

【鉴别诊断】

右心室双出口：它们的区别在于典型的右心室双出口应是两条大动脉全部或大部分起自解剖右心室，而室间隔缺损作为左心室唯一出口，并具有双动脉下圆锥。而大动脉转位是主动脉起自右心室，肺动脉起自左心室，肺动脉瓣下无圆锥，而与二尖瓣相延续（图 8-16-1、图 8-16-2）。但不典型的右心室双出口，尤其是大室间隔缺损合并肺动脉瓣狭窄的患者，两者较难区别，此时应多切面观察心室和动脉的连接关系。

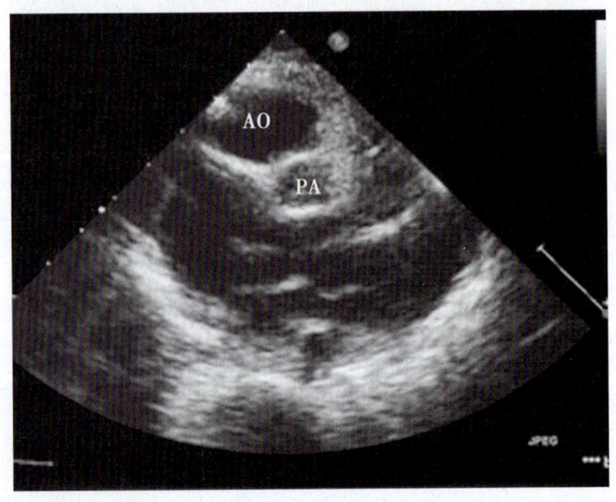

AO—主动脉；PA—肺动脉。

图 8-16-1　完全型大动脉转位声像图

大动脉短轴切面显示两条大动脉呈两个环形回声，主动脉位于右前，肺动脉位于左后。

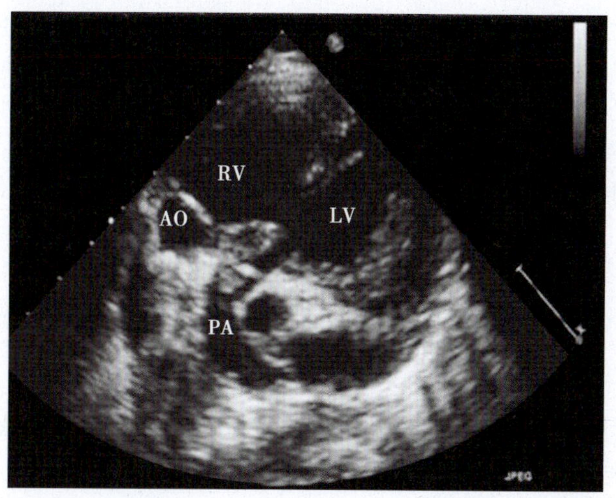

大动脉转位 习题

LV—左心室；RV—右心室；AO—主动脉；PA—肺动脉。

图 8-16-2 完全型大动脉转位声像图

近心尖五腔心切面显示肺动脉与左心室相连，主动脉与右心室相连的连接关系。

第十七节 永存动脉干

【诊断要点】

1. 大动脉干内径增宽，动脉干前壁与室间隔连续性中断，动脉干骑跨于室间隔上。

2. 单根动脉干起源于两个心室腔的基底部，只有一组半月瓣跨于两心室之上，瓣叶数目通常为三叶或四叶，一组半月瓣多有增厚、冗长，常合并狭窄或关闭不全。

3. 肺动脉与右心室之间没有直接联系，肺动脉从大动脉干发出。根据 Collett 和 Edwards 分型：Ⅰ型永存动脉干较短的主肺动脉干起自动脉干的左后壁；Ⅱ型永存动脉干左、右肺动脉分别起自共干起始部的后壁，两者的开口较近，没有主肺动脉；Ⅲ型永存动脉干左、右肺动脉分别起自动脉干两侧壁；Ⅳ型永存动脉干左、右肺动脉均缺如，肺循环由起自降主动脉的支气管动脉等提供。

【鉴别诊断】

1. 伴有室间隔缺损的肺动脉闭锁　肺动脉闭锁患者肺动脉瓣和/或主肺动脉闭锁，左、右肺动脉发育不良，超声难以显示，难以与共同动脉干区分。但肺动脉闭锁患者多伴有动脉导管未闭或者体肺动脉侧支循环形成，肺动脉分支中有连续血流，而且主动脉位置常位于右前或正前，胸骨上窝切面常可以显示发育不良的肺动脉系统并非发自增粗的共同动脉干。

2. 主、肺动脉间隔缺损　两条大动脉之间的间隔缺损，易与永存动脉干混淆，但主、肺动脉间隔缺损患者超声心动图可见到两组大动脉的瓣膜，而共同动脉干仅有一组瓣膜，可以此鉴别。另外，共同动脉干多合并室间隔缺损，而主、肺动脉间隔缺损可不合并室间隔缺损。

3. 重型法洛四联症　其肺动脉发育不良，超声难以显示，易误诊为共同动脉干。但法洛四联症患者主动脉根部短轴及剑突下矢状切面能显示右心室流出道与肺动脉的连接，多普勒超声可显示右心室流出道高速血流。而共同动脉干患者肺动脉与右心室间没有连接，在大动脉干各切面仔细探查可检出发出的肺动脉。

4. 右肺动脉起源于主动脉　未能在大动脉短轴探及右肺动脉，可于升主动脉后壁探及一血管，根据其向右走行的特点可确定为右肺动脉，一般不伴有室间隔缺损。但其有两组半月瓣，肺动脉瓣及主肺动脉、左肺动脉无异常，可以与共同动脉干一组半月瓣鉴别。

永存动脉干 习题

第十八节 单 心 室

【诊断要点】

1. 患儿可有发绀、呼吸道感染、心力衰竭、杵状指，听诊可有肺动脉瓣区收缩期杂音、第二心音亢进。

2. 心脏只有一个大的主心室腔，伴有或不伴有一个小的残余心室腔。根据主心室腔的形态结构特点可分为左心室型、右心室型和未定心室型。

3. 左、右心房或共同心房均与主心室腔连接，房室瓣可表现为两组分开的瓣口或共同房室瓣。

4. 大动脉关系可正常或异常，异常者居多。

5. 根据心脏大血管节段分析法可确定心脏及心房位置、房室连接、主心室腔结构、心室大动脉连接及大动脉位置。

6. 多数合并肺动脉瓣及瓣下狭窄，可合并主动脉瓣下狭窄或主动脉缩窄。

7. 可合并房间隔缺损、卵圆孔未闭、单心房、永存左上腔静脉、心内膜垫缺损、肺静脉异位引流、动脉导管未闭等其他畸形。

【鉴别诊断】

1. 室间隔缺损　两组房室瓣的单心室应与巨大室间隔缺损相鉴别。巨大室间隔缺损可于心室腔的中部见室间隔残端，有两组流入道及两组房室瓣，并分别位于两个心室腔内。单心室的两组流入道及两组房室瓣均位于主心室腔内。

2. 三尖瓣闭锁　三尖瓣闭锁为原三尖瓣的位置无瓣叶活动，但发育不良的右心室腔和心房腔之间仍有三尖瓣环和呈隔膜样的三尖瓣组织，心室腔可探及室间隔。单心室的小残腔不与房室瓣相连接，仅通过球室孔与主心室腔相连。

3. 右侧房室无连接　右侧房室无连接者右侧房、室间仅见较厚的组织，无三尖瓣环及三尖瓣叶装置，心腔内仅见一组位于左侧的房室瓣，右侧心室腔发育不良，室间隔可出现大的回声脱失。

4. 二尖瓣闭锁　二尖瓣闭锁、室间隔缺损较小合并左心室发育不良的患者应与伴有流出腔的单心室相鉴别。二尖瓣闭锁原二尖瓣环处无瓣叶活动，但仍存在二尖瓣环及隔膜样的二尖瓣叶结构，心腔内可探及室间隔组织。单心室流出腔部位无房室瓣环结构及流入道，流出腔的隔样组织无收缩及舒张运动。

病例分析

【临床资料】

患儿，男，14 个月。1 年余前体检发现心脏杂音，到当地医院就诊，超声检查诊断为“复杂先天性心脏病”，未行特殊诊治。患儿平素偶有感冒，有口唇青紫，活动量下降，哭闹、活动后口唇青紫加重，无晕厥、抽搐，无缺氧发作。生长发育无滞后，智力发育与同龄儿童无明显差异。查体见患儿口唇发绀，可见颈静脉怒张，触诊胸骨左缘第 3 肋间可及收缩期震颤，听诊心率为 130 次 /min，心律齐，胸骨左缘第 3 肋间可闻及收缩期杂音，双下肢无水肿。心电图：心电轴右偏，左心室高电压，不完全右束支传导阻滞。胸片：肺血少，发绀，先天性心脏病，复杂畸形可能性大。

术前超声心动图图像如图 8-18-1 至图 8-18-4。

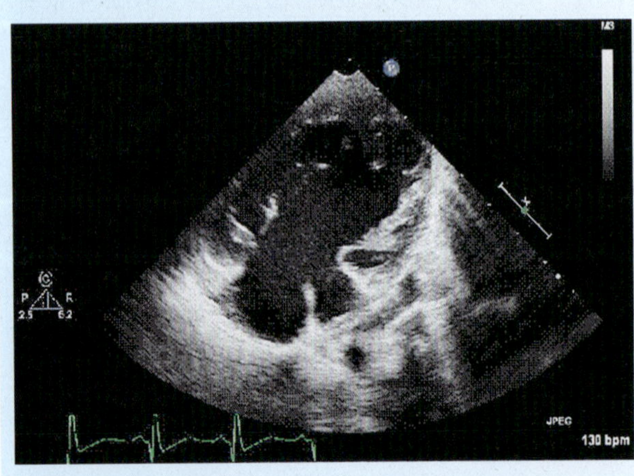

图 8-18-1　心尖四腔心切面二维图像

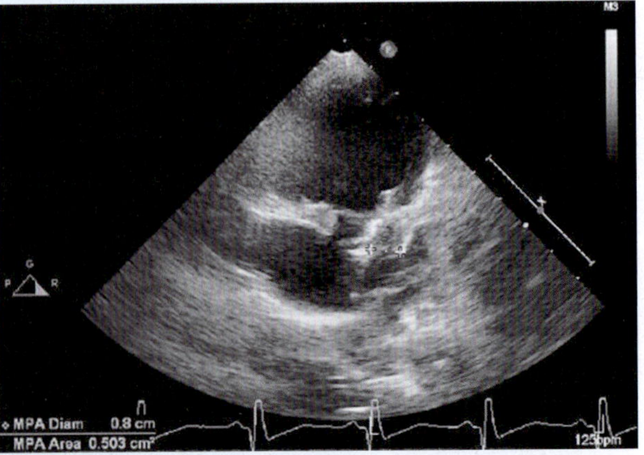

图 8-18-2　心尖切面显示主肺动脉

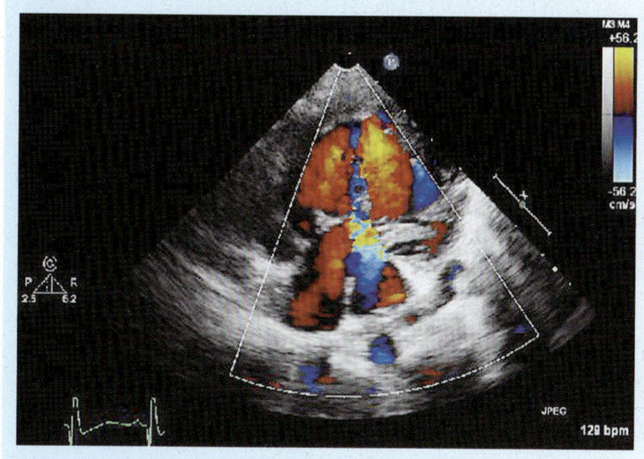

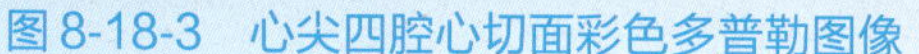

图 8-18-3 心尖四腔心切面彩色多普勒图像

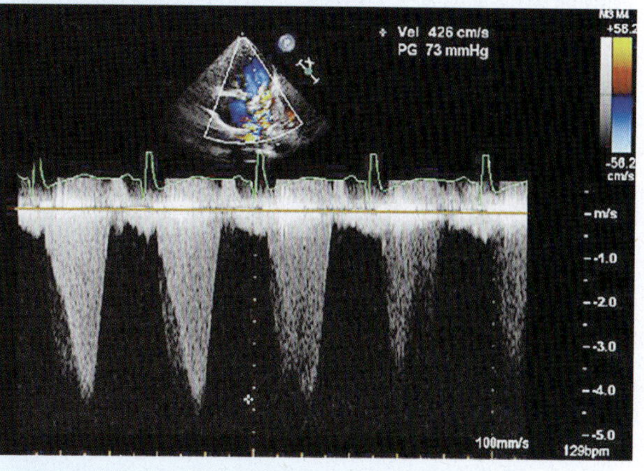

图 8-18-4 主肺动脉前向血流连续性多普勒频谱图像

【超声检查资料】

肝脏呈水平位，未见明确脾脏结构。心脏位于左侧胸腔，心尖朝向左下。两心耳呈右心耳结构。房间隔仅可见后下部残迹，呈功能单心房。心室为单心室（主心室腔左右径 48mm），腔内肌小梁粗大，其左后方可见一残腔（图 8-18-1）。室壁收缩幅度正常。单组房室瓣，呈三叶，启闭良好。大动脉位置关系异常，主动脉位于右前，肺动脉位于左后，均起自主心室。肺动脉瓣下肌性肥厚狭窄，瓣叶增厚粘连，开放受限，主肺动脉内径约 8.2mm，左右肺动脉发育欠佳（图 8-18-2），主动脉瓣启闭可。主动脉弓降部未见异常。右侧上腔静脉增宽。CDFI：肺静脉血流汇合为一主干后回流入右侧上腔静脉，未见明确垂直静脉。左侧上腔静脉回流入左心房。下腔静脉回流入右心房。房室瓣少量反流（图 8-18-3）。肺动脉前向血流增快，峰值血流速度约 4.3m/s，峰值压差约 73mmHg（图 8-18-4）。

【提问与思考】

1. 书写本例超声诊断提示。

2. 本病的主要诊断依据有哪些？如何与相关疾病进行鉴别？

【诊断思路分析】

本例超声诊断提示：先天性心脏病，功能性单心房，单心室（右心室型），大动脉转位，肺动脉瓣及瓣下狭窄，完全性心上型肺静脉异位引流。

本例患者具有以下特点：①14 个月患儿，体检发现心脏杂音，有明显发绀症状；②查体示口唇发绀，颈静脉怒张，心脏收缩期杂音；③胸片提示肺血少，发绀型先天性心脏病；④超声心动图符合单心室特点，合并一系列其他畸形。

根据心脏大血管节段分析法，该患者超声心动图具有以下特点：①内脏位置及心房。水平肝，无脾症，心房为双侧右心房结构，房间隔仅见残迹，呈功能性单心房。②心室。只有一个大的主心室腔，该主心室腔内肌小梁粗大，为右心室形态，其左后方可见一残腔，符合右心室型单心室改变。③房室连接。一组共同房室瓣开口于主心室腔。④大动脉位置及其与心室的连接。主动脉与主肺动脉均起自主心室腔，两者呈右前 - 左后的位置关系，为右位型大动脉转位，肺动脉瓣下肌性肥厚狭窄，肺动脉瓣增厚粘连狭窄。⑤静脉与心房的连接：下腔静脉连接正常，肺静脉连接符合完全性心上型肺静脉异位引流。根据上述特点，本例患者诊断明确。

单心室是一种少见的先天性心脏复杂畸形，是指心脏只有一个有功能的主心室腔，两个心房通过两组房室瓣或一组共同房室瓣与主心室腔连接。可伴有或不伴有一个残余心室腔，通过球室孔与主心室腔相连。单心室通常合并其他畸形，以肺动脉瓣及瓣下狭窄、主动脉瓣下狭窄、主动脉缩窄多见。其胚胎发育机制为原始心管的心室段发育异常，原始心室的右端（右心室窦部）或左端（左心室窦部），或肌部室间隔发育不全。患儿临床表现主要取决于体循环及肺循环静脉血液在单心室腔混合的程度，以及从单心室腔向肺动脉和主动脉的排血阻力。无肺动脉狭窄者，发绀轻，肺血多，出生后早期易出现心力衰竭、肺炎，很快出现肺动脉高压；肺动脉轻或中度狭窄者，早期可无症状或轻度发绀，心功能较好；肺动脉严重狭窄者，肺血少，出生数天或数周内即有明显发绀且逐渐加重，出现杵状指，肺动脉瓣区可闻及收缩期杂音。

根据主心室腔的特点，可将单心室分为左心室型、右心室型和未定心室型三种类型。左心室型最为常见，占优势的左心室腔通常与前上方残留的右心室腔通过一球室孔相交通；右心室型以可检出漏斗部为特点，残留的左心室位于后下方，通常与大动脉不相通；未定心室型则无法划分心室类型。根据大动脉的解剖位置排列，上述每种单心室可分为大动脉关系正常、左位型大动脉转位和右位型大动脉转位三种亚型。超声心动图可对单心室进行明确的诊断和鉴别诊断，应明确主心室腔的心室类型，房室瓣位置、大小、是否共同房室瓣、有无反流，大动脉间的位置关系及瓣下有无圆锥结构，肺动脉有无狭窄或闭锁，是否残留室间隔痕迹，有无其他合并畸形。

单心室 习题

【确诊结果】

患儿在全麻低温体外循环下行完全性肺静脉异位引流矫治术＋双向 Glenn 术＋左上腔静脉及奇静脉结扎术。术中所见与术前超声心动图相吻合。

第十九节　左心发育不良综合征

左心发育不良综合征（hypolastic left heart syndrome，HLHS）是指左心室流出道系统和流入系统重度狭窄或闭锁使左心明显发育不良的一组复合心血管畸形。发生率占先天性心脏病的 1.4%。此病凶险，生后即有症状，HLHS 占出生第一周心源性死亡的 25%，如果不接受治疗，几乎所有的婴儿 6 周内死亡。

【诊断要点】

1. 左心室腔明显变小。

2. 左心室流出道病变：主动脉瓣严重狭窄或者闭锁、升主动脉和主动脉弓发育不良，即左心室流出道梗阻是左心发育不良的不变特征。

3. 左心室流入道病变：二尖瓣严重狭窄或闭锁。

4. 右心扩大。

5. 伴发畸形：降主动脉近端缩窄、粗大的动脉导管未闭、房间隔缺损、室间隔缺损等。

6. HLHS 患者根据其主动脉和二尖瓣的状况可分为四个亚型：

Ⅰ型：主动脉瓣、二尖瓣狭窄；

Ⅱ型：主动脉瓣、二尖瓣闭锁；

Ⅲ型：主动脉闭锁、二尖瓣狭窄；

Ⅳ型：主动脉瓣狭窄、二尖瓣闭锁。

【鉴别诊断】

单心室：单心室是指一个心室腔通过 2 组或 1 组房室瓣口同时接受两个心房的血液，通常由一个主心腔和一个小的残余心腔组成；也可以仅为一个单腔心室。根据主心室腔的形态结构分为 3 型：A 型，主心室腔为左心室型；B 型，主心室腔为右心室型；C 型，未定心室型。可以根据主腔和残腔的位置关系来判别是 A 型还是 B 型，通常选用左心室长轴切面和心室各短轴切面，若残腔位于主腔的上方，则为 A 型；若残腔位于主腔的下方，则为 B 型；若多切面观察均无残腔的存在，则为 C 型。心室与大动脉的连接较复杂，可以连接一致，也可以连接不一致，主腔或残腔双出口以及主腔或残腔单出口，因而分为各种亚型。但是在 A 型，大动脉关系可正常，也可表现为完全性大动脉转位、右心室（残腔）双出口等，左心室主腔双出口少见；在 B 型，左心室残腔五大动脉连接，右心室发出两条大动脉，即右心室双出口。

B 型应与 HLHS 相鉴别。因 B 型的大动脉的连接关系为右心室双出口型，而 HLHS 的大动脉关系通常正常，故从左心室流出道切面，右心室流出道切面观察大动脉关系即可鉴别。

左心发育不良综合征 习题

第二十节　右心发育不良综合征

右心发育不良综合征（hypolastic right heart syndrome）是指右心室心肌发育不良，部分或完全被脂肪纤维组织等所取代，室壁很薄，缺乏收缩功能，轻者表现为右心室普遍发育不良、三尖瓣环缩小，但漏斗部和肺动脉瓣发育相对正常，最严重时表现为室间隔完整的肺动脉闭锁合并三尖瓣闭锁。

【诊断要点】

1. 右心室腔明显变小。
2. 右心室流出道病变：肺动脉瓣严重狭窄或者闭锁、肺动脉发育不良。
3. 右心室流入道病变：三尖瓣发育不良或隔膜样改变。
4. 伴发畸形：动脉导管未闭，房间隔缺损，室间隔缺损等。

【鉴别诊断】

右心发育不良综合征需与重度法洛四联症鉴别。右心发育不良综合征通常三尖瓣及肺动脉瓣有发育异常，而重度法洛四联症的肺动脉瓣狭窄严重，但是三尖瓣发育正常，右心室腔相对缩小，其缩小是由于肌肉肥厚还是右心室发育不良，需仔细分析，注意右心室各部分发育情况，右心室心肌是否肥厚，综合分析才可以准确诊断。另外，心血管造影可显示确切病变及其程度。

右心发育不良综合征 习题

第二十一节 心脏位置异常

正常心脏位于膈肌上方，两肺之间的纵隔，大部分(2/3)位于人体正中线的左侧，心尖指向左前外侧，小部分(1/3)位于正中线右侧，内脏位置正常，心脏大血管各节段位置和相互连接关系正常。心脏位置异常可以分为胸腔外异位心脏及胸腔内心脏位置异常。胸腔外异位心脏较为少见，心脏可以出现的异常部位包括腹腔，胸壁外以及颈部等。胸腔外心脏主要分为：颈型、胸型、胸腹联合型、腹腔型。胸腔内位置异常主要是胚胎期心脏球室袢旋转方向与内脏旋转方向一致或不一致而导致的心脏位置异常，根据心底到心尖的心脏轴向，心脏及腹部脏器位于胸腔的位置，异位的心脏可以分为：镜面右位心、单发右位心(右旋心)、单发左位心(左旋心)、中位心。

一、镜面右位心

【诊断要点】

1. 心脏及腹腔脏器与正常人呈现镜面对称关系，当不合并心内外结构异常时，超声检查探头位置及切面采用与正常人镜面对称关系，可以得到正常心脏完全相同的超声图像。
2. 心脏位于右侧胸腔，心脏轴向指向右前外侧即心尖位于右侧乳头外侧。
3. 内脏反位，即肝脏位于左侧，脾脏及胃位于右侧。
4. 心房及心室均反位即左心房室位于右侧，右心房室位于左侧，胚胎期心脏球室袢与正常胚胎发育相反为左侧“U”形弯曲。

【鉴别诊断】

镜面右位心主要与单发右位心进行鉴别，后者的内脏位置同正常人一样为肝脏位于右侧，脾脏及胃位于左侧，其心房及心室的位置可以发生不同的变化，心房可以是正位或反位，房室连接可以一致或不一致，其主要特点是心底至心尖的心脏轴向指向右前外侧，通常合并多种心内结构畸形。

二、单发右位心

【诊断要点】

1. 内脏正位，即肝脏位于右侧，脾脏及胃位于左侧。
2. 心脏位于右侧胸腔，心尖指向右前外侧，亦称右旋心，心房可以使正位或反位，房室连接可以不一致或一致，通常合并多种心内畸形。

三、单发左位心

【诊断要点】

1. 心脏位于左侧胸腔，心尖指向左前外侧，心房可正位或反位。
2. 内脏可完全、部分转位或不定位。

四、中位心

【诊断要点】

1. 心脏居中，大部分位于胸骨后方，主要通过剑突下切面探查。
2. 心尖居中，心脏轴线指向前下方，心房及心室呈现左右并列关系。
3. 内脏位置可正常或反位，心房及心室亦可正位或反位。

五、胸外心脏

【诊断要点】

1. 颈型　指心脏位于颈部，极为罕见，多数为死胎。
2. 胸型　指心脏位于胸壁之外，常合并心包缺如、胸骨缺如。
3. 胸腹联合型　心脏部分位于胸腔内，部分位于腹腔内，常伴有膈肌缺损、胸骨缺损、心包缺如等。

心脏位置异常习题

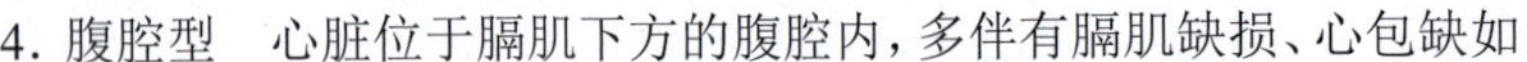

4. 腹腔型　心脏位于膈肌下方的腹腔内，多伴有膈肌缺损、心包缺如。

（王　浩）

第二十二节　先天性心脏病术后超声评价

一、简单先天性心脏病术后超声评价

（一）房间隔缺损术后

1. 病史　了解患者病史、术前诊断、手术时间及手术方式。
2. 二维超声　在大动脉短轴切面、心尖四腔切面、剑突下切面房间隔上可见补片强回声。
3. 多普勒超声　多个切面上观察房水平是否有过隔分流信号（图 8-22-1）。

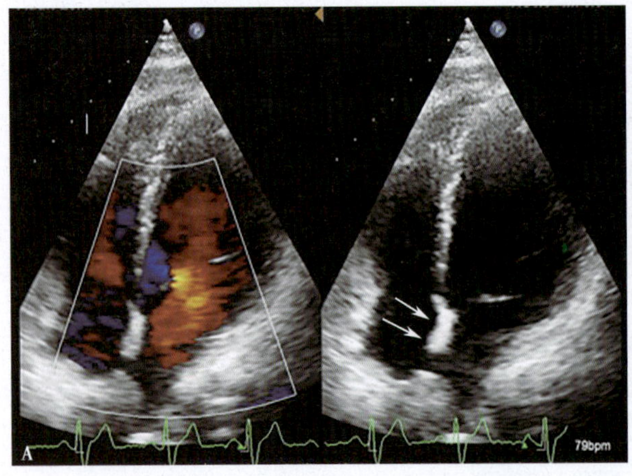

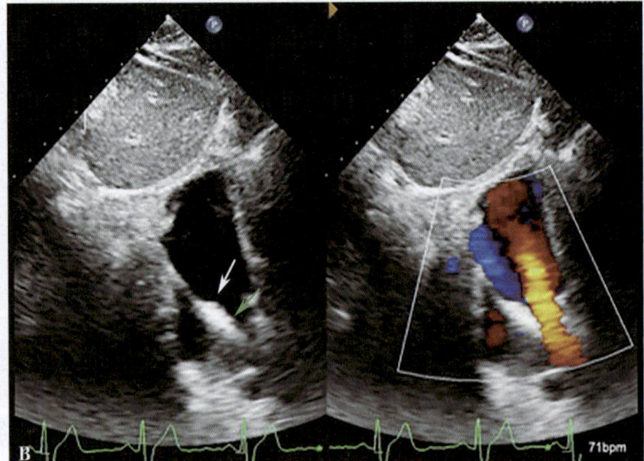

图 8-22-1　房间隔缺损修补术后

A. 箭头所示为心尖四腔心切面房间隔上补片强回声，多普勒超声显示补片处房水平未见分流信号；B. 箭头所示为剑突下双房切面房间隔上补片强回声，多普勒超声显示补片处房水平未见分流信号。

（二）室间隔缺损术后

1. 病史　了解患者病史、术前诊断、手术时间及手术方式。
2. 二维超声　在左心室长轴切面、大动脉短轴切面、心尖五腔心切面、剑突下大动脉短轴切面室间隔相应部位可见补片强回声。
3. 多普勒超声　多个切面观察室水平收缩期是否有左向右过隔分流信号（图 8-22-2）。

（三）动脉导管未闭术后

1. 病史　了解患者病史、术前诊断、手术时间及手术方式。

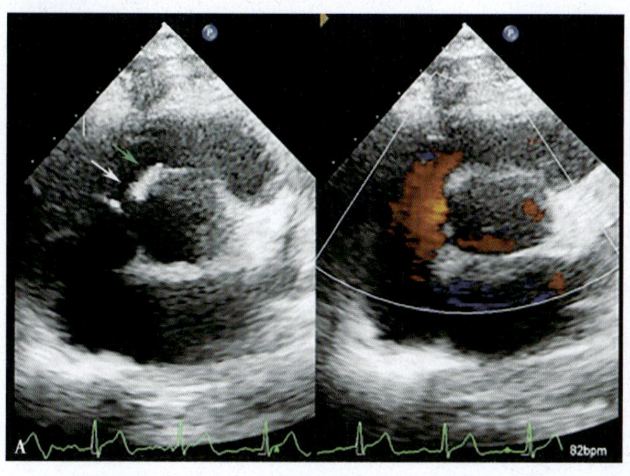

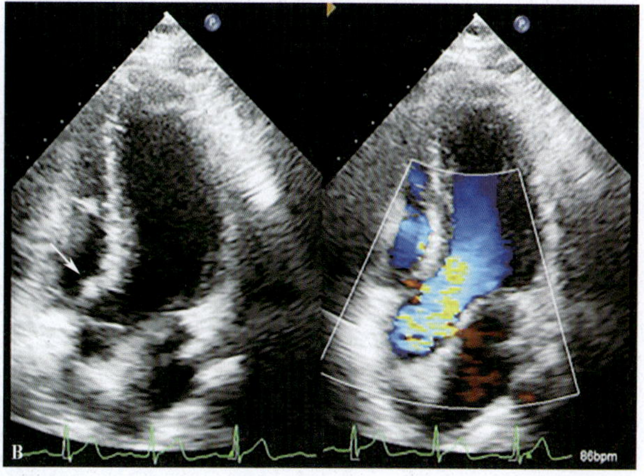

图 8-22-2　室间隔缺损修补术后

A. 箭头所示为主动脉瓣短轴切面室间隔上补片强回声，多普勒超声显示补片处室水平未见分流信号；B. 箭头所示为心尖五腔心切面室间隔上补片强回声，多普勒超声显示补片处室水平未见分流信号。

2. 二维超声　大动脉短轴切面及胸骨上窝切面观察降主动脉与肺动脉间无异常管道结构连接。

3. 多普勒超声　多个切面观察肺动脉分叉处是否有降主动脉向肺动脉腔内的过隔分流信号（图 8-22-3）。观察左肺动脉及降主动脉前向血流有无明显加速。

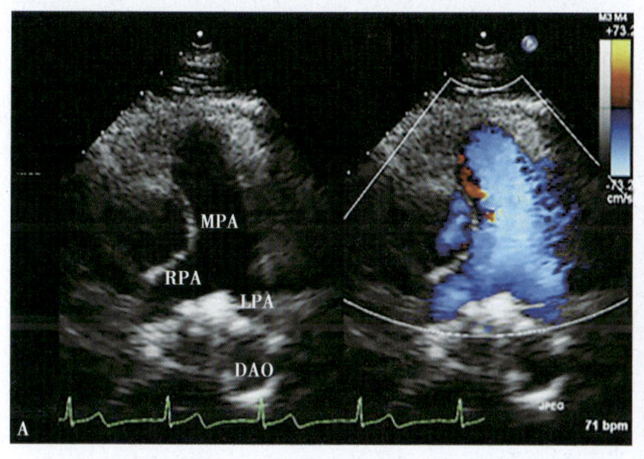

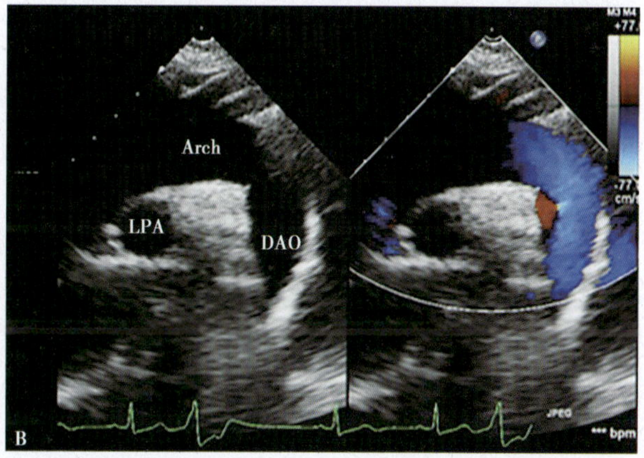

MPA—主肺动脉；LPA—左肺动脉；RPA—右肺动脉；DAO—降主动脉；Arch—主动脉弓。

图 8-22-3　动脉导管未闭缝扎术后

A. 主动脉瓣短轴切面降主动脉与左肺动脉间未见异常管道结构，多普勒超声显示肺动脉分叉处未见降主动脉向肺动脉腔内的分流信号；B. 胸骨上窝切面降主动脉与左肺动脉间未见异常管道结构，多普勒超声显示未见降主动脉向肺动脉腔内的分流信号。

二、复杂先天性心脏病常见术式与超声评价

（一）体 - 肺动脉分流术式

体 - 肺动脉分流术是将部分体循环血流量直接分流至肺循环。

1. 目的　手术主要目的是增加肺血流量，促进肺血管发育与提高血氧饱和度。

2. 适应证　法洛四联症、室间隔完整的肺动脉闭锁、三尖瓣闭锁等肺血减少病变的姑息手术等常采用该术式。

3. 常用术式　①经典 B-T 分流术（Blalock-Taussig Shunt）：将锁骨下动脉与肺动脉行端侧吻合。②改良 B-T 分流术：游离右锁骨下动脉后，将人造血管一端与右锁骨下动脉近端吻合，另一端与右肺动脉近肺门处吻合，目前临床大多采用改良 B-T 分流术（图 8-22-4、图 8-22-5）。

4. 超声评估要点

（1）病史：了解患者病史、术前诊断、手术时间及采取哪种手术方式。

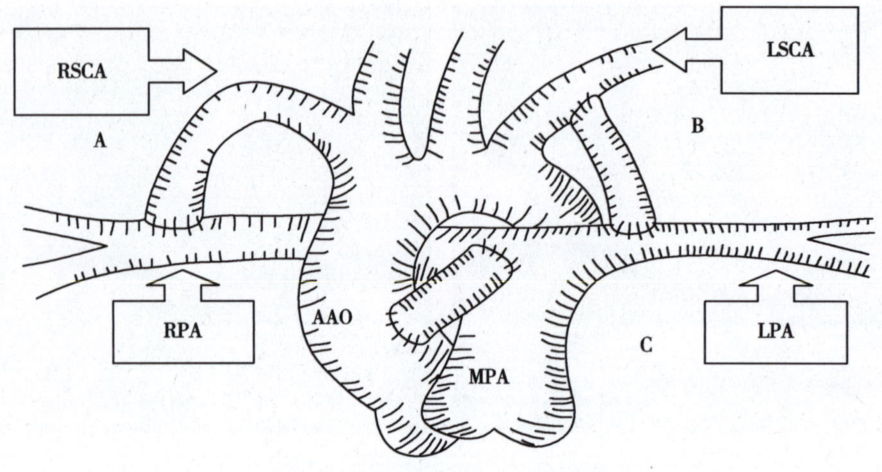

图 8-22-4　体 - 肺分流术示意图

A. 右侧体 - 肺动脉分流术：经典术式，游离右锁骨下动脉（RSCA），与右肺动脉（RPA）行端侧吻合；B. 左侧体 - 肺动脉分流术：改良术式，左锁骨下动脉（LSCA）与左肺动脉（LPA）间人工血管吻合；C. 中央分流术：升主动脉（AAO）与主肺动脉（MPA）间人工血管相吻合。

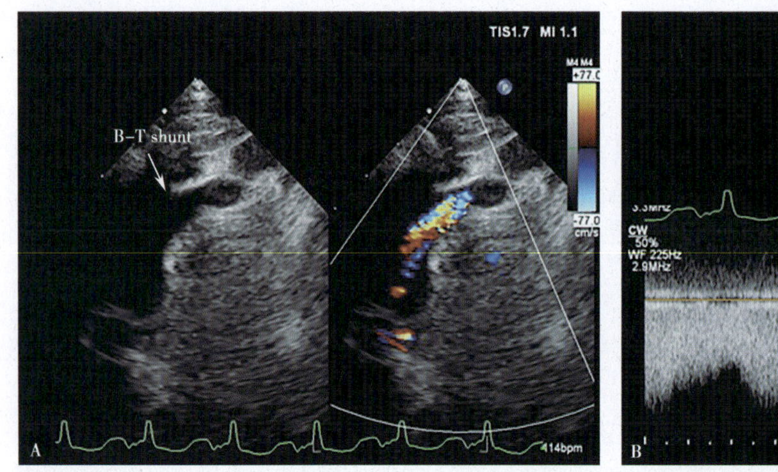

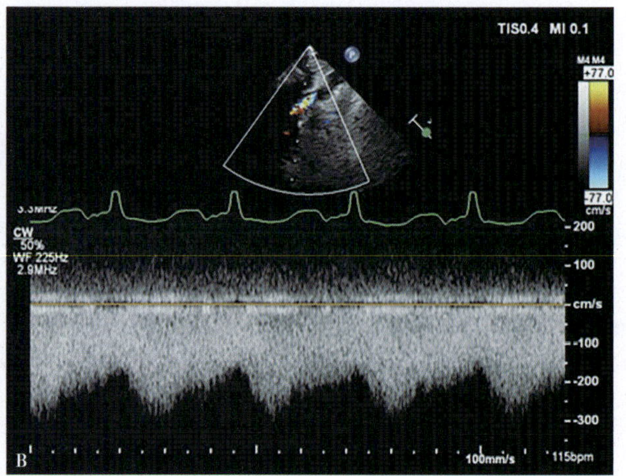

图 8-22-5　改良 B-T 分流术后

A. 二维图像为人工血管连接右锁骨下动脉与右肺动脉，多普勒超声显示连续左向右血流信号；B. 频谱多普勒显示连续左向右分流的血流频谱，峰速：2.9m/s，压差：32mmHg。

（2）二维超声：在胸骨上窝及右侧胸锁关节下切面寻找主动脉与肺动脉之间的连接管道，测量人工管道内径及吻合口内径，并与手术所用 Gore-Tex 管道内径对比。检查时重点观察人工管道两端吻合口处是否有狭窄，人工管道是否有迂曲折叠，管腔内是否有附壁血栓回声等。此外还应测量主肺动脉及左、右肺动脉内径，评价其发育情况。

（3）多普勒超声：彩色多普勒主要观察人工管道的走行、其内是否有血流信号，排除吻合口狭窄和人工管道闭塞。显示是否存在连续左向右分流信号，人工管道内彩色多普勒信号中是否有充盈缺损，排除人工管道内血栓形成。频谱多普勒测量吻合口处的血流速度，如果吻合口狭窄，血流速度>5m/s。

（二）Glenn 术式

Glenn 术式是将上腔静脉与右肺动脉吻合，双侧上腔静脉者则双侧上腔静脉分别与左、右肺动脉吻合。

1. 目的　增加肺血流，改善缺氧，促进肺血管发育，为行全腔肺动脉吻合术做准备。

2. 适应证　三尖瓣闭锁、单心室伴肺动脉狭窄等。

3. 常用术式　①单向 Glenn 手术：将右肺动脉于肺动脉干分叉处切断，近端缝闭，远端与上腔静脉吻合。②双向 Glenn 分流术：上腔静脉横断后，近心端缝闭，远心端与右肺动脉端 - 侧吻合，上腔静脉血流同时流向左、右肺动脉（图 8-22-6）。

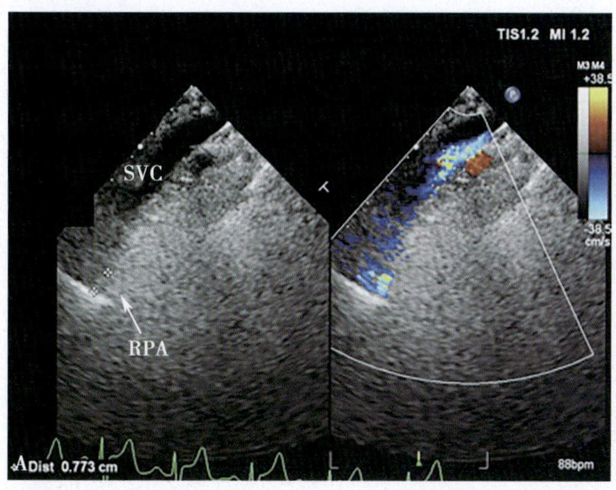

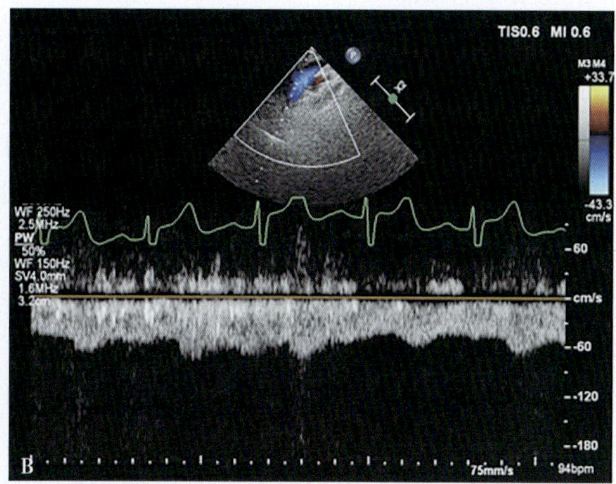

SVC—上腔静脉；RPA—右肺动脉。

图 8-22-6　双向 Glenn 术后

A. 显示上腔静脉与右肺动脉吻合，彩色多普勒超声显示上腔静脉回流入右肺动脉的血流信号；B. 频谱多普勒显示上腔静脉向肺动脉腔内连续分流频谱信号。

4. 超声评估要点

(1) 病史：了解患者病史、术前诊断、手术时间及采取哪种手术方式。

(2) 二维超声：在胸骨上窝及锁骨上窝切面右侧寻找上腔静脉与右肺动脉吻合口是否有狭窄，如果存在左位上腔静脉则还需在左侧探查。观察上腔静脉管径有无扩张，管腔内有无血栓形成。

(3) 多普勒超声：彩色多普勒主要观察上腔静脉向肺动脉腔内的分流信号，如出现双向分流，或肺动脉腔内向上腔静脉内的逆向分流信号，提示肺动脉高压或吻合口狭窄。频谱多普勒显示吻合口处为向下倒置的频谱信号，并测量峰值流速。多普勒超声还需重点观察有无上腔静脉与肺动脉吻合口漏等。

（三）Fontan 术式

Fontan 手术常用术式是全腔静脉 - 肺动脉连接术（total cavopulmonary connection，TCPC）。TCPC 是将肺动脉主干横断，并将分别缝闭断端。在心房内用人工血管将下腔静脉血流引流至上腔静脉，其后将上腔静脉从近右肺动脉外侧处横断，并其断端两侧与右肺动脉或肺动脉主干侧壁进行端侧吻合。另外，心房内人工管道上通常开小孔与心房相通，内径一般约 0.5cm（图 8-22-7）。

1. 目的　Fontan 手术在血流动力学上是将病变的体、肺循环分开，以减轻左心室负荷。

2. 适应证　三尖瓣闭锁、重症三尖瓣下移畸形及单心室等病变。

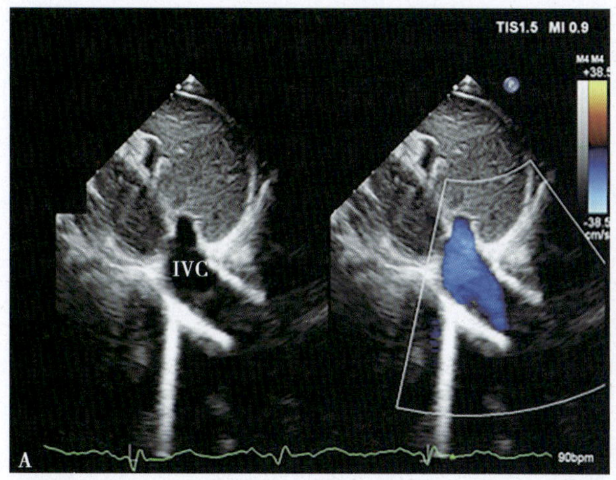

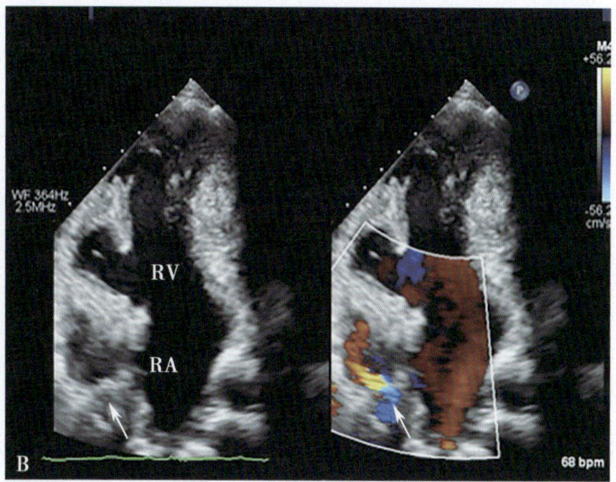

IVC—下腔静脉；RA—右心房；RV—右心室。

图 8-22-7　全腔肺动脉（TCPC）吻合术后

A. 下腔静脉经人工管道与右肺动脉下缘吻合；B. 箭头所示为人工血管与右心房间开了一个减压孔，彩色多普勒可见人工血管向右心房内的连续分流信号。

3. 超声评估要点

(1) 病史：了解患者病史、术前诊断、手术时间及采取哪种手术方式。

(2) 二维超声：主要在剑突下切面显示下腔静脉与右肺动脉的人工管道回声，观察下腔静脉有无扩张，人工管道内有无血栓形成。人工管道与右心房腔内可见减压孔。

(3) 多普勒超声：彩色多普勒主要显示下腔静脉向肺动脉腔内的分流信号，如为双向分流，或为肺动脉腔内向下腔静脉内的逆向分流信号，则提示肺动脉高压或吻合口狭窄。显示减压孔处人工血管向右心房腔内的连续分流信号，如未见分流信号，则提示人工血管闭塞或减压孔闭塞。频谱多普勒测量吻合口处人工管道向肺动脉腔内的连续血流速度。

（四）Switch 术式

Switch 手术即大动脉调转术。

1. 目的　将心室与大动脉的异常连接进行矫正。手术主要步骤如下：①于主动脉瓣上方切断主动脉，在肺动脉分叉前切断主肺动脉；②升主动脉与原肺动脉根部吻合形成“新”的主动脉，截断的肺动脉与原主动脉根部吻合形成“新”的肺动脉；③冠状动脉在主动脉根部行纽扣状游离并移植至肺动脉根部，重建冠状动脉循环（图 8-22-8）。

2. 适应证　Taussig-Bing 型右心室双出口，完全型大动脉转位等病变。

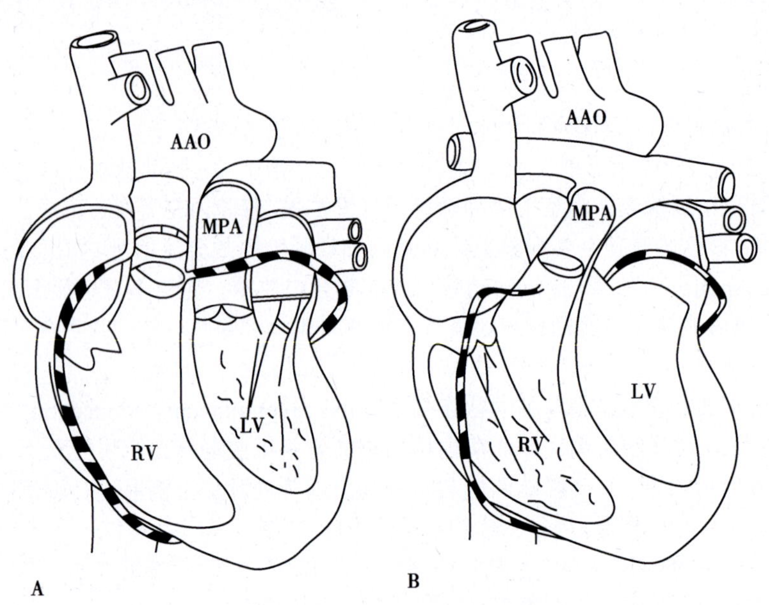

LV—左心室；RV—右心室；MPA—主肺动脉；AAO—升主动脉。

图 8-22-8　Switch 手术示意图

A. 术前完全性大动脉转位，主动脉起自解剖学右心室，肺动脉起自解剖学左心室；
B. 术后大动脉起始位置正常，主动脉连接解剖学左心室，肺动脉连接解剖学右心室。

3. 超声评估要点

(1) 病史：了解患者病史、术前诊断、手术时间及采取哪种手术方式。

(2) 二维超声：重点显示重建的主动脉、肺动脉瓣口及瓣下流出道，观察其有无狭窄及扩张。观察主动脉瓣及肺动脉瓣启闭活动。评价左、右心室功能等。

(3) 多普勒超声：彩色多普勒主要观察主动脉及肺动脉瓣下流出道血流是否加速；观察房室瓣有无反流及反流程度；观察房、室间隔补片处是否存在残余分流；观察冠脉吻合口处是否有残余漏等。

（五）Rastelli 术式

该术式采用所谓“内隧道＋外管道”方式，对心室与大动脉连接异常进行矫治。

1. 目的　在解剖结构上对心脏与大血管严重畸形进行一定程度矫正，在血流动力学上进行完全矫正。手术主要步骤：①于室间隔缺损至主动脉瓣口间建立心内隧道，同时封闭室间隔缺损，解剖左心室收缩期血流进入主动脉；②采用人工血管或同种带瓣管道连接右心室及肺动脉主干，即“外管道”，使收缩期解剖右心室血流进入肺动脉（图 8-22-9）。

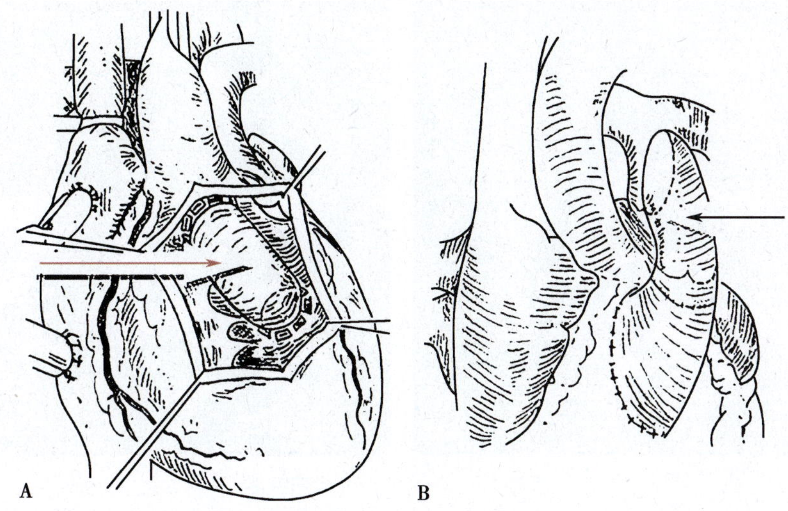

图 8-22-9　Rastelli 示意图

A. 室间隔缺损至主动脉瓣口间建立心内隧道，同时封闭室间隔缺损（箭头所示）；
B. 右心室流出道至肺动脉瓣做跨环加宽补片（箭头所示）。

2. 适应证　右心室双出口及大动脉转位伴室间隔缺损、肺动脉狭窄者等。

3. 超声评估要点

(1) 病史：了解患者病史、术前诊断、手术时间及采取哪种手术方式。

(2) 二维超声：重点观察重建左心室流出道有无狭窄及扩张。观察右心室与肺动脉间的血管管道是否有狭窄及附壁血栓，评价左、右心室功能等。

(3) 多普勒超声：观察重建左心室流出道血流是否加速，右心室与肺动脉间的人工血管是否有狭窄及关闭不全。观察各瓣膜反流情况。观察房、室间隔补片处是否存在残余分流等。

（六）Nikaidoh 术式

Nikaidoh 手术是连同自体冠状动脉一并进行主动脉、肺动脉与心室连接的置换，同时对左、右心室流出道进行重建。

1. 目的　将左、右心室流出道分别与两条大动脉行空间位置连接矫正，从而获得接近生理性的形态学和血流动力学矫治，降低术后远期右心室流出道狭窄发生率（图 8-22-10、图 8-22-11）。

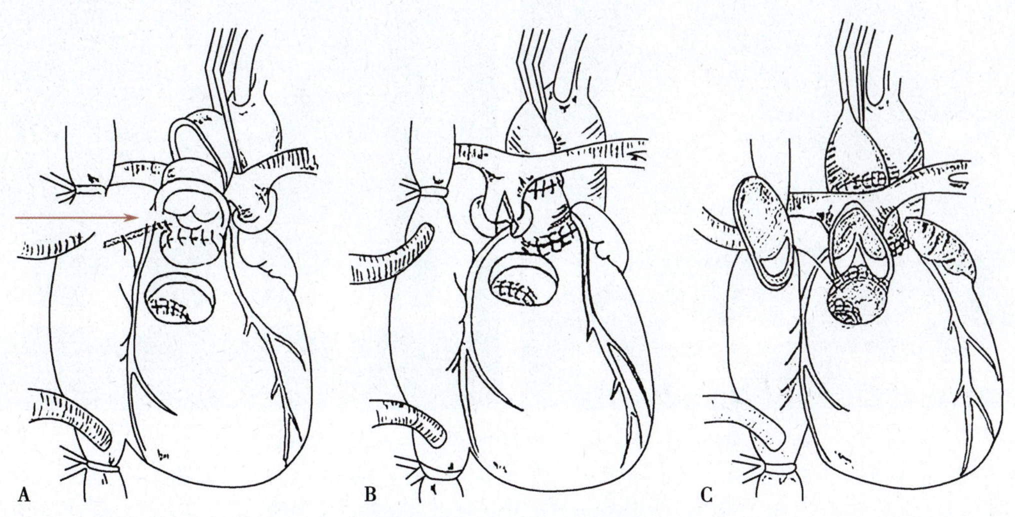

图 8-22-10　Nikaidoh 示意图

A. 主动脉瓣（红色箭头所指主动脉瓣）上及瓣下各自截断，保留左、右冠状动脉，离断主肺动脉；B. 保留了左、右冠状动脉的主动脉根部向后移植，后半部分直接与原肺动脉瓣环连续缝合，前半部分与室间隔缺损之间采用 Dacron 补片连续缝合关闭，远端升主动脉与新的主动脉根部端端吻合；C. 肺动脉后壁与右心室切口上缘直接连续缝合，然后采用心包补片覆盖动脉和右心室切口。

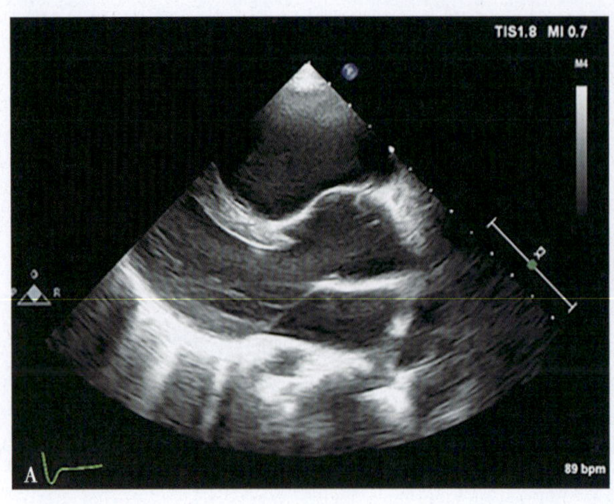

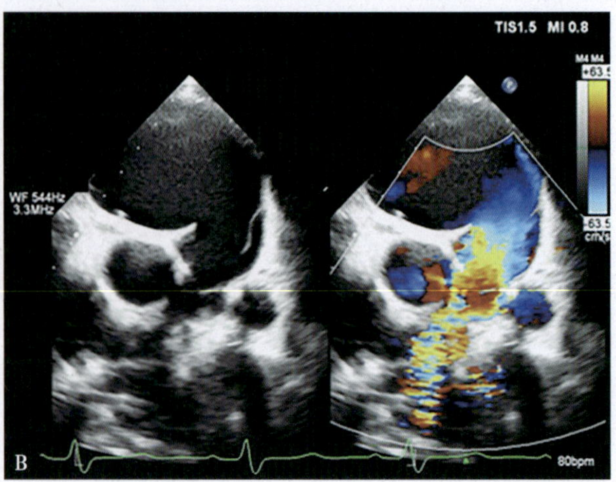

图 8-22-11　Nikaidoh 示意图

A. 重建左心室流出道通畅；B. 重建右心室流出道通畅，未见狭窄，肺动脉腔内血流速度增快。

2. 适应证　完全型大动脉转位伴室间隔缺损及左心室流出道梗阻患者。

3. 超声评估要点

(1) 病史：了解患者病史、术前诊断、手术时间及采取哪种手术方式。

(2) 二维超声：显示大动脉起始位置正常与否。显示重建左心室及右心室流出道有无狭窄及扩张。显示主动脉瓣及肺动脉瓣的启闭活动情况。观察其他房室瓣膜功能。评价左、右心室功能等。

(3) 多普勒超声：彩色多普勒观察重建左心室、右心室流出道血流是否加速。观察各瓣膜反流情况。观察房、室间隔补片处是否有残余分流等。

三、病例分析

【临床资料】

患儿，男，5 岁。闻及心脏杂音半年，当地就诊提示先天性心脏病。术前超声检查提示：先天性心脏病，室间隔缺损（嵴下型）。心外科行室间隔缺损修补术后 10 天复查，术后超声心动图（图 8-22-12）。

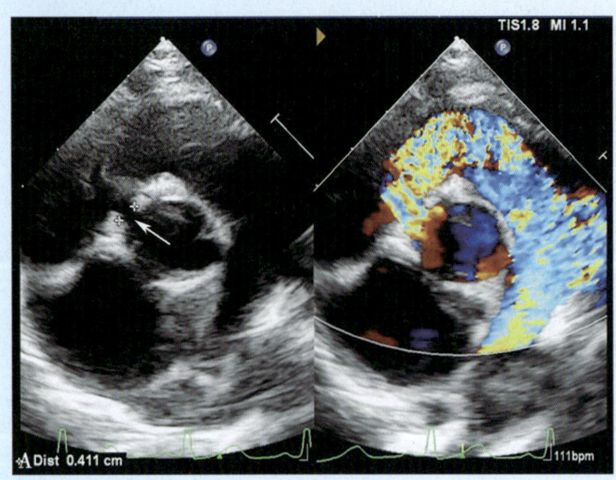

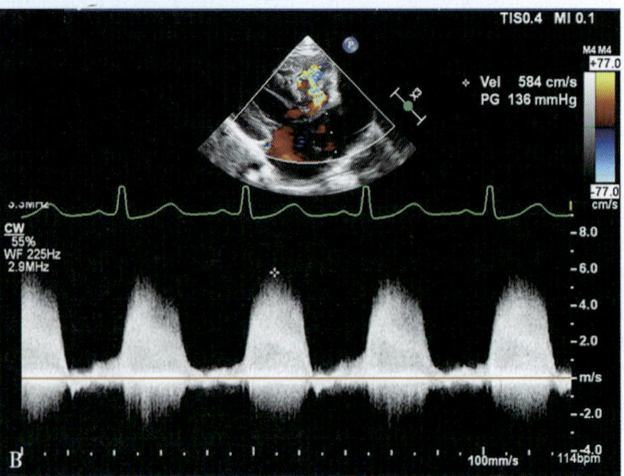

图 8-22-12　室间隔缺损修补术后超声心动图

A. 左侧图示嵴下室间隔缺损补片边缘可见连续中断（白色箭头所示），右图 CDFI 显示室间隔补片边缘连续中断处可见收缩期左向右分流的血流信号；B. 室间隔补片边缘连续中断处频谱多普勒可见收缩期高速左向右分流的频谱信号。

【提问与思考】

1. 正常室间隔缺损修补术后超声图像是什么？

2. 该患者术后复查心脏彩超可见哪些异常现象？

3. 上述超声图像提示该患儿什么结果？

【诊断思路分析】

正常室间隔缺损修补术后，二维超声心动图显示室间隔上可见补片强回声，CDFI 显示补片处室水平无异常分流信号。该患者术后复查心脏彩超提示，在嵴下室间隔上可见补片强回声，补片边缘近三尖瓣隔瓣处可见宽约 0.4cm 连续中断，CDFI 提示连续中断处收缩期可见左向右分流信号，峰速：5.8m/s，压差 136mmHg。通过上述超声现象提示室间隔补片处存在残余分流，且残余漏达 0.4cm，需要外科再次干预。

（谢明星）

推荐阅读资料

[1] 杨浣宜. 超声医生培训丛书：心血管超声分卷. 北京：人民军医出版社，2009.

[2] 王新房，谢明星. 超声心动图学. 5 版. 北京：人民卫生出版社，2016.

[3] 朱晓东，张宝仁. 心脏外科学. 北京：人民卫生出版社，2009.

[4] 刘延玲，熊鉴然. 临床超声心动图学. 3 版. 北京：科学出版社，2014.

[5] BAUMGARTNER H，HUNG J，BERMEJO J，et al. Echocardiographic assessment of valve stenosis：EAE/ASE recommendations for clinical practice. Eur J Echocardiogr，2009，10（1）：1-25.

第九章　其他心脏疾病

第一节　心内膜弹力纤维增生症

心力衰竭是心内膜弹力纤维增生症的主要临床表现，70%～80% 发生在 1 岁以内，为婴儿期常见心力衰竭原因之一，青春期和成人罕见，预后较差，病死率高。心内膜弹力纤维增生症的病理改变主要为心内膜胶原纤维和弹力纤维增生，左心室内膜受累严重，呈弥漫性增厚，白色，表面较光滑，其他结构如腱索、乳头肌、瓣膜也可受累；心腔扩大，室壁增厚，重量增大。镜下可见致密的弹力纤维及胶原纤维呈平行排列。弹力纤维染色阳性。

心内膜弹力纤维增生症可分为原发性和继发性。原发性不伴有其他先天性心脏畸形，约占 55%，继发性者占 45%，伴有某些先天性心脏畸形，如室间隔缺损、主动脉瓣闭锁和二尖瓣闭锁等。

【诊断要点】

（一）二维超声

1. 选择切面　选择胸骨旁左心室长轴、短轴切面及心尖三腔和两腔切面等，左心室短轴切面包括瓣口水平、乳头肌水平和心尖水平，通过不同的左心室短轴切面可以更好地观察和评价心内膜增厚的范围和程度。

2. 主要超声表现

（1）心内膜明显增厚，回声增强，厚度多大于 2mm，与心肌有明显的界限，范围较广泛，多位于左心室的下壁、后壁和后室间隔部位。从心底到心尖部的左心室短轴显示大于 1/3 或 1/2 圆周径（图 9-1-1、图 9-1-2）。

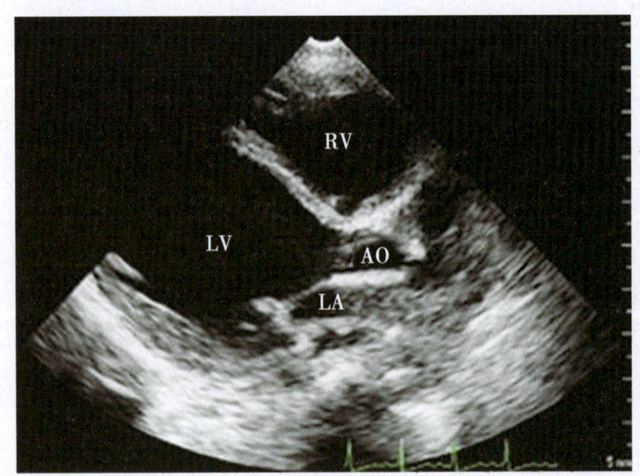

AO—主动脉；LV—左心室；LA—左心房；RV—右心室。

图 9-1-1　左心室长轴切面

左心室呈球形扩大，室间隔变薄，向右心室膨出，室间隔与左心室壁心内膜增厚、回声增强，与心肌界限明显；左心房室腔扩大，二尖瓣环相对缩小，前后瓣叶增厚，前叶活动幅度明显减小，导致二尖瓣关闭不全。

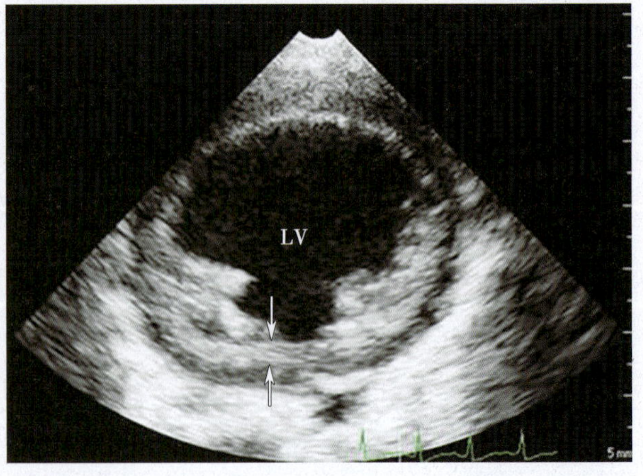

LV—左心室

图 9-1-2　左心室短轴乳头肌水平切面

整个左心室呈球形，收缩和舒张运动明显减弱，收缩期增厚率明显减低，左心室下壁、后壁及部分侧壁心内膜增厚（箭头所示），约 3mm，回声增强，与心肌界限明显。左心室流出道增宽，右心室几乎不能显示。

（2）左心室一般呈球形扩大，室间隔明显弧形膨向右心室侧，可伴有不同程度的左心室壁向心运动减弱和 / 或心肌运动不协调。由于心腔内血流缓慢，可出现左心室腔内附壁血栓，多位于心尖部，大小不等，形状不规则，可伴有活动度，可单发，也可多发。左心房也可增大，一般不如左心室明显。

(3) 二尖瓣改变，部分患者二尖瓣叶可轻度增厚，回声增强，前叶活动幅度明显减小，由于左心扩大，二尖瓣前后叶对合不良，可导致二尖瓣反流。

(4) 左心室收缩和舒张功能改变，心内膜弹力纤维增生症患者常伴有心脏收缩功能的明显减低，EF 值多在 45% 以下，减低的程度与病变的程度密切相关。心脏的舒张功能也同时受累，表现为不同程度的功能降低，严重者可表现为限制型。

（二）多普勒超声

1. 频谱多普勒　由于左心室舒张压升高，左心室充盈受到明显限制，二尖瓣口血流频谱表现为高尖形态，E 峰减速时间缩短，小于 130ms，左心室充盈时间亦缩短。主动脉瓣口血流速度减低常伴随左心室收缩功能降低，如有三尖瓣反流或肺动脉瓣反流，可间接估测肺动脉压力。

2. CDFI 血流显像　左心室长轴切面和短轴切面可显示由于二尖瓣病变所引起的轻至中度的二尖瓣反流，左心室腔内血流缓慢，主要在心尖部，是血栓形成的血流动力学基础。

3. 组织多普勒　组织多普勒可定量评价左心室局部心肌的功能和运动协调性。有研究表明，心内膜弹力纤维增生症患儿治疗前左心室存在收缩和舒张的不同步性。

【鉴别诊断】

心内膜弹力纤维增生症的鉴别诊断包括以下几种疾病。

1. 左心室心肌致密化不全　各年龄段可见，表现为左心室扩大伴运动减弱，短轴切面可见多发肌小梁结构，非致密心肌与致密心肌厚度之比，儿童 >1.4，成人 >2.0。

2. 病毒性心肌炎　各年龄段均可发病，而心内膜弹力纤维增生症多见于 1 岁以内的小儿。也可表现为左心室扩大，室壁运动减低，但无明显心内膜增厚和回声增强。

3. 扩张型心肌病　多见于 3 岁以上年龄组，表现为左心室扩大，室壁运动减低，但无心内膜异常改变，继发者可有明确的病因。

4. 心内膜心肌纤维化症　病理特征为心内膜和心肌一同产生弥漫样纤维化改变，通常以右心室型受累为主，亦可为双心室型。心脏超声表现为心内膜和心肌均回声增强，两者间界限不明显。

病例分析

【临床资料】

患儿，女，3 个月，以“发热 3d，心悸 24h”为主诉入院。患儿精神状态萎靡，进食差，尿量减少，面色苍白，无发绀，呼吸促，双肺呼吸音粗，无明显啰音。心音钝，心率 225 次 /min，各瓣膜听诊区未闻及杂音。心电图示：阵发性室上性心动过速。血常规：白细胞计数 14.6×10^9/L，中性粒细胞百分比 81.8%，淋巴细胞百分比 13.7%，血红蛋白 92g/L，血小板计数 346×10^9/L。肌钙蛋白 0.51μg/L，同工酶质量：74.4μg/L。超声心动图见图 9-1-3。

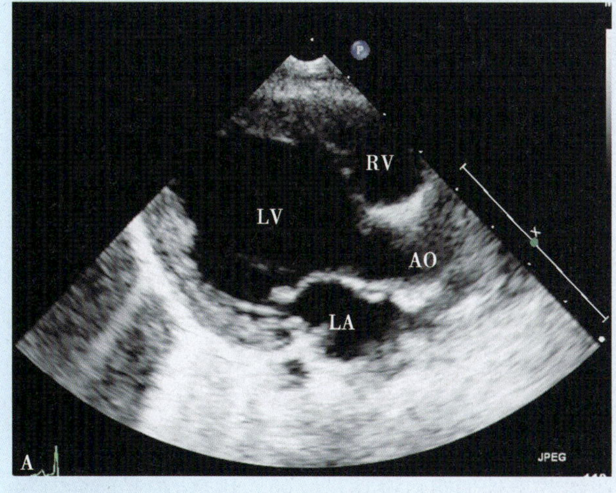

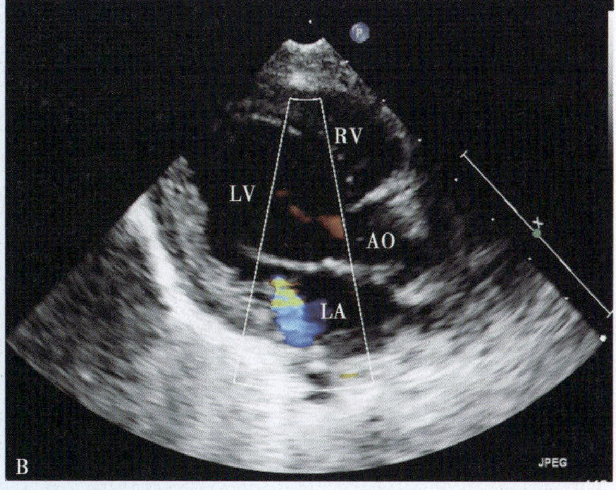

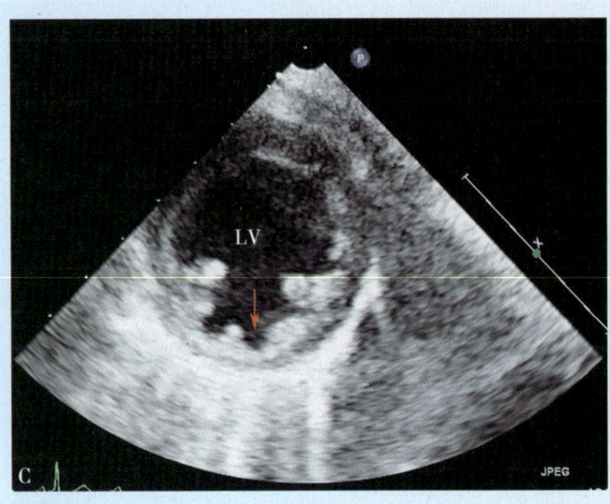

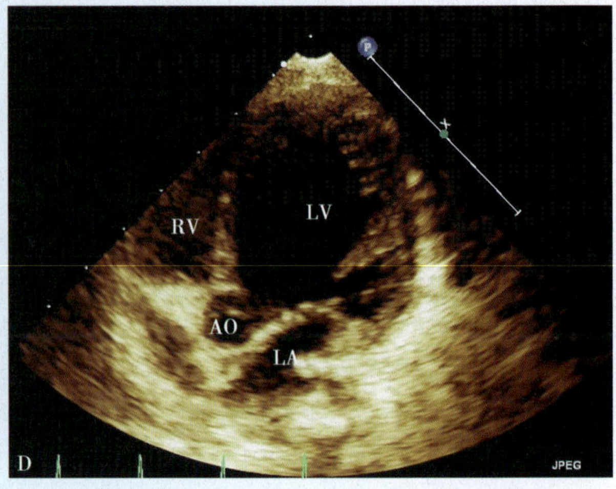

AO—主动脉；LV—左心室；LA—左心房；RV—右心室。

图 9-1-3　超声检查图像

A. 左心室长轴切面二维图像；B. 左心室长轴切面 CDFI 图像；C. 左心室短轴乳头肌水平二维图像，左心室下、后、侧壁心内膜增厚，回声增强（箭头所示）；D. 心尖五腔心切面二维图像。

【超声心动图表现】

1. 全心大，左心室呈球形扩张，左心室壁向心运动普遍明显减弱，左心室泵血功能降低（图 9-1-3A、图 9-1-3B）。

2. 左心室下壁、侧壁及后壁心内膜增厚，较厚处厚约 2.5mm，回声增强（图 9-1-3C）。

3. 二尖瓣轻度增厚，回声增强，前后叶对合不良，关闭时探及轻度反流（图 9-1-3D）。

4. 房、室间隔未见中断，多普勒未探及分流信号。心包膜未见增厚，心包腔内未见积液。

【提问与思考】

1. 结合患者的年龄及临床表现，考虑为什么疾病？

2. 如何与其他婴幼儿心力衰竭疾病相鉴别？

【诊断思路分析】

婴幼儿出现气短、呼吸困难、咳嗽等心力衰竭症状，应考虑到心内膜弹力纤维增生症、病毒性心肌炎、扩张型心肌病、心内膜心肌纤维化症等疾病。此时应结合超声心动图观察心内膜厚度，如提示心内膜增厚，应考虑心内膜弹力纤维增生症。

心力衰竭是心内膜弹力纤维增生症的主要临床表现，70%～80% 发生在 1 岁以内，为婴儿期心力衰竭常见原因之一，青春期和成人罕见，预后较差，病死率高。心内膜弹力纤维增生症的病因不明，可能与病毒感染、先天发育畸形、胶原纤维或结缔组织发育障碍、自身免疫性疾病、染色体异常及基因突变和心肌缺血及低氧等因素有关。

肺炎是心内膜弹力纤维增生症诱发心力衰竭的主要原因，肺部有喘鸣音或干啰音，肝大，水肿。常伴有喂养困难、呕吐、拒食、口周发绀、面色苍白、烦躁不安、多汗。心动过速，心音减弱较常见，部分患儿可出现各种心律失常，其中心室颤动是患儿猝死的重要原因之一。扩大的心腔内易生成附壁血栓，如血栓脱落可引起体循环栓塞性病变。

心脏超声检查是临床早期诊断心内膜弹力纤维增生症和进行鉴别诊断的首选方法，还可以评价其治疗效果和预测其转归。

【最终诊断】

心内膜弹力纤维增生症，二尖瓣轻度反流。

第二节　高血压性心脏病

在高血压病初期，为了克服后负荷的增加，左心室收缩代偿性增强以维持足够的心排量，但长时间可导致左心室心肌及间质细胞肥大，肌纤维增粗，冠状动脉储备降低，毛细血管相对密度下降等改变。早期出现心肌重塑现象，即向心性重构，继而发生向心性肥厚，最后发生容量负荷增加引起离心性肥厚。随着心室壁增厚，胶原沉积，心脏顺应性逐渐下降，首先出现左心室舒张功能降低。随着左心室壁肥厚进一步发展，心肌耗氧量增加，导致心肌缺血，进而心肌组织被破坏并发生纤维化，最终收缩功能受损，出现心力衰竭。

【诊断要点】

1. 二维超声 左心室长轴及短轴切面可观察到左心室壁均匀性增厚（图 9-2-1），心肌回声正常，少数为不规则性肥厚。早期出现左心房增大，左心室大小正常或减小，心肌收缩正常或增强。失代偿期左心室、左心房均增大，左心室壁运动减低。

2. 频谱多普勒 早期心脏收缩呈高动力型，主动脉血流峰值速度增快，心搏出量和射血分数正常。当左心室肥厚舒张期顺应性下降时，表现为二尖瓣口舒张早期 E 峰血流速度减低，A 峰血流速度加快，E/A 小于 1（图 9-2-2），反映左心室舒张功能减低。

3. 组织多普勒 二尖瓣瓣环速度表现为二尖瓣环舒张早期速度（E′）和舒张晚期速度（A′），E′/A′ <1，提示舒张功能减低（图 9-2-3）。ASE 左心室舒张功能评价指南认为 E/E′≥15 可诊断左心室舒张功能减低。

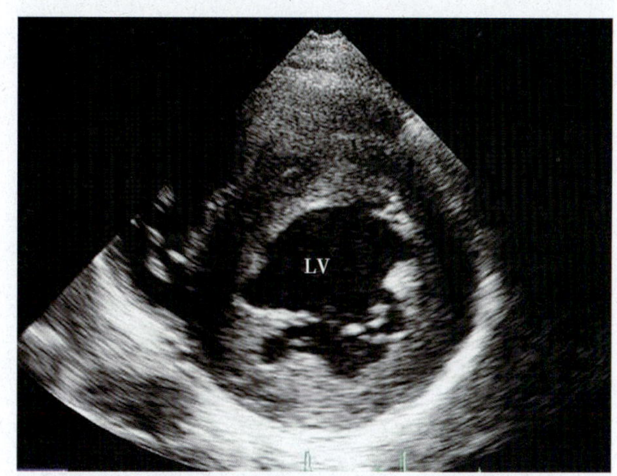

LV—左心室

图 9-2-1 左室短轴二维图像

二维超声显示左心室壁均匀性增厚。

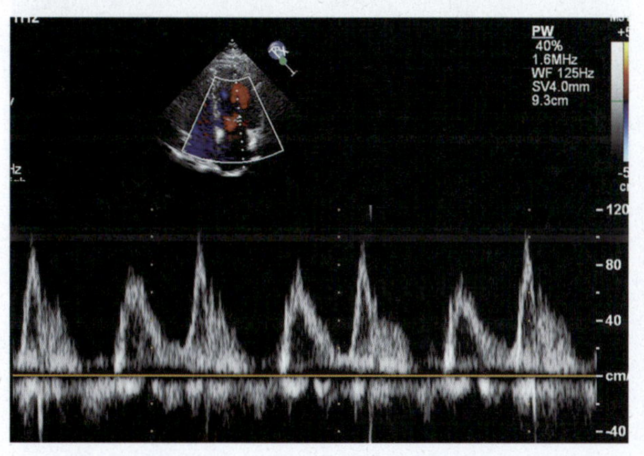

图 9-2-2 二尖瓣口血流频谱图像

频谱显示 E 峰峰值速度降低，加速时间、减速时间、舒张早期持续时间延长，A 峰峰值速度增加，E/A 比值降低，反映左心室舒张功能受损。

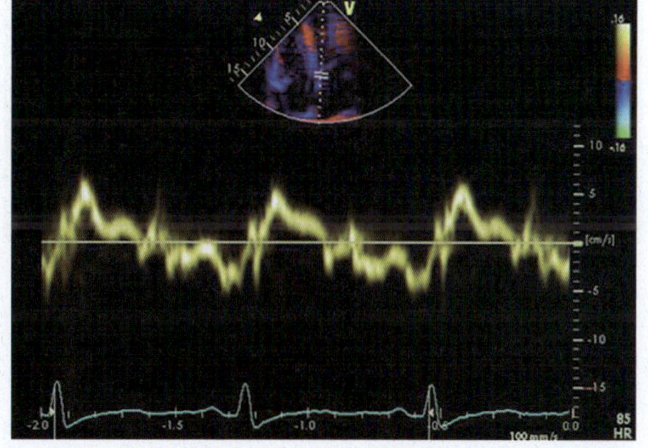

图 9-2-3 组织多普勒室间隔处二尖瓣瓣环速度频谱图像

频谱显示二尖瓣环舒张早期速度（E′）和舒张晚期速度（A′），E′/A′<1，提示舒张功能减低。

【鉴别诊断】

1. 与肥厚型心肌病相鉴别 肥厚型心肌病心肌为非对称性增厚，肥厚程度一般比高血压患者室壁肥厚更明显，而且心肌回声紊乱，增强。高血压病所致心肌肥厚多为均匀性肥厚，心肌回声正常。

2. 与左心室流出梗阻所致心肌肥厚相鉴别 左心室流出梗阻所致心肌肥厚超声表现与高血压所致心肌肥厚相同，扫查是否存在左心室流出道梗阻，主动脉瓣狭窄，主动脉缩窄等增加左心室后负荷的疾病，并加以鉴别。

病例分析

【临床资料】

患者，男，47 岁。主诉：血压升高 10 年，胸闷、气短 6 个月。患者 10 年前体检发现血压升高，约 180/100mmHg，未予系统治疗。6 个月前于睡眠时出现胸闷气短，心前区不适，伴尿频尿急，夜尿增多，出现全身乏力。查体：血压200/130mmHg，可见心尖搏动，有细震颤，心尖部可闻及2～3级收缩期杂音。超声心动图见图9-2-4。

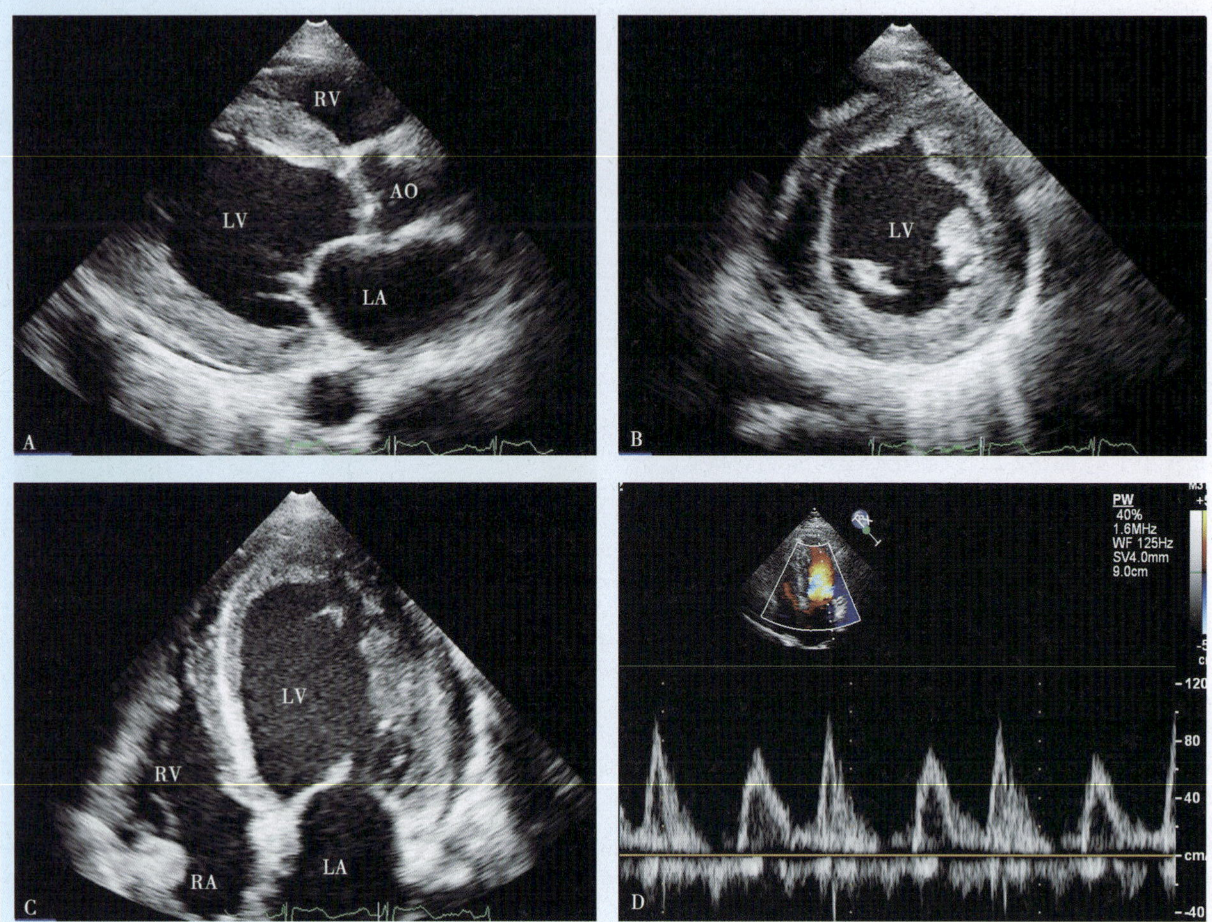

AO—主动脉；LV—左心室；LA—左心房；RV—右心室；RA—右心房。

图9-2-4　超声心动图图像

A. 左心室长轴切面二维图像；B. 左心室短轴二维图像：左心室各壁均匀性增厚；C. 心尖四腔心二维图像；D. 二尖瓣口血流频谱图像。

【超声心动图表现】

1. 左心房、左心室增大，左心室壁均匀性增厚，左心室各壁向心运动普遍减弱，左心室泵血功能降低。

2. 主动脉瓣局限性增厚，回声增强，开放尚可，关闭时探及微量反流。主动脉壁增厚，回声增强，弹性减低。

3. 心包腔内探及少量积液，深约5mm。

【提问与思考】

高血压病对心血管的影响有哪些？

【诊断思路分析】

患者血压升高10年，约180/100mmHg，未予系统治疗，近6个月出现胸闷、气短。超声心动图表现为左心增大，左心室壁均匀性增厚，左心室各壁向心运动普遍减弱。结合病史和超声心动图表现，考虑该患者为高血压病失代偿期，离心性左心室心肌肥厚合并心力衰竭。

在高血压病初期，为了克服后负荷的增加，左心室心肌发生向心性肥厚，最后发生容量负荷增加引起离心性肥厚。随着心室壁增厚，心脏顺应性逐渐下降，出现左心室舒张功能减低。随着左心室壁肥厚进一步发展，最终收缩功能受损，出现心力衰竭。

高血压病还可以导致机体小动脉中层硬化和大动脉的动脉粥样硬化。大动脉的粥样硬化及高血压病又是主动脉夹层最常见的病因，对高血压病患者进行检查时，要注意观察增宽的主动脉内有无内膜剥脱。高血压病患者心内血流速度加快，高速冲击瓣膜，瓣膜逐渐增厚，弹性减低，部分患者可出现二尖瓣腱索断裂，二尖瓣中、重度反流，使得左心室前负荷增加，急性左侧心力衰竭。

【最终诊断】

左心室心肌肥厚（离心型）；主动脉瓣退行性变；主动脉硬化；左心室收缩、舒张功能减低。

第三节　肺动脉栓塞

肺动脉栓塞是各种栓子阻塞肺动脉为发病原因的一组临床综合征。其栓子大多是血栓，最常见为下肢深静脉血栓脱落。另外，脂肪、羊水、空气、肿瘤等也可形成栓子栓塞，其心脏改变与血栓栓塞是相同的，多会引起急性或逐渐出现的肺动脉高压，右心室肥厚及右侧心力衰竭。

【诊断要点】

1. 间接征象

（1）右心增大，尤以右心室增大显著，慢性期出现右心室壁增厚。

（2）室间隔偏向左心室侧，呈“D”字形（图 9-3-1），室间隔与左心室后壁同向运动。

（3）三尖瓣环扩张伴少至中等量的反流。

（4）肺动脉高压。

（5）下腔静脉扩张，吸气时不塌陷。

2. 直接征象　肺动脉主干及分支内探及团块或血栓样回声，可确定诊断。直接观察肺动脉内栓子并评估其位置、阻塞程度和累及范围，但检出率低（图 9-3-2）。

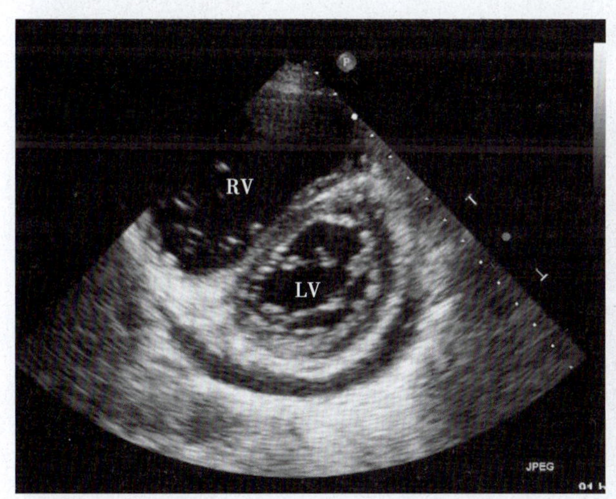

RV—右心室；LV—左心室。

图 9-3-1　左心室短轴二维图像

右心室增大，室间隔偏向左心室侧，呈“D”字形。

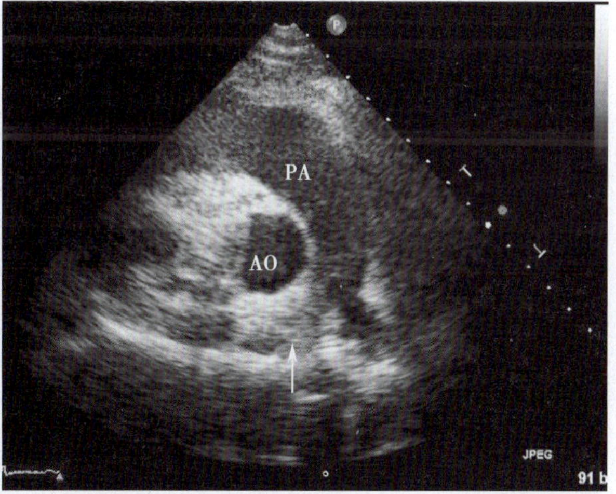

AO—主动脉；PA—肺动脉。

图 9-3-2　肺动脉长轴二维图像（箭头所示右肺动脉内血栓）

【鉴别诊断】

1. 与各种原因引起的右心增大相鉴别　包括房间隔缺损、肺源性心脏病、肺静脉异位引流等。如果能够直接看到肺动脉内栓子，不难鉴别。肺源性心脏病等无法通过超声心动图来鉴别的疾病，需结合病史及其他检查。

2. 与引起胸痛、呼吸困难的疾病相鉴别　包括急性心肌梗死、主动脉夹层等。急性心肌梗死表现为左心室壁节段性变薄及运动异常，有时会出现室壁瘤、附壁血栓等心肌梗死并发症。肺栓塞主要表现为右心增大，肺动脉高压等。

病例分析

【临床资料】

患者，女，52 岁，主诉活动后咳嗽，气短两天。患者 1 年前双下肢肿胀，于当地医院检查诊断为双下肢静脉血栓，治疗后好转。于两天前出现活动后胸痛、咳嗽、气短就诊。查体：双肺（–），心律齐，三尖瓣听诊区闻及Ⅲ级收缩期杂音。双下肢水肿。血浆 D- 二聚体：2 000μg/L。超声心动图见图 9-3-3。

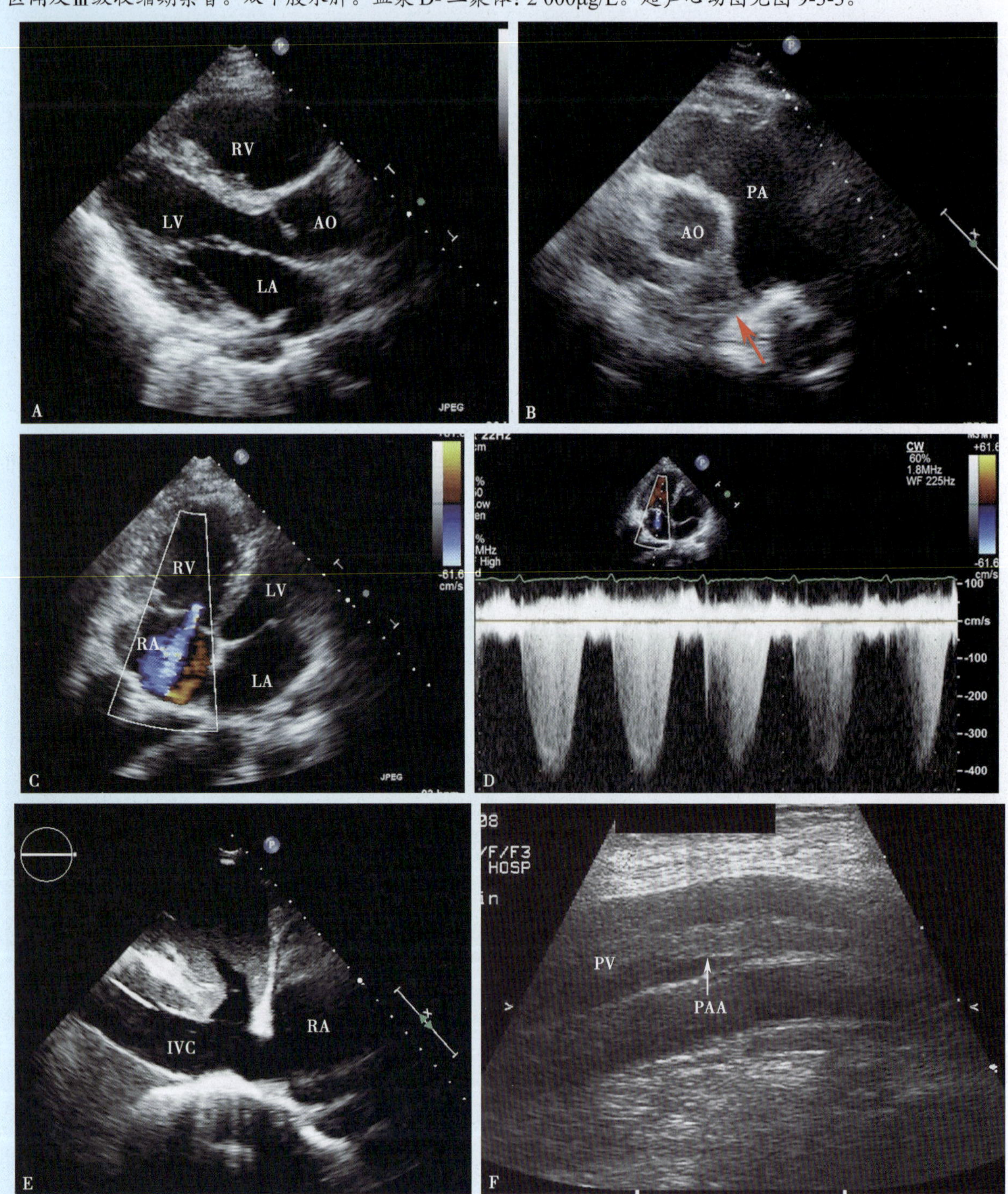

AO—主动脉；LV—左心室；LA—左心房；RV—右心室；RA—右心房；IVC—下腔静脉；PA—肺动脉；PAA—腘动脉；PV—腘静脉。

图 9-3-3 超声心动图图像

A. 左心室长轴切面二维图像；B. 肺动脉长轴二维图像：箭头所示为右肺动脉内栓子；C. 三尖瓣轻度反流 CDFI 图像；D. 三尖瓣反流频谱图像；E. 下腔静脉长轴二维图像；F. 股静脉内血栓二维图像：箭头所示为股静脉内血栓。

【超声心动图表现】

1. 右肺动脉起始部管腔内弱回声，其内未见彩色血流显示。右心明显增大（图 9-3-3A、B）。

2. 三尖瓣轻度反流，反流峰值流速为 4.2m/s，间接估测肺动脉收缩压为 84mmHg（图 9-3-3C、D）。

3. 下腔静脉扩张，内径随呼吸变化率减小（图 9-3-3E）。

4. 心包腔内少量积液，宽约 5mm。

5. 股静脉内可见团状弱回声，随心动周期有活动度（图 9-3-3F），彩色血流变细。

【提问与思考】

1. 引起右心增大的疾病有哪些？

2. 超声心动图在本病中的诊断意义？

【诊断思路分析】

本患者以活动后出现胸痛、咳嗽、气短两天来诊，血浆 D- 二聚体：2 000μg/L，结合既往下肢深静脉血栓病史，超声心动图检查时应仔细查找肺动脉栓塞的征象。超声心动图显示右心增大，右肺动脉内栓子，基本可以确定诊断为肺动脉栓塞。

栓塞肺动脉的面积超过 50%，急性大面积的栓塞，可出现肺动脉压明显升高，迅速出现右心室扩张，右侧心力衰竭，低氧血症，是凶险性急诊疾病之一。应与引起胸痛、呼吸困难的疾病相鉴别，包括急性心肌梗死、主动脉夹层等。栓子阻塞中小动脉时间超过数周或数月就形成亚急性或慢性栓塞，逐渐出现肺动脉高压，右心室肥厚及右侧心力衰竭。

在发现右心增大时应与能够引起右心增大的各种疾病予以鉴别。能够引起右心增大的疾病包括引起右心前负荷增加的房间隔缺损，肺静脉异位引流等；后负荷增加的肺动脉狭窄、肺源性心脏病、肺动脉内肿物等以及右心室心肌梗死、致心律失常右心室心肌病等。

肺动脉栓塞的影像学检查方法有超声心动图、CT、MRI、核素肺灌注扫描、通气显像、肺血管造影等。超声心动图如果直接观察到肺动脉内栓子可确定诊断，但对肺动脉远端的栓子难以发现，对肺动脉栓子检出有限。超声心动图观察肺动脉栓塞的间接征象更为重要，超声表现有间接征象的，应该结合其他影像学检查进一步明确。

【最终诊断】

右肺动脉血栓栓塞。

第四节　肺动脉高压

肺动脉高压包括原发性肺动脉高压与继发性肺动脉高压，二者之间应予以鉴别。原发性肺动脉高压病因不明，可能与自身免疫性疾病、病毒感染、化疗有关。主要见于儿童及年轻人。引起继发性肺动脉高压的疾病很多，其病理解剖及病理生理变化也各不相同。肺动脉高压导致右心阻力增高，右心室壁肥厚，舒张受限，右心房压升高，导致右侧心力衰竭。

【诊断要点】

1. 声像图特征　①二维超声表现：右心房、右心室增大，右心室壁增厚，右心室流出道及肺动脉增宽；②CDFI：三尖瓣或肺动脉瓣反流；③频谱多普勒：肺动脉频谱加速时间缩短，射血前期时间延长，射血时间延长，减速时间延长，形态呈“匕首”状。

2. 超声心动图常用的肺动脉压评估方法　应用三尖瓣反流或心内分流间接估测肺动脉收缩压（PASP）。

3. 肺动脉收缩压分级　轻度：30～50mmHg；中度：50～70mmHg；重度：>70mmHg。

4. 超声心动图可以对肺动脉压进行无创的估测　常用的评估方法是应用三尖瓣反流或心内分流间接估测肺动脉收缩压。

（1）在不存在右心室流出梗阻和肺动脉狭窄时，可应用三尖瓣反流估测肺动脉收缩压：$PASP=4V_{TR}^2+RAP$（V_{TR} 为应用连续多普勒测量的三尖瓣反流峰值速度，RAP 为右心房压）。

（2）室间隔缺损的肺动脉收缩压估测：分为以下两种情况。心室水平左向右分流时：$PASP=SBP-4V_S^2$（SBP 为收缩压，V_S 为室水平左向右分流峰值速度）。心室水平右向左分流时：$PASP=SBP+4V_S^2$（SBP 为收缩压，V_S 为室水平右向左分流峰值速度）。

（3）动脉导管未闭的肺动脉收缩压估测：大动脉水平左向右分流时，$PASP = SBP - 4V_S^2$（SBP 为收缩压，V_S 为大动脉水平左向右分流峰值速度）。大动脉水平右向左分流时，$PASP = SBP + 4V_S^2$（SBP 为收缩压，V_S 为大动脉水平右向左分流峰值速度）。

（4）根据肺动脉瓣反流测肺动脉舒张压：$PADP = 4V_{PAED}^2 + RAP$（V_{PAED} 为肺动脉瓣反流最大峰速度，RAP 为右心房压）。

（5）根据肺动脉瓣反流测肺动脉平均压：$PAMP = 4V_{PAEMD}^2 + RAP$（$V_{PAEMD}$ 肺动脉瓣反流最小峰速度）。

【鉴别诊断】

原发性肺动脉高压诊断需要排除继发因素，包括先天性心脏病、心脏瓣膜病、肺动脉栓塞等，有时要结合心导管和血管造影检查。继发性肺动脉高压要积极寻找原发病，避免漏诊。

病例分析

【临床资料】

患者，女，16 岁。主诉：全身水肿半个月。查体：血压 95/70mmHg，颜面部水肿，心前区隆起，可闻及Ⅲ级广泛收缩期杂音。肝脾大，双下肢水肿。实验室检查：血浆 D- 二聚体<500μg/L。超声心动图表现见图 9-4-1。

【超声心动图表现】

1. 右心显著增大，肺动脉内径增宽，室间隔偏向左心室侧，与左心室后壁同向运动（图 9-4-1A、B）。

2. 肺动脉瓣关闭时探及轻度反流，三尖瓣关闭时探及中度反流，反流峰速为 4.1m/s，间接估测肺动脉收缩压为 80mmHg（图 9-4-1C～E）。

3. 下腔静脉扩张，内径随呼吸变化率减小（图 9-4-1F）。

4. 左心室内径相对减小，左心室壁运动尚可。房、室间隔连续完整，房、室水平未见分流。动脉导管未见开放。

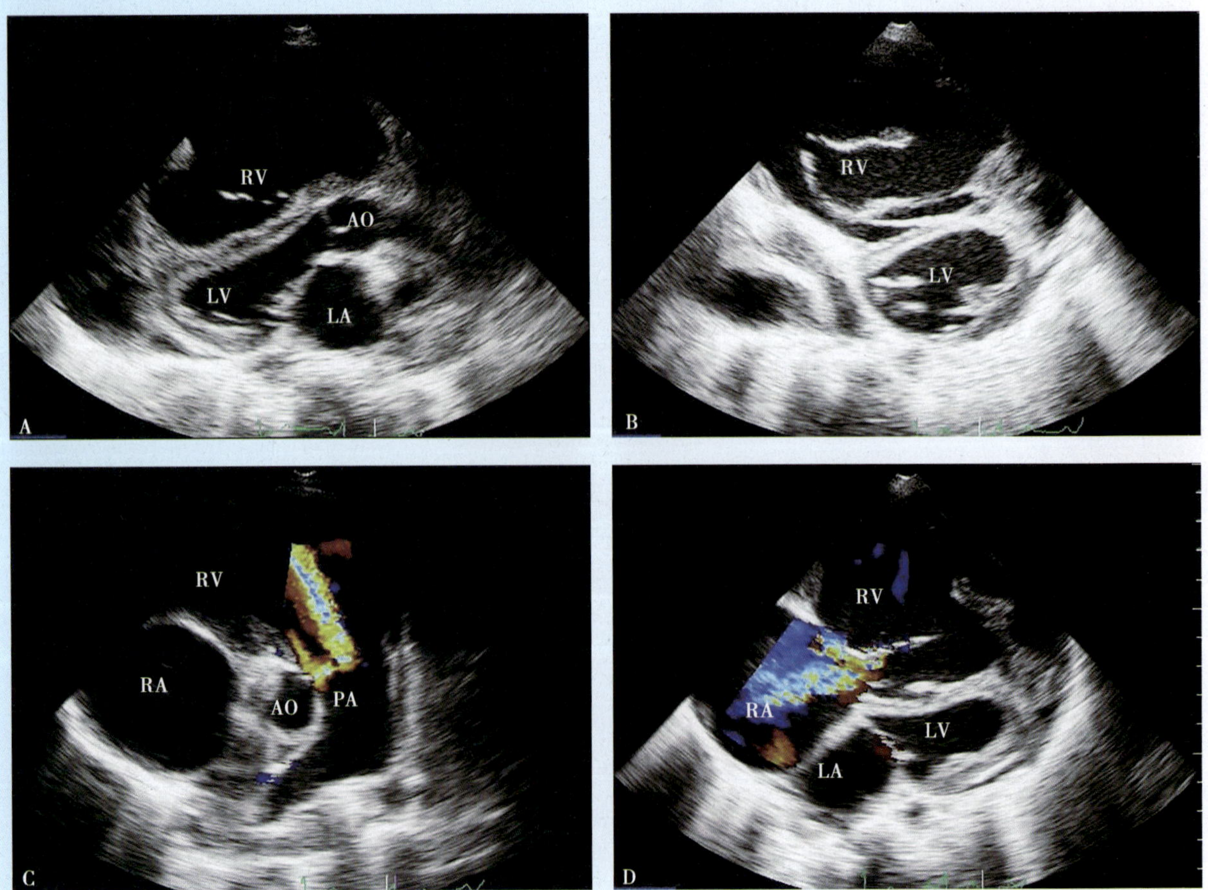

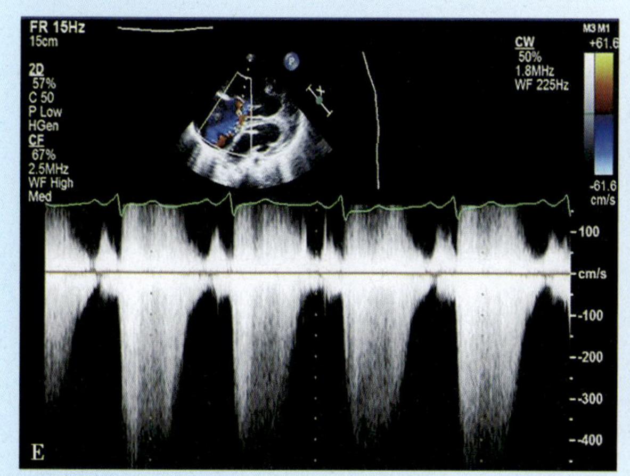

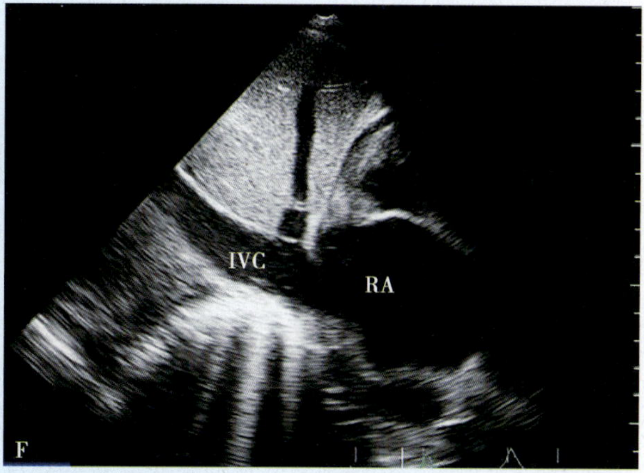

LV—左心室；LA—左心房；RV—右心室；RA—右心房；AO—主动脉；IVC—下腔静脉；PA—肺动脉。

图 9-4-1　超声心动检查资料

A. 左心室长轴切面二维图像；B. 左心室短轴二维图像；C. 肺动脉瓣反流 CDFI 图像；D. 三尖瓣反流 CDFI 图像；E. 三尖瓣反流频谱图像；F. 下腔静脉长轴二维图像。

【提问与思考】

超声技术评估肺动脉高压的方法及临床应用有哪些？

【诊断思路分析】

应用超声心动图对患者进行检查，左心室长轴切面即可发现右心室明显增大，此时应该对患者的肺动脉压力进行评估。然后对能够引起右心增大、肺动脉高压的疾病进行鉴别，包括房间隔缺损、肺源性心脏病、肺静脉异位引流等。超声心动图示房、室间隔连续完整，房、室水平未见分流，动脉导管未见开放，排除了房间隔缺损、室间隔缺损及动脉导管未闭。患者血浆 D- 二聚体小于 500μg/L，排除了肺动脉血栓栓塞。患者年轻女性，无长期呼吸系统疾病病史，排除了肺源性心脏病。此时就要考虑原发性肺动脉高压。

【最终诊断】

原发性肺动脉高压。

（任卫东）

推荐阅读资料

[1] 邵肖梅，叶红茂，邱小汕. 实用新生儿学. 4 版. 北京：人民卫生出版社，2011：566-572.

[2] HAYASHI K，YASUI S. Endocardial fibroelastosis. Nippon Rinsho，2007，28（Suppl 5 Pt 2）：339-342.

[3] MARON B J，TOWBIN J A，THIENE G，et al. Contemporary definitions and classification of the cardiomyopathies，Circulation，2006，113（14）：1807-1816.

[4] 任卫东，张玉奇，舒先红. 心血管畸形胚胎学基础与超声诊断学. 北京：人民卫生出版社，2015：397-405.

[5] 任卫东，张立敏. 心脏超声诊断图谱. 2 版. 沈阳：辽宁科学技术出版社，2018：100-129.

[6] 王新房. 超声心动图学. 4 版. 北京：人民卫生出版社，2008：484-509.

[7] GALIE N，HOEPER M M，HUMBERT M，et al. Guidelines for the diagnosis and treatment of pulmonary hypertension：the task force for diagnosis the treatment of pulmonary hypertension of the European Society of Cardiology（ESC）and the European Respiratory Society（ERS），endorsed by the International Society of Heart and Lung Transplantation（ISHLT）. Eur Heart J，2009，30：2493-2537.

第十章 胸 腔

第一节 正常解剖

胸部由骨性支架和附于其上的肌与膜等共同构成胸廓；胸廓和膈围成胸腔。胸腔上口借结缔组织与颈部分开；下口借膈与腹部分隔；上口、下口均有重要结构通过。胸腔分为两个侧部和一个中间部，侧部容纳左、右胸膜腔和肺；中间部由纵隔占据，内包含心包、心脏、出入心脏的大血管、气管、食管、胸导管、胸腺，以及神经、淋巴管和淋巴结等。

胸壁由胸壁软组织和骨性胸廓组成。胸壁软组织主要包括胸前外侧壁和胸腰部背面的皮肤、筋膜、神经、血管，以及起自躯干止于上肢的肌层。胸前壁的浅筋膜内含有乳腺组织。骨性胸廓由胸骨、肋、胸椎及其骨连接构成。胸骨和胸椎分别位于胸壁前、后面的正中。两侧为两肋，共 12 对，构成 11 对肋间隙。肋间隙被肌肉、神经、血管等填充。

胸膜分为脏胸膜和壁胸膜。脏胸膜紧贴于肺的表面并伸入肺叶之间的裂内，又称肺胸膜。壁胸膜衬于胸壁内面、膈上面和纵隔侧面。正常情况下，脏壁两层胸膜紧贴在一起，在肺根部互相折返延续围成两个彼此完全分开的封闭潜在的腔隙，称为胸膜腔。

在壁胸膜各部之间移行转折处，两处的壁胸膜相互靠拢，其间有的部分并未被肺填充，该处的胸膜腔称为胸膜隐窝。重要的胸膜隐窝有肋膈隐窝和肋纵隔隐窝。

肺位于纵隔两侧，左右各一。肺尖呈钝圆形，高于锁骨内侧 1/3 上缘 2～3cm，肺底向上凹，坐在膈肌上。右肺比左肺略大，较短而宽，左肺较窄而长。左肺由斜裂或叶间裂分为上、下两叶，斜裂由后上斜向前下。上叶主要构成肺尖和肺的前部，下叶则构成肺的后部大部分和肺的膈面。右肺除斜裂外，尚有一水平裂，共同将右肺分为上、中、下三叶。右肺下界起自第 6 胸肋关节，左肺下界位于第 6 肋软骨中点，在平静呼吸时，肺下缘在各标志线处均较胸膜下界高两个肋骨。当深呼吸时，肺下界可上、下移动约 3cm。

第二节 正常声像图

一、检查前准备

患者无特殊准备，可随时检查。

二、检查方法

超声扫查途径和扫查范围需结合 X 线片和 / 或 CT 显示的病变部位及检查要求进行选择，目前尚无标准的扫查断面。胸部超声扫查易受肋骨及肺气的干扰，扫查时可嘱患者双手上抬或抱头以使肋间充分展开，同时注意灵活利用患者吸气呼气的不同状态进行观察。

坐位：探测方便，易于两侧对比，而且定位与胸腔穿刺时体位一致。嘱患者骑跨坐在椅子上，两臂向前交叉平放在椅背上，上半身向前倾斜。操作者将探头置于背部及腋中线处做纵切面观察，当发现异常区域后，再将探头从该区上缘起沿肋间逐一做斜向切面观察，以了解异常区域的具体情况。需定位者，可用记号笔将积液上下缘于皮肤上标出，并选择最佳穿刺点。

仰卧位：对病重、体弱者较为适宜。患者两手置于头侧，先于腋中线及腋后线处做纵切观察，然后于腋中线与腋后线间肋间横切观察，从肝脏上缘处起逐一向上观察。

三、仪器选择与探头

采用高分辨力实时超声诊断仪，应用高频或宽频线阵探头（频率 5～13MHz）。

四、标准扫查切面和显示内容

胸部超声扫查无特定标准扫查切面，声像图最表层呈强回声的线样结构，为皮肤层，其深方依次可见皮下脂肪、胸壁肌层、肋骨及肋间肌等结构（女性患者前胸壁尚可见乳腺结构）。

胸壁各层组织可分别显示：皮肤为线状高回声，皮下脂肪为低回声，肋间外肌、内肌、最内肌三层显示为不均匀实质低回声，纵断面显示肌束排列自然有序，互相平行，为较强的线状或条状回声；横断面显示肌肉呈等回声，中间有网状、带状分隔及点状强回声。肋骨呈弧形强回声伴典型声影，肋软骨呈均匀低回声的类圆形结构，有时中央可见钙化，呈斑块样强回声。

第三节 胸腔病变

一、胸腔积液

【诊断要点】

1. 游离性胸腔积液　正常情况下，脏、壁胸膜呈一光滑的高回声带，其间的微量液体不易显示；当胸腔存在积液时，脏、壁层胸膜分开，其内出现无回声区，这是胸腔积液最基本的超声表现。

(1) 少量胸腔积液：少量胸腔积液因重力作用积聚于胸腔底部，在膈肌与肺底间可见一窄带样无回声区。其形态和宽度随体位和呼吸而变动，后侧肋膈窦的积液通常呈三角形，吸气时无回声区变小或消失，呼气时增大。

(2) 中等量胸腔积液：其上界不超过第 6 后肋水平，胸腔积液超出肋膈窦向上扩展，无回声区范围增大，深度加宽，且受呼吸及体位变化影响，坐位时呈上窄下宽分布，仰卧位时液体主要下注至背部，腋后线无回声区范围最大。

(3) 大量胸腔积液：其上界超过第 6 后肋水平，大部分胸腔呈液性无回声，纵隔及心脏向健侧移位，呼吸及体位改变对于胸腔积液的范围及深度影响不大，肺组织受压萎陷，呈低回声，其内可见支气管及其内的气体样强回声（图 10-3-1）。

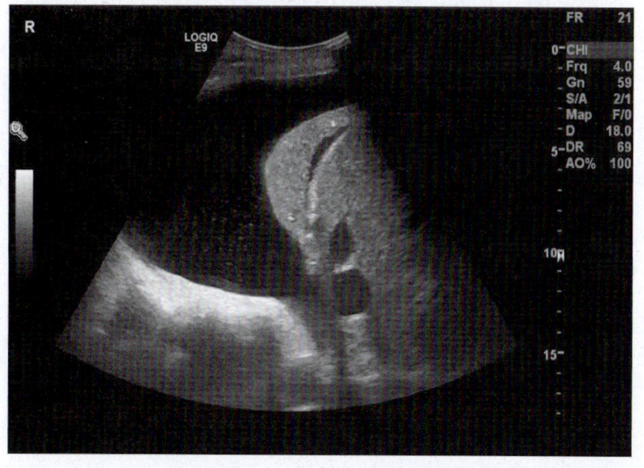

图 10-3-1　胸腔大量积液

2. 包裹性积液　胸腔积液位于胸壁与肺之间，位置局限，可形成大小不等的圆形、卵圆形及半月形无回声，与肺组织分界清晰，其内壁多不光滑，腔内可见分隔，以及条索样回声等成分。

3. 脓胸　多继发于邻近器官感染，如肺炎及肺化脓症等。超声通常表现为包裹性低至等回声，相对均匀，其内可有浮动的密集点状高回声，可随体位及剧烈震动移动。通常伴局部胸膜增厚，回声增强，有时可伴有钙化。

【鉴别诊断】

超声对于胸腔积液的诊断一般比较明确，但是对于积液的性质需要进行鉴别。漏出液通常呈无回声，渗出液可以为无回声也可为有回声，脓胸或血胸通常为均一点状回声，但也可表现为无回声，明确诊断需要进行穿刺。超声引导下胸腔穿刺显著提高了穿刺成功率。

二、胸膜病变（胸膜间皮瘤）

【诊断要点】

1. 局限性间皮瘤　肿瘤呈圆形或扁平型，与胸壁相连续，包膜完整，肿瘤呈较均匀低回声，可有囊变及钙化形成。

2. 弥漫性恶性间皮瘤　在胸膜增厚的基础上，可见多发、大小不等低回声突起，表面凹凸不平，无完整包膜，与胸膜界限不清，较大肿瘤内发生出血和坏死时可见无回声，肿瘤后方多伴有回声衰减，常伴有血性胸腔积液。

3. 转移性胸膜肿瘤　肿瘤通常呈低至等回声，位于脏层和 / 或壁层胸膜表面，呈结节样、圆形、半球样或者宽基底息肉样表现，当存在胸腔积液时，病灶更易检出。

【鉴别诊断】

胸膜间皮瘤和转移性胸膜肿瘤超声声像图均缺乏特异性，应与包裹性胸腔积液、弥漫性胸膜增厚、恶性淋巴瘤等相鉴别。

三、胸壁病变

（一）胸壁炎性疾病

【诊断要点】

1. 胸壁急性蜂窝织炎　主要表现为病变区软组织增厚，回声不均匀减低、边界不清楚，形态不规则，局部彩色血流信号增多。邻近软组织可出现不同程度的水肿，回声可增强，皮肤层增厚。

2. 胸壁脓肿　早期表现为病变内低回声区不均匀，出现液化坏死区时呈不规则的无回声，并逐渐融合扩大，形成不规则厚壁脓腔，腔内可见随探头加压流动的细点状中低回声或团絮状杂乱中等回声沉积物，少数内部可见分隔样中等回声。

3. 胸壁结核　病变部位正常胸壁层次结构破坏甚至消失。病变多呈低回声，形态不一，局限性结核可呈结节状改变，回声较均匀；较大的病变形态不规则，内部回声不均匀。病变处血供大多较丰富。病变周边组织回声多增强。当出现干酪样坏死时，病变内可见不规则无回声区，常可见强回声钙化影，后伴声影。坏死区内无血流信号。当形成寒性脓肿时，可见不规则的厚壁脓腔，内壁不规整，腔内可见碎屑样回声。病变可侵犯邻近的肋骨和肋间肌。可合并出现脓胸或肺内病变（图 10-3-2）。

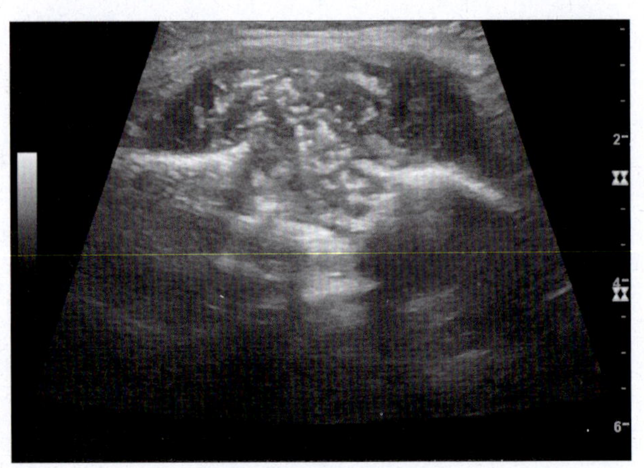

图 10-3-2　胸壁结核

【鉴别诊断】

胸壁局灶性的炎性病变应与胸壁肿瘤相鉴别。后者多为实性低回声包块，边界清，质地较硬，部分肿瘤可见包膜，抗感染治疗或抗结核治疗后无明显变化，必要时可行超声引导下穿刺活检加以确诊。胸壁脓肿可经超声引导下穿刺引流脓液送检以明确诊断。

（二）胸壁肿瘤

胸壁良性肿瘤

【诊断要点】

（1）胸壁软组织良性肿瘤：肿瘤位于胸壁的软组织层内，声像图表现多样，大多呈圆形或椭圆形，形态较规则，边界清。

脂肪瘤（图 10-3-3）、皮样囊肿（图 10-3-4）及皮脂腺瘤回声往往较高，内部血流信号很少。神经鞘瘤和神经纤维瘤多为单发，呈结节状或分叶状低回声，有时可见包膜，后方回声可轻度增强，内部回声较均匀，有时可伴有囊变或钙化，多数肿瘤的两端可显示增粗的神经与其连接。多发者病变沿神经走行分布。

（2）来源于骨骼的胸壁良性肿瘤：可位于肋骨、肩胛骨或锁骨等处，表现为突出骨表面的实性中低回声病变，呈结节状或分叶状，后方回声大多衰减，内部血流不丰富。部分肿瘤可致骨皮质强回声线连续性中断。

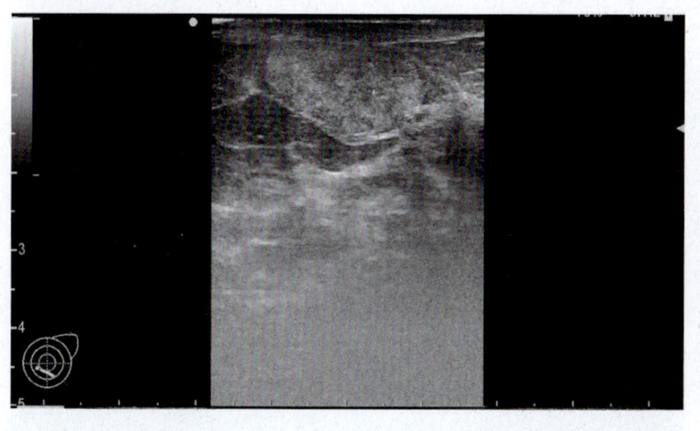

图 10-3-3 胸壁脂肪瘤：胸壁皮下脂肪层内见偏高回声，边界尚清

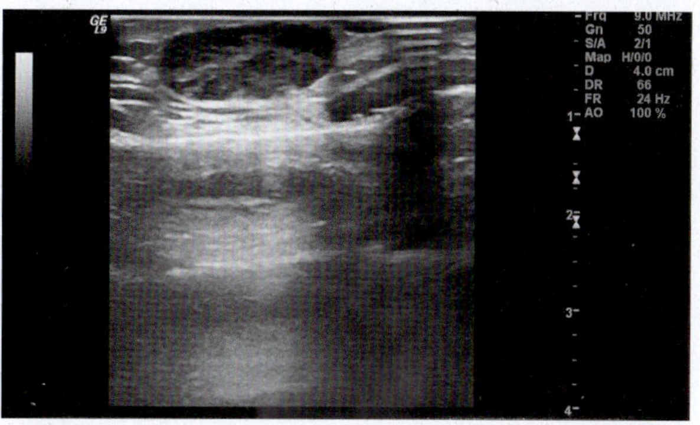

图 10-3-4 胸壁皮样囊肿：胸壁皮下混合回声，边界尚清

胸壁恶性肿瘤

【诊断要点】

位于胸壁软组织、胸骨、肋软骨或神经走行区，可为多种类型回声，形态不规则，边界不清，内部回声多不均匀，血流信号大多较丰富。肿物既可向外侧隆出，也可向内侧生长，不随呼吸运动而移动。肿瘤生长迅速，侵袭性强，可累及周围的软组织、肌层和筋膜层，造成层次结构模糊不清及破坏。

（1）胸壁纤维肉瘤：好发于成人，以皮下多见，较小的肿瘤呈圆形或类圆形，边界清晰，内部回声呈低回声或偏低回声，回声均匀，肿瘤生长速度快，较大者形态多样，边界欠清晰，内部回声多不均。有时还可见肿瘤向周围组织浸润征象（图 10-3-5）。

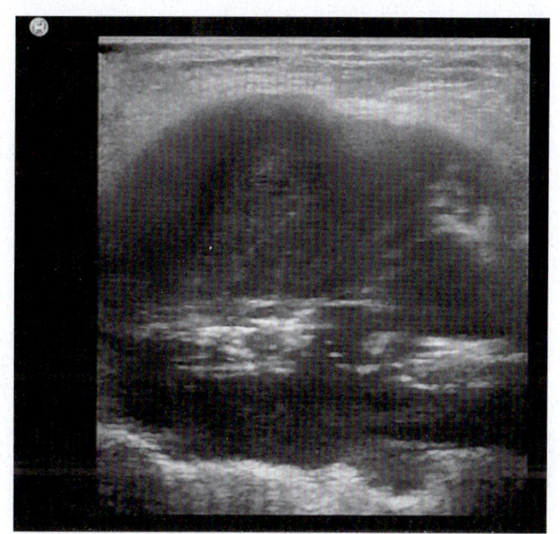

图 10-3-5 胸壁纤维肉瘤：胸壁皮下见类圆形低回声，局部边界欠清

（2）瘢痕癌：多为周边原发恶性肿瘤转移而来，好发部位在切口周围，也可以发生于其他部位，单发或多发。手术切口周围的转移癌多位于胸壁深处。声像图表现为类圆形肿块或不规则的低回声型肿块，肿瘤边界清晰，边缘多不规整，内部回声欠均匀。血供丰富与否与原发肿瘤有关。

【鉴别诊断】

1. 良性肿瘤　生长缓慢，形态较规则，表面光滑，边界清晰，内部血流信号较少，肿瘤呈膨胀性生长，较大者可能对周围结构产生压迫而非破坏性改变。

2. 恶性肿瘤　生长迅速，形态不规则，表面不规整，边界不清楚，内部血流丰富，肿瘤呈浸润性生长，易对周围结构产生侵袭和破坏性改变。然而，大多数胸壁肿瘤仅凭超声声像图表现难以明确病理类型，需进行超声引导下穿刺活检以进一步明确。

四、周围肺病变

（一）肺癌

【诊断要点】

肺癌的超声表现为结节状或不规则类圆形团块，内部回声不一，通常呈低回声、等回声或混合回声，甚至部分表现为近似无回声，合并出血或坏死者，内部可出现不规则无回声区，与支气管相通的空洞内可见不规则点状强回声。病灶周围可测及低速低阻的动脉血流，或动静脉瘘血流信号，部分血流可伸向肿瘤内部（图 10-3-6）。

肿瘤对胸膜及胸壁侵犯是临床分期、决定治疗方案和判定预后的重要依据。当仅累及脏层胸膜时，超声图像上表现为胸膜线状强回声中断、肥厚或消失，呼吸时肿瘤尚可移动；当累及壁层胸膜或侵犯胸壁时，肿瘤与其分界不清，呼吸时肿瘤与胸壁同步运动，或活动消失。

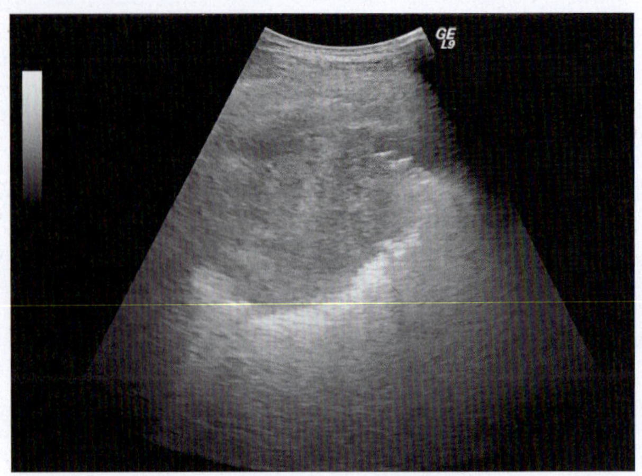

图 10-3-6 肺癌

【鉴别诊断】

肺癌应与炎性假瘤、结核瘤、腺瘤等相鉴别。

（二）肺炎性病变

【诊断要点】

超声检查对发生肺实变的大叶性肺炎具有一定价值。声像图显示病灶呈低回声，边界清晰，病灶内可见含气支气管的管状强回声、含液支气管的管状无回声及肺实质内残留空气所引起的点状强回声。但是在不同病理时期，其表现各异：

(1) 类似肝脏回声的肺实质。

(2) 肺实质内的空气残留。

(3) 支气管气像。

(4) 狭窄后的支气管液像。

(5) 边缘模糊或呈锯齿状。

【鉴别诊断】

与肺不张及胸腔积液所引起的肺萎缩相鉴别。

（三）肺脓肿

【诊断要点】

呈圆形或卵圆形的无回声，早期边界不清，内部呈不均匀低回声，其内可见含气支气管的管状强回声，后期液化坏死形成脓肿后，周边呈高回声，边界较清晰，中心呈不规则无回声，若脓肿向支气管开放，脓液咳出后，脓肿上方表现为气体强回声，下方为脓液及坏死物质的低回声。

【鉴别诊断】

需与肺结核及肺癌液化坏死相鉴别。

第四节 病例分析

【临床资料】

患者，男，67 岁，长期吸烟，痰中带血 2 周，CT 检查显示右下肺实性占位伴肺不张。

【超声检查资料】

超声检查显示右侧胸腔肺门处可见一低回声团块，大小约 6.2cm × 5.9cm，边界不清，形态欠规则，内部回声不均匀，可见多发点片状强回声，其外周肺组织实变呈等回声。CDFI 显示病灶内可见少许血流信号。超声造影显示病灶动脉期呈高增强，增强时间晚于肺组织（图 10-4-1～图 10-4-3）。

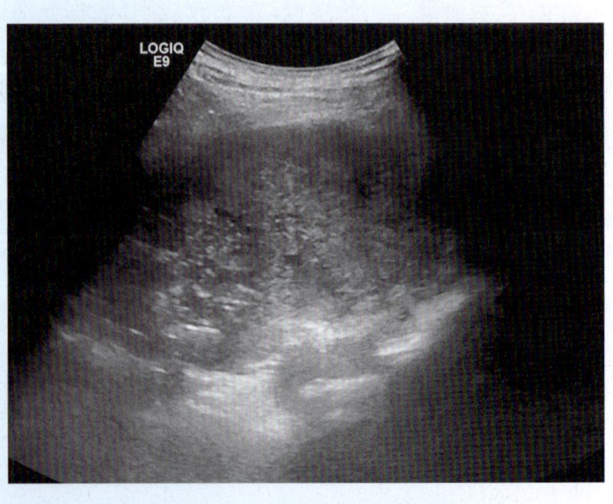

图 10-4-1 右肺肿物灰阶图像

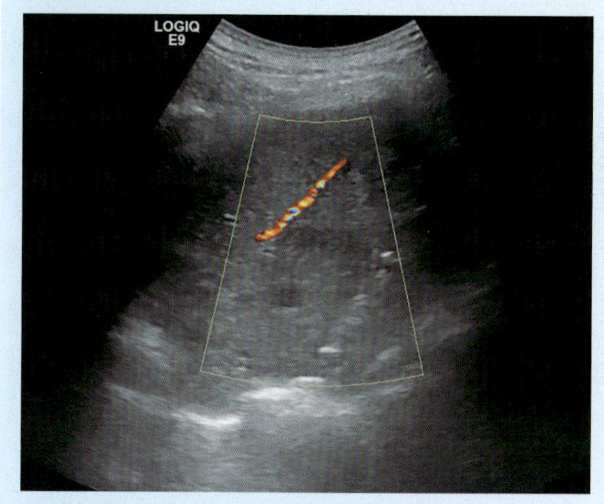

图 10-4-2 右肺肿物彩色多普勒图像

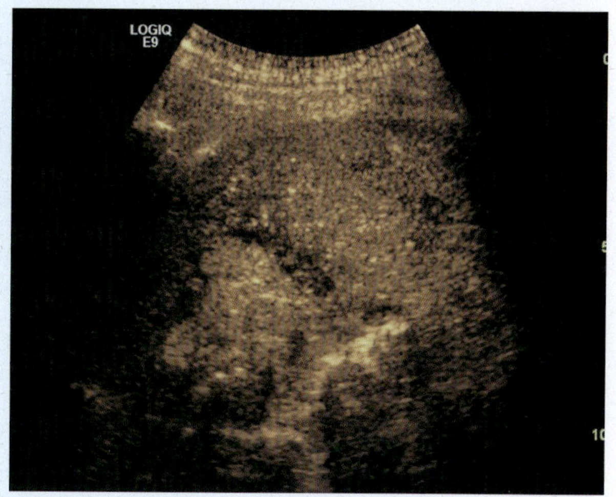

图 10-4-3 右肺肿物超声造影图像

【提问与思考】

1. 结合上述图像描述右肺病灶的声像图表现。
2. 该病灶的超声提示是什么？为什么？
3. 应与哪些疾病鉴别？如何鉴别？

【诊断思路分析】

本病例超声表现为：右侧肺门处一低回声团块，边界不清，形态欠规则，内部回声不均匀，内部可见点片状强回声，其外周肺组织实变呈等回声。超声造影显示病灶呈高增强，增强剂到达时间晚于肺组织。

本例患者特点：患者为老年男性，有长期吸烟病史，所以肺部发生恶性肿瘤的可能性高，同时超声显示肿块位于肺门处，形态不规则，同时内部回声不均匀，另外由于肿块的存在导致肺不张，实变，提示肿瘤恶性可能大。超声造影对于鉴别肺部肿瘤良恶性具有一定意义，恶性肿瘤造影剂到达时间较晚，因为其由支气管动脉供血。本病例符合该特征。

超声及超声造影对于肺肿瘤良恶性具有一定价值，良性肿瘤造影剂到达时间较晚，增强程度偏低，病灶内滋养血管较规则。但是最终确诊需进行超声引导下穿刺活检，进行病理检查。

【确诊结果】

超声引导下穿刺活检病理结果显示为黏液型细支气管肺泡癌。

胸腔 习题

第十一章　肝脏和脾脏

第一节　肝　　脏

一、超声检查技术

（一）患者准备

肝脏检查一般无需特殊准备，对胀气明显患者可在检查前空腹8～12h。

（二）体位

1. 仰卧位　为肝脏检查主要体位，观察肝左叶和大部分右叶。

2. 左侧卧位（右前斜位）　主要观察肝右后叶、右叶膈顶部、右前叶下段。

3. 坐位或半坐位　主要针对肝脏位置较高的患者，便于清晰观察左右肝膈顶。

（三）仪器

彩色多普勒超声诊断仪，凸阵探头，频率2～6MHz，以3.5MHz为常用频率。肥胖者可采用3.5MHz以下频率，体型瘦或年轻患者则采用3.5MHz以上频率。将仪器设置于腹部或肝脏条件后开启肝脏超声检查。先在灰阶超声模式下扫查，观察肝脏形态结构，测量肝脏大小，然后在彩色多普勒、脉冲多普勒模式下检测肝脏血管信息。在行肝脏扫查时应依据不同观察部位随时调节仪器条件，如增益及TGC、聚焦位置、彩色壁滤波、流速、脉冲重复频率等；或采用仪器设置的一键优化加以调节。

（四）检查方法

1. 肋缘下纵切　探头自剑突下自左向右侧移动行纵向扫查，获得肝左外叶-腹主动脉、肝左内叶-下腔静脉、肝-右肾、肝右叶膈顶切面。观察肝左叶、肝右叶内部和尾状叶结构。

1101

肝脏肋缘下纵切超声影像（视频）

2. 肋缘下横切　自剑突下向右侧行横向扫查，患者需做深吸气后屏住呼吸，探头尽量与横膈保持平行，获得肝左叶、第二肝门、第一肝门、肝右叶横切面，主要观察门静脉、肝静脉及肝内胆管结构，以及肝左叶、右叶内部结构。

肝脏肋缘下横切超声影像（视频）

3. 肋间斜切　探头置于右侧肋间隙，从前向后进行扫查，获取肝左内叶、肝右叶-胆囊、肝右叶-肾脏、肝右叶-肝右静脉切面，观察肝左内叶、肝右叶、第一肝门等结构。肝右叶肋间斜切一般自第4或5肋间至第9或10肋间逐一扫查，在每个肋间处探头向前向后行倾斜扫查。

肝脏肋间斜切超声影像（视频）

二、正常肝脏超声表现与正常值

1. 肝脏大小　与被测者的体型、检查时的呼吸状况等个体因素有关，因而迄今尚无统一正常测值标准。但肝右叶最大斜径10～14cm，肝左叶上下径≤9cm，肝左叶前后径≤6cm为目前较为常用的正常参考值。

2. 肝脏形态　横切时呈楔形，楔底为厚大的右叶，楔尖为薄小的左叶（图11-1-1）。纵切形似三角形，底为肝脏膈面。肝脏轮廓清晰，表面光滑，边缘锐利（图11-1-2）。肝包膜为粗细均匀的线状高回声。

3. 肝实质回声　为均匀点状中等回声，其强度高于肾皮质回声，低于胰腺实质回声。

4. 肝内血管　呈圆形（横断面）或条形（纵断面）无回声，其中门静脉可见血管壁回声，呈中等或中等偏高回声（图11-1-3）；肝静脉几乎无血管壁回声（图11-1-4）。肝内胆管与门静脉平行走行，内径约为门静脉的1/3。

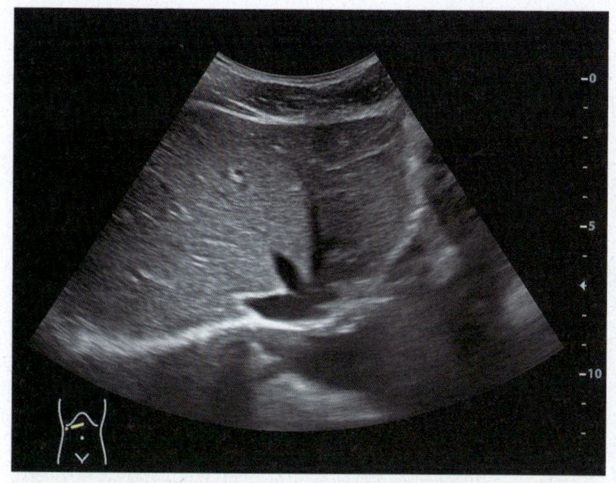

图 11-1-1 正常肝脏横切的声像图

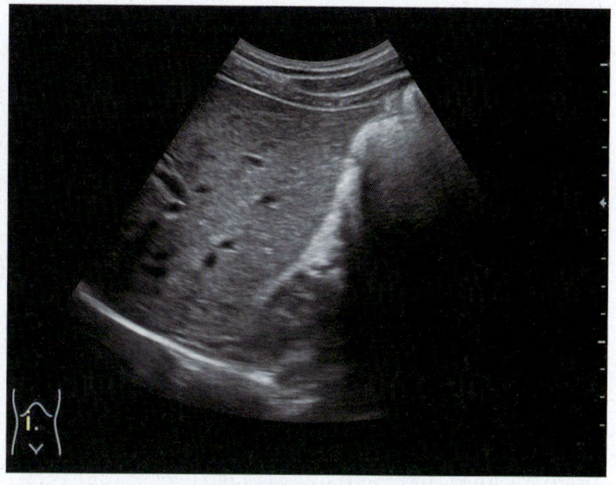

图 11-1-2 正常肝脏纵切的声像图

肝脏纵切形似三角形，底为肝脏膈面，表面光滑，边缘锐利。

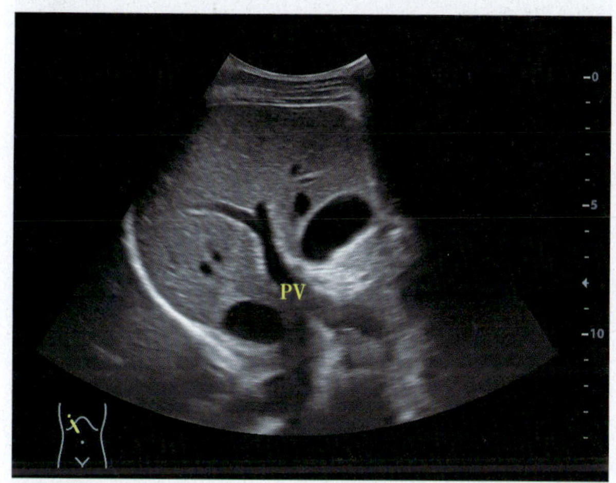

PV—门静脉

图 11-1-3 正常门静脉的声像图

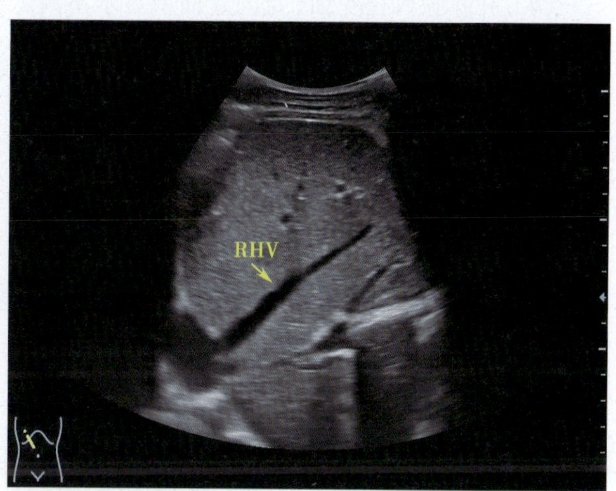

RHV—肝右静脉

图 11-1-4 正常肝静脉的声像图

5. 肝脏质地和形态　质地软，肝脏形态尤其是肝左叶形态随呼吸运动而改变。此外，邻近心脏或大血管的局部肝组织可随心脏血管搏动产生节律性形变。

三、常见肝脏疾病超声诊断

（一）肝脏弥漫性疾病

肝炎

【诊断要点】

（1）有肝炎病史、乙肝家族史或与肝炎活动期患者密切接触史。

（2）肝功能检查、肝炎病毒血清学检查及免疫学检查异常者。

（3）肝炎声像图表现与感染次数、感染时肝细胞破坏程度及病程等有关，可表现为肝实质回声增粗增高，分布欠均匀。肝边缘圆钝，包膜欠平整。肝静脉内径稍变细，走向稍迂曲，门静脉轻度增宽（图 11-1-5）。

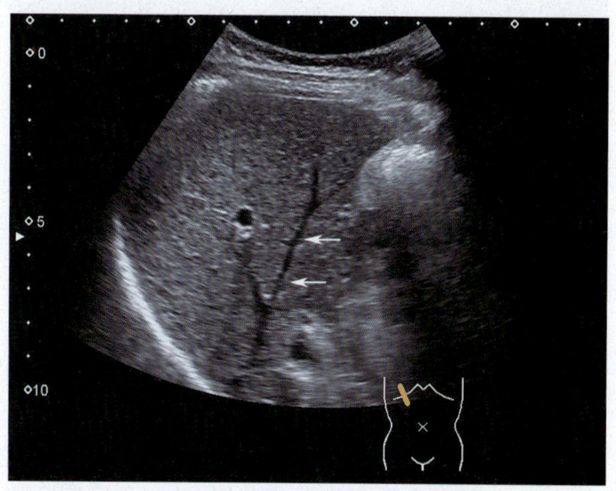

图 11-1-5 肝炎的声像图

肝实质回声增粗，边缘变钝，箭头所指为走行稍迂曲的肝静脉。

(4) 肝脏大小正常或轻度增大，质地中等。

【鉴别诊断】

(1) 肝炎与其他弥漫性肝病如血吸虫肝病、脂肪肝、淤血性肝病鉴别：主要通过病史及各自的特征性声像图进行鉴别诊断。

(2) 肝炎与肝硬化鉴别：与前者相比，后者肝实质回声增粗增强和不均匀更明显，肝包膜高低不平，肝质地硬。此外，血清生化指标测值也是鉴别要点之一。

肝硬化

【诊断要点】

(1) 有慢性肝病史，以乙型肝炎史为多。

(2) 肝功能等血清指标异常升高，肝炎病毒呈阳性反应。

(3) 肝脏体积缩小，以右肝缩小为主。肝包膜不平整，呈锯齿状或结节状。肝实质回声明显增粗增强，分布不均匀(图 11-1-6)。

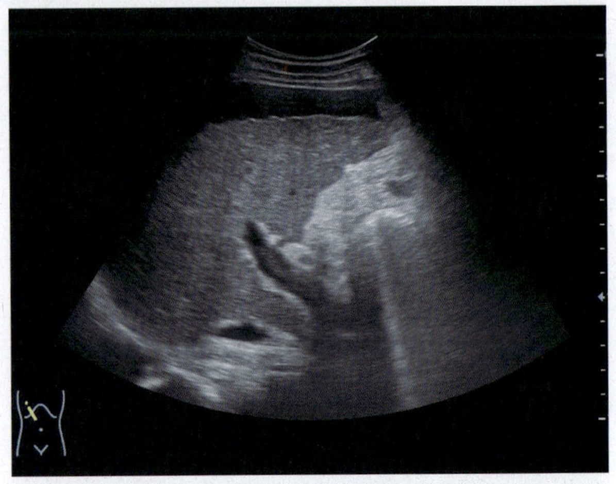

图 11-1-6　肝硬化的声像图

肝右叶体积缩小，实质回声增粗，包膜不平整，呈锯齿状，肝前出现腹水。

(4) 肝静脉内径变细、走向迂曲或显示不清。肝动脉内径增宽，门静脉内径尤其是门静脉主干和矢状部内径增宽。附脐静脉开放，并穿出肝包膜向腹壁延伸，形成腹壁静脉曲张(图 11-1-7)。部分肝硬化患者伴有门静脉血栓，其声像图表现为无回声的门静脉内出现低回声或等回声区，形态因血栓大小而异，但血栓内部未见彩色血流信号，有血栓处的门静脉亦无彩色血流信号(图 11-1-8)。

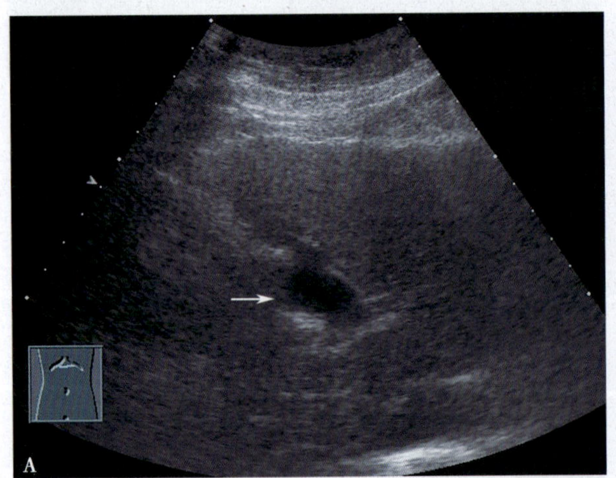

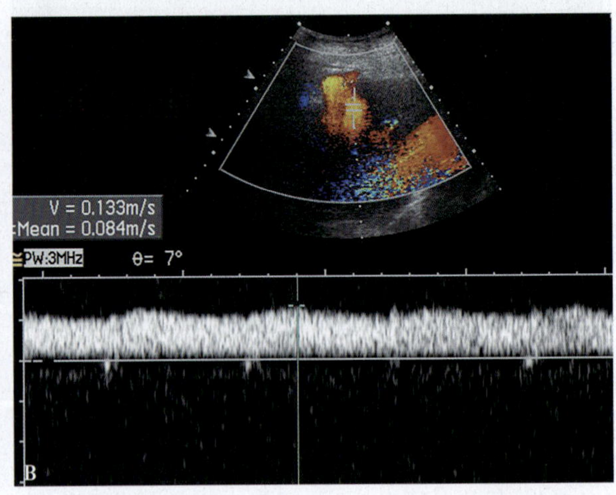

图 11-1-7　肝硬化附脐静脉开放的声像图

A. 附脐静脉开放(箭头所指)；B. 附脐静脉内探及静脉频谱。

(5) 脾脏肿大，脾静脉内径增宽(图 11-1-9)。肝前、肝肾隐窝、盆腔出现腹水(图 11-1-10)。

【鉴别诊断】

(1) 肝硬化与肝炎等其他慢性肝病鉴别：病史及各自声像图特征是鉴别诊断的关键。

(2) 肝硬化与弥漫性肝癌鉴别：弥漫性肝癌肝脏体积增大，肝实质回声极不均匀(图 11-1-11)。肝硬化门静脉内血栓也需与肝癌门静脉癌栓相鉴别，前者内部无彩色血流信号，而癌栓内可见彩色血流信号。

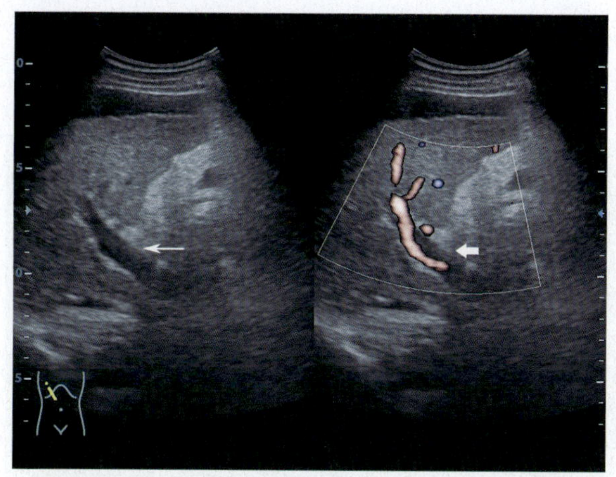

图 11-1-8　肝硬化门静脉血栓的声像图
门静脉内低回声区（箭头所指），局部血流信号充盈缺损。

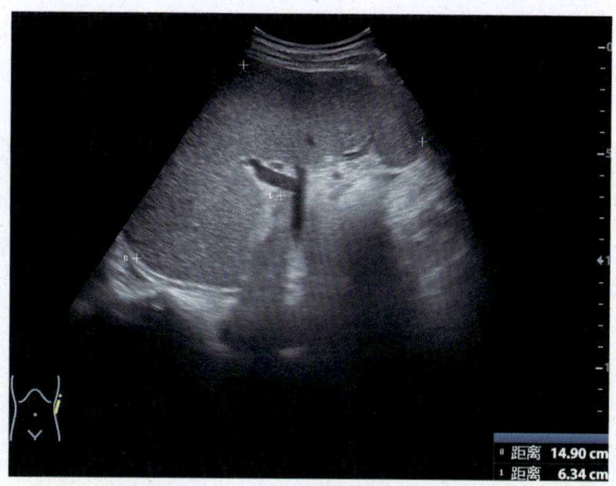

图 11-1-9　肝硬化脾肿大的声像图
脾脏测值 149mm × 63mm

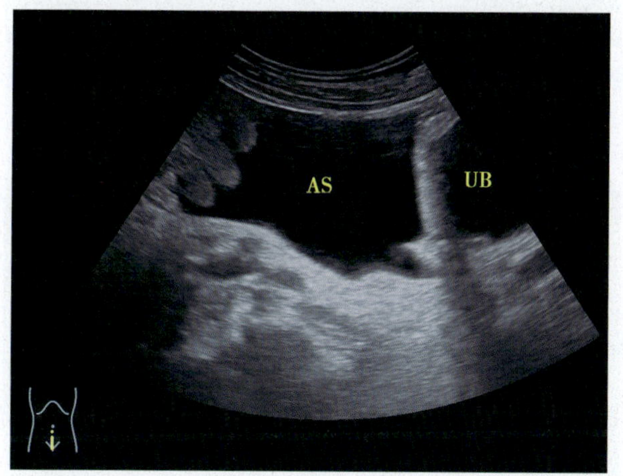

AS—腹水；UB—膀胱。
图 11-1-10　肝硬化腹水的声像图

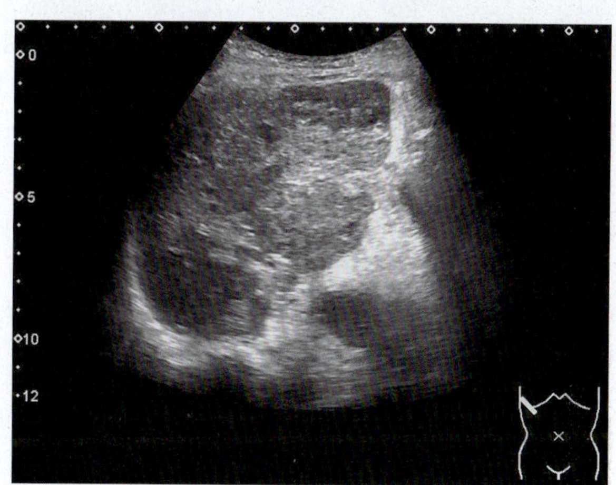

图 11-1-11　弥漫性肝癌的声像图
弥漫性肝癌肝实质回声极不均匀

脂肪肝

【诊断要点】

（1）部分患者血脂测值高于正常参考值，有些患者主诉肝区或右上腹胀痛。

（2）弥漫性脂肪肝声像图表现为近场肝实质回声致密、增强，肝回声强度明显增强，肝肾对比增强。远场回声衰减。膈肌及肝静脉因衰减显示不清，门静脉管壁回声不明亮。部分患者肝脏形态饱满，各径线增大（图 11-1-12）。

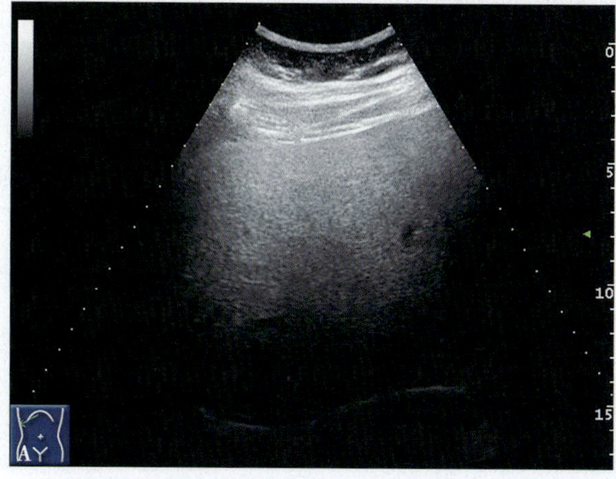

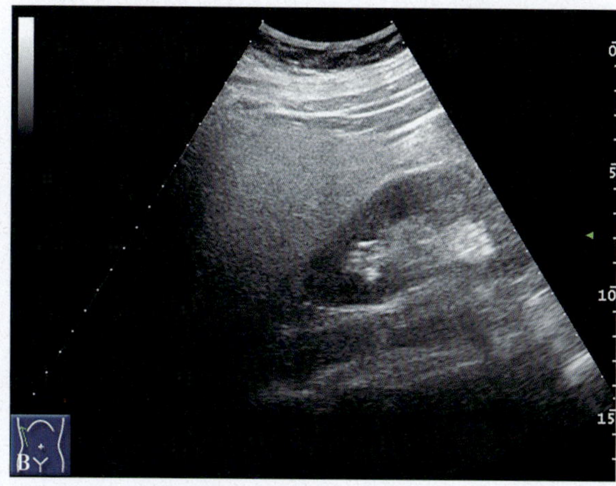

图 11-1-12　弥漫性脂肪肝的声像图
A. 肝实质回声增强，远程回声衰减；B. 肝实质回声明显强于肾皮质回声。

（3）局灶性脂肪肝包括局限性脂肪缺失和局限性脂肪浸润，前者声像图表现为肝实质回声不均匀，致密高回声内夹杂片状低回声（图 11-1-13A），后者表现为肝内局限性片状高回声（图 11-1-13B）。

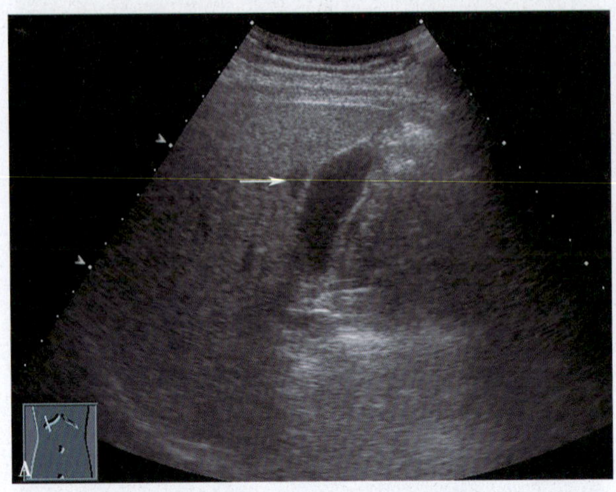

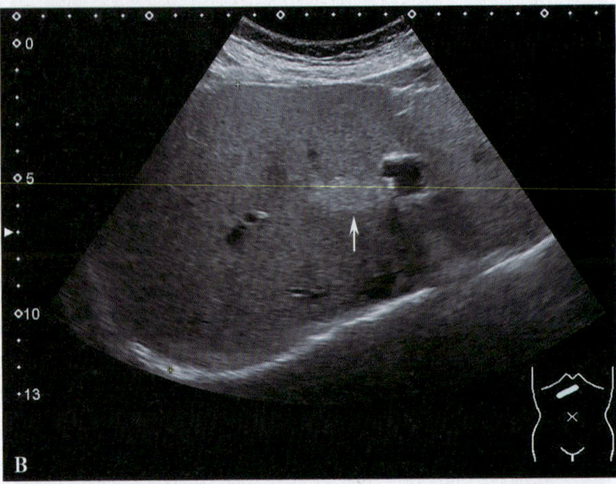

图 11-1-13　局灶性脂肪肝的声像图

A. 局限性脂肪缺失，胆囊旁局灶性片状低回声（箭头所示）；B. 局限性脂肪浸润，肝左叶片状高回声（箭头所示）。

【鉴别诊断】

（1）弥漫性脂肪肝与其他弥漫性肝疾病鉴别，病史及特征性声像图为鉴别要点。

（2）局灶性脂肪肝肝实质内低回声与肝癌鉴别，前者低回声通常呈片状，无立体感，无包膜，内部无血流信号。

血吸虫肝病

【诊断要点】

（1）有血吸虫病史，或疫区生活史。

（2）声像图特征是肝实质回声分布不均匀，呈板块状或地图样改变（图 11-1-14）。

（3）脾脏肿大，脾静脉增宽。

（4）当发展为肝硬化时，符合肝硬化声像图表现。

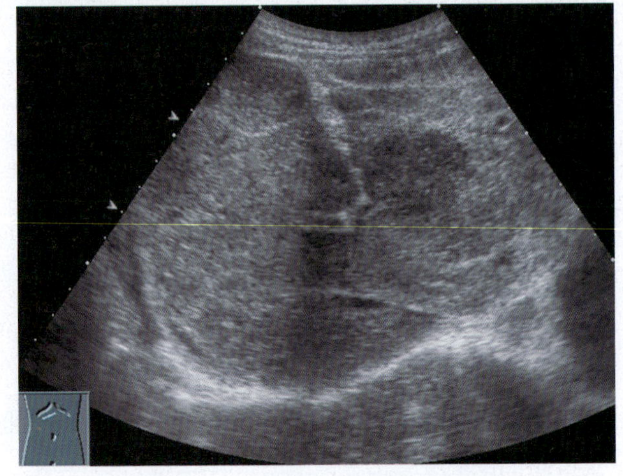

图 11-1-14　血吸虫肝病的声像图

肝实质回声分布不均，呈地图样改变。

【鉴别诊断】

（1）血吸虫肝病与其他弥漫性肝病鉴别，病史及特征性声像图为鉴别要点。

（2）血吸虫肝病与肝肿瘤鉴别，前者有血吸虫病史，肝实质呈斑块状不均匀回声，且斑块之间有纤细高回声分隔，无球体感。

淤血性肝大

【诊断要点】

（1）患者多有右心功能不全病史，肝大伴右上腹隐痛。

（2）由于右心功能不全，下腔静脉回流不畅，致肝静脉内径增宽，因而淤血性肝大的声像图以肝静脉内径增宽和肝大为主要特征，肝静脉内径通常超过 10cm（图 11-1-15）。肝脏内部回声及肝包膜无明显异常。

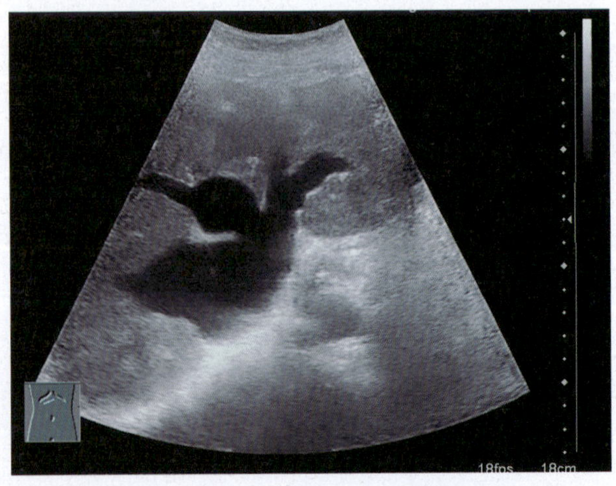

图 11-1-15　淤血性肝大的声像图

肝左静脉、肝中静脉及肝右静脉内径明显增宽。

【鉴别诊断】

(1) 淤血性肝大与其他弥漫性肝病鉴别，前者肝静脉内径增宽，而肝炎、脂肪肝、血吸虫肝病均以肝实质回声发生变化为主。此外，右心功能不全的病史也是鉴别要点。

(2) 淤血性肝大与弥漫性肝癌鉴别，前者以肝静脉明显增宽，后者肝静脉变细、显示不清；前者肝实质回声无明显变化，后者肝实质回声增粗、分布不均匀，布满微小结节。

(二) 肝局灶性病变

肝囊肿

【诊断要点】

(1) 大部分患者无明显症状，仅在超声或其他影像检查中偶然发现。

(2) 除肝左叶巨大囊肿外，肝脏触诊阴性，AFP阴性。

(3) 肝实质内出现一个或多个无回声，圆形或椭圆形，边界清楚，壁薄整齐，后壁及后方回声增强（图 11-1-16）。

(4) 如囊肿伴有出血或感染，则在无回声内出现点状回声，随体位改变或探头加压飘动，囊壁稍厚，但厚薄尚均匀（图 11-1-17）。

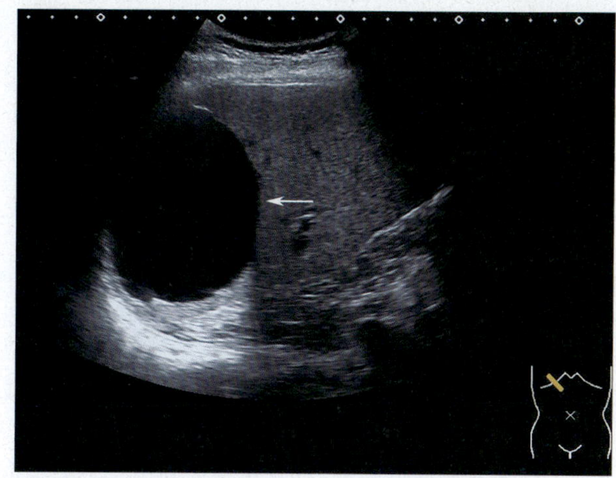

图 11-1-16 单纯性肝囊肿的声像图

肝实质内出现无回声，圆形或椭圆形，后壁及后方回声增强。

【鉴别诊断】

(1) 微小囊肿与血管横断面鉴别：后者随扫查切面转换形态由圆形转为条状；而前者无此变化。

(2) 出血性或感染性囊肿应与肝脓肿鉴别：鉴别要点为前者通常有肝囊肿病史，且发热寒战和局部疼痛症状较肝脓肿明显要轻。声像图鉴别方面，肝脓肿声像图复杂多变，脓肿壁明显较前者增厚，且常伴内壁不整齐，多为非均匀性增厚。

(3) 肝囊肿还需与肝包囊虫病、肝内出血相鉴别：病史（牧区生活史、外伤史）是鉴别的要点之一。此外，包囊虫病的囊肿底部可见点状高回声的“囊砂”。

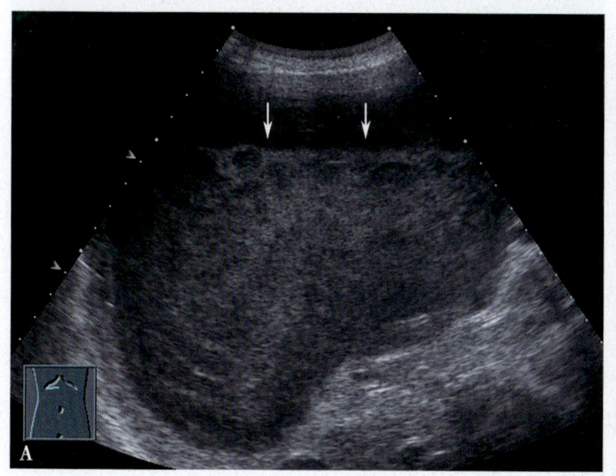

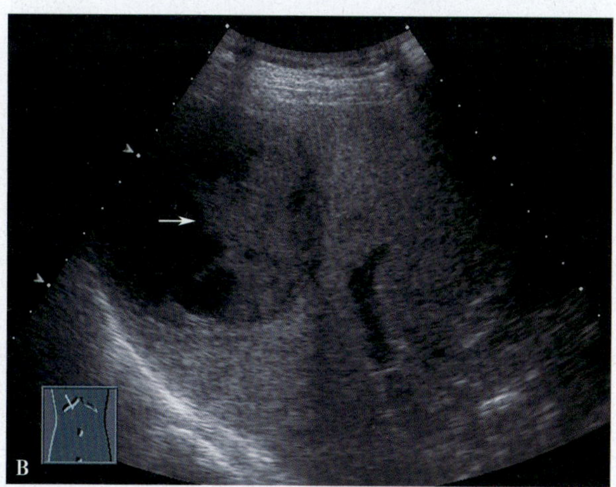

图 11-1-17 感染性肝囊肿及出血性肝囊肿的声像图

A. 感染性囊肿（箭头所示为液平）；B. 出血性囊肿（箭头所示为囊内陈旧性出血）。

肝脓肿

【诊断要点】

(1) 患者有发热、寒战、右上腹疼痛史。

(2) 声像图表现为肝内见一个或数个无回声肿块，壁厚，内壁不平整、厚薄不均，无回声内见点状回声，随体位改变飘动，或静止后出现液平分层。无回声后壁及后方回声增强不明显。彩色多普勒显示肿块边缘较丰富血流信号（图 11-1-18）。

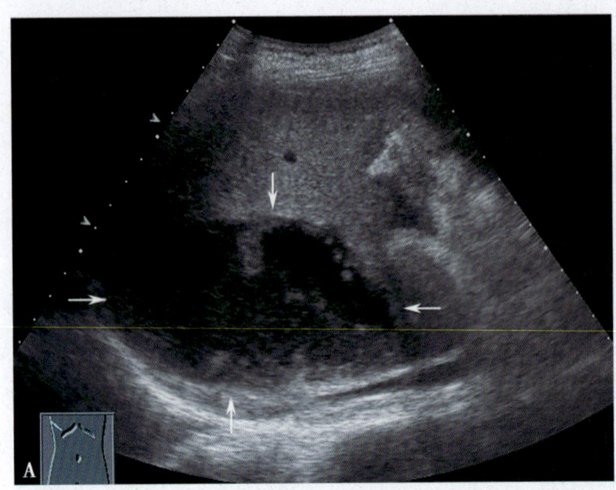

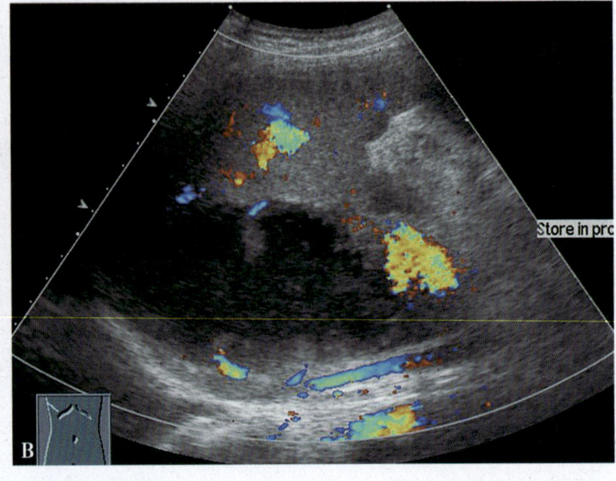

图 11-1-18　肝脓肿的声像图

A. 肝内无回声肿块（箭头所指），壁厚，内可见点状回声；B. 多普勒血流图显示肿块边缘丰富血流信号。

（3）肝脓肿形成前期，病灶处呈低回声、弱回声或不均匀回声，无明显包膜。彩色多普勒显示实质肿块边缘血流信号丰富（图 11-1-19）。

（4）脓肿吸收好转期，病灶可呈低回声、混合回声、高回声，甚至钙化呈强回声（图 11-1-20）。

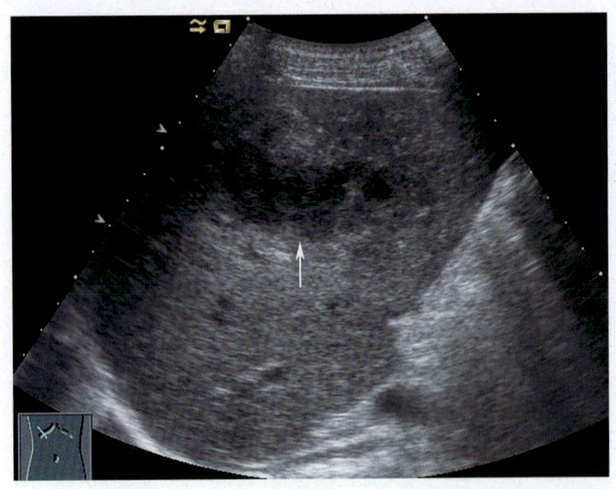

图 11-1-19　肝脓肿形成前期的声像图

肝脓肿形成前期病灶呈弱回声（箭头所示）。

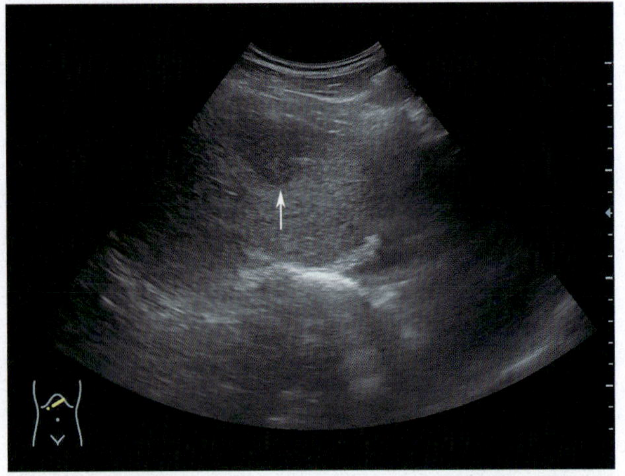

图 11-1-20　肝脓肿吸收期的声像图

肝脓肿吸收期呈片状低回声（箭头所示）。

【鉴别诊断】

（1）肝脓肿与感染性肝囊肿鉴别：见肝囊肿鉴别诊断。

（2）肝脓肿与肝癌或肝癌伴感染鉴别：前者患者发热、寒战等全身症状较后者为重。在声像图表现上，肝脓肿在抗感染治疗中其回声多变，且向肿块模糊消失方向转变；而肝癌或肝癌伴感染，肿块则随感染减轻而明显。

（3）肝脓肿与肝包囊虫病鉴别：后者有疫区生活史或畜牧接触史，囊壁厚薄较前者均匀。

肝血管瘤

【诊断要点】

（1）患者一般无不适症状，多在超声或其他影像检查中偶然发现。

（2）肝血管瘤声像图特征与其大小有关，通常体积较小的血管瘤呈高回声，边缘锐利清晰，或周边呈纤细高回声，肿块呈浮雕样，周边无声晕，内部及周边无明显彩色血流信号。体积较大肿块内部呈网状低回声或不均匀回声，边缘回声增强，一般无声晕，内部可见少许彩色血流信号，以静脉频谱为主（图 11-1-21）。

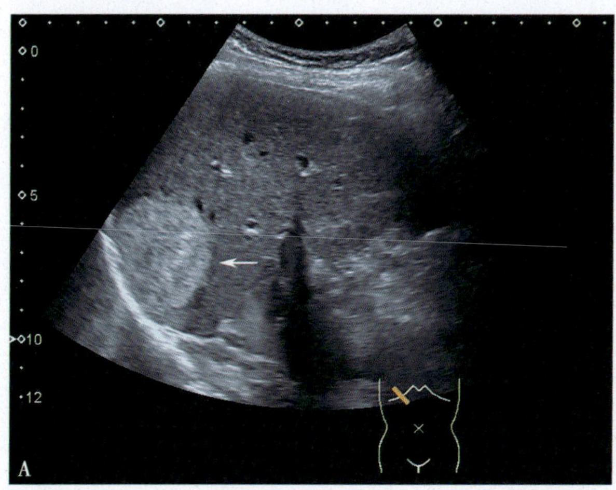
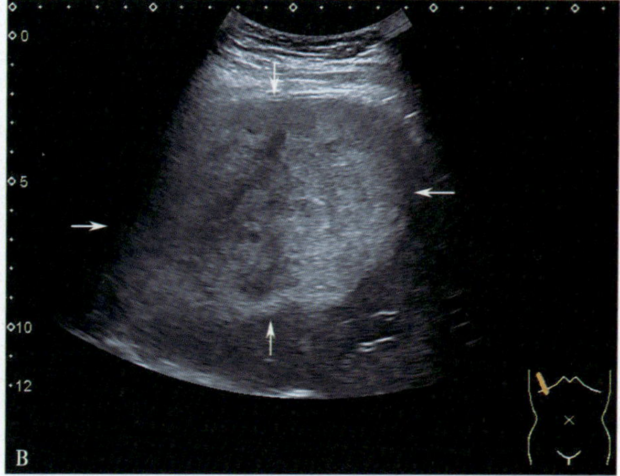

图 11-1-21 肝血管瘤声像图

A. 体积较小的血管瘤（箭头所示）呈高回声；B. 体积较大的血管瘤（箭头所示）内部呈不均匀回声，边缘呈高回声。

【鉴别诊断】

（1）肝血管瘤与肝癌鉴别，后者常有慢性肝病史，血清 AFP 升高。另外，肝癌结节周边常伴有低回声晕，血流信号较血管瘤丰富，结节周边见血管环绕征。

（2）肝血管瘤与肝脓肿鉴别，体积大的血管瘤其内部回声不均匀，当伴有瘤内出血可呈混合回声，此时需与肝脓肿鉴别。病史不同及实验室检查是主要鉴别要点。

原发性肝癌

【诊断要点】

（1）多数患者有乙肝病史、乙肝家族史或肝硬化史，大部分患者血清甲胎蛋白（alpha fetoprotein，AFP）值升高。

（2）原发性肝细胞癌病灶的回声多呈低回声，部分小于 2cm 肝癌病灶可呈高回声（图 11-1-22）。随着肿瘤增大，内部回声欠均匀，呈结节状低或等或高回声，或呈囊实性回声。肿瘤周围多伴有低回声晕。肿块内部及周边彩色血流信号丰富，多以高阻动脉血流频谱为主（图 11-1-23）。

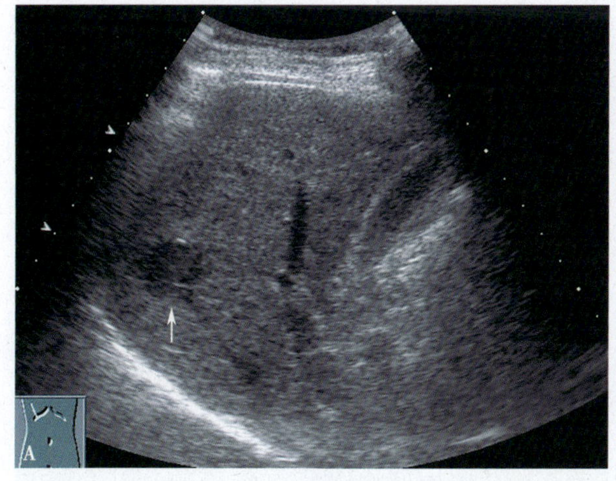
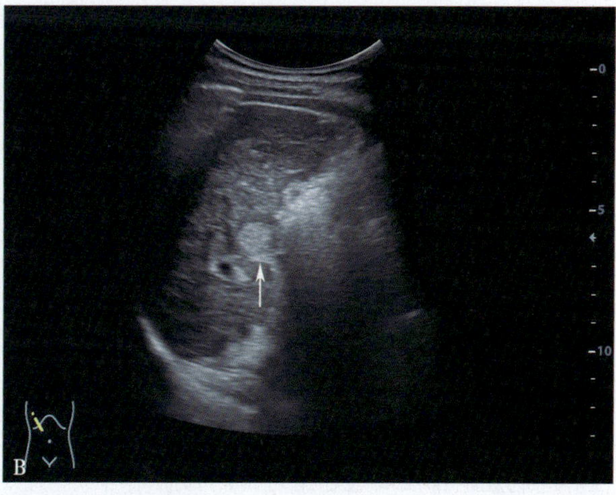

图 11-1-22 小肝癌的声像图

A. 原发性肝癌呈低回声（箭头所示）；B. 原发性肝癌呈高回声（箭头所示）。

（3）如肝硬化并发肝癌，则除肿瘤外，余肝声像图特征与肝硬化相同。

（4）晚期肝癌患者门静脉内可见低回声癌栓，内部可见彩色血流信号（图 11-1-24）。肝门处可见转移性淋巴结肿大，多呈圆形低回声结节（图 11-1-25）。腹腔和盆腔内出现腹水。

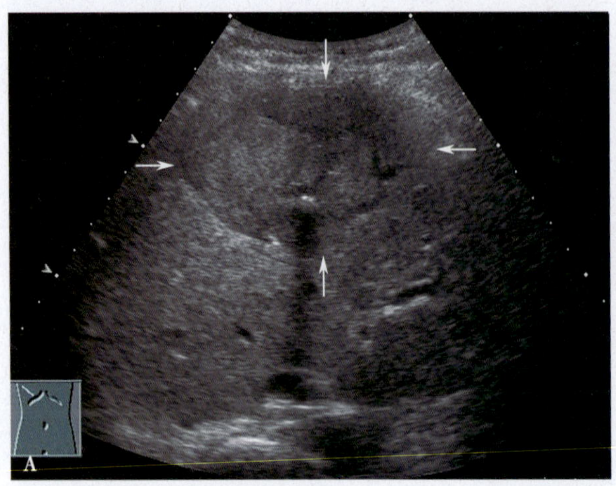

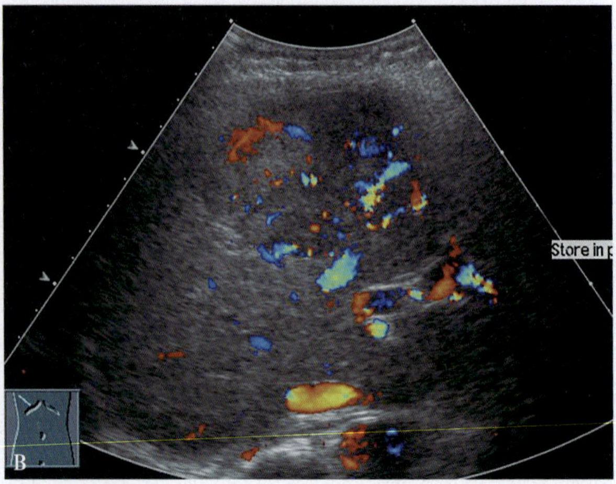

图 11-1-23　大肝癌的声像图

A. 肿块内部回声不均，呈结节状（箭头所示）；B. 多普勒血流图肿块内部血流信号丰富。

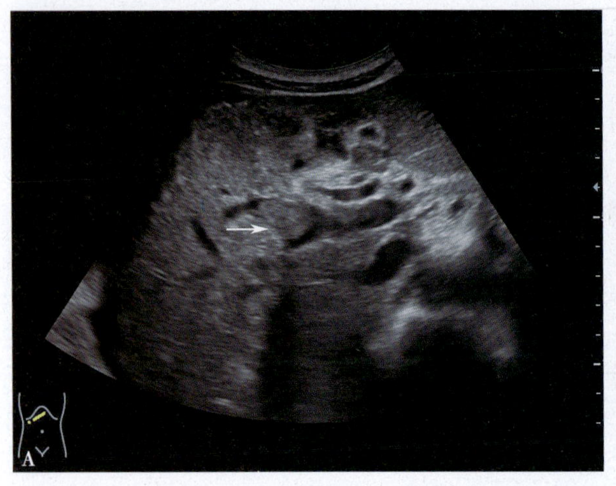

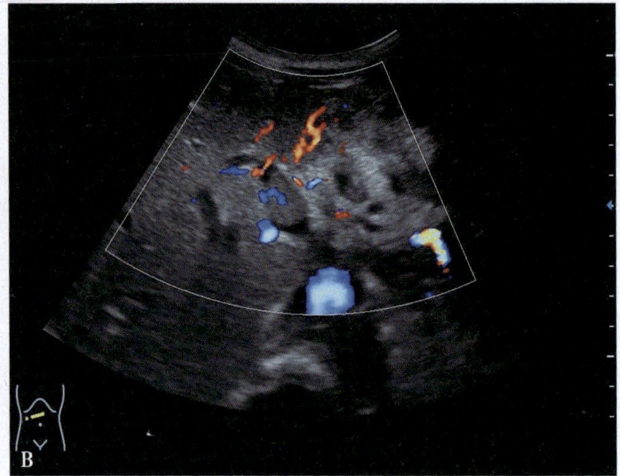

图 11-1-24　肝癌门静脉癌栓的声像图

A. 门静脉内低回声癌栓（箭头所示）；B. 多普勒血流图癌栓内部可见血流信号

【鉴别诊断】

（1）原发性肝癌需与肝血管瘤鉴别，鉴别要点见肝血管瘤中鉴别诊断。

（2）原发性肝癌与肝脓肿鉴别要点见肝脓肿鉴别诊断。

（3）原发性肝癌与转移性肝癌鉴别，前者以单发多见，而后者以多发病灶为主。前者以低回声或结节状回声为主，而后者以“牛眼征”回声为主。转移性肝癌病灶内部和周边一般无血流信号，而原发性肝癌病灶内部及周边通常可检测到血流信号。原发性肝癌常伴有不同程度的肝硬化，且易发生门静脉癌栓，而转移性肝癌则伴有其他部位原发肿瘤。

（4）弥漫性肝癌需与肝硬化鉴别，二者鉴别要点见肝硬化鉴别诊断。

（5）小肝癌还需与局灶性脂肪肝、肝硬化增生结节、局灶性结节增生等良性病灶相鉴别。

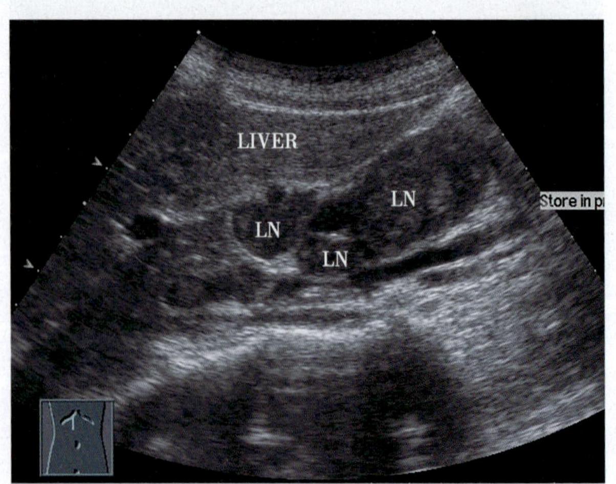

LIVER—肝脏；LN—肝门旁肿大淋巴结。

图 11-1-25　肝癌肝门淋巴结转移的声像图

转移性肝癌

【诊断要点】

（1）一般有明确的原发恶性肿瘤病史。

（2）转移性肝癌的声像图特征为肝内出现实质性肿瘤，以多发肿瘤为多见，且多个肿瘤大小相近。转移性肝癌肿瘤回声因不同的原发肿瘤而异，可呈低回声，亦可为等回声，甚至高回声。常见的转移性肝癌中央为等或高回声，周边呈较宽低回声晕环，呈"牛眼征"，多为肠癌肝转移（图11-1-26）。乳腺癌肝转移癌通常呈均匀的低回声。转移性肝癌其肿瘤内部多无彩色血流信号。

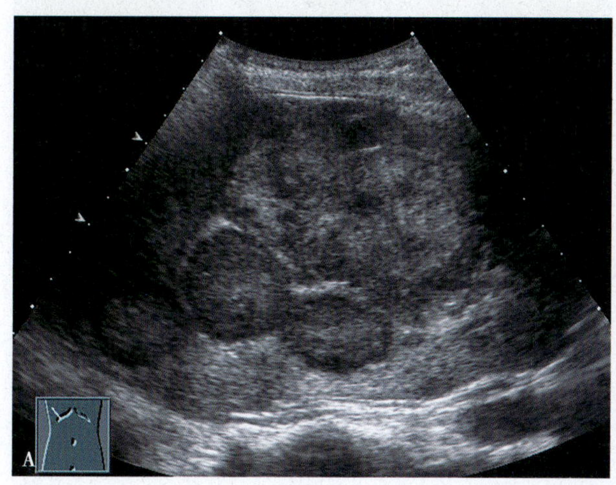

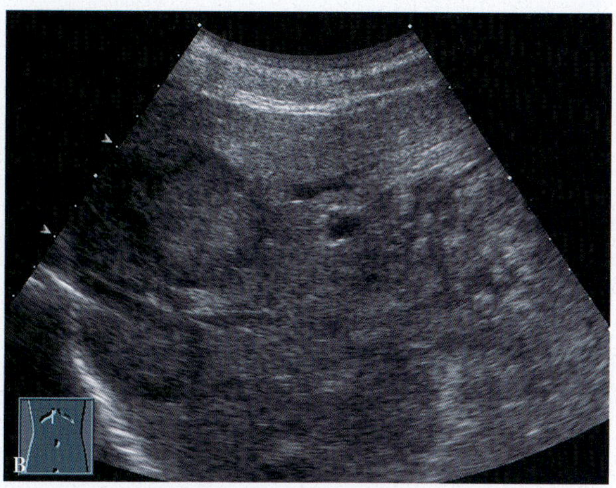

图11-1-26　转移性肝癌的声像图
肝内多发实质性肿瘤，呈"牛眼征"。A. 肝右叶；B. 肝左内叶。

【鉴别诊断】

（1）转移性肝癌与原发性肝细胞肝癌鉴别，见原发性肝细胞肝癌中鉴别诊断。

（2）转移性肝癌与肝血管瘤，后者肿块内部呈高回声，如为低回声血管瘤，但其边界为高回声或强回声之特征亦易于二者鉴别。

（3）转移性肝癌与多发性肝脓肿鉴别，二者声像图较为相似，有时难以鉴别，但从病史及治疗后疗效随访可以鉴别。前者有原发肿瘤病史，且对抗肿瘤治疗可能有效；后者有感染病史，对抗感染治疗有效。

肝内血肿

【诊断要点】

（1）大部分患者有外伤史，血肿大者血红蛋白及红细胞计数下降。

（2）肝内血肿回声因出血时间长短而异，新鲜血肿内部充满点状回声呈等回声，随着病程延长，转为无回声、低回声。低回声内无彩色血流信号。血肿大小也随时间延伸而逐渐变小，最后消失（图11-1-27）。

【鉴别诊断】

（1）肝内血肿与肝囊肿、出血性或感染性肝囊肿鉴别：前者有外伤病史，且血肿的回声及大小随病程延长而变化，而肝囊肿无变化；虽然出血性囊肿和感染性囊肿内部回声会有变化，从浑浊回声转为清澈回声，或为低回声，但其大小无明显变化，更不会消失。

（2）肝内血肿与肝癌鉴别：二者病史不同。另肝内血肿低回声无彩色血流信号，而肝癌低回声中有血流信号，甚至血流信号丰富。

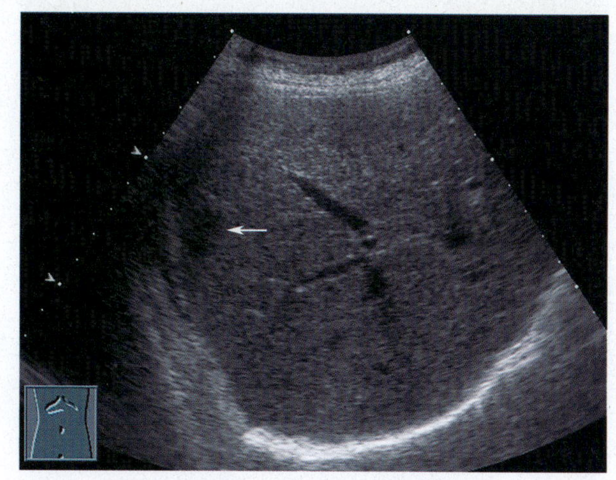

图11-1-27　肝内血肿的声像图
肝内片状低回声（箭头所示）。

肝包囊虫病

【诊断要点】

（1）患者有牧区生活史或接触牛羊史。

（2）声像图表现是肝内见单个或多个囊性肿块，典型特征为囊性肿块周边见类圆形无回声，排列呈“轮辐状”（图 11-1-28）。

（3）单囊型包囊虫病灶回声与肝囊肿类似，只是包囊虫病的囊底内见点状高回声，为“囊砂”。多囊型包囊虫病病灶，其囊内见大小不等小囊构成呈蜂窝状结构，即“囊中囊”特征。

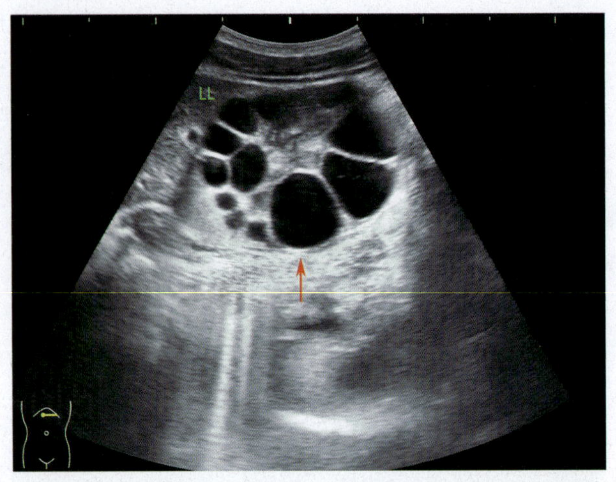

图 11-1-28 肝包虫病的声像图

囊性肿块周边类圆形无回声，排列呈“轮辐状”（箭头所示）。

【鉴别诊断】

（1）单囊型肝包虫病与肝囊肿鉴别：其鉴别诊断要点见肝囊肿鉴别诊断。

（2）肝包虫病伴有感染时，需与肝脓肿相鉴别：鉴别要点见肝脓肿鉴别诊断。

（3）多囊型包囊虫病需与多囊肝鉴别：多囊肝无牧区生活史或牛羊接触史，且多囊肝囊肿范围更广，但囊壁纤薄。

四、病例分析

病例 1

【临床资料】

患者，男，51 岁，因“中上腹胀痛 1 月余，近期加重”就诊。CT 提示肝左叶占位性病变。既往有乙肝病史 15 年。AFP 158.9μg/L。

【超声检查资料】

肝左叶肿块声像图表现见图 11-1-29，肝右叶声像图表现见图 11-1-30。

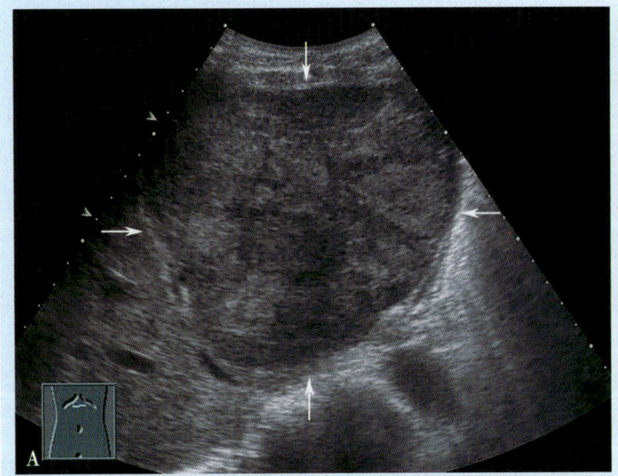

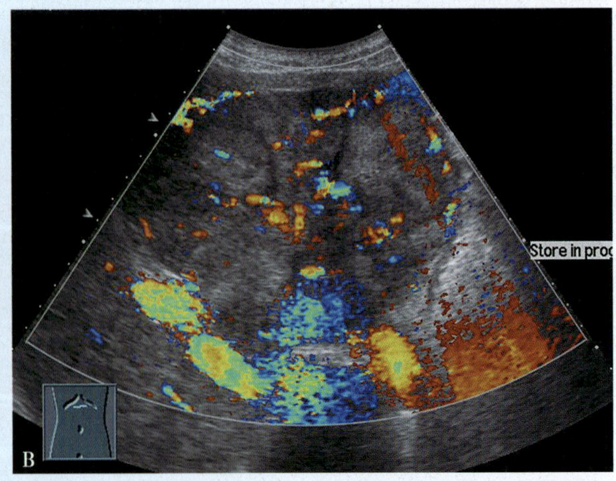

图 11-1-29 肝左叶肿块超声声像图

A. 灰阶超声图（箭头所示）；B. 彩色多普勒血流图

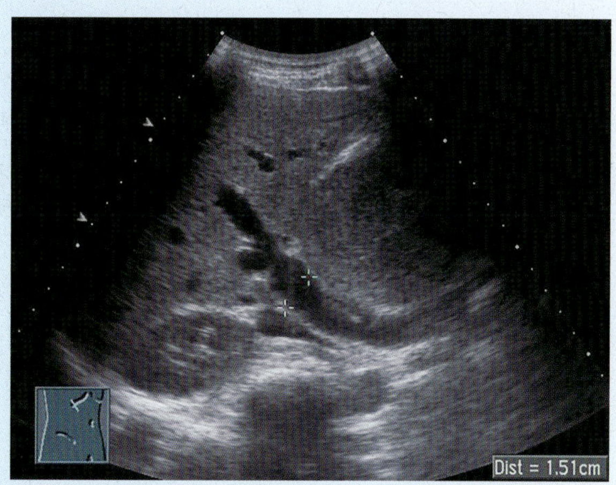

图 11-1-30 肝右叶超声声像图

【提问与思考】

1. 依据所给声像图描述病变区超声表现。

2. 给出本例超声诊断意见。

3. 本病的主要诊断依据有哪些？如何与相关疾病进行鉴别？

4. 为明确诊断下一步应做哪些检查？

【诊断思路分析】

本例患者肝脏超声检查在肝左叶见高回声实质性肿块，边界尚清晰，内部回声欠均匀，呈结节状。CDFI检查示肿块内部及周边血流信号丰富。其余肝脏回声增粗，分布不均匀，肝包膜不平整，门静脉内径增宽。提示：肝左叶实质性肿瘤，肝癌可能性大。

本例主要诊断依据：①乙肝病史15年，有慢性肝病超声声像图表现；②AFP值升高；③肝左叶高回声实质性肿块，内部回声呈结节状，肿块内血流信号较丰富。

本例患者需与肝血管瘤及局灶性结节性增生等肝良性结节相鉴别：肝血管瘤和局灶性结节性增生多在体检时发现，一般无肝病史，血清AFP测值正常。从声像图特征上鉴别，肝血管瘤内部呈网状结构而非结节状回声；血管瘤边界清晰、明亮，无声晕；肝血管瘤肿块质地柔软，探头加压可发生形变。局灶性结节性增生的结节边界清晰，内部回声均匀，结节内呈“轮辐状”彩色血流信号是本病所特有的征象。

该患者还需要与转移性肝癌相鉴别：转移性肝癌多有原发肿瘤病史，多为消化道肿瘤、乳腺癌、肺癌等血行转移所致，转移性肝癌多具有原发肿瘤的声像图特征，如来源于乳腺多呈低回声，来源于胃肠道可表现为“牛眼征”。

【确诊结果】

穿刺病理：高分化肝细胞肝癌（图11-1-31）。

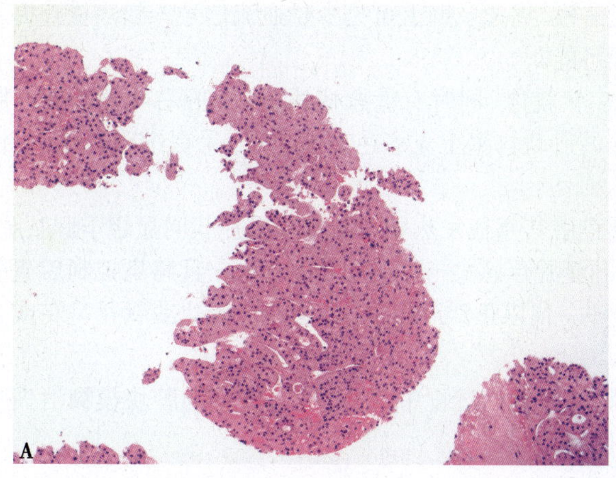

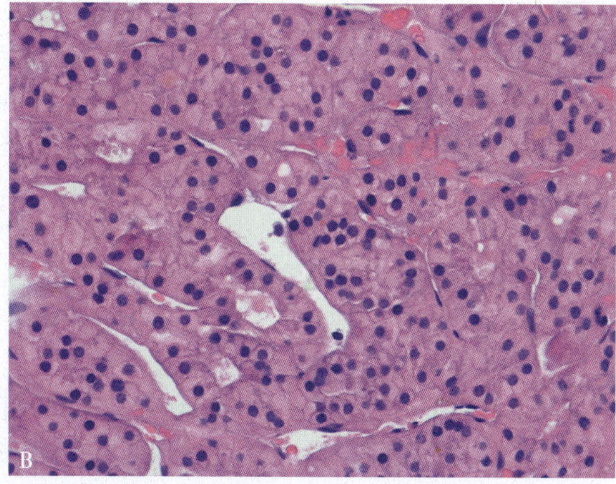

图 11-1-31 肝左叶肿块穿刺病理

A. HE×100；B. HE×400。

病例 2

【临床资料】

患者，男，47 岁，因“寒战发热伴右上腹刺痛 8d”入院。最高体温 39℃，为弛张热。血常规检查：白细胞计数 20.5×10^9/L，中性粒细胞百分比 83.6%，C 反应蛋白 >160mg/L；血糖 14.6mmol/L；肝功能检查示丙氨酸转氨酶和天门冬氨酸转氨酶异常升高（丙氨酸转氨酶 168U/L，天门冬氨酸转氨酶 151U/L），其余肝功能指标正常。

【超声检查资料】

肝右叶见混合性肿块，大小约 120mm × 85mm，内部回声不均匀，以点状等回声为主，其间夹杂无回声区，点状回声随探头加压漂动；肿块壁厚，不均匀，内壁不平整。CDFI 检查肿块内壁见条状纤细彩色血流信号（图 11-1-32）。其余肝组织回声未见异常。

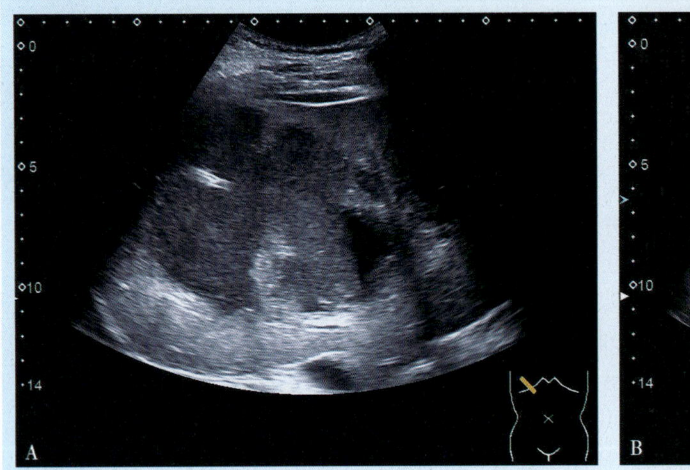

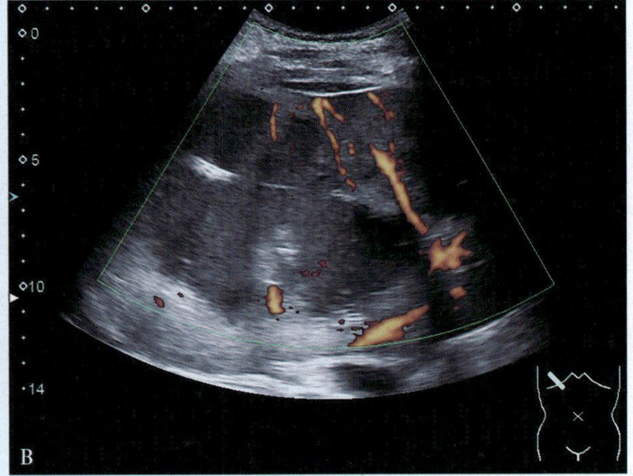

图 11-1-32　肝右叶混合回声超声声像图

A. 灰阶超声图，B. 彩色多普勒血流图。

【提问与思考】

1. 给出本例患者超声诊断意见。
2. 陈述本病例诊断及鉴别诊断依据。
3. 本病例下一步诊治措施是什么？

【诊断思路分析】

该患者肝脏声像图特征有：肝右叶出现 120mm × 85mm 大小混合回声，壁厚，内壁不平整，肿块内部见细小漂浮回声。CDFI 示该混合回声内部未见明显血流信号，周边及壁上可见少量血流信号。超声检查提示肝右叶混合性肿块，结合病史诊断为肝脓肿伴液化坏死可能。

本例主要诊断依据：①以高热及右上腹痛等全身症状就诊，同时有糖尿病病史；②肝右叶混合回声肿块，内部回声随探头加压飘动，肿块壁厚，内壁不平整；③肿块内壁上见彩色血流信号；④白细胞计数、中性粒细胞及 CRP 明显升高。

本例患者需与肝囊肿继发感染鉴别：肝囊肿继发感染者其寒战发热和局部疼痛等症状明显轻于肝脓肿；囊肿伴感染的囊壁厚度通常较薄，且厚薄均匀；此外，肝囊肿伴感染一般有肝囊肿病史，且感染控制后囊肿仍存在，而肝脓肿在抗感染治疗痊愈后原混合性肿块消失，代以正常肝组织，或组织纤维化或钙化呈高或强回声。

该患者还需要与肝细胞癌伴液化坏死相鉴别：肝脓肿在治疗过程中其回声多变，且向肿块模糊消失方向转变；而肝肿瘤伴感染，肿块随炎症控制则更为清晰明显。

【确诊结果】

超声引导下穿刺抽液及置管引流术，提示肝脓肿（图 11-1-33），穿刺脓液培养结果为肺炎克雷伯菌。

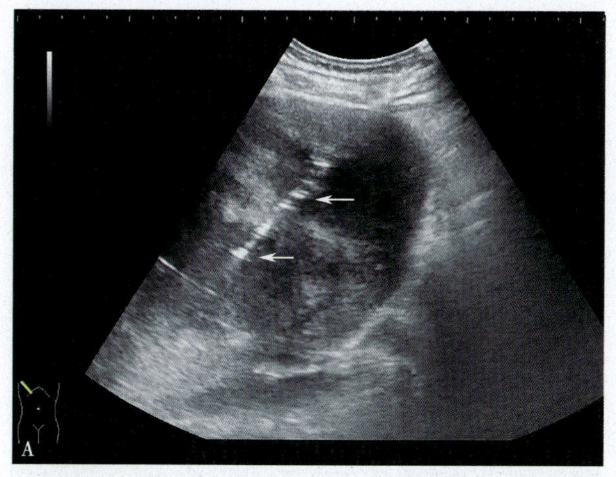

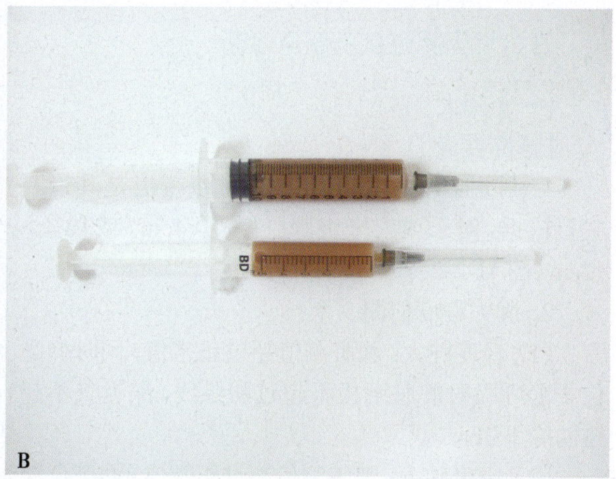

图 11-1-33 肝右叶混合回声穿刺
A. 穿刺引流管超声声像图（箭头所示为穿刺针）；B. 穿刺标本照片。

第二节 脾 脏

一、超声检查技术

（一）患者准备

脾脏检查前一般无需特殊准备。

（二）体位

仰卧位及右侧卧位是脾脏超声检查的主要体位。

（三）仪器

同本章第一节。

（四）检查方法

1. 左侧腰部冠状面纵切 将探头置于左腰部腋后线，然后自后向前扫查，获取脾脏纵切面，显示脾脏上极、下极、左侧膈顶、脾门、左肾上极。

脾脏冠状面纵切超声影像（视频）

2. 左侧腰部或左肋下横切 将冠状切时探头旋转 90° 后上下平移扫查，显示脾门及其血管、脾脏膈面。

3. 脾脏大小测量

（1）脾脏长径：在冠状纵切面上测量脾上下径，测量点置于脾脏上端和下端，二点连线为脾脏长径。

（2）脾脏厚度：在冠状或肋缘下横切面上测量脾脏厚度，自脾门处脾静脉中心向脾脏膈面并垂直于长径的连线为厚径。

二、正常脾脏超声表现

1. 脾脏形态似半月形，包膜呈纤细高回声，平整光滑（图 11-2-1）。

2. 脾脏大小因不同个体差异较大，正常成人脾厚<4cm，最大长径<12cm。

3. 脾实质为细小点状回声，强度略低于肝脏，稍高于肾皮质。脾静脉走行于脾门处，呈管状无回声，壁为中等或偏高回声，内径一般不超过 8mm。脾动脉与其伴行，内径为脾静脉的 1/3。

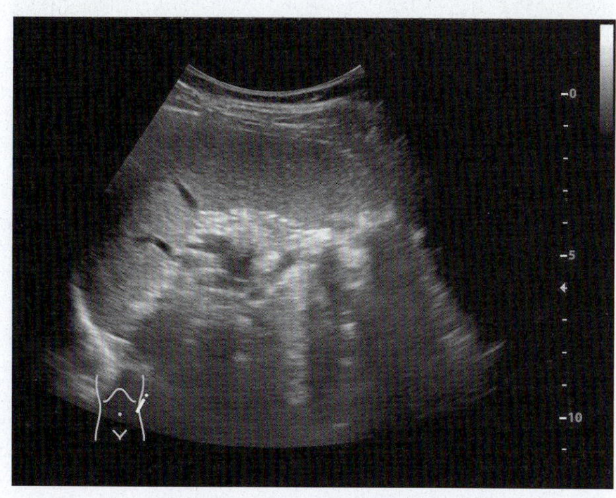

图 11-2-1 正常脾脏的声像图
脾脏呈半月形，实质为细小点状回声。

三、常见脾脏疾病超声诊断

（一）脾大

【诊断要点】

1. 脾脏各径线测值大于正常参考值是其诊断主要依据，对于成人来讲脾脏厚度>4cm，或长径>12cm（图 11-2-2）。

2. 脾大程度估测

（1）轻度肿大：脾脏测值超过正常值，同时仰卧位平静呼吸时脾脏下极不超过肋缘线，深吸气不超过肋缘下 3cm。

（2）中度肿大：脾脏测值超过正常值，仰卧位深吸气脾脏下极超过肋缘下 3cm，但下极不超过脐水平。

（3）重度肿大：脾脏测值超过正常值，仰卧位深吸气脾脏下极超过脐水平或前中线，同时声像图显示脾脏周围器官受压移位或变形。

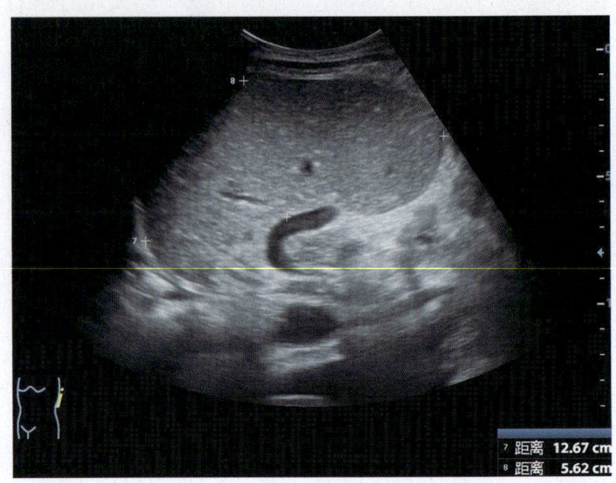

图 11-2-2　脾脏肿大的声像图

【鉴别诊断】

（1）引起脾大的原因很多，有单纯性脾大和占位性病变所致的脾大。前者声像图特征只是脾脏径线体积增大，其疾病诊断需依赖临床其他信息。占位性病变所致的脾大除发现脾脏增大外，可以发现脾脏占位病变，并依据占位病灶的声像图特征给出疾病的初步诊断意见。

（2）脾大与脾淋巴瘤鉴别：后者脾脏回声减低，或脾脏出现单发 / 多发性占位病灶，并常伴脾门、腹腔及浅表部位淋巴结肿大。结合病史亦可帮助二者鉴别诊断。

（3）脾大还需与其周围实质性肿瘤鉴别：这需要操作者仔细耐心扫查，观察脾区实质回声是否来源于脾脏，认清脾脏包膜是鉴别关键点。

（二）副脾

【诊断要点】

1. 副脾为脾脏正常变异，常位于脾门和胰尾附近。

2. 副脾形态为圆形或椭圆形，边缘清晰，包膜光整，与脾脏分界清楚。内部回声与脾脏回声类似，有时可见点状血流信号，连续扫查时内部血管与脾脏相通（图 11-2-3）。

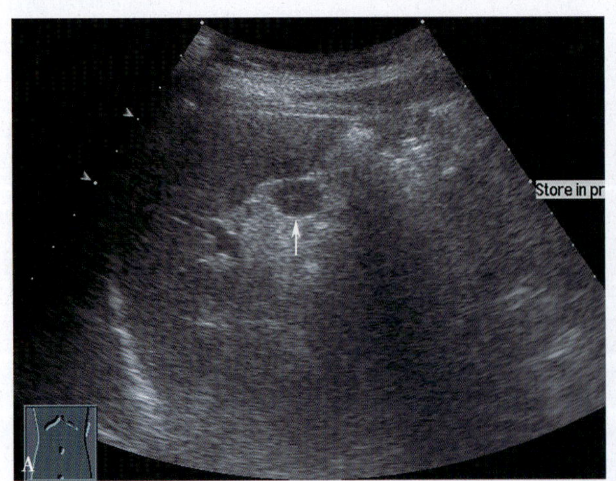

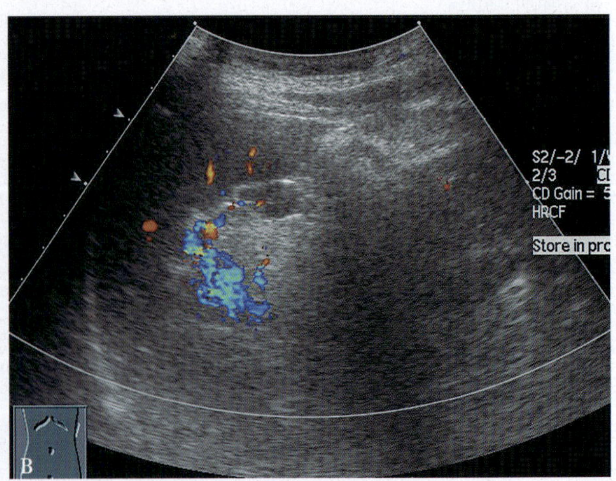

图 11-2-3　副脾的声像图

A. 副脾位于脾门处（箭头所示），内部回声与脾脏相似；B. 多普勒血流图显示血管与脾脏相通。

【鉴别要点】

1. 副脾与脾门淋巴结肿大鉴别　二者鉴别要点是后者内部彩色血流信号较多，且与脾脏血管不相通；

副脾一般为单个，而淋巴结肿大通常可见多个；相关的肿瘤及炎症病史也是鉴别之点。此外，随访后结节大小有无变化亦是二者鉴别之要点。

2. 副脾与肾上腺肿瘤鉴别　结节位置、病史及相关的实验室检查结果有助于二者鉴别，通常来讲，肾上腺结节位置低于副脾。

（三）脾脏囊肿

【诊断要点】

1. 患者一般无明显症状，仅在超声或其他影像检查中偶然发现。

2. 脾脏内见单个或多个无回声，圆形或椭圆形，边界清晰，壁薄整齐，后壁及后方回声增强（图 11-2-4）。

3. 如合并出血感染时，无回声内可见点状增强回声，随体位改变或探头加压飘动。囊壁稍厚，但厚薄尚均匀。

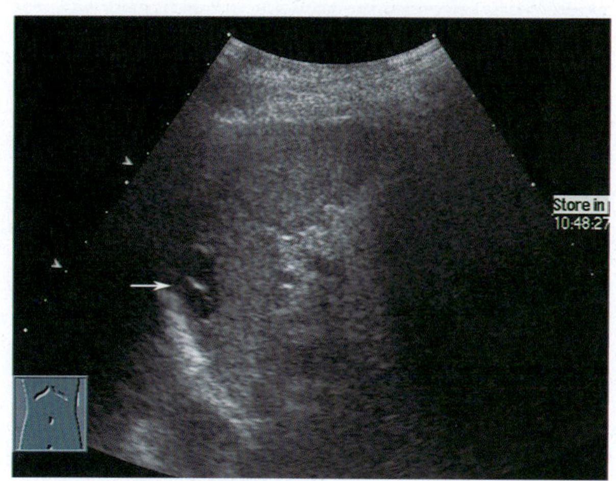

图 11-2-4　脾脏囊肿的声像图
脾脏内无回声（箭头所示），边界清晰。

【鉴别诊断】

1. 脾脏囊肿与脾脏脓肿鉴别　依据无回声内有无点状回声及囊壁厚度可鉴别二者。然而，当脾脏囊肿伴出血感染时，会增加二者鉴别的难度，有无脾脏囊肿史以及囊壁厚度的均匀度能为其鉴别提供有价值信息。

2. 脾脏囊肿与脾脏淋巴瘤鉴别　后者病灶内部为低回声，多有彩色血流信号。此外，病史及其他实验室检查亦是二者鉴别要点。

（四）脾血管瘤

【诊断要点】

1. 患者一般无不适症状，多在超声或其他影像检查中偶然发现。

2. 由于大部分脾脏血管瘤体积较小，因而以高回声为主，边界清晰，周边无声晕，一般内部无明显彩色血流信号（图 11-2-5）。

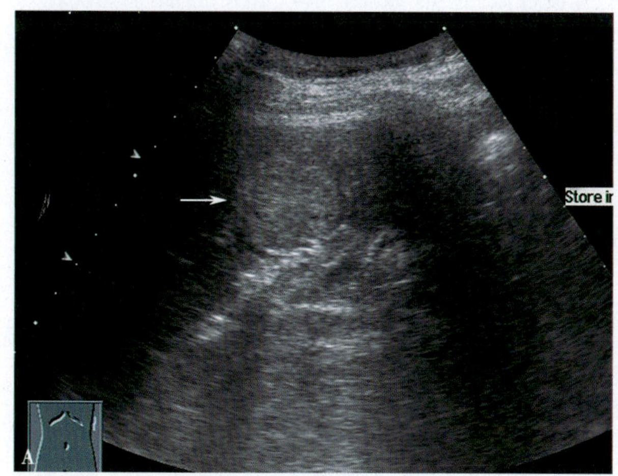

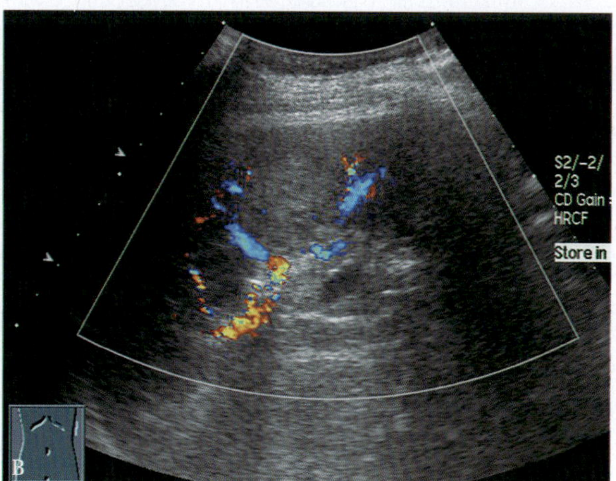

图 11-2-5　脾血管瘤的声像图
A. 脾脏内高回声病灶（箭头所示）；B. 多普勒血流图示血管瘤周边可见血流信号

【鉴别诊断】

1. 脾血管瘤与脾转移肿瘤鉴别　后者多为低回声或不均匀回声，且多有原发肿瘤病史。

2. 脾血管瘤与脾淋巴瘤鉴别　后者结节为低弱回声，周边及内部见血流信号。此外，病史亦可帮助二者鉴别。

（五）脾转移肿瘤

【诊断要点】

1. 脾转移性肿瘤一般有原发肿瘤病史。

2. 与肝转移性肿瘤类似，脾转移性肿瘤声像图表现多样，与原发肿瘤有关。多以低回声为主，也可表现为高回声或混合回声。一般无彩色血流信号（图 11-2-6）。

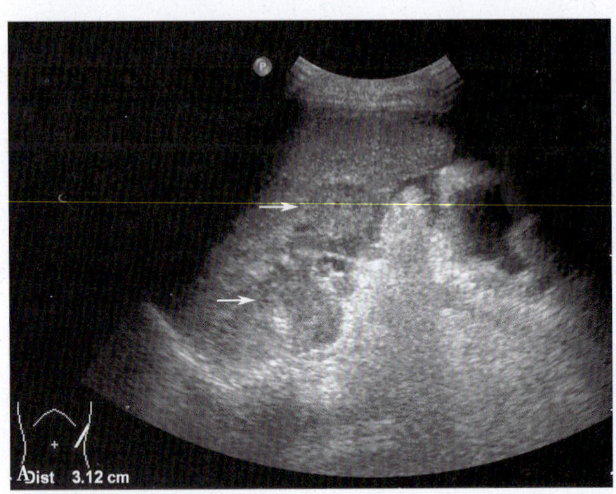

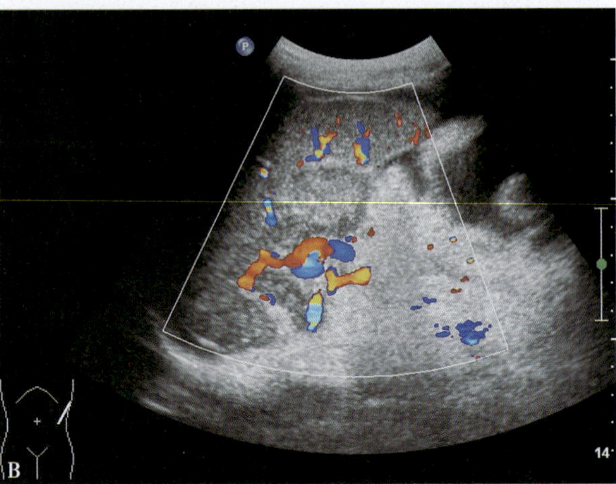

图 11-2-6　脾转移瘤的声像图

A. 脾内多发等回声结节，部分结节周边伴低回声声晕；B. 多普勒血流图结节内部未见明显血流信号。

【鉴别诊断】

1. 脾脏转移肿瘤与血管瘤鉴别　见脾血管瘤中的鉴别诊断。

2. 脾脏转移性肿瘤与脾淋巴瘤鉴别　后者脾脏结节周边及内部一般可见彩色血流信号。此外，临床病史亦是鉴别的关键。

（六）脾淋巴瘤

【诊断要点】

1. 部分患者伴有发热、乏力及其他部位淋巴结肿大等病史。

2. 脾脏淋巴瘤声像图表现多样，弥漫浸润型为脾脏弥漫性低回声伴或不伴脾脏肿大；小结节型表现为脾内布满小于 1cm 低回声结节（图 11-2-7）；大结节型则为脾内出现多个大小在 1～3cm 低回声结节（图 11-2-8）；肿块型声像图表现为脾脏内见低回声肿块，一般大小超过 3cm，多为单发，如肿块发生坏死液化，内部可见无回声区（图 11-2-9）。实质回声内可见彩色血流信号。

3. 腹腔内腹膜后、颈部和腋窝等浅表淋巴结肿大，呈低回声。

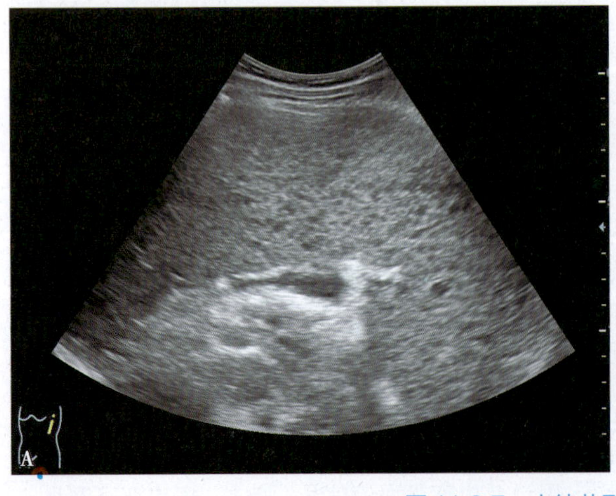

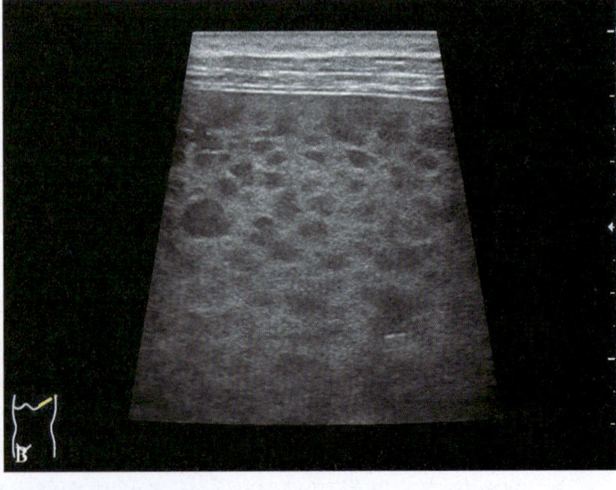

图 11-2-7　小结节型脾脏淋巴瘤的声像图

A. 脾脏内弥漫分布低回声结节；B. 高频探头示脾脏内低回声结节大小不均，弥漫性分布。

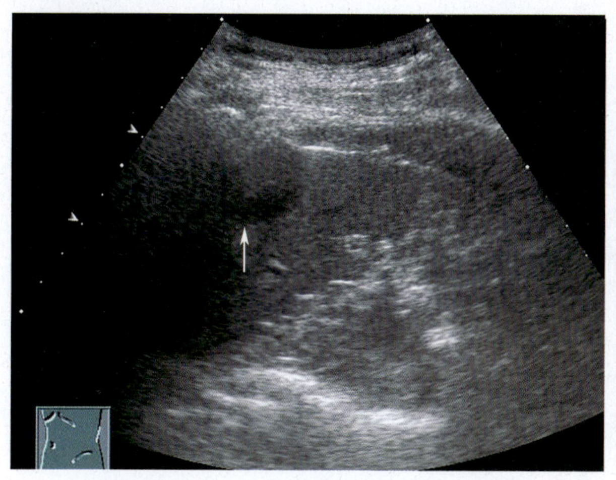

图 11-2-8 大结节型脾脏淋巴瘤的声像图
脾脏内低回声结节（箭头所指），向包膜外隆起。

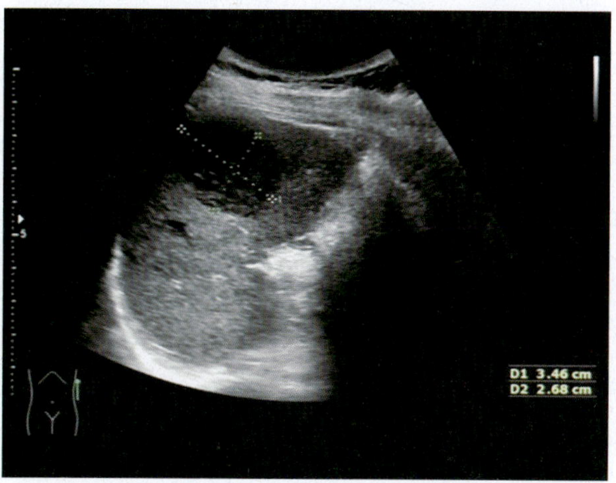

图 11-2-9 肿块型脾脏淋巴瘤的声像图
脾脏内低回声肿块（标尺所测量）。

【鉴别诊断】

1. 脾淋巴瘤与脾大鉴别 见脾脏肿大中鉴别诊断。

2. 脾淋巴瘤与脾脏囊肿鉴别 见脾脏囊肿中鉴别诊断。

3. 脾淋巴瘤与脾转移瘤鉴别 见脾转移性肿瘤中鉴别诊断。

（七）脾脓肿

【诊断要点】

1. 患者可有畏寒、发热、左上腹痛症状。

2. 脾内见一个或数个低回声或无回声肿块，壁厚，且厚薄不均，坏死碎屑表现为点状回声，随体位改变飘动。彩色多普勒显示肿块边缘较丰富血流信号（图 11-2-10）。

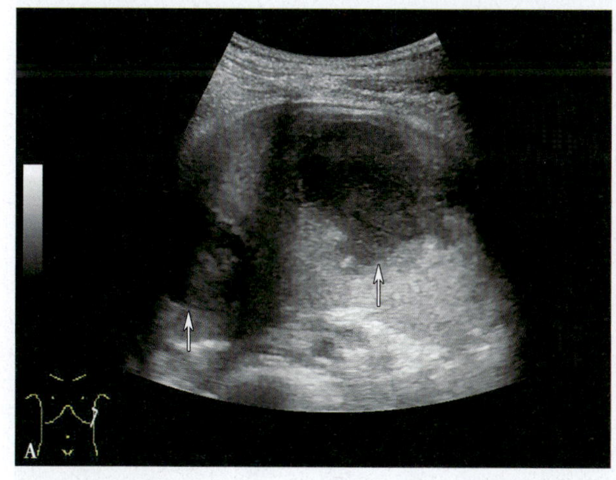

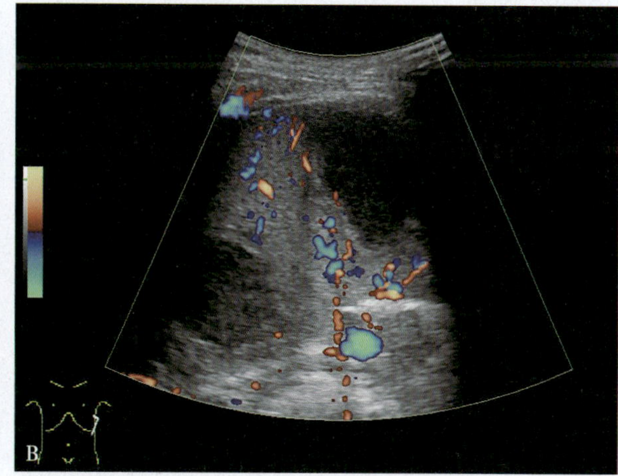

图 11-2-10 脾脏脓肿的声像图
A. 脾脏内多发无回声肿块（箭头所示），壁厚，内可见点状强回声；B. 多普勒血流图肿块边缘血流信号丰富

3. 脾脓肿形成前期，病灶处可呈低回声、弱回声或不均匀回声，无明显包膜。彩色多普勒显示实质肿块边缘血流信号丰富。

4. 脓肿吸收好转期，病灶可呈低回声、不均匀回声、高回声，甚至出现强回声。

【鉴别诊断】

1. 脾脓肿与脾囊肿鉴别 见脾脏囊肿鉴别诊断。

2. 脾脓肿与脾血肿鉴别 主要依据病史不同，后者常有外伤史，前者伴有畏寒高热等毒血症症状。声像图上脾脏血肿主要是均匀低回声，内部及周边均无血流信号。

四、病例分析

【临床资料】

患者，男，73 岁，因“体检发现脾脏结节 1 月余”就诊。患者 1 个月前体检时超声发现脾脏多发结节，随后在当地医院行 CT 检查提示脾脏多发性结节，腹腔内多发性淋巴结肿大。患者无发热、无腹痛腹胀、无腹泻，无腰酸腰痛。为进一步诊断来院行正电子发射计算机断层显像（positron emission tomography/computed tomography，PET/CT）检查，结果显示脾脏内多个低密度伴氟脱氧葡萄糖（fluorodeoxyglucose，FDG）代谢增高的病灶，同时腹腔、后腹膜及左侧颈部亦发现多个淋巴结肿大伴 FDG 代谢增高。

【超声检查资料】

脾脏形态正常，脾内可见多发结节，声像图如图 11-2-11 所示。后腹膜及左侧颈部见多个肿大淋巴结，声像图如图 11-2-12 和图 11-2-13 所示。

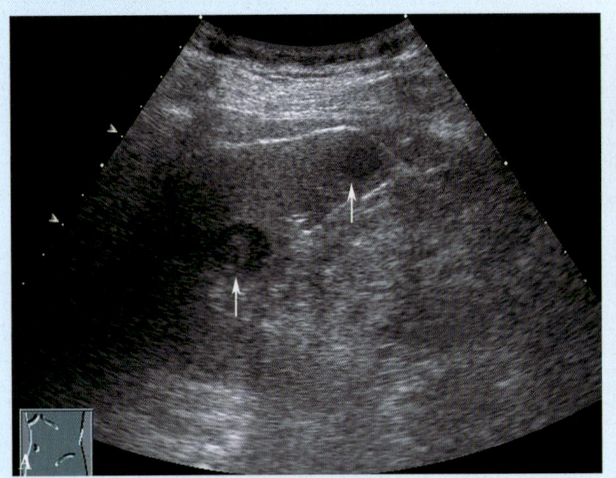

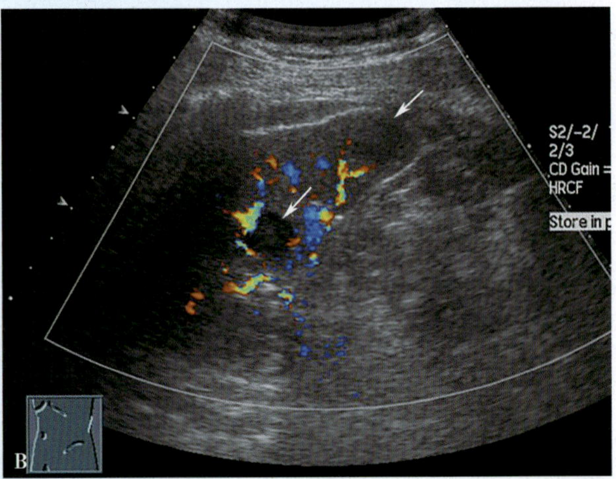

图 11-2-11　脾内多发结节声像图（箭头示结节）

A. 灰阶超声图；B. 彩色多普勒血流图。

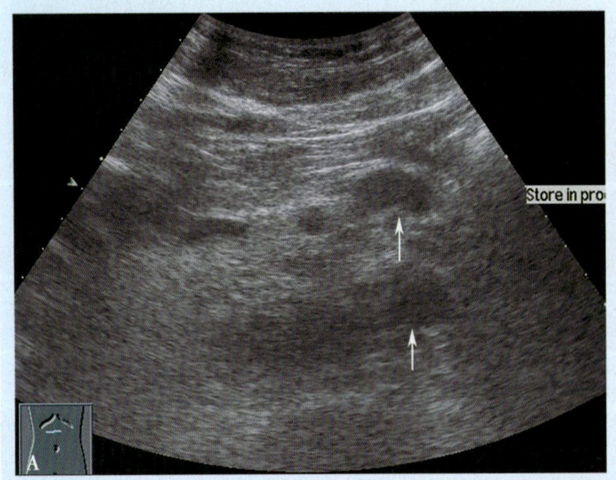

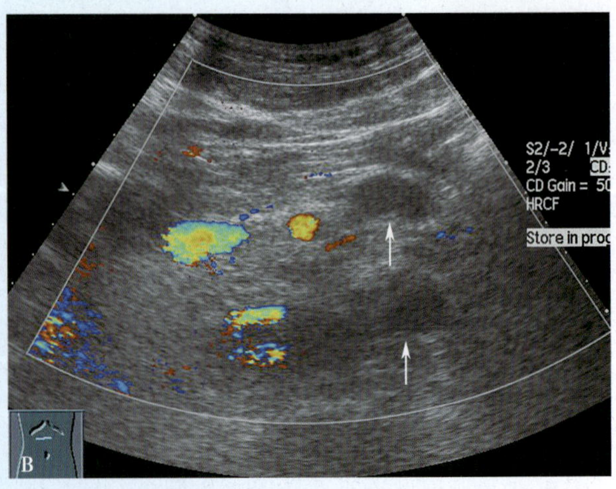

图 11-2-12　后腹膜淋巴结声像图（箭头示结节）

A. 灰阶超声图；B. 彩色多普勒血流图。

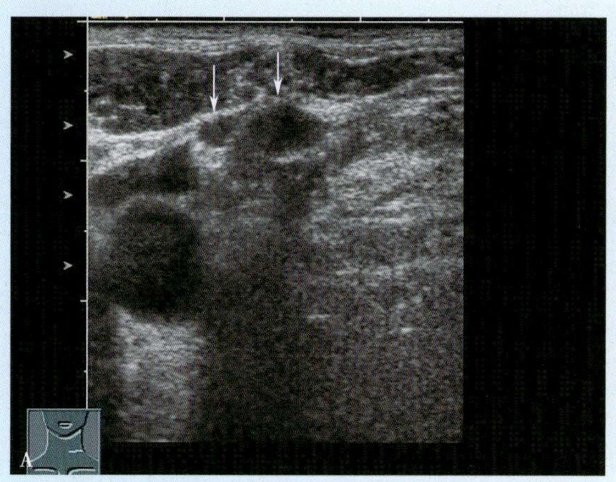
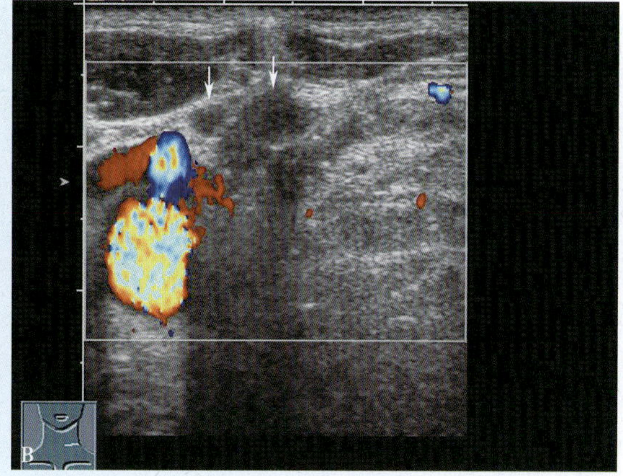

图 11-2-13 左侧颈部淋巴结声像图（箭头示结节）
A. 灰阶超声图；B. 彩色 Doppler 血流图。

【提问与思考】

1. 读图并描述病变区声像图表现。
2. 书写本例超声诊断提示。
3. 本病的主要诊断依据有哪些？如何与相关疾病进行鉴别？
4. 为了明确诊断，下一步应做哪些检查？

【诊断思路分析】

本例患者声像图表现为脾内多个低回声结节，最大者大小 28mm × 22mm，边界清，近脾包膜处结节向包膜外隆起，内部回声分布尚均匀。CDFI 示低回声结节周边见环状彩色血流信号，内未见明显彩色血流信号。后腹膜见多个淋巴结肿大，最大者大小 22mm × 17mm，无正常皮髓质结构。左侧颈部见多个淋巴结，最大者大小 7mm × 4mm，无正常皮髓质结构。超声检查提示：脾脏多发性实质性结节，后腹膜及左侧颈部淋巴结肿大，淋巴瘤可能性大，建议超声引导下穿刺活检。

本例主要诊断依据：①老年男性；②脾脏多发低回声结节，其中较大的结节明显向脾脏包膜外隆起；③后腹膜及左侧颈部多发淋巴结肿大；④PET/CT 提示脾脏结节、后腹膜淋巴结及左侧颈部淋巴结 FDG 代谢增高。

本例患者需要与脾脏转移性肿瘤相鉴别。后者一般有原发肿瘤的病史，脾转移瘤多为肺癌、乳腺癌、卵巢癌、胃肠道恶性肿瘤血行播散为主，且大多发生在这些恶性肿瘤的晚期，故二者不难鉴别。

本例患者还需与脾脏低回声血管瘤及脾囊肿鉴别。脾血管瘤生长缓慢，由于肿块质地柔软，即便位于脾包膜处一般也不会向包膜外隆起。脾脏囊肿则表现为无回声结节，后方回声增强明显。此外，脾脏血管瘤和脾脏囊肿均属良性病灶，不会伴有 FDG 摄取增高，也不会伴有后腹膜及颈部淋巴结的异常肿大。

【确诊结果】

脾脏结节穿刺活检病理诊断结果为弥漫性大 B 细胞淋巴瘤（图 11-2-14）。

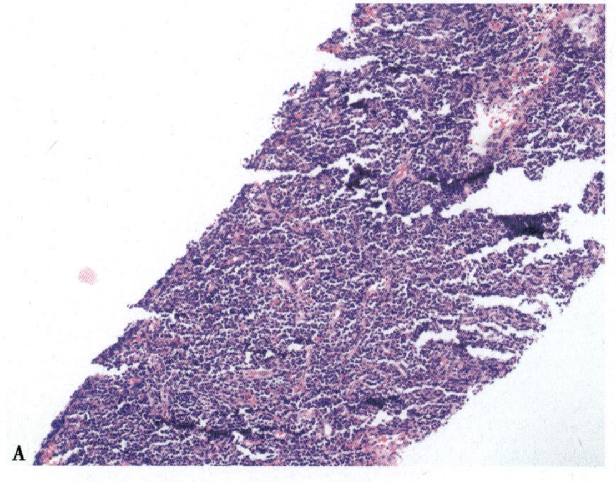
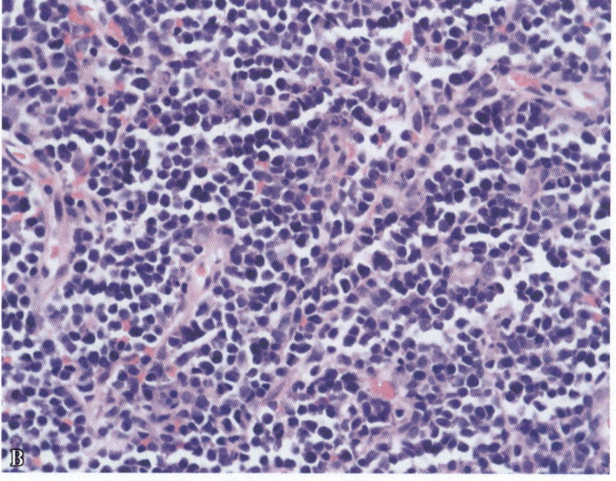

图 11-2-14 脾脏结节穿刺活检病理图（HE × 100）

肝脏和脾脏 习题

推荐阅读资料

[1] 徐智章. 现代腹部超声诊断学. 2版. 北京：科学出版社，2008.

[2] BATTAGLIA V，CERVELLI R. Liver investigations：Updating on US technique and contrast-enhanced ultrasound（CEUS）. Eur J Radiol，2017，96：65-73.

[3] VANCAUWENBERGHE T，SNOECKX A，VANBECKEVOORT D，et al. Imaging of the spleen：what the clinician needs to know.Singapore Med J，2015，56（3）：133-144.

[4] FAINGOLD R，ALBUQUERQUE P A，CARPINETA L. Hepatobiliary tumors.Radiol Clin North Am，2011，49（4）：679-687.

[5] HELLER M T，TUBLIN M E. The role of ultrasonography in the evaluation of diffuse liver disease.Radiol Clin North Am，2014，52（6）：1163-1175.

第十二章　胆道系统和胰腺

第一节　胆道系统

一、超声检查技术

1. 患者准备　胆道系统检查前，患者 24 小时内低脂饮食，禁食 8 小时，肠道气体太多影响检查时，可饮水后检查或改日检查。检查时，嘱患者平稳呼吸，必要时屏气接受检查。

2. 体位　主要选取仰卧位、左侧卧位，必要时可右侧卧位及胸膝位，于右锁骨中线与肋弓交界处检查。

3. 仪器　采用腹部检查条件，一般使用 3～5MHz 凸阵探头，肥胖患者可选用 2.5MHz，婴幼儿可选用 5～10MHz 线阵探头。

4. 检查方法　胆囊检查最常采用右肋弓下扫查和右肋间扫查，最大切面测量胆囊大小，主要观察胆囊形态，胆囊壁是否光滑、是否增厚，胆囊腔内是否有异常回声。异常回声分为低回声（低于正常肝实质回声）、等回声（与正常肝实质回声相当）和高回声（高于肝实质回声）。

胆管检查常采用剑突下、右肋弓下和右肋间扫查，肝内胆管与相应门静脉伴行，肝外胆管上段与门静脉主干平行走行，之后走行于十二指肠及胰头部后方，肝内胆管检查时常沿伴行的门静脉追踪扫查，肝外胆管检查时，首先在肝门部门静脉主干旁寻找肝外胆管上段，之后加压并下移探头，追查肝外胆管，观察胰头段肝外胆管时，加压探头清楚显示胰头部，并以胰头作为透声窗观察胰头段肝外胆管，正常情况下，胆管内径小于伴行的门静脉内径。

二、正常超声表现与正常值

不同个体间胆囊大小差异较大，形态多变，长轴切面多呈梨形。正常胆囊轮廓清晰，长径一般不超过 9cm，前后径不超过 4cm，胆囊壁光滑，厚约 2～3mm，囊腔内为无回声，胆囊远场回声增强（图 12-1-1）。

胆管通常分为肝内胆管和肝外胆管。肝内胆管包括左右肝管及其分支，在肝内与门静脉伴行，三级以上胆管正常情况下往往不能清晰显示。肝外胆管通常分为上段和下段，一般将肝总管和胆总管十二指肠上段称为肝外胆管上段，其余部分称为下段，肝外胆管下段由于气体干扰经常不能显示。肝外胆管内径一般 5～8mm，部分胆囊切除后患者及老年人肝外胆管会稍增宽，一般不超过 10mm（图 12-1-2）。

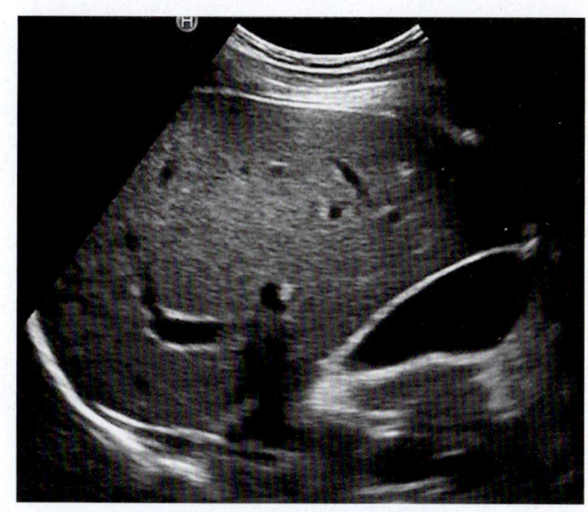

图 12-1-1　正常胆囊声像图

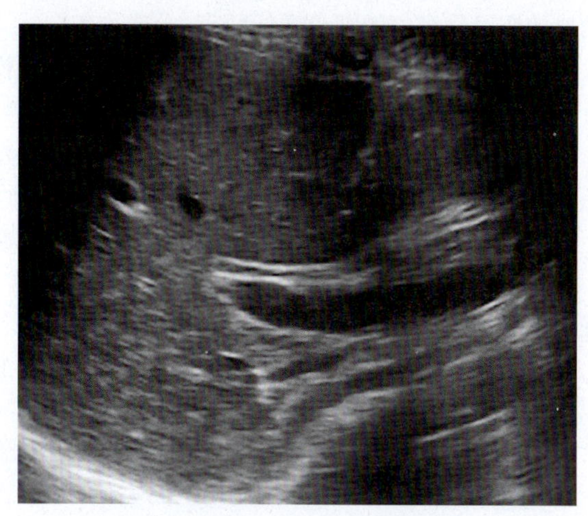

图 12-1-2　正常胆总管声像图

三、常见疾病的超声诊断

（一）胆囊炎

急性胆囊炎

【诊断要点】

（1）胆囊体积增大，胆囊壁正常或增厚：胆囊体积增大，张力增高，前后径往往超过4cm。胆囊壁可正常或增厚（图12-1-3），部分急性化脓性胆囊炎时，胆囊壁可弥漫性增厚，呈“双边影”。

（2）胆囊内沉积物：胆囊内胆汁可呈均匀无回声，也可因化脓感染出现稀疏或密集的分布不均的“云雾状”回声。

（3）胆囊结石：胆囊内可见结石样强回声，可于胆囊颈管处嵌顿。

（4）超声墨菲征（ultrasonic Murphy sign）阳性：探头在胆囊体表区加压，患者疼痛加重。

（5）胆囊周围积液。

（6）胆囊穿孔：胆囊壁连续性中断，胆囊周围积液，可伴有腹腔积液及腹膜刺激征阳性（图12-1-4）。

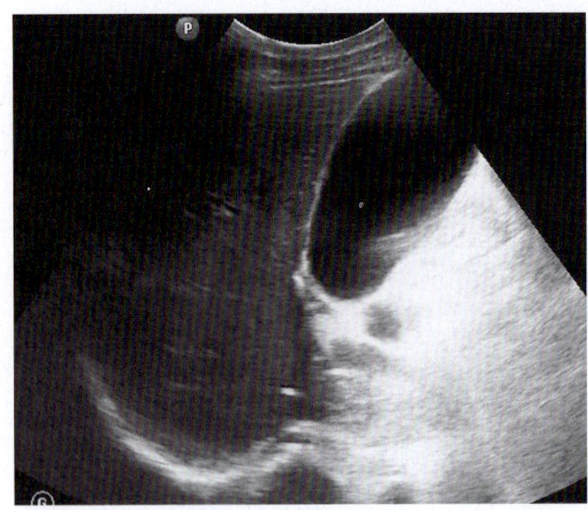

图12-1-3　急性胆囊炎
胆囊前后径增大，囊壁不厚。

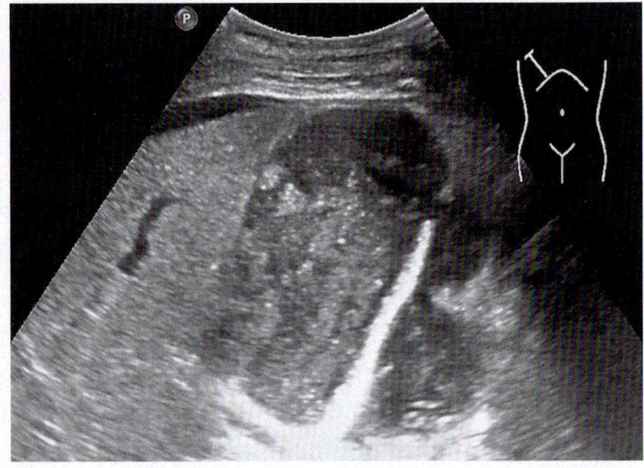

图12-1-4　急性化脓性胆囊炎并胆囊穿孔，胆囊周围以及肝周积液。

【鉴别诊断】

（1）胆囊体积增大：①胆总管梗阻时，胆囊增大往往伴有肝内胆管扩张；②患者长时间禁食或胃肠外营养时，胆囊增大常以长径为主，胆囊内可出现浓稠胆汁。

（2）胆囊壁增厚：化脓性胆囊炎、肝硬化、右心衰竭及肾脏疾病均可引起胆囊壁增厚呈“双边影”，要结合病史以鉴别。

（3）胆囊内沉积物：化脓性胆囊炎内出现沉积物是以脓性分泌物和坏死组织细胞为主，回声杂乱，不均；稠厚的胆汁呈密集的细点样低回声，分布均匀。

慢性胆囊炎

【诊断要点】

（1）胆囊壁稍增厚，不光滑，呈均匀中高回声，壁厚度一般超过3mm（图12-1-5）。

（2）胆囊内可见结石样强回声，胆囊内沉积物回声。

（3）胆囊与周围组织粘连萎缩时，胆囊轮廓及囊腔模糊不清。

（4）部分病例合并充满型胆囊结石，胆囊壁回声与结石强回声及结石声影构成囊壁-结石-声影三联征，即“WES”征（wall-echo-shadow）（图12-1-6）。

（5）增生性胆囊炎的胆囊壁显著增厚，可超过1.5cm，壁呈低回声或等回声，多均匀增厚，也可结节样增厚，黏膜面表现平滑自然。

（6）萎缩胆囊炎表现以胆囊缩小为著，囊壁稍增厚，严重者囊腔消失，超声检查难以发现胆囊。

【鉴别诊断】

（1）结合病史与非胆囊病变所致胆囊壁增厚相鉴别。

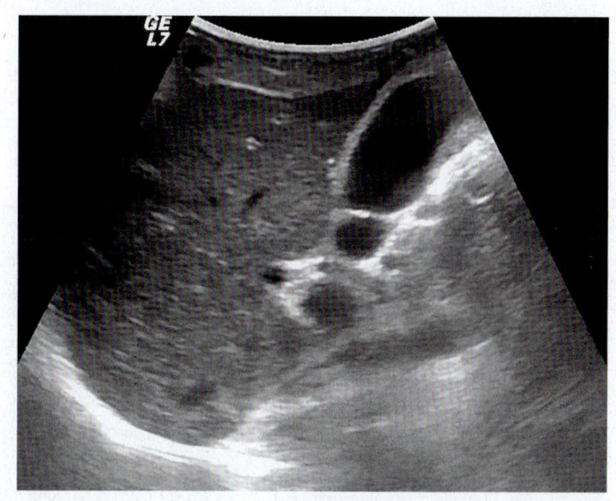

图 12-1-5 慢性胆囊炎

胆囊壁增厚，不光滑。

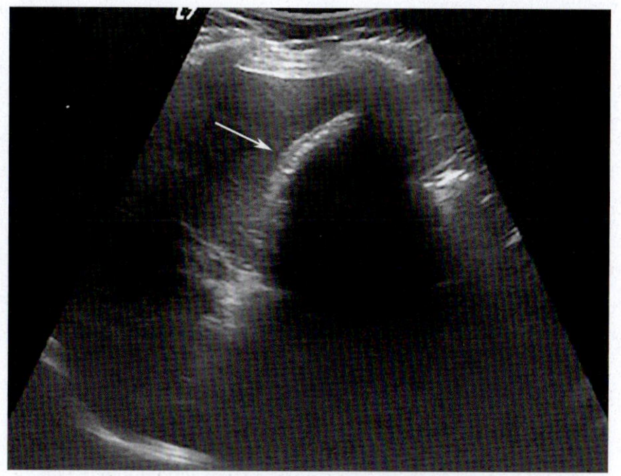

图 12-1-6 充满型胆囊结石"WES"征

胆囊内充满结石，箭头示，仅见胆囊壁（弧形高回声）、充满胆囊的结石（弧形强回声）及其后宽大声影，即"WES"征。

（2）慢性胆囊炎与厚壁型胆囊癌鉴别：厚壁型胆囊癌胆囊壁多局限性增厚，黏膜面凹凸不平，与周围肝实质分界不清；慢性胆囊炎囊壁多均匀厚，黏膜面平滑自然，与周围肝实质分界较明显。

（3）胆囊"WES"征与十二指肠气体相鉴别：后者随十二指肠蠕动发生位置变化和形态改变。

（二）胆囊结石

【诊断要点】

（1）胆囊内强回声，可单发或多发，形态大小不同（图 12-1-7）。

（2）结石后伴声影，结石后方回声衰减变暗。充满型胆囊结石，胆囊前壁呈弧形强回声带，后有较宽的声影带，构成"WES"征（图 12-1-6）。

（3）结石随体位改变移动，体位改变时，结石移动至胆囊内最低的位置。

（4）结石细小如沙时，称为泥沙样结石，可见结石平铺于胆囊内最低处，后多伴声影。

（5）胆囊颈部小结石常易漏诊，因胆囊颈部皱襞多表现为高回声，致其内小结石不易诊断，检查时应多角度多体位进行观察（图 12-1-8A、B）。

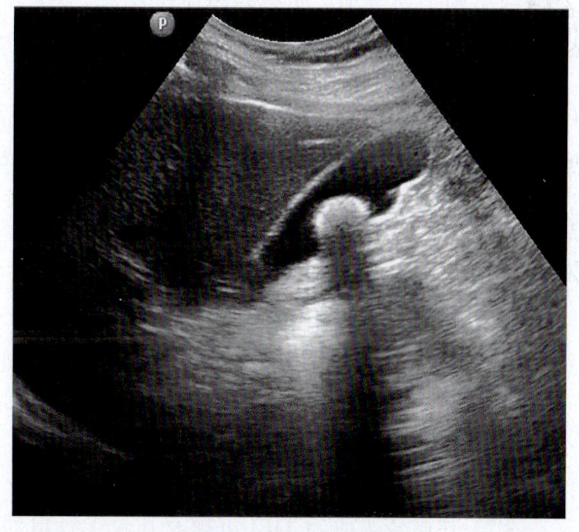

图 12-1-7 胆囊结石

胆囊内强回声并后方声影。

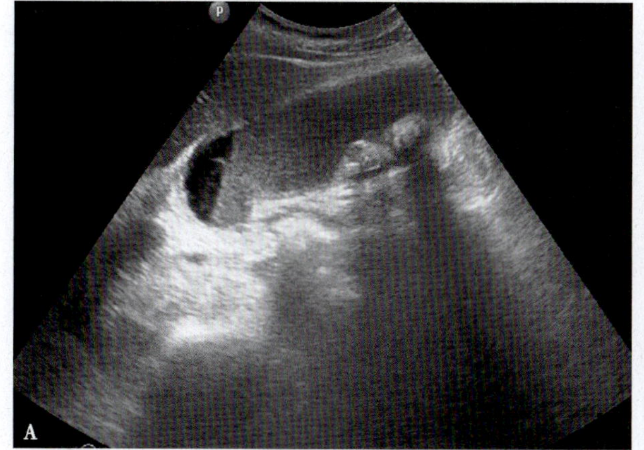

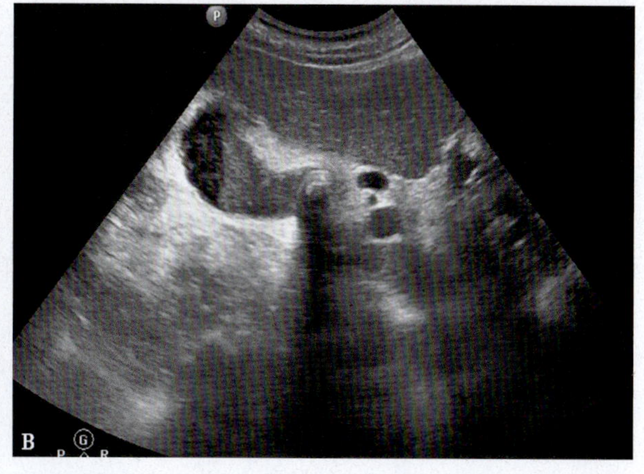

图 12-1-8 胆囊结石

A. 胆囊结石：胆囊内多发结石并沉积物形成；B. 胆囊颈部结石：与图 A 为同一患者，胆囊颈部可见结石嵌顿。

【鉴别诊断】

(1) 胆囊旁的肠道气体表现为强回声及后方声影，改变探头检查位置，不难发现其位于胆囊壁外，且位置不随体位改变移动，但当肠道发生蠕动时，其形态和位置可发生变化。

(2) 胆囊非结石性高回声病变，如凝血块、脓性分泌物等，其后方无声影，当体位发生改变时，其运动缓慢。

(三) 胆囊息肉样病变

胆囊胆固醇性息肉

【诊断要点】

(1) 由胆囊壁向囊腔隆起的高回声或等回声小结节，小者呈点样强回声，大者一般不超过 1cm，常见多发(图 12-1-9)。

(2) 表面呈桑葚状或颗粒状。

(3) 多数有蒂或基底部窄，不随体位改变移动。

(4) 一般无声影。

【鉴别诊断】

胆囊胆固醇性息肉指胆囊壁向囊腔内隆起的小结节样病变。根据能否随体位移动与胆囊内小结石容易鉴别，但当小结石黏附于胆囊壁且声影不明显时，与息肉不易鉴别。胆囊腺瘤体积较大，多呈等回声，表面平滑，一般无桑葚样特征。

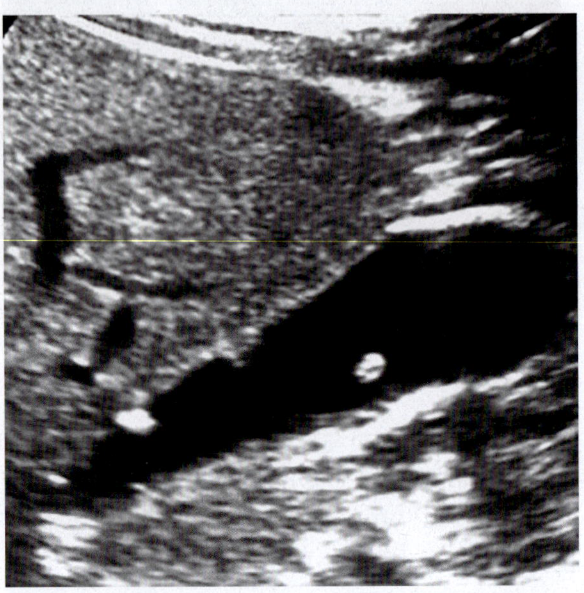

图 12-1-9 胆囊胆固醇性息肉

胆囊内附壁的高回声，表面呈桑葚样，后方无声影，位置不随体位改变移动。

胆囊腺瘤

【诊断要点】

(1) 由囊壁向囊腔内隆起的等回声或高回声结节(图 12-1-10)。

(2) 内部回声均匀。

(3) 基底部较宽，但比腺瘤瘤身的宽度要窄，瘤体与胆囊壁多呈锐角，偶可见蒂与胆囊壁相连。

(4) 其基底部胆囊壁连续性完整，与周围组织分界清晰。

(5) 无声影，不移动。

(6) 平均大小多超过 1cm。

(7) 肿瘤较大时，CDFI 可探及其内走行自然的细小血管。

【鉴别诊断】

胆囊腺瘤与胆囊结石、胆囊息肉、早期胆囊癌鉴别。根据能否移动和后方声影，与胆囊结石容易鉴别，较小的腺瘤与胆囊息肉、较大的腺瘤与早期胆囊癌不易鉴别，需要动态观察，若短期内生长迅速，宜建议手术切除。

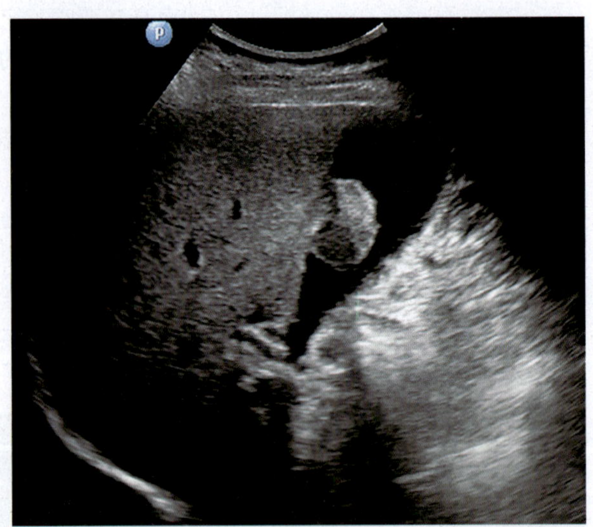

图 12-1-10 胆囊腺瘤

瘤体基底部较宽，回声均匀，瘤体与胆囊壁呈锐角。

(四) 胆囊腺肌增生症

【诊断要点】

(1) 胆囊壁弥漫性或局限性增厚，常位于底部(图 12-1-11)。

(2) 胆囊壁连续性良好，与周围组织分界清晰。

(3) 增厚的胆囊壁内常合并小的无回声区及小结石样强回声伴彗星尾征。

(4) 脂餐实验显示胆囊收缩功能亢进。

【鉴别诊断】

主要与胆囊癌与慢性胆囊炎相鉴别。增厚胆囊壁内小的无回声区是区分弥漫性胆囊腺肌增生症和慢性胆囊炎的重要鉴别点。脂餐实验时，胆囊腺肌增生症表现为收缩功能亢进，慢性胆囊炎表现为收缩功能减弱。

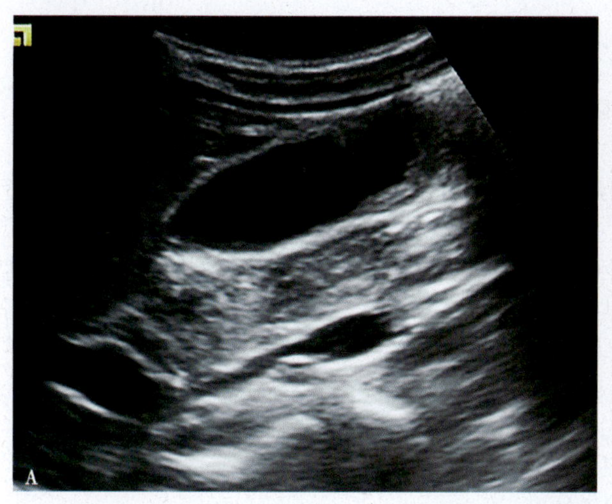

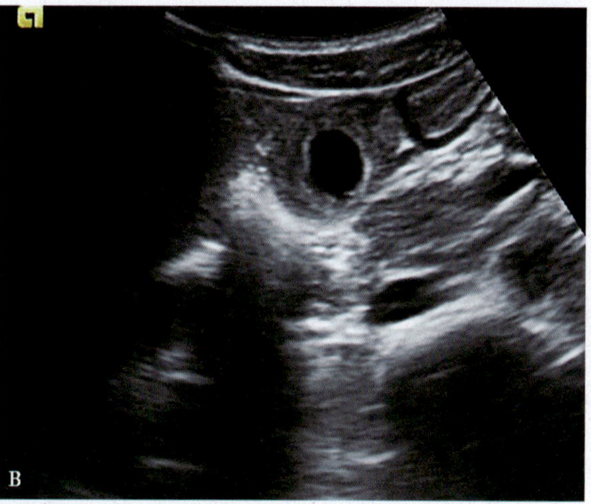

图 12-1-11 胆囊腺肌症

A. 胆囊纵切面，胆囊底部局限性增厚；B. 胆囊底部横切面，胆囊壁均匀增厚。

（五）胆囊癌

【诊断要点】

根据胆囊癌形态和分期不同，分为息肉型、厚壁型和肿块型。

1. 息肉型

（1）呈小结节样，基底部宽，瘤体与胆囊壁多呈钝角，形态不规则，突向胆囊腔，与胆囊壁分界不清。

（2）可单发或多发。

（3）可合并有胆泥及结石。

（4）CDFI 常检测不到血流信号。

2. 厚壁型

（1）胆囊壁不均匀增厚，呈弥漫性或局限性（图 12-1-12A）。

（2）肿块形态不规则，表面不光滑，往往以胆囊颈部、体部增厚显著。

（3）CDFI 其内可检测到高阻血流信号。

3. 肿块型

（1）胆囊消失，胆囊区可见不均匀回声实性肿块，一般以低回声为主，肿块形态多不规则，内可合并结石（图 12-1-12B）。

（2）往往侵犯肝脏及周围脏器，肿块与周围组织分界不清晰。

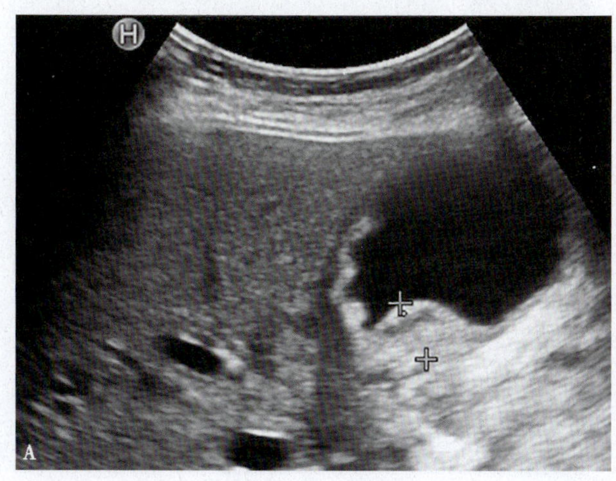

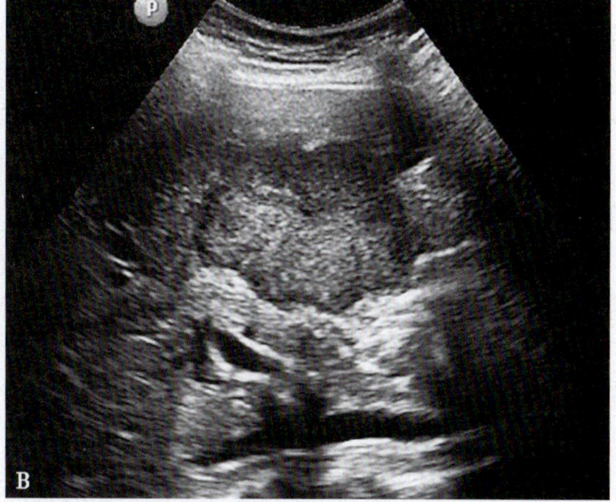

图 12-1-12 胆囊癌

A. 厚壁型胆囊癌，胆囊壁局限性增厚，厚薄不一，表面不光滑；B. 肿块型胆囊癌，胆囊囊腔消失，胆囊区实性低回声团块。

（3）CDFI 其内可检测到高阻样血流信号。

（4）压迫侵犯胆总管时，可导致肝内胆管扩张。

（5）肝门部或胰头周围检查常常发现肿大淋巴结回声。

【鉴别诊断】

1. 增生性胆囊炎　胆囊壁多均匀增厚，内壁规则，且胆囊壁与周围组织分界清晰，胆囊癌多为不均匀增厚，内壁不平滑，若侵犯周围组织则分界不清。

2. 胆囊腺肌增生症　增厚的囊壁内有小的囊性回声，有些壁内还有小结石回声，增厚胆囊壁外壁连续性完整，与周围组织分界清晰，胆囊癌内则没有囊性结构。

3. 胆囊腺瘤　相对形态规则，瘤身的宽度往往较基底部宽，瘤体与胆囊壁往往成锐角，与周围组织分界清晰，而胆囊癌形态不规则，最宽处多在基底部，瘤体与胆囊壁往往成钝角，可侵犯周围组织。

4. 胆泥团、凝血块和脓团等　内部没有血流信号，且随体位改变移动，与胆囊癌较易鉴别。

（六）胆管结石

肝内胆管结石

【诊断要点】

（1）沿肝内胆管走行分布的强回声，呈条索状、斑片状的强回声，形态不规则（图 12-1-13）。

（2）结石常多发堆积。

（3）强回声后方伴声影。

（4）结石远端的肝内胆管多有不同程度的扩张，与伴行门静脉形成“平行管征”。

（5）可伴有相应肝段、肝叶的萎缩，导致肝脏形态不规则。

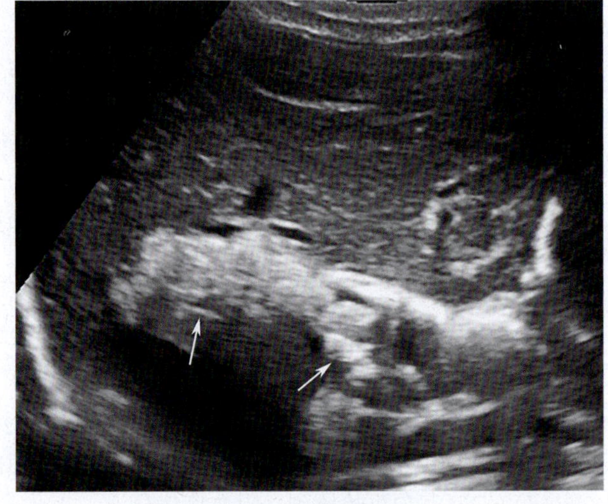

图 12-1-13　肝内胆管结石
肝内多发强回声沿肝内胆管分布（箭头所示），后伴声影。

【鉴别诊断】

（1）肝内钙化灶：位于肝实质内或管壁，单发或数个，不伴有远端肝内胆管扩张。

（2）肝内胆管积气：表现为沿肝内胆管分布的高回声，后伴“彗尾征”，位置随体位改变向上方移动，胆管扩张不明显，多有胆道手术史。

（3）肝圆韧带：表现为肝左叶的高回声，后常伴声影，纵切面则与门静脉左支矢状部延续并向腹壁方向延伸出肝。

肝外胆管结石

【诊断要点】

（1）肝外胆管内可见强回声，后伴声影，但胆总管下段结石由于位置较深且受肠道及气体影响，往往表现为稍高回声甚至等回声，后方有浅淡的声影（图 12-1-14）。

（2）结石与胆管壁分界清楚，部分结石可在胆管内移动。

（3）结石梗阻部位以上胆管及肝内胆管扩张，胆管内可有胆泥形成。

（4）根据梗阻部位或程度不同，胆囊可增大、充盈差或正常，胆囊内可有胆泥形成。

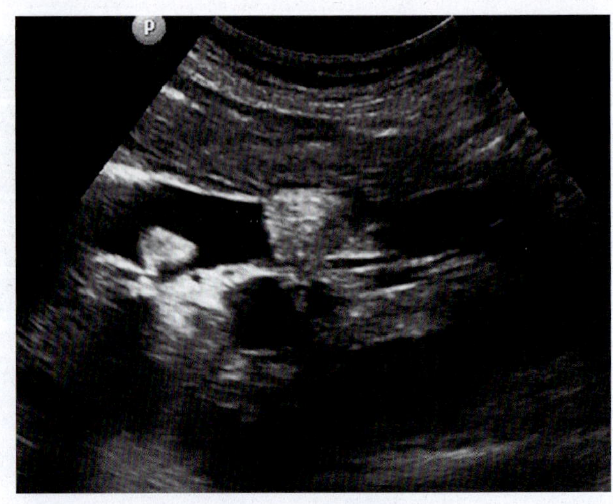

图 12-1-14　肝外胆管扩张，内可见两个结石回声，后声影不显著

【鉴别诊断】

壶腹部占位性病变与胆管壁无明显分界，后无声影，受肠气干扰，有时仅见到扩张的胆管，此时与下段结石不易鉴别。

（七）急性化脓性胆管炎

【诊断要点】

（1）肝内外胆管高度扩张，管壁增厚，胆囊增大，胆管增宽可>2cm。

（2）胆管内可见结石等，并可见点样或絮样高回声。

（3）肝内可并发脓肿。

【鉴别诊断】

超声诊断是急性化脓性胆管炎首选检查方法，方便易行且准确，并可在超声引导下行经皮穿刺置管引流减压术。

（八）胆管癌

【诊断要点】

（1）胆管内乳头状或结节样低-高回声，与胆管壁分界不清晰，CDFI部分癌肿内可显示血流信号。

（2）梗阻部位以上胆管扩张，根据梗阻位置不同，胆囊可增大或萎缩。

（3）肝门部胆管细胞癌癌肿多显示不清，但肝门部回声紊乱，左右叶肝内胆管于肝门部截断（图12-1-15）。

（4）相邻门静脉受压变窄，受侵犯时门静脉管壁显示不清。

（5）肝门区、胰头周围可见肿大淋巴结回声，肝内转移时可见转移灶。

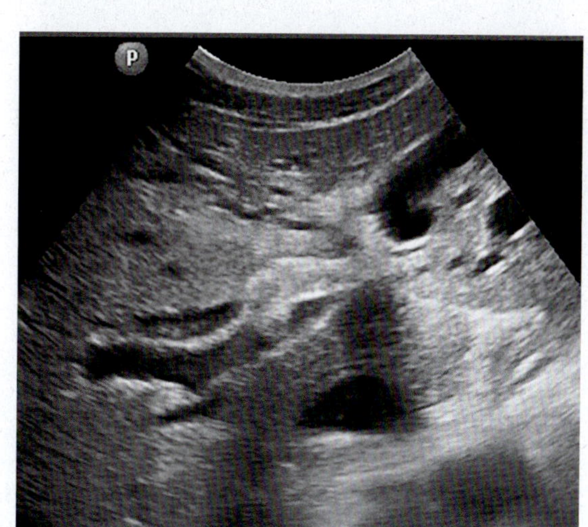

图12-1-15 肝门部胆管细胞癌

肝门部结构紊乱，肝内胆管于肝门部截断。

【鉴别诊断】

（1）引起胆管扩张的非肿瘤性病变，如低回声结石或胆泥，鉴别时注意观察病变与胆管壁是否分界清晰，超声造影有助于鉴别诊断。

（2）原发性肝癌侵犯胆管引起癌栓，由于存在原发癌灶，鉴别不困难。

（3）胰头癌压迫胆总管下段时，可引起远端胆管扩张，由上段向下追踪胆总管，可发现胆总管下段逐渐狭窄、闭塞。

（4）壶腹部癌与胆管下段癌不易鉴别，需十二指肠镜、超声内镜等协助诊断。

（九）先天性胆管囊性扩张症

【诊断要点】

（1）肝内外胆管走行区囊性扩张改变，呈球形、椭圆形或纺锤形，与邻近胆管相通。

（2）囊壁薄，囊内无回声，囊后方回声增强。

（3）囊性扩张表现为节段性扩张或全程均匀扩张。

（4）囊内可伴有结石、胆泥等，恶变时，表现为胆管内实性肿物，与胆管壁分界不清，CDFI其内可有血流信号。

（5）根据胆管扩张的部位和形态，分为5型：①胆总管囊状扩张（图12-1-16）；②胆总管憩室，由胆总管侧壁向外膨出；③胆总管末段扩张，向十二指肠内突出；④肝内外胆管多发囊状扩张；⑤肝内胆管多发扩张（Caroli病）（图12-1-17）。

【鉴别诊断】

（1）肝囊肿、多囊肝、胰头囊肿等囊性病变，均不与胆管相通，鉴别时仔细观察囊肿与相近胆管的关系。

（2）胆管梗阻性疾病，如结石、肿瘤等，梗阻部位以上胆管呈均匀性的扩张，在梗阻部位可见结石或肿瘤回声。

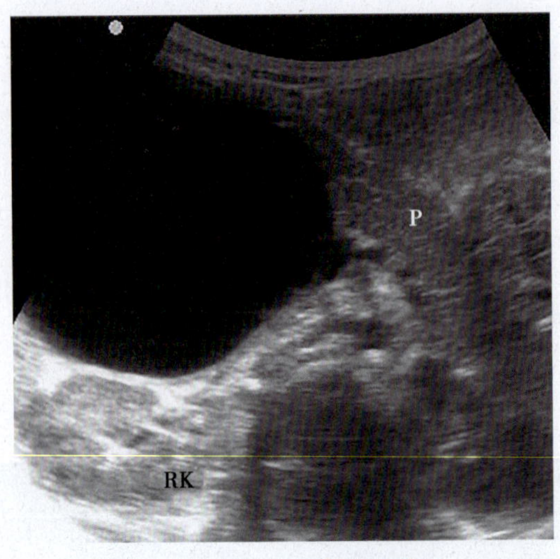

图 12-1-16　胆总管囊状扩张
胆总管扩张呈囊状，胰头及右肾受压移位。

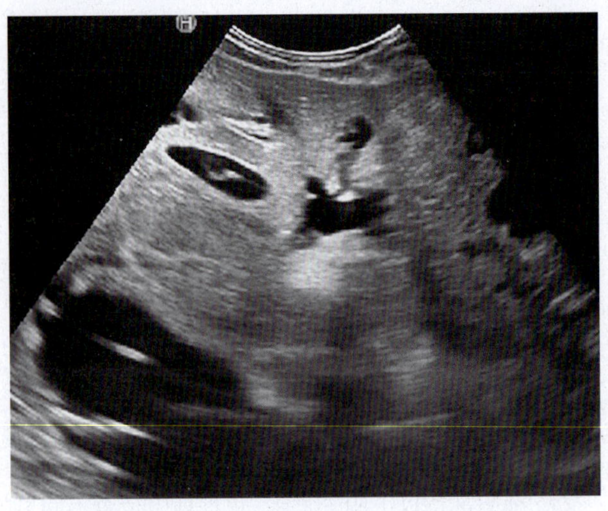

图 12-1-17　肝内胆管多发扩张（Caroli 病）
肝内多发囊性回声，囊性回声内可见点样或条索样高回声。

四、病例分析

病例 1

【临床资料】

患儿，男，10 岁，发热，右上腹不适。体温 38.7℃，心率 84 次 /min；白细胞计数 14.23×10^9/L，红细胞计数 4.28×10^{12}/L；丙氨酸转氨酶 27U/L，天冬氨酸转氨酶 35U/L，白蛋白 42.0g/L，碱性磷酸酶 395U/L，谷氨酰转肽酶 61U/L。

【超声检查资料】

肝脏形态饱满，包膜光滑，肝内可见多发囊性回声，体积最大者约 72mm × 46mm，形态欠规则，体积较小者多呈条索样，部分囊性回声内透声差，可见点样或絮样低回声沉积。另外于部分囊性回声内可见点样回声或条索样高回声，CDFI：索样高回声内可见门脉样血流信号。囊性回声间肝实质回声均匀。胆囊大小约 69mm × 25mm，囊壁光滑，囊内透声好。胆总管内径约 4mm。门静脉主干内径约 8mm，CDFI：其内可见门静脉样血流信号，血流通畅。

超声检查图像见图 12-1-18。

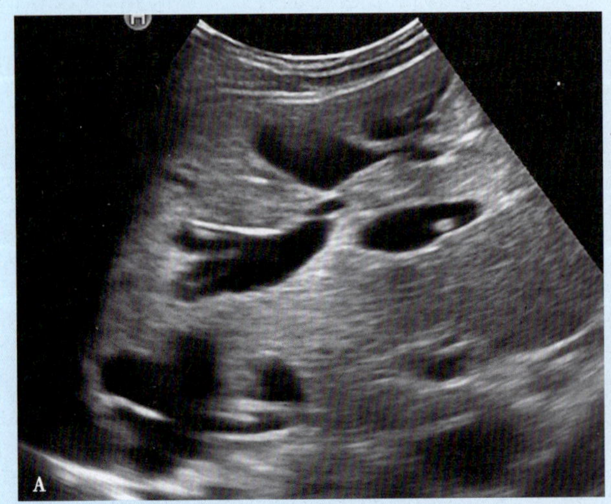

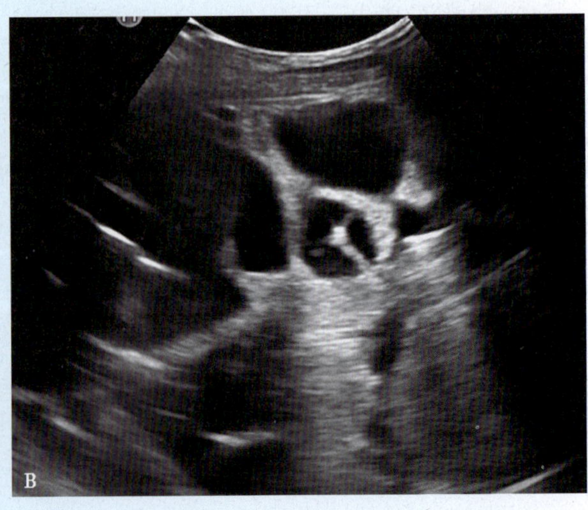

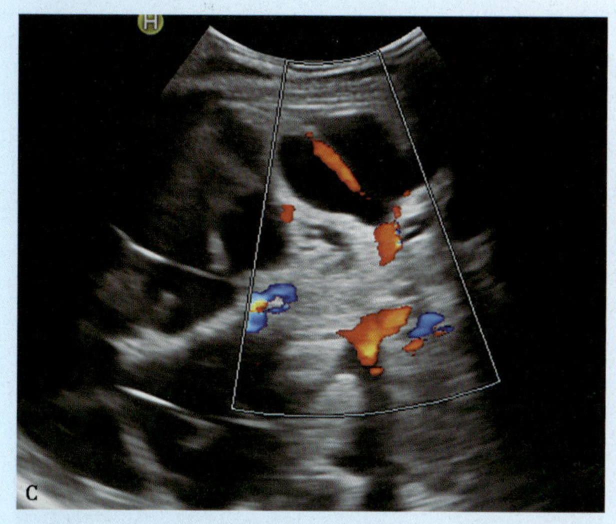

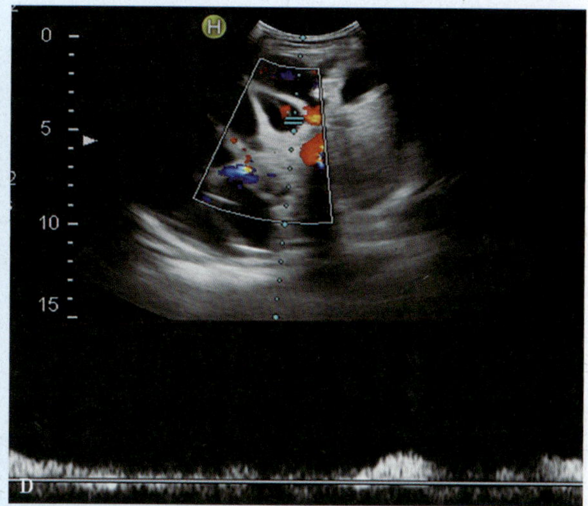

图 12-1-18 超声检查图像

A、B. 肝脏肋间斜切图；C. 肝脏 CDFI 图像；D. 肝脏 CDFI 频谱图像。

【提问与思考】

1. 观察超声图像，分析图像特点，描述上述疾病超声声像图表现。

2. 本疾病的超声提示是什么？为什么？

3. 与本疾病相关的鉴别诊断有哪些？

【诊断思路分析】

本病例肝脏超声表现：肝内多发大小不等的囊性回声，体积最大者约 72mm×46mm，囊性回声体积较大者形态欠规则，较小者则多为梭形，部分囊性回声中可见点样高回声或条索样高回声，CDFI：条索样高回声内可见门静脉样血流信号。另于部分囊性回声内可见点样或絮样低回声沉积。

结合患者临床表现，发热，上腹部不适，考虑到超声检查肝内部分囊性回声内点或絮样低回声沉积，说明发热等症状是肝内囊性回声发生感染所致，进一步分析囊性回声特点，呈梭样且部分囊内有点样高回声或条索样高回声（囊性回声短轴切面时呈点样高回声，长轴切面时呈条索样高回声），CDFI：条索样高回声内可见门脉样血流信号。以上超声表现为 Caroli 病的超声检查的典型特点，进一步仔细观察囊性回声，发现部分囊性回声间通过细小通道相互连通。综合以上分析，该患者应该考虑 Caroli 病合并感染。本病例较大的囊性回声形态多不规则，主要由于体积较大时原有的特征性形态发生改变，此时，不妨以较小的囊性回声特点作为诊断的主要依据。

需要与 Caroli 病相鉴别的常见疾病有肝囊肿、多囊肝。肝囊肿多单发或多发，多发时数量往往是可数的几个，囊肿呈圆形或椭圆形，囊内无点样高回声或条索样高回声及血流信号；多囊肝肝内多发大小不等的囊性回声，无法计数，囊肿互相挤压，形态可不规则，甚至肝内观察不到正常肝实质，部分囊肿可合并感染，但囊肿内无点样高回声或条索样高回声及血流信号，囊肿间无交通，把握住 Caroli 病的特征性超声表现，与多囊肝亦不难鉴别。

【确诊结果】

肝内胆管囊性扩张并感染。

病例 2

【临床资料】

患者，女，59 岁，1 周前出现眼黄、尿黄、乏力及肝区不适，自起病以来体重减轻 4kg。入院查体，体温 36.2℃，心率 79 次 /min，丙氨酸转氨酶 350U/L，天冬氨酸转氨酶 281U/L，总胆红素 225μmol/L，直接胆红素：158.4μmol/L。

【超声资料】

患者肝内胆管增宽，其中左肝管宽约 8mm，右肝管宽约 10mm，肝左叶肝内胆管与肝右叶肝内胆管于肝门处截断，肝门区结构紊乱，可见回声减低不均区，范围约 47mm×31mm，形态不规则，与周围肝实质无明显分界，CDFI 内可见少量高阻样血流信号，Vs: 44.7cm/s，Vd: 10.6cm/s，RI: 0.76。

胆囊大小约 63mm×28mm，胆囊颈部胆囊壁局限性增厚，最厚处约 12mm，与周围肝实质分界不清晰，另外胆囊颈部 Hartmann 囊也显示不清晰，胆囊体部和底部囊壁无增厚，与周围组织分界清楚。

肝外胆管未显示，其走行区可见索条样低回声，宽约 11mm。胰腺头、体、尾未见明显异常回声，但于胰头周围可见多发结节样低回声，其一大小约 13mm×15mm。

超声检查图像见图 12-1-19。

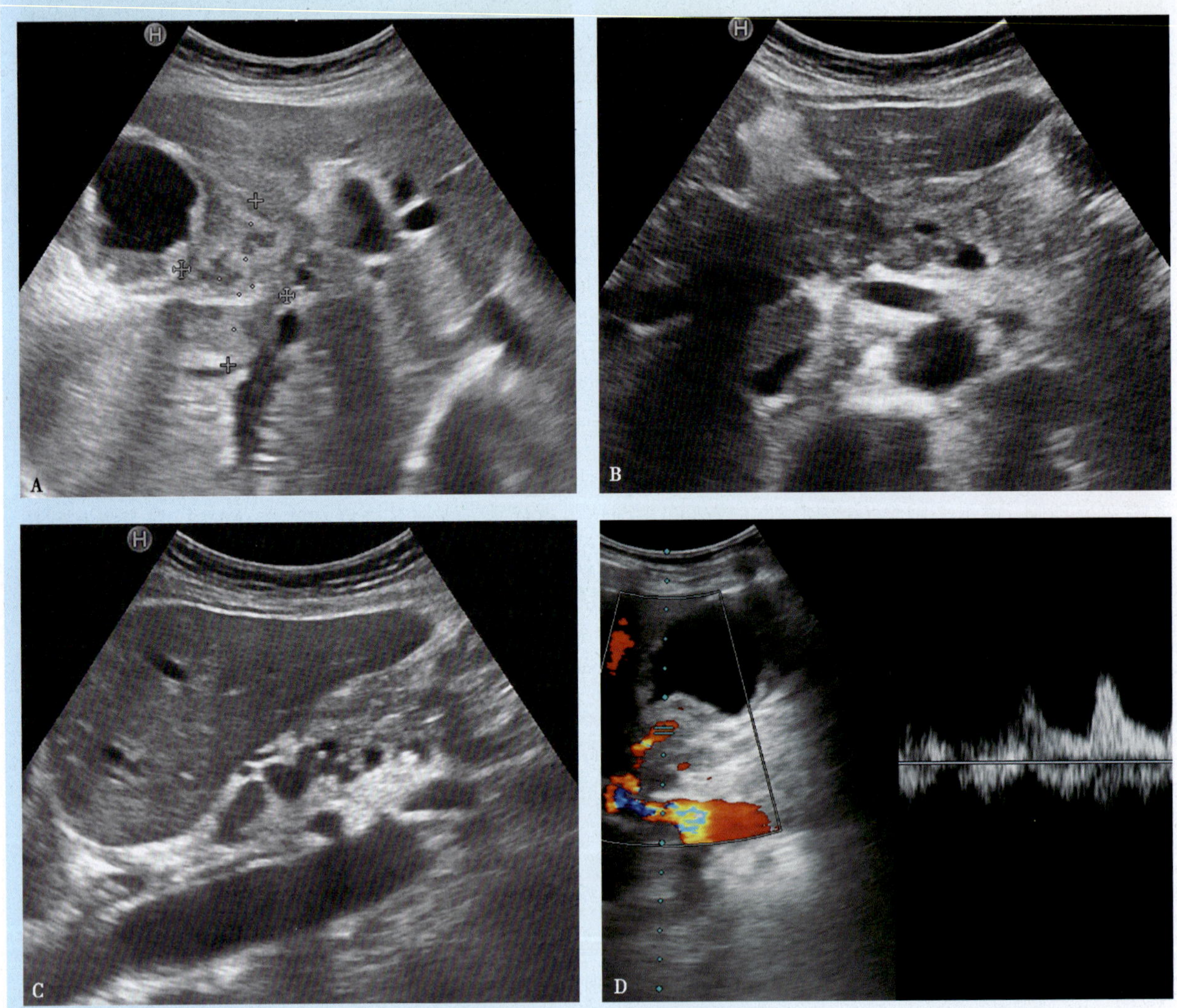

图 12-1-19　超声检查图像

A. 肝门部超声图像；B. 肝门部胆总管走行区超声图；C. 胰头区超声图像；D. 肝门部 CDFI 频谱图像。

【提问与思考】

1. 根据声像图特点描述该患者声像图改变。
2. 观察图像，结合临床资料，考虑超声提示是什么？
3. 该占位性病变是来源于什么脏器？肝脏、胆囊还是胆管？

【诊断思路分析】

先了解病史，发现皮肤黄染 1 周，乏力及肝区不适。再观察超声图像，肝内胆管扩张，考虑胆道梗阻，之后确定梗阻部位。首先沿扩张的肝内胆管向肝门部扫查，发现于肝门部截断，肝门部回声紊乱，可见范围约 47mm×31mm 不均匀低回声区，边界不清，此声像图符合肝门部胆管细胞癌的超声改变。继续观察胆囊和肝外胆管，发现胆囊颈部胆囊壁局限性增厚，此时要鉴别是肝门部胆管细胞癌侵犯胆囊还是胆囊癌侵犯肝门部。多数情况下，肿瘤原发部位的瘤体比较大，此病例瘤体最大部位在肝门部，胆囊仅于胆囊颈部囊壁局限性增厚，所以考虑肝门部胆管细胞癌侵犯胆囊，肝外胆管走行区条索样低回声是胆管细胞癌沿肝外胆管向下生长所致。

肝外胆管病变梗阻部位判断（微课）

【确诊结果】

肝门部胆管细胞癌。

第二节 胰 腺

一、超声检查技术

（一）患者准备

一般检查前 1 天低脂饮食，禁食 8 小时，以减少胃内容物及肠气对检查的影响。如果患者已接受消化道钡剂造影或胃镜检查，胰腺检查要在 1 天以后进行。检查期间如果胰腺受肠气干扰，可饮水或胃肠超声对比剂以改善图像显示。

（二）体位

一般取仰卧位，同时嘱患者深吸气，使肝左叶位置下移作为透声窗；肠气较多时，可嘱患者左侧卧位检查胰头或右侧卧位检查胰尾，也可半卧位、坐位甚至俯卧位检查。

（三）仪器

成人一般使用 3～5MHz 凸阵探头，婴幼儿可选用 5～10MHz 线阵探头，根据患者具体情况对仪器进行调节，以期达到最佳显像。

（四）检查方法

1. 剑突下横切扫查　探头于剑突下横切扫查，显示胰腺长轴切面，观察胰头、胰体、胰尾及周围结构。由于胰腺走行多呈胰头低、胰尾高位，探头往往横于剑突下并略微左高右低。

2. 剑突下纵切扫查　在剑突下横切面基础上旋转探头至纵切面，显示胰腺矢状面或矢状斜切面。常用切面：上腹部偏右系列纵切面，显示胰头、胆管、门静脉、肠系膜上静脉之间关系；上腹部偏左系列纵切面，显示胰尾、左肾上极、左肾上腺脾血管间的关系。

3. 左肋间斜切面探头　置于左肋间扫查，显示脾脏，以脾脏作为透声窗观察脾门区胰尾。

二、正常超声表现与正常值

（一）形态、回声及结构

正常胰腺形态大致有蝌蚪形、腊肠形和哑铃形。正常胰腺边界清晰，内部回声均匀，较肝脏回声稍高。体型较瘦者，有时可显示纤细的胰管。胰腺周围重要的血管有腹主动脉、腹腔动脉干及其分支、肠系膜上动脉、门静脉、脾静脉、肠系膜上静脉、下腔静脉等。

（二）胰腺测量及正常值

胰腺的测量方法常用的有最大前后径测量法和切线测量法。

1. 最大前后径测量法　显示胰头最大的胰腺横切面，胰头于下腔静脉前方测量，由胰腺后缘中点向前引垂直线至前缘的距离，胰体在腹主动脉前方测量，胰尾在腹主动脉左侧方或左前外测量（图 12-2-1）。

2. 切线测量法　在胰腺前后缘，根据胰腺走行的弯曲度，在前缘画出切线，并在胰腺头、体、尾的测量处（切点）做垂直线测量出胰腺厚度。在下腔静脉前方测量胰头，胰体在肠系膜动脉或腹主动脉前方测量，胰尾在腹主动脉左侧方或左前外测量（图 12-2-2）。

胰腺测量正常值尚不完全一致，常采用的正常值为：胰头≤2.5cm，胰体≤2.0cm，胰尾≤2.0cm，主胰管一般<3.0mm。

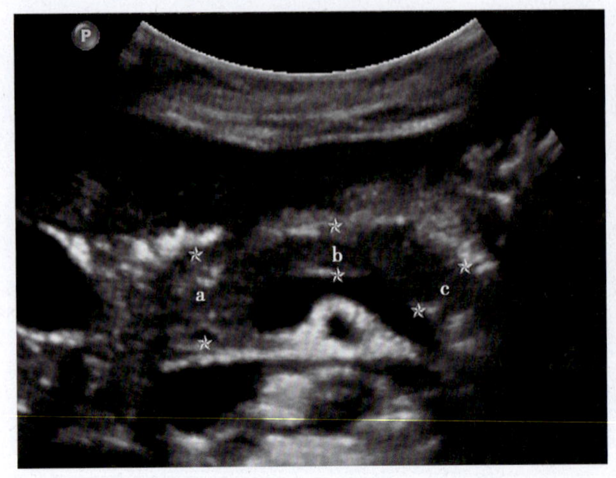

a—胰头厚径；b—胰体厚径；c—胰尾厚径。

图 12-2-1　胰腺最大前后径测量法

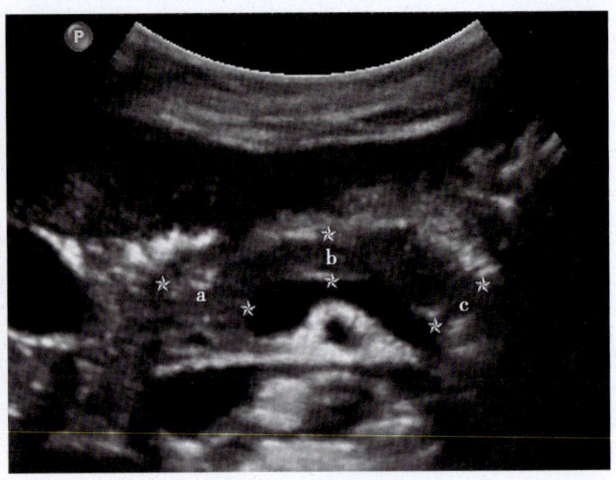

a—胰头厚径；b—胰体厚径；c—胰尾厚径。

图 12-2-2　胰腺切线测量法

三、常见疾病的诊断

（一）胰腺炎

急性胰腺炎

【诊断要点】

（1）急性水肿型胰腺炎

1）胰腺体积增大，形态饱满，也可表现为胰腺局部肿大，多见于胰头和胰尾（图 12-2-3）。

2）胰腺回声均匀、减低，后方回声可轻度增高，当胰腺回声明显减低似囊性改变时，则可能转化为出血坏死型胰腺炎。

3）胰腺周围偶可见少量无回声区。

4）下腔静脉、门静脉、脾静脉等可受压变窄。

5）超声表现明显滞后于临床症状或血尿淀粉酶异常。

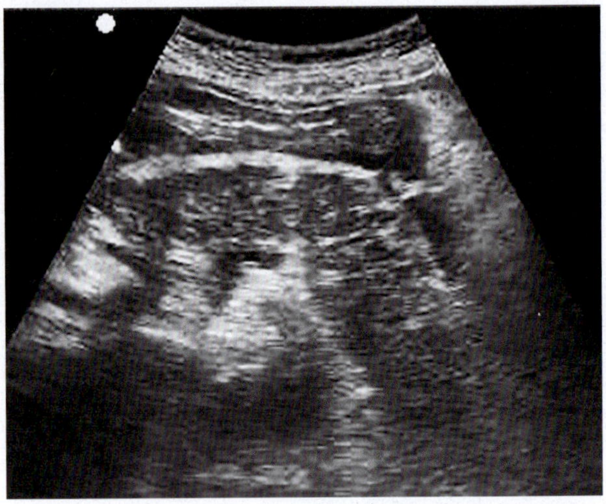

图 12-2-3　急性水肿型胰腺炎

（2）急性出血坏死型胰腺炎

1）胰腺肿大明显，形态不规则，边缘不清。

2）胰腺回声增粗、不均匀，可见斑片样强回声、低回声或无回声。

3）胰腺周围常伴积液、积脓或假性囊肿，渗出较多时可在双侧肾旁显示囊性回声，囊内透声差。

4）胰腺周围静脉血管受压明显。

5）可伴有胸腔积液、腹腔积液。

【鉴别诊断】

（1）急性胰腺炎与胰腺癌鉴别：急性胰腺炎局部肿大时，表现为局部肿大，回声减低，但胰腺边缘规则，检查时压痛明显；胰腺癌肿形态不规则，后方回声可衰减，常侵犯周围组织致胰腺与周围组织分界不清。二者有时不易鉴别，需结合病史和临床资料，超声造影有助于二者的鉴别诊断。

（2）急性胰腺炎与其他急腹症鉴别：急性胰腺炎、急性胆囊炎、急性化脓性胆管炎、急性胃肠炎、肠梗阻等引起急腹症疾病鉴别，结合相关临床资料，鉴别不困难。

慢性胰腺炎

【诊断要点】

（1）胰腺轻中度肿大，形态欠规则或不规则，与周围组织分界可不清晰，病程较长反复发作者，胰腺体积可缩小。

（2）胰腺回声增高，分布不均匀，实质内可见点状或条索状高回声，钙化灶形成时，可见伴有声影的强回声。

（3）主胰管不规则扩张，走行扭曲甚至呈串珠样，胰管内形成结石时，可见管腔内强回声，后伴声影（图 12-2-4）。

（4）胰腺内或周围可形成假性囊肿，囊肿形态多不规则，囊壁厚，囊内透声差。

（5）少数慢性胰腺炎表现为局限性肿大，多见于胰头部，内部回声相对均匀减低，可见斑点状强回声。肿大胰腺远端胰管扩张，并在肿大处受压逐渐变窄。

（6）有胰腺炎反复发作病史或相关诱因。

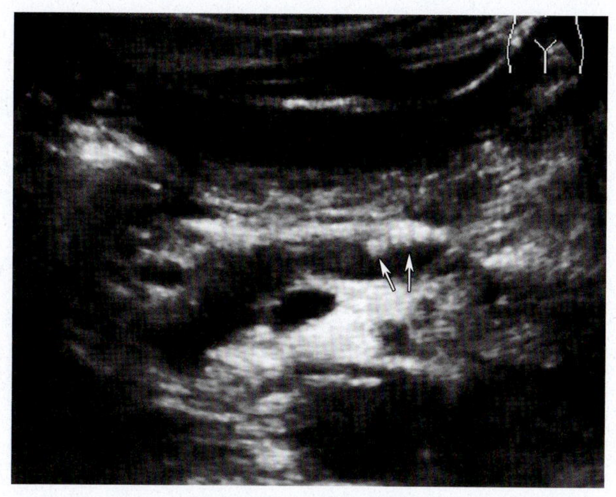

图 12-2-4 慢性胰腺炎
胰腺回声减低不均，胰腺形态不规则，主胰管扩张，箭头所示胰管结石。

【鉴别诊断】

慢性胰腺炎局限性炎性肿块与胰腺癌鉴别诊断较为困难，超声造影有助于两者鉴别，必要时行经皮细针穿刺活检。

（二）胰腺囊肿

【诊断要点】

1. 先天性囊肿　真性囊肿，胰腺内单个或多发圆形或椭圆形无回声区，囊壁薄，边界清，后方回声增强（图 12-2-5）。多囊胰时，胰腺可局部或弥漫性增大，胰腺内有多个大小不等液性暗区。

2. 后天性囊肿　真性囊肿，多为潴留性囊肿，胰管周围的胰腺实质内单发无回声区，有时可见与扩张的胰管相通，胰腺可伴有慢性胰腺炎超声改变。

3. 假性囊肿　胰腺或其周围圆形、椭圆形或不规则形无回声区，囊壁模糊增厚，内可见点样或絮样高回声，多伴有胰腺炎病史（图 12-2-6）。

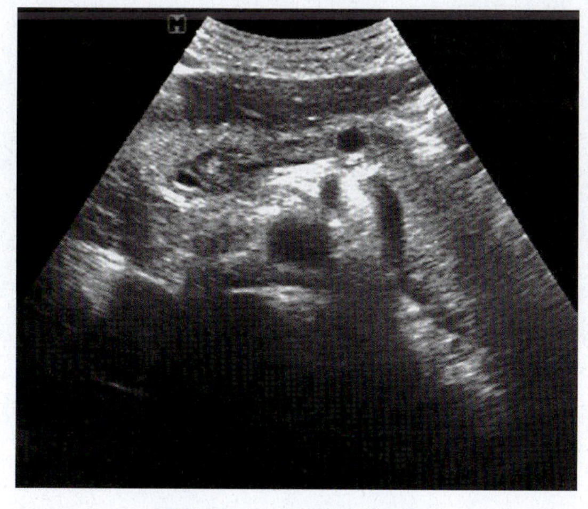

图 12-2-5 胰腺真性囊肿
囊壁薄，界清，内透声好。

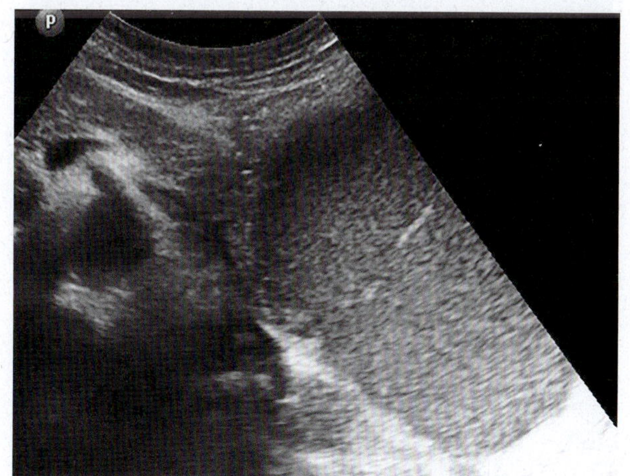

图 12-2-6 胰尾假性囊肿
囊壁厚，内透声差，可见密集点样回声。

【鉴别诊断】

1. 胰腺真性囊肿与假性囊肿鉴别　真性囊肿体积小，常位于胰腺组织内。假性囊肿多在胰腺炎后出现，多位于胰腺周围，形态不规则，内可有点样或絮样高回声。

2. 胰腺假性囊肿与周围脏器囊肿鉴别　与胆总管下段囊性扩张、肾囊肿、肝囊肿等相鉴别，根据解剖位置关系，不难鉴别。

3. 胰腺假性囊肿与囊腺瘤鉴别　胰腺假性囊肿有胰腺炎病史，超声造影时，假性囊肿囊壁与其内分隔无增强，囊腺瘤时，其囊壁及间隔有增强。

（三）胰腺肿瘤

胰腺癌

【诊断要点】

（1）胰腺内出现不规则肿块回声，较大时呈"蟹足样"，边界不清，以低回声多见，肿块内回声不均匀，多伴后方回声衰减，多位于胰头部（图 12-2-7）。

（2）胰头或胰体癌肿时，远端主胰管扩张，若胰头癌肿侵犯压迫胆管时，胆总管和肝内胆管可扩张，胆囊增大。

（3）癌肿较大时，周围血管可受压移位，甚至被包绕于肿块内。

（4）淋巴结转移时，胰腺周围可见多个低回声结节，圆形或椭圆形，边界清楚。

【鉴别诊断】

（1）壶腹部癌鉴别：胰头癌和壶腹部癌都可表现为胰管和胆系扩张，胰头癌较易显示肿块回声，但壶腹部癌不易显示，沿胆总管追踪观察，胰头外后方胆总管扩张，胰管扩张，但胰头未显示明显肿块回声，则要考虑壶腹部癌。

（2）胆总管下段癌鉴别：胆总管下段癌胰管多不扩张，且癌肿位于胆管内，胰头显示正常。

（3）胰岛素瘤鉴别：多位于胰体尾部，形态规则，边界清，多小于 2cm，与胰腺癌容易鉴别。

壶腹周围癌

【诊断要点】

（1）壶腹周围癌包括壶腹部癌、胆总管末端癌、胰管末端癌和十二指肠乳头癌，多表现为梗阻性黄疸。

（2）肝内胆管、胆总管、主胰管扩张，胆囊肿大，扩张的胆总管在末端截断，1cm 以下肿瘤多不易显示，大量饮水或口服胃肠造影剂可帮助提高诊断率（图 12-2-8）。

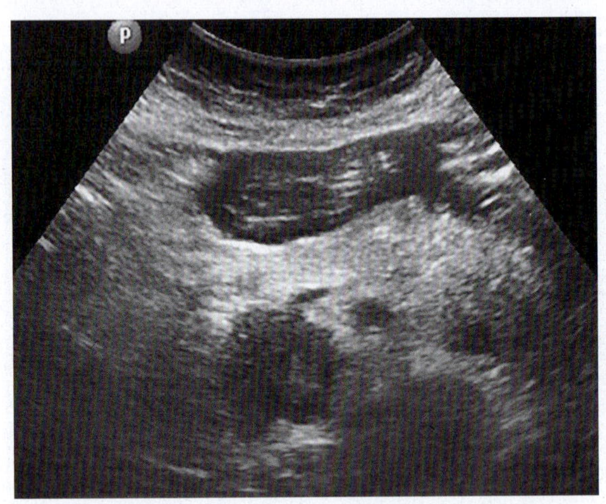

图 12-2-7　胰头癌

胰头钩突部低回声，形态不规则。

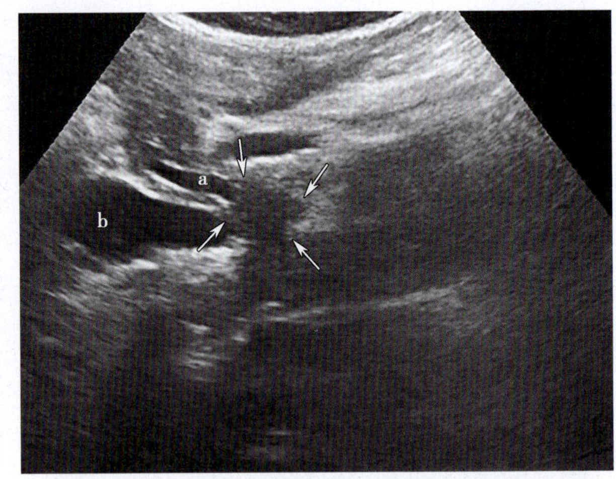

图 12-2-8　壶腹周围癌

a. 扩张主胰管；b. 扩张胆总管，箭头所示二者交汇处低回声肿瘤。

【鉴别诊断】

见胰头癌鉴别诊断。

胰腺囊腺瘤

【诊断要点】

（1）浆液性囊腺瘤：形态规则，边界清晰，内可见分隔呈多房样或蜂窝样，后方回声增高。

（2）黏液性囊腺瘤：形态规则，圆形或分叶状，轮廓清楚，包膜完整，内呈多房样，囊壁及分隔较厚，可见乳头状稍高回声突起。黏液性囊腺瘤有恶变倾向。

（3）肿瘤较大时，胰腺周围脏器可有压迫征象。

【鉴别诊断】

黏液性囊腺瘤与囊腺癌鉴别：二者很难鉴别，囊壁及分隔形态、连续性以及超声造影有助于鉴别诊断，但最终需病理检查。

胰腺囊腺癌

【诊断要点】

(1) 胰腺内囊实性回声，囊壁回声模糊中断，与周围组织分界不清，实性部分形态不规则，并可见不规则的乳头样突起。囊壁和实性部分可见血流信号(图 12-2-9)。

(2) 压迫侵犯主胰管或胆总管时，可见主胰管及胆总管扩张。

(3) 淋巴结、肝脏转移或侵犯周围血管时，有助于诊断。

【鉴别诊断】

见胰腺囊腺瘤鉴别诊断。

胰岛素瘤

【诊断要点】

(1) 胰腺内单发的圆形、椭圆形结节，形态规则，边界清晰，可见包膜回声，多小于 2cm，内呈均匀低回声或弱回声(图 12-2-10)。

(2) 多发生于胰腺体尾部。

(3) 彩色多普勒显示内血流丰富。

(4) 临床表现为低血糖症。

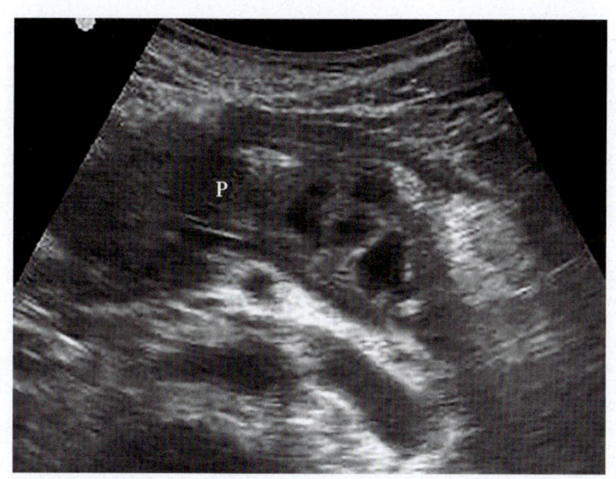

图 12-2-9 囊腺癌

形态可，边界不清，囊壁及内分隔较厚。

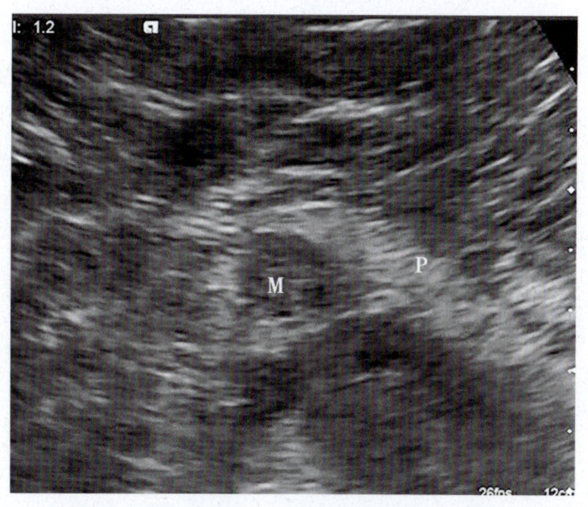

图 12-2-10 胰岛素瘤

【鉴别诊断】

根据肿瘤形态及临床症状，胰岛细胞瘤与胰腺癌较容易鉴别。

四、病例分析

病例 1

【临床资料】

患者，女，65 岁，以“发作性意识模糊 6 年”为主诉收入院。反复发病，意识模糊，发作时，伴有发热、心慌、出汗、四肢乏力等症状，查血糖 1.6～3.4mmol/L，口服葡萄糖水后 5min 缓解。

【超声检查资料】

胰头、胰体大小形态正常，回声均匀，胰尾体积增大，胰尾部见一低回声结节，大小约 11mm×12mm，圆形，边界清晰，内回声均匀，CDFI 内未见明显。主胰管未见明显扩张。

超声检查图像见图 12-2-11。

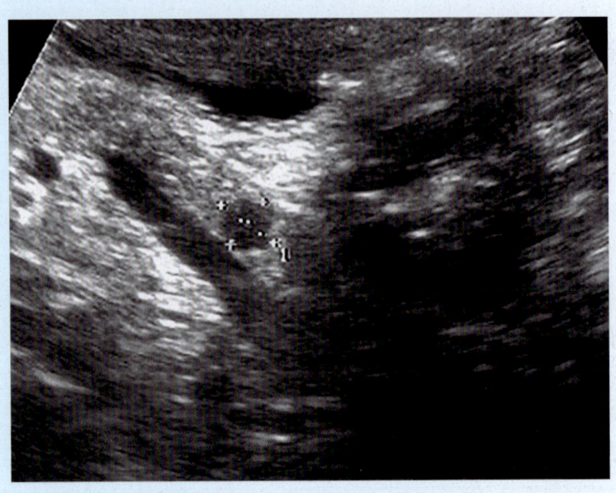

图 12-2-11 胰腺非标准横切面

【提问与思考】

1. 描述胰腺内结节的声像图表现。

2. 结合超声检查及临床表现，该病灶的超声提示是什么？为什么？

3. 该疾病诊断主要依据是什么？

【诊断思路分析】

该患者以反复发作的心慌、发抖、四肢乏力为主要症状入院检查，Whipple 三联征阳性，此临床症状提示胰岛素瘤可能，进行超声检查，发现胰尾部一低回声结节，大小约 11mm × 12mm，形态规则，边界清晰，胰头、胰体腺体回声均匀，结合其临床表现，考虑胰岛素瘤。但胰岛细胞瘤血供丰富，而此病例 CDFI 未见明显血流信号，因病灶位于腹膜后，位置较深，信号衰减所致。另外，瘤体较小，内没有粗大的供血血管，因此未探及明显血流信号。

影像学检查要密切结合临床，临床症状对一些疾病的鉴别诊断非常重要，此病例结合临床表现和超声图像，首先考虑胰岛素瘤。

【确诊结果】

胰腺胰岛素瘤。

（袁建军 杨 龙）

胆囊、胰腺超声扫查方法（微课）

胆道系统和胰腺 习题

推荐阅读资料

[1] 中国医师学会超声医师分会. 腹部超声检查指南. 北京：人民军医出版社，2013.

[2] 田家玮，姜玉新，张运. 临床超声诊断学. 北京：人民卫生出版社，2010.

[3] LEFERE M，THIJS M，DE HERTOGH G，et al. Caroli disease：review of eight cases with emphasis on magnetic resonance imaging features. Eur J Gastroenterol Hepatol，2011，23（7）：578-585.

第十三章　胃　　肠

第一节　超声检查技术

一、患者准备

除急腹症外，检查前须禁食 8～12h 以上。行胃超声检查需准备温水 350～500ml 作为对比剂。行肠道超声需服用泻药或晨起灌肠进行肠道准备，以减少气体及粪便的影响；应使膀胱良好充盈。如果检查同日还有 X 线钡剂造影或消化内镜，应先行超声以避免钡剂和气体的影响。

二、仪器选择与探头

选用高分辨力实时超声诊断仪。建议用“双探头”模式，即宽频带凸阵探头（频率 2～6MHz）与宽频带线阵探头（频率 3～10MHz）相结合进行扫查。凸阵探头用于系统扫查整个胃肠道，尤其适用于位置较深的部位和腹壁较厚的患者；然后换用线阵探头观察细节，测量胃肠道管壁厚度。

三、检查方法

1. 禁食后扫查　可疑消化道梗阻者应先空腹扫查了解胃肠潴留物多少和梗阻情况，再确定是否需要口服对比剂。可疑急性胃扩张、胃肠穿孔者禁用对比剂。

2. 胃充盈扫查　嘱患者一次饮入对比剂（温开水或胃肠显影剂）350～500ml，然后依次采取右前斜位、仰卧位、坐位（或站立位），右侧卧位对贲门胃底、胃体窦、幽门和十二指肠做系统观察。

3. 小肠扫查　小肠分布范围广，为全面扫查，可从回盲部开始，先尽量向小肠近端追踪扫查，至无法追踪后，再行从左到右、从上到下部分重叠式的系列扫查（割草坪式）。建议采用逐级加压法扫查，以使探头接近扫查目标，并可排挤开肠道内气体使肠壁清晰显示，还可观察肠壁和周围脂肪组织的硬度。

4. 结肠扫查　宜采用连续追踪扫查法，以横切面扫查为主。因回盲部（位于右髂窝，右侧髂腰肌前方）和乙状结肠（左侧髂腰肌前方）相对容易辨认，所以可先找到回盲部顺行扫查至乙状结肠，或找到乙状结肠后逆行扫查至回盲部。乙状结肠远端和直肠需充盈膀胱后观察，但因位置较深常无法全面显示。

5. 阑尾扫查　先选用腹部探头在盲肠周围进行扫查，发现可疑回声和最大压痛点后，换用高频探头进一步观察。逐级加压法尤其适用于检查阑尾。

6. 直肠扫查　经腹扫查时需充盈膀胱。推荐用直肠腔内探头经直肠扫查，需先排便，采取左侧卧位并曲髋曲膝。

四、注意事项

(1) 以温水为对比剂扫查胃腔，应注意在饮用后让患者左侧卧位静躺片刻以消除气泡。

(2) 胃肠道内有气体时，可借用探头加压或改变患者体位驱除气体。

第二节　正常超声表现与正常值

一、胃

1. 胃食管连接部长轴切面　探头于剑突下沿左肋弓方向放置，并向外上倾斜，于肝左外叶脏面深部见管状结构。这一结构上端始于膈肌食管裂孔，下端左侧转向左上连接胃底部，右侧壁连接胃小弯（图 13-2-1A）。

2. 胃食管连接部短轴切面　探头置于剑突下，与长轴切面垂直，于肝左叶与腹主动脉间或左侧可见一靶环样结构（图 13-2-1B）。

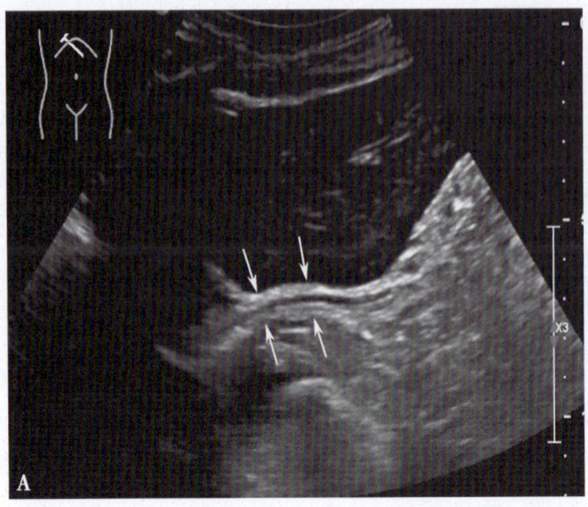

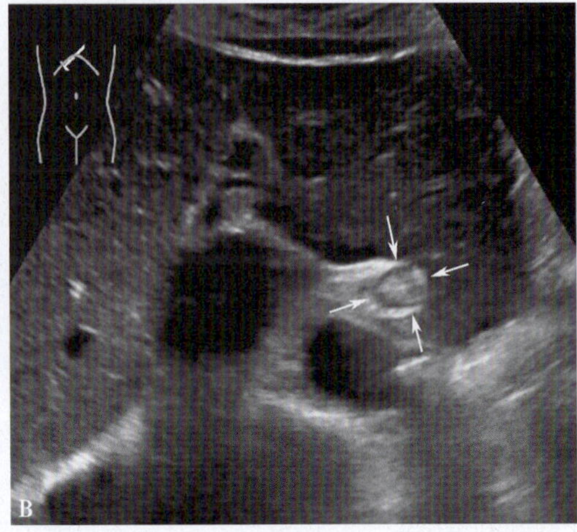

图 13-2-1　胃食管连接部

A. 长轴切面呈管状结构（箭头所示）；B. 短轴切面呈靶环样结构（箭头所示）。

3. 胃底切面　患者仰卧位或身体稍向左倾斜，饮水胃充盈后探头沿左肋弓放置，声束向左肩方向倾斜。胃底呈椭圆形，靠后与左侧膈肌紧贴，外后侧壁与脾相邻，后方可见胰体尾和左肾（图 13-2-2）。如果这些脏器肿大，常对胃部产生压迹。

4. 胃体长轴切面　探头在左上腹部沿胃体长轴移动，显示胃前、后壁（图 13-2-3A）。

5. 胃体短轴切面　探头在左上腹横向移动扫查，即可显示胃体短轴切面，呈椭圆形，图像左侧为胃大弯，右侧为胃小弯（图 13-2-3B）。

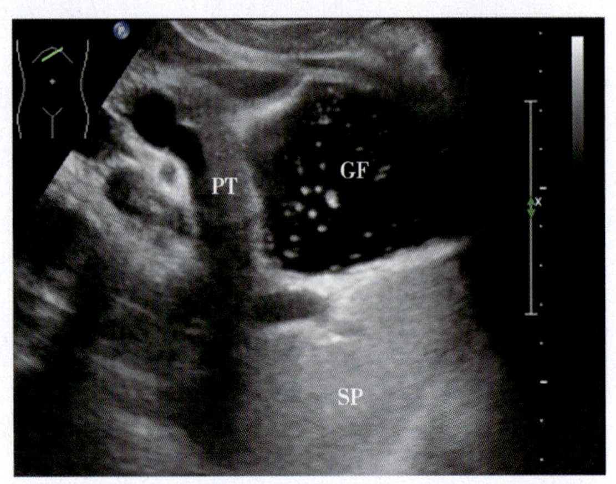

GF—胃底；SP—脾；PT—胰尾。

图 13-2-2　胃底

胃底充盈时在横切面上呈椭圆形无回声结构。

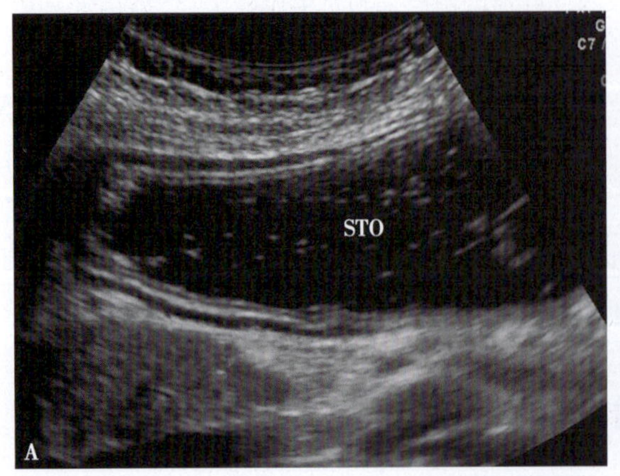

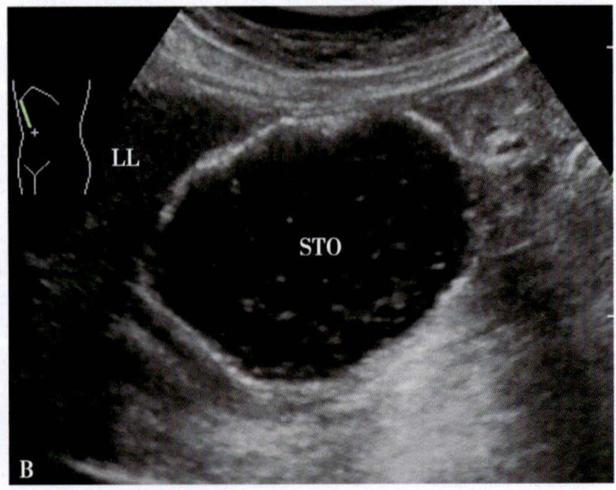

LL—左肝；STO—胃体。

图 13-2-3　胃体

A. 胃体长轴切面；B. 胃体短轴切面。

6. 胃角切面　在上腹部横切面上，首先可见左右两个互相分离的圆或类圆液腔，分别为胃体和胃窦横切面。探头向下移行，胃体、胃窦两个液腔相互靠拢，并最终抱合成横“8”字状，中央胃壁汇合处为胃角（图 13-2-4）。

7. 胃窦长轴切面　其右侧通过幽门与十二指肠相连，左侧与胃体部相连。此切面主要显示胃窦部前后壁及幽门（图 13-2-5A）。

8. 胃窦短轴切面　胃窦部短轴切面呈类圆形，腹侧是胃窦前壁，背侧是胃窦后壁，图像左上方为胃小弯侧，右下方为胃大弯侧（图 13-2-5B）。胃窦部壁厚及胃腔大小随胃蠕动而变化。

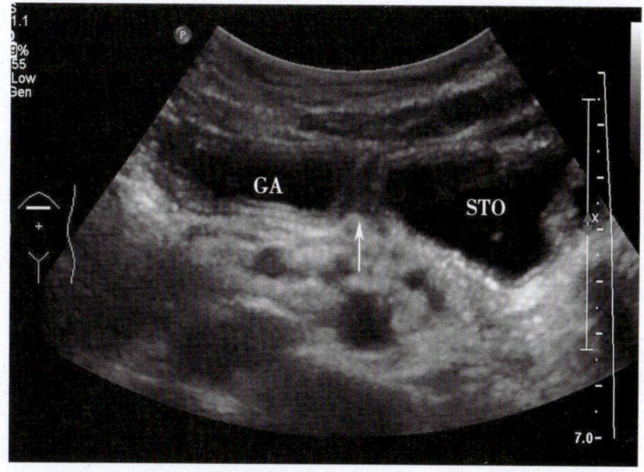

图 13-2-4　胃角

胃角（箭头所示）位于胃体（STO）和胃窦（GA）汇合处。

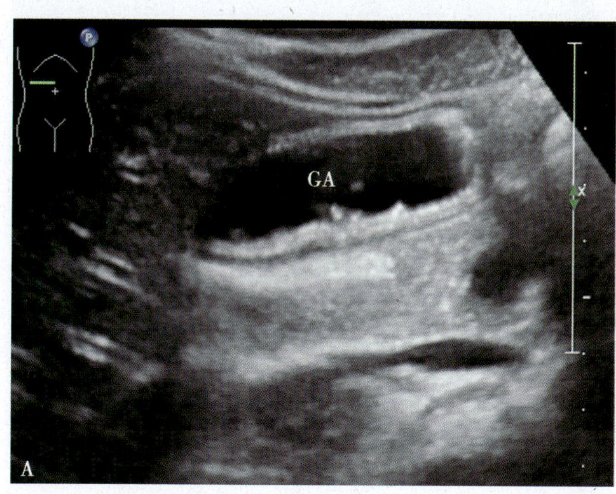

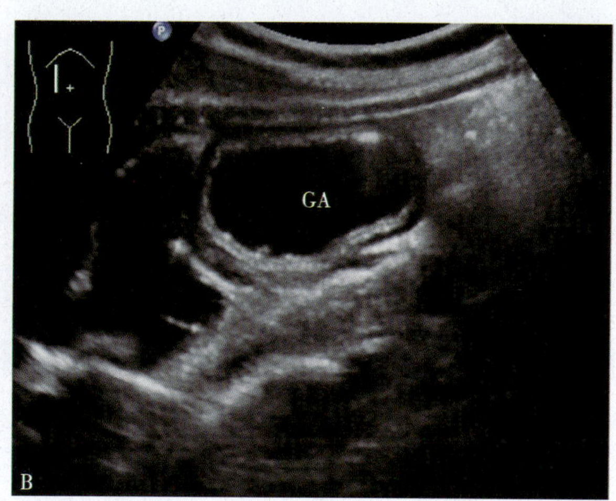

GA—胃窦

图 13-2-5　胃窦

A：长轴切面；B：短轴切面。

9. 正常胃壁　绝大多数呈五层结构，从内向外，第一层强回声为胃腔与黏膜层所形成的界面及黏膜浅层，第二层低回声为黏膜层，第三层强回声为黏膜下层，第四层低回声为肌层（分辨率较高的探头可分辨出环、纵肌的分界），第五层强回声为浆膜层及其与周围组织的界面（图 13-2-3A）。探头频率低或患者腹壁较厚时分层减少。胃壁厚度测量应在胃腔适度充盈，声束垂直于胃壁时进行，胃底部壁厚一般<5mm，胃窦部壁厚<7mm。

10. 胃蠕动　餐后胃蠕动常起自胃体，向幽门部传送，其收缩呈节律性、对称性，每分钟约 3 次。每分钟<2 次或蠕动幅度减小（蠕动切迹不明显）即为蠕动减弱。

二、肠道

1. 位置　十二指肠位置固定，球部位于肝左内叶下方，紧邻胆囊内下方。幽门开放时可见液体充盈（图 13-2-6）。降部位于胰头外侧。水平段位

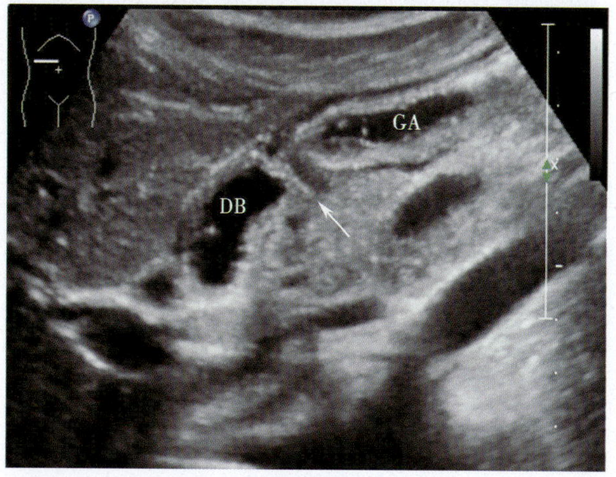

GA—胃窦

图 13-2-6　十二指肠球部

十二指肠球部（DB）在幽门（箭头所示）开放后液体充盈时呈倒三角形。

于胰头下方，在下腔静脉与腹主动脉前方横过，其前方为肠系膜上动脉。升部较短，一般难以明确辨认。在Treitz韧带处十二指肠移行为空肠。空肠和回肠走行迂曲，移动度大。空肠主要位于左上、中腹，回肠主要位于右中、下腹，二者间无明确界限。

结肠位于腹部外周部位。升结肠和降结肠位置相对固定，位于腹部两侧。而横结肠、乙状结肠位置则与肠系膜长度有关，变化较大。横结肠可位于胃后方或下垂至下腹部；乙状结肠有时会冗长，跨过腹前正中线到右髂窝，甚至伸至肝下方。

阑尾位置因盲肠而异，根部附着于回盲瓣下3cm、三条结肠带汇合处。

直肠位于骶尾骨前方、膀胱和前列腺或子宫后方。

2. 超声特征 小肠的特征是具有环形皱襞，肠腔充盈状态下易显示，长轴切面呈“阶梯状”结构或称为“琴键征”（图13-2-7）。从近端空肠到远端回肠，环形皱襞的数量和高度逐渐减少和减低。而空虚状态下，除少量强回声肠气外，小肠多呈低回声，皱襞堆积难显示（图13-2-8）。

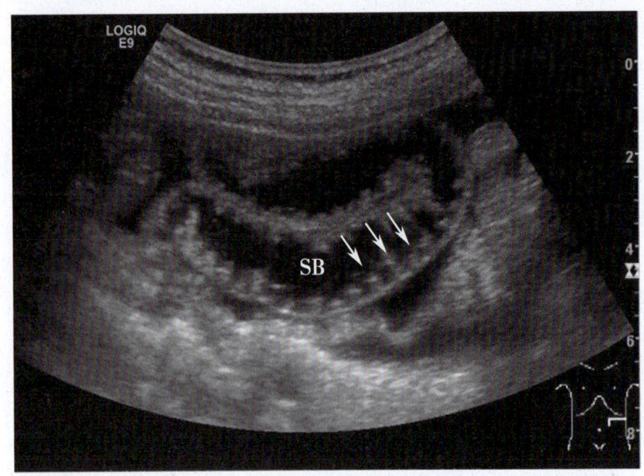

图13-2-7 小肠环形皱襞
环形皱襞在小肠（SB）充盈时呈“阶梯状”结构（箭头所示）。

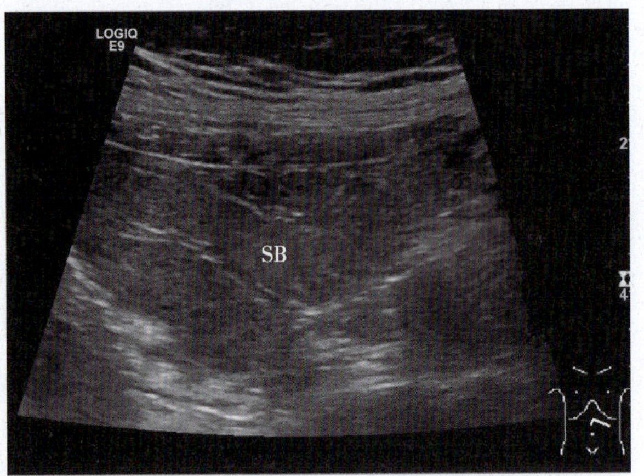

图13-2-8 肠腔空虚的小肠
空虚的小肠（SB）呈低回声，此时环形皱襞难以显示。

结肠的特征性表现是结肠袋，在结肠内有粪便或气体时长轴切面上易显示（图13-2-9），而收缩状态下（此状态左半结肠常见）难显示。结肠袋之间的半月襞则只有在肠道清洁后才可显示。

正常阑尾呈管壁分层的靶环状（高频探头），腔内可见气体（图13-2-10）。

直肠位置深在盆腔，内含“液体”时可较清楚地显示为骶尾骨前方的管状结构。

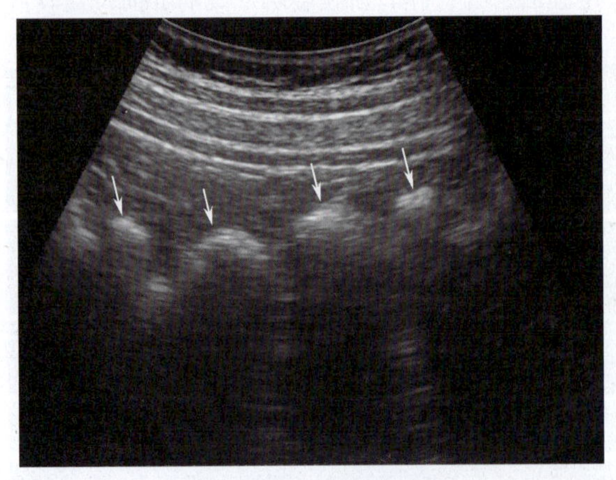

图13-2-9 结肠袋
结肠长轴切面上呈弧形（箭头所示）。

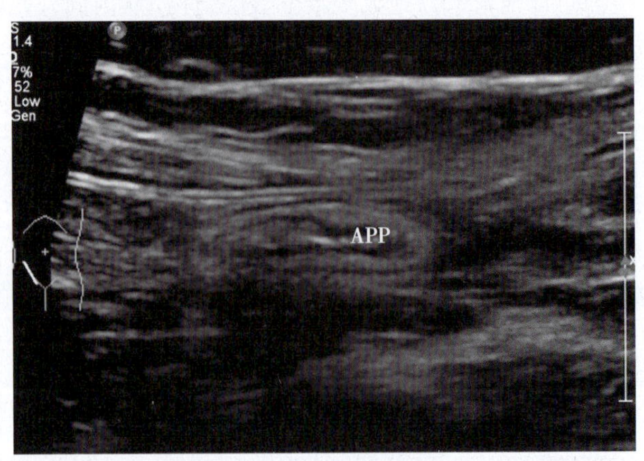

APP—阑尾
图13-2-10 正常阑尾
管壁清晰、可见分层，腔内少量气体。

3. 运动 空腹时小肠蠕动减弱，进食或饮水后蠕动增强，可见内容物在腔内往返运动，正常情况下固定一个切面上观察，肠管蠕动较缓、肠壁显示相对较清楚，左上腹空肠的蠕动较中下和右下腹回肠稍明显。另外，小肠肠管会随呼吸出现上下一定范围的移动，探头加压也可显示肠管良好的移动性。结肠和阑尾则很少能用超声观察到其明显的运动，但用探头加压同样可见其柔韧性。

4. 肠壁　分层情况与胃相似，并且与探头频率、肠腔状态、探头加压等情况有关系。肠腔空虚、含少量内容物或少量充盈状态下用中高频探头观察，从内向外肠壁也呈五层，回声强度依次为强 - 弱 - 强 - 弱 - 强，分别代表肠腔与黏膜间形成的界面、黏膜层、黏膜下层及其与黏膜间界面、固有肌层、固有肌层与浆膜间界面（图 13-2-11）。肠腔内容物或充盈较多时分层则会减少，后壁显示难度加大。分层显示在结肠要多于、清晰于小肠。

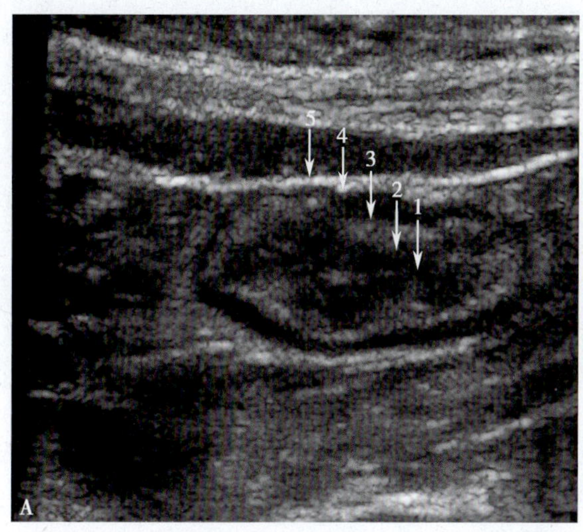

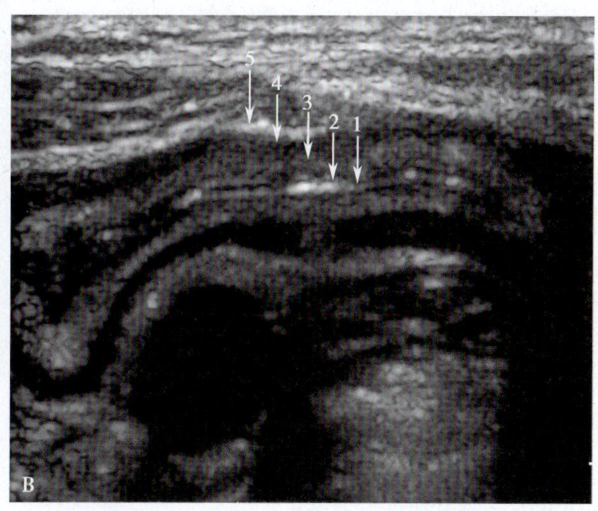

图 13-2-11　正常结肠壁

肠腔无或少量内容物时，用频率较高的探头，肠壁可显示为五层结构（数字所示）。

5. 厚度　厚度应在近探头侧管壁、垂直的方向上测量。充盈或有内容物的状态下，正常小肠和结肠管壁厚度<2mm（十二指肠球部和直肠较特殊，相应厚度分别<3mm 和<4mm）。空虚或收缩状态下管壁厚度会加大，此时不宜测量或测值是不准确的。正常阑尾壁厚度<3mm，直径<6mm。

6. 肠腔　空腹时小肠空虚（图 13-2-8）或其内仅见少量液体和气体（图 13-2-12）。进食后，肠腔内气体增多，液体回声强度依食物不同而强弱不等。饮水、肠内营养或小肠梗阻时小肠内容物回声相对更低。正常小肠直径上限为 2.0～3.0cm。

结肠内粪便较多、留存时间较长甚至便秘时，结肠内容物回声变得较强（图 13-2-9）。正常结肠直径<5cm，盲肠偏大。

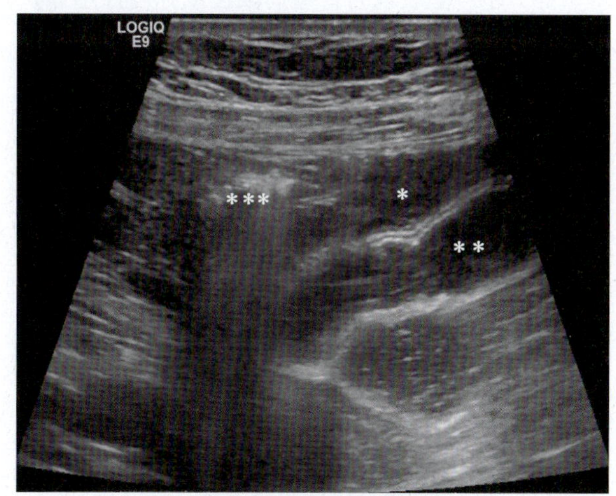

图 13-2-12　空腹时小肠肠腔

可空虚（*），或有少量液体（**）、气体（***）。

7. 肠周组织　包括大网膜、肠系膜、腹腔和肠系膜淋巴结等。大网膜位于前腹壁（壁层腹膜）后方、小肠袢前方，上缘附着于胃大弯，下缘游离，其厚度随体型而异，肥胖者呈均匀稍强回声的偏厚盘状结构，可随呼吸上下移动。小肠系膜位于后腹膜与小肠间，略呈层状分布的稍低回声结构，厚度 7～12mm，各层间界面形成条带状强回声。结肠系膜则位于结肠内侧，因含脂肪呈稍强回声。

腹腔淋巴结主要位于腹腔干、肝动脉、胃大小弯侧及幽贲门等部位；肠系膜淋巴结主要位于其根部和大小肠系膜侧，前者在肠系膜根部右下段和脐水平易显示，尤其是儿童。正常淋巴结一般呈长椭圆或扁圆形，可见高回声索条状髓质门结构，常伴有少量中央型血流。

第三节 常见疾病的超声诊断

一、胃溃疡

【诊断要点】

(1) 以中青年多见，男性较女性易患。

(2) 慢性反复发作的餐后上腹痛。

(3) 超声上表现为局部胃壁增厚，中央见凹陷性缺损，内嵌有强回声(图 13-3-1)。

【鉴别诊断】

(1) 需与恶性溃疡(溃疡型胃癌)鉴别。良性溃疡在胃壁厚度、增厚范围、溃疡大小和深度等测值均要小于恶性溃疡。良性溃疡呈口大底小状，恶性溃疡则口小底大。但上述指标特异性较差，假阳性率偏高，所以原则上超声不宜作为鉴别溃疡良恶性的主要手段。在随访中若出现溃疡短期内迅速增大，或凹陷缩小而周围隆起明显增厚扩大，应高度警惕溃疡恶变。

(2) 胃壁局部气体或黏液附着时，也呈强回声，加压探头或改变体位可消失。

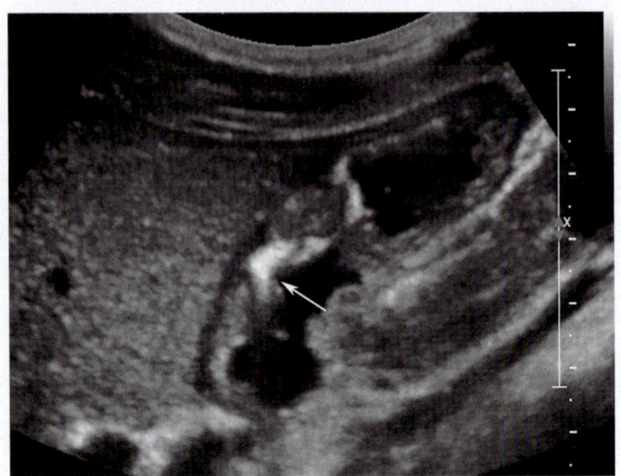

图 13-3-1 胃溃疡超声表现
局部胃壁增厚，中央见凹陷性缺损，内嵌有强回声(箭头所示)。

二、胃癌

【诊断要点】

(1) 半数以上发生于胃窦部、胃小弯及前后壁，其次在贲门部，胃体部相对较少。

(2) 体重减轻、持续性腹痛是最常见的症状。

(3) 超声上表现为胃壁局限性或弥漫性增厚，分层被破坏或消失，表面可有溃疡，病变处蠕动消失(图 13-3-2)。

【鉴别诊断】

(1) 胃淋巴瘤与胃癌相比，累及范围更广，病灶质韧而非僵硬，管腔明显狭窄的发生率低，无明显外侵征象。

(2) 溃疡型胃癌需与胃消化性溃疡鉴别(详见胃溃疡部分)。

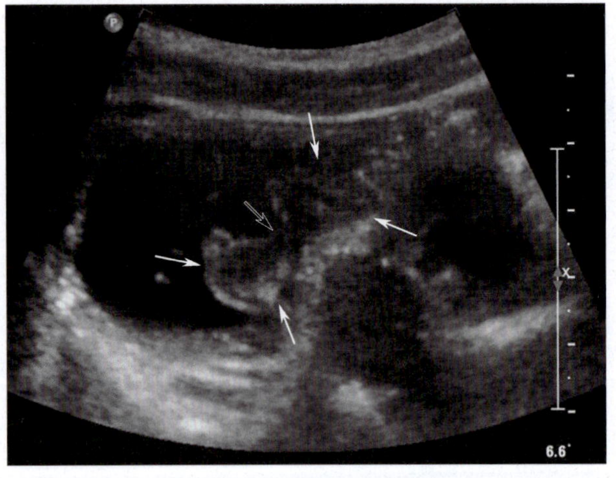

图 13-3-2 胃癌超声表现
局部胃壁明显增厚，向腔内隆起(箭头所示)，中央见溃疡(空心箭头所示)。

三、结直肠癌

【诊断要点】

(1) 排便习惯或大便性状改变。

(2) 粪便隐血试验阳性，血 CEA、CA199 等肿瘤标记物增高。

(3) 超声上发现肠壁局限性增厚或不规则肿物，分层消失，管壁僵硬无蠕动(图 13-3-3)。

【鉴别诊断】

(1) 炎性肠病与肿瘤相比，累及肠道范围要更广(常长于 10cm)，并可累及多段肠管。肠壁增厚程度较肿瘤轻，严重时也可分层消失，但比较均匀，僵硬度不高。炎症可累及肠管周围，肠周脂肪组织较一致的增厚。

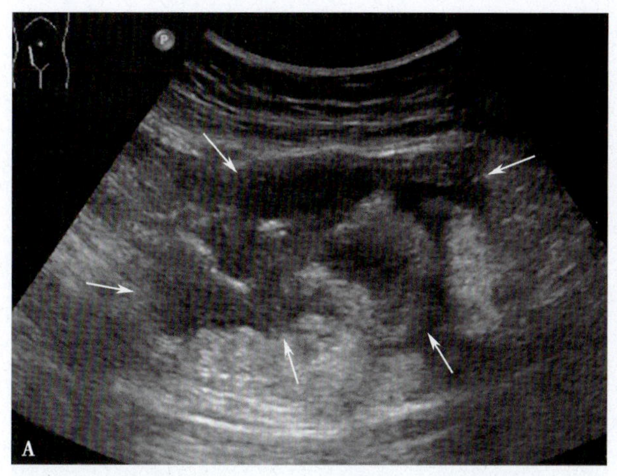

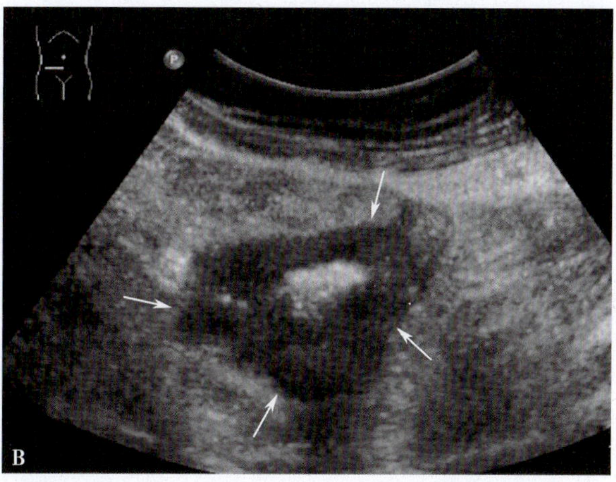

图 13-3-3　结肠癌超声表现
升结肠局部肠壁全周性、非均匀性增厚，分层消失（箭头所示）。

（2）肠结核在国内较常见，好发于回肠末端、盲肠和升结肠。与结肠癌症状相似，但全身症状更加明显，如午后低热或不规则发热、盗汗、消瘦乏力。超声上与结肠癌难以鉴别，管腔狭窄较明显，但腹水相对较多，出现较早，可能可作为参考。

（3）淋巴瘤好发于回肠末端和盲肠、升结肠。黏膜相对比较完整，出血较少见。超声上也表现为肠壁增厚或形成肿物。与结肠癌相比，病灶回声更低，肠腔狭窄和肠梗阻发生率低。

（4）回盲部晚期癌局部常发生坏死溃烂和感染，易误诊为阑尾脓肿。在包块中发现尚未破坏的阑尾管状结构有助于明确诊断。

四、胃肠道淋巴瘤

【诊断要点】

（1）最常累及胃，又以胃窦及胃体部多见；其余依次为小肠、回盲部、直肠、结肠广泛受累。6%～13% 累及多个部位。

（2）胃淋巴瘤发病高峰年龄为 50～60 岁，男性稍多。小肠淋巴瘤发病年龄呈双峰状，部分特殊类型的淋巴瘤青少年多见，另外的则多见于中老年。

（3）可有胃肠道症状，无特异性。

（4）胃或肠道管壁较大范围增厚，回声极低，质地相对偏软，可有蠕动，周围淋巴结肿大（图 13-3-4）。

图 13-3-4　胃淋巴瘤超声表现
胃体下段、胃窦部管壁大范围增厚（T），并跨过幽门累及十二指肠球部（DB），内呈极低回声。STO：胃；GB：胆囊

【鉴别诊断】

（1）胃癌、结直肠癌发病年龄相对较大，管壁受侵范围一般较淋巴瘤小，更倾向于向外浸润，僵硬突出，易出现管腔狭窄。另外淋巴瘤胃周、肠周淋巴结肿大比癌要多见。

（2）胃肠道间质瘤多表现为向腔外生长的肿块，多为孤立肿物，常有中心坏死，淋巴结转移少见。

（3）Crohn 病一般为肠道多节段性病变，长度范围较长较广，常致肠梗阻。周围肠系膜内可有淋巴结肿大，但体积一般较小。

五、胃肠间质瘤

【诊断要点】

（1）好发于中老年，少见 40 岁以下。男性略多于女性。

(2) 可发生于胃肠道的任何部位，好发于胃(50%～60%)和小肠(30%～35%)。

(3) 临床表现取决于肿瘤发生的部位及大小。肿瘤较小者(径线<2cm)常无症状，多为偶然发现。较大者最常见的症状是贫血、体重下降、消化道出血、腹痛和肿块相关症状。

(4) 超声上表现为胃或小肠壁内、内生性或外生性肿物，但与管壁关系均密切，其边界清楚，常见包膜回声，较大者内部回声不均质。肿物处胃肠道黏膜多完整光滑，内部一般不会出现气体回声(图 13-3-5)。

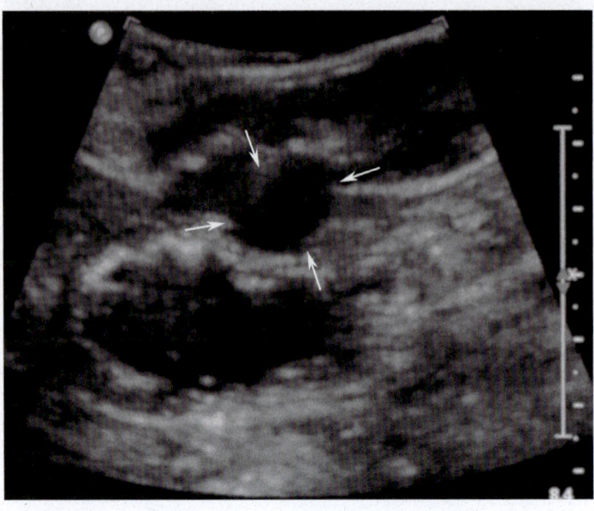

图 13-3-5 胃间质瘤超声表现

胃体前壁低回声结节(箭头所示)，边界清楚，外凸，与胃壁关系密切，该处胃黏膜完整。

【鉴别诊断】

胃癌或结肠癌多呈浸润性生长，致管壁不规则增厚，并且僵硬，易导致胃肠道梗阻。而 GIST 多垂直于胃肠道管壁生长，具有体积大但附着点局限的特点，一般不影响胃肠道蠕动功能，很少发生梗阻。此外，GIST 以血行转移为主，肝脏转移多见，其次为种植转移。而胃癌、结肠癌常首先发生淋巴结转移。

六、肠梗阻

【诊断要点】

(1) 临床表现为“痛、吐、胀、闭”。

(2) 有腹部手术、腹部或盆腔肿瘤、炎性肠病和放疗病史。

(3) 超声表现为肠管扩张(小肠直径大于 2cm，结肠直径大于 4cm)，积气、积液，蠕动亢进或减弱等(图 13-3-6)。

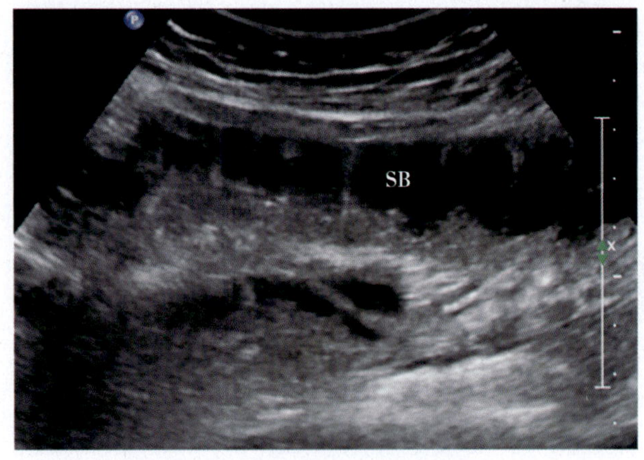

图 13-3-6 肠梗阻超声表现

小肠(SB)扩张，积液。

【鉴别诊断】

机械性肠梗阻应与麻痹性肠梗阻或血运性肠梗阻进行鉴别。麻痹性肠梗阻多发生于腹部手术后，或由腹膜炎、创伤、肠缺血、精神药物等引起。除病史外，观察肠蠕动情况非常重要，机械性肠梗阻近端肠管蠕动增强，而后两者则表现为肠管蠕动减弱或消失。

七、肠套叠

【诊断要点】

(1) 儿童多见，多发生于 6～36 月龄，是该年龄段肠梗阻最常见病因，多为特发性。典型三联征为：突发腹痛，可触及的腹部腊肠样包块，果酱样大便。以回肠结肠型肠套叠最多见。

(2) 成人少见，多伴肠内病理诱发点，半数为恶性病变。常表现为间歇性腹痛。

(3) 超声上表现为腹部包块，短轴切面呈“同心圆征”，长轴切面呈“套筒征”。有时可在套入部顶端发现肿瘤。病变近端可有肠梗阻表现(图 13-3-7)。

【鉴别诊断】

应与肠道肿瘤鉴别。后者起病慢，病程长，超声上多表现为“假肾征”。

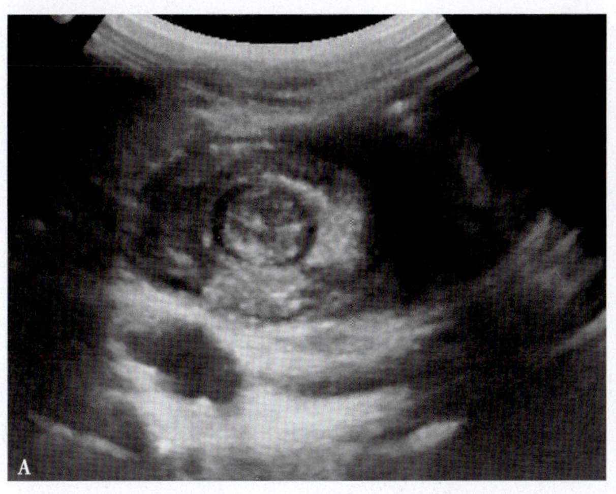

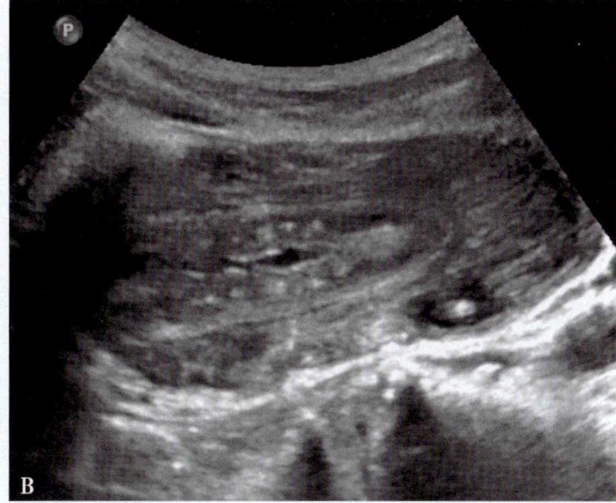

图 13-3-7　肠套叠超声表现

右下腹包块，短轴切面（A）呈“同心圆征”，长轴切面（B）呈“套筒征”。

八、急性阑尾炎

【诊断要点】

（1）20～30 岁为高发年龄，男性稍多于女性。

（2）转移性右下腹痛，右下腹固定压痛或伴反跳痛，体温升高。

（3）外周血白细胞升高。

（4）超声表现：阑尾增粗，横切面测量直径≥6mm；阑尾壁增厚、分层，腔内积液，积液与管壁形成靶环征；腔内可有强回声粪石。探头加压肿大阑尾处有明显压痛。阑尾周围组织增厚回声增高（图 13-3-8）。阑尾坏疽时高回声黏膜下层消失；穿孔时腹腔积液，偶见游离气体回声；阑尾周围脓肿形成时右下腹可见囊实性包块，有时内部可见气体回声。

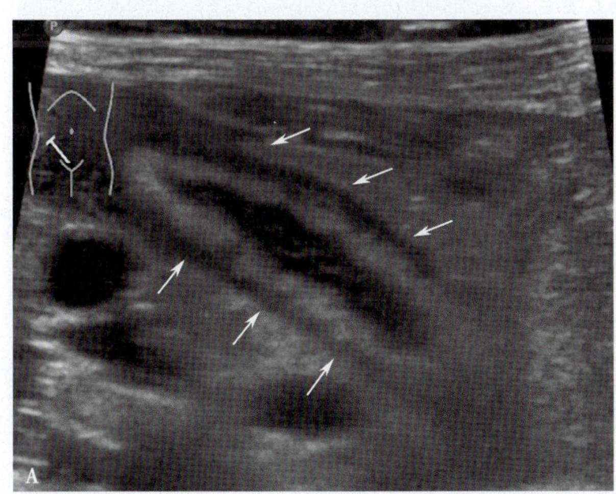

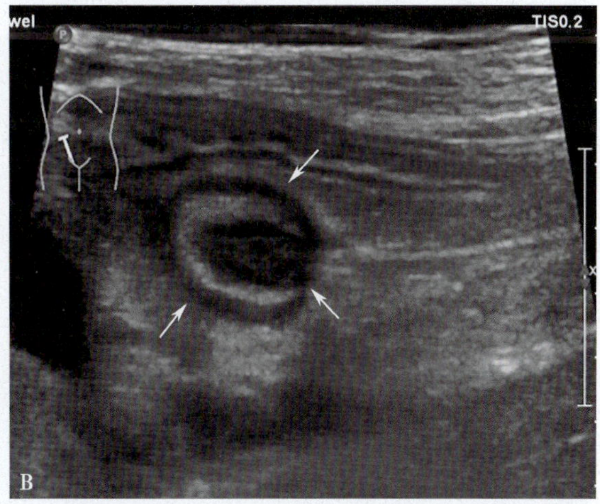

图 13-3-8　急性阑尾炎超声表现

阑尾长轴切面（A）和短轴切面（B）显示阑尾（箭头所示）增粗，壁增厚、分层，腔内积液，积液与管壁形成“靶环征”，周围组织增厚、回声增高。

【鉴别诊断】

（1）急性末端回肠炎表现为回肠末端管壁增厚，有时累及盲肠；常见周围肠系膜淋巴结肿大；而阑尾一端为盲端且无蠕动，急性阑尾炎时加压阑尾，其不可压缩，直径增大但很少超过 15mm。

（2）克罗恩病好发于末端回肠和右半结肠，常表现为肠壁节段性增厚，有时累及阑尾；而且常有长期腹泻、腹痛、体重减轻、发热等表现。

（3）右下腹结肠或小肠憩室炎也可表现为局部疼痛，但无转移性右下腹痛的特点；超声上表现为小肠或结肠旁低回声包块，内可见气体，与相邻的肠腔相通，该处肠壁增厚。

（4）还应注意与右侧输尿管结石、卵巢囊肿扭转或破裂、异位妊娠等急腹症鉴别。

第四节　病例分析与规范化报告

病例 1

【临床资料】

患者，女，80 岁，因乏力、消瘦（体重下降 15kg）、上腹部疼痛 7 个月就诊。无发热、呕吐、黑便等症状。体格检查未见明显异常。实验室检查：血红蛋白 75g/L，大便隐血试验（–）。肿瘤标记物 CA 12-5 增高（102.5U/ml）。

超声检查图像如下（图 13-4-1）：

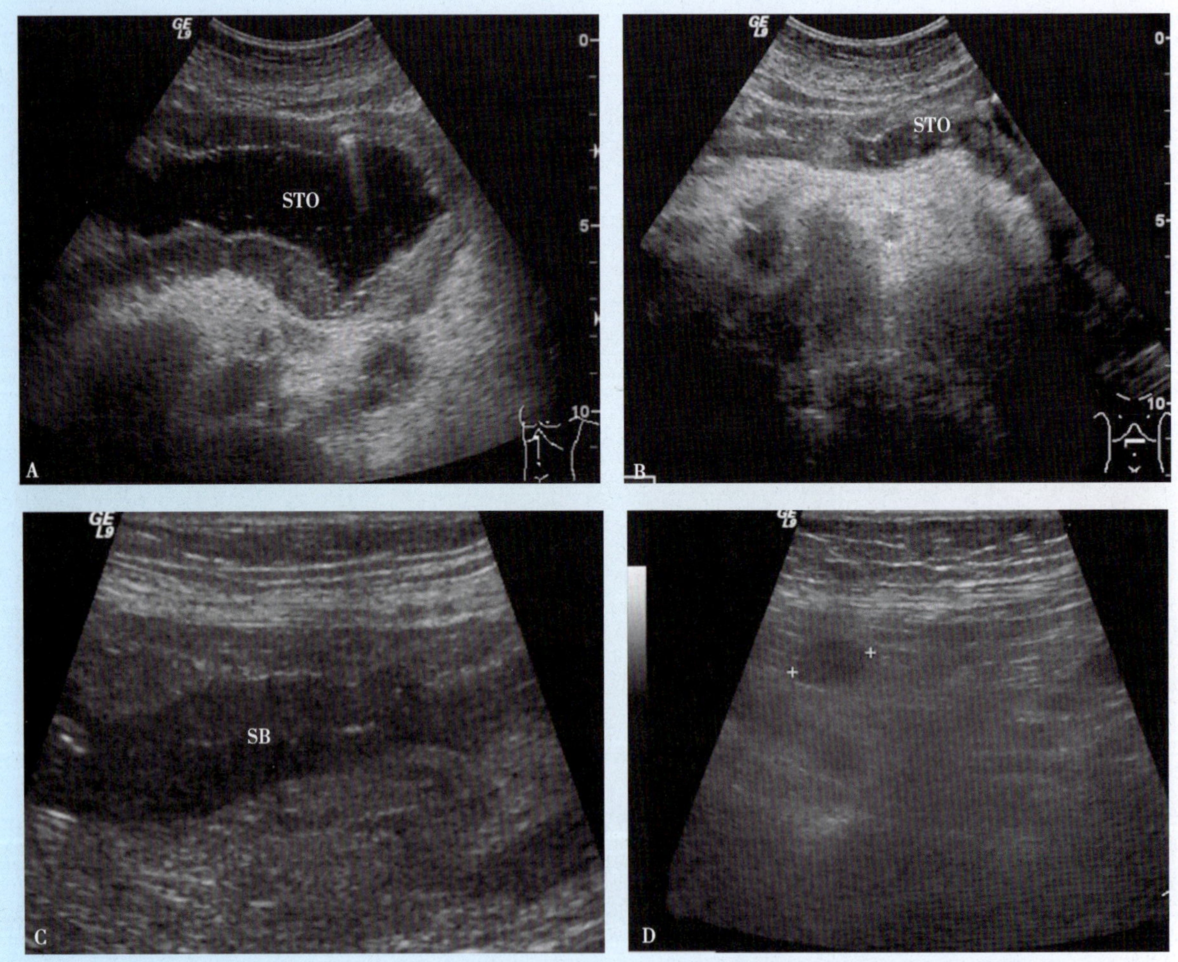

图 13-4-1　超声检查图像

A. 胃（STO）短轴切面；B. 胃周淋巴结；C. 右下腹小肠（SB）长轴切面；D. 右下腹肠系膜淋巴结。

【超声检查资料】

胃体、胃窦管壁弥漫性、非均匀性增厚，以黏膜下层增厚为主，较厚处 1.8cm，呈低回声，蠕动消失，但柔韧感尚存，管腔未见狭窄，浆膜面尚完整。血流量少。右下腹长约 5cm 一段小肠管壁不均匀增厚，较厚处 0.9cm，低回声。肠系膜内可见多个低回声结节，较大者 1.2cm；腹腔干周围多个低回声结节，较大者 1.0cm。腹腔少量积液，较深处 0.6cm。

【提问与思考】

1. 看图描述病变区声像图表现。
2. 书写本例超声诊断提示。
3. 本病的主要诊断依据有哪些？如何与相关疾病进行鉴别？
4. 为了明确诊断，下一步应做哪些检查？

【诊断思路分析】

老年女性，慢性病程，主要表现为乏力、消瘦、上腹部疼痛，实验室检查显示贫血，肿瘤标志物 CA 12-5 升高，因此临床可疑恶性肿瘤。

超声显示胃体、胃窦壁部大范围增厚，蠕动消失，符合胃恶性肿瘤的表现。进一步观察显示胃壁增厚以黏膜下层增厚为主，黏膜面未见深大溃疡，蠕动消失但柔韧感尚存，管腔未见狭窄。另发现一段小肠管壁亦增厚，腹腔多发淋巴结肿大。结合患者无黑便，大便隐血试验阴性，因此倾向于胃肠淋巴瘤而非胃癌。

胃肠道淋巴瘤起自黏膜固有层和黏膜下层的淋巴组织，在此层面沿管腔长轴生长，因此大体形态以浸润型多见而非肿块型，在超声上表现为胃肠管壁增厚。早期多不累及黏膜层，因此溃疡坏死不如胃癌明显，黑便、大便隐血试验阳性较胃癌少见。胃肠道淋巴瘤无成纤维反应，因此受累胃肠壁硬度增加但不僵硬，有的尚可存在蠕动。胃肠道淋巴瘤可仅累及一个部位，也可累及胃肠道多个部位（6%～13%），并可累及局部和远处淋巴结。

胃癌管壁受侵范围一般较淋巴瘤小，更倾向于向外浸润，僵硬突出，易出现管腔狭窄。另外淋巴瘤胃周、肠周淋巴结肿大比癌要多见。

为明确诊断，应建议行胃镜并进行多点深挖活检。

【确诊结果】

胃镜检查显示胃体长度约 15cm 的全周性病变，表面不平整，有浅溃疡形成，病变处胃壁蠕动消失。活检病理：弥漫大 B 细胞淋巴瘤。

病例 2

【临床资料】

患者，女，34 岁。因间断上腹饥饿痛 1 年，加重 10d，伴腹胀、呕吐就诊。体格检查未见异常。实验室检查：血红蛋白 100g/L，大便隐血试验阴性。行胃镜检查显示胃角胃窦侧见直径约 2.0cm × 2.5cm 深大溃疡，白厚苔，底部不平，部分区域可见血管断端样改变及陈旧血痂，周围黏膜红肿，部分区域黏膜呈颗粒样。

超声检查图像如下（图 13-4-2）：

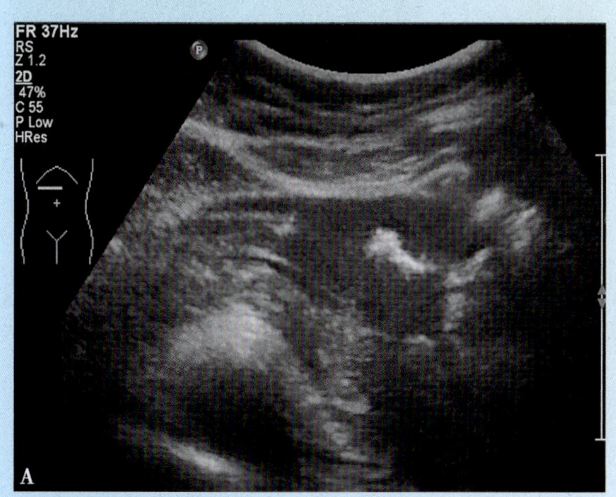

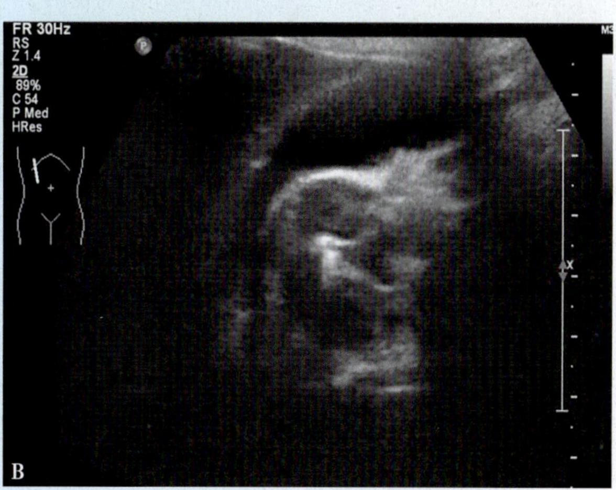

图 13-4-2 超声检查图像

A. 胃窦长轴切面；B. 胃窦短轴切面。

【超声检查资料】

胃窦小弯侧管壁增厚，范围约 4.7cm × 4.3cm，较厚处 1.5cm，黏膜面不平整，可见深大溃疡，浆膜回声连续。动态观察病变处未见明显蠕动。胃周可见多个淋巴结，较大者 0.7cm。

【提问与思考】

1. 看图描述病变区声像图表现。
2. 书写本例超声诊断提示。
3. 本病的主要诊断依据有哪些？如何与相关疾病进行鉴别？
4. 为了明确诊断下一步应做哪些检查？

【诊断思路分析】

患者青年女性，有规律性上腹痛，胃镜显示胃溃疡，首先考虑良性溃疡。但溃疡深大，直径 2.5cm，基底不平，苔污，应高度警惕恶性溃疡的可能。超声上显示溃疡周围胃壁明显增厚，蠕动消失，胃周可见肿大的淋巴结，均为恶性溃疡的征象。

为明确诊断，应行胃镜在溃疡边缘及基底部多点取活检。

【确诊结果】

胃镜活检病理：胃印戒细胞癌。手术：胃窦肿瘤直径 5cm，中央溃疡 4cm。手术病理：胃窦部印戒细胞癌，肿瘤大小约 3cm × 2cm × 1.7cm，溃疡型，浸透肌层达浆膜，周围脂肪组织可见癌浸润。小弯侧淋巴结 5/7。

病例 3

【临床资料】

患者，男，81 岁。下腹胀半月。查体：左下腹 8cm 肿块，界清，无压痛。实验室检查、结肠镜未见异常。超声检查图像如下（图 13-4-3）：

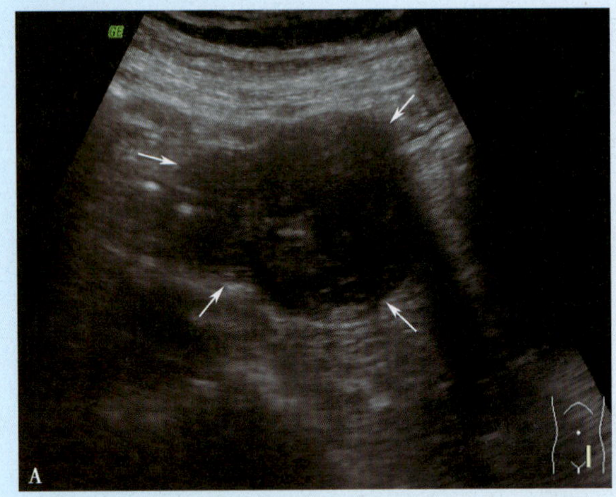

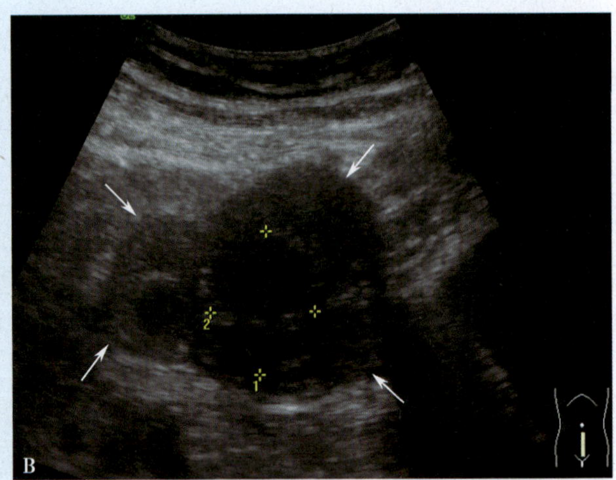

图 13-4-3 超声检查图像

A. 左下腹纵切面；B. 左下腹纵切面。

【超声检查资料】

左下腹腔 6.5cm × 5.7cm × 5.2cm 实性（为主）肿物，边界清楚，葫芦状，内可见不规则囊性区，约 3.2cm × 2.5cm，透声差。CDFI：实性区内见少量血流。肿物活动度大，可随体位改变而移动，与其外侧降结肠及外下方乙状结肠均无明显关系。

【提问与思考】

1. 看图描述病变区声像图表现。
2. 书写本例超声诊断提示。
3. 超声检查对该病的临床价值有哪些？

【诊断思路分析】

老年男性，既往体健，因腹胀就诊，查体发现左下腹肿块，临床首先考虑结肠癌。但结肠镜检查未见异常。进一步行超声检查发现腹腔实性为主的肿物，与结肠无明显关系，活动度大，所以考虑小肠外生性病变可能性大。肿物边界清楚，内可见液化坏死区，符合间质瘤的表现，结合患者为老年男性，属高发人群，所以超声诊断为小肠间质瘤可能性大。

超声除可发现胃肠间质瘤病灶外，还可用于判断其生物学行为，恶变的间质瘤常体积较大（≥5cm），多位于小肠或直肠，形态不规则，内部回声明显不均匀，坏死液化灶较多见，超声造影显示内部呈显著的不均匀性增强。

【确诊结果】

手术：距回盲部 3m 处小肠肿物，6cm×6cm，外生型，实性，包膜完整。病变处小肠黏膜中心有小溃疡。切开肿物内有血块。手术病理：小肠间质瘤。

（朱 强）

胃肠 习题

推荐阅读资料

[1] NATHAN S S，ROBERT V B，YI D，et al. How to perform gastrointestinal ultrasound：anatomy and normal findings. World J Gastroenterol，2017，(38)：6931-6941.

[2] NYLUND K，MACONI G，HOLLERWEGER A，et al. EFSUMB Recommendations and Guidelines for Gastrointestinal Ultrasound-Part 1：Examination Techniques and Normal Findings（Long version）. Ultraschall in Der Medizin，2016，38（3）：e1-e15.

[3] COSGROVE D，PISCAGLIA F，BAMBER J，et al. EFSUMB guidelines and recommendations on the clinical use of ultrasound elastography. Part 2：Clinical applications. Ultraschall Med，2013，34（3）：238-253.

第十四章　泌尿系统

第一节　超声检查技术

一、患者准备

1. 经腹检查

(1) 若仅检查肾和肾周及测量其大小，一般无需特殊准备。

(2) 若同时检查肾盂、输尿管、膀胱、前列腺及精囊、盆腔结构，受检者在检查前 60min，需饮水约 500ml 以充盈膀胱作为声窗；若还要先行检查腹部相关结构，则以空腹 8h 及以上为宜。

2. 经腔内检查

(1) 检查前应了解患者有无经腔内检查禁忌证。

(2) 经阴道检查时，行经期间和无性生活史者为禁忌证，后者情况如确为疾病诊疗的需要，须与患者和家属充分详细说明，征得同意并签署同意书后方可执行。

(3) 经直肠检查前应排净大便，必要时予禁食 8h 以上或行清洁灌肠。

3. 若为查明血尿原因或测量膀胱残余尿量时，受检者饮水 500～1 000ml 以充盈膀胱，并在检查前 1h 排空尿液。

二、体位

1. 经腹检查　基本体位为仰卧位，如果显示不满意时，取俯卧位、侧卧位、左右前斜位，必要时结合半坐位。

2. 经直肠检查　取左侧卧位，大小腿屈曲，双膝尽量抬向胸部，并暴露臀部和会阴部。

3. 经阴道检查　平卧后取膀胱截石位，暴露会阴部。

三、仪器

1. 采用彩色多普勒超声仪。

2. 经腹检查适用于泌尿系统所有脏器，主要采用凸阵探头，辅以线阵探头，一般采用的频率带宽范围 2～8MHz，成人偏低，较瘦的成人或小儿可偏高，婴儿则可更高，如 5～12MHz。

3. 经腔内检查适用于膀胱、男性前列腺及精囊腺，一般采用频率带宽 5～12MHz 腔内探头。

四、检查方法

1. 肾脏

(1) 检查方法：通过调整受检者体位、控制呼吸深浅、鼓腹动作、探头方向与角度，同时避开肠气和肋骨干扰，以多切面（冠状面、横切面、矢状面及斜切面）完整显示肾脏各极、各部。必须强调以下几点。

1) 经侧腹部，探头向腹侧和头侧侧动各约 30°，可获得肾脏冠状切面，务必使肾上下极和肾门同时显示，这是双肾的标准切面；经侧腹部，还可进行肾脏的横或斜横切扫查。

2) 经右肋弓下斜横切和右肋间肝窗斜切可扫查右肾上中极，经左肋间脾窗斜切扫查左肾上中极。

3) 取俯卧位，经后肋缘下纵或纵斜切扫查双肾，此位置特别适合上述方位显示不佳者。

(2) 测量规范

1) 肾脏大小：一般在冠状切面上测量肾脏长短径，前者即肾脏上下极之间的最大距离，后者即肾门至肾外侧缘之间并垂直于长径的最大距离(图 14-1-1)，此径也可代表横径。在侧腹部偏前，经肾门横切面上测量厚径或前后径，即肾前缘至后缘之间的最大距离，同时也可测得横径(图 14-1-2)。如果不能获得满意的冠状切面，则可在俯卧位测量各径线。

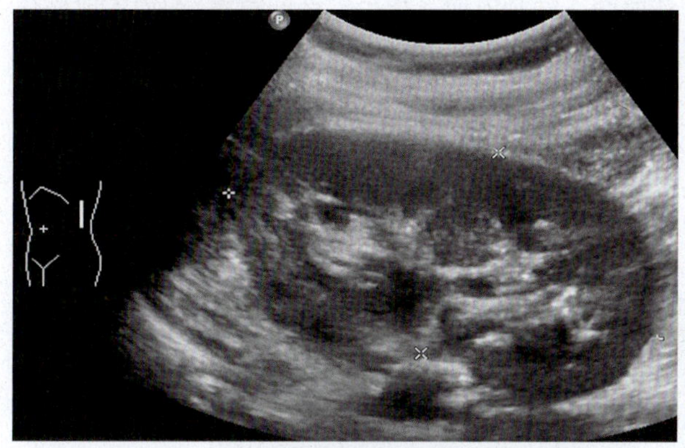

图 14-1-1　正常肾脏冠状切面(经肾门)
在同时显示肾上下极和肾门的冠状切面上，测量长短径。

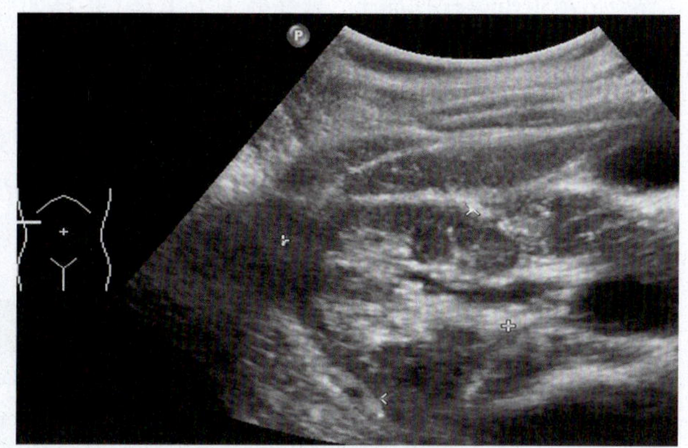

图 14-1-2　正常肾横切面(经肾门)
在经肾门的横切面上，测量前后径及横径。

2) 肾实质、肾皮质：肾实质厚度为测量肾外侧缘至肾窦回声外侧缘的最大距离，肾皮质厚度为测量肾外侧缘至肾锥体外侧缘的最大距离。

2. 输尿管

(1) 检查方法：超声检查难以观察到正常或无扩张的输尿管，当输尿管扩张时，适当压迫腹部以避开肠气则可观察之。

1) 经肾脏冠状切面行前后侧动扫查时，以肾门或肾盂为解剖标志，显示肾盂输尿管移行部(第一狭窄部)，沿着其长轴向下追踪，显示输尿管上段(腹段)，或在俯卧位经背侧扫查，显示肾门或肾盂后，也可向下进行追踪输尿管，直至髂嵴及其声影遮挡为止。

2) 经腹纵向扫查，右输尿管在下腔静脉外侧，左输尿管在腹主动脉外侧，寻找扩张的输尿管上段(腹段)，并向下追踪其在髂总动脉前方跨越(第二狭窄部)形成输尿管中段(盆段)，此途径应适当加压以推开或压缩前方积气的肠管。

3) 经下腹扫查，以适当充盈的膀胱为声窗，在膀胱三角区显示双侧输尿管下段即壁内段(第三狭窄部)及其开口，向上逆行适当加压追踪检查输尿管中段(盆段)。

(2) CDFI 检查：有助于区别扩张的输尿管与血管，利用闪烁伪像可识别较小的结石，利用输尿管开口尿流喷射现象确认其开口部位，并观察病变血流分布等情况。

3. 膀胱

(1) 经腹检查：一般采用下腹部耻骨联合上方途径，膀胱充盈 1/2～2/3 容量，采用横切和纵切面结合，力求全面不遗漏。

(2) 测量规范

1) 膀胱壁厚度估测：自浆膜层外缘测量至黏膜层表面。

2) 内径测量：在黏膜层表面之间测量，于最大横切面测量前后径和左右径，最大纵切面测量上下径和前后径。

3) 容量估算：详见前列腺疾病部分。

4. 前列腺及精囊

(1) 经腹检查

1) 探头横置于耻骨联合上缘，向下适当加压自左右精囊腺水平至前列腺尖部进行系列横切面扫查，获得精囊长轴切面和前列腺横切面及斜冠状切面。

2) 探头纵置于耻骨联合上缘中线，向后下方适当加压，获得前列腺正中矢状切面，可向左右平行或侧动进行系列纵向扫查，获得前列腺矢状、矢状旁切面及精囊短轴切面。

(2) 经直肠检查：为前列腺首选的影像学检查方法，探头套上保护套，套内外先后涂抹耦合剂，轻缓插入肛门，直至膀胱显示，然后向外轻缓退拉探头，先行系列横向扫查，观察精囊、前列腺底部至尖部，随后旋转探头近90°，行系列纵向并左右侧动扫查，于正中矢状和旁矢状切面，观察精囊和前列腺。

（3）测量规范（图14-1-3）

1）在正中矢状切面上，测量最大上下径（长径即腺体或凸入膀胱内最上缘至尖部的距离）和最大前后径（厚径）。

2）在最大横切面上，测量最大横径。

3）前列腺体积（重量）：重量（g）约等于容积（cm^3）。超声估测容积常用计算公式：

$$V=(\pi/6)\,abc\approx 0.52abc$$

式中V（ml）代表容积，a、b、c分别为前列腺三个径线（cm）。

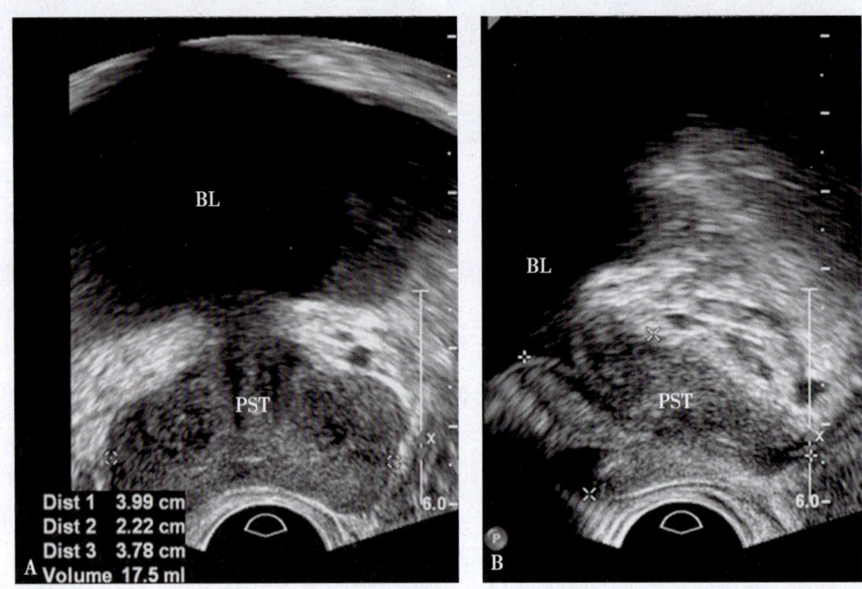

BL—膀胱；PST—前列腺。

图14-1-3　正常前列腺灰阶声像图（经直肠检查）

A. 横切面：最大横切面上测量横径；B. 正中纵切面：测量上下径和前后径。

（4）CDFI检查：观察精囊、前列腺有无血流信号增多、血流分布是否对称，以及病变部位的血流情况。

第二节　正常超声表现与正常值

一、肾脏

1. 正常超声表现

（1）肾轮廓：光滑完整，前后外三面圆隆，有时可见切迹，常见于右肾前上缘；内侧面稍凹陷部位为肾门，与肾窦相延续；围绕肾外周有高回声的肾周脂肪囊或间隙。

（2）肾实质：包括皮髓质，皮质回声等同或略低于正常肝脏或脾脏，髓质回声略低于皮质，形如锥体，皮质围绕髓质，髓质之间的皮质部分为肾柱（图14-2-1）。

（3）肾窦：由肾盂肾盏、动静脉、神经及这些结构周围的结缔组织构成，呈边界不锐利、内部非均质的高回声区域，故也称为中央高回声区域，在内侧中部与肾门相延续，肾门处肾血管在前、肾盂在后（图14-2-1）。

（4）肾血管：在肾门区显示无回声的肾动、静脉管腔结构，CDFI显示肾动、静脉的血流信号及分支（图14-2-2）。

2. 成人正常超声测值

（1）肾脏大小：长径9～12cm，横径4～5cm，前后径3～4cm。

（2）肾实质厚度：1～2cm，其中皮质和髓质厚度均为0.6～1.2cm。

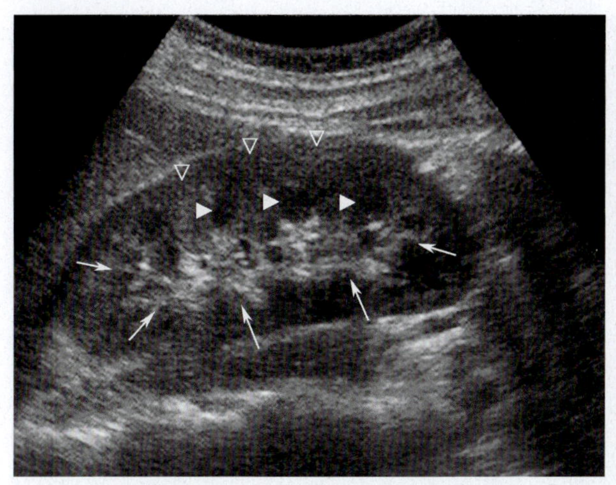

→—肾窦；▽—肾皮质；▲—肾锥体。

图 14-2-1　正常肾脏长轴切面灰阶声像图

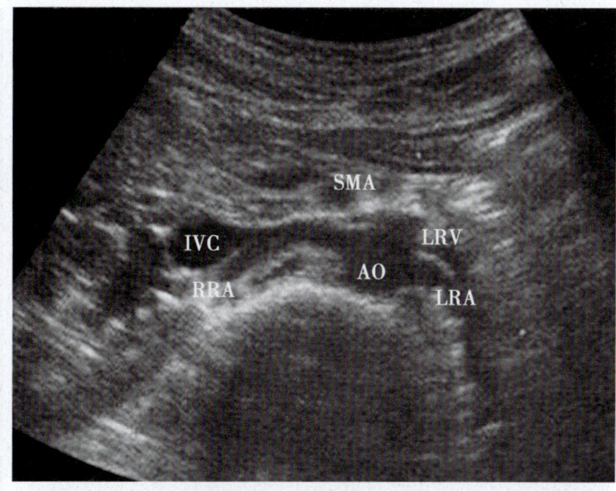

SMA—肠系膜上动脉；IVC—下腔静脉；AO—腹主动脉；RRA—右肾动脉；LRA—左肾动脉；LRV—左肾静脉。

图 14-2-2　腹部正中横切面肾脏动、静脉灰阶声像图

二、输尿管与膀胱

1. 正常超声表现

（1）输尿管：膀胱未充盈时，输尿管处于闭合状态，反之上段（腹段）也可稍扩张，呈无回声管状结构，有时可见缓慢的蠕动；下段（壁内段）在膀胱三角区两端呈较高回声管壁的细管状结构，略突入膀胱（图 14-2-3）；中段（盆段）常因肠气体干扰较难探及。

（2）膀胱：充盈时，壁呈较薄光滑带状高回声，内部呈均匀无回声，饮水少致尿液浓缩时可有少量点状或絮状回声，横断面呈圆形、椭圆形或类四方形，纵断面略呈三角形；排尿后，内腔缩小或消失，壁增厚。

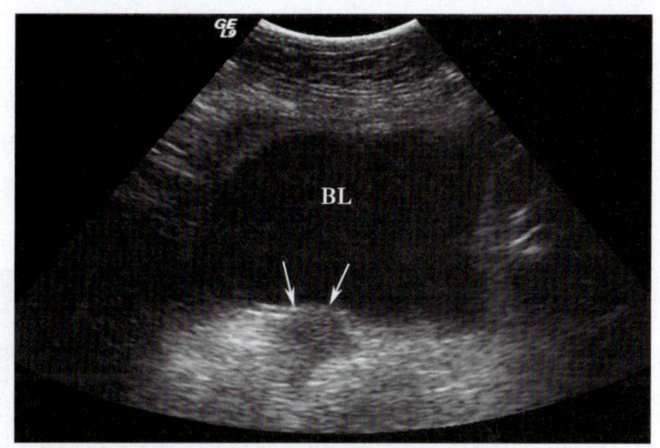

BL—膀胱；箭头—右侧输尿管壁内段。

图 14-2-3　右侧输尿管壁内段灰阶声像图

（3）CDFI：在膀胱三角区两端输尿管开口处可探及间歇性彩色喷射信号。

2. 正常超声测值　输尿管内径为 0.2～0.4cm；膀胱壁厚度为 0.1～0.3cm，容量约 300～500ml，残余尿量少于 50ml。

三、前列腺

1. 正常超声表现　根据 McNeal 提出的前列腺解剖分区（zonal anatomy）划分为中央区、周围区及移行区。

（1）经腹检查：横切面呈左右对称的栗形，包膜呈光滑的高回声细带，中央偏前上方呈欠均匀偏低回声部分为中央区与位于尿道周围的移行区，在此区域前侧呈较低回声部分为肌纤维基质部，周围偏后下方呈较均匀偏高回声部分为周围区，两侧底部后上方为基本对称的精囊腺，呈无回声或极低回声；纵切面呈梨形或较大的泪滴状，其尖指向前下方，正中线切面底部可见轻微凹陷的尿道内口，以此可追踪显示尿道，后者周围常散在高回声点状钙化或淀粉样变沉积灶。CDFI 显示前列腺内部无或稀疏点状或短条状血流信号，双侧分布基本对称（图 14-2-4，图 14-2-5）。

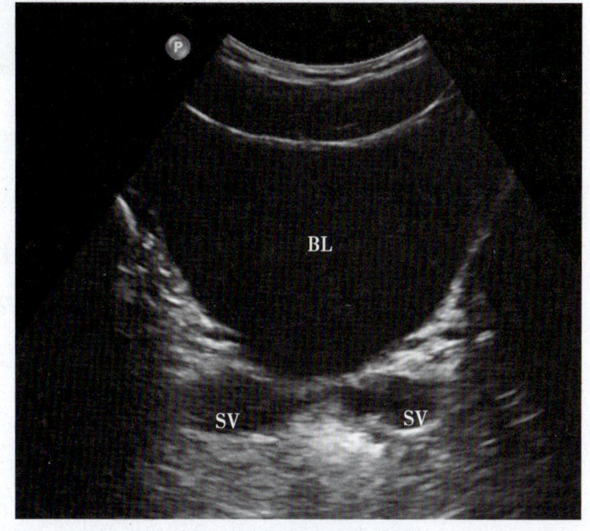

BL—膀胱；SV—精囊。

图 14-2-4　双侧精囊灰阶声像图（经腹检查）

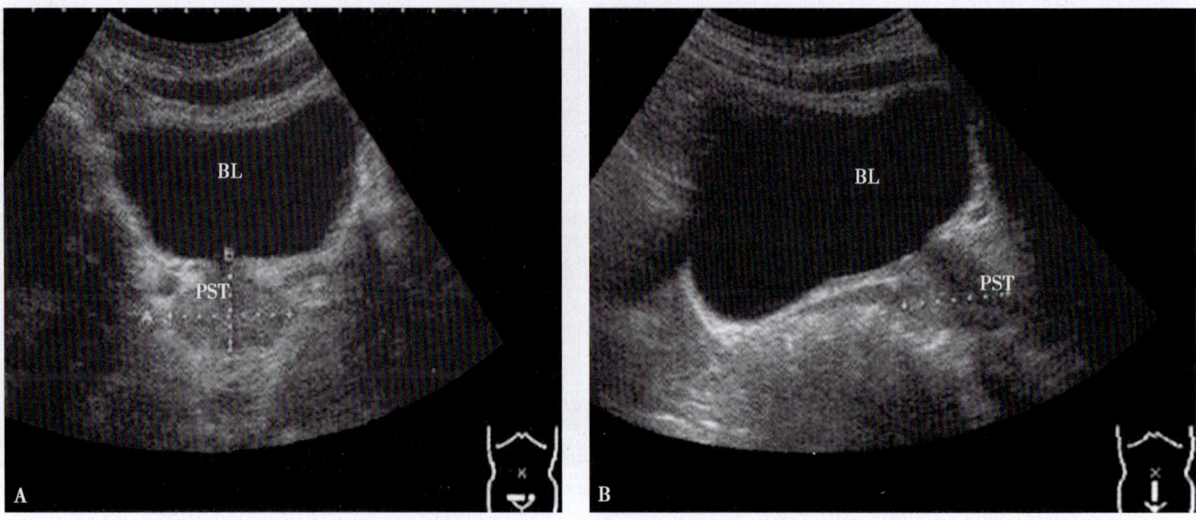

BL—膀胱；PST—前列腺。

图 14-2-5 正常前列腺最大横切面（A）与正中矢状切面（B）的灰阶图像（经腹检查）

（2）经直肠检查（Transrectal ultrasound）

1）此途径扫查显示分区解剖更为清楚，中央区位于前列腺部尿道（精阜以上段）后方，并包绕双侧射精管。周围区位于中央区两侧后下方、前列腺部尿道（精阜以下段）后方，移行区位于前列腺部尿道（精阜以上段）的两侧和偏前方，其远端达精阜附近（图 14-2-6、图 14-2-7）。

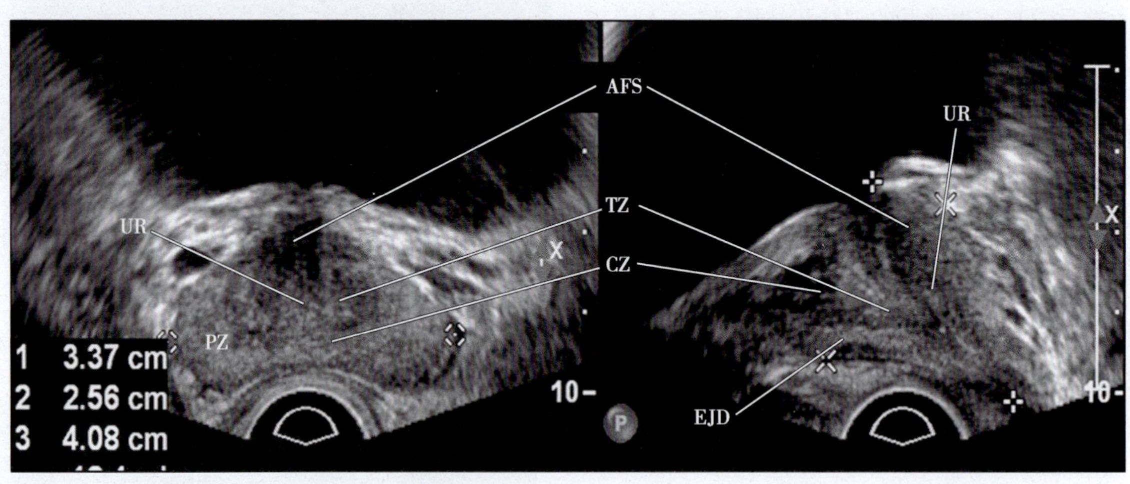

UR—尿道；PZ—周围区；EJD—射精管；TZ—移行区；CZ—中央区；AFS—肌纤维基质部。

图 14-2-6 正常前列腺最大横切面（左）与正中矢状切面（右）的灰阶图像（经直肠检查）

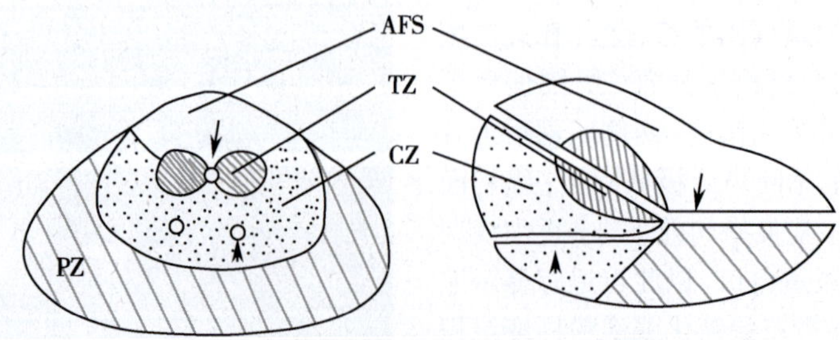

AFS—肌纤维基质部；PZ—周围区；TZ—移行区；CZ—中央区；箭符—尿道；箭头—射精管

图 14-2-7 McNeal 前列腺带区解剖示意图

2）横向扫查时，由底至尖部依次显示精囊、中央区和移行区构成的底部、三分区均含有的中上部、周围区为主的中下部和尖部（图 14-2-7）。

3）纵切面扫查时，正中线精阜以上为中央区和移行区，精阜以下后方为周围区，前方为肌纤维基质部（图 14-2-7）。

（3）双侧精囊形态大小对称，呈蝴蝶结样结构，回声较低较均匀。

2. 正常超声测 / 估值

（1）前列腺大小：随年龄和性腺的发育而增长，成人男性长径 3.0～4.0cm、横径 4.0～4.5cm，前后径 2.5～3.0cm。

（2）重量（体积）：12～20g（cm^3）。

第三节　常见疾病的超声诊断

一、肾疾病

（一）肾畸形（重复、异位、融合、缺如）

重复肾

【诊断要点】

（1）肾形态：多数正常，少数表面可见浅切迹或有形态异常。

（2）肾大小：多数正常或增大。

（3）肾窦完全分为上下排列、相互独立的两部分。

（4）重复肾多发生于上位肾，下位肾发育正常，因此上位肾体积小，多数伴有不同程度的肾盏和同侧输尿管扩张（图 14-3-1、图 14-3-2）。

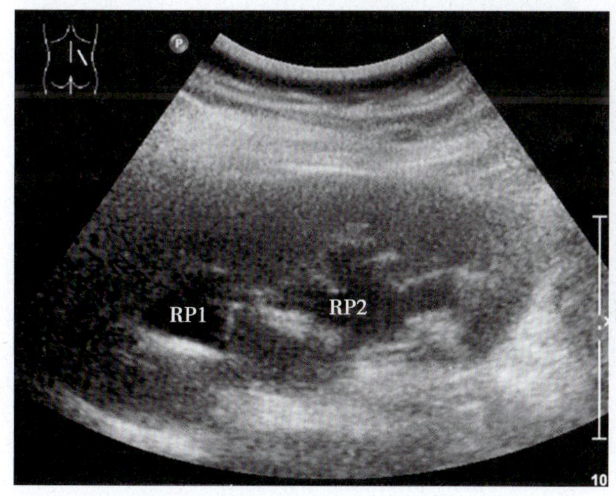

RP1—上位肾盂；RP2—下位肾盂。

图 14-3-1　重复肾长轴切面声像图

上下排列的两个肾盂积水。

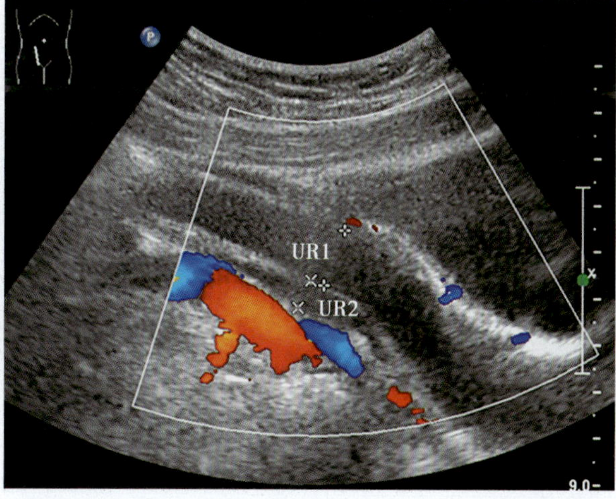

UR1—与上位肾盂相连之输尿管扩张显著；UR2—与下位肾盂相连之输尿管轻度扩张。

图 14-3-2　重复肾两条扩张的输尿管上段长轴切面声像图

（5）重复输尿管分为完全型和不完全型，通常肾盂扩张时较易探及（图 14-3-2）。

（6）有对侧肾脏。

（7）CDFI 利用喷尿信号识别有无输尿管异位开口，完全型重复输尿管有两个开口，一般与上位肾盂相连之输尿管异位开口于膀胱三角区以外的膀胱壁或膀胱外盆腔等部位（图 14-3-3）。

(8) 常并发输尿管反流或输尿管囊肿(图 14-3-3)。

(9) CDFI 显示有两对肾动静脉。

【鉴别诊断】

(1) 肾上极囊性肿物：重复肾一条扩张的输尿管与"囊肿"相连，呈漏斗状，并向下追踪该输尿管下行开口位置不正常或正常，即可鉴别。

(2) 双肾盂畸形：表现为肾脏形态正常，肾窦分为不相连的两部分，但输尿管不重复，不伴肾盂及输尿管积水，双肾盂仅有一个肾蒂，一组肾门血管，膀胱壁仅见一处彩色喷尿现象。

(3) 肾肿瘤：重复肾的上位肾形似肾肿瘤，但是其内部有肾窦，且与下位肾窦不相连，向下追踪扩张输尿管与上位肾窦相连，即可鉴别。

(4) 肾柱肥大：在肾窦中显示一个与肾实质相似的实性结构，将肾窦分开，但其仍连为一体，肾门血管亦为一组，即可鉴别。

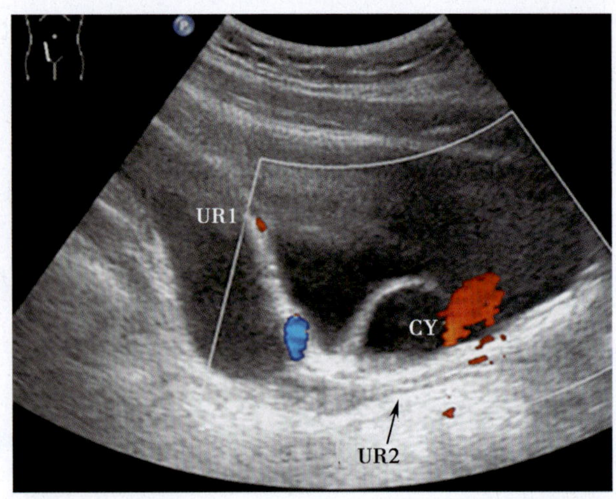

UR1—与上位肾盂相连之输尿管中下段扩张显著，其末端异位开口于膀胱内，伴有向膀胱突入的输尿管囊肿(CY)；UR2—与下位肾盂相连之输尿管壁内段，开口位置正常。

图 14-3-3 重复肾两条扩张的输尿管中下段的长轴切面声像图

肾缺如

【诊断要点】

(1) 一侧肾区未探及肾脏而被肠道占据(图 14-3-4A)。

(2) 对侧肾代偿性增大，肾内结构正常(图 14-3-4B)。

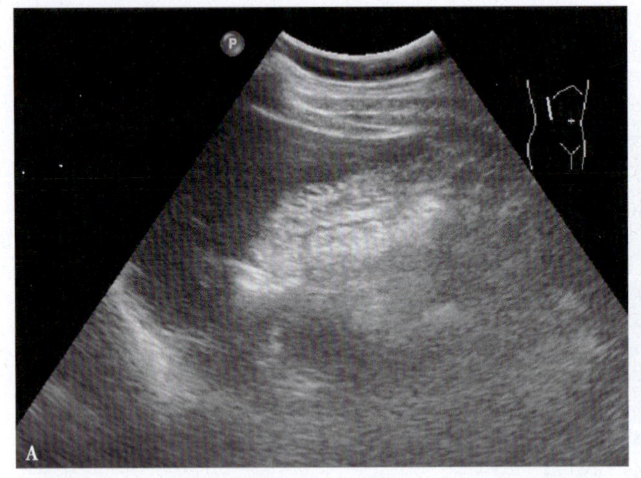

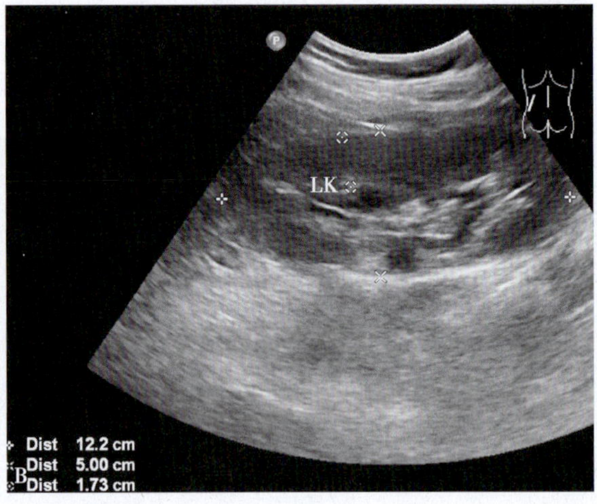

LK—左肾

图 14-3-4 右肾缺如声像图

A. 右侧肾区未见明显肾脏回声；B. 左侧肾脏轻度增大伴有轻度积水。

(3) CDFI：患侧输尿管膀胱入口处无尿流喷射现象。

(4) 如对侧肾脏无代偿性增大，需在其他部位寻找有无异位的肾脏。

【鉴别诊断】

(1) 肾发育不全：一侧肾明显缩小，肾盂肾盏变小，但形态正常，对侧肾脏代偿性增大，双侧输尿管均存在，输尿管开口位置正常；患者可有高血压表现。

(2) 肾萎缩：单侧肾或双侧肾缩小，肾盂肾盏紊乱；如为双侧病变，可有进行性肾功能不全，往往有高血压表现。

(3) 自截肾：肾因结核等而丧失功能，其内常伴明显钙化灶。

(4) 异位肾：在腹部其他部位或盆腔内探及肾脏，并有输尿管。

融合肾

【诊断要点】

（1）位置异常：常偏前内侧，较低较浅。

（2）形态异常：双肾实质相互融合，无分界，形成多种形态，最常见如马蹄形，次之是块状和乙状，罕见盘状。

（3）有各自独立、互相分离的集合系统和输尿管。

（4）无另外肾脏。

（5）易并发感染、梗阻和结石。

（6）易合并泌尿系其他畸形。

（7）马蹄肾（蹄铁型肾）：双肾下极在脊柱前方融合。腹部横向扫查时可见脊柱、腹主动脉和下腔静脉前方低回声肿物样结构，并与双肾相连；纵切扫查时可见其峡部；经背部扫查双肾纵轴排列异常，呈倒“八”字形（图 14-3-5、图 14-3-6）。

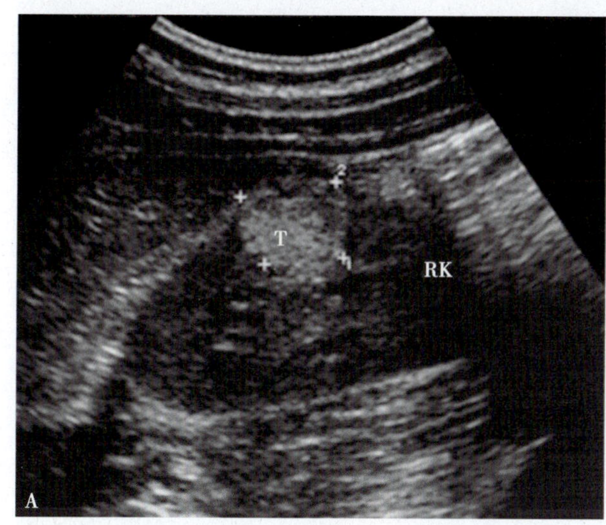

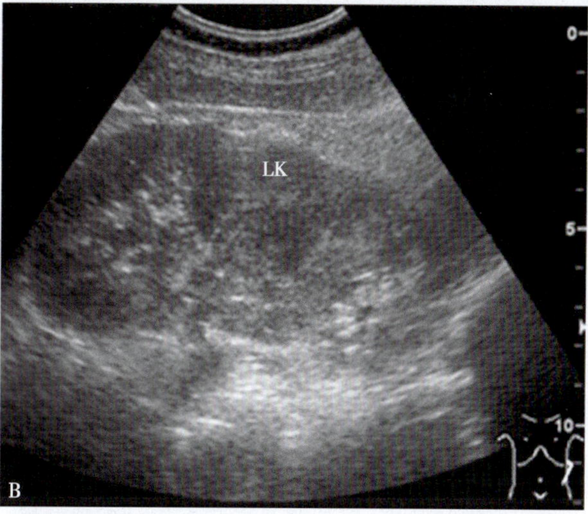

LK—左肾；RK—右肾；T—血管平滑肌脂肪瘤。

图 14-3-5　马蹄肾声像图

肾脏长轴切面上，右肾及左肾下极的边缘显示欠清，向正中方向的深部呈弧形包绕样延伸，右肾内见血管平滑肌脂肪瘤。

【鉴别诊断】

（1）左肾静脉瘤栓：位置较高，位于肾门水平，其远端可扩张。

（2）腹主动脉旁肿大淋巴结或异位嗜铬细胞瘤：均呈圆形或椭圆形，而马蹄肾的峡部常为扁平状，与肾相连，彩色血流图上血流汇聚至肾门。

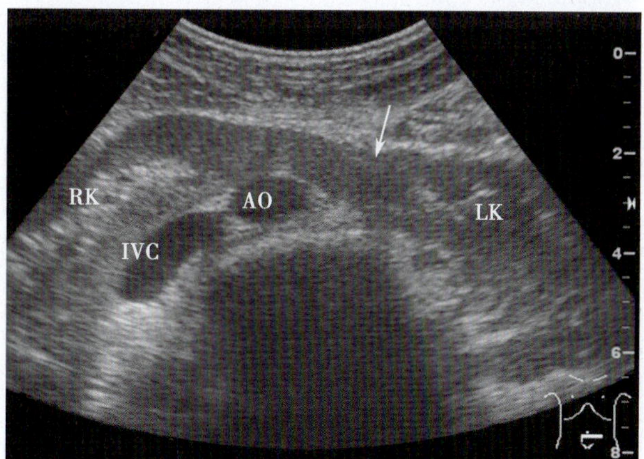

LK—左肾；RK—右肾；IVC—下腔静脉；AO—腹主动脉；箭头—马蹄肾峡部。

图 14-3-6　马蹄肾声像图

腹部横向扫查，双肾下极在脊柱、腹主动脉及下腔静脉腹侧相互融合。

异位肾

【诊断要点】

（1）肾区无肾脏，而在其他位置显示肾脏，肾内结构及输尿管显示清晰（图 14-3-7，图 14-3-8）。

（2）异位肾特点

1）发育较差，呈扁平或球状。

2）输尿管过长或过短，以过短多见。

3）不能还纳正常肾区。

4）容易并发结石、积水等。

（3）最常见的是盆腔肾，其超声表现为一侧肾区无肾脏，而在骶前或盆腔可见肾结构；其肾门常位于前方，肾长轴呈垂直或水平位（图 14-3-8）。

（4）排除融合肾的可能。

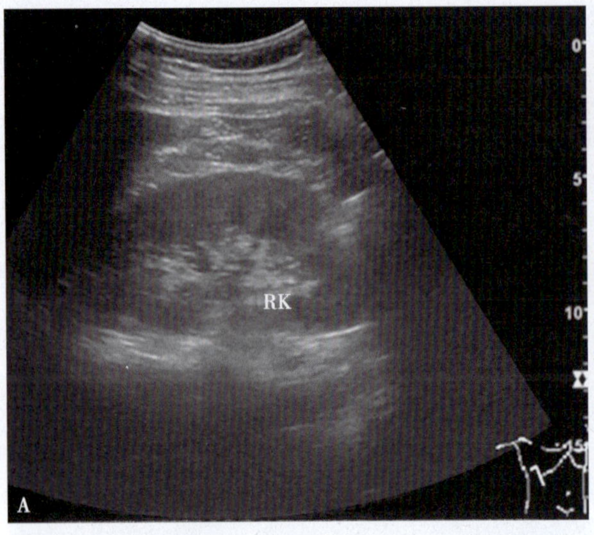

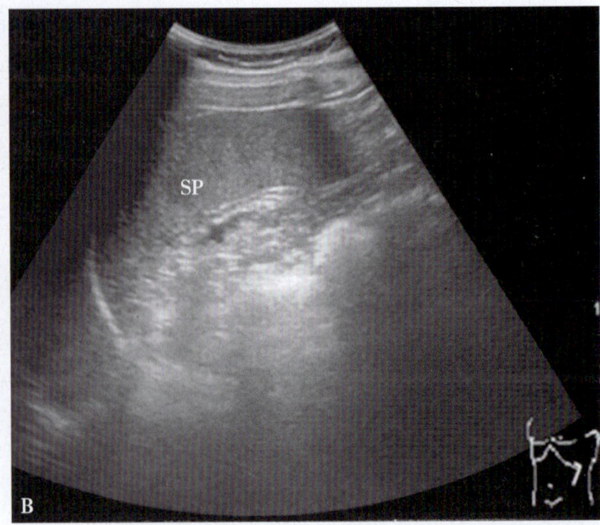

RK—右肾；SP—脾。

图 14-3-7　异位肾（盆腔肾）声像图

肾脏长轴切面上，左侧肾窝内无左肾结构（图 A），而右侧肾窝内见正常的右肾（图 B）。

（5）可合并生殖器畸形。

（6）需结合其他影像学检查。

【鉴别诊断】

（1）肾下垂与游走肾：前者是因组织疏松而引起的肾位置异常，后者表现为肾活动度明显增大，在改变体位时尤其明显，因肾蒂过长而位置低下；二者输尿管长度均正常，均能还纳到正常位置。

（2）腹部肿瘤：异位肾具有肾内相对正常的结构，彩色血流图可显示肾血管结构和分布的特点。

（3）肾萎缩或单侧肾缺如：大多数另一侧孤立肾代偿性肥大，而异位肾健侧肾形态大小正常。

（二）肾结石

【诊断要点】

1. 重点观察（图 14-3-9、图 14-3-10）

（1）部位：肾盏、肾盂及肾盂与输尿管移行部。

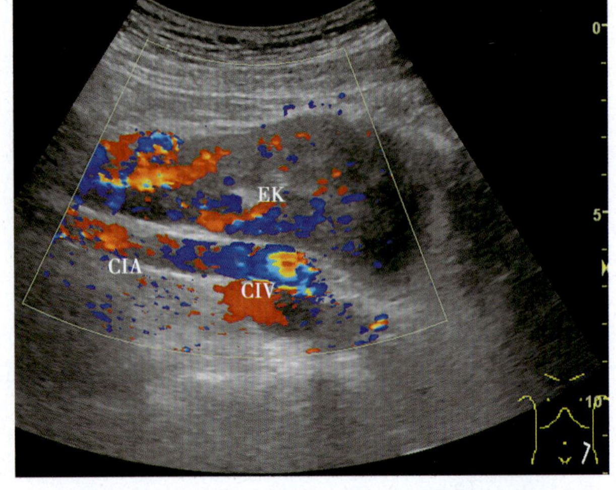

EK—异位肾；CIA—髂总动脉；CIV—髂总静脉。

图 14-3-8　异位肾（盆腔肾）声像图

左下腹部斜向扫查，左侧盆腔内髂总血管前外旁探及肾脏结构回声，即盆腔肾。

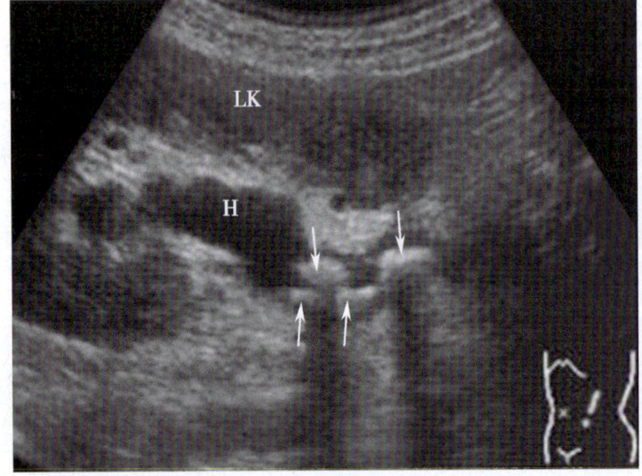

LK—左肾；H—肾积水；箭头所示—肾结石。

图 14-3-9　肾输尿管移行部多发结石伴轻度肾积水声像图

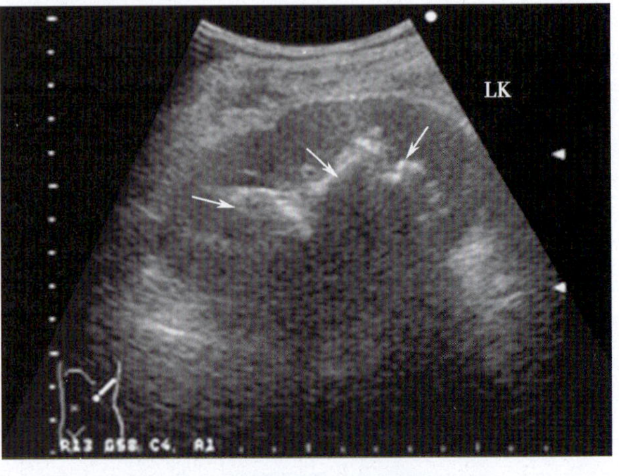

LK—左肾；箭头—肾结石。

图 14-3-10　鹿角状肾结石声像图

（2）数目：单发或多发。

（3）大小：小如点状（2mm 左右），大到可充满肾盂肾盏内。

（4）形态：点状、圆形、椭圆形、斑块状、团块状或铸形（鹿角状、珊瑚状）等。

（5）回声：多数呈强回声，少数呈等或弱回声。

（6）声影：多数伴有声影，但较小的结石可不伴声影或声影不明显。

（7）伴或不伴肾积水。

2. 结石特征　与结石的密度、成分及周围介质相关。

（1）含钙结石：约占 90%，透声性差，仅显示结石前方界面，多呈新月形或弧带状强回声，后方声影明显。此类结石包括草酸钙、磷酸钙及碳酸钙结石，X 线易显示，故称不透光或 X 线阳性结石。

（2）不含钙结石：约占 10%，透声性好，常呈团块状，隐约可见内部结构，后方声影不明显或无声影，易与肾窦回声混淆。此类包括尿酸、胱氨酸及黄嘌呤结石，X 线不易显示，故称透光或 X 线阴性结石。

【鉴别诊断】

肾钙质沉着症（如海绵肾、痛风肾、高血钙症等）：超声表现为双侧肾脏肾锥体回声增高无声影，呈放射状围绕肾窦，肾脏大小形态正常，有助于鉴别。

（三）肾积水

【诊断要点】

1. 肾积水　指尿路梗阻导致肾盂和肾盏扩张的状态（图 14-3-11）。

2. 梗阻部位　可在肾盏、肾盂、输尿管、膀胱和尿道的任何部分。

3. 超声程度分类与表现　见表 14-3-1。

4. CDFI 检查　一般以叶间动脉 RI>0.7 为标准，诊断梗阻性肾积水；患侧输尿管开口彩色喷射信号减弱或消失。

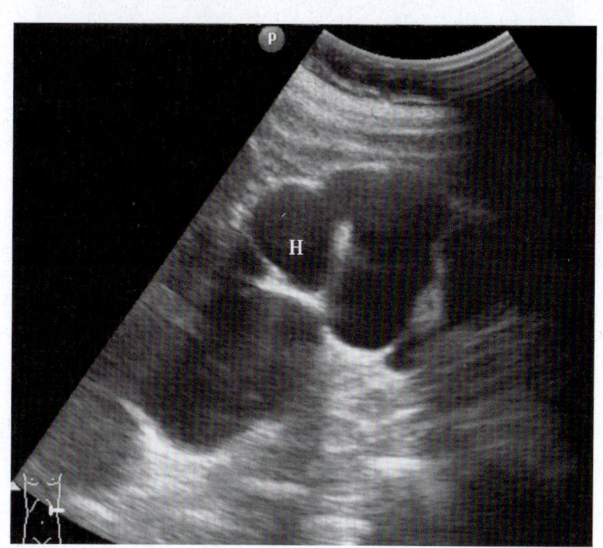

H—肾积水

图 14-3-11　重度肾积水声像图

呈调色碟状，肾实质明显变薄。

表 14-3-1　肾积水程度分类和超声表现

项目	轻度	中度	重度
肾脏形态	正常	饱满	异常
肾脏大小	正常	轻度增大	明显增大
肾盂扩张 *	1.5～3.0cm	1.5～3.0cm	>4.0cm
肾大盏 *	轻度扩张	明显扩张	重度扩张
肾小盏 *	正常或轻度扩张呈“杯口”状	明显扩张“杯口”变浅	重度扩张，穹隆部变平
肾实质厚度	正常	轻度受压变薄	明显变薄或消失
肾柱	清晰	不清晰	呈线条状或消失

注：* 必须测量管腔的直径或测量与管腔长轴垂直之短径，务必避免倾斜。

【鉴别诊断】

1. 肾外肾盂（壶腹型肾盂）　肾积水常伴肾小盏扩张，肾乳头变平，排尿后无改变，故可与其区别。

2. 肾静脉　探及与下腔静脉连续或彩色血流图显示有血流信号即可鉴别。

3. 多囊肾　肾积水时可探及彼此与肾盂相互沟通的数个无回声区（扩张之肾盏所致），如输尿管扩张，两者相连续，即可鉴别。

（四）肾弥漫性病变

【诊断要点】

1. 多种原因引起肾实质的广泛损害，主要表现为血尿、蛋白尿、高血压、水肿等。需结合实验室检查，甚至肾实质活检以确诊。

2. 声像图主要表现为双侧肾实质对称性、弥漫性回声异常：

1）肾脏增大或缩小，实质增厚或变薄，实质与肾窦的界限变模糊；肾脏大小及实质厚度也可变化不明显。

2）肾实质回声增高，高于肝脏和脾脏。

3）皮质回声显著高于或低于髓质，皮髓质分界模糊（图 14-3-12）。

4）病变严重时实质内血流减少（图 14-3-13），肾动脉阻力指数增高（RI>0.8）。

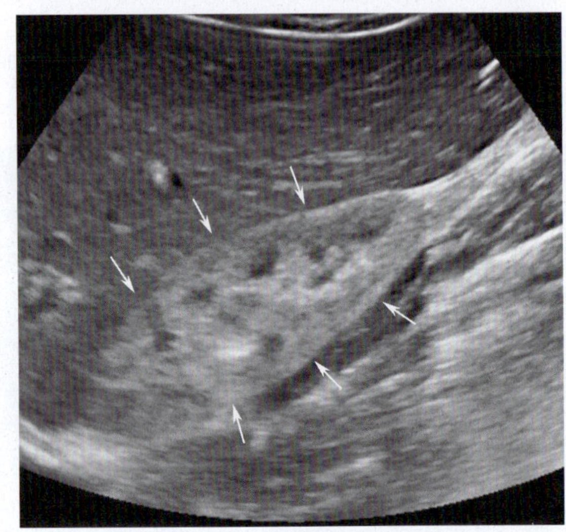

图 14-3-12 肾弥漫性病变灰阶声像图

肾实质变薄、回声增强，皮髓质分界不清。

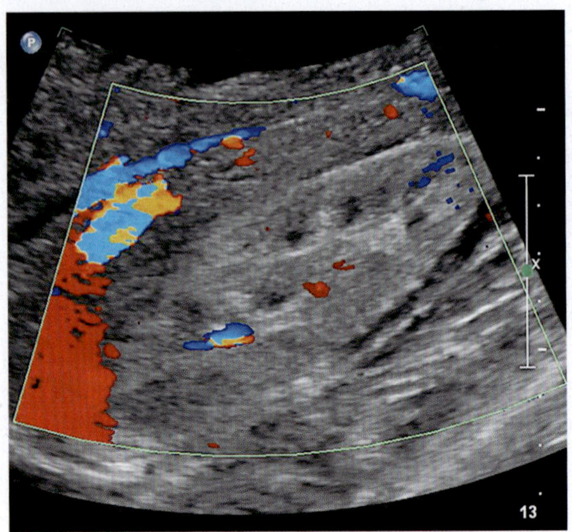

图 14-3-13 肾弥漫性病变彩色血流图

肾内血流减少。

【鉴别诊断】

1. 先天性肾发育不全　常单侧发病，肾脏体积小，但内部结构正常。

2 肾淤血　表现为肾脏增大，实质回声减低，肾静脉增粗、血流缓慢。

3. 肾动脉狭窄　狭窄侧肾脏可缩小，狭窄处肾动脉血流速度异常增高，其远端血流呈小慢波。

（五）移植肾

正常状态的移植肾

【超声表现】

通常置于右侧髂窝，灰阶及多普勒超声表现与正常肾基本一致，移植后数月，体积可逐渐代偿性增大（图 14-3-14、图 14-3-15）。

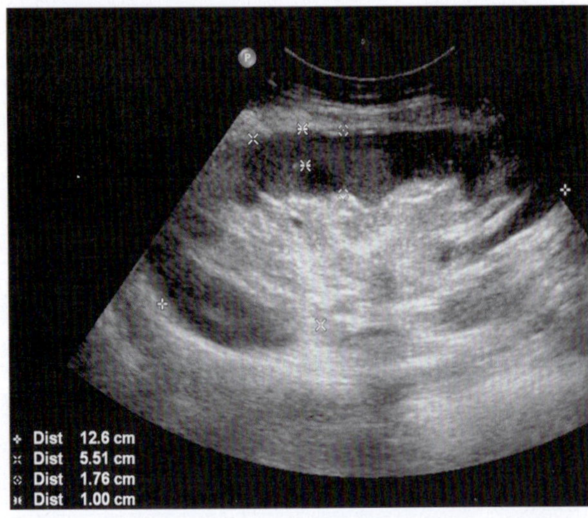

图 14-3-14 移植肾灰阶图

移植肾大小为 12.6cm×5.5cm，肾皮髓质分界清晰，肾盂肾盏未见扩张，肾周未见积液。

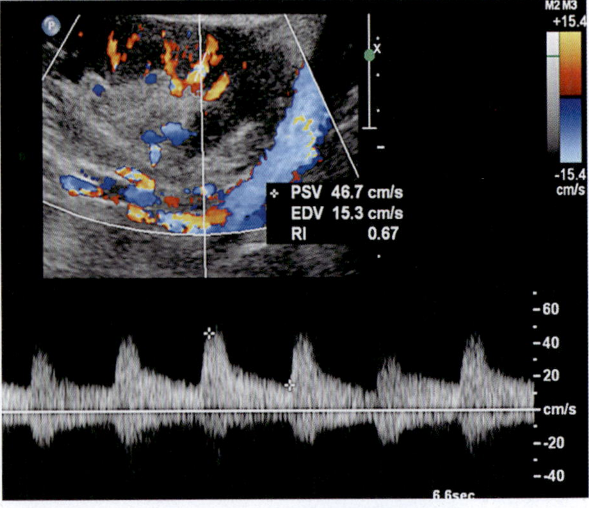

图 14-3-15 移植肾彩色血流图

移植肾叶间动脉峰值流速 =46.7cm/s，RI=0.67，与正常肾无明显区别。

排异反应的移植肾

【诊断要点】

（1）超急性（术后24h内）和急性（术后6个月内）排异反应多表现为肾脏体积增大，皮质内伴局限性回声减低区，肾锥体增大；血流明显减少，阻力增高，RI>0.8或PI>1.8；肾周可有积液。

（2）慢性排异反应　移植肾体积缩小，轮廓不规则，实质变薄，皮髓质分界不清；动脉RI仍偏高，但低于急性期。

（六）肾脏肿瘤

肾细胞癌

【诊断要点】

（1）早期或小肾癌一般无临床症状和体征，常由体检发现；增大或晚期时可出现腰痛、不同程度血尿，甚至腹部包块，肉眼血尿往往是首诊的原因。

（2）声像图表现与肿瘤大小、范围有关。

1）肿瘤≤4cm时，多表现为均匀的偏低回声，部分病灶可见较薄的、不完整的低回声假包膜，内部可见血流，对周围的血管有推移（图14-3-16、图14-3-17）。

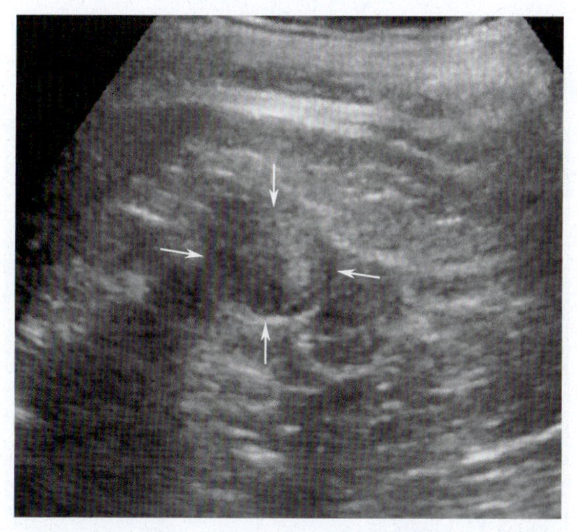

图14-3-16　肾细胞癌灰阶图

肾内实性肿物，直径约3cm，外凸，边界清晰，内部回声均匀（箭头所示）。

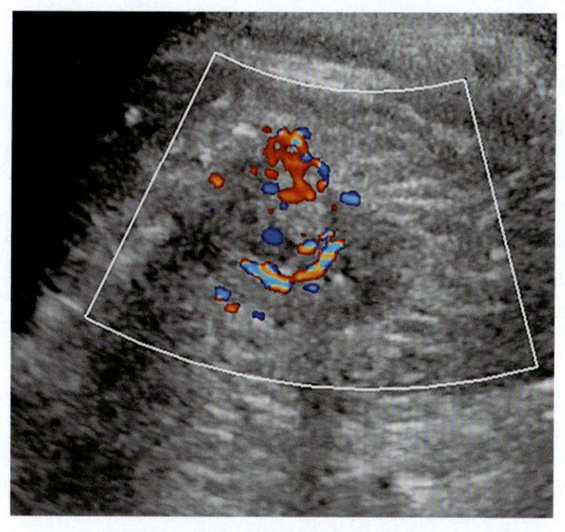

图14-3-17　肾细胞癌彩色血流图

肿物内部及周边可见血流信号。

2）肿瘤>3cm时，可突向肾外或肾窦生长，内部逐渐出现坏死，回声变得不均质，内部可见扭曲条状、棒状动脉血流。少数患者肾静脉、下腔静脉内可形成瘤栓，肾门及邻近后腹膜淋巴结肿大。

【鉴别诊断】

（1）肥大肾柱：与肾实质回声相同且相延续，内部可见正常走行的血管。

（2）血管平滑肌脂肪瘤：回声较高，极少有低回声包膜及内部囊变，血流少。

肾盂肿瘤

【诊断要点】

（1）多见于40岁以上男性，常见初发症状为间歇性、无痛性肉眼血尿。

（2）小于或约1cm的肿瘤不但体积尚小，而且回声改变不明显，致使较难检出，有时仅表现为邻近肾小盏、肾大盏局部扩张，或CDFI显示邻近血管稍受压。

（3）较大的肿瘤表现为肾窦内高回声肿物或无回声积水区内低回声肿物，可表现为分叶状或多灶性，内部呈乏血供状态（图14-3-18、图14-3-19）。

（4）晚期可显示肾静脉甚至下腔静脉内瘤栓或肾门部淋巴结肿大。

【鉴别诊断】

需与肾盂内凝血块相鉴别，凝血块回声相对均匀，边缘不规则，超声造影有助于鉴别。

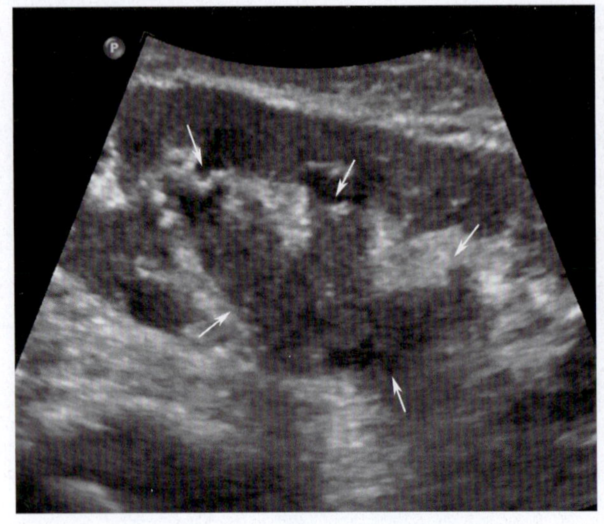

图 14-3-18 肾盂移行细胞癌灰阶图
肾窦内低回声肿物（箭头所示）。

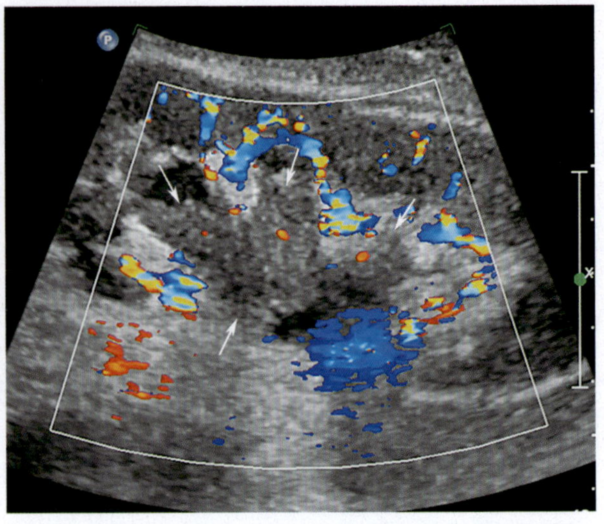

图 14-3-19 肾盂移行细胞癌彩色血流图
肿物内未见血流信号。

血管平滑肌脂肪瘤

【诊断要点】

（1）最常见的肾良性肿瘤，多无临床症状，较大时可引起腰痛和血尿。

（2）较小的血管平滑肌脂肪瘤表现为边界清晰的圆形强回声，后方回声无明显衰减。较大的表现为高、低回声相间的混杂回声，边缘光整（图 14-3-20）。

（3）内部血流极少。

【鉴别诊断】

主要应与肾癌鉴别。血管平滑肌脂肪瘤回声相对更强，内部回声可以不均，但一般无出血坏死所致的囊变区，血供不如肾癌丰富。

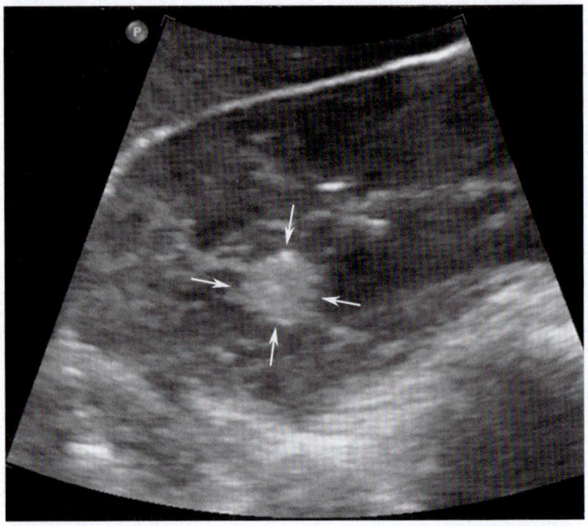

图 14-3-20 肾血管平滑肌脂肪瘤灰阶图
肾实质内边界清晰的圆形强回声（箭头所示），后方回声无明显衰减。

二、输尿管疾病

（一）输尿管结石

【诊断要点】

1. 多见于青壮年，男性多于女性。

2. 肾绞痛和向下腹至大腿前内侧放射，肉眼血尿或镜下血尿，部分患者（输尿管末端结石或并发尿路感染者）有尿频、尿急和尿痛等症状。

3. 声像图表现为输尿管腔内强回声，后方伴声影，近端输尿管和肾盂扩张，可累及肾盏（图 14-3-21～图 14-3-24）。

【鉴别诊断】

1. 与输尿管之外的强回声病变相鉴别　包括静脉石、粪石和钙化的腹腔淋巴结等病变，其位置应位于输尿管管腔之外，无输尿管和肾盂肾盏扩张，不会引起肾绞痛和血尿。

2. 与肠气相鉴别　结石形态规则固定，声影锐利。肠气形态不固定，探头加压或体位变化可见其沿肠管移动，后方气体伪像杂乱。

（二）输尿管梗阻

【诊断要点】

1. 输尿管梗阻声像图表现　为管状无回声，两侧管壁为平行的高回声。

2. 管腔扩张的宽度与走向　均可反映积水的程度，管腔越宽、走向不平直，梗阻越严重。

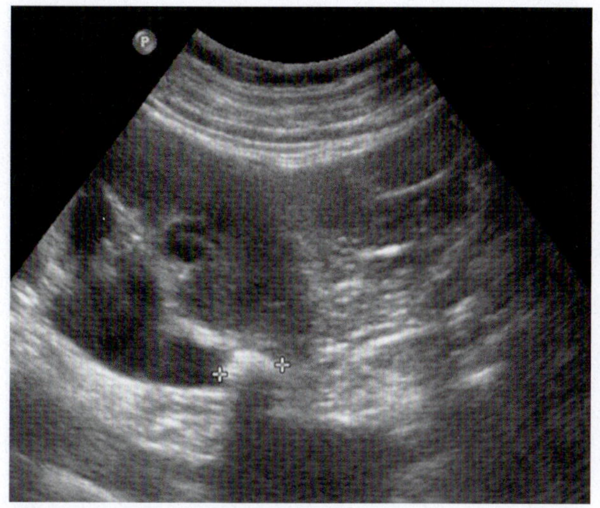

图 14-3-21　左侧肾盂输尿管连接处（第一生理狭窄处）结石（测量标记）

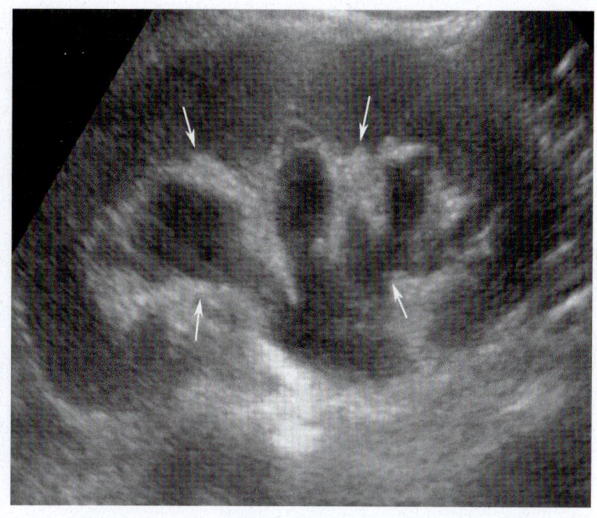

图 14-3-22　左侧肾盂肾盏扩张（箭头所示）

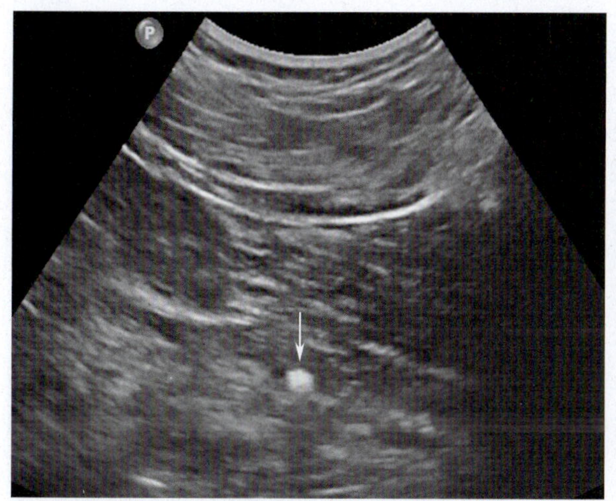

图 14-3-23　左侧输尿管中段结石（箭头所示）

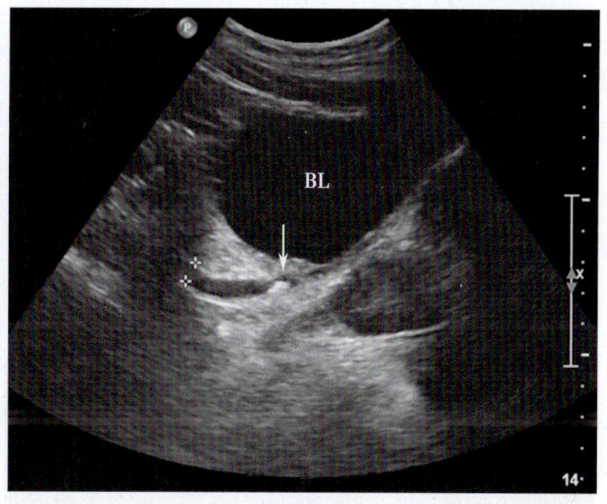

BL—膀胱

图 14-3-24　右侧输尿管末端（壁内段）结石（箭头所示）近端输尿管扩张（测量标记）。

3. 肾盂扩张　严重者肾大小盏亦可扩张。

【鉴别诊断】

1. 梗阻部位的鉴别　输尿管积水可单侧或双侧发生。梗阻的部位有输尿管、输尿管膀胱连接处、膀胱颈及尿道。若单侧发生，应考虑输尿管或输尿管膀胱连接处。若双侧发生，应考虑梗阻部位在膀胱及以下。

2. 梗阻原因的鉴别　多种原因，一般分为机械性和动力性两类（表 14-3-2，图 14-3-25、图 14-3-26）。

表 14-3-2　输尿管梗阻原因

原因分类	部位	病因
机械性	输尿管管腔内	结石、肿瘤、炎症、先天性狭窄、瓣膜、憩室等
	输尿管管腔外	下腔静脉后或髂动脉后输尿管、输尿管周围肿瘤或炎症等
	输尿管膀胱连接处	输尿管口囊肿、输尿管开口异位、神经肌肉发育异常的输尿管开口等
	膀胱	结石、肿瘤、憩室、异物、女性膀胱颈增生等
	尿道	结石、肿瘤、狭窄、瓣膜、前列腺增生等
动力性	输尿管	巨输尿管
	输尿管膀胱连接处	反流
	膀胱	神经源性膀胱

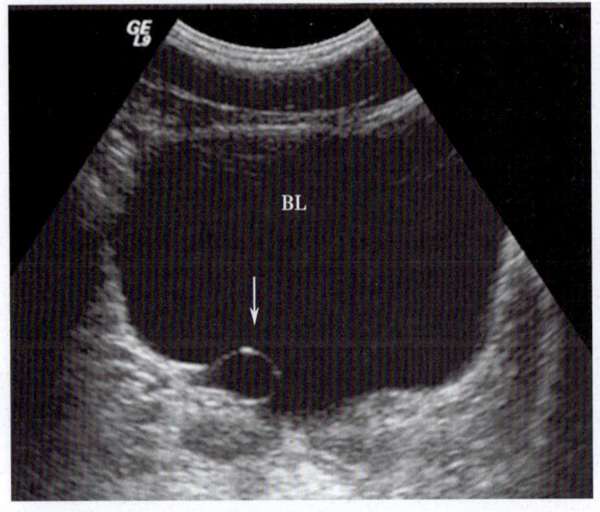

BL—膀胱
图 14-3-25　右侧输尿管口囊肿（箭头所示）横断面

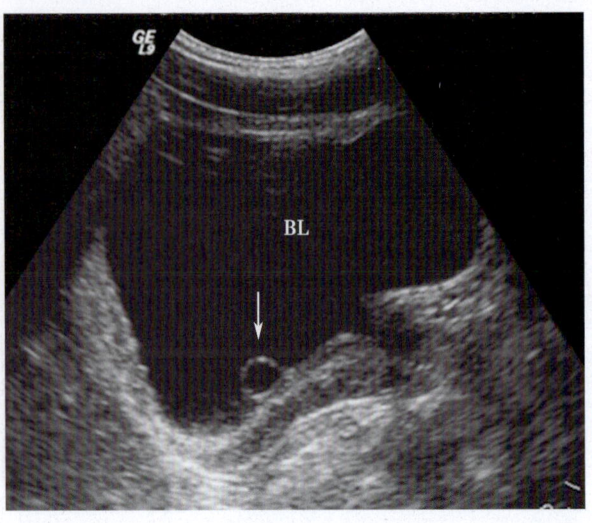

BL—膀胱
图 14-3-26　右侧输尿管口囊肿（箭头所示）纵断面

（三）输尿管肿瘤

【诊断要点】

1. 镜下血尿或肉眼血尿　部分患者可因尿路梗阻而出现腰腹部疼痛。

2. 声像图表现　为输尿管不同程度的扩张，扩张段末端管腔内见低回声或等回声软组织结节（图 14-3-27），或仅表现为局限性管壁增厚，CDFI 显示内部血流信号；合并肾盂甚至肾大小盏扩张（图 14-3-28）。恶性肿瘤与管壁分界不清，管壁连续性中断；良性肿瘤与管壁分界清晰，管壁薄而均匀，连续性完整。恶性肿瘤可出现周围淋巴结肿大或其他脏器的转移。

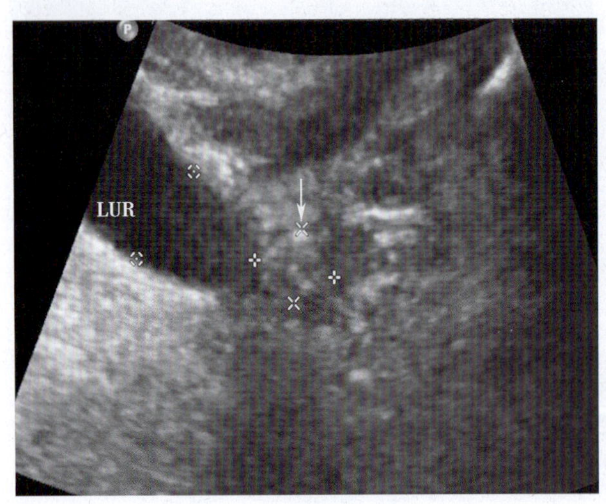

LUR—左输尿管
图 14-3-27　左输尿管癌
左输尿管末端肿瘤（箭头所示），伴近端输尿管扩张。

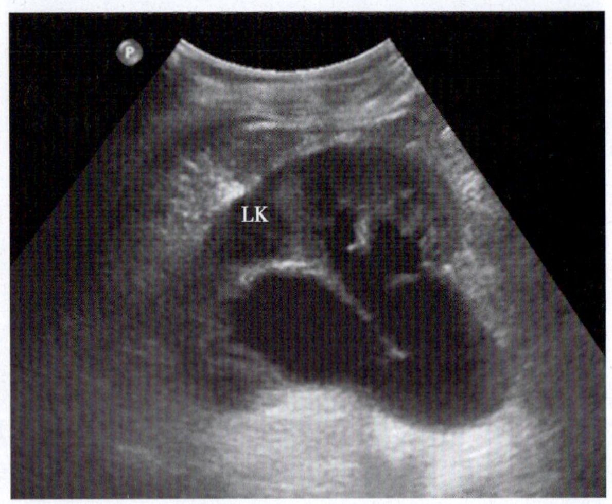

LK—左肾
图 14-3-28　左侧肾积水

【鉴别诊断】

1. 输尿管末端肿瘤与膀胱肿瘤的鉴别　输尿管末端肿瘤向下生长，在输尿管开口处凸入膀胱腔内，瘤体堆积于输尿管开口周围，与膀胱肿瘤较难鉴别。若肿瘤位于输尿管开口处合并输尿管扩张，则应倾向于输尿管末端肿瘤。

2. 与炎性肉芽肿相鉴别　两者声像图上很难鉴别。有反复尿路感染病史，可能倾向于炎性肉芽肿的诊断。

3. 与输尿管内凝血块相鉴别 血凝块表现为输尿管内均匀的等回声或高回声填充物，无血流信号，与管壁分界清晰。常合并膀胱内类似回声的血凝块。

4. 输尿管肿瘤的良恶性鉴别 大多数为恶性，主要是移行细胞癌，多见于中年，男性多于女性，常发生于输尿管中下段，向内形成梗阻，向外易侵犯肌层，或远处转移。良性肿瘤很少见，如乳头状腺瘤。息肉多见于青年，常发生于输尿管上段，有蒂连接固定于输尿管壁，沿管腔生长，呈细条状，长度可达 5cm 以上。

三、膀胱疾病

（一）膀胱结石

【诊断要点】

1. 膀胱腔内团状强回声，后方伴声影（图 14-3-29）。
2. 强回声随体位改变而移动。
3. 合并感染者，膀胱壁局限性增厚，表面粗糙。
4. CDFI 显示结石所产生的闪烁伪像。

【鉴别诊断】

有时膀胱结石应与伴有明显钙化的膀胱肿瘤相鉴别：后者可显示病变内部软组织回声和血流信号，以及不随体位改变而移动的特点。

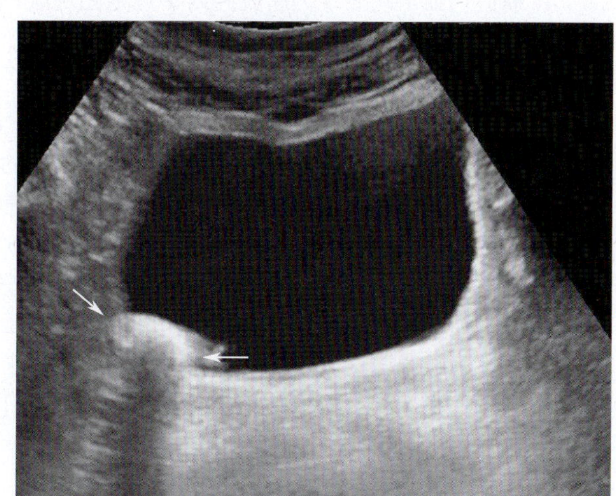

图 14-3-29 膀胱结石（箭头所示）灰阶声像图

（二）膀胱肿瘤

【诊断要点】

1. 膀胱壁局限性或弥漫性增厚，前者多见。
2. 膀胱壁上显示菜花状、乳头状或结节状回声，并突入膀胱腔内（图 14-3-30）。
3. 肿物表面粗糙，部分病例肿物表面出现点状强回声（尿钙沉积所致）。
4. 较大或分化差的肿瘤，其内部回声减低，且分布不均匀。
5. 瘤蒂生长处膀胱壁回声模糊，连续性中断。肿瘤可侵犯膀胱周围组织或器官。
6. 腺癌和鳞状上皮癌基底部一般较宽，呈浸润性生长。
7. CDFI 显示肿物内部血流信号（图 14-3-31）。

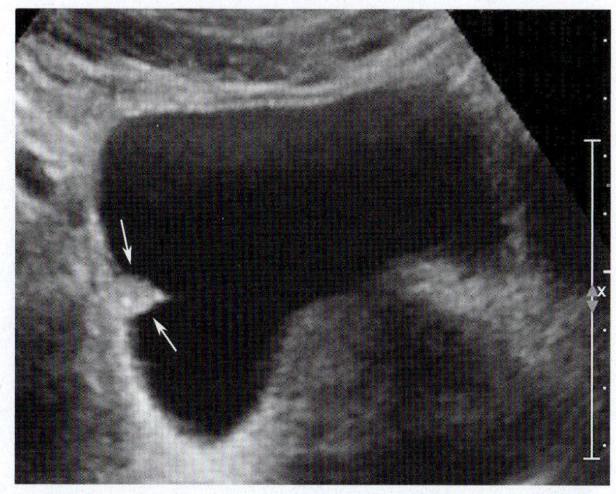

图 14-3-30 膀胱癌灰阶声像图
膀胱右侧壁中等回声结节（箭头所示）。

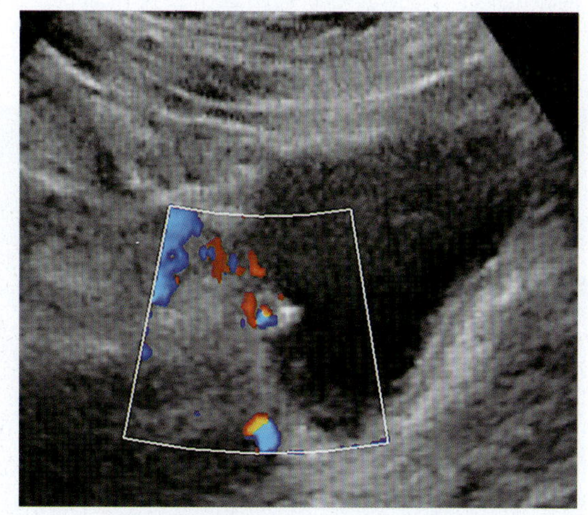

图 14-3-31 膀胱癌彩色血流图
病灶基底部见血流信号。

8. 超声难以鉴别膀胱肿瘤的良恶性，也难以进行肿瘤病理类型的分类。

【鉴别诊断】

膀胱肿瘤须与前列腺增生导致基底部突入膀胱形成假性肿瘤、腺性膀胱炎、子宫内膜异位症、膀胱内凝血块等病变相鉴别。

1. 前列腺增生　导致基底部凸入膀胱腔内，声像图上酷似膀胱癌，可从有较长时间的排尿困难病史，凸入的结节表面光滑、边缘规整、内部回声均匀，纵断面能显示漏管状尿道口，以及结节与前列腺相延续的特征等与膀胱癌相鉴别。

2. 腺性膀胱炎　显示为膀胱壁上绒毛状或半圆形小丘状回声，类似于膀胱癌的声像图表现。可从病变表面光滑、内部回声偏高、与膀胱壁分界清楚、无浸润等征象与膀胱癌相鉴别。

3. 子宫内膜异位症　异位于膀胱壁可引起膀胱壁瘤样结节形成，此类病变随月经周期增大和缩小，内部见不规则无回声或低回声区，以及无血流信号等特点。

4. 膀胱内血凝块表现为膀胱腔内不规则团块状、絮状或条带状低回声，与膀胱壁分界清楚，病变随体位改变而移动，内部无血流信号等超声影像特点。

（三）残余尿测定

残余尿是指排尿后，膀胱内未能排出的残余尿量。测量残余尿量不可过度充盈膀胱，以避免因膀胱过度充盈，影响膀胱收缩，进而导致残余尿量假性增多的误诊。

目前，测量膀胱残余尿量主要利用经腹超声法，常用的计算公式为：

$$V=(L\times A\times T)\times C(\text{ml})$$

公式中 V 为膀胱残余尿量，L、A、T 分别为膀胱长径、最大前后径、最大横径，C 为系数；C 取值范围 0.5～0.625，为了方便起见，常取值 0.52。

超声测量膀胱残余尿虽然有一定的误差，其精度不如导尿法，但是超声法具有无创和不引起尿路感染等优点，特别是对下尿路梗阻和神经源性膀胱患者，以及对治疗过程中需要反复测定残余尿量以评价疗效的患者，更能显示超声的优点。

四、前列腺疾病

（一）良性前列腺增生（benign prostatic hyperplasia，BPH）

【诊断要点】

1. 前列腺体积增大　以前后径增大为著，形态变圆，近球形，基底部可凸向膀胱，致膀胱颈部抬高，也可凸入膀胱腔内。因前列腺各部位增生程度不一致，腺体可呈不对称性增大。前列腺各区比例失常，以移行区增大为主，明显增大者压迫中央区、外周区，使其变薄。移行区回声不均，可见结节样改变（图 14-3-32，图 14-3-33），此类结节呈低回声、高回声或等回声等多样性改变，边界多清楚。增生的腺体腺管扩张，呈"蜂窝状"改变。尿道前列腺部因受压而变扭曲。

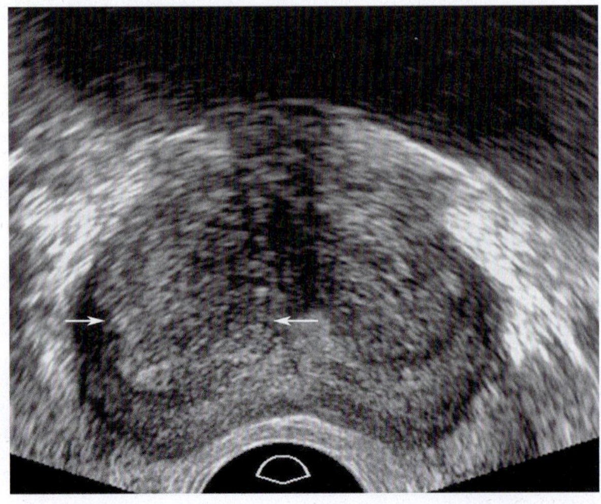

图 14-3-32　良性前列腺增生灰阶声像图
移行区内增生结节（箭头所示）。

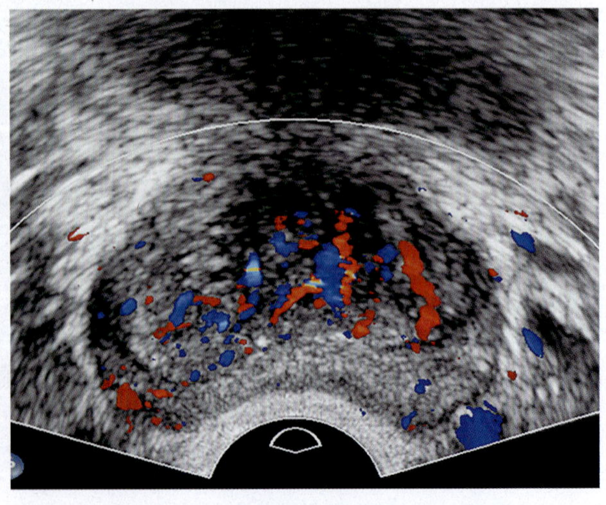

图 14-3-33　良性前列腺增生彩色血流图
腺体内对称性分布血流信号。

2. 前列腺实质内　特别是移行区与外周区之间可见点状或斑状强回声，呈弧形排列，为前列腺结石或淀粉样变沉积灶的表现，多无临床意义。另外，因腺体退行性改变，其内可见多发小的囊性回声。

3. 膀胱继发性改变　因良性前列腺增生造成下尿路梗阻，导致膀胱壁增厚，小梁、小房形成，残余尿量增多，甚至出现尿潴留。

【鉴别诊断】

良性前列腺增生需与前列腺癌、膀胱肿瘤、前列腺炎相鉴别。

1. 前列腺癌　肿瘤绝大多数发生于外周区，呈局限性外凸，导致前列腺外形不规则，失去对称性。肿瘤向移行区侵犯时，导致移行区与外周区分界不清楚。病灶多呈低回声，且回声强弱不均，CDFI 显示病变区内部及边缘异常增多血流信号。精囊、直肠或膀胱常被侵犯。

2. 膀胱癌　向膀胱腔内凸入的前列腺增生结节影像上类似于膀胱癌。后者声像图上肿瘤与前列腺分界清楚，表面不光滑，CDFI 显示病灶内有一供血血管。

3. 前列腺炎　前列腺增生结节与前列腺回声一致，和腺体相延续，无分界，表面光滑。

4. 良性前列腺增生与前列腺炎鉴别　见表 14-3-3。

表 14-3-3　前列腺增生、炎症和肿瘤的鉴别

鉴别点	前列腺增生	前列腺炎	前列腺癌
年龄	老年	青年	中老年
好发部位	移行带	多数在外周带	绝大多数起源于外周带
前列腺体积	增大	急性者可增大	可增大
对称性	多数对称	对称或不对称	不对称
被膜	增厚，连续，光滑	不规则，大多连续，不光滑	不规则，连续性中断，隆起

（二）前列腺炎

急性前列腺炎

【诊断要点】

（1）前列腺内出现弥漫性或局灶性低回声区（图 14-3-34）。

（2）腺体内显示局部或弥漫增多血流信号（图 14-3-35）。

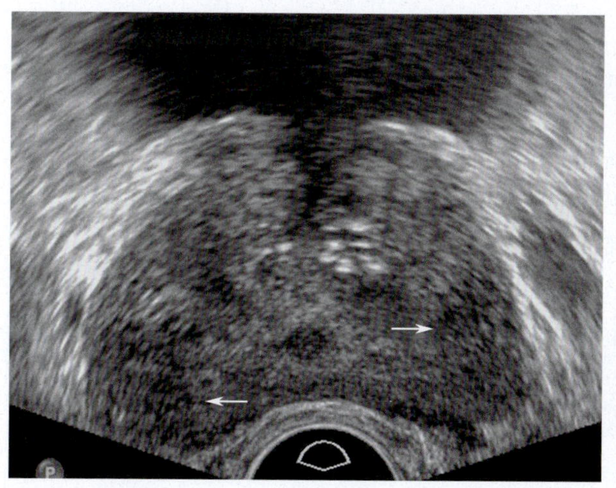

图 14-3-34　急性前列腺炎灰阶图
腺体内见片状低回声区（箭头所示）。

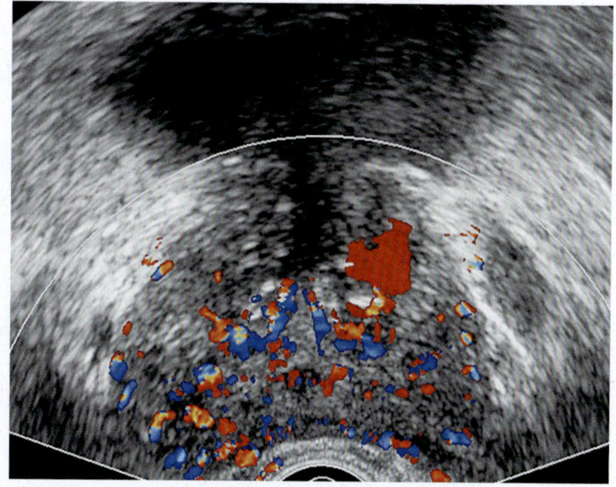

图 14-3-35　急性前列腺炎彩色血流图
腺体内见增多血流信号。

（3）合并脓肿者，腺体内见囊实性肿块或厚壁囊性肿块，肿块周围显示增多血流信号。

慢性前列腺炎

【诊断要点】

（1）前列腺被膜增厚。

(2) 腺体内出现较多钙化灶，常位于移行区。

(3) 腺体内局部或弥漫性增多的血流信号。

(4) 前列腺周围静脉丛明显扩张。

【鉴别诊断】

除了前列腺脓肿外，多数急、慢性前列腺炎缺乏特征性声像图改变，必须结合临床和实验室检查结果综合分析进行诊断。某些病例可能与良性前列腺增生和前列腺癌相混淆，三者鉴别见表 14-3-3，诊断困难者，可行超声引导下穿刺活检，以资鉴别。

(三) 前列腺癌

【诊断要点】

1. 前列腺外周区出现异常回声病灶，多为低回声，少部分为偏高或等回声，多数病灶边界不清楚，腺体局部轮廓隆起或饱满使得两侧不对称(图 14-3-36)。

2. 前列腺被膜可不规则或回声中断。

3. 部分前列腺肿瘤内出现钙化征象。

4. CDFI 显示腺体内出现非对称性血流信号或局部异常增多的血流信号(图 14-3-37)。

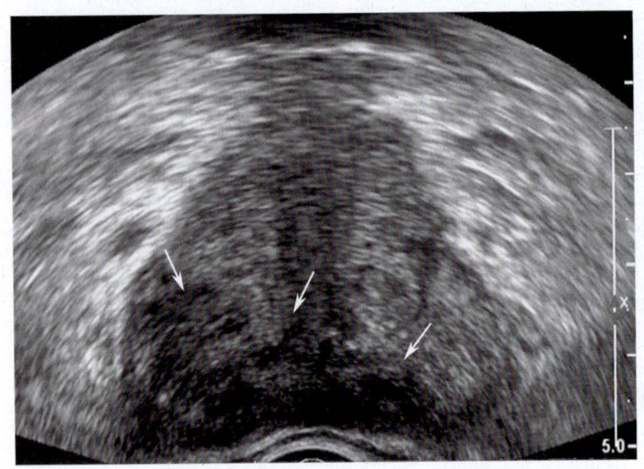

图 14-3-36 前列腺癌灰阶图
病灶(箭头所示)。

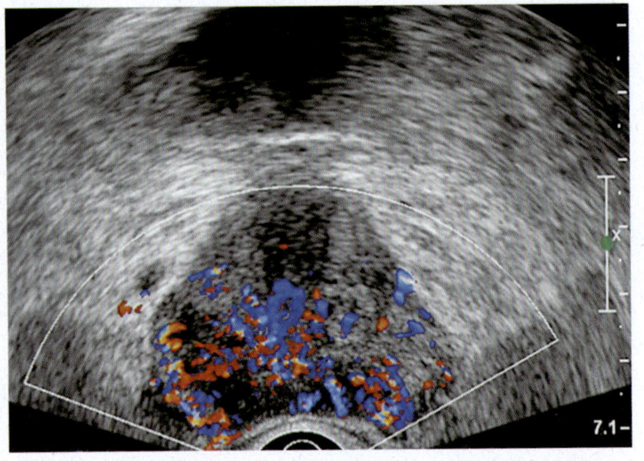

图 14-3-37 前列腺癌彩色血流图
病灶处见丰富血流信号。

【鉴别诊断】

前列腺癌绝大多数发生于外周区，向外呈不同程度的局限性隆起，致前列腺外形不规则，失去对称性。肿瘤向内侵犯移行区，导致外周区与移行区分界不清。彩色多普勒(CDFI)显示病变内部或边缘异常血流信号。另外，精囊、直肠或膀胱常被侵犯，这些特征均有别于良性前列腺增生(BPH)。

BPH 绝大多数发生于移行区，回声多样，呈结节状，既可为低回声，也可为高回声，边界多数清楚。然而发生于移行区的前列腺癌和增生结节，超声影像较难鉴别，需超声引导下穿刺活检确诊。

第四节 病例分析

病例 1

【临床资料】

患者，女，30 岁，孕 9 周，无明显症状，5 年前确诊为马蹄肾伴积水。

【超声检查资料】

常规产前超声检查结果：宫内早孕，单活胎；进一步做常规腹部超声检查中发现双侧肾脏大小正常，双侧肾盂肾盏扩张，右侧约 2.7cm，左侧约 2.5cm，同时双侧肾脏下极均向内侧延伸，于腹主动脉前方融合。超声声像图如下(图 14-4-1、图 14-4-2)。

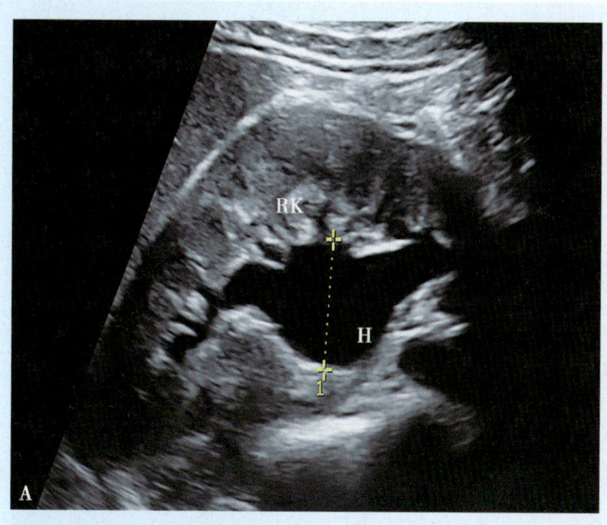

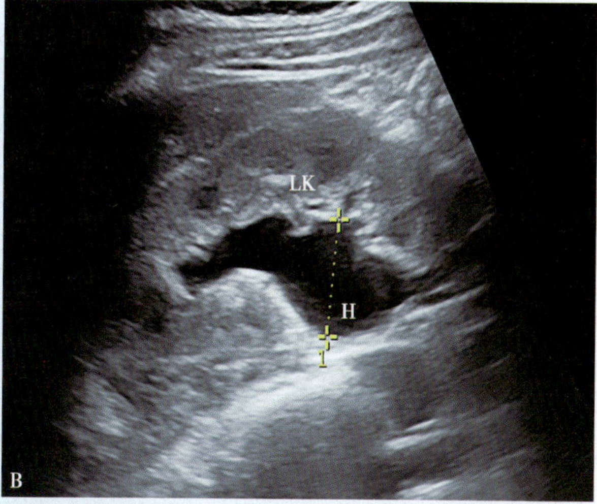

LK—左肾；RK—右肾；H—上位肾积水。

图 14-4-1　双肾长轴切面灰阶图

A. 右肾长轴切面灰阶图，右侧肾盂肾盏扩张约 2.7cm，右肾下极的边缘显示欠清，向正中方向的深部呈弧形包绕样延伸；B. 左肾长轴切面灰阶图，左侧肾盂肾盏扩张约 2.5cm，左肾下极的边缘显示欠清，向正中方向的深部呈弧形包绕样延伸。

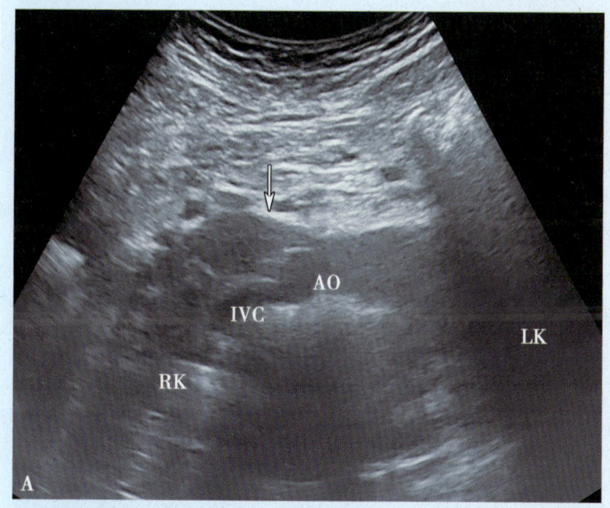

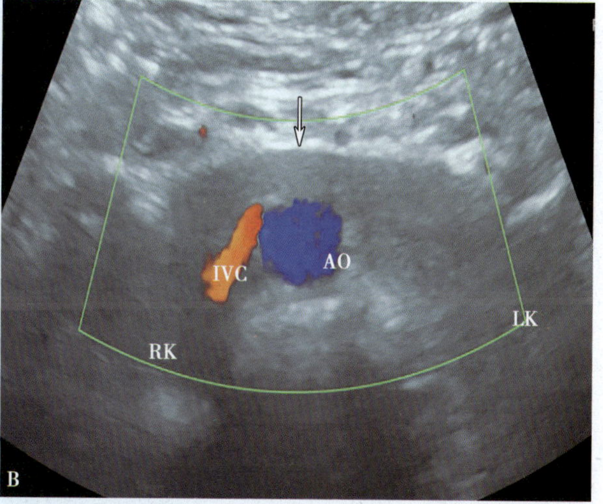

LK—左肾；RK—右肾；IVC—下腔静脉；AO—腹主动脉；箭符—马蹄肾峡部。

图 14-4-2　腹部横向扫查图像

A. 腹部横向扫查灰阶图；B. 腹部横向扫查彩色血流图，双肾下极在脊柱、腹主动脉及下腔静脉腹侧相互融合。

【提问与思考】

1. 根据上述声像图像，请描述超声表现。

2. 超声诊断及其声像图特点是什么？

3. 此病容易误诊为什么？请举 3～4 例。

【诊断思路与分析】

声像图表现：双侧肾脏大小正常，双侧肾盂肾盏扩张，右侧约 2.7cm，左侧约 2.5cm，双肾下极边缘显示欠清，均向内侧深部呈弧形包绕样延伸，双肾下极于脊柱、腹主动脉及下腔静脉腹侧相互融合。

超声提示：①双肾积水；②肾畸形，考虑马蹄肾。

声像图特点：①双肾下极于脊柱、腹主动脉及下腔静脉腹侧相互融合，即峡部。腹部横向扫查：于脊柱、主动脉和下腔静脉前方低回声肿物样结构（峡部），并与双肾相连；腹部纵切扫查：可见其峡部；经背部扫查：双肾纵轴排列异常，呈倒“八”字形。②易并发感染、梗阻和结石。③易合并泌尿系其他畸形。

马蹄肾“峡部”容易误诊为腹膜后淋巴结肿大、嗜铬细胞瘤、左肾静脉瘤栓、胰腺等。

【确诊结果】

5年前患者经超声及CT确诊为马蹄肾伴积水。

病例2

【临床资料】

患者，女，28岁，孕36周，无明显症状。

【超声检查资料】

常规产前超声检查：宫内晚孕，单活胎，头位；胎儿左肾肾盂分为上、下两部分，靠上位者分离1.3cm；左侧输尿管扩张0.5cm；膀胱内靠后壁见圆形囊性结构约2.2cm×1.5cm×2.3cm，壁薄。超声声像图如下（图14-4-3、图14-4-4）：

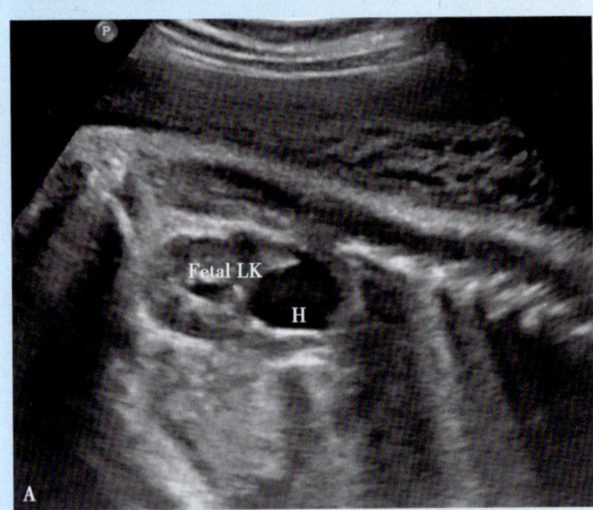

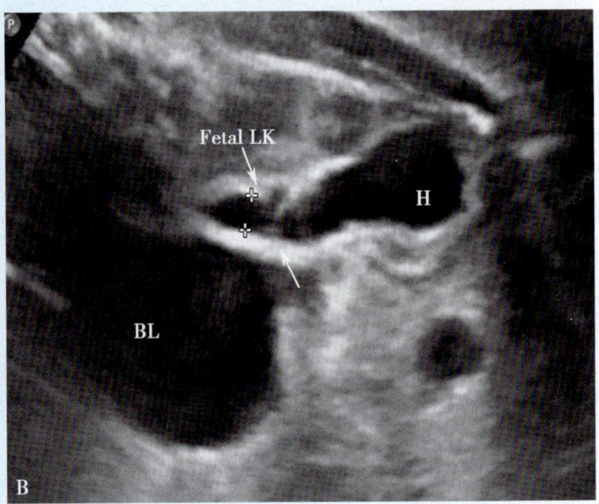

Fetal LK—胎儿左肾；H—上位肾积水；BL—膀胱。

图14-4-3 胎儿左肾及左输尿管长轴切面灰阶图

A. 胎儿左肾长轴切面灰阶图，左肾肾盂分为上、下两部分，靠上位者分离约1.3cm；B. 胎儿左肾及左输尿管长轴切面灰阶图，胎儿左侧输尿管上中段（箭头）扩张，约0.5cm。

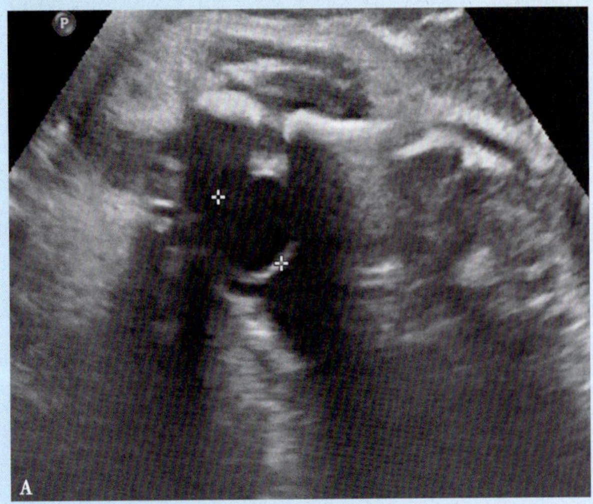

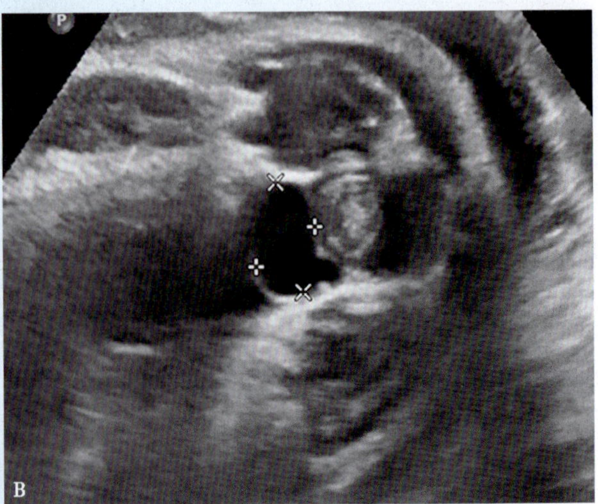

图14-4-4 胎儿膀胱纵横面灰阶图

A. 胎儿膀胱横断面灰阶图；B. 胎儿膀胱纵切面灰阶图，胎儿膀胱内靠后壁见圆形囊性结构，大小约2.2cm×1.5cm×2.3cm，壁薄。

【提问与思考】

1. 根据上述声像图像，请描述超声表现。

2. 超声提示及其诊断要点是什么？

3. 请举3～4个鉴别诊断的例子。

【诊断思路与分析】

声像图表现：胎儿左肾肾盂分为上、下两部分，靠上位者分离约1.3cm；左侧输尿管扩张0.5cm；膀胱内靠后壁见圆形囊性结构约2.2cm×1.5cm×2.3cm，壁薄。

超声提示：①胎儿左肾重复肾可能，靠上者肾积水；②胎儿左侧输尿管扩张；③胎儿膀胱内囊性结构，考虑输尿管囊肿。

声像图特点：①肾形态：多数正常，少数表面有浅切迹或有形态异常。②肾大小：多数正常或增大。③肾窦完全分为上下排列，相互独立的两部分。④重复肾多发生于上位肾，下位肾发育正常，因此上位肾体积小，多数伴有不同程度的肾盏和同侧输尿管扩张。⑤重复输尿管分为完全型和不完全型，通常肾盂扩张时较易探及。⑥对侧有肾脏。⑦彩色血流图利用喷尿信号识别有无输尿管异位开口，完全型重复输尿管有2个开口，一般与上位肾盂相连之输尿管异位开口于膀胱三角区以外的膀胱壁或膀胱外盆腔等部位。⑧常并发输尿管反流或输尿管囊肿。⑨彩色血流图示有两对肾动静脉。

鉴别诊断：①肾上极囊性肿物：重复肾一条扩张的输尿管与“囊肿”相连，呈漏斗状，并向下追踪该输尿管下行开口位置不正常或正常，即可鉴别。②双肾盂畸形：表现为肾脏形态正常，肾窦分为不相连的两部分，但输尿管不重复，不伴肾盂及输尿管积水，双肾盂仅有一肾蒂，一组肾门血管，膀胱壁仅见一处彩色喷尿现象。③肾肿瘤：重复肾的上位肾形似肾肿瘤，但是其内部有肾窦，且与下位肾窦不相连，向下追踪扩张输尿管与上位肾窦相连，即可鉴别。④肾柱肥大：在肾窦中显示一与肾实质相似的实性结构，将肾窦分开，但其仍连为一体，肾门血管亦为一组，即可鉴别。

病例3

【临床资料】

患者，男，55岁，查体发现左肾占位。无发热、尿频、尿急、尿痛，无肉眼血尿。

【超声检查资料】

左肾形态失常，中下部实质内见类圆形肿物，大小约4.5cm×4.5cm×4.5cm，边界清，局部结节样外凸，回声不均。瘤体周围见血管包绕。左肾盂肾盏及输尿管无扩张，左肾静脉血流通畅。如图14-4-5所示：

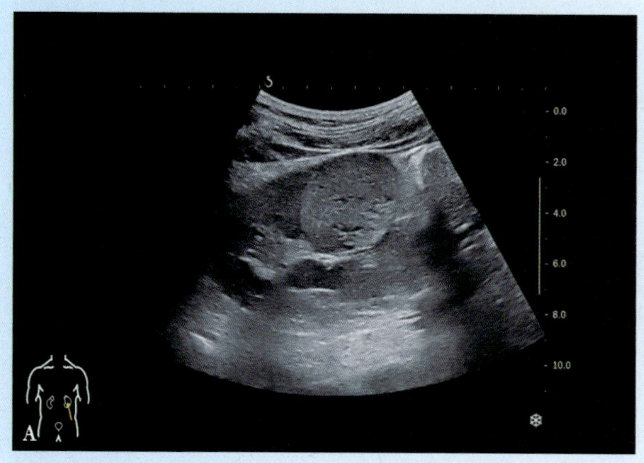

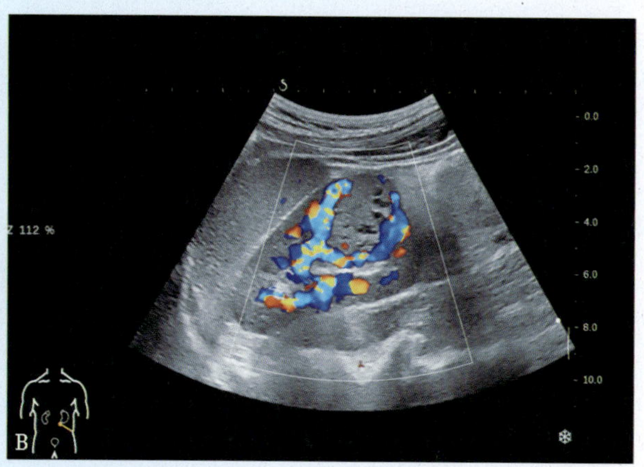

图14-4-5 肾细胞癌声像图

A. 肾细胞癌灰阶图，左肾肿物，呈圆形，边界清，局部结节样外凸，侵及并突破肾被膜，内部回声不均匀（箭头所示）；B. 肾细胞癌彩色血流图，左肾肿物，周围血流包绕。

【提问与思考】

1. 结合上述图像描述本病的声像图表现。

2. 如何用超声对肾癌进行分期？

3. 肾癌应与哪些疾病相鉴别？哪些检查可以进一步明确诊断？并说明诊断要点。

【诊断分析思路】

本病例超声支持肾实质恶性肿瘤的诊断依据主要为：①肾外形失常，局限性增大外凸，肾包膜中断；②肿物呈球体感，边缘见假包膜；③肿物内部回声不均匀，见坏死囊腔，瘤体周围彩色血流包绕并向内部延伸。④结合临床症状：如果有腰痛、无痛性肉眼血尿、腹部肿块这些临床症状，更能明确诊断。

出于临床诊疗需求，超声检查时还应进一步明确该肿物与周边毗邻组织的关系 / 肾门淋巴结 / 有无肿大 / 肾静脉与下腔静脉有无瘤栓。

【确诊结果】

术后病理为肾透明细胞癌。

病例 4

【临床资料】

患者，女，71 岁。无明显诱因间断全程肉眼血尿 1 月余，伴尿痛，无尿频、尿急，无发热。

术前超声检查图像见图 14-4-6。

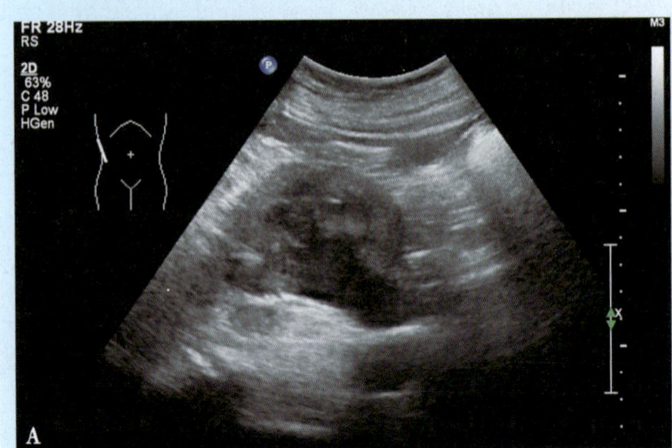

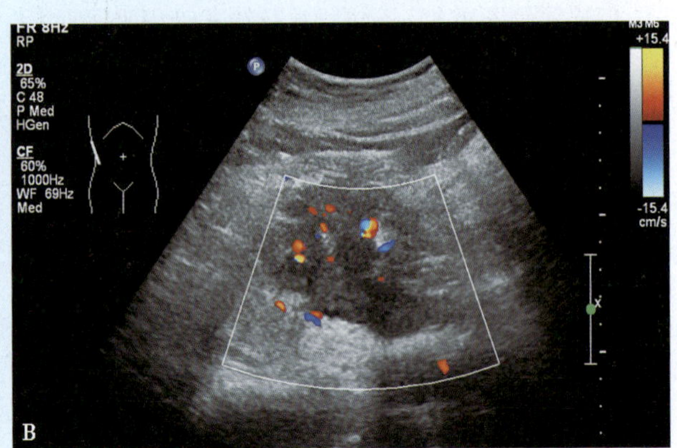

图 14-4-6　术前超声检查图像

A. 右肾盂及右输尿管上段灰阶图像；B. 右肾盂及右输尿管上段彩色血流图。

【超声检查资料】

右侧肾盂扩张，内见实性低回声充填，范围约 3.5cm × 2.6cm × 6.1cm，向输尿管上段延伸致使右侧输尿管上段扩张，宽约 1.8cm，中下段无明显扩张。肿块内未见明确血流。

【提问与思考】

1. 根据所示声像图及描述书写本例超声诊断提示。

2. 本病的主要诊断依据有哪些？应与哪些疾病鉴别？如何鉴别？

3. 还有哪些检查有助于此病的诊断？哪些检查对此病的诊断价值有限？为什么？

【诊断思路分析】

超声提示为：①右肾窦内肿物（恶性可能性大）；②右肾轻度积水。

主要诊断依据：①老年女性，间断全程肉眼血尿 1 月余；②高回声的肾窦内见低回声实性肿物，并可见围绕实性低回声肿物扩张的肾盏；③CDFI 示肿物内未见血流。

鉴别诊断：①肾盂血凝块：当有严重肉眼血尿时，虽然支持肾盂内血凝块的诊断，但不能排除肾盂肿瘤的可能；若无肉眼血尿，可以肯定肾盂肿瘤。②肾盏肾盂积水：较小的肾盂肿瘤有时候和合并感染的肾盏肾盂积水声像图相似，可以膀胱高度充盈后多断面扫查，有助于显示肾盂的形态和显示肾盂内是否有低回声及其范围。

【确诊结果】

术后病理报告为肾盂浸润性尿路上皮癌。

病例5

【临床资料】

患者，女，55岁。发热，乏力、食欲减退和体重下降，并有肾脏受累：血尿、蛋白尿，并呈急性肾衰竭表现。血清学检查：Panca(+)，MPO-Ab(+)。

术前超声检查图像如图14-4-7所示。

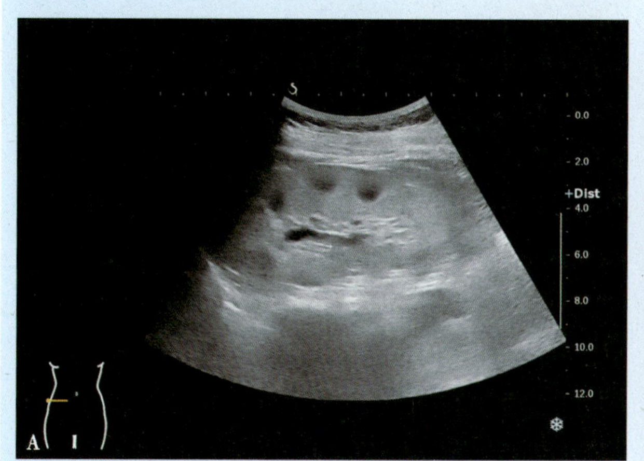

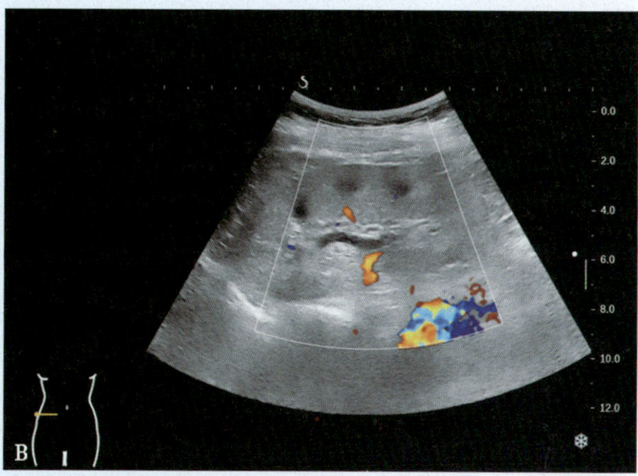

图14-4-7 术前超声检查图像

A. 右肾弥漫性病变灰阶声像图；B. 右肾弥漫性病变彩色血流图。

【超声检查资料】

右肾大小10.5cm×5.1cm×4.0cm，实质厚约1.8cm，实质回声明显增强，肾内结构不清，肾内血流分布稀疏。

【提问与思考】

1. 描述本病的声像图表现及不同病理类型的声像图表现。

2. 为了明确诊断，应进一步做哪些检查？

【诊断思路分析】

肾弥漫性病变主要在肾实质，所以对实质回声的仔细观察极为重要。本例患者声像图表现为：双肾实质回声异常，回声高于肝脏/脾脏，皮质回声增强显著大于髓质；肾实质无异常增厚或减薄；肾实质与肾窦界限尚清晰；肾内血流分布稀疏；肾动脉血流阻力增高(RI>0.8)。

肾实质弥漫性回声异常，结合尿液实验室检查异常，即可诊断。本例患者实验室检查：镜下血尿(+)、蛋白尿(+)；Panca(+)、MPO-Ab(+)。

【确诊结果】

肾穿刺活检结果：抗中性粒细胞胞质抗体(ANCA)相关性血管炎肾炎。

病例6

【病例资料】

患者，女，33岁。左侧腰部阵发性疼痛3h。实验室检查：尿常规镜下血尿(+)。

【超声检查资料】

超声检查图像如图所示(图14-4-8)，测量标记的强回声团为结石。

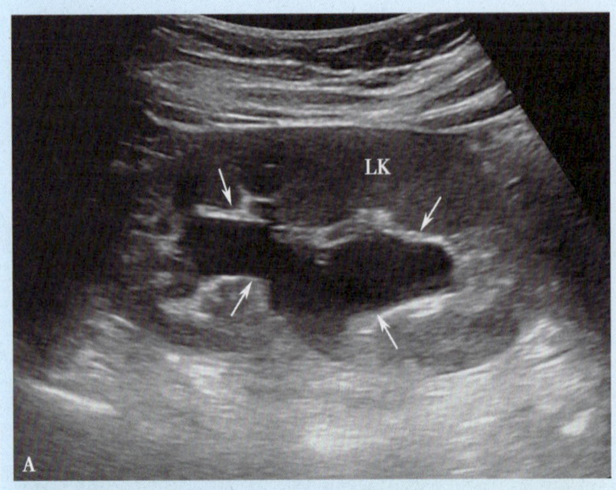

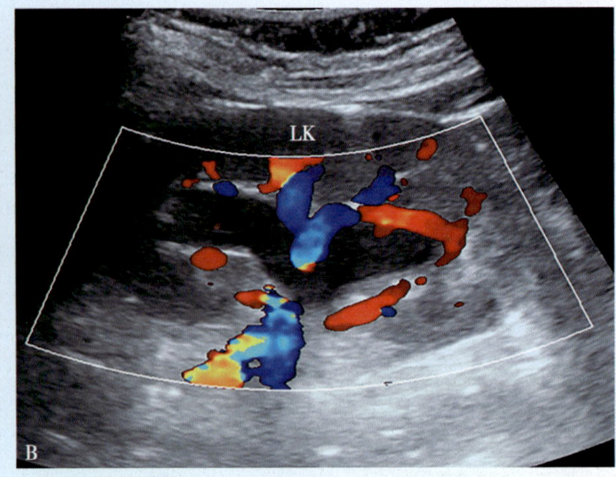

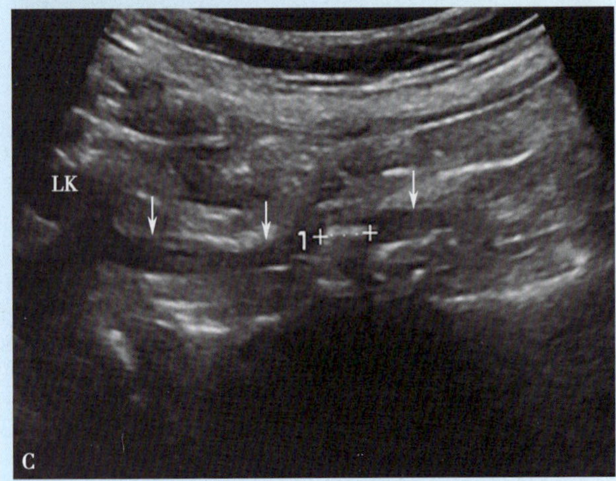

LK—左肾

图 14-4-8　超声检查图像

A. 左肾长轴切面灰阶图像，箭头所示为扩张的肾盂肾盏；B. 左肾长轴切面彩色血流图；C. 左输尿管上段长轴切面灰阶图，箭头所示为扩张的左输尿管上段。

【提问与思考】

1. 看图描述病变区声像图表现。

2. 书写本例超声诊断提示。

3. 本病的主要诊断依据有哪些？应与哪些疾病鉴别？如何鉴别？

【诊断思路分析】

本例患者声像图表现为：左肾大小未见异常；左肾上盏、下盏及肾盂扩张，内未见血流信号；左输尿管上段扩张，内见强回声团，后方伴声影。

本例患者具有以下特点：①青年女性，突发左侧肾绞痛；②声像图表现为左肾轻度积水；扩张的左输尿管上段管腔内见强回声结石；③实验室检查：镜下血尿（+）。

超声诊断提示：左肾轻度积水，左输尿管上段扩张伴结石。

本例患者表现为肾盂肾盏扩张，首先需与肾盂旁囊肿、血管畸形相鉴别：肾盂旁囊肿一般表现为肾窦内或肾窦旁类圆形的无回声，而扩张的肾盂肾盏表现为依肾盂肾盏走行分布的长条形无回声；血管畸形可为静脉或动脉瘤样扩张，彩色多普勒超声显示无回声内见血流信号填充，而扩张的肾盂肾盏内无血流信号填充。接着需要寻找梗阻原因及部位：注意观察扩张的肾盂肾盏内有无实性低回声或弱回声，以此判断有无肾盂肿瘤或凝血块存在；沿输尿管走行观察输尿管有无扩张，管腔内有无异常回声。本例患者输尿管上段扩张伴强回声结石，诊断明确。

【最终诊断】

患者遂因输尿管结石行体外碎石，结石排出，诊断明确。

病例7

【病例资料】

患者，女，63岁。左侧腰部阵发性绞痛及左下腹放射性疼痛，伴恶心呕吐及肉眼血尿，于急诊就诊。查体：左肾区叩痛(+)。

【超声检查资料】

超声检查图像如图所示(图14-4-9)：

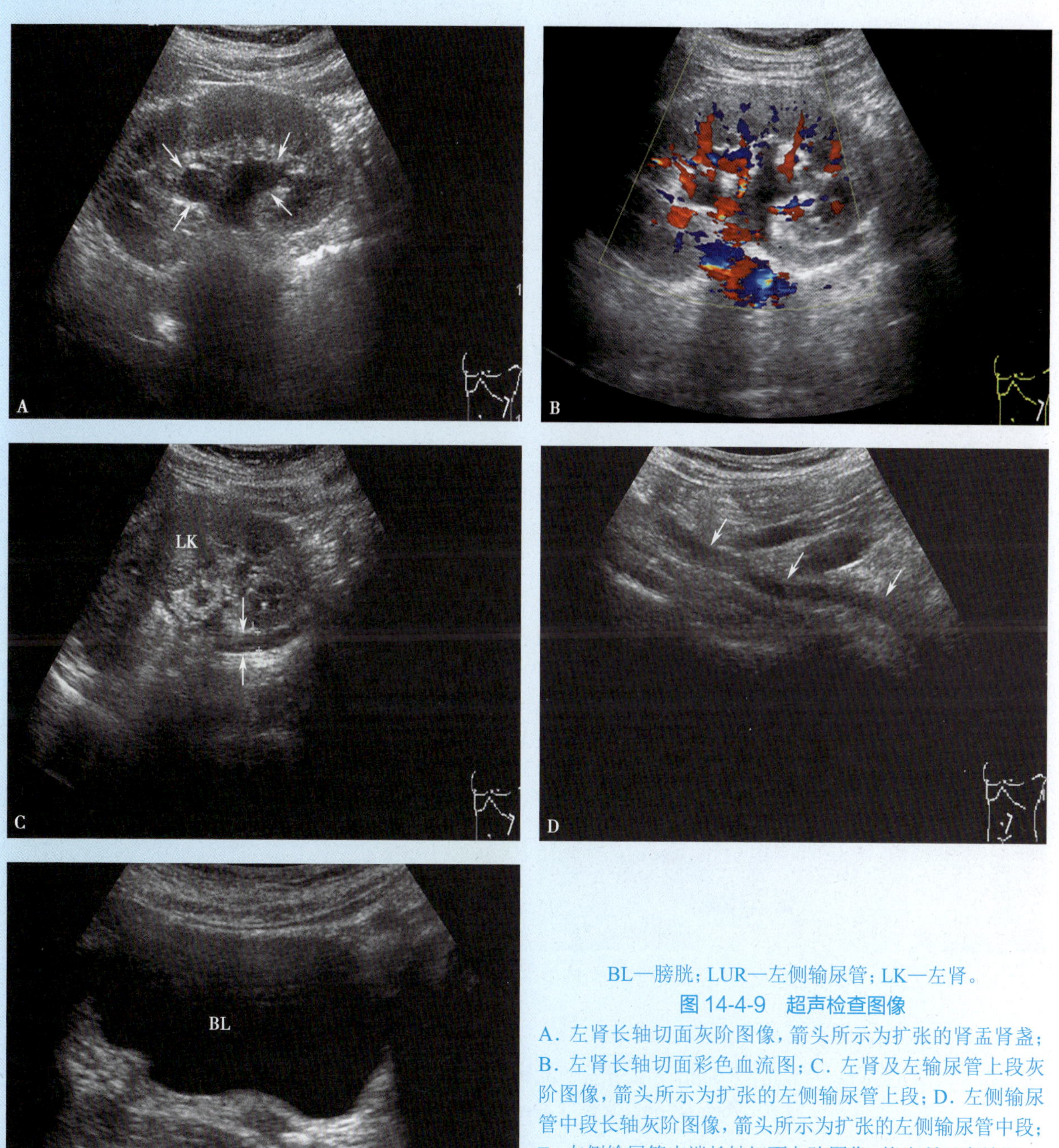

BL—膀胱；LUR—左侧输尿管；LK—左肾。

图14-4-9 超声检查图像

A. 左肾长轴切面灰阶图像，箭头所示为扩张的肾盂肾盏；B. 左肾长轴切面彩色血流图；C. 左肾及左输尿管上段灰阶图像，箭头所示为扩张的左侧输尿管上段；D. 左侧输尿管中段长轴灰阶图像，箭头所示为扩张的左侧输尿管中段；E. 左侧输尿管末端长轴切面灰阶图像，箭头所示为结石。

【提问与思考】

1. 描述本病的声像图表现。
2. 书写本例超声诊断提示。
3. 输尿管的超声检查技巧有哪些？

【诊断思路分析】

本例患者声像图表现为：左肾大小未见异常；左肾上盏、下盏及肾盂扩张，内未见血流信号；左输尿管全程扩张；左输尿管末段管腔内见强回声团，后方伴声影。

本例患者具有以下特点：①典型的输尿管结石症状：突发左侧肾绞痛及左下腹部放射性疼痛，伴恶心呕吐及肉眼血尿；②声像图表现为左肾轻度积水；扩张的左输尿管上段管腔内见强回声结石。

超声诊断提示：左肾轻度积水，左输尿管全程扩张伴末段结石。

超声检查发现有肾积水或输尿管扩张，并不说明诊断已经确立，应进一步沿扩张的输尿管向下追踪扫查，以便寻找梗阻部位及梗阻原因。在扫查过程中注意观察输尿管各段，尤其是三个生理狭窄区即肾盂输尿管连接处、跨越髂动脉处、膀胱壁内段。检查过程中，应适度加压探头，以减少肠道气体干扰；采用平卧位、侧卧位及俯卧位相结合，以提高病变的检出率。若单侧输尿管积水，应考虑梗阻部位在膀胱以上。若双侧输尿管均有积水时，应考虑梗阻部位在膀胱及膀胱以下。梗阻的原因见表 14-3-2。

【最终诊断】

结石随后自行排出，诊断明确。

病例 8

【病例资料】

患者，男，83 岁。间断全程肉眼血尿 1 年，伴尿痛及尿频尿急，近两周加重。

术前超声检查图像如图 14-4-10 和图 14-4-11 所示。

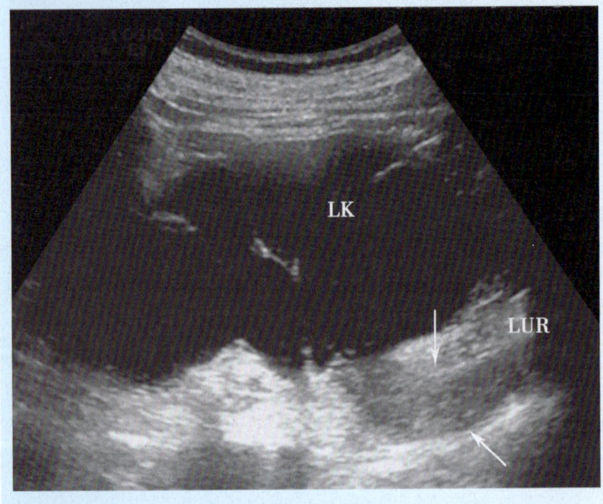

图 14-4-10 左肾(LK)及左输尿管(LUR)上段灰阶图像

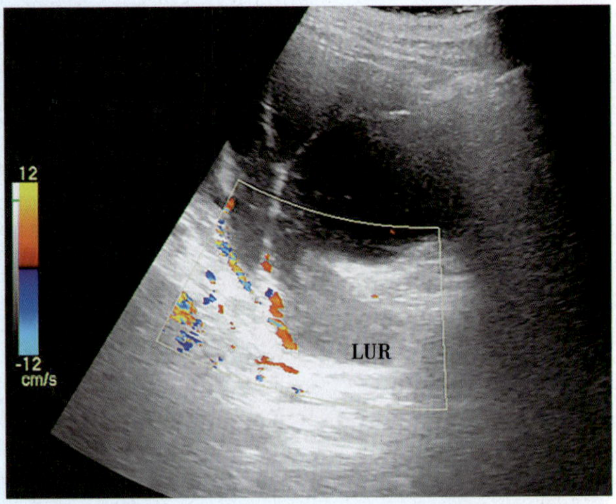

图 14-4-11 左输尿管(LUR)上段彩色血流图

【超声检查资料】

左肾大小 13.4cm×7.5cm×6.0cm，肾盂肾盏明显扩张，形成囊性无回声区，实质菲薄。左输尿管上段明显扩张，内见实性低回声填充，长约 6.5cm，宽约 3.4cm，CDFI 显示低回声周边少量血流信号。右肾未见明显异常。

【问题】

1. 看图描述病变区声像图表现。
2. 书写本例超声诊断提示。
3. 本病的主要诊断依据有哪些？应与哪些疾病鉴别？如何鉴别？

【诊断思路分析】

声像图表现为：左肾明显增大，重度积水，肾实质菲薄。左输尿管上段扩张，内见低回声肿物填充，CDFI 显示肿物周边少量血流。

超声提示为：①左输尿管上段肿物（恶性可能性大）；②左肾重度积水。

主要诊断依据：①老年男性；②间断全程肉眼血尿 1 年；③输尿管上段软组织团块填充，致使肾盂肾盏明显扩张；④肿物周边少量血流。

本例患者应与输尿管良性肿瘤和血凝块相鉴别。良性肿瘤和血凝块与管壁分界清晰，无血流信号，血凝块呈等回声或高回声。

【确诊诊断】

术后病理报告为输尿管非浸润性乳头状尿路上皮癌。

病例 9

【临床资料】

患者，女，75 岁，以间断性无痛肉眼血尿 10 余天就诊。体格检查：双肾区无叩痛，未触及肿块，输尿管走行区无压痛，膀胱空虚，留置导尿管通畅，尿液清。实验室检查：肾功能正常，尿中红细胞增多，34 个 / 高倍视野（正常值 0～3）。术前超声检查图像如图 14-4-12 和图 14-4-13 所示。

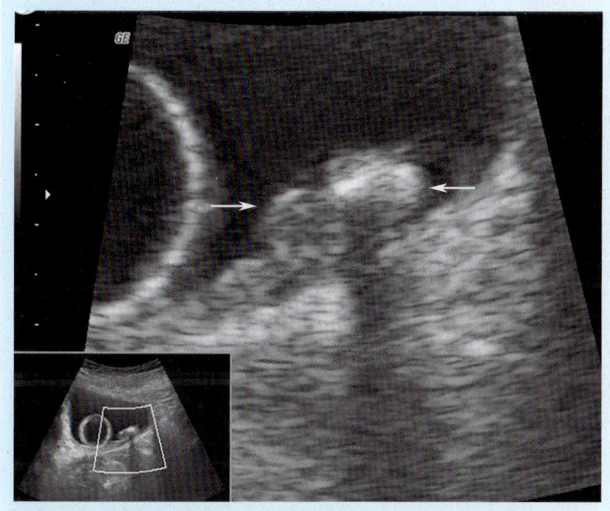

图 14-4-12 膀胱占位灰阶声像图

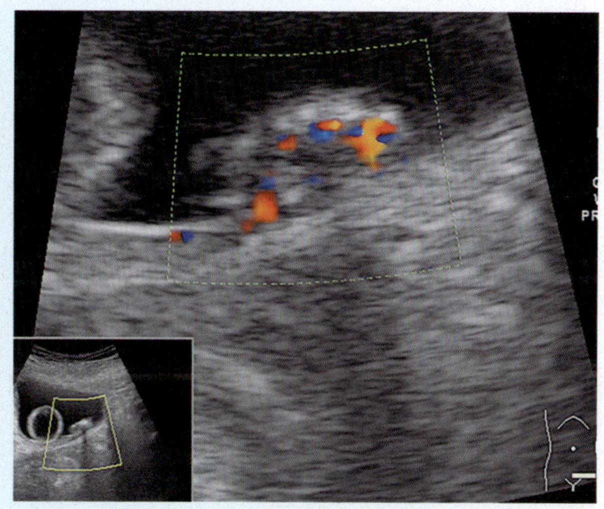

图 14-4-13 膀胱占位彩色血流图

【超声检查资料】

膀胱充盈良好，壁不光滑，膀胱三角区紧邻左侧输尿管开口处见一实性低回声结节，大小为 1.9cm × 2.0cm × 0.9cm，形态欠规整，表面粗糙，见强回声，CDFI：结节内部见丰富血流信号，RI = 0.56。膀胱腔内另见导尿管球囊回声。

【提问与思考】

1. 描述本病的声像图表现。
2. 书写本例超声诊断提示。
3. 哪些主要依据支持本病之诊断？如何与相关疾病进行鉴别？
4. 为了明确本病之诊断，应进一步做哪些检查？

【诊断思路分析】

本例患者膀胱声像图表现为：膀胱壁不光滑，三角区紧邻左侧输尿管开口处见一实性低回声结节，大小为 1.9cm × 2.0cm × 0.9cm，形态欠规整，表面粗糙，见强回声。CDFI：显示病灶内部丰富血流信号，RI = 0.56。

本例患者具有以下特点。①老年女性，间断性无痛肉眼血尿 10 余天；②声像图表现为膀胱壁邻近左侧输尿管口处实性低回声结节，不规则形，基底宽，CDFI 显示病变内部较丰富血流信号；③实验室检查：镜下血尿(+)。

本例患者支持恶性病变的依据：膀胱壁实性低回声，形态不整，表面凹凸不平，基底宽，与膀胱壁分界不清楚，病灶内显示较丰富血流信号；不支持膀胱内血凝块依据：病灶与膀胱壁分界不清楚，不随体位改变而移动，内部有血流信号。

膀胱癌的常见超声征象为：膀胱壁显示菜花状、乳头状或结节状回声，突入膀胱腔，病灶表面粗糙，可见点状强回声(尿钙沉积)，瘤蒂生长处膀胱壁连续性中断。CDFI 可显示病灶内部血流信号。对照这些恶性超声征象和本例超声表现，本例支持膀胱恶性病变的诊断。由于本例属于老年女性，病灶缺乏囊性成分，又存在血流信号，结合患者年龄及超声影像表现，无需考虑子宫内膜异位症之诊断。但是腺性膀胱炎声像图上也可表现为膀胱壁上扁平、小丘状实性中低回声。为了明确诊断，应建议行膀胱镜检查。

膀胱镜检查可初步鉴别肿瘤良恶性。良性的乳头状瘤容易辨别，它有一清楚的蒂，从蒂发出许多指头状或绒毛状分支，附近的膀胱黏膜正常。若肿瘤无蒂，基底宽，周围膀胱黏膜欠光滑、不平、增厚或充血水肿，肿瘤表面呈短小不整齐的小突起，表面溃疡出血，或有灰白色脓苔样沉淀物，冲出液混浊带血，这些表现均提示恶性肿瘤存在。

【确诊结果】

术中见膀胱左侧壁输尿管口外上方菜花状肿物，无蒂，大小为 2.0cm × 1.6cm × 1.0cm。术后病理报告为膀胱移行细胞乳头状癌(Ⅱ级)，侵及黏膜下层，未累及肌层。

病例 10

【临床资料】

患者，男，80 岁。血清前列腺特异性抗原(PSA)升高 3 月余，PSA = 9.1ng/ ml。直肠指诊：前列腺Ⅱ度增大，右侧叶扪及约 0.7cm 质硬结节。

【超声检查资料】

经直肠超声前列腺检查：前列腺体积增大，4.2cm × 3.5cm × 2.6cm，右侧外周带见一低回声病变，1.3cm × 1.3cm × 1.1cm，形态欠规则，边界不清楚，内部显示较丰富血流信号。

前列腺占位术前超声检查(视频)

术前超声检查图像见图 14-4-14 和图 14-4-15。

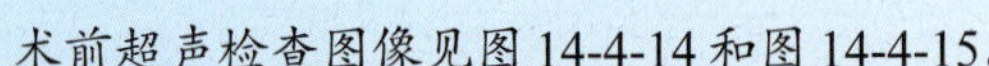

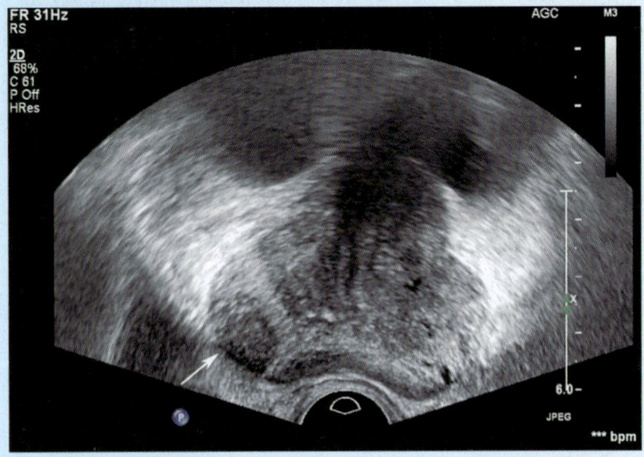

图 14-4-14 前列腺占位灰阶声像图

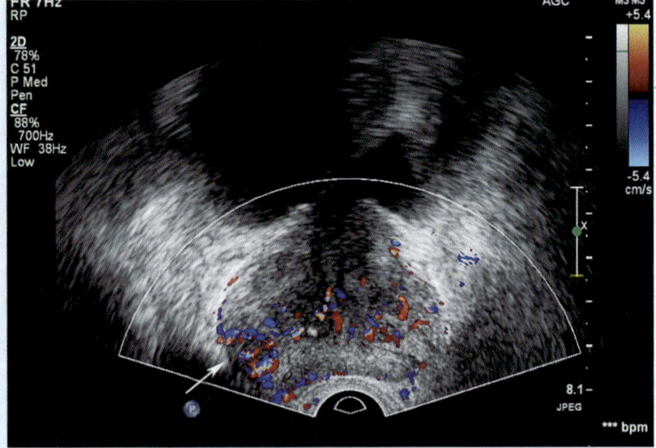

图 14-4-15 前列腺占位彩色血流图

【提问与思考】

1. 作出本例的超声诊断。
2. 主要诊断依据？应与哪些疾病相鉴别？
3. 为明确诊断应进一步做哪些检查？

【诊断思路分析】

本例患者具有以下特点：①老年男性，血前列腺特异性抗原(PSA)升高 3 月余；②直肠指诊发现前列腺Ⅱ度增大，右侧叶触及 0.7cm 大小的质硬结节；③声像图表现为前列腺右侧外周带低回声病变，边界不清楚，CDFI 显示病变内部血流信号丰富；④实验室检查：血 PSA 升高，为 9.1ng/ml。

本例患者支持恶性病变的依据：老年男性，血 PSA 升高，直肠指诊异常，经直肠超声发现前列腺右侧外周带占位性病变，内部显示较丰富的血流信号。良性前列腺增生可出现腺体不对称增大，但是这种不对称性多呈整体性，而非局部性，而且外凸腺体内显示边界清楚的增生结节或呈蜂窝状改变（扩张的腺体腺管），腺体内血流多呈对称性分布特点。急性、慢性前列腺炎也可出现外周带低回声病变，内部略多或较多血流信号等超声影像特征，需依据患者病史、体格检查、实验室检查与前列腺恶性病变相鉴别。对于较难鉴别的病例，需要经直肠超声引导下前列腺穿刺活检以明确诊断。

前列腺癌的常见超声征象为：前列腺外周区出现边界不清楚的低回声病变，病变导致被膜局部隆起，使得前列腺呈不对称性改变。前列腺被膜不规则或回声中断。CDFI 显示腺体内出现非对称性血流信号或局部异常增多的血流信号。精囊、膀胱可受累。

本病例出现前列腺右侧外周带低回声占位性病变，伴有内部较丰富血流信号，存在上述支持恶性的超声征象，但是由于急性前列腺炎、肉芽肿性前列腺炎等病变也可出现此类表现。为了获得更为准确的诊断信息，应建议行超声引导下前列腺穿刺活检。

经超声引导前列腺穿刺活检是临床确诊前列腺癌的主要手段。按其穿刺路径不同可分为经直肠穿刺活检法和经会阴穿刺活检法。两种方法比较，经直肠活检法患者疼痛感轻于会阴穿刺活检法，而且前者操作简便。1989 年，Hodge 等首次提出使用 6 针系统穿刺活检法诊断前列腺癌。由于前列腺癌早期病变病灶小且分散，故此方法存在一定的假阴性，常需行再次活检或多次重复活检方能获得诊断结果。后来一些学者提出穿刺活检改良方案。其中，有代表性方法包括增加活检针数的系统活检法（如 8 针法、10 针法、12 针法、18 针法等）和靶向穿刺同系统穿刺相结合方法。靶向穿刺法能提高穿刺活检的阳性率，同时也能减少不必要的穿刺，降低穿刺活检的并发症。由于超声影像难以发现大约 30% 的前列腺癌病例，故单独使用此法可能增加穿刺活检的假阴性率。目前常使用 12 针或 13 针系统穿刺活检法诊断前列腺癌。本例患者血 PSA 升高，直肠指诊异常，有穿刺活检的适应证，故应行直肠超声引导前列腺穿刺活检以明确诊断。

【确诊结果】

穿刺活检证实右侧外周带结节为前列腺癌，Gleason 评分为 8 分。

泌尿系统 习题

第十五章　腹膜后间隙及大血管、肾上腺

第一节　腹膜后间隙

一、超声检查技术

（一）患者准备

（1）需空腹，最好于检查前排空大便，以减少肠气干扰，必要时可灌肠清除肠道粪块和气体。

（2）接受消化道钡剂造影的患者，需在2～3天后空腹接受超声检查。

（3）饮水、口服胃肠造影剂及充盈膀胱有利于腹膜后脏器的观察。

（二）体位

仰卧位、侧卧位、俯卧位及胸膝位，仰卧位最常用，若图像显示不清晰，可尝试其他体位，达到显示最佳图像目的。

（三）仪器

选择腹部检查条件，一般使用3～5MHz凸阵探头，肥胖患者可选用2.5MHz，婴幼儿可选用高频探头。

（四）检查方法

（1）肿瘤位于腹膜后脏器周围，如胰腺、肾脏、输尿管、腹主动脉、下腔静脉等，相邻脏器可受压移位或被瘤体包绕。

（2）肿瘤位于腹腔相对较深的位置，嘱患者深呼吸时，肿瘤与前方腹腔脏器有相对运动，如肝、脾、胃肠道等。

（3）肿瘤中等大小时，患者膝胸位，经腹侧扫查，腹膜后肿瘤因受腹膜限制不能向腹壁侧移动，此为肿瘤“悬吊”征阳性；腹腔内肿瘤则由于重力作用压向腹壁，周围胃肠道被压扁或被挤压到肿瘤周围。

二、正常超声表现与正常值

腹膜后间隙位于后腹壁腹膜与腹横筋膜间，上起膈肌，下达盆腔，两侧以腰方肌为界，是位置较深、范围较广的潜在腔隙。超声检查难以显示腹膜后间隙，但可以根据腹膜后间隙内的脏器来判断病变位置。腹膜后间隙脏器有胰腺、肾上腺、肾、输尿管、部分十二指肠、腹主动脉及其分支，以及下腔静脉及其属支（图15-1-1）。最常应用的扫查切面有胰腺长轴切面、经肾门肾脏冠状切面、经腹主动脉长轴切面等。

三、常见疾病的超声诊断

（一）恶性淋巴瘤

【诊断要点】

（1）腹膜后大血管周围多发圆形或椭圆形低回声，边界清晰。

（2）多个淋巴结相互融合呈分叶状。

（3）淋巴结较大时，可压迫周围脏器，尤其是腹膜后血管受压变窄移位，如下腔静脉、肠系膜上静脉、腹主动脉及肠系膜上动脉等，淋巴结融合可将相邻血管包绕其中。

（4）CDFI：其内可见较丰富血流信号。

【鉴别诊断】

腹膜后转移性淋巴结一般较淋巴瘤数量少、体积小，多有原发肿瘤史。

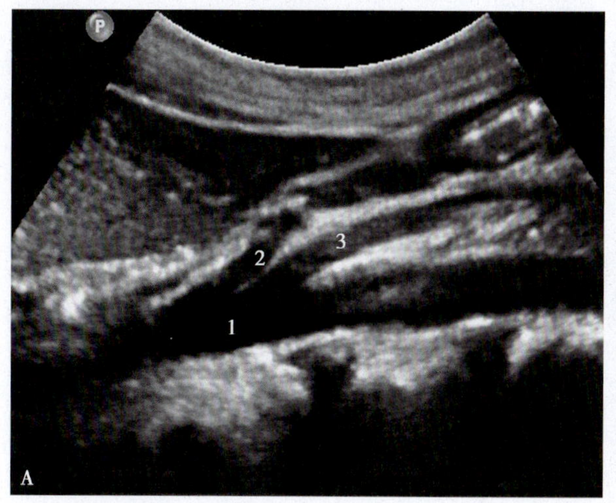

1—腹主动脉；2—腹腔干；3—肠膜上动脉。

1—腹主动脉；2—右肾动脉；3—左肾动脉；4—肠系膜上动脉；5—下腔静脉；6—脾静脉。

图 15-1-1　腹膜后主要血管及其主要分支

（二）腹膜后血肿

【诊断要点】

(1) 圆形、椭圆形或不规则形低回声。

(2) 形成血块后，呈中高回声，且内部回声不均匀。

【鉴别诊断】

诊断腹膜后血肿，病史很重要，多因创伤（外伤、手术、穿刺等）、凝血障碍性疾病（血友病、白血病等）、主动脉破裂或肿瘤破裂等。

（三）腹膜后肿物

除了较常见的恶性淋巴瘤、腹膜后血肿，其他还有淋巴管囊肿、畸胎瘤、纤维肉瘤、神经源性肿瘤、脂肪瘤、脂肪肉瘤、平滑肌肉瘤、脊索瘤、间皮肉瘤等，但由于腹膜后位置较深及肠道气体干扰，鉴别诊断有时较难，要多结合病史及其他相关检查以明确诊断。

推荐阅读资料

[1] 中国医师协会超声医师分会．腹部超声检查指南．北京：人民军医出版社，2013：118-120.

[2] 王纯正，徐智章．超声诊断学．2 版．北京：人民卫生出版社，2012.

（袁建军　杨　龙）

腹膜后间隙 习题

第二节　肾　上　腺

一、超声检查技术

1. 患者准备　肾上腺检查前患者应空腹 8h 以上，因为常常还需要同时检查腹膜后间隙。

2. 体位　一般取仰卧位或患侧抬高（约 45°）、侧卧位及俯卧位。

3. 仪器　采用彩色多普勒诊断仪及 3.5～5MHz 的凸阵或扇扫探头，儿童可采用 5MHz 及以上频率。

4. 检查方法 常用经侧腹部或腰部的冠状-斜切面、经肋间斜切面及肋缘下斜切面-纵切面-横切面等多切面扫查。超声检查肾上腺可利用右侧的肝静脉、门静脉、下腔静脉，左侧的胰体尾部、脾静脉作为解剖标志予以定位。

二、正常超声表现

正常肾上腺超声显示率一般在50%以上，右侧高于左侧，主要是由于右侧肾上腺有肝脏作为声窗，而左侧肾上腺受到胃肠气体的干扰。儿童的肾上腺显示率要高于成人，因为其腺体相对较大，加之体表与肾上腺之间的距离较短，以及周围脂肪组织少的缘故。肾上腺外形如三角形或新月形，内部呈低回声，可稍有不均匀，正常皮髓质不易辨别（图15-2-1）。

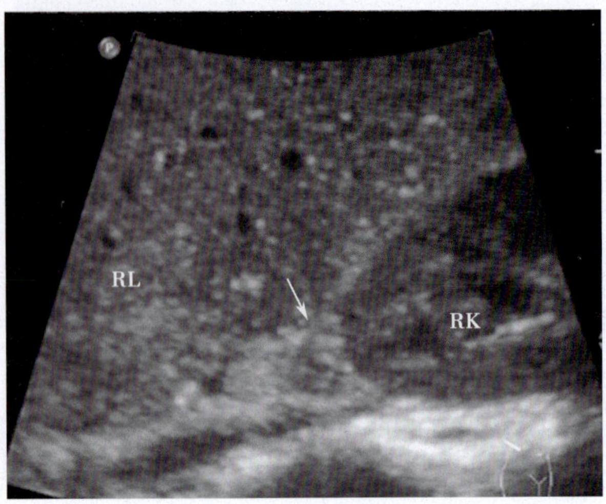

RL—右肝；RK—右肾。

图15-2-1 正常成人肾上腺声像图

右肾上极上方紧邻处见右肾上腺（箭头所示）。

三、常见疾病超声诊断

（一）皮质醇增多症（库欣综合征）

【诊断要点】

1. 由肾上腺皮质增生引起。轻度增生时声像图上肾上腺无肿大，中度以上增生表现为双侧肾上腺弥漫性肿大，可呈结节样改变。

2. 由肾上腺皮质腺瘤或腺癌引起。皮质腺瘤声像图表现为肾上腺区圆形或类圆形占位，多为单侧单发，直径为2～3cm，边界清晰，形态规则，内部为低回声（图15-2-2）。皮质腺癌多数体积较大，可向周围浸润，边界不清晰，形态不规则，内部为低回声或混合回声。

3. 皮下脂肪、肾周围脂肪及肾上腺周围脂肪层常常增厚。

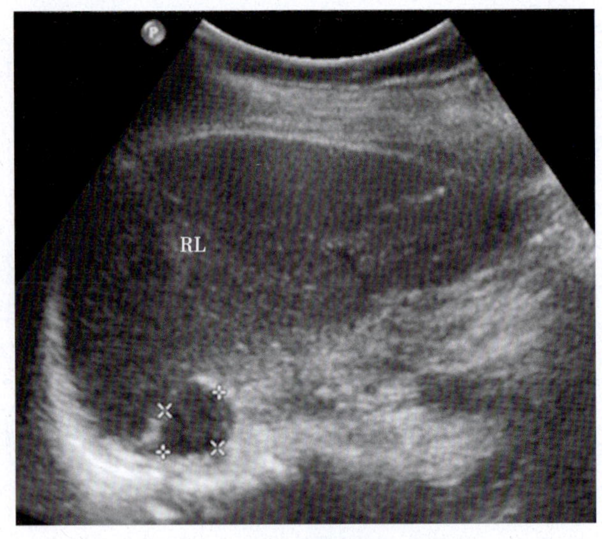

RL—右肝

图15-2-2 肾上腺皮质腺瘤声像图

右肾上腺实性结节（测量标记）。

【鉴别诊断】

主要为肾上腺皮质腺瘤与下述疾病的鉴别。

1. 与增生结节鉴别 腺瘤的回声常常低于正常肾上腺的回声，且周围常可见正常肾上腺；当结节同时伴有弥漫性腺体增大，多倾向于增生性结节（包括腺瘤样增生结节）。

2. 与皮质腺癌的鉴别 肾上腺皮质腺癌体积多较大，且内部回声不均匀或呈混杂状态。

3. 与醛固酮瘤的鉴别 一般醛固酮瘤的体积较小，多数为1～2cm，皮质腺瘤伴有肾上腺外脂肪增多的表现。

4. 与嗜铬细胞瘤鉴别 一般肾上腺内的嗜铬细胞瘤体积较大，多数为4～5cm，内部为中等回声，易发生囊变；而肾上腺皮质腺瘤体积较小，且多为低回声，很少出血或囊性变。

（二）原发性醛固酮增多症

【诊断要点】

1. 由醛固酮瘤引起最为常见。声像图表现为肾上腺区探及圆形或类圆形肿瘤（图15-2-3），大多为单侧单发，少数双侧或多发，直径常常≤2cm，边界清晰，形态规则，内部为低回声，较小者周围常有强回声轮廓线。

2. 由肾上腺皮质增生引起。声像图可表现为双侧肾上腺弥漫性肿大。

3. 恶性醛固酮瘤，极为罕见，一般瘤体较大。

4. 不伴有皮下脂肪、肾周围脂肪及肾上腺周围脂肪增厚。

【鉴别诊断】

原发性醛固酮增多症的肾上腺肿大与其他原因所致的肾上腺肿大在声像图上很难鉴别，应结合临床表现及实验室检查。醛固酮瘤与皮质腺瘤的鉴别见前文所述。

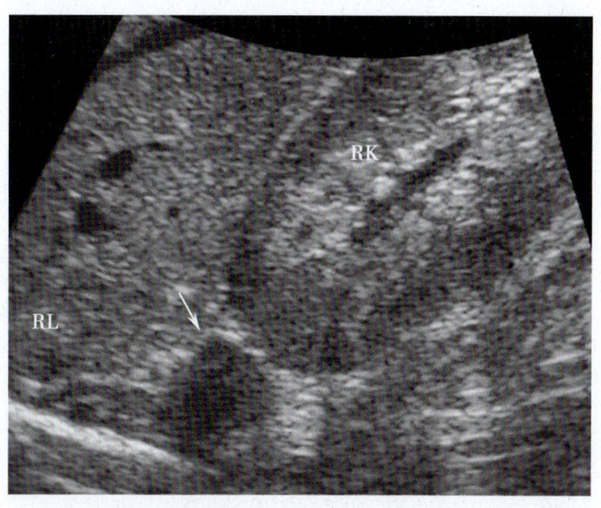

RL—右肝；RK—右肾。

图 15-2-3　肾上腺醛固酮瘤声像图

右肾上腺实性结节（箭头所示）。

（三）嗜铬细胞瘤

【诊断要点】

1. 肿瘤多为良性，良恶性比约 9∶1。

2. 单侧单发多见，少数多发性肿瘤常见于儿童或有家族史的患者。

3. 肿瘤多为圆形或椭圆形，形态规则，边界清楚。

4. 肿瘤直径偏大，多为 4～5cm，甚至更大。

5. 内部呈中等回声，肿瘤内有出血或囊性变时回声变得强弱不均或伴囊性区。

6. 当肿瘤有包膜侵犯呈边界不清或周围淋巴结肿大时，要考虑恶性的可能。

7. CDFI 显示内部有血流信号。

【鉴别诊断】

1. 肾上腺嗜铬细胞瘤与皮质腺瘤鉴别见上。

2. 嗜铬细胞瘤体积较大时应与邻近脏器的肿瘤鉴别，后者均无高血压等儿茶酚胺分泌过多引起的临床表现。声像图上，右侧应与右肝肿瘤，左侧应与胰腺肿瘤鉴别。右侧肿瘤较大时会突向右肝后方，相反肝裸区来源肿瘤向下累及后腹膜区肾上腺部位时，均可导致判断来源的混淆，此时嘱患者用力呼吸或用探头用力挤压，前者可与肝脏有相对移动，还可能具有下腔静脉前移较明显和与门静脉距离较远的特点；与胰腺肿瘤鉴别时，脾静脉受压移位极具重要性，左侧肾上腺来源者均使其前抬，而胰体尾部肿瘤绝大多数使其后移（图 15-2-4）。

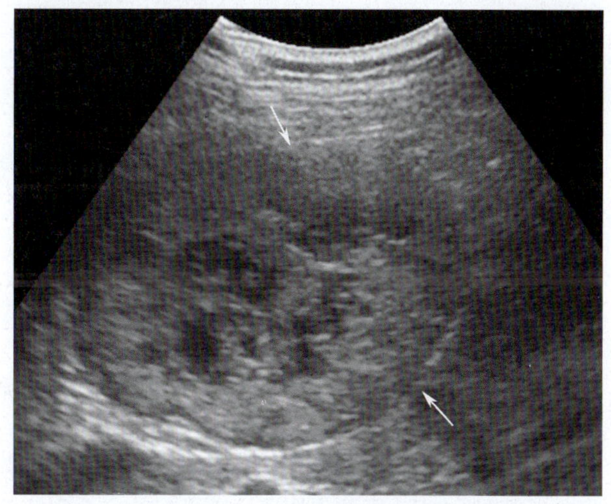

图 15-2-4　右肾上腺嗜铬细胞瘤声像图

右侧背部纵断面，右肾上腺实性肿物（箭头所示）。

（四）无功能皮质腺瘤和腺癌

【诊断要点】

1. 好发于成人，临床症状不明显。

2. 无内分泌功能的皮质腺瘤声像图表现为肾上腺区圆形或类圆形肿瘤，多为单侧单发，少数单侧多发，直径多为 2～4cm，边界清晰，形态规则，内部为均匀性低回声。也有较大者，可呈分叶状，内部呈不均匀性低回声，其间有囊性区。

3. 无内分泌功能的皮质腺癌，较小时声像图表现为肾上腺区边界清晰、内部回声欠均匀的占位；较大时形态欠规则，呈分叶状，边界欠清晰，内部回声杂乱不均，CDFI 可见内部及周围血流较丰富，可伴有淋巴结和其他器官转移。

【鉴别诊断】

无功能皮质腺瘤发病率低于有功能者，声像图上两者难以鉴别，应参考临床表现和实验室检查。一般无高血压，亦无皮下脂肪、肾周围脂肪及肾上腺周围脂肪增厚。

四、病例分析

病例 1

【临床资料】

患者，女，33 岁，主因头痛 5～6 年，皮肤变薄，多汗伴体重增加 3～4 年，加重 1 个月收入院。入院测量血压 180/150mmHg，查体：神清，满月脸，皮肤菲薄，手臂及下肢皮肤有淤斑，手指指尖关节处色素沉着。入院实验室检查结果显示皮质醇分泌增多，失去昼夜分泌节律，且不能被小剂量地塞米松抑制。

【超声检查资料】

超声检查发现左肾上腺区见低回声结节，大小约 3.2cm × 2.9cm，边界可见，CDFI 显示结节内部未见明显血流；右侧肾上腺区未见明显异常回声。如图 15-2-5 所示。

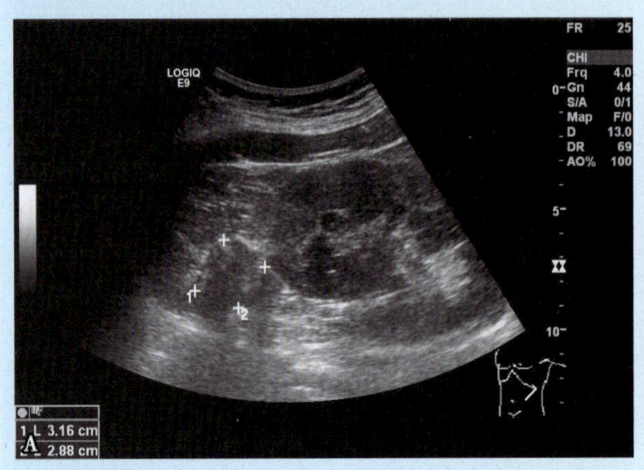

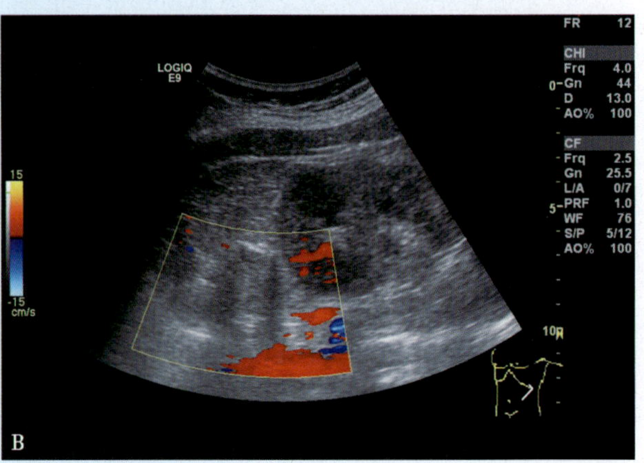

图 15-2-5　病例 1 超声检查资料

A. 肾上腺结节灰阶图；B. 肾上腺结节血流图。

【提问与思考】

1. 皮质醇增多症的定义和临床表现？

2. 超声诊断皮质醇增多症的诊断要点及鉴别诊断？

【诊断分析思路】

皮质醇增多症的定位为各种病因造成肾上腺分泌过多糖皮质激素（主要是皮质醇）所导致疾病的总称，临床以糖、蛋白质、脂肪代谢紊乱所引起的一系列症状体征为特征，如满月脸、向心性肥胖、皮肤紫纹、肌肉萎缩、骨质疏松、高血压等，即库欣综合征。

皮质醇增多症（库欣综合征）的诊断要点：①由肾上腺皮质增生引起的肾上腺皮质轻度增生的声像图上肾上腺无肿大，中度以上增生表现为双侧肾上腺弥漫性增大，也可呈结节样改变。②由肾上腺腺瘤或腺癌引起。皮质腺瘤表现为肾上腺区圆形或类圆形占位，多为单侧单发，直径 2～3cm，边界清楚，形态规则，内部为低回声。皮质腺癌多数体积较大，可对周围浸润，边界不清，形态不规则，内部为低回声或混合回声。③皮下脂肪、肾周围脂肪及肾上腺周围脂肪层带常常增厚。

鉴别诊断：主要为肾上腺皮质腺瘤与下述疾病的鉴别：①与增生结节的鉴别：肾上腺皮质腺瘤的回声常常低于正常肾上腺的回声，且周围可见正常回声的存在；当结节同时伴有弥漫性腺体增大，多倾向于增生结节（包括腺瘤样增生结节）。②与皮质腺癌的鉴别：肾上腺皮质腺癌体积较大，且内部回声不均匀或呈混杂状态。③与醛固酮瘤的鉴别：一般醛固酮瘤的体积较小，多数为 1～2cm，皮质腺瘤伴有肾上腺外脂肪增多表现。④与嗜铬细胞瘤的鉴别：一般肾上腺内的嗜铬细胞瘤体积较大，多数为 4～5cm，内部为中等回声，易发生囊变；而肾上腺皮质腺瘤较小，且多为低回声，很少出血或囊变。

【确诊结果】

入院后手术切除左侧肾上腺区结节，经病理及临床诊断为肾上腺皮质腺瘤，皮质醇增多症。

病例 2

【临床资料】

患者，男，47 岁，主因查体发现右肾上腺占位 2d 住院。明确高血压病史 3 年，血压最高达 200/100mmHg，服药后血压控制欠佳，平日四肢周期性麻痹，无满月脸、水牛背，无皮肤紫纹，入院实验室检查结果显示血清钾离子降低、醛固酮升高。

【超声检查资料】

超声检查发现右侧肾上腺区见一占位性病变，大小约 3.4cm × 3.2cm，类圆形，边界可见，CDFI 显示结节内未见明显血流信号；左侧肾上腺区未见明显异常。如图 15-2-6 所示。

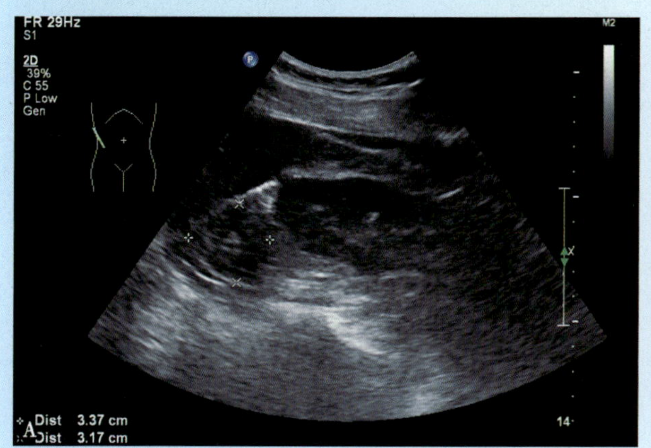

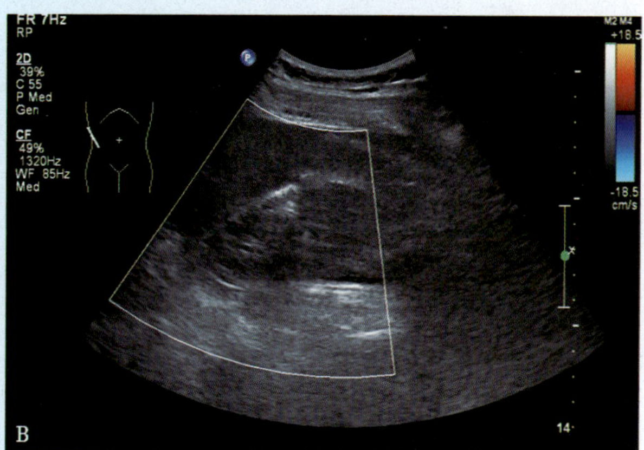

图 15-2-6 病例 2 超声检查资料

A. 肾上腺结节灰阶图；B. 肾上腺结节血流图。

【提问与思考】

1. 肾上腺皮质腺瘤的分类？
2. 原发性醛固酮的临床表现？
3. 醛固酮瘤的超声诊断及鉴别诊断？

【诊断思路分析】

肾上腺皮质腺瘤可发生于肾上腺的任何部位，根据其是否引起临床分泌紊乱，可分为两类：功能性肾上腺皮质腺瘤和无功能性肾上腺皮质腺瘤，功能性腺瘤依其发生的组织不同产生的临床症状各异。原发性醛固酮增多症的临床症状主要是与水、盐代谢紊乱有关的一系列症状，如高血压、低血钾、多尿、肌无力。是由于肾上腺皮质病变致醛固酮分泌过多，引起潴钠排钾，体液容量扩张而抑制了肾素 - 血管紧张素系统，属于不依赖肾素 - 血管紧张素的盐皮质激素过多症。

原发性醛固酮增多症的诊断要点：①引起此症的腺瘤发生于球状带，又称为醛固酮瘤，由醛固酮瘤引起最为常见。醛固酮瘤超声图像上表现为肾上腺区探及圆形或类圆形肿瘤，大多数为单发，少数双侧或多发，直径常常≤2cm，边界清晰，形态规则，内部为低回声，较小者周围常有强回声轮廓线。②由肾上腺皮质增生引起，声像图可表现为双侧肾上腺弥漫性增大。③恶性醛固酮瘤，极为罕见，一般瘤体较大。④不伴有皮下脂肪、肾周围脂肪及肾上腺周围脂肪增厚。

鉴别诊断：原发性醛固酮增多症的肾上腺肿大与其他原因所致的肾上腺肿大在声像图上很难鉴别，应结合临床表现及实验室检查。

醛固酮瘤与皮质腺瘤的鉴别见前文所述。

【确诊结果】

入院后手术切除右侧肾上腺区结节，经病理及临床诊断为肾上腺皮质腺瘤，醛固酮增多症。

病例 3

【临床资料】

患者，女，26 岁，主因视力下降、血压升高 1 个月收入院。入院查体：血压持续性升高，伴有头痛、面色苍白、视力模糊等临床症状。

【超声检查资料】

超声检查发现左肾上腺区见实性肿物，大小约 7.0cm × 5.9cm，内部回声欠均，CDFI 显示肿物内见少量血流；右肾上腺区未见异常回声。如图 15-2-7 所示。

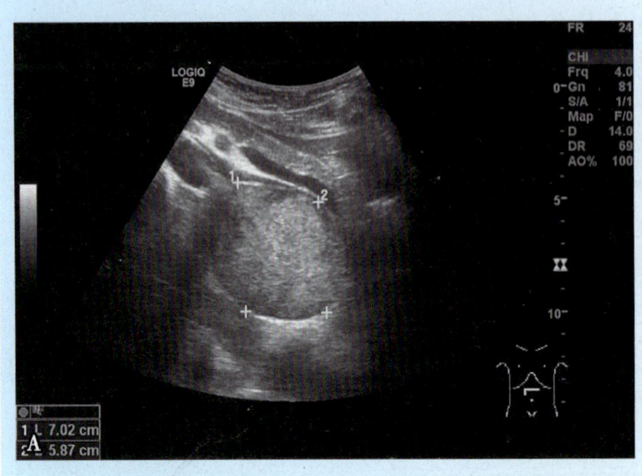

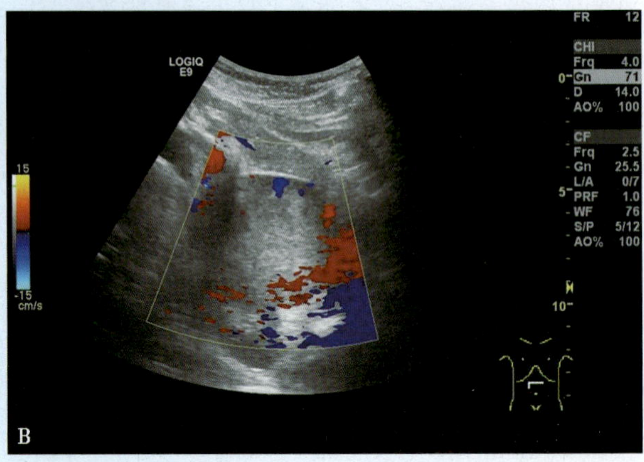

图 15-2-7 病例 3 超声检查资料

A. 肾上腺肿物灰阶图；B. 肾上腺肿物血流图。

【提问与思考】

1. 嗜铬细胞瘤的临床表现？好发部位？
2. 超声诊断要点及鉴别诊断？

【诊断思路分析】

嗜铬细胞瘤起源于肾上腺髓质、交感神经节或其他部位的嗜铬组织，这种肿瘤持续或间断地释放儿茶酚胺作用于肾上腺素能受体，引起持续性或阵发性高血压和多个器官功能及代谢紊乱，常伴有头痛、多汗，面色苍白，心悸、恶心、呕吐、焦虑、发热和视力模糊等症状。嗜铬细胞瘤位于肾上腺者占 80%～90%，肾上腺外嗜铬细胞瘤多位于腹主动脉旁、肾门、颈动脉体等交感神经节、嗜铬组织。

超声诊断要点：①肿瘤多为良性，良恶性比约等于 9∶1；②单侧多发多见，少数多发性肿瘤常见于儿童或有家族史的患者；③肿瘤多为圆形或椭圆形，形态规则，边界清楚；④肿瘤直径偏大，多为 4～5cm，甚至更大；⑤内部呈中等回声，肿瘤内有出血或囊变时回声变得强弱不均或囊性区；⑥当肿瘤有包膜侵犯呈边界不清或周围淋巴结肿大时，要考虑恶性的可能；⑦CDFI 显示内部有血流信号。

鉴别诊断：肾上腺嗜铬细胞瘤与皮质腺瘤鉴别见上。瘤体体积较大时应与邻近脏器的肿瘤相鉴别，后者均无高血压等儿茶酚胺分泌过多引起的临床表现，右侧肾上腺区肿瘤应与右肝肿瘤，左侧肾上腺肿瘤应与胰腺肿瘤相鉴别。右侧肾上腺区肿瘤较大时会突向右肝后方，相反肝裸区来源肿瘤向下累及腹膜后区肾上腺部位时，均可导致判断来源的混淆，此时可以嘱患者用力呼吸或用探头用力挤压，前者可与肝脏有错动，还可能具有下腔静脉前移较明显和与门静脉距离较远的特点。脾静脉受压移位极具重要性，左侧肾上腺来源肿瘤均使其前抬，而胰体尾部肿瘤绝大多数使其后移。

【确诊结果】

经手术证实左肾上腺区肿物为嗜铬细胞瘤。

病例 4

【临床资料】

患者，男，59 岁，主因食管癌术后 2 年，发现右肾上腺占位 2 周收入院。

【超声检查资料】

超声检查：右侧肾上腺区见低回声肿物，大小约 4.8cm × 3.2cm × 3.1cm，边界清楚，CDFI 显示边缘见少量血流信号；左侧肾上腺区未见明显异常回声。如图 15-2-8 所示。

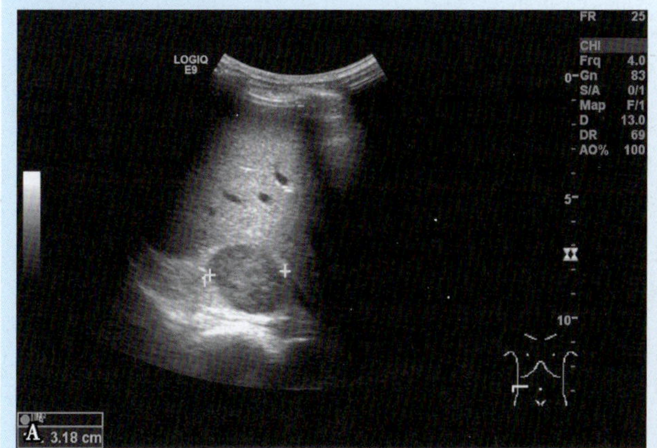

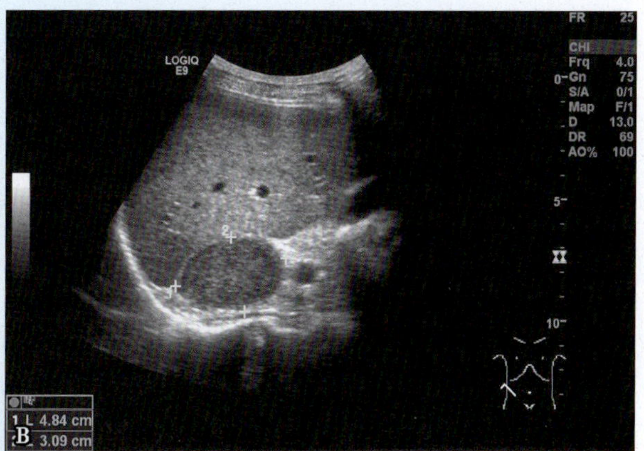

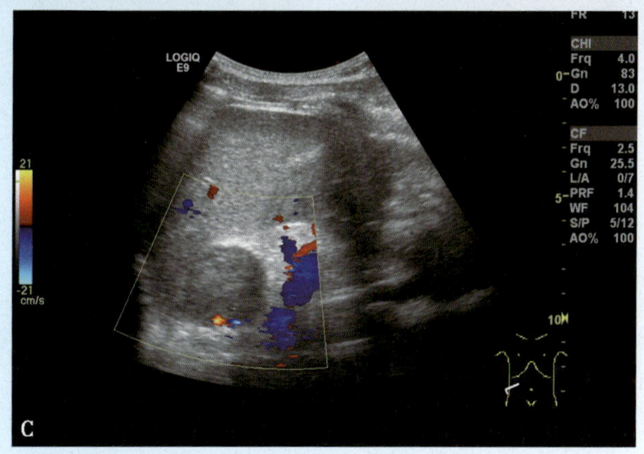

图 15-2-8　超声检查资料

A. 右肾上腺肿物横切灰阶图；B. 右肾上腺肿物纵切灰阶图；C. 右肾上腺肿物血流图。

【提问与思考】

1. 肾上腺区肿物首先考虑什么疾病？
2. 该病的超声诊断及鉴别诊断？

【诊断思路分析】

该患者有明确的原发肿瘤病史，超声提示肾上腺肿瘤者，应首先考虑转移癌。较小的肾上腺转移瘤通常为单侧或双侧，回声较低，肿瘤常为单侧性，也可以发生双侧，当肿瘤较大时，发生坏死、出血时内部呈现高回声，或者混合回声肿块。原发性皮质腺癌罕见，可发生于皮质的任何一层。绝大多数为腺癌，呈单侧，孤立性。肿瘤大小不等，但多数直径在 3cm 以上。外形呈圆形、椭圆形或分叶状，表面凹凸不平，有的有包膜，切面有出血或坏死区，少数有钙化。癌瘤容易侵犯肾上腺静脉、下腔静脉，发生肺、肝、脑转移。小于 3cm 的皮质癌与皮质腺瘤无法鉴别。大多数皮质腺癌是有内分泌功能性，多数患者皮质醇增多症明显，无内分泌功能的皮脂腺癌，较小时图像表现为肾上腺区边界清晰、内部回声欠均匀的占位性；较大者时形态欠规则，呈分叶状，边界欠清，内部回声杂乱不均，CDFI 可见内部及周围的血流较丰富，可伴有淋巴结和其他器官转移。

肾上腺 习题

【确诊结果】

入院后手术切除右侧肾上腺区肿物，病理诊断：符合转移性低分化鳞状细胞癌。

第三节　腹膜后大血管

一、超声检查技术

（一）患者准备

除患者病情危急需立即行超声检查外，应嘱患者禁食 8h 以上，以清晨空腹检查为宜。

（二）体位

根据不同的扫查部位和所针对的血管检查项目，可相应地取仰卧位、侧卧位或俯卧位。站立位利用下移的肝脏做透声窗，有助于一些血管段的检查，另外可使一些静脉扩张而方便检查。

（三）仪器

探头频率不宜过高，一般使用 3.5MHz 凸阵探头，体瘦者可选用 5.0MHz 凸阵探头或者 9MHz 线阵探头，肥胖者和位置深在的血管可采用 2MHz 探头。肠系膜下动脉位置相对表浅，一般用 9L 线阵探头。声束与血流方向夹角应小于 60°，取样门大小为所查血管内径的 1/3～1/2。

（四）检查方法

1. 腹主动脉及其主要分支

（1）腹主动脉：腹主动脉自主动脉裂孔进入腹部，在 L4 水平分支为左、右髂总动脉，走行于脊柱左前方、下腔静脉左侧。检查时，一般采取仰卧位，沿腹正中横切稍偏左，自上而下连续扫查腹主动脉横切面，随后探头旋转 90° 沿腹主动脉纵切面进行上下、左右连续扫查。扫查过程中，注意观察管壁有无增厚、斑块，管腔内有无异常回声，以及管腔有无狭窄、扩张或受压移位、走行迂曲等改变。CDFI 检查时，注意管腔内血流方向、血流充盈情况、有无紊乱血流等，观察血流频谱形态并测量收缩期峰值流速（PSV）、舒张末期流速（EDV）、阻力指数（RI）等。

另外，深吸气后屏气利用下移的肝脏作透声窗，有助于腹主动脉上段的检查。探头加压可消除部分肠道气体的干扰，也有助于检查，注意动脉瘤处不宜加压，避免破裂危险。肥胖、腹胀及大量腹水患者可导致仰卧位腹主动脉探查失败或显示不清，此时，可采用右侧卧位左腰部冠状面扫查，利用脾肾作透声窗来显示腹主动脉。

（2）腹腔干，肠系膜上、下动脉：此三条血管的检查均采取仰卧位横切和纵切扫查，超声观察内容与腹主动脉一致。其中，腹腔干位于肝尾状叶下方，肠系膜上动脉和胰腺的上方，纵切显示其与腹主动脉垂直或与腹主动脉形成向头侧的夹角，横切显示腹腔干及其分支，肝总动脉和脾动脉形成 Y 形或 T 形，另一分支胃左动脉常不易显示。腹腔干根部下缘至肠系膜上动脉根部上缘的距离为 0.1～0.6cm。纵切稍偏右显示肠系膜上动脉长轴，其起始于腹主动脉前壁，经脾静脉和胰颈的后方下行，右侧有肠系膜上静脉伴行。在髂总动脉分叉处上方 3～4cm 处，纵切稍偏左显示肠系膜下动脉起始于腹主动脉左前壁，沿腹后壁腹膜深面朝左下走行。

（3）肾动脉：肾动脉在肠系膜上动脉起点平面的稍下方发自腹主动脉的两侧壁，走行于肾静脉后方。扫查时，首先在肠系膜上动脉起始下方 1cm 处测量腹主动脉峰值流速，然后使用腹正中横切扫查、右前腹肋间或肋缘下横切扫查或侧腰部冠状面扫查，观察肾动脉主干血流充盈情况、有无紊乱血流，测量 PSV、EDV 和 RI；最后，测量叶间动脉 PSV、收缩早期加速度、加速时间和 RI。过度肥胖、肠气干扰、呼吸配合差等影响因素可使肾动脉检查失败。

2. 下腔静脉及其属支

（1）下腔静脉：下腔静脉由双侧髂静脉汇合而成，在腹主动脉右侧走行，汇入右心房。检查时，将探头置于剑突下腹正中线偏右约 2cm 处，自上往下进行纵切、横切追踪观察下腔静脉的管壁和管腔内情况，注意管腔内有无异常回声，探头加压后管腔的改变。或将探头置于右前腹肋间或右侧腰部，行冠状面扫查，利用肝和右肾作透声窗，能够显示呈平行排列的下腔静脉和腹主动脉的长轴图像。站立位或乏氏动作时，由于下腔静脉扩张，有助于此静脉的观察。CDFI 主要用于观察管腔内血流是否通畅、血流方向、充盈情况及频谱的期相性等。

（2）肝静脉：剑突下纵切和横切扫查三支肝静脉，观察其内有无异常回声、血流充盈情况和频谱形态。

探头置于右肋缘下，声束指向右上方，进行右肋缘下斜断扫查，主要用于观察肝右静脉、肝中静脉以及它们之间的交通支。也可将探头置于右前腹肋间，呈冠状面扫查肝右静脉。

（3）肾静脉：与同名动脉的超声探测方法基本类似，参见本节有关内容。

二、正常超声表现与正常值

（一）腹主动脉及主要分支

1. 腹主动脉

（1）腹主动脉纵切面呈一长管状无回声，前后壁为回声较强的平行回声带，横切面为圆形无回声，随心跳搏动，体瘦者可显示管壁的三层结构。腹主动脉全长14～15cm，内径自上而下渐进性变细，近段内径2～3cm；中段1.5～2.5cm；远段1～2cm，随年龄增大而增宽。

（2）CDFI：血流朝向足侧，为层流，色彩均匀或中心部较明亮。脉冲多普勒频谱为收缩期正向单尖峰，舒张期由小幅度负向波转为正向低速血流，正常峰值流速范围为90～130cm/s。

2. 腹腔干、肠系膜上动脉、肠系膜下动脉

（1）正常腹腔干内径0.5～0.8cm，肝总动脉起始段内径0.3～0.5cm，脾动脉起始段内径0.4～0.5cm。肠系膜上动脉内径0.5～0.7cm，肠系膜下动脉内径0.2～0.4cm。

（2）CDFI：禁食时腹腔干血流为低阻的二相波型，具有较高的舒张期血流，进食后流速仅轻微升高。而肠系膜上、下动脉禁食时血液循环阻力较高，为三相波型，由收缩期前向波、舒张早期反向波和舒张中晚期的低速前向血流组成；亦可表现为收缩峰尖锐、舒张期持续正向低速血流。进食后，内径明显增宽，整个心动周期（尤其舒张期）流速明显升高，反向血流消失。

3. 肾动脉　成人肾动脉内径为0.4～0.7cm，管腔内血液充盈，血流频谱为低阻型，收缩早期频谱上升陡直，而后缓慢下降，约50%的肾动脉存在收缩早期切迹。正常肾动脉峰值流速$<$150cm/s，收缩早期加速时间$<$0.07s，收缩早期加速度$>$3m/s^2，阻力指数0.5～0.7。

（二）下腔静脉及其属支

下腔静脉及其属支如肝静脉、肾静脉管壁呈薄而平整的细线状回声，有时不易辨认，管腔内为无回声。下腔静脉管腔呈扁平状，横径大于前后径，易受压变形，体瘦者可完全压瘪，而且内径（尤其近心段）受呼吸和心脏搏动影响变化较大。正常下腔静脉管腔前后径：上段1.0～1.3cm；中段0.9～1.2cm；下段0.9～1.1cm。正常肝静脉内径为0.6～0.8cm。右肾静脉较细短，长度为1.5～3.0cm，自肾门直接汇入下腔静脉右侧壁；左肾静脉自肾门发出后，经肠系膜上动脉后方，越过腹主动脉前壁，注入下腔静脉左前侧，长度为4.5～7.0cm，肾静脉管腔内径个体差异较大，为0.5～1.2cm。

下腔静脉清晰显示者，管腔内充满血流信号，但其血流充盈情况受管腔与声束间角度、肠气干扰和肥胖等影响，可能出现充盈不满意的情况，不要误诊为血栓栓塞，此时可采用探头加压或乏氏动作（深吸气后憋气）放松等促进血液回流的方法，并调整探头或体位来进行鉴别。下腔静脉近心段和肝静脉随心脏舒缩，血流颜色发生变化，但无湍流出现。

下腔静脉近心段及肝静脉频谱一般呈多相型，每一心动周期依次由S波、V波、D波和A波组成（图15-3-1），偶尔在A波之后还有一个C波。S波和D波为前向波，S波波峰常大于D波波峰；V波、A波及C波为反向波。而下腔静脉远心段、左肾静脉和髂静脉血流受心脏舒缩的影响很小，常表现为连续的前向血流。

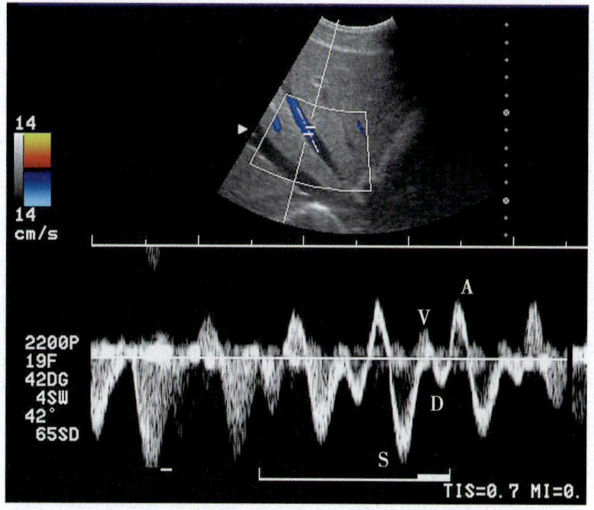

图15-3-1　正常肝静脉血流的多普勒频谱
波形依次由S波、V波、D波和A波组成。

三、常见疾病的超声诊断

（一）腹主动脉及其分支疾病

腹主动脉粥样硬化

【诊断要点】

（1）常见于中老年患者，男性多见，常与周围血管粥样硬化同时发生。

（2）腹主动脉内膜毛糙、不均匀增厚，内壁见斑块状强回声、低回声或混合回声，强回声后方可伴声影。

（3）CDFI 显示狭窄处血流束变细、血流紊乱，常可见射流，流速升高；闭塞段管腔内无血流信号。狭窄处与上游未狭窄节段 PSV 比值≥2.0，可诊断腹主动脉内径狭窄≥50%。远离狭窄下游的动脉血流流速减低，反向波消失。

【鉴别诊断】

腹主动脉粥样硬化应与多发性大动脉炎相鉴别，后者多发生于 30 岁以下的青年女性，受累腹主动脉管壁多呈弥漫性均匀性环形增厚，呈低回声，内壁多无强回声斑块，两者易于鉴别。另外，需与腹主动脉瘤附壁血栓致管腔狭窄相鉴别。

腹主动脉瘤

腹主动脉瘤分为真性、假性和夹层三种。真性腹主动脉瘤最常见，其诊断如下。

【诊断要点】

（1）常由动脉粥样硬化引起，多见于老年男性，可出现腹部搏动性包块。

（2）病变段腹主动脉局限性扩张，多呈梭形或纺锤形，瘤壁仍表现为动脉壁的各层结构，常伴有动脉硬化改变，内壁有时可见强回声斑块。瘤体内常见附壁血栓，表现为均匀低回声（图 15-3-2）。

（3）CDFI 显示瘤腔内出现涡流，呈杂色血流信号。

（4）诊断标准：①最大外径>3.0cm；②腹主动脉最宽处外径较相邻正常段外径增大 1.5 倍以上。符合两者之一即可诊断。

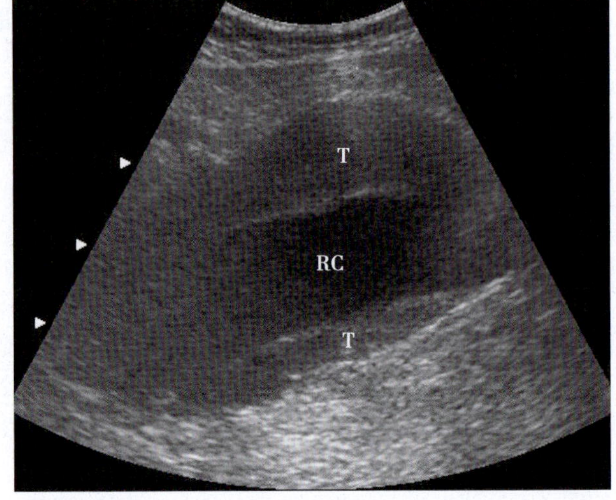

图 15-3-2 腹主动脉瘤伴附壁血栓形成
纵切腹主动脉管腔明显增宽，壁上可见低回声的附壁血栓（T），残余管腔（RC）无明显狭窄。

【鉴别诊断】

真性腹主动脉瘤应与假性腹主动脉瘤和腹主动脉夹层鉴别。假性动脉瘤瘤体位于腹主动脉外侧，病变处腹主动脉管壁连续性中断，通过断口与瘤体相通，瘤口处可探及双期双向动脉血流。腹主动脉夹层为内中膜的撕裂，可漂浮于管腔内形成中高回声带，将腹主动脉分成真、假两腔，当假腔内血栓形成时，可根据内膜与血栓的位置关系，而与真性腹主动脉瘤伴附壁血栓相鉴别。

肾动脉狭窄

【诊断要点】

（1）常见病因为动脉粥样硬化、多发性大动脉炎和纤维肌性发育不良，后两种病变多见于年轻患者。主要临床表现为高血压。

（2）患肾正常大小或萎缩（肾长径<9cm 或较健侧小 1.5cm 以上）。

（3）CDFI 显示狭窄段血流束变细，流速明显升高，阻力指数增大（图 15-3-3）；狭窄即后段为五彩镶嵌的血流信号，仍可测及高速射流。闭塞段管腔内无明显血流信号。

（4）狭窄动脉的肾内动脉分支血流频谱呈小慢波改变，表现为频谱形态低平、圆钝，频谱上升倾斜，流速减低，阻力指数降低（图 15-3-4）。

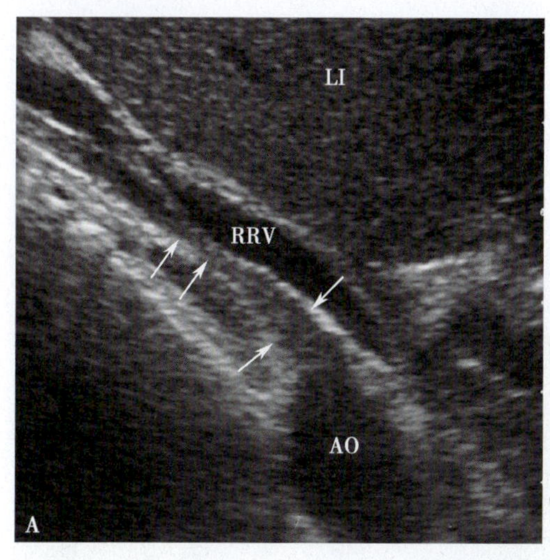

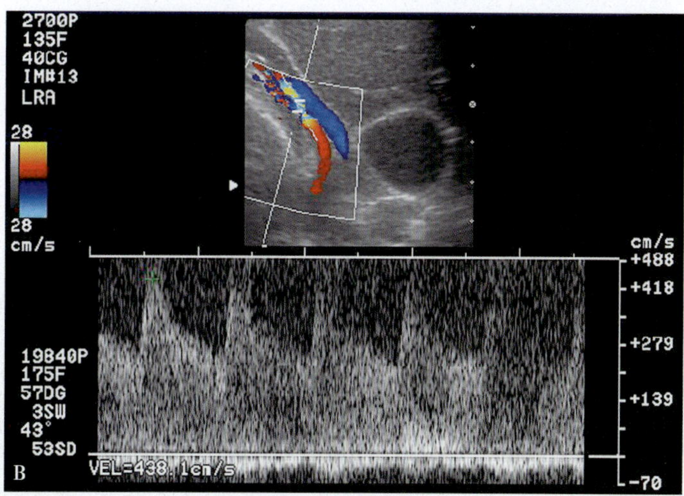

RRV—右肾静脉；AO—腹主动脉；LI—肝脏。

图 15-3-3　肾动脉狭窄的声像图表现

A. 箭头所示右肾动脉中段狭窄，管壁内缘显示不清；B. 上图显示狭窄段及其远心段血流紊乱，下图显示狭窄段流速加快，峰值流速达 438cm/s。

附：诊断标准

（1）肾动脉狭窄（内径减少≥60%）的诊断标准：①肾动脉湍流处峰值流速≥180cm/s；②肾动脉与腹主动脉峰值流速比值≥3。

注：①当腹主动脉峰值流速<50cm/s 时，不宜使用肾动脉与腹主动脉峰值流速比值指标，此时，肾动脉峰值流速≥200cm/s 可提示≥60% 的肾动脉狭窄；②严重肾动脉狭窄的肾动脉峰值流速可在正常范围内。

（2）重度肾动脉狭窄（内径减少≥70% 或 80%）的诊断标准除以上表现外，还包括：①肾内动脉呈小慢波改变，表现为收缩早期波峰消失，频谱低平，收缩早期频谱倾斜；②收缩早期加速时间≥0.07s。

（3）肾动脉闭塞的诊断标准：①肾动脉主干管腔内既无血流信号也未能探测到血流频谱；②肾内动脉呈小慢波改变。

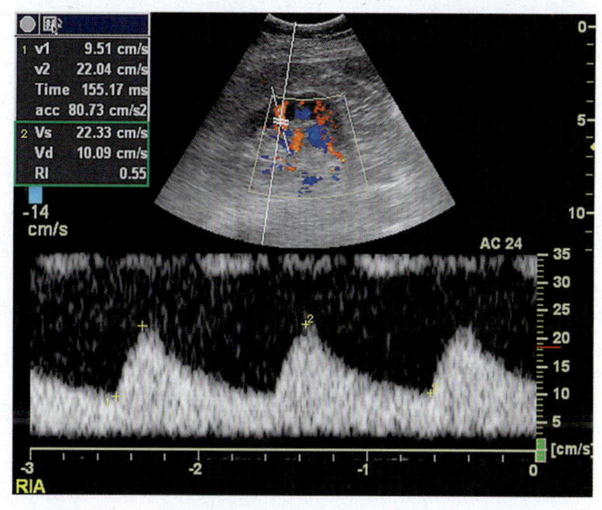

图 15-3-4　右肾动脉主干狭窄所致肾内叶间动脉小慢波改变

表现为峰值流速减低（PSV = 22cm/s），加速时间延长（AT = 0.16s），加速度减低。

【鉴别诊断】

肾动脉狭窄主要进行病因的鉴别诊断。依据患者的年龄、性别、狭窄部位和其他动脉声像图表现，能够对三种常见病因的大多数患者作出鉴别诊断。

（二）下腔静脉及其属支疾病

布加综合征

【诊断要点】

（1）下腔静脉内异常回声，如隔膜（图 15-3-5）、血栓等；梗阻段管腔狭窄，远心端扩张；可伴有五彩镶嵌血流或无血流信号；血栓或癌栓所致者管腔内见实性低或中强回声，血流充盈缺损。

（2）肝脾大，可合并腹腔积液。

（3）侧支循环形成，包括肝静脉之间交通支、第三肝门开放、肝静脉通过包膜下静脉与体循环静脉相交通、肝静脉与门静脉相交通等。

【鉴别诊断】

布加综合征主要与肝硬化、门脉高压相鉴别。另外，也需与引起右侧心力衰竭、下腔静脉回流障碍的心脏疾病相鉴别。

胡桃夹现象

【诊断要点】

(1) 多见于体形瘦长的儿童或青少年。

(2) 主要临床表现为无症状肉眼血尿和直立性蛋白尿。

(3) 仰卧位左肾静脉扩张处与狭窄处前后径比值>3 或脊柱后伸位 20min 后此比值>4 时，在结合临床表现的基础上可以提示本病（图 15-3-6）。

(4) CDFI 显示狭窄处血流束变细、紊乱，流速明显加快，狭窄远心段流速低，频谱低平。

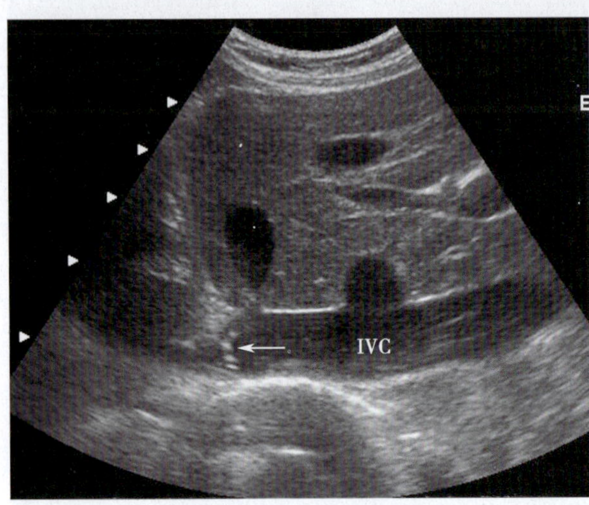

IVC—下腔静脉

图 15-3-5 布加综合征（隔膜型）

下腔静脉近右心房处可见隔膜（箭头所示），隔膜上可见多个小孔。

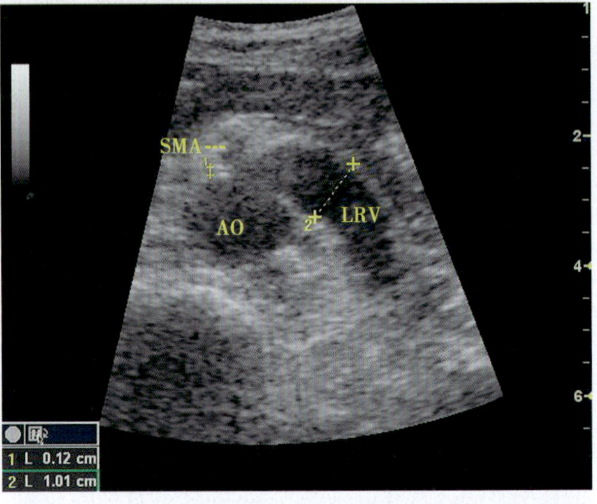

图 15-3-6 胡桃夹现象

腹正中横切面显示腹主动脉（AO）与肠系膜上动脉（SMA）之间的左肾静脉（LRV）受压，内径为 0.12cm，其远心段管腔明显扩张，内径为 1.01cm，两处比值为 8.4。

【鉴别诊断】

本病应与左肾静脉血栓鉴别，两者较易鉴别。

肾静脉栓塞

【诊断要点】

(1) 常由肾静脉血栓或癌栓引起，可导致肾静脉主干扩张。血栓和癌栓常表现为低回声（图 15-3-7A）。新鲜血栓往往回声极低，灰阶超声不易显示。陈旧性血栓常表现为高回声或等回声。

(2) 肾静脉主干完全阻塞时，管腔内无血流信号；部分受阻时，残存管腔内可见纤细血流信号通过（图 15-3-7B）。癌栓内部有时可探查到滋养血管血流信号，表现为低阻低速动脉频谱，而血栓内部无血流信号。

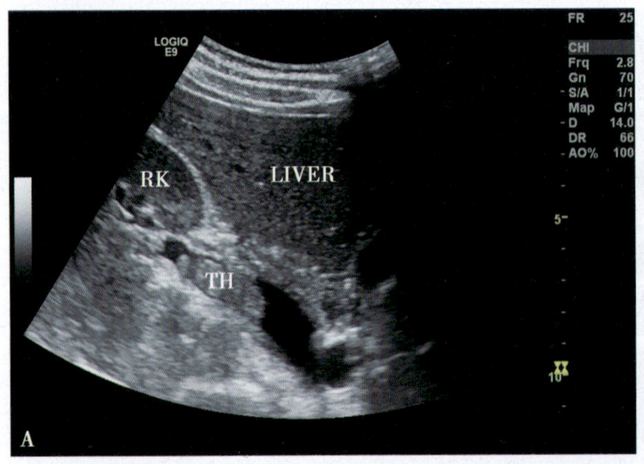

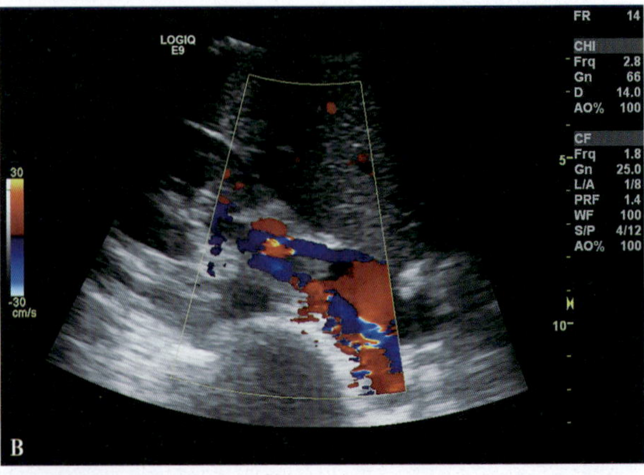

RK—右肾；LIVER—肝脏；TH—血栓。

图 15-3-7 右肾静脉血栓形成

A. 右肾静脉主干内可见短条形低回声，大小 3.3cm×1.1cm，与肾静脉管壁分界清晰；B. 右肾静脉内血流信号充盈不完全。

【鉴别诊断】

需注意肾静脉血栓与癌栓的鉴别。除结合临床病史外，血栓往往与肾静脉管壁分界清晰，而癌栓往往与之分界不清。如果在癌栓内部探测到滋养动脉血流信号这一特异性超声表现，则有助于与血栓进行鉴别。

四、病例分析

病例 1

【临床资料】

患者，女，44 岁。双下肢水肿 4 年，加重 1 年，呕血 1 个月。无乙肝病史。

【超声检查资料】

肝脏增大，右肝斜径 15.7cm，以尾状叶增大显著。下腔静脉及肝静脉超声检查图像如下。下腔静脉肝后段血流紊乱，最高流速 214cm/s，远心段血流通畅。肝右静脉主干管腔内未见血流信号，肝中静脉及肝左静脉管腔内血流通畅，方向正常（图 15-3-8）。

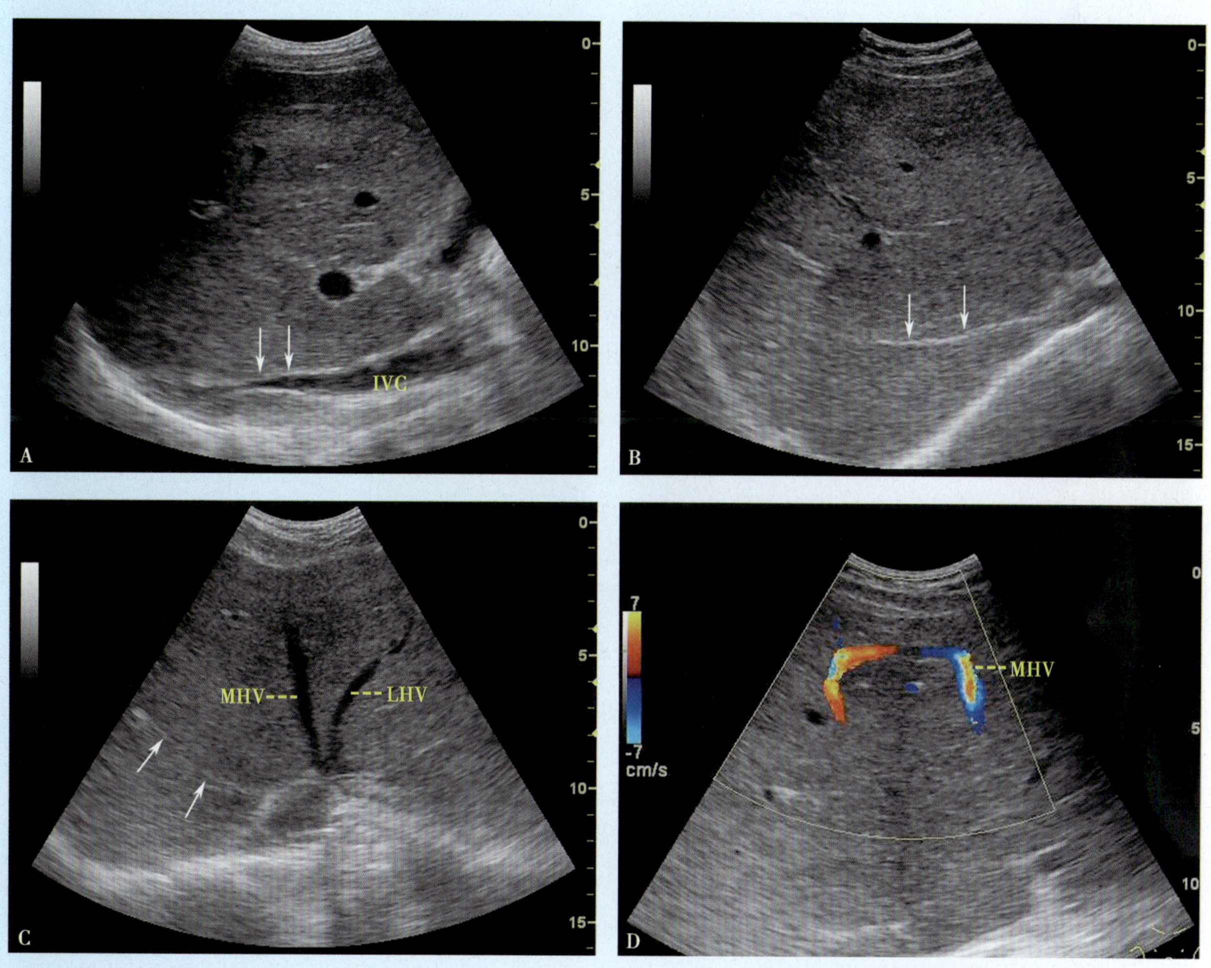

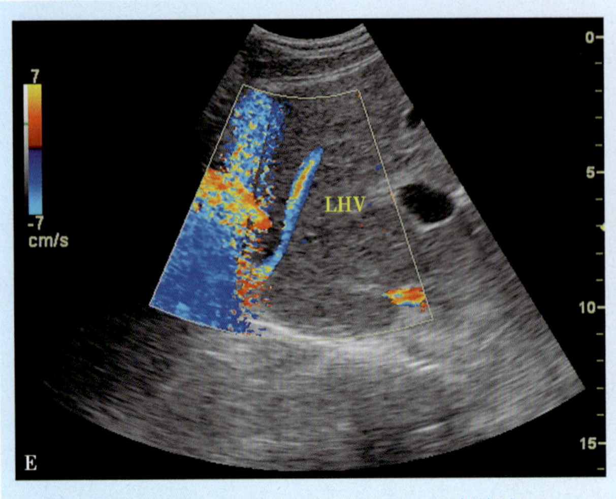

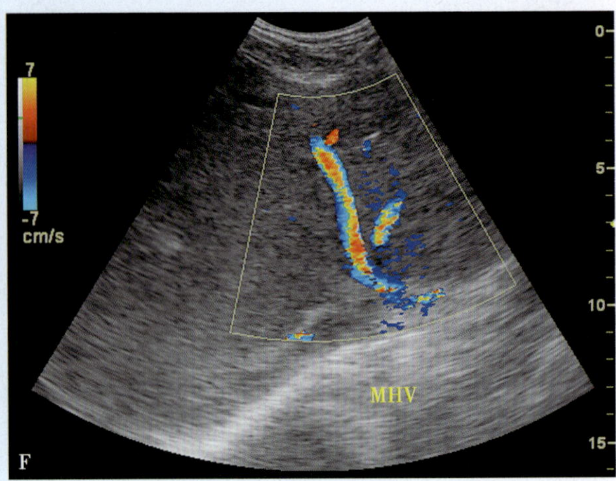

MHV—肝中静脉；LHV—肝左静脉；IVC—下腔静脉。

图 15-3-8 超声检查图像

A. 下腔静脉肝后段纵切面灰阶图像；B. 右肋缘下斜切面灰阶图像；C. 第二肝门切面灰阶图像；D. 右肋间横切面肝内静脉彩色血流图；E. 肝左静脉长轴切面彩色血流图；F. 肝中静脉长轴切面彩色血流图。

【提问与思考】

1. 看图描述下腔静脉及肝静脉声像图表现。
2. 书写本例超声诊断提示。
3. 本病的主要诊断依据有哪些？如何与相关疾病进行鉴别？

【诊断分析思路】

本例患者下腔静脉及肝静脉声像图表现为：下腔静脉肝后段受增大尾状叶包绕压迫，管腔明显变细（图 15-3-8A 箭头所示），CDFI：受压段下腔静脉血流紊乱，最高流速 214cm/s。肝右静脉主干呈条索状，回声增强，管腔显示不清（图 15-3-8B、C 箭头所示），CDFI：肝右静脉内未见血流信号，肝中静脉及肝左静脉管腔内血流通畅，方向正常（图 15-3-8E、F）。肝右静脉属支与肝中静脉间可见交通支，血流方向由肝右静脉属支流向肝中静脉（图 15-3-8D）。

本例患者为中年女性，起病缓慢，表现为双下肢水肿，逐渐加重，其病因可能为肝、肾疾病，内分泌疾病等所致的代谢异常，也可能为心功能不全、下腔静脉或下肢静脉病变等所致的下肢静脉回流障碍。经超声检查显示，本例患者肝右静脉闭塞，其属支与肝中静脉建立了侧支循环，肝右叶的静脉血经肝中静脉回流至下腔静脉，符合布加综合征的表现。同时，肝静脉回流受阻造成肝淤血肿大、压迫下腔静脉，影响下肢静脉血液回流，造成下肢的水肿。

本病应与肝炎性肝硬化和门脉高压相鉴别，根据有无乙肝病史及肝硬化的灰阶超声背景，以及肝内静脉的声像图表现，比较容易鉴别，但是布加综合征晚期也可出现肝硬化的表现，此时应结合实验室检查。诊断本病时，还应注意观察肝静脉的侧支循环情况。通常当肝静脉闭塞时，其血液回流可通过肝静脉 - 肝静脉、肝静脉 - 门静脉间侧支循环来实现，同时常伴有第三肝门处的肝右后下静脉等短小静脉的开放。当肝内静脉扩张迂曲、分布紊乱时，不易辨别血液回流方式，甚至病变部位。诊断有困难时，可进一步行增强 CT 或 MRI 检查。

【确诊结果】

布加综合征。

病例 2

【临床资料】

患者，男，24 岁。血压升高 4 年余，泡沫尿半年余，血肌酐升高 1 月余，近 3d 视力模糊。超声检查示双肾动脉阻力增高，双肾弥漫性病变。10d 后行超声引导下左肾穿刺活检，病理诊断恶性高血压肾损害。穿刺后第 3 天出现左肾区疼痛，遂行超声检查。

【超声检查资料】

左肾大小为 11.0cm×5.8cm×5.0cm，左肾中部见低回声区，范围是 6.0cm×4.5cm×3.7cm，其声像图表现及左肾门处肾动脉频谱见图 15-3-9：

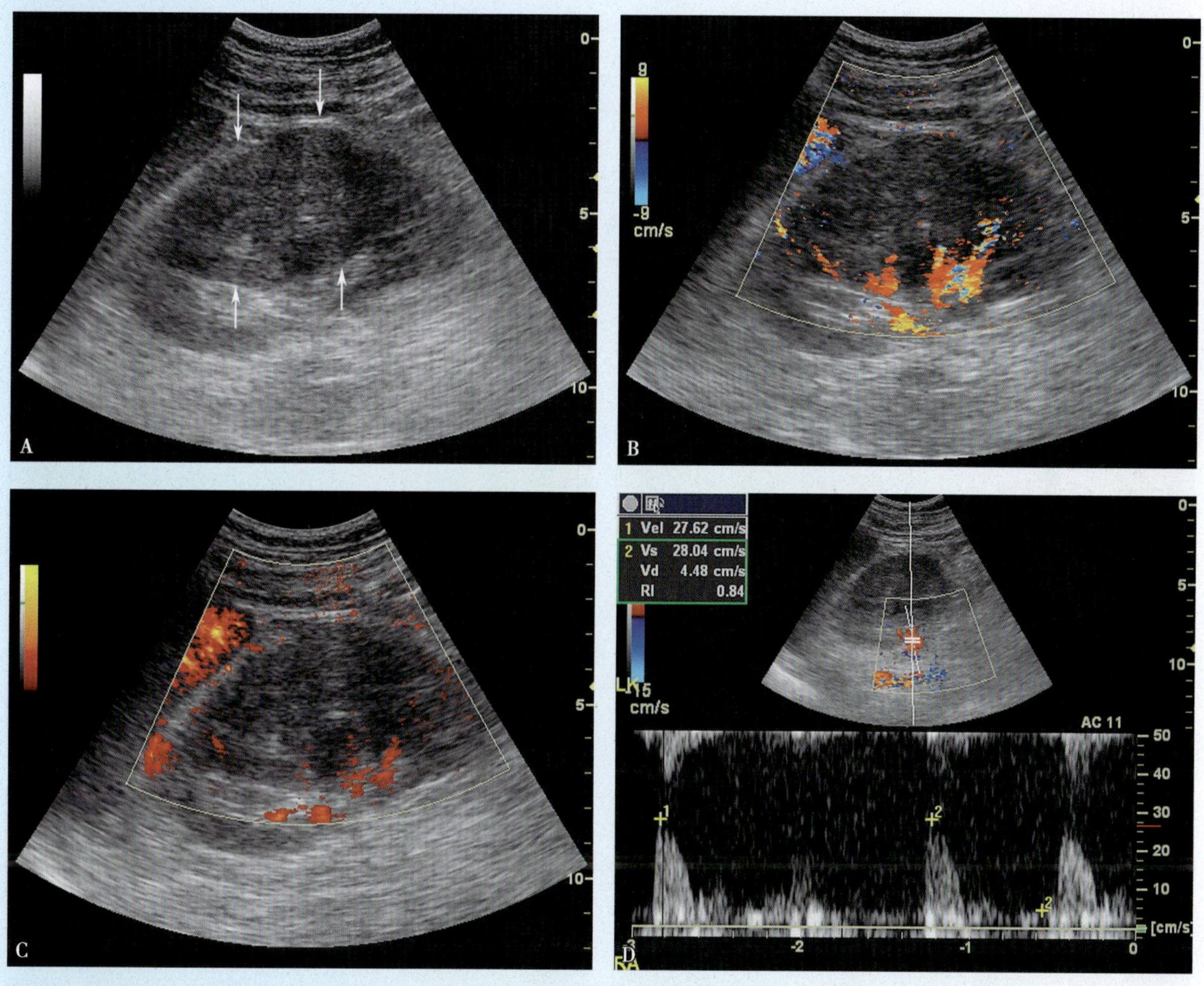

图 15-3-9　超声检查图像

A. 左肾纵切面灰阶图像；B. 左肾纵切面彩色多普勒血流图；C. 左肾纵切面能量多普勒图；D. 左肾门处肾动脉频谱多普勒图。

【提问与思考】

1. 结合上述图像描述左肾病灶的声像图表现。
2. 该病灶的超声提示是什么？为什么？
3. 应与哪些疾病鉴别？如何鉴别？

【诊断思路分析】

本例患者左肾形态轮廓无明显改变，左肾中部病灶呈低回声，边界尚清晰，形态规则，CDFI 显示边缘处似可见短条状血流信号，而能量多普勒显示病灶内无明显血流信号。肾门处肾动脉流速减低，PSV 为 28cm/s，阻力指数增高，RI 为 0.84。

本例左肾病灶可提示左肾包膜下血肿，理由如下：①病灶出现于左肾穿刺后，具有术后出血的可能性，且同时伴有左肾区疼痛病史。②病灶虽未明显外凸，但是仍有占位感，可观察到病灶周围肾组织的受压改变。③病灶边界尚清晰，形态规则，内部没有明显的血流信号，符合血肿表现。周边虽可见短条状血流，但是呈受压后绕行改变，并非病灶本身的供血血管。④包膜下血肿压迫肾组织及肾内动静脉，可引起肾内循环阻力增高，可能导致肾动脉流速减低、阻力指数增高。

本例患者有突发左肾区疼痛，左肾内有低回声区且无动静脉血流信号，很容易联想到急性肾动脉栓塞的诊断。但是该病灶有明显占位感，并且与周围肾组织分界清晰，且内部回声较均匀，并无肾的皮髓质回声结构，因此，该病灶区并非局部回声减低的肾组织，本病也不应诊断为急性肾动脉栓塞。

【确诊结果】

DSA 检查提示：左肾包膜下血肿。

病例 3

【临床资料】

患者，男，14 岁，高血压病史。无糖尿病、高血脂。

【超声检查资料】

左肾体积小，长径 8.3cm，皮髓质分界尚清晰。左肾及左肾动脉声像图表现见图 15-3-10 所示。腹主动脉 PSV 为 116cm/s。

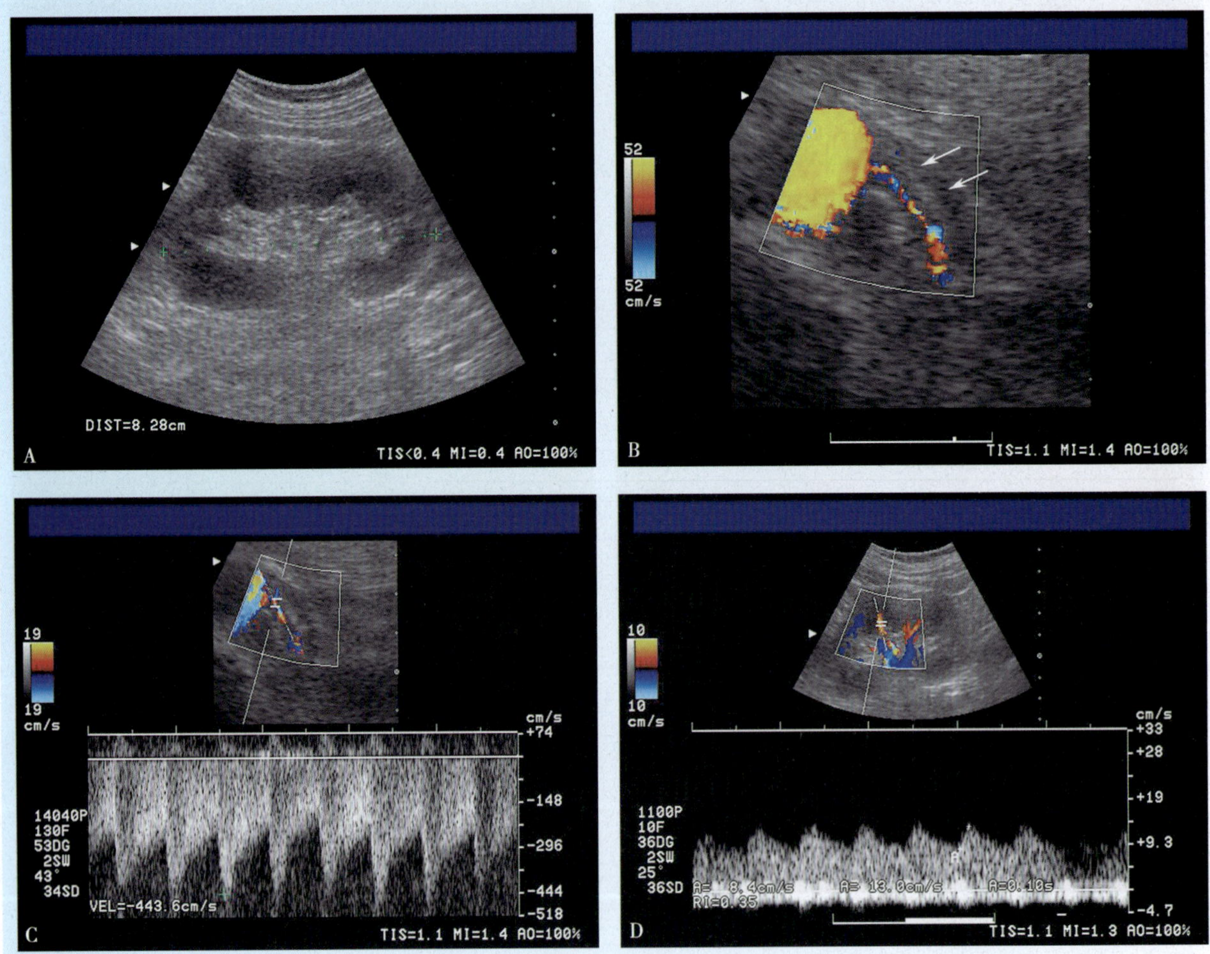

图 15-3-10　超声检查图像

A. 左肾纵切面灰阶图像；B. 左肾动脉长轴彩色多普勒血流图；C. 左肾动脉主干频谱多普勒图；D. 左肾叶间动脉频谱多普勒图。

【提问与思考】

1. 结合以上图像描述左肾动脉的声像图表现。
2. 该例左肾动脉的超声提示是什么，为什么？
3. 本病可能的病因是什么？

【诊断思路分析】

本例患者左肾动脉主干血流束呈长节段性明显变细，血流紊乱，峰值流速增高，PSV 为 444cm/s。左肾叶间动脉流速减低，PSV 为 13cm/s，频谱呈小慢波改变，收缩早期加速时间 0.1s，RI = 0.35。

本例患者左肾动脉 PSV>180cm/s，左肾动脉与腹主动脉 PSV 比值>3，同时伴有叶间动脉的小慢波改变和收缩早期加速时间延长（>0.07s），根据肾动脉狭窄诊断标准，可提示肾动脉重度狭窄（内径减少>70%）。而 CDFI 显示左肾动脉血流束纤细，PSV 高达 444cm/s，同时叶间动脉频谱变化显著，考虑实际狭窄程度可能更重。

肾动脉狭窄常见病因为动脉粥样硬化、多发性大动脉炎和纤维肌性发育不良。本例患者年龄仅为 14 岁，且无糖尿病和血脂代谢异常，因此不考虑动脉粥样硬化。而后两者多无明显临床症状，其中多发性大动脉炎可伴有颈动脉、锁骨下动脉或胸腹主动脉等多部位血管受累，实验室检查活动期可伴有血沉加快、C 反应蛋白升高等，其受累肾动脉常表现为节段性狭窄；纤维肌性发育不良典型病变呈串珠状，狭窄部位较局限，但是也可呈狭长性的动脉缩窄，两者有时不易鉴别，应结合临床表现、实验室检查和其他影像学检查进一步诊断。

【确诊结果】

DSA 诊断左肾动脉主干重度狭窄（内径减少>95%），临床诊断病因为多发性大动脉炎。

腹膜后大血管 习题

第十六章　妇　　科

第一节　超声检查技术

超声检查是大多数妇科疾病不可替代的首选影像诊断工具，超声诊断的准确性与合理选择检查途径及正确的检查方法有很大关系。

一、经腹超声检查法

经腹超声检查的扫查范围大、切面及角度灵活，能够完整显示盆腔器官全貌，是最常用的妇科超声检查途径，适用于所有要求盆腔超声检查的妇女。

其局限性包括易受腹壁厚度、膀胱充盈程度及肠道气体干扰等因素影响。

（一）检查前的准备

受检者需饮水 500～1 000ml，使膀胱充盈。膀胱充盈以中度为适宜（即充盈膀胱上缘达子宫底部或宫底上方 1～2cm 处）。膀胱过度充盈或者充盈不足都会影响检查效果。

（二）检查体位

受检者常规取平卧位。

（三）仪器

选用凸阵探头，频率范围 2.0～5.0MHz，中心频率 3.5MHz。对于儿童患者或较瘦的成人患者，也可应用高频的线阵探头或腔内探头直接置于腹壁进行扫查。

（四）检查方法

1. 充分暴露下腹部，涂抹适量耦合剂，探头直接置于腹壁皮肤进行扫查。
2. 首先进行子宫纵切面扫查，通过适当改变扫查角度或方向，观察子宫、卵巢的纵切面图像。于子宫最大纵切面上测量子宫长径、前后径及内膜厚度。
3. 将探头旋转 90° 进行横切面扫查，并测量子宫横径。
4. 然后观察子宫两侧的附件及附件区的情况，并测量卵巢大小。注意卵巢位置变化较大，卵巢最大纵切面多在盆腔斜切面上、髂血管附近获得。
5. 扫查过程中，需根据观察到的病灶或感兴趣区域灵活移动探头，改变扫查方向与角度，进行多切面扫查，以获得病灶及感兴趣区域的最佳图像；要注意扫查范围应较大，以避免漏诊位置较高的病灶。
6. 观察肿物与周围脏器关系时，应充分利用探头加压、推动，嘱患者改变体位等手法进行观察，以了解肿物的活动度及与周围脏器关系，将有助诊断；对于较大包块，还要注意缓慢移动探头连续扫查整个病灶，以观察病灶的细节情况。

二、经阴道超声检查法

经阴道超声检查是将腔内超声探头置入阴道内进行检查的方法，与经腹途径比较，经阴道超声检查时探头与盆腔器官更接近，腔内探头的频率高，图像分辨率高，能更好地显示子宫、卵巢及盆腔肿块的细微结构特征及血流情况，且不受肠腔气体干扰和腹壁声衰减的影响。

该检查法的局限性是腔内探头的频率高，提高分辨力的同时牺牲了穿透力，即经阴道超声检查的穿透力低于经腹超声检查，因而扫查范围也较经腹超声小，对较大盆腔包块或较高位置病灶难以显示，此时必须结合经腹超声检查，以获得更准确的超声检查结果。

（一）检查前的准备

受检者检查前需排空膀胱。

检查者备好阴道探头及避孕套或专用的探头保护套。月经期一般应避免进行经阴道超声检查。对阴道出血患者，确因诊断需要必须进行经阴道超声检查时，检查者应准备好消毒避孕套或保护套。应简要说明经阴道超声检查的操作过程，做好解释工作以取得受检者的理解与配合，尤其是对老年受检者或精神紧张对检查有顾虑的患者。

（二）检查体位

常规取膀胱截石位。必要时可用枕头垫高臀部或嘱受检者将双手握拳置于臀部后方以抬高臀部，利于超声对盆腔内结构的显示与观察。

（三）仪器

选取经阴道腔内探头，探头频率范围为4.0～8.0MHz或5.0～9.0MHz，中心频率通常为5.5～7.5MHz。

（四）检查方法

1. 阴道探头顶端涂适量耦合剂，套上一次性乳胶避孕套，并检查避孕套与探头间有无空气气泡存在。

2. 操作者右手持探头，将探头缓慢、轻柔地置入患者阴道内，探头顶端置于阴道穹隆部，并根据需要观察的内容不断移动、调整探头位置。

3. 经阴道扫查时，需利用旋转、倾斜、抽送等手法对盆腔内结构进行纵切、横切及斜切面扫查。

4. 首先进行子宫纵切面扫查，于子宫最大纵切面上测量子宫长径、前后径及子宫内膜厚度；将探头旋转90°，观察子宫横切面并于子宫最大横切面上测量子宫横径，子宫横径测量时注意不要测量子宫两侧的子宫角。

5. 然后将探头移向子宫左侧或右侧，扫查双侧附件区，观察双侧卵巢及周围附件区的情况。卵巢位置变化较大，应多切面转动探头寻找，并于卵巢最大切面上测量卵巢大小。

6. 发现附件肿块时，应根据病灶的区域位置随时调整探头的位置及扫查方向，对病灶进行全面而仔细地观察。同时要注意子宫直肠陷凹及附件区有无积液。病灶或脏器位置较高时，可用左手在腹壁加压，使病灶更接近阴道探头，并需联合应用经腹超声检查，以提高诊断的准确性。

三、经直肠超声检查法

经直肠超声检查法是指将腔内探头置于直肠内的检查方法。主要用于男性前列腺疾病诊断。妇科方面主要用于经腹探查图像不清、观察不满意需进行经腔内的超声检查，但患者不能进行经阴道检查，如处女膜未破、阴道畸形、老年性阴道萎缩等的患者，即可采用经直肠的途径进行超声检查。

（一）检查前的准备

受检者检查当天最好排空大便，检查前排空小便，必要时可于检查前用两支开塞露。

经直肠超声检查也可事先做适当的肠道准备，一般多采用检查前晚嘱患者服用泻药的方法（如服用酚酞2片，或复方聚乙二醇电解质散（Ⅱ）1～2袋），检查当天早上空腹。进行过适当肠道准备的患者在经直肠超声检查时，检查过程更顺畅，且易于获得高质量的盆腔声像图。

（二）检查体位

受检者取左侧卧位，左腿伸直、右腿屈曲，将直肠探头置于直肠腔内后，嘱患者改变体位至膀胱截石位。

（三）仪器

采用经直肠探头，多数仪器经直肠探头与经阴道探头为同一探头。探头频率5.0～9.0MHz，中心频率7.5MHz。

（四）检查方法

探头套好乳胶避孕套后，可在避孕套上加适量耦合剂作为润滑剂，以方便将探头置入直肠内。扫查方法和观察顺序与经阴道超声扫查相似。

第二节　正常超声表现与正常值

一、子宫

（一）形态

育龄期子宫纵切面呈倒置梨形，宫底横切面近似椭圆形，体部横切面呈椭圆形。根据长轴切面上子宫体与子宫颈、子宫颈与阴道的相对位置关系可以判断子宫的倾、屈角度。

“倾”是指宫颈与阴道的夹角关系，“屈”指宫体与宫颈的夹角关系。前倾前屈子宫即指宫颈与阴道、宫体与宫颈均形成向前的夹角。后倾后屈子宫指宫颈倾斜向后、宫体与宫颈角度亦向后。过度前屈或过度后屈子宫指宫体与宫颈间夹角<90°。

一般情况下不同子宫位置对人体无不良影响，但对生育年龄段妇女而言，过度后倾、后屈位子宫，以及过度前倾、前屈位子宫都可能影响其受孕的概率。

（二）声像图表现

1. 子宫体部　子宫体为均质实性结构，肌层呈均匀低回声。纵切面上呈倒置梨形，宫底最大横切面呈倒三角形，两侧为宫角，宫体横切面呈椭圆形。

2. 子宫内膜　如不合并宫腔积液，子宫内膜厚度的测量均取双层内膜的厚度（即前后壁的内膜之和）。内膜回声以及厚度随月经周期而改变：①月经期内的内膜较薄（厚度 0.1～0.4cm）。②增殖期内膜基底层呈线状高回声，功能层则呈低回声，与宫腔线的强回声一起形成“三线征”；增殖期内膜厚度 0.4～0.8cm 。③分泌期的内膜腺体分泌、血管增殖，回声增强，内膜全层呈中高回声。分泌期内膜的厚度 0.7～1.4cm（图 16-2-1）。

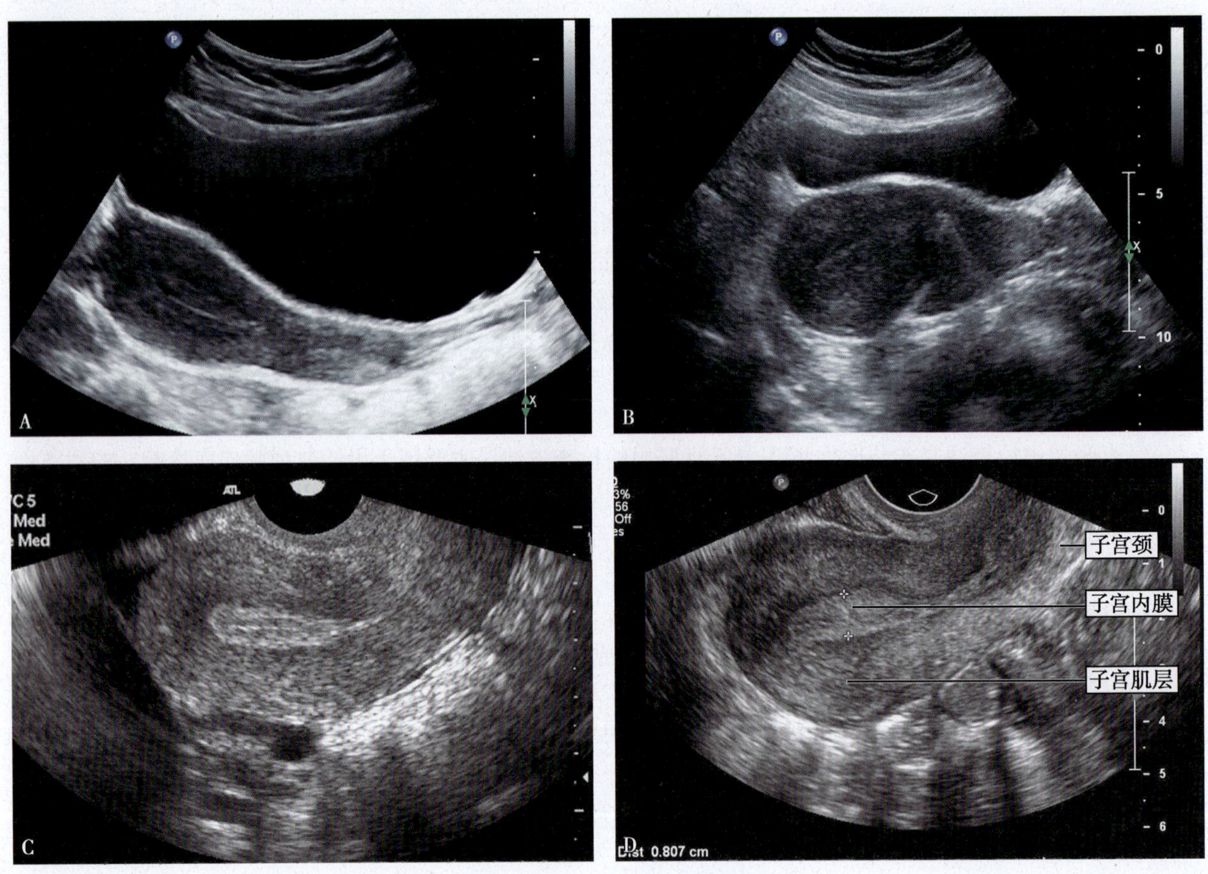

图 16-2-1　正常子宫声像图

A. 经腹子宫纵切图；B. 经腹子宫纵切图，为前倾后屈子宫；C. 经阴道子宫纵切图；D. 经阴道子宫纵切图，示子宫体、内膜及子宫颈。

由于子宫肌层的收缩，增殖期和分泌期阴道超声检查过程中，部分患者的子宫内膜可以出现“子宫内膜的涌动现象（蠕动波）”。

3. 子宫颈　宫颈肌层也呈均匀低回声，但回声水平一般较宫体肌层回声略高。宫颈管位于宫颈中央，纵切面呈梭形，较肌层回声高，呈线状或带状高回声。

（三）彩色多普勒血流（CDFI）表现

1. 子宫动脉　子宫颈水平两侧可显示子宫动、静脉主干，子宫动脉沿子宫体侧缘上行，同时向子宫肌层发出第一级分支动脉，即弓形动脉。弓形动脉发出垂直于子宫长轴，呈辐射状分布的放射状动脉（又称子宫直动脉)，放射状动脉进入子宫内膜后弯曲呈螺旋状，称螺旋动脉。子宫动脉血流频谱特征：非妊娠期时表现为高速高阻型血流，妊娠期时血流阻力随孕周增加逐渐下降。

2. 子宫肌层 CDFI　观察子宫肌层 CDFI 表现时，最好采用经阴道超声检查，多数情况下可显示位于子宫肌层内的弓形动、静脉。放射状动脉在生育年龄妇女可能显示。子宫内膜的螺旋动脉生理情况下仅在分泌期可以显示。

（四）子宫大小的测量

于子宫纵切面上测量子宫长径，观察以清楚显示子宫轮廓及宫腔线为标准的子宫长轴切面(即纵切面)，测量子宫长径和前后径；测量子宫横径时应先找到宫底最大横切面(呈倒三角形，两侧角为左右宫角)，然后将探头稍向下移，即于宫底最大横切面的稍下方水平，进行子宫最大横径的测量，此时子宫横切面呈椭圆形，并显示子宫底内膜回声(图 16-2-2)。

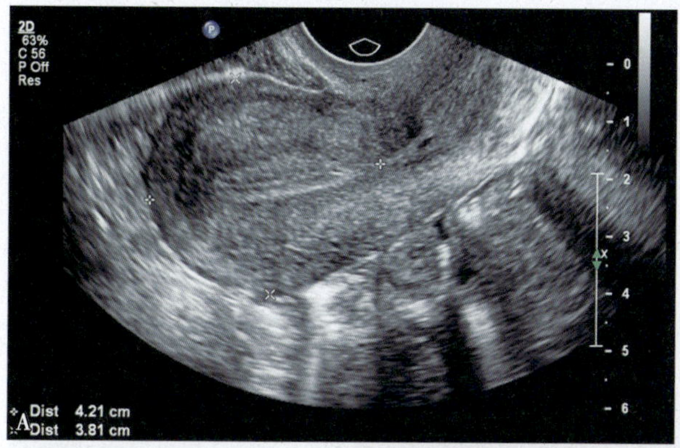

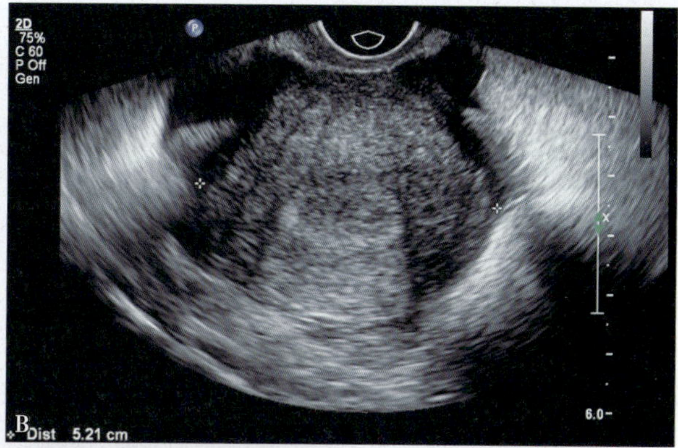

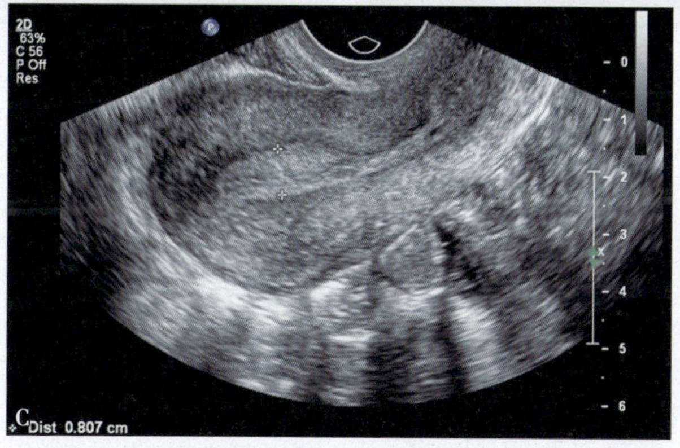

图 16-2-2　A-C 示子宫长径、横径的测量及子宫内膜的测量

生育年龄段妇女子宫正常参考值：宫体长径为 5.0～7.0cm，横径为 4.0～6.0cm，前后径为 3.0～5.0cm。宫颈长度正常参考值为 2.5～3.5cm。

需要注意的是，不同年龄段女性子宫大小有明显差异。儿童期子宫明显较小，青春期前子宫颈长度可大于子宫体长度；青春期子宫体长度约与子宫颈等长；生育期宫体长约为子宫颈的 2 倍；此外，经产妇子宫较未产妇大。绝经后子宫随年龄增大逐渐缩小，宫体与宫颈之比又成为 1∶1。子宫肌层内有时可见散在多处斑点状或短条状强回声，为弓状动脉钙化所致。绝经后子宫内膜萎缩变薄，呈线状，无周期性变化，内膜厚度参考值为≤0.4cm(图 16-2-3)。

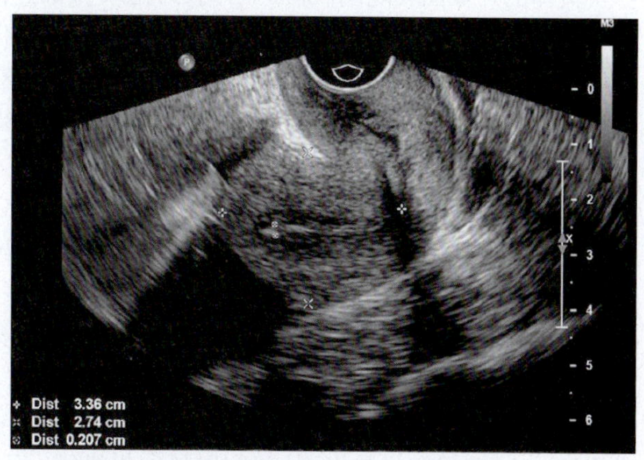

图 16-2-3　绝经后子宫声像图

二、卵巢

（一）形态和位置

卵巢位于子宫旁、子宫外侧上方或子宫后方、盆腔侧壁髂内动脉和髂外动脉分叉处的下方，借卵巢固有韧带连于子宫角。

卵巢位置变化较多，采用经阴道超声扫查时一般在髂内动脉前方容易寻找到卵巢，辨认卵巢最主要的结构特征是卵巢实质内有卵泡结构，但绝经后妇女的卵巢无卵泡，辨认略为困难。

（二）声像图表现

卵巢呈扁椭圆形，周围皮质呈低回声，皮质内可见大小不等、边界清楚、壁薄的圆形无回声区，为卵泡回声；卵巢中央部为髓质，因不含卵泡而回声略高（图 16-2-4）。由于卵泡内含有卵泡液，有一定张力，成熟卵泡可突向卵巢表面，有时成熟卵泡内可见一小而薄壁的无回声区，为卵丘回声。

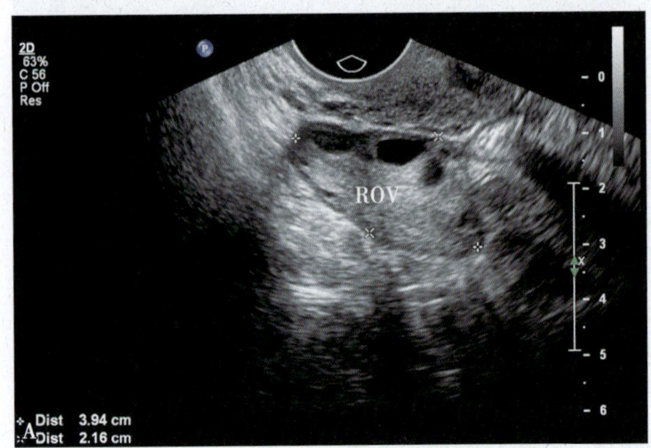

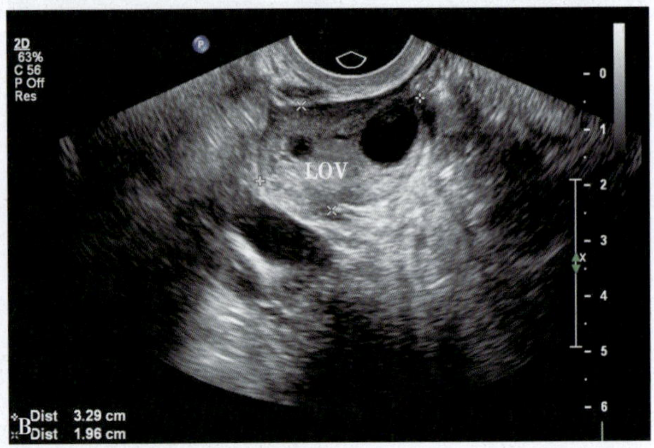

ROV—右卵巢；LOV—左卵巢。

图 16-2-4 正常左右卵巢的声像图及测量

卵泡大小随月经周期变化，月经第 5 天起超声图像可显示卵泡，于一侧或两侧卵巢内见数个小卵泡；随着月经周期推移，卵泡渐增大，当一侧卵巢内出现直径达 1.0cm 以上的卵泡并迅速发育者，为优势卵泡，而其他卵泡则逐渐萎缩（一般非优势卵泡直径不超过 1.1cm）。优势卵泡的生长速度大约为 1～2mm/d，直径达 1.8～2.5cm 时即成为成熟卵泡。排卵前有时可见位于卵泡一侧的卵丘，预示可能在 36h 内排卵。

排卵为一瞬间过程，超声难以直接观察到卵泡破裂的过程，但可根据间接征象判断是否排卵：①成熟卵泡消失；②血体形成：卵泡破裂后迅速缩小，并由于血液充盈形成血体结构，内为不凝血，表现为卵巢皮质内边界不清、壁稍厚的混合回声区；③CDFI 显示卵巢血体周围环状血流信号，为低阻型血流频谱；④盆腔积液，由于卵泡液流出，一侧卵巢周围或子宫直肠陷凹可见少量积液。

黄体的声像图表现：排卵后血体大约持续 72h 左右，随着颗粒细胞或卵泡膜细胞长入而形成黄体。黄体的声像图表现根据排卵后血体内的出血量和时间等不同而有较大变化，超声常见为壁稍厚的无回声区，无回声区内部有点状或网状回声，CDFI 特点为无回声区周边见环绕的低阻血流；有时因为出血量较多可表现为类实性结构，应注意鉴别。月经后期若无妊娠，黄体萎缩，体积缩小。若黄体增大、直径大于 2.5cm 时即为黄体囊肿，黄体囊肿直径有时可达到 4.0～6.0cm。

（三）CDFI 表现

正常卵巢内血流随卵巢不同功能期呈周期性改变，经阴道超声检查可较准确评价卵巢血供情况。月经周期第 1～7d，双侧卵巢内血流很少；从第 9 天开始进入卵巢活动期，优势卵泡发育，卵巢血流开始丰富；黄体形成后黄体周围血管增生，囊壁上血管明显扩张，形成环绕黄体的低阻血流。

（四）卵巢大小测量

卵巢测量应包括三径线，即长径、横径、前后径。找到卵巢最大长轴切面，测量卵巢长径及前后径；将探头旋转 90°，获得卵巢最大横切面，测量卵巢横径。正常卵巢体积在生育年龄最大，绝经后逐渐缩小。生育年龄段女性的卵巢正常参考值上限为 4cm × 3cm × 2cm。

三、输卵管

输卵管走行于子宫的两侧，与血管并行，经阴道超声常可显示。当盆腔积液或腹水时，输卵管被无回声的液体所衬托，显示更加清晰，表现为边界回声稍强的弯曲管状结构，末端呈伞状，下方常可见卵巢回声。输卵管长约 8～15cm，分为四段：间质部、峡部、壶腹部和漏斗部。其中壶腹部是输卵管异位妊娠的好发部位。

第三节　常见疾病的超声诊断

一、子宫疾病

（一）子宫先天发育异常

两侧副中肾管在演化过程的不同阶段停止发育，即可形成各种子宫发育异常，是相对较常见的生殖道畸形。子宫先天性发育异常主要包括子宫未发育 / 发育不良（如始基子宫或幼稚子宫等）、两侧副中肾管融合障碍（如残角子宫、双子宫、双角子宫等）以及副中肾管融合后中隔吸收受阻（如纵隔子宫）等。

需要注意的是发育不良、融合障碍和吸收受阻在不同个体上表现程度并不一致，有轻有重，有时融合障碍与吸收受阻可以合并发生，这些都为诊断和鉴别诊断带来了一定的难度。显示子宫的冠状切面是诊断关键，因而常需要三维超声成像才可以作出准确的判断。

对于残角子宫、双子宫、双角子宫以及纵隔子宫等子宫先天性发育异常的诊断，最好选择在患者月经周期中的分泌期进行，因为分泌期时子宫内膜较厚、回声水平较高，易于观察内膜情况，清晰显示宫腔形态等，有助于对子宫发育异常进行更准确的判断。

【诊断要点】

1. 先天性无子宫　两侧副中肾管向中线融合形成子宫，如未到中线前即停止发育，则无子宫形成。超声检查时，纵切或横切扫查下腹部均探查不到膀胱后方的子宫图像。先天性无子宫常合并先天性无阴道；双侧卵巢可正常显示。临床表现为原发闭经，但第二性征正常。

2. 子宫发育不良

（1）始基子宫：两侧副中肾管向中线融合后不久即停止发育，导致子宫发育停留在胎儿期，子宫很小且多数无宫腔或虽有宫腔但无子宫内膜，又称痕迹子宫。超声检查时，子宫表现为一很小的条索状低回声结构，长径<2.0cm，宫体宫颈分界不清；无宫腔线回声及内膜回声（图 16-3-1）。有时始基子宫可表现为双侧性，两侧副中肾管融合前即停止发育。双侧卵巢可正常显示。患者临床表现为原发闭经。

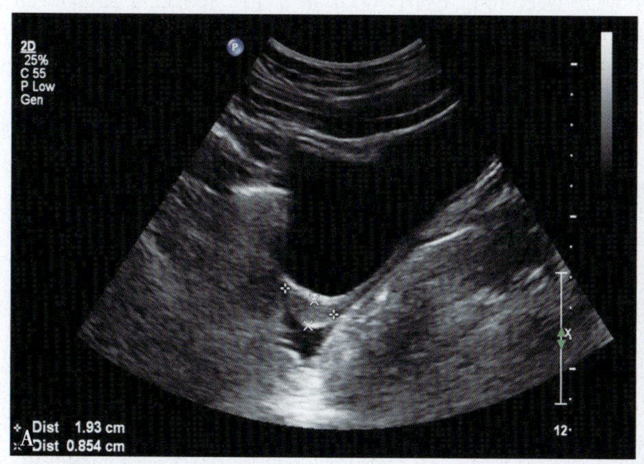

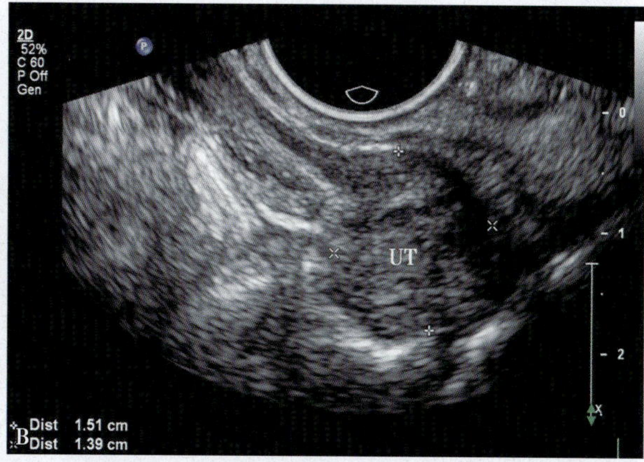

图 16-3-1　始基子宫声像图

A. 经腹超声显示的始基子宫；B. 经直肠超声显示的始基子宫。

（2）幼稚子宫：青春期以前的任何时期，子宫停止发育，导致青春期后的子宫仍为幼儿时期的大小，即宫体与宫颈比例为 1∶2 或 1∶1。超声检查时，子宫各径线均明显小于正常，前后径（即子宫的厚度）<2.0cm，

宫颈相对较长(图 16-3-2),宫体与宫颈长度之比为 1∶2 或 1∶1,子宫内膜菲薄。幼稚子宫患者的临床表现可为原发闭经、初潮延迟、痛经、月经量过少、不孕等。

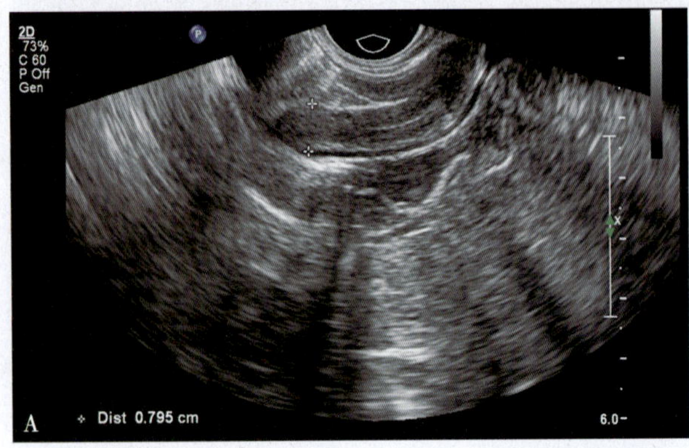

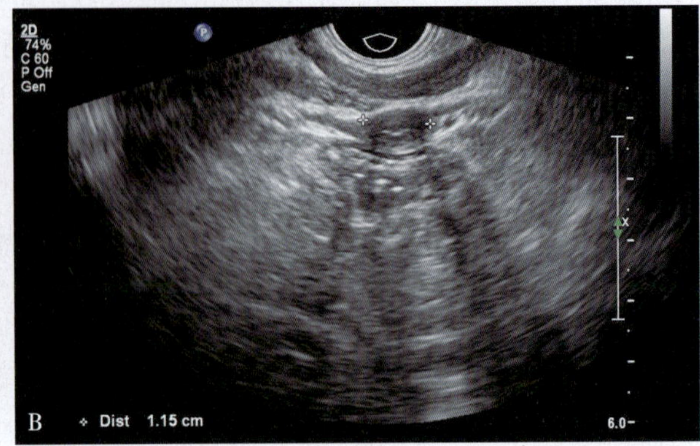

图 16-3-2 幼稚子宫声像图

A. 经直肠纵切图像;B. 经直肠横切图像。

3. 残角子宫和单角子宫 一侧副中肾管发育正常(发育侧子宫),另一侧副中肾管中下段在发育过程中停滞,形成不同程度的残角子宫。表现为发育侧子宫旁一小的子宫回声,该小子宫通常也附有其附件(输卵管),小的子宫有纤维组织束与发育侧的单角子宫相连。如果患侧副中肾管完全未发育,则仅可见单角子宫(图 16-3-3A)。

无宫腔内膜型残角子宫:超声检查时,可见子宫旁有一低回声区,边界清晰、内部回声均匀,与子宫肌层的回声特点很接近;仔细寻找,可见该低回声结构以一细条索状低回声与主体子宫相连(图 16-3-3B)。

有宫腔内膜型残角子宫:又可分为有宫腔内膜相通型与有宫腔内膜不相通型两种。前者超声表现除前述残角子宫(即宫旁低回声区)与主体子宫间有条索状低回声结构相连外,在残角子宫内可见内膜回声(图 16-3-3C);后者患者月经初潮后形成残角子宫宫腔内积血,超声检查时表现为主体子宫的对侧见一以无回声为主的囊实性包块,仔细观察可显示包块的"囊壁"与子宫肌层回声相似,而中心区域呈透声较差的无回声区,仔细寻找,可能发现包块与子宫体部相连,但与宫颈不相连(据此说明不是双子宫)。有宫腔内膜不相通型的残角子宫患者,由于残角子宫内的经血排泄不畅,易发生盆腔子宫内膜异位症,包括卵巢子宫内膜异位囊肿(巧克力囊肿)及残角子宫腺肌病(图 16-3-3D)。临床表现主要为初潮后出现的周期性下腹痛。

4. 残角子宫妊娠 残角子宫妊娠早期多无症状,出现症状时与输卵管间质部妊娠相似。由于残角子宫肌层发育不良,肌壁较薄,不能随胎儿生长而相应增长,如未能及早诊断,常在妊娠 3~4 个月时自发破裂,引起大出血危及孕妇生命,因此尽早诊断非常重要。本病声像图特征包括:①正常子宫一侧上方见圆形包块,内见胎囊及胎芽,周围可见肌层回声;较大时可见成形胎儿,但宫壁较薄。因此,超声特点为发现偏向一侧盆腔的妊娠包块,另一侧见相对正常的子宫。②妊娠囊周围内膜层与正常宫颈管不相通。③正常子宫腔内可见厚蜕膜回声(内膜增厚)或假孕囊回声(图 16-3-4)。

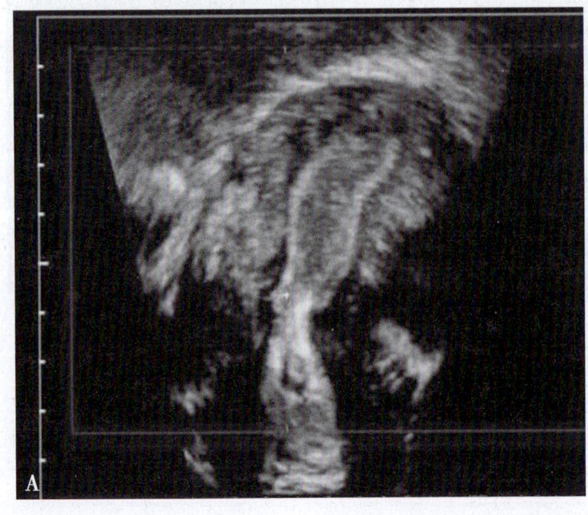

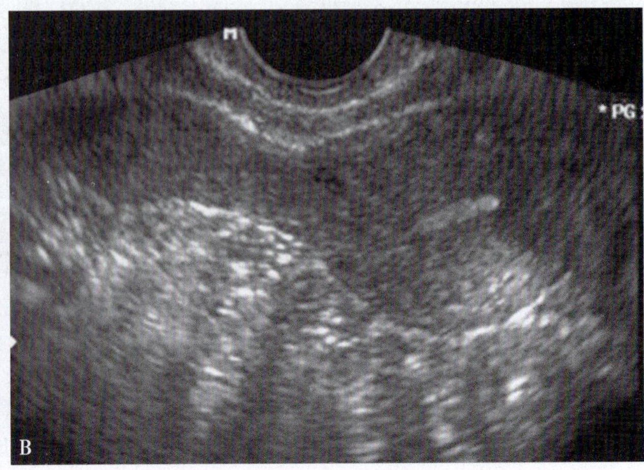

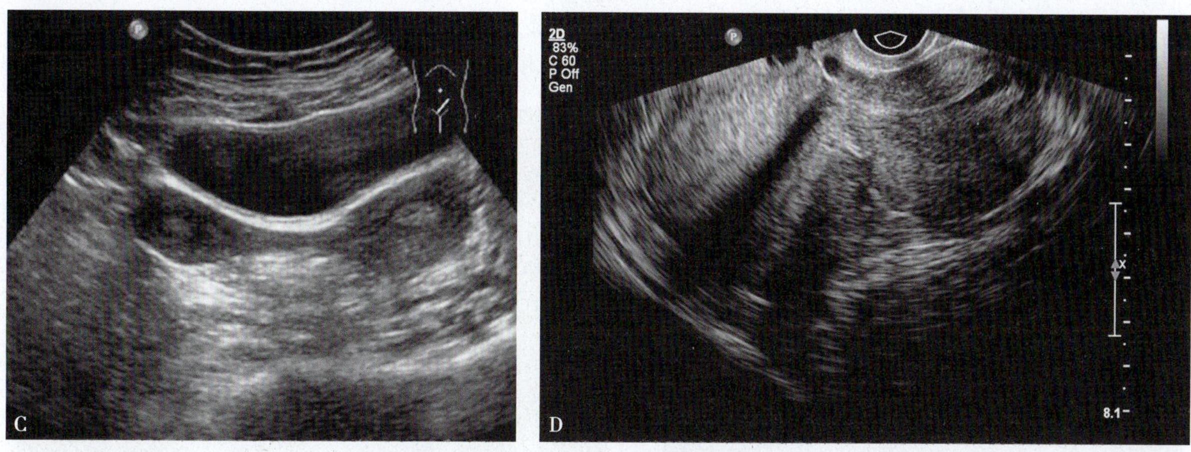

图 16-3-3　单角子宫及残角子宫声像图

4 幅图像来自 4 个不同的病例。A. 单角子宫三维成像图；B. 无宫腔内膜型残角子宫图像；C. 有宫腔内膜型残角子宫图像；D. 一例残角子宫合并腺肌病的图像。

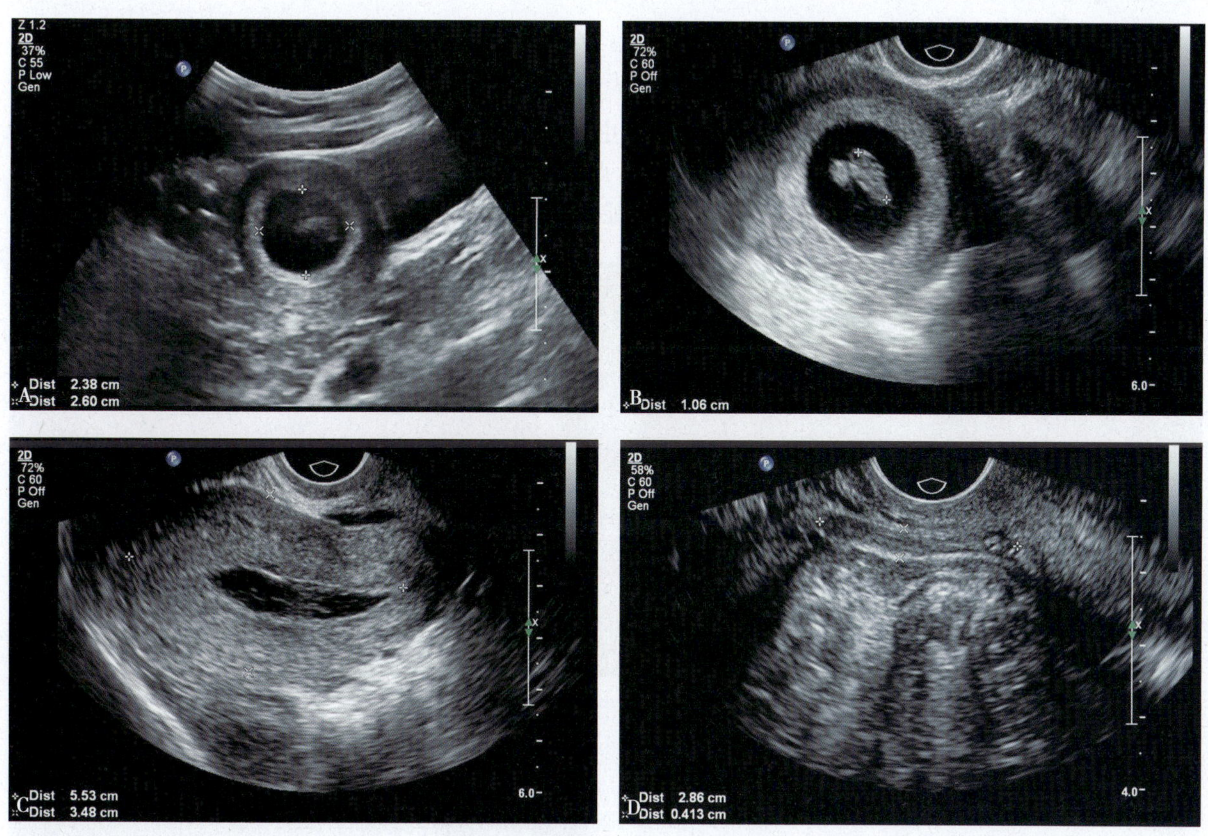

图 16-3-4　残角子宫妊娠声像图

4 幅图像来自同一个病例。A. 残角子宫内的妊娠囊；B. 残角子宫妊娠的妊娠囊内胚胎回声；C. 主体子宫内的假孕囊表现；D. 残角子宫与主体子宫相连接的条索状低回声带。

5. 双子宫　超声检查时，纵切面、横切面均可见两个完全分开的完整子宫，均有子宫内膜、肌层和浆膜层（图 16-3-5）；冠状切面观察尤为清楚，见两个子宫体完全分开，之间有深的凹陷，形态可呈蝴蝶状；可见横径较宽的双宫颈，两个宫颈管回声彼此相邻但完全分开。常伴有阴道纵隔或斜隔。双子宫患者可无临床症状，月经正常，妊娠期分娩过程可无并发症。有症状者表现为月经过多、痛经、易流产和宫内生长迟缓（intrauterine growth retardation，IUGR）等。

6. 双角子宫　子宫体在宫颈内口水平以上的某一部位分开，导致子宫两侧各有一角突出，称双角子宫。超声表现为子宫外形异常，宫底部可见两个分开的宫角，即子宫上段完全分开，子宫下段仍部分融合（图 16-3-6）。

超声检查于子宫横切面可见子宫底部增宽，子宫冠状切面显示宫底部浆膜层明显凹陷、宫腔内膜底部也明显凹陷呈“Y”形。双角子宫妊娠结局较差，有较高的流产率和早产率。

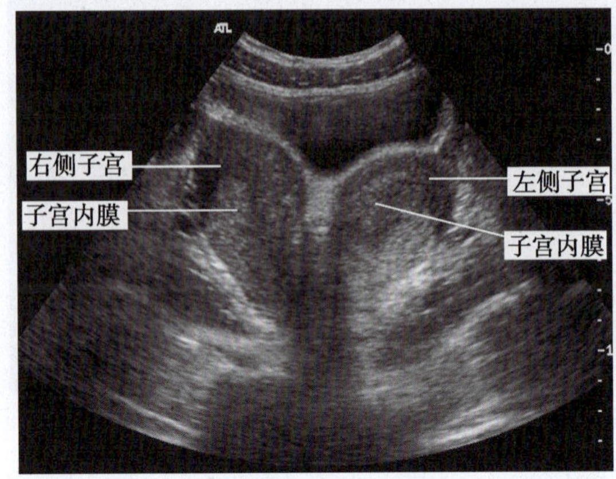

图 16-3-5 双子宫经腹二维超声图像，可见两个完全独立的子宫和宫腔

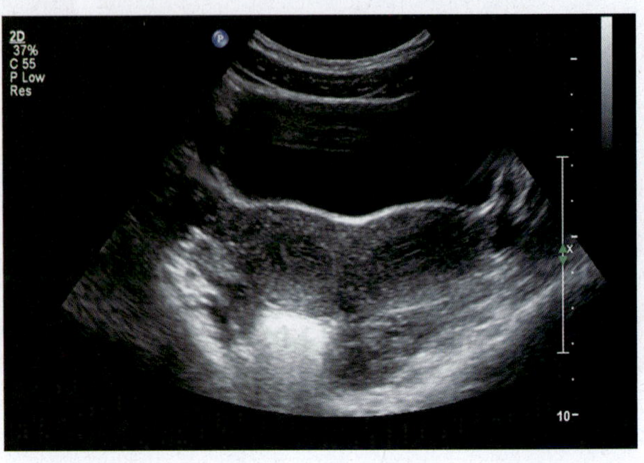

图 16-3-6 双角子宫经腹二维超声图像，可见子宫上半部分分开呈角状

7. 纵隔子宫 本病为最常见的子宫发育异常。子宫外形、轮廓正常，有时宫底横径略宽；横切面见两个宫腔内膜回声，间以一带状低回声，即中隔回声；若纵隔延续至宫颈，宫腔内膜呈很深的“V”形或彼此平行，为完全型纵隔子宫（图 16-3-7）；若中隔回声止于宫腔中部，内膜回声在宫腔中下部汇合，即子宫腔在中下部相通，宫腔形态则呈“Y”形，两内膜所成夹角常<90°，此为不完全纵隔子宫（图 16-3-8）。纵隔子宫患者常有临床症状，包括不育、自然流产、习惯性流产、宫颈功能不全、早产和 IUGR 等。

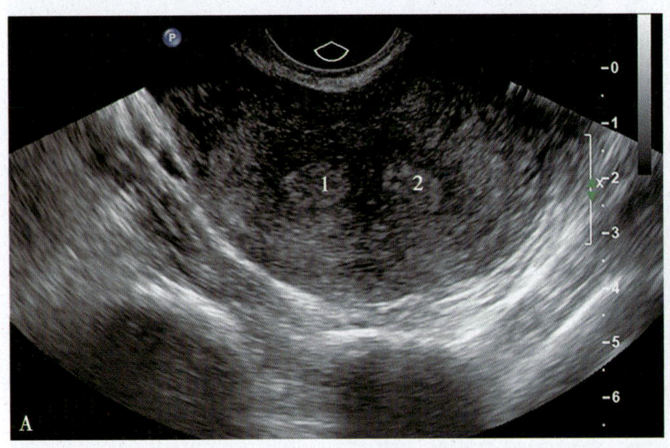

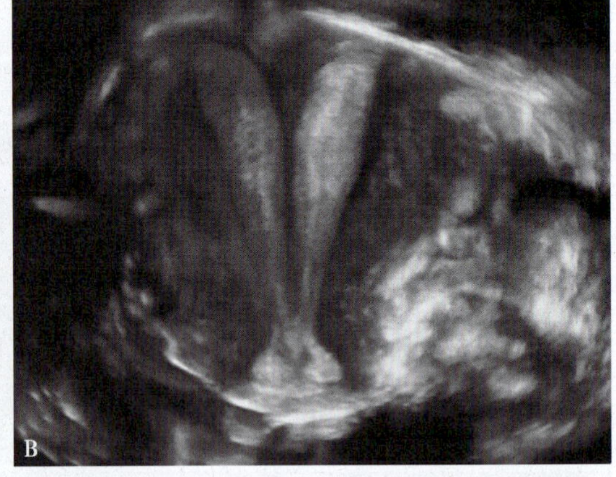

图 16-3-7 完全型纵隔子宫

A. 纵隔子宫横切面图像，可见两个宫腔内膜回声；B. 完全型纵隔子宫的三维超声图像。

8. 弓形子宫 为子宫底部未完全融合，是最轻的一种子宫发育异常。子宫底部中央区肌层增厚，向宫底部宫腔轻度突出，在超声冠状面上可见宫底处子宫内膜呈弧形内凹，两内膜夹角>90°（图 16-3-9）；若在三维超声的冠状切面上于两侧宫角内膜处作一连线，计算该连线与宫底处子宫内膜弧形内凹的垂直距离（即内凹的深度），此值在弓形子宫时应≤1cm，而在纵隔子宫时应>1cm；这一点可将弓形子宫与纵隔子宫鉴别开来。子宫外形、轮廓通常正常或仅宫底处略凹陷。患者通常没有任何临床症状。

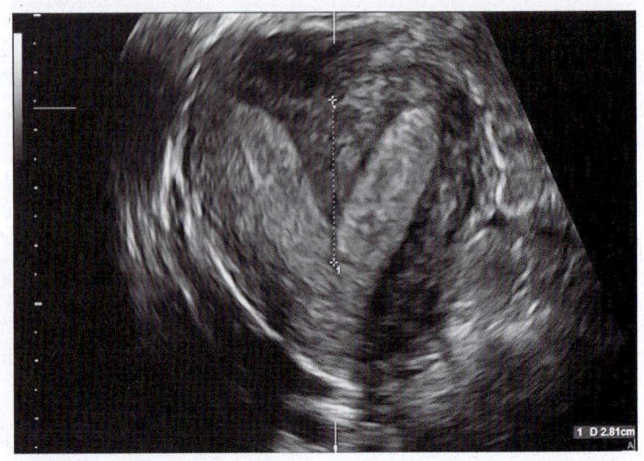

图 16-3-8 不完全型纵隔子宫的三维超声图像

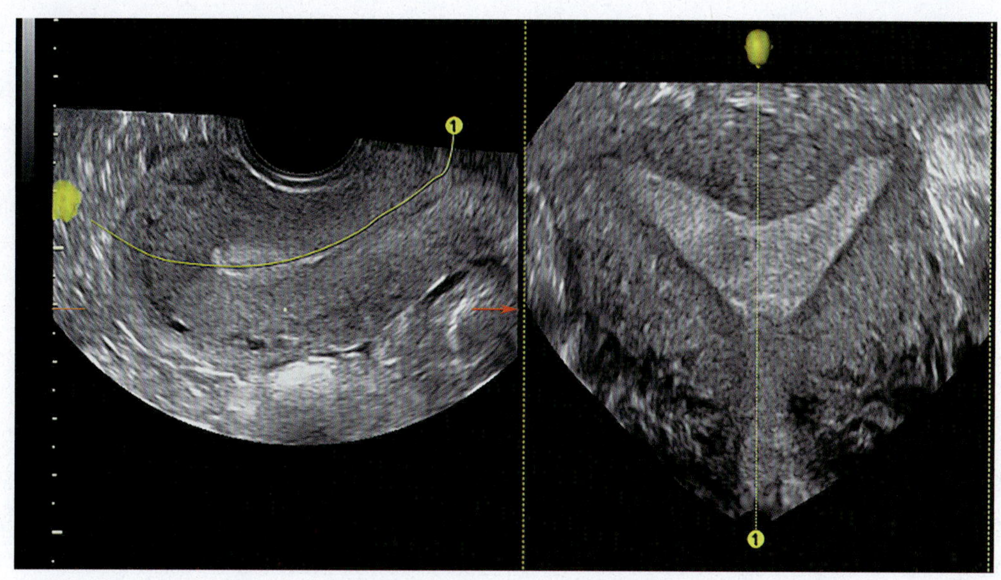

图 16-3-9　弓形子宫的三维超声图像

【鉴别诊断】

(1) 无宫腔内膜型残角子宫与子宫肌瘤鉴别：后者多呈类圆形、形态饱满、内部回声低而且多呈漩涡状；此外，无宫腔内膜型的残角子宫的主体子宫是单角子宫，因此检查子宫宫角形态也对诊断有帮助。

(2) 双角子宫与双子宫的鉴别：双角子宫表现为子宫底中央凹陷，形成两个形状完整的宫角（常呈锐角，有时膀胱可见"V"形切迹），宫体仍有部分是融合的；而双子宫则见两个完全分开的完整的子宫体，两宫体间常可见肠管回声，且多见双宫颈。

(3) 双角子宫与纵隔子宫的鉴别：双角子宫的内膜形态与不完全型纵隔子宫的内膜形态相似，不同之处在于子宫外形的不同。双角子宫的子宫外形异常，即子宫底中央浆膜层明显凹陷，呈"双角"表现；而纵隔子宫的外形多正常，宫底形态正常或仅略凹陷（<1cm），据此可资鉴别。

(4) 弓形子宫与不完全型纵隔子宫的鉴别：三维超声冠状切面上于两侧宫角内膜处作一连线，计算宫底处子宫内膜弧形内凹的垂直距离（内凹的深度），弓形子宫此深度≤1cm；而纵隔子宫此深度>1cm。

各类子宫畸形的主要鉴别要点见表 16-3-1。

表 16-3-1　子宫先天发育畸形的超声表现和主要临床表现

分型		超声表现		主要临床表现
		子宫外形特征	子宫宫腔特征	
始基子宫		条索状低回声结构，长径<2.0cm	无宫腔内膜回声	原发闭经
幼稚型子宫		子宫各径线均明显小于正常，前后径<2.0cm，宫体与宫颈之比为 1∶2 或 1∶1	内膜菲薄	原发闭经、痛经、月经量过少、不孕等
残角子宫	无内膜型	单角子宫合并对侧低回声	一侧宫角缺如	可能有早产、易流产等
	有内膜且相通型	单角子宫合并对侧低回声，且内可见内膜回声	一侧宫角缺如	可能有早产、易流产、残角子宫妊娠破裂等
	有内膜且不相通型	单角子宫合并一侧囊实性包块	一侧宫角缺如；残角子宫宫腔积血	出现周期性下腹痛
双子宫		外形呈蝴蝶状；宫颈完全分开；可见两个完整子宫，均有内膜、肌层和浆膜层	两个宫腔	可能出现月经过多、痛经、易流产和宫内发育迟缓等症状
双角子宫		宫底部增宽，可见两个分开的宫角，宫底部浆膜层明显凹陷	"Y"形或"马鞍"形，内膜部分融合	妊娠结局较差，有较高的流产率和早产率

续表

分型		超声表现		主要临床表现
		子宫外形特征	子宫宫腔特征	
纵隔子宫	完全型	子宫外形、轮廓正常，有时宫底横径略宽	纵隔延续至宫颈，宫腔内膜呈深“V”形	常发生不育、自然流产、习惯性流产、宫颈功能不全、早产和宫内发育迟缓等
	不全型		纵隔止于宫腔中部，宫腔内膜呈“Y”形	
弓形子宫		子宫宫底部中央区肌层增厚，向宫底部宫腔轻度突出	宫底处子宫内膜呈轻度弧形内凹	通常无症状

（二）子宫肌层病变

子宫平滑肌瘤

【诊断要点】

子宫肌瘤的声像图表现多样，与其发生部位、体积和是否合并变性有关。多数子宫肌瘤的内部回声呈低回声，边界清晰，形态多呈类圆形，CDFI以周边“假包膜”部位环绕型血流为主（图16-3-10）。

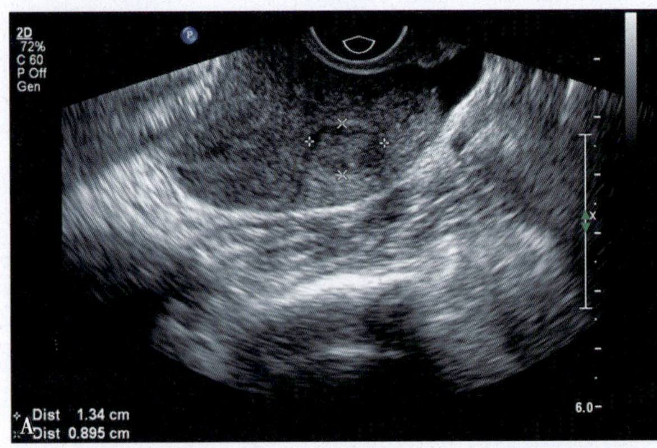

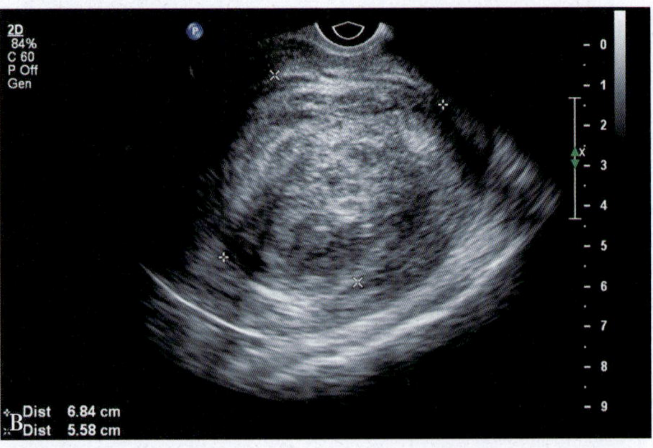

图16-3-10 子宫肌瘤声像图

A. 典型的子宫肌壁间小肌瘤；B. 典型的较大的子宫肌壁间肌瘤，表现为边界清楚的漩涡状低回声区。

当合并肌瘤变性时，子宫肌瘤内部回声可发生变化：玻璃样变性时，肌瘤回声不均，并可伴有无回声区；发生坏死、囊性变时，肌瘤内部出现不规则无回声区；肌瘤伴钙化时，内部可见强回声，后方伴声影（多发生于绝经后的老年患者）；妊娠期可能出现肌瘤红色样变性，超声表现为以低回声为主，间以不规则无回声的混合回声区，呈现为囊实性包块。

体积较大的肌壁间肌瘤可使子宫体积增大，宫腔内膜面积增大，当肌壁间肌瘤向宫腔内部分突出时，宫腔线可因肌瘤受压移位、变形；较大肌瘤及多发肌瘤常向子宫表面突出，使子宫形态失常，表面凹凸不平（图16-3-11A）。

子宫浆膜下肌瘤指肌瘤生长大部分突出于子宫浆膜面，肌瘤表面仅由子宫浆膜层覆盖。当瘤体继续向浆膜面生长，仅有一蒂与子宫肌壁相连，成为带蒂的浆膜下肌瘤，营养由蒂部血管供应。带蒂浆膜下肌瘤有时容易被漏诊，因为肌瘤与子宫之间可能相隔甚远，部分病例可以通过仔细扫查发现肌瘤与子宫相连的蒂部，且CDFI可显示肌瘤的血供来自子宫（图16-3-11B）。

黏膜下肌瘤指子宫肌瘤大部分或全部突向宫腔内，其超声特点是宫腔内见低回声或中等回声区，边界清晰，呈类圆形，宫腔内膜回声受压移位，可提示肌瘤突向宫腔部分的比例，为手术决策提供参考（图16-3-11C）。

如果子宫肌瘤体积迅速增大，而且血流异常丰富时，应警惕肌瘤恶变或子宫肉瘤的可能。

【鉴别诊断】

（1）子宫腺肌瘤：二者在多数情况下是可以鉴别的（表16-3-2）；但有时二者鉴别困难，且有时二者合并存在，更为鉴别诊断带来困难。

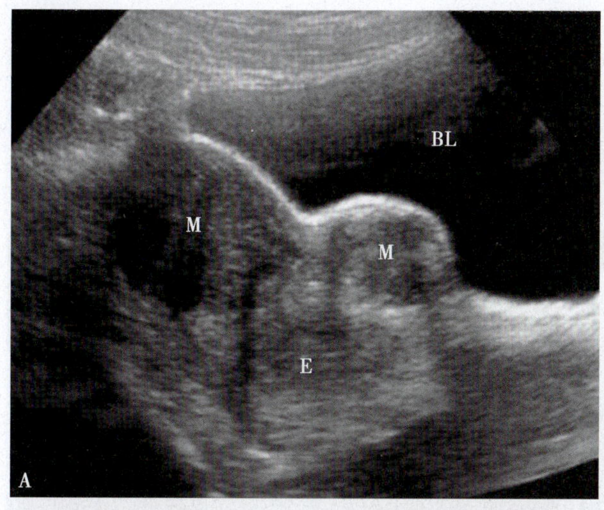

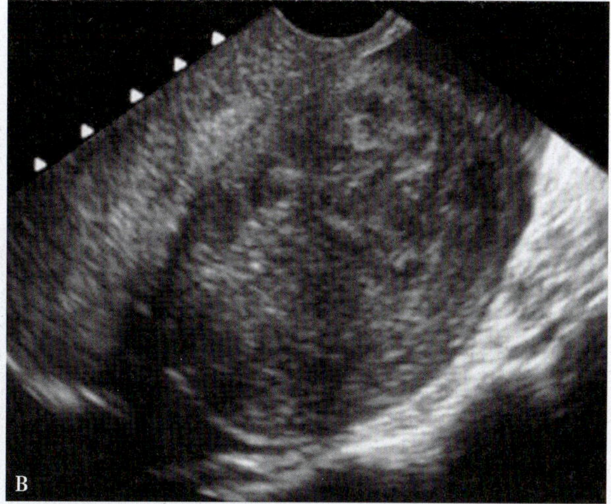

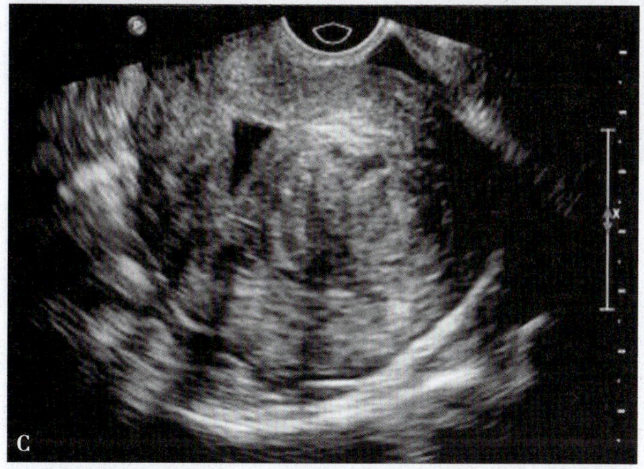

图 16-3-11　A-C 子宫肌瘤图像

A. 多发子宫肌瘤，子宫形态失常；B. 浆膜下子宫肌瘤，内部呈旋涡状低回声；C. 子宫黏膜下肌瘤，宫腔少量积液。

表 16-3-2　子宫平滑肌瘤与子宫腺肌瘤的比较

鉴别点	子宫平滑肌瘤	子宫腺肌瘤
边界	多数清晰	多数不清晰
内部回声	低回声，漩涡状	明显不均匀的低回声，其内可见散在的小无回声
CDFI	环绕型（周边型血流为主）	穿入型（内部较周边丰富）
子宫肌层	正常	增厚，回声减低、不均
临床症状	无痛经	有痛经

（2）卵巢肿瘤：带蒂的浆膜下子宫肌瘤应与卵巢实性肿物相鉴别。鉴别要点是肿物的血供来源及卵巢回声结构是否正常。例如：找到浆膜下肌瘤与子宫相连的蒂以及蒂内的血管，则可明确诊断为子宫肌瘤，显示同侧正常结构的卵巢也是除外卵巢肿物的要点。

（3）子宫内膜息肉：子宫黏膜下肌瘤需与子宫内膜息肉相鉴别。黏膜下肌瘤多为低回声区，而内膜息肉多为中高回声。肌瘤多为类圆形，而息肉为卵圆形。CDFI：息肉内可见滋养血管自蒂部伸入病灶中央部位，而黏膜下肌瘤则以周边环绕血流为主。

（4）子宫畸形：见相关章节。

子宫腺肌病和子宫腺肌瘤

【诊断要点】

（1）子宫腺肌病：多表现为子宫增大，子宫肌层不对称性增厚、肌层回声明显不均，可见散在的小无回声，后方伴有栅栏样淡声影。当受累肌层主要位于后壁或者前壁时，则后壁或者前壁明显增厚，可导致宫腔线相对移位；同时受累的子宫肌层回声明显不均，并可见散在的小无回声等。子宫肌腺病的 CDFI 表现为血流走行与正常肌层血流走行相似(图16-3-12)。

(2)子宫腺肌瘤：为局灶性的子宫腺肌病。表现为子宫肌层内不均质低回声区，边界不清，内部回声特点与弥漫性子宫腺肌症相似，血流呈穿入型表现。

患者可以合并出现卵巢子宫内膜异位症(见后述)。

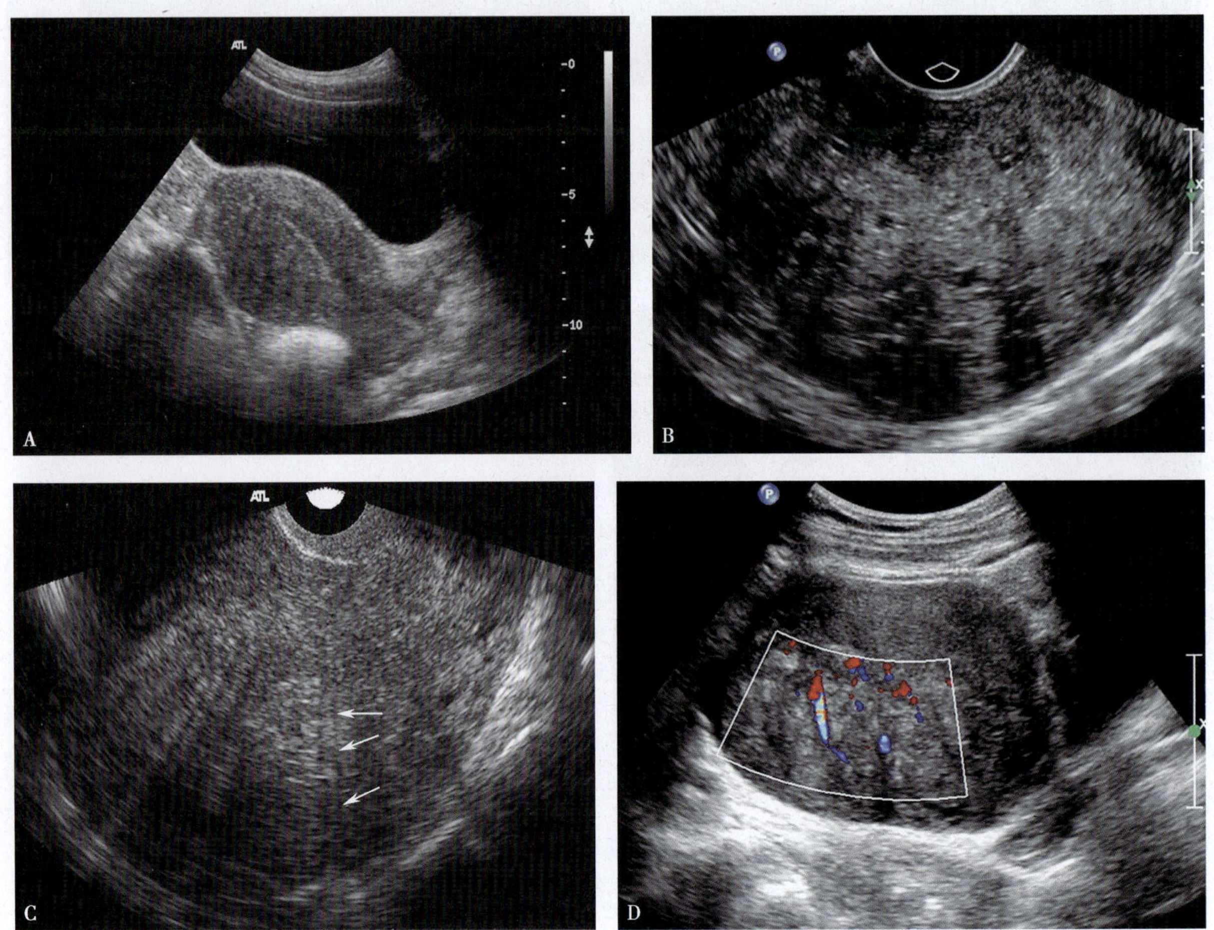

图16-3-12 子宫腺肌病声像图

A. 子宫腺肌病前后壁不对称性增厚；B. 病灶内多发微囊性区域(散在的小无回声区)；C. 病灶后方的栅栏样声影；D. 子宫腺肌病的血流为穿入性血流信号。

【鉴别诊断】

子宫肌瘤：见相关章节。

(三)子宫内膜病变

子宫内膜息肉

【诊断要点】

子宫内膜息肉通常表现为宫腔内的中高回声病灶，边界清晰，呈卵圆形；有时内部可出现散在小无回声(常见于绝经后的患者)。宫腔内膜线局部变形、分开。CDFI表现为自息肉蒂部伸入病灶内的条状血流信号(中央型供血)(图16-3-13)。

超声检查子宫内膜息肉的最佳时机应选择在月经干净后3～7d，因为此时子宫内膜较薄、回声较低，容易与子宫内膜息肉鉴别。

【鉴别诊断】

子宫内膜息肉需与子宫黏膜下肌瘤、子宫内膜增生、内膜癌等子宫内膜病变相鉴别。

(1)黏膜下子宫肌瘤：见相关章节。

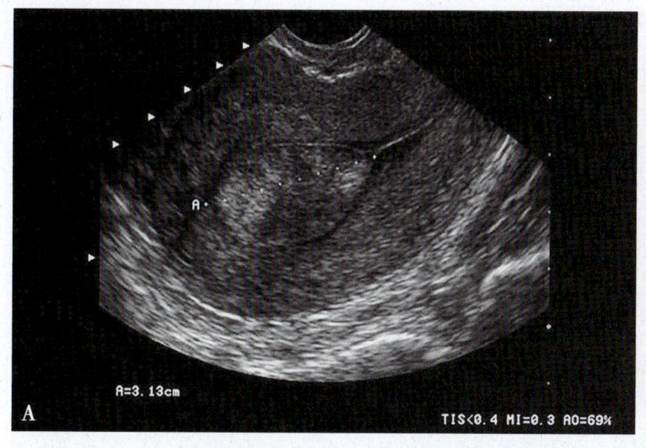

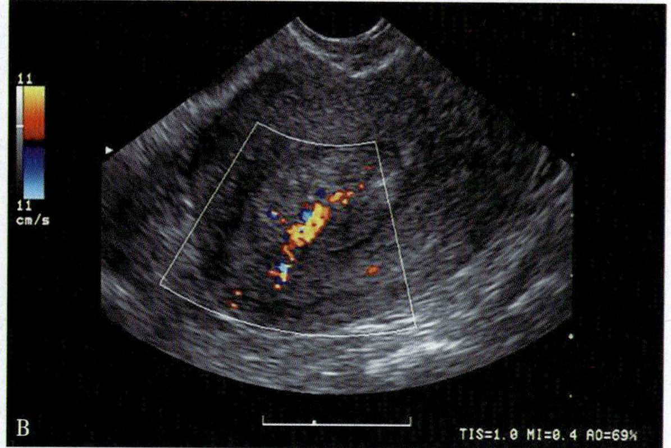

图 16-3-13　子宫内膜息肉声像图

A. 宫腔内中等回声区，形规边清，内膜线被分开；B. CDFI 示病灶中心区域的条状血流信号。

(2) 子宫内膜增生：多表现为内膜均匀性增厚，宫腔线居中，不难与息肉鉴别。但当内膜增生表现为内膜不均匀性增厚时，则难以与多发小息肉鉴别；内膜囊性增生也难以与内膜息肉伴有多发囊性区域的情况鉴别。最终的鉴别诊断需依靠宫腔镜和组织病理学检查。

(3) 子宫内膜癌：内膜回声明显不均，与肌层分界不清，CDFI 可见内膜癌病灶内及肌层受累部位较丰富的血流信号。部分多发子宫内膜息肉声像图表现不典型时，难以与内膜癌鉴别，主要依赖诊刮及病理检查诊断。

子宫内膜增生

【诊断要点】

本病的诊断主要依靠病理检查。

当超声检查显示育龄期妇女内膜厚度>15mm，绝经后妇女内膜厚度≥5mm 时，可提示子宫内膜增厚（图 16-3-14）。

子宫内膜增厚一般为弥漫性，宫腔线居中；也可以局灶性或不对称性增厚。

内膜增生常呈偏高回声，回声尚均匀。CDFI 示其内可见散在条状血流信号。

部分病例内膜内可见散在小无回声，为内膜囊性增生的表现。

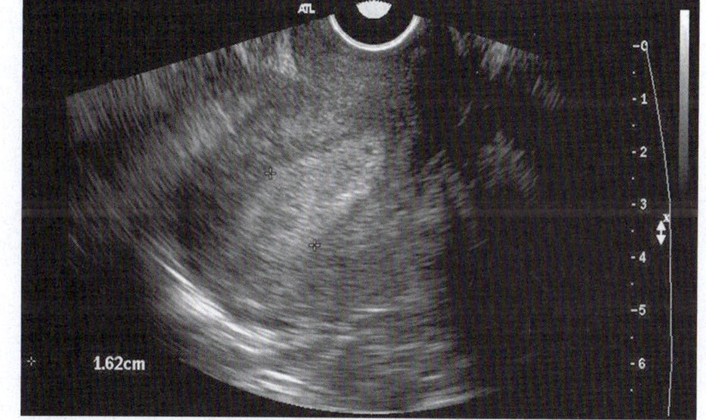

图 16-3-14　子宫内膜增厚图像，患者系绝经后女性，子宫内膜厚度 1.6cm

【鉴别诊断】

(1) 内膜息肉：见相关章节。

(2) 子宫内膜癌：超声检查见局部或弥漫性宫腔内不均匀性中高回声，与子宫肌层分界不清，形态不规则，合并宫腔积液时可呈现菜花样形态，CDFI 示血流信号较丰富。诊断性刮宫是明确诊断的最佳手段。

子宫内膜癌

【诊断要点】

子宫内膜增厚：育龄期妇女内膜厚度>15mm，绝经后妇女内膜厚度≥5mm。宫腔内可见局灶性或弥漫性不均匀中高回声，形态不规则。

病灶边界：内膜癌病灶可以有较为清晰的边界，部分晚期病例可以出现子宫肌层受压变薄现象；但当肿瘤浸润肌层时病灶与肌层分界不清，受累肌层呈低而不均匀回声，与周围正常肌层界限不清（图 16-3-15）。

当病灶位于宫颈内口附近或累及宫颈或癌肿脱入宫颈管引起阻塞时，可出现宫腔积液，此时宫腔内病灶显示更加清晰，可呈菜花状不规则形态。

CDFI 病灶内可见较丰富点状或短条状血流信号，有肌层浸润时，受累肌层局部血流信号增加。

【鉴别诊断】

本病需与子宫内膜息肉、子宫内膜增生等进行鉴别，请见相关章节。

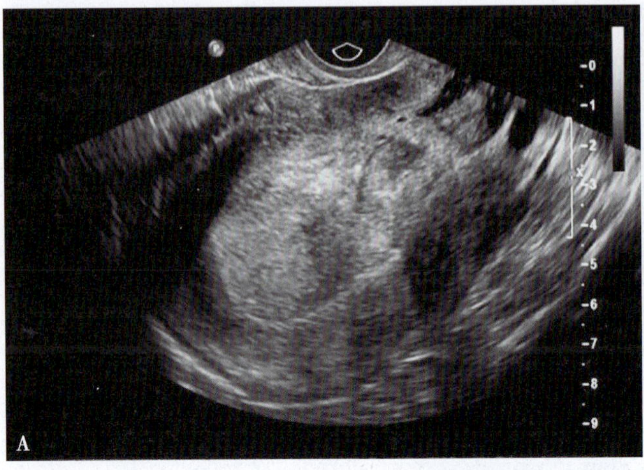

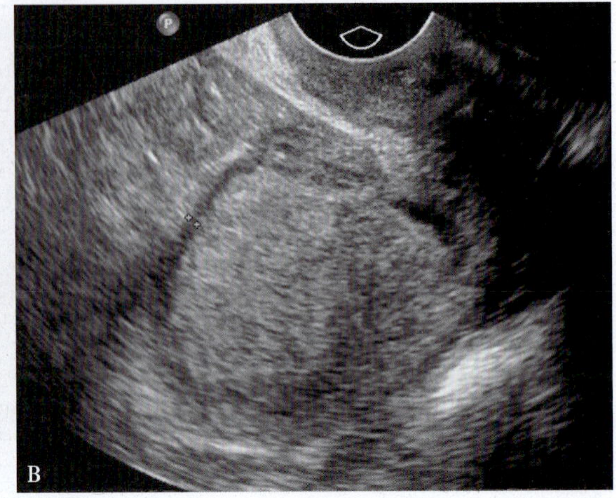

图 16-3-15　子宫内膜癌声像图
A. 合并浅肌层浸润；B. 合并深肌层浸润。

（四）子宫颈癌

【诊断要点】

首先需指出，超声不能诊断宫颈不典型增生与宫颈原位癌；早期宫颈浸润癌因病灶较小也难以被诊断。随着肿瘤增大，宫颈形态学改变较明显时，经阴道超声检查有助于宫颈浸润癌病变范围与宫旁浸润情况的评估。

宫颈浸润癌的超声表现包括：

（1）宫颈增大，宫颈管回声线中断。

（2）宫颈区域可见实性肿物（图 16-3-16），外生型肿瘤表现为宫颈外口处不均质性低回声实性肿物；内生型肿瘤则表现为宫颈肌层内不规则低回声区，与周围组织分界不清，有时可见蟹足样表现；宫颈腺癌可见宫颈管回声弥漫性增强（较宫颈肌层回声强），或呈中等回声或低回声。

（3）侵犯周围组织出现相应表现：宫颈癌侵犯阴道时，阴道与宫颈分界不清，阴道缩短；侵犯宫体时，子宫下段内膜和肌层与宫颈界限不清；侵犯膀胱时，可致膀胱后壁回声连续性中断，或可见肿物向膀胱内突起，与宫颈分界不清；肿物压迫输尿管时，可致肾输尿管积水。宫旁转移时则表现为子宫颈两侧混合回声包块。

（4）CDFI：宫颈肿块内见丰富血流信号，呈散在点、条状或不规则状，可探及低阻型动脉频谱。

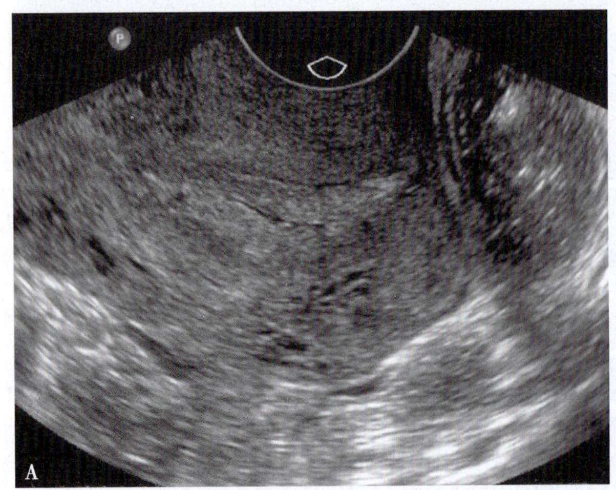

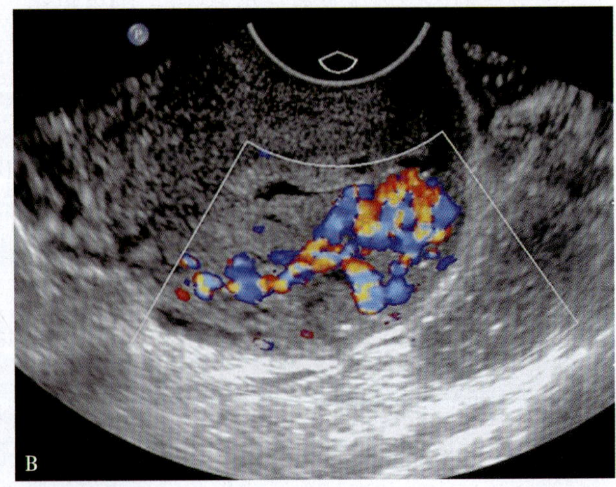

图 16-3-16　宫颈癌声像图
A. 宫颈后唇低回声病灶，边界不清；B. 彩色多普勒显示其内丰富血流信号。

【鉴别诊断】

目前，临床有很好的辅助检查手段来早期诊断子宫颈癌，即子宫颈细胞学检查（TCT），因此宫颈癌的诊断并不困难。超声上需要与宫颈浸润癌鉴别的主要是宫颈炎性改变，如慢性宫颈炎、宫颈肥大等。慢性宫颈炎可表现为宫颈增大、变硬，但无肿物的局灶性表现，有助于鉴别。

二、卵巢疾病

（一）卵巢瘤样病变

卵巢瘤样病变主要包括：滤泡囊肿、黄体囊肿、子宫内膜异位囊肿、卵巢冠囊肿、黄素化囊肿和多囊卵巢等，主要发生于育龄期妇女，其病因、病理和临床表现各异。

【诊断要点】

1. 滤泡囊肿

（1）声像图表现呈典型单纯性囊肿的特点：于一侧卵巢内可见无回声区，边界清楚、光滑、壁薄、内透声好，后方回声增强，多数直径<5cm，但少数可较大，甚至>10cm（图 16-3-17）。

（2）CDFI：囊壁无血流信号或少许细条状血流信号。

（3）生理性囊肿在生育年龄妇女常见，多数在1～2 个月经周期内消失（最多 4～5 个月经周期），因此随诊观察非常重要，如观察到囊肿变小以至消失即可明确诊断。

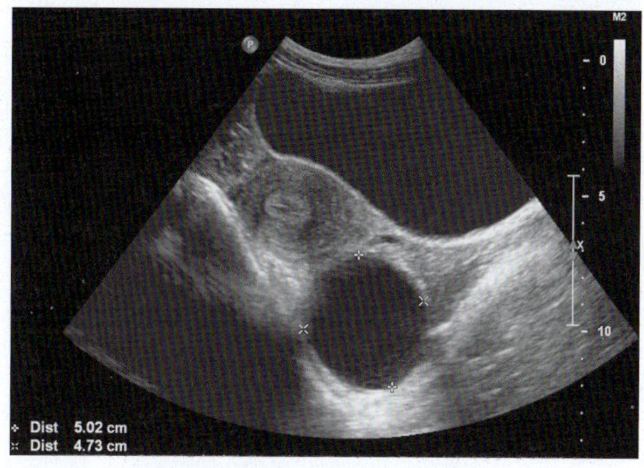

图 16-3-17　卵巢滤泡囊肿声像图

2. 黄体囊肿

（1）超声表现变化较大，取决于囊内出血量的多少及出血时间的长短。无出血的黄体囊肿声像图表现与滤泡囊肿相似。

（2）黄体囊肿出血时，囊壁稍厚，囊内可见网状中高回声及散在的点状回声（图 16-3-18）；或可见血凝块回声，因血块在急性期呈低回声、慢性期呈高回声，不同病例的内部回声表现多样，且随诊观察可见其变化。可以选择患者于月经干净后复查，如观察到囊肿变小以至消失即可明确诊断。

（3）CDFI：囊肿周边（壁）可见环状血流信号（即有环绕血流），频谱呈低阻型；而囊内无血流信号。

（4）黄体囊肿破裂时，呈现囊性或混合回声包块，边界不清，形态欠规则。临床表现为急腹症。

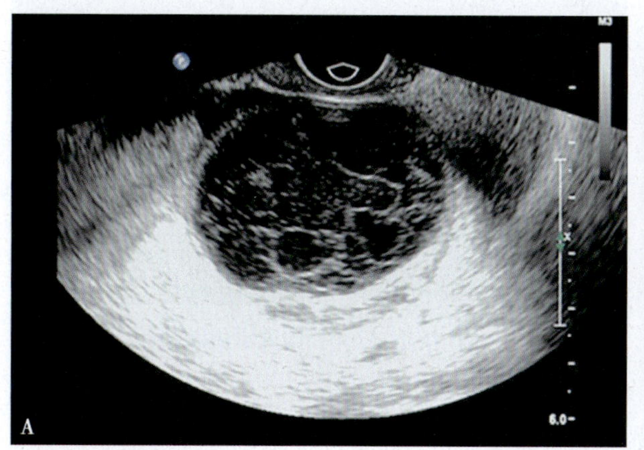

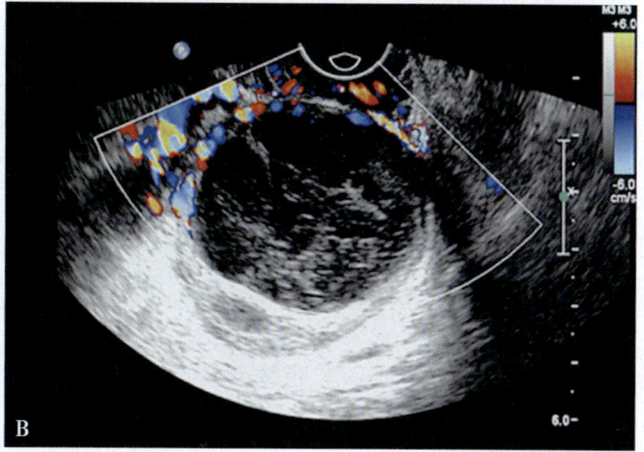

图 16-3-18　卵巢黄体囊肿声像图
A. 灰阶超声显示无回声区内网状回声；B. CDFI 显示囊壁上的环状血流信号。

3. 卵巢子宫内膜异位囊肿（又称巧克力囊肿）

（1）典型病例的超声表现为边界尚清楚的附件区囊性包块，包块内充满密集均匀的点状回声（毛玻璃样表现），这一特征性表现在经阴道超声上显示率高，图像更清晰（图 16-3-19）。部分病例可见分隔或团块状回声，为血凝块回声。个别病例经腹部及经阴道超声均显示内部为完全性无回声，且壁薄而光滑。

(2) 巧克力囊肿的囊壁常较厚。

(3) CDFI：巧克力囊肿内部无血流信号，仅可在囊壁上或分隔上见部分环状或条状血流信号。

(4) 运用探头推之，巧克力囊肿的活动性通常较差。

(5) 巧克力囊肿的大小、回声特性可能随月经周期发生变化，诊断时应结合临床与声像图特征综合判断。

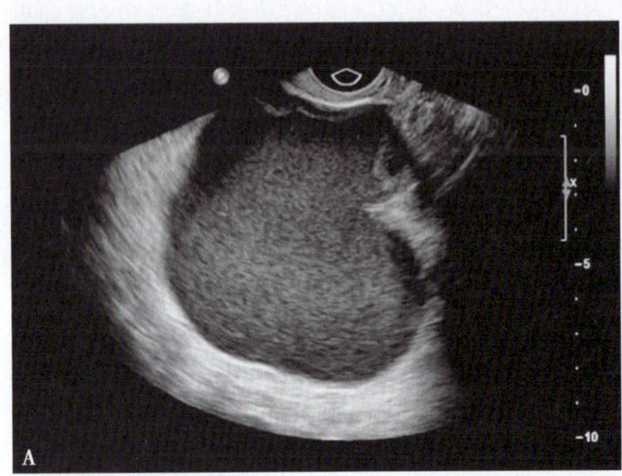

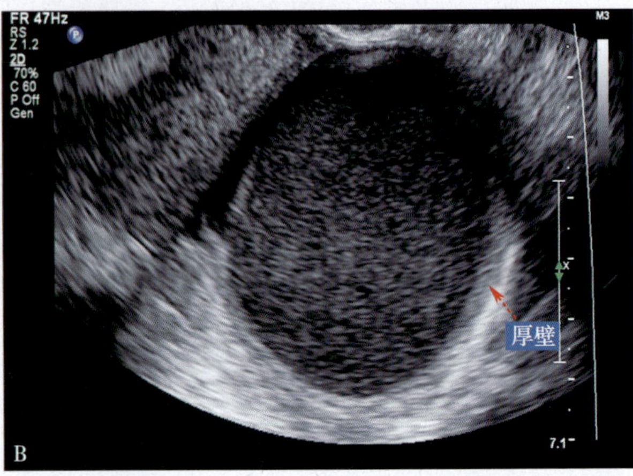

图 16-3-19 子宫内膜异位囊肿

A. 灰阶超声显示无回声区内充满细密点状低回声（毛玻璃样表现）；B. 厚壁表现

4. 卵巢冠囊肿 位于一侧卵巢旁，为典型单纯性囊肿的表现，呈圆形或椭圆形，单房、壁薄、内壁光滑，同侧卵巢结构完整（图 16-3-20）。囊肿偶可以扭转和破裂。

5. 卵巢黄素化囊肿 通常出现在滋养细胞肿瘤患者和促排卵治疗患者中，卵巢体积增大，内可见多发囊肿，具有典型卵巢单纯性囊肿的特点，即圆形或椭圆形无回声区、壁薄、光滑、边界清。可表现为单侧或双侧（图 16-3-21）。

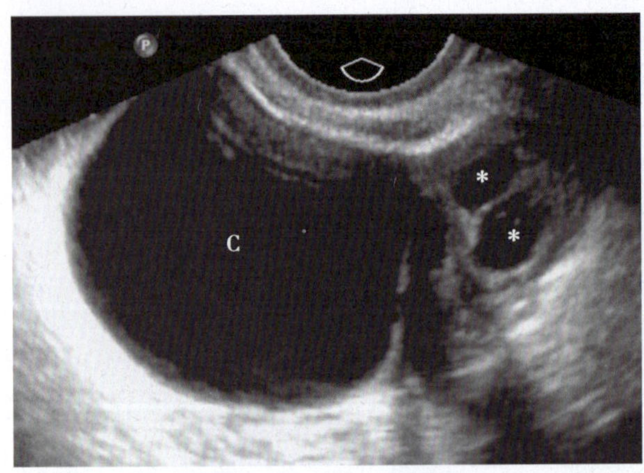

C—囊肿；*—卵巢内的卵泡。

图 16-3-20 卵巢冠囊肿

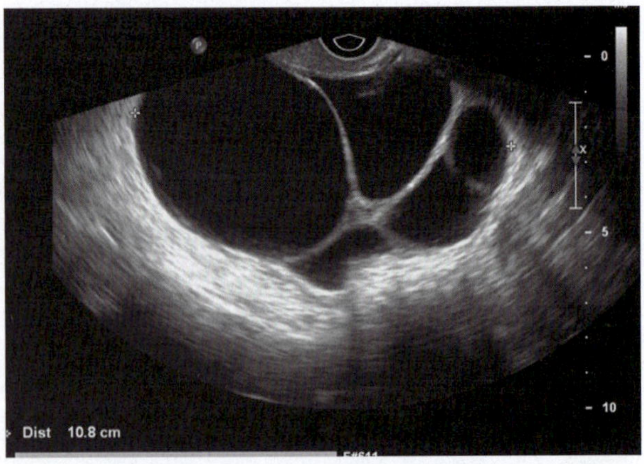

图 16-3-21 卵巢黄素化囊肿

6. 多囊卵巢 ①双侧卵巢增大（但约 30% 多囊卵巢患者卵巢体积可正常）；②双侧卵巢内见多个小卵泡，沿卵巢周边分布，单个卵泡大小 0.2～0.8cm，每侧卵巢最大切面卵泡数目≥12 个；③卵巢表面包膜增厚，回声增强。④卵巢中央的卵巢髓质回声增强（图 16-3-22）。

【鉴别诊断】

卵巢滤泡囊肿、黄体囊肿、子宫内膜异位囊肿和卵巢冠囊肿的鉴别诊断见表 16-3-3。

妊娠期黄体囊肿应与宫外孕相鉴别，要点是宫外孕病例可见卵巢回声、卵巢旁可见囊实性病灶，典型宫外孕病灶可见妊娠囊以及胎芽及胎心搏动，宫外孕破裂后此回声结构为一混合回声包块取代，需要仔细寻找同侧卵巢结构是否存在且完整。

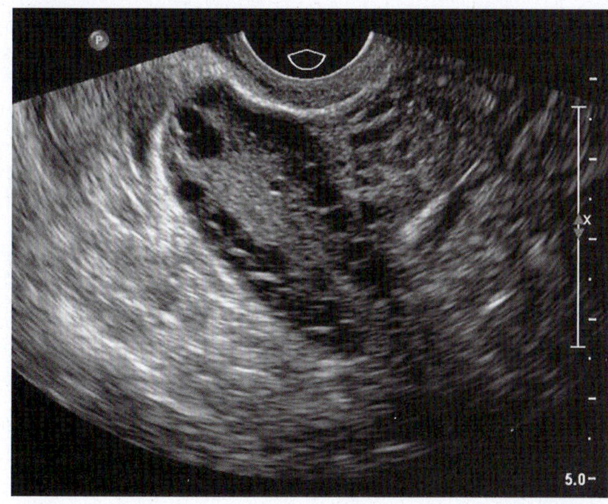

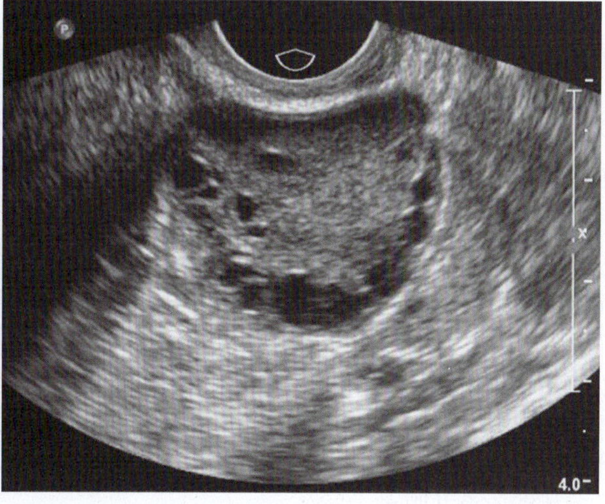

图 16-3-22　多囊卵巢综合征患者双侧卵巢声像图

表 16-3-3　卵巢瘤样病变鉴别诊断要点

鉴别点	滤泡囊肿	黄体囊肿	子宫内膜异位囊肿	卵巢冠囊肿
形成与月经周期的关系	增殖期形成	分泌期形成	无关	无关
数目	单发	单发	单发/多发	单发
囊壁	薄而光滑	稍厚	较厚	薄而光滑
内部回声特点	透声好	表现多样，内部网状中等回声、细密光点等	内部充满细密光点，呈毛玻璃样表现	透声好
彩色多普勒血流图	无血流	周边环绕血流	囊壁上血流信号	无血流
随诊	随诊可见消失	随诊可见消失	随诊时持续存在	随诊时持续存在

（二）卵巢上皮性肿瘤

卵巢良性浆液性肿瘤

【诊断要点】

（1）单纯性浆液性囊腺瘤：肿块呈圆形或椭圆形无回声区，边界清楚，单房多见，囊壁薄而完整，内壁光滑，囊内多含有清亮透明浆液，因此囊内透声好，多为完全性无回声区；直径多为5～10cm。

（2）浆液性乳头状囊腺瘤：单房或多房囊性肿物，边界清楚，囊内可见单个或数个乳头状突起（图16-3-23）。囊内液体多为完全性无回声，当囊内为混浊囊液时，无回声区内可充满点状回声。CDFI：乳头上可见少许血流信号。

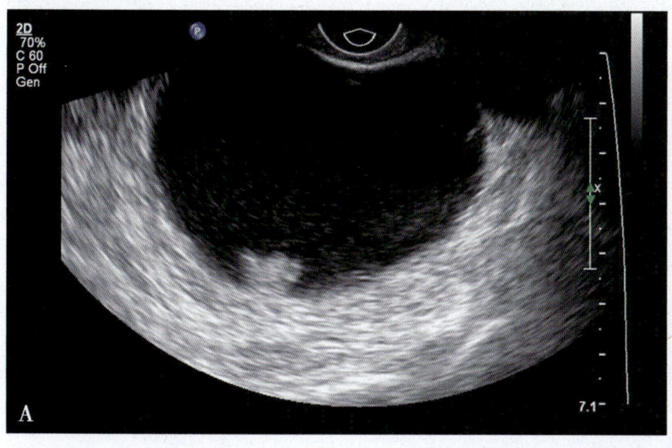

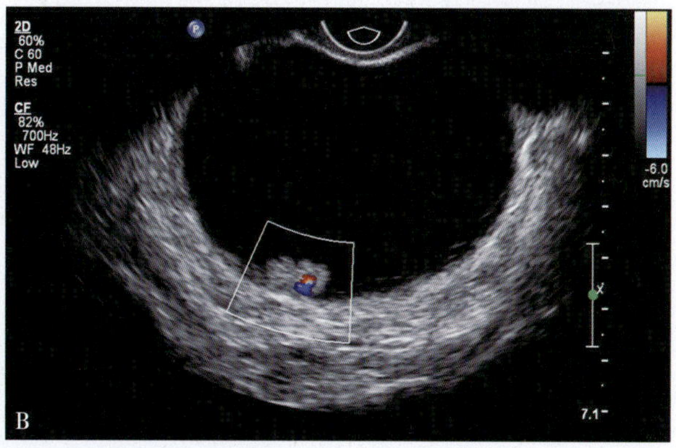

图 16-3-23　卵巢浆液性乳头状囊腺瘤声像图

A. 卵巢内见无回声，内可见一乳头状中高回声；B. CDFI 示乳头内少许血流信号。

（3）交界性浆液性乳头状囊腺瘤的表现与上述相似，但乳头数目更多、更大，CDFI 可显示乳头上较丰富的血流信号。

【鉴别诊断】

（1）单纯性浆液性囊腺瘤与其他单纯性卵巢囊肿表现相似，需结合临床，并通过超声随诊观察囊肿大小的变化等加以区别。滤泡囊肿属生理性囊肿，随诊过程中多会自行消失，卵巢冠囊肿位于卵巢旁，黄素化囊肿多与高 hCG 状态有关。

（2）浆液性乳头状囊腺瘤需与巧克力囊肿及卵巢交界性肿瘤等鉴别，巧克力囊肿内或壁上的实性回声在 CDFI 上无血流信号，乳头状囊腺瘤的乳头上可见血流信号。与交界性肿瘤鉴别则较困难。

卵巢浆液性囊腺癌

【诊断要点】

（1）超声上常表现为多房囊实性混合回声肿块，囊壁及分隔形态不规则或厚薄不均；内部回声多样，实性成分不均质、不规则，囊内壁或隔上可见较大乳头状或不规则的实性回声（图 16-3-24）。

（2）常合并腹水。

（3）CDFI 于囊壁、分隔及肿瘤实性部分均可探及较丰富的血流信号，血流频谱 RI 值常<0.5。

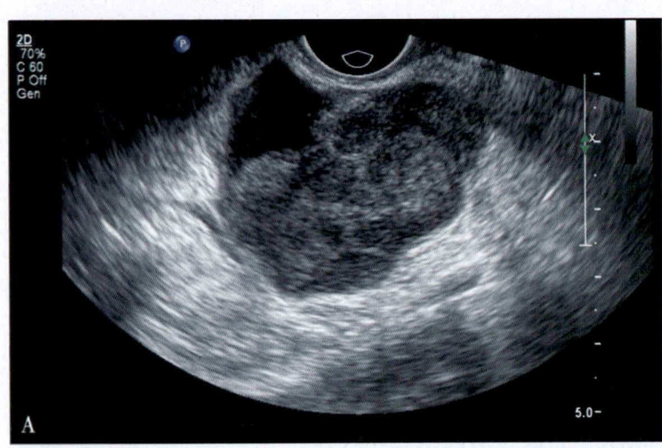

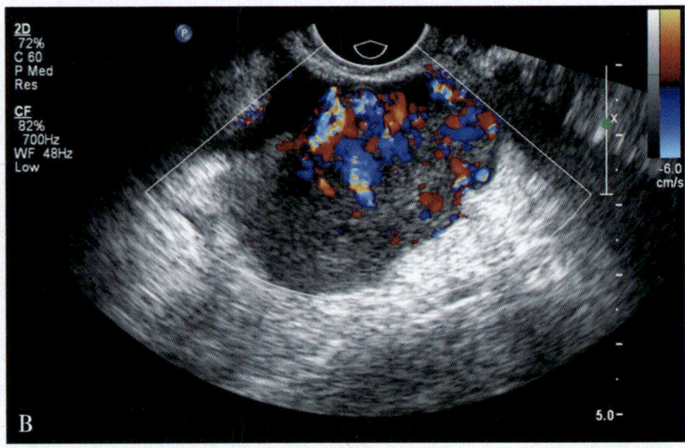

图 16-3-24 卵巢浆液性乳头状囊腺癌声像图

A. 附件区可见较大混合回声区，形态欠规则，内部以低回声为主，间以不规则无回声区；B. CDFI 示瘤体内血流信号异常丰富。

【鉴别诊断】

见后述卵巢良恶性肿瘤的鉴别。

卵巢黏液性囊腺瘤

【诊断要点】

多为单侧性，囊肿常较大，直径可达 15～30cm，多房、分隔较多，囊壁及分隔多光滑而均匀；囊内无回声区常透声较差，可充满较密或稀疏的点状回声（图 16-3-25）。少数可见乳头状突起，为卵巢黏液性乳头状囊腺瘤。

【鉴别诊断】

需与卵巢成熟性囊性畸胎瘤鉴别：①肿瘤大小：卵巢畸胎瘤多中等大小，而黏液性囊腺瘤则多较大；②肿瘤内部回声：畸胎瘤内可见团块状强回声区，后方有衰减或声影，囊内可见脂液分层。黏液性囊腺瘤的无回声区内多充满较密或稀疏点状回声（也可表现为单纯性无回声区），且分隔较多，后方回声增强，无声影等，可资鉴别。

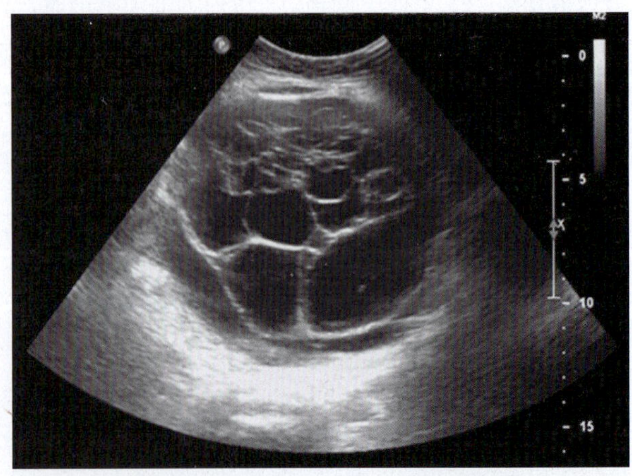

图 16-3-25 卵巢黏液性乳头状囊腺瘤声像图

附件区见多房性无回声，大小约 20cm × 18cm × 9cm，内含较密集的网状分隔，内部可见散在的点状回声

卵巢黏液性囊腺癌

【诊断要点】

（1）超声表现与浆液性囊腺癌相似，不同的是黏液性囊腺癌的无回声区内可充满密集或稀疏点状回声（黏液）（图 16-3-26）。

（2）关于腹膜假性黏液瘤：部分卵巢的黏液性囊腺瘤包膜穿透或破裂后，发生腹膜种植，形成腹腔内巨大囊性包块，又称“腹膜假性黏液瘤”；是一种少见的腹膜低度恶性肿瘤。超声表现为腹水，腹水内有特征性点状回声和无数的小分隔，充满盆腹腔，这种情况也可发生在阑尾和结肠的黏液瘤破裂后。

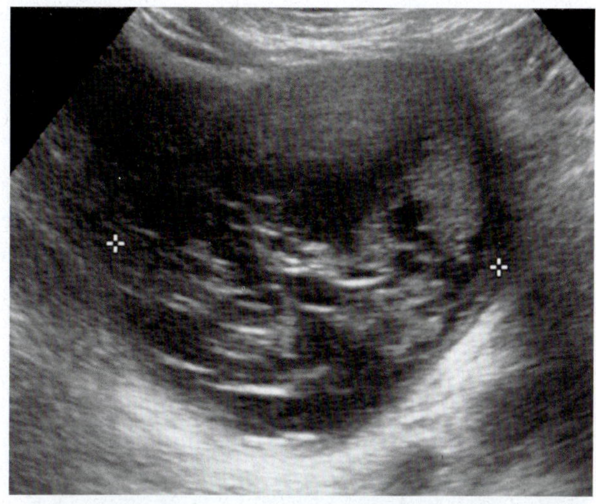

图 16-3-26　卵巢黏液性囊腺癌声像图

附件区可见混合回声，大小 8.8cm × 9.2cm × 8.5cm，形态不规则，内部分隔较多，且分隔厚薄不均，囊腔内可见不规则中低回声的实性成分。

【鉴别诊断】

根据声像图特征结合 CDFI 表现可对一部分卵巢肿瘤的良恶性进行判断。

（1）卵巢良性肿瘤或病变多表现为囊性包块或以囊性为主的囊实性包块，如单房囊肿、无实性成分或乳头，或多房囊肿，有分隔，但也无实性成分或乳头，一般为良性肿瘤或病变；有乳头但数目少且规则，也多为良性，但不能除外交界性肿瘤。

（2）有实性成分的单房或多房囊肿，乳头数目较多，不规则时要考虑到恶性肿瘤或病变的可能性；以实性为主的囊实性肿物，或回声不均匀的实性肿瘤则大多为恶性肿瘤或病变。恶性肿瘤一般体积较大，形态不规则，边界欠清，内部回声明显不均匀，可见厚薄不均的分隔，合并腹水等。

（3）CDFI 对卵巢肿瘤良恶性鉴别的帮助也是肯定的。恶性肿瘤 CDFI 可见较丰富血流信号，频谱多呈低阻型，RI<0.4。当然，某些良性病变的 CDFI 表现与恶性病变间有重叠，如附件区的炎性包块，必须密切结合临床资料进行综合判断。

（三）卵巢性索-间质肿瘤

【诊断要点】

1. 颗粒细胞瘤

（1）颗粒细胞瘤可以为实性、囊实性或囊性，因而声像图表现呈多样性（图 16-3-27）。小者以实性不均质低回声为主，后方无明显声衰减。大者可因出血、坏死、囊性变而呈囊实性或囊性，可有多个分隔而呈多房囊实性，有时表现为实性包块中见蜂窝状无回声区；囊性为主包块可表现为多房性或大的单房性囊肿。

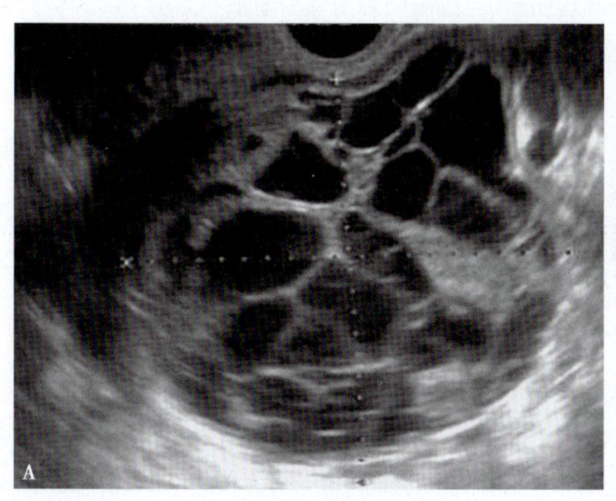

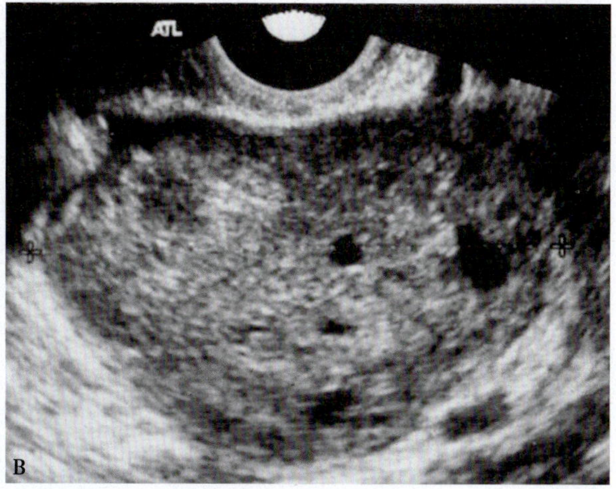

图 16-3-27　颗粒细胞瘤

A. 肿瘤病变呈多房囊实性；B. 病变以实性为主，内含蜂窝状小无回声。

（2）CDFI：由于颗粒细胞瘤产生雌激素，使瘤体内部血管扩张明显，多数肿瘤的实性成分和分隔上可检出较丰富血流信号。

（3）子宫：肿瘤产生的雌激素可导致子宫内膜增生、息肉甚至内膜癌的表现。

2. 卵泡膜细胞瘤

（1）肿物以实性低回声或中等回声为主，呈圆形或卵圆形，边界清楚；伴出血、坏死、囊性变时可见无回声区而呈囊实性（图 16-3-28）；偶可见钙化灶。

（2）卵泡膜细胞瘤中纤维组织成分较多时，实性包块后方常伴回声衰减；细胞成分多、纤维成分少时，以均匀低回声为主，后方不伴回声衰减；肿物囊性变时则后方回声增强。

（3）CDFI：肿瘤内部血流一般不丰富，但有时也可见血流较丰富者。

（4）偶尔少数病例可伴胸腹腔积液。

3. 卵巢纤维瘤

（1）为圆形或椭圆形低回声区（回声水平多较子宫肌瘤更低），边界轮廓清晰，常伴后方衰减，尤其经阴道超声时，后方衰减更明显（图 16-3-29）。

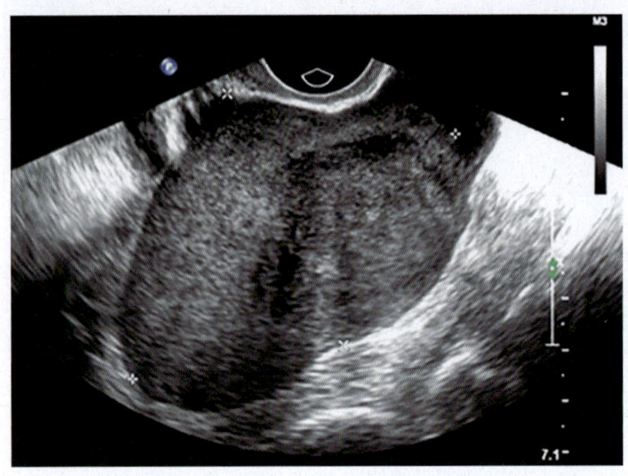

图 16-3-28　卵泡膜细胞瘤图像

病变呈混合回声，类圆形、边界清晰，内见中等回声及少许无回声。

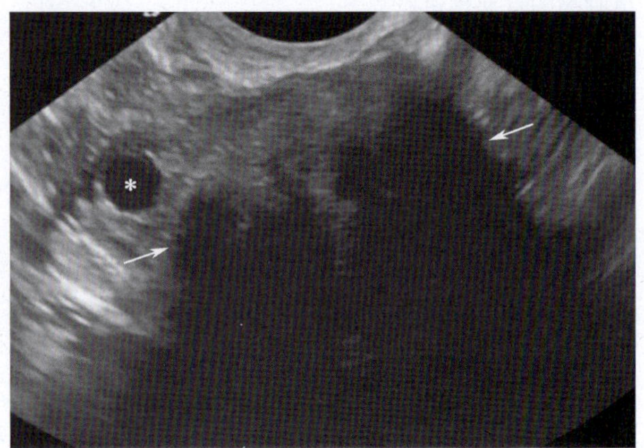

图 16-3-29　卵巢纤维瘤声像图

病变呈低回声（箭头），后方回声衰减明显，其旁仍可见部分卵巢回声（* 所示为卵泡）。

（2）需指出的是，卵泡膜细胞瘤与卵巢纤维瘤都起自卵巢基质，即使病理上都可能很难将二者鉴别开来，有大量泡膜细胞的肿瘤确定为卵泡膜细胞瘤，而泡膜组织很少但有大量纤维细胞时定义为卵巢泡膜纤维瘤或卵巢纤维瘤。

卵巢泡膜细胞瘤可产生雌激素，而纤维瘤罕见产生雌激素，因此纤维瘤常无症状。纤维瘤较大时可合并胸腹水，称麦格氏综合征（Meig's syndrome），当盆腔肿瘤切除后，胸腹腔积液随之消失。

（3）CDFI：卵巢纤维瘤内可见走行规则的条状血流，血流信号不丰富。

【鉴别诊断】

卵巢实性肿物的鉴别诊断见表 16-3-4。

表 16-3-4　卵巢性索间质肿瘤与子宫浆膜下肌瘤的鉴别要点

鉴别点	卵巢颗粒细胞瘤	卵泡膜细胞瘤	卵巢纤维瘤	子宫浆膜下肌瘤
内部回声	多样，实性、囊实性或囊性	多为实性，中等回声，无衰减	极低、后方回声衰减	低，旋涡状；卵巢正常显示
彩色多普勒血流图	较丰富	较丰富	稀少	显示瘤蒂血管及周边部分环状血流
临床表现	低度恶性；可能有月经紊乱等内分泌改变	可能有月经紊乱等内分泌改变	可能合并胸腹腔积液	无症状或下腹部包块、活动性好

此外，多房囊实性卵巢颗粒细胞瘤与其他卵巢肿瘤如浆液性囊腺癌、黏液性囊腺瘤 / 癌等较难鉴别。囊肿型颗粒细胞瘤内含清亮液体回声且壁薄，需与浆液性囊腺瘤甚或卵巢单纯性囊肿鉴别。

（四）卵巢生殖细胞肿瘤

成熟性畸胎瘤

【诊断要点】

成熟性畸胎瘤的声像图表现多种多样，从完全无回声到完全强回声均有，特征性表现与其成分密切相关（图 16-3-30）。

（1）皮脂部分表现为密集的细点状中高回声，而毛发多表现为短线状回声，或无回声区内团块状高回声。以皮脂和毛发为主要成分者表现为强回声区间以少部分无回声，或无回声区内团块状强回声，或整个肿物完全呈强回声。囊实性包块内见附壁高强回声结节、面团征、飘雪征、脂液分层征等，是成熟性畸胎瘤的特征性超声表现。特别是囊内壁或分隔上见单个或多个低回声或伴声影的高回声结节样突起时（病理上称头节，可为牙齿、骨骼或其他组织的化生），是诊断成熟性畸胎瘤非常有力的超声特征。

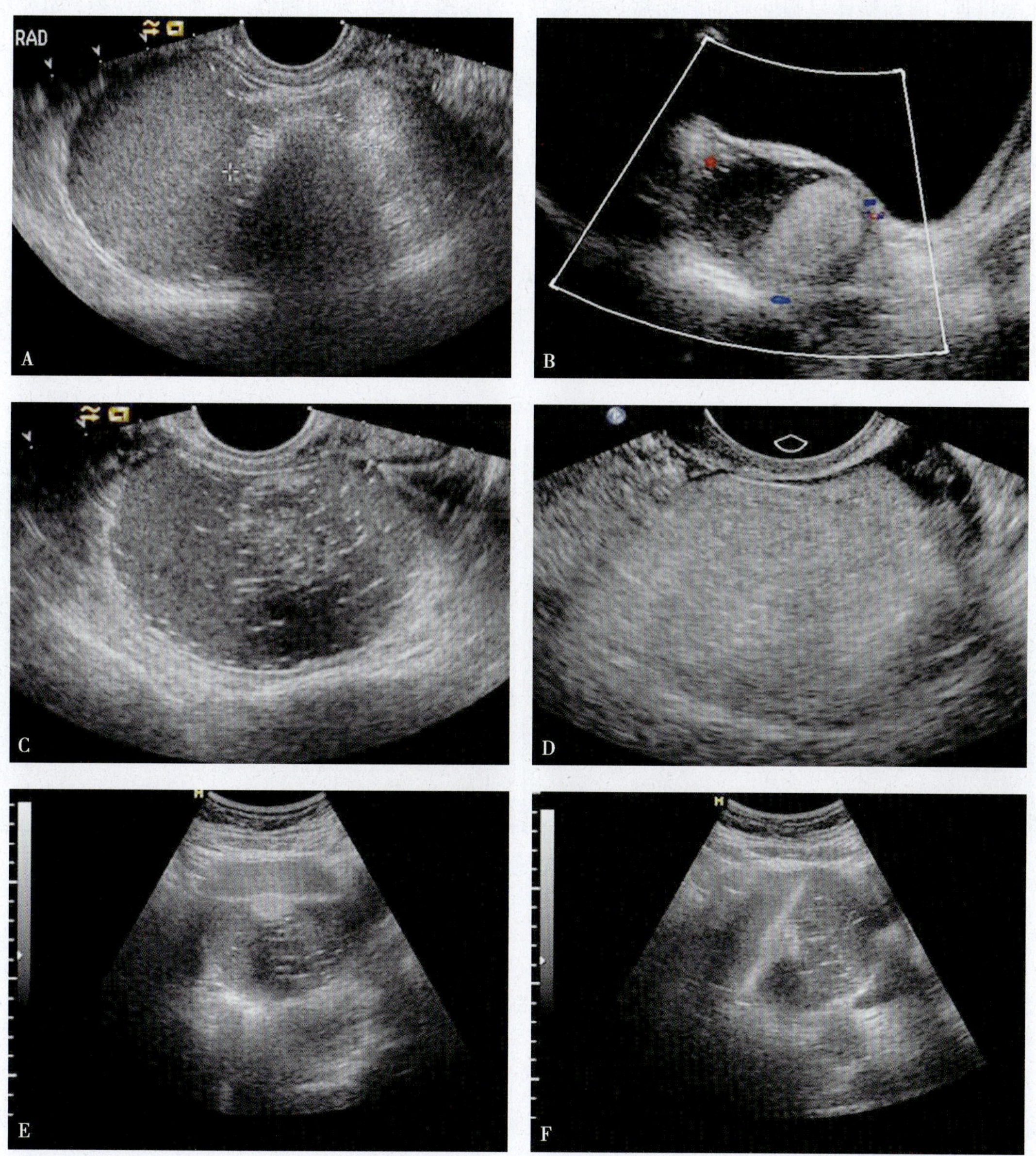

图 16-3-30　成熟性畸胎瘤声像图

图 A～D 示不同患者畸胎瘤的超声图像，可见此类肿瘤内部回声的多样性，如图 A 示团块状强回声伴声影，图 B 显示面团征、图 C 显示飘雪征。图 E、F 为同一患者畸胎瘤图像，可见脂液分层征以及随体位变化而脂液平面发生变化的特点。

（2）肿物多呈圆形或椭圆形，表面光滑，形态规则，但部分病例边界欠清，特别是肿物后方伴衰减时，后壁很难显示。

（3）少数成熟性畸胎瘤表现为多房性。

（4）CDFI：肿物内部无血流信号，偶可于壁或分隔上见规则的短条状血流。

【鉴别诊断】

成熟性畸胎瘤的声像图表现较典型，鉴别较易，但仍需与下列疾病相鉴别。

（1）卵巢巧克力囊肿：一些表现不典型的巧克力囊肿可能与良性囊性畸胎瘤混淆，需仔细观察。畸胎瘤内密集点状回声的回声水平常高于巧克力囊肿，且常见有后方声影的团块状强回声，此外，畸胎瘤的活动性较好，而巧克力囊肿常见粘连、活动度差。

（2）卵巢出血性囊肿：囊内回声水平较畸胎瘤低。

（3）盆腔脓肿：临床有腹痛、发热等急性感染症状，不难与畸胎瘤鉴别。

特别需要注意的是，有时畸胎瘤可能被误认为肠道内气体回声而漏诊，即使有经验的超声医师仍可能出现此类错误，因为整体呈强回声的畸胎瘤后方衰减，与肠道气体表现很相似，必须仔细观察，如观察是否有肠管蠕动情况，探头推之，是否有包块的移动等。必要时嘱患者排便后复查。

未成熟性畸胎瘤

【诊断要点】

未成熟畸胎瘤声像图表现缺乏特异性。

（1）常为囊实性包块，无回声区内可见呈“云雾样”或“破絮状”实性中等回声，有时可见伴声影的团块状强回声（钙化）（图 16-3-31）。

（2）CDFI：肿瘤内实性区域可显示血流信号，可见低阻力血流，RI≤0.40。

（3）部分型未成熟畸胎瘤与成熟性囊性畸胎瘤并存，合并出现成熟囊性畸胎瘤的特征性声像图表现，给鉴别带来困难。

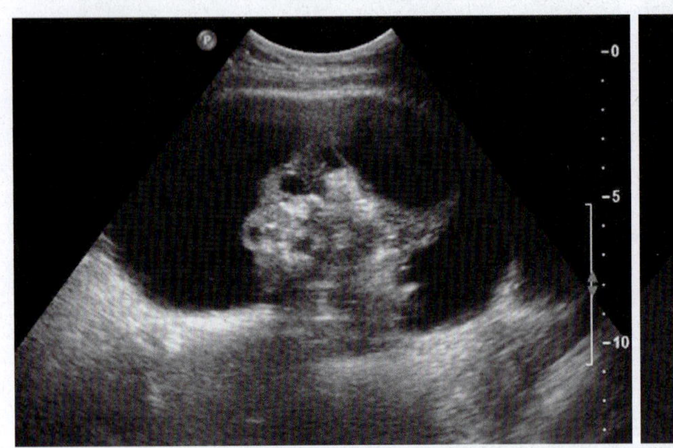

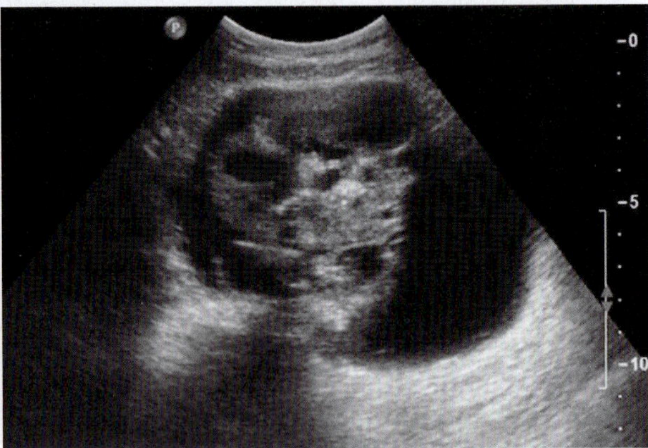

图 16-3-31　未成熟畸胎瘤声像图：同一患者肿物纵、横切面图像

【鉴别诊断】

声像图上本病表现缺乏特异性，不易与其他恶性卵巢肿瘤相鉴别。

（五）卵巢转移瘤

【诊断要点】

卵巢转移瘤常表现为双侧卵巢增大，见实性或囊实性包块，边界清晰。常伴腹水。CDFI 显示瘤内血流信号丰富（图 16-3-32）。

【鉴别诊断】

主要需要与原发性卵巢肿瘤鉴别。卵巢转移瘤常有卵巢以外部位的原发肿瘤病史，且卵巢多为双侧受累，形态增大而边界清晰；原发卵巢肿瘤无其他部位肿瘤病史，单侧多见。

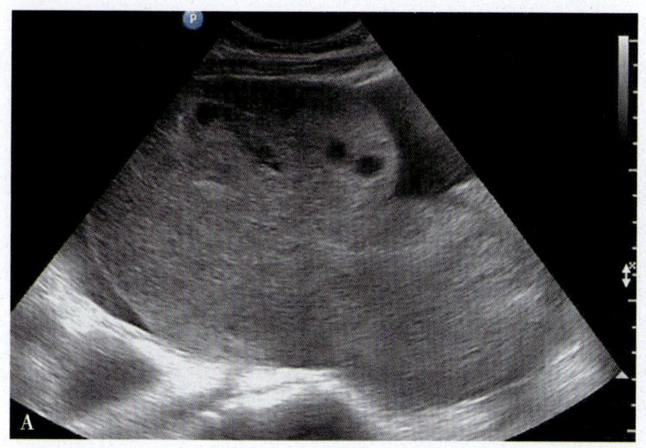

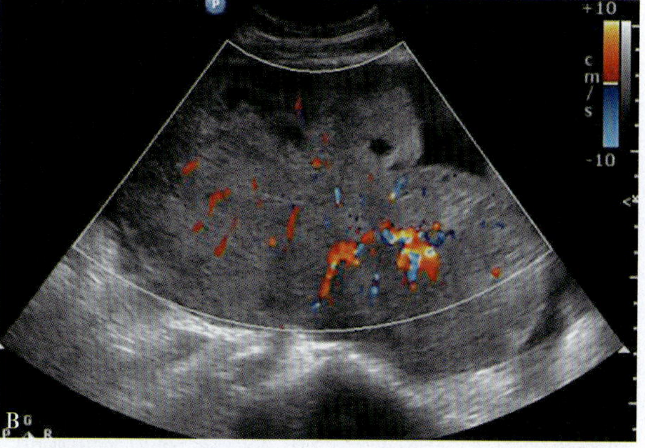

图 16-3-32 卵巢转移瘤二维(A)及 CDFI 声像图(B)

三、盆腔炎性疾病

【诊断要点】

早期、轻度盆腔炎的声像图表现可以正常，随着疾病进展，出现相应的超声表现(图 16-3-33)。

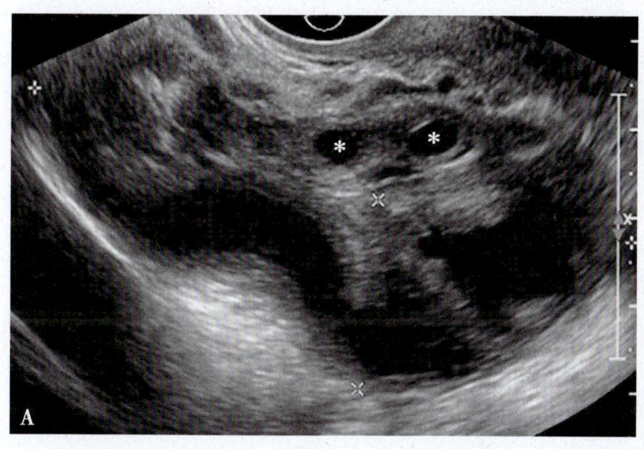

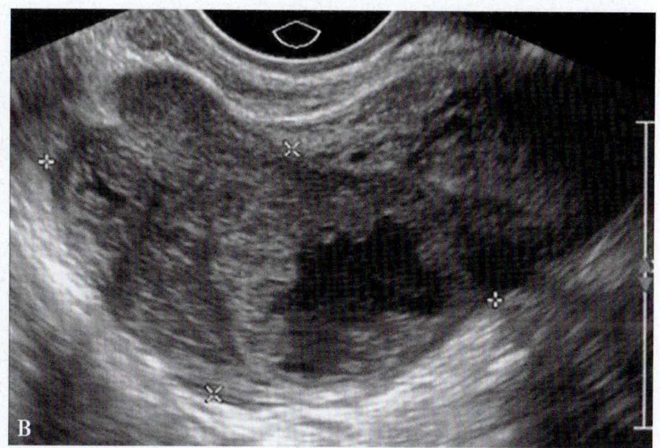

图 16-3-33 输卵管炎症、积水声像图

A. 附件区混合回声呈腊肠样，内有不完整分隔，卵巢位于其一侧(* 所示为卵泡)；B. 同一患者另一侧附件区混合回声包块，内见管腔结构。

(1) 子宫内膜不规则增厚或宫腔少量积液时，提示子宫内膜炎，但子宫内膜炎的这些声像图表现并无特异性，很难由超声诊断，必须结合临床。

(2) 急性输卵管炎早期仅见输卵管轻度肿大、增粗，卵巢饱满、回声减低，可以累及单侧或双侧。

(3) 卵巢周围炎时，表现为卵巢增大，呈多囊性改变(多个小囊性区)及卵巢边界欠清。

(4) 随着感染加重，卵巢和输卵管粘连、融合形成输卵管 - 卵巢炎，用阴道探头推之，卵巢与输卵管不能分开。进一步发展可形成输卵管 - 卵巢脓肿，表现为混合回声包块，形态不规则，壁厚，有多个分隔，边界不清，内部有点状或团块状回声，常有后方回声增强。因这些表现无特异性，超声上较难与其他附件包块或卵巢肿瘤鉴别，需密切结合临床。

(5) CDFI：可见输卵管壁血流信号增加；卵巢周围炎时，卵巢血流信号也增加。

(6) 输卵管积水为盆腔炎慢性期的表现，主要超声特征为输卵管扩张、积液。具体超声表现为：①附件区囊性包块，常为双侧性；②包块呈曲颈瓶状、S 形、粗管状或腊肠形，边界清楚，张力较低；③囊壁厚薄不一，囊内见不完整分隔或囊壁上见不规则的串珠状分布的突起(经阴道超声下仔细观察可见分隔呈双层壁结构，即为输卵管皱褶的表现)，这是输卵管积水的重要声像图特征；④常可见正常的卵巢回声。⑤输卵管积脓时液体内充满点状回声。

(7) 盆腔积液表现为子宫两侧或子宫直肠隐窝局限性无回声区，张力低，有时内部可见薄的纤细分隔。

【鉴别诊断】

1. 与卵巢瘤样病变鉴别

(1) 滤泡囊肿或黄体囊肿随诊观察可见其变化(缩小或消失)；黄素化囊肿多见于与妊娠相关的情况。而输卵管积水未明显累及卵巢时可探及正常卵巢回声，这一点对鉴别诊断很重要。应仔细观察两侧卵巢回声，并仔细观察囊性包块内有无不完整分隔、串珠状突起等特征，以明确输卵管积水的诊断。

(2) 卵巢冠囊肿鉴别：卵巢冠囊肿是位于阔韧带内靠近输卵管侧的囊肿，多为圆形或椭圆形，单房、壁薄而光滑、张力较高，可探及正常卵巢。而输卵管积水的形态往往呈长椭圆形或腊肠形，常见不完整分隔，张力较低等可资鉴别。重度输卵管积水时，积水的输卵管已不具有腊肠样或"S"形特征，而呈类圆形，此时超声鉴别困难，结合临床病史及症状、体征有助判断。

(3) 卵巢巧克力囊肿鉴别：囊肿内见细小密集的点状回声是巧克力囊肿与输卵管积水鉴别的要点，但输卵管脓肿时内部也充满点状回声，较难鉴别，需密切结合临床；巧克力囊肿与输卵管积水在囊肿形态上也多不同，巧克力囊肿为圆形或椭圆形，而输卵管积水多呈腊肠状或"S"形等。

2. 淋巴管囊肿　患者常有手术史，手术清扫淋巴结后出现淋巴囊肿，为圆形或椭圆形囊肿，淋巴管囊肿有较特定的发生部位，即双侧髂血管旁，可助鉴别。

3. 巨输尿管　超声显示为类圆形、长柱形或腊肠样无回声区，内径可达 4cm 以上，分段追踪检查可显示输尿管全段扩张，合并不同程度肾积水。

4. 与卵巢肿瘤鉴别　输卵管卵巢炎、输卵管卵巢脓肿等，均表现为附件区非特异性的囊实性包块，且盆腔炎时 CA 12-5 也可以升高，因此临床及超声上有时与卵巢肿瘤鉴别均存在一定的困难。若包块内或其旁见到正常卵巢回声，则炎性包块可能性很大；炎性包块多形态欠规则，边界模糊不清，而卵巢肿瘤多数边界尚清；另外，双侧性囊实性包块，尤其是可见卵巢样结构时，炎性包块的可能性大。必要时需行穿刺或腹腔镜手术等明确诊断。

第四节　病 例 分 析

病例 1

【临床资料】

患者，女，25 岁，因"停经 2 月余"前来就诊。平素月经规律。

【超声检查资料】

经阴道超声检查显示双宫体、单宫颈形态，于右侧宫腔内可见妊娠囊，内见胎芽及胎心搏动，胎芽长度 1.4cm。经腹超声检查冠状切面时可见子宫底部浆膜层有明显凹陷，宫腔内膜的形态呈"Y"形(图 16-4-1)。

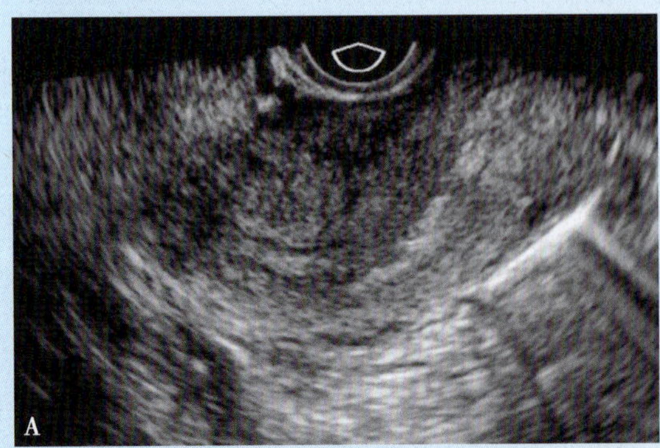

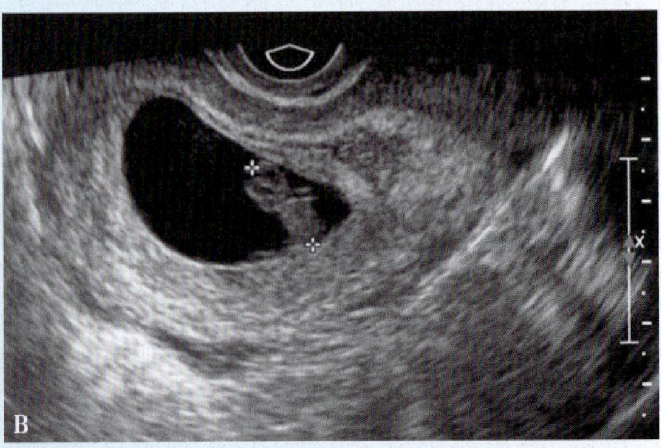

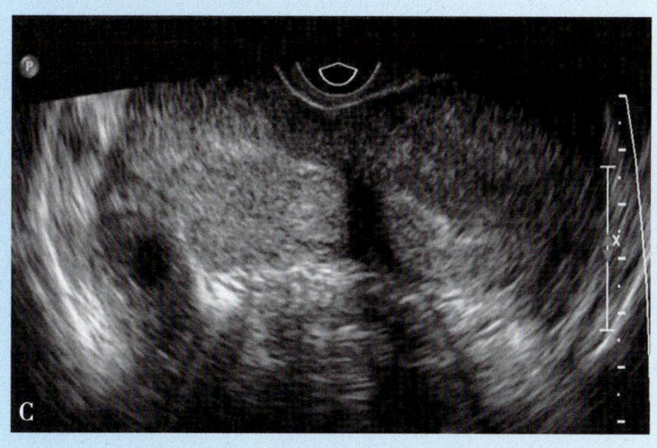

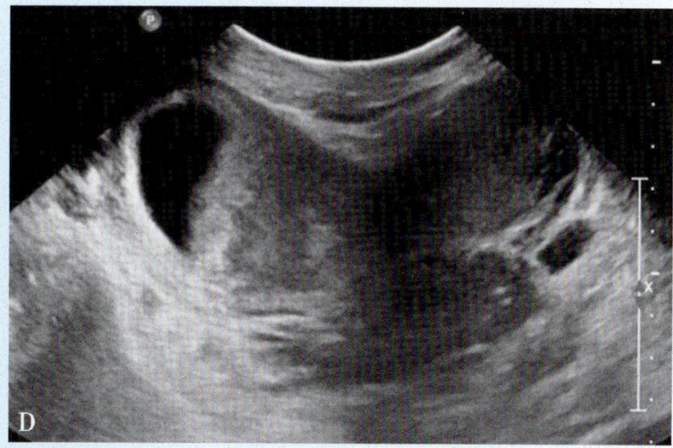

图 16-4-1 超声检查图像

A. 经阴道超声中线偏左侧矢状切面；B. 经阴道超声中线偏右侧矢状切面；C. 经阴道超声宫体中部横切面；D. 经腹超声子宫冠状切面。

【提问与思考】

1. 通过上述声像图表现可以作出哪些超声提示？

2. 应进一步做哪种检查以帮助明确诊断？

【诊断思路分析】

经阴道超声显示患者有两个宫腔，一个位于中线偏左侧，另一个位于中线偏右侧，经腹超声检查冠状切面时可见子宫底部浆膜层有明显凹陷，宫腔内膜的形态呈“Y”形；同时患者只有一个宫颈，因而考虑双角子宫畸形的可能性大。

本例双角子宫的右侧宫腔内可见妊娠囊和胎芽，可以诊断宫内早孕。

双角子宫妊娠的患者妊娠并发症较多，流产率较高，应该询问患者有无前次自然流产病史。可以建议患者行三维超声成像，以进一步显示子宫外轮廓以及宫腔形态，明确诊断，并与双子宫畸形相鉴别。

【确诊结果】

双角子宫合并宫内早孕（妊娠囊位于右侧宫腔）。

病例 2

【临床资料】

患者，女，33 岁，因“不规则阴道出血 3 个月”就诊。

【超声检查资料】

经阴道超声显示子宫腔内见类圆形低回声 1.5cm × 1.4cm，边界清晰，形态规则，局部宫腔线向子宫前壁方向移位，CDFI：低回声周边可见条状环绕血流信号。

经阴道超声检查图像见图 16-4-2。

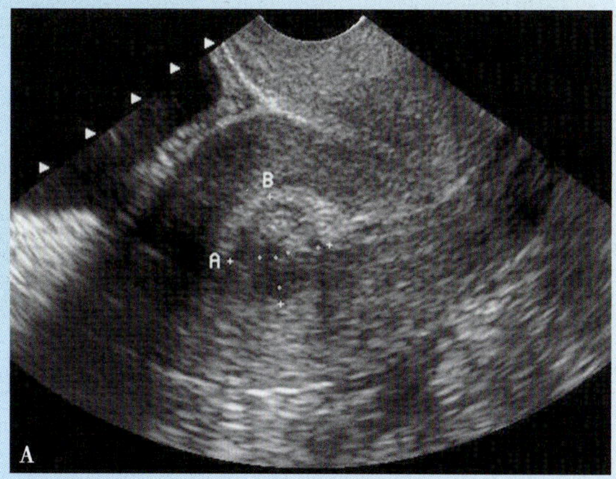

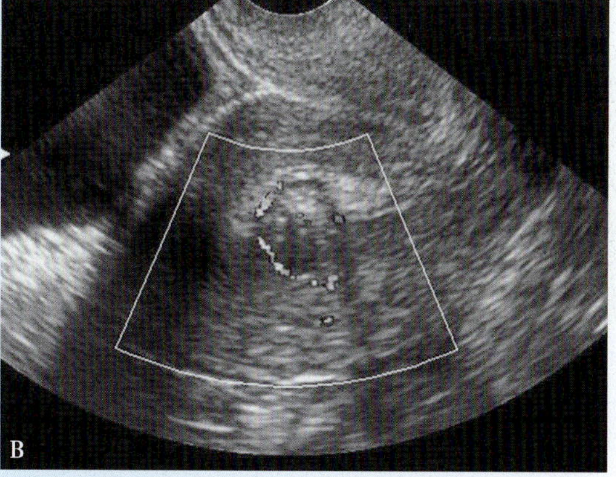

图 16-4-2 经阴道超声检查图像

A. 经阴道超声显示子宫纵切面；B. 经阴道超声子宫纵切面 CDFI 图像。

【提问与思考】

1. 通过超声检查本病最可能的诊断是什么？

2. 本病需要与哪些疾病相鉴别？

【诊断思路分析】

通过声像图上低回声病灶的表现可以考虑子宫肌瘤的可能性大；由于局部宫腔线向子宫前壁方向移位，可以判断肌瘤大部分位于黏膜下，即大部分凸向宫腔内；CDFI 显示病灶周边半环状的血流分布特点也支持子宫肌瘤的诊断。

鉴别疾病包括：子宫内膜息肉、子宫内膜癌等。

【确诊结果】

子宫黏膜下肌瘤。

病例 3

【临床资料】

患者，女，45 岁，因“月经期延长、月经淋漓不尽半年”就诊。

【超声检查资料】

经阴道超声显示子宫腔底部可见中高回声，大小 1.6cm × 2.0cm × 1.6cm，边界清晰、形态规则。CDFI：可见条状血流信号自子宫左侧壁肌层进入其中。

经阴道超声检查图像见图 16-4-3：

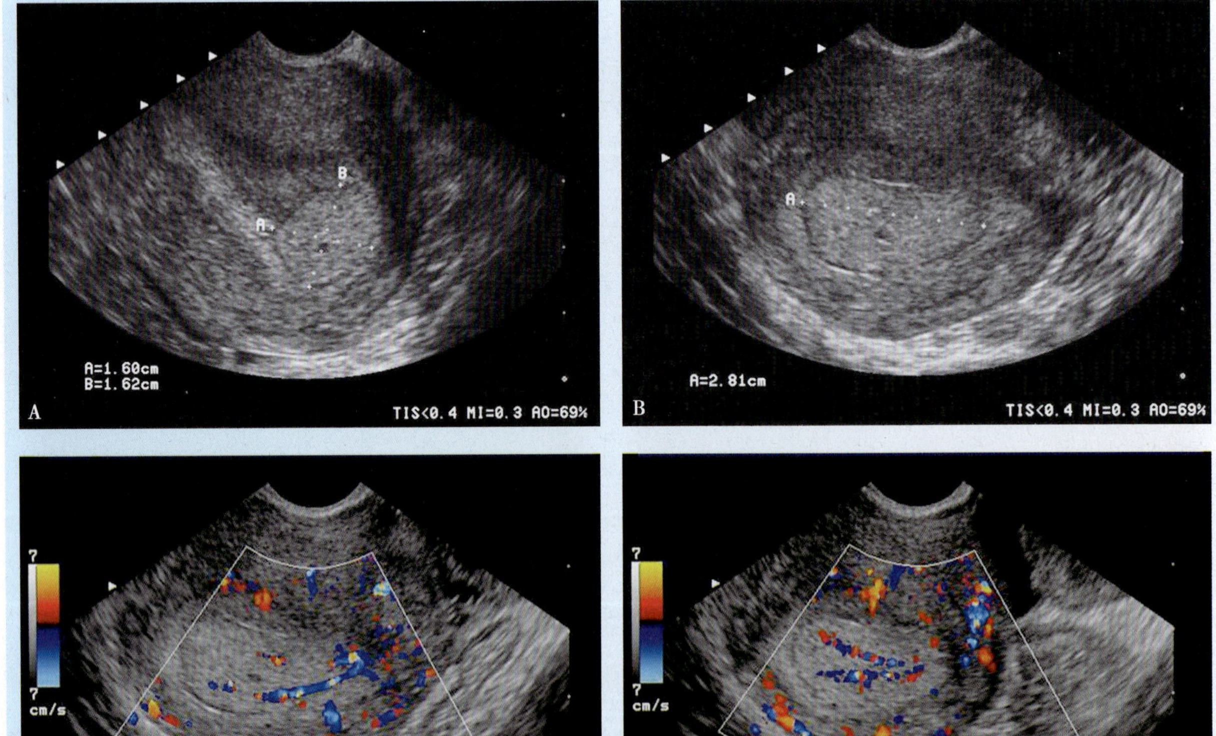

图 16-4-3 经阴道超声检查图像

图 A 为子宫纵切面；图 B 为子宫底部横切面；图 C、D 为子宫腔内病变的 CDFI 图像。

【提问与思考】

1. 通过超声声像图表现考虑本例最可能的诊断是什么？

2. 本病需要与哪些疾病相鉴别？

【诊断思路分析】

本例声像图特点是于子宫腔靠近宫底部区域探及一边界清晰的中高回声病灶，形态规则，首先考虑子宫内膜息肉的可能性大；结合 CDFI 图像显示血流信号穿入病灶中心区域，走行规则，基本可以明确诊断。

鉴别诊断包括子宫内膜增生、内膜癌等。内膜增生多表现为内膜的弥漫性增厚，不出现边界清晰的占位性病变。内膜癌则为子宫内膜的不规则增厚，回声增强，内部回声不均等，有时可见宫腔积液以及菜花样肿物。典型病例比较易于鉴别。

需要注意的是部分病例合并存在子宫内膜增生伴多发小息肉(通常这类息肉体积小、多发且呈弥漫性分布)，为超声提示和病理诊断带来了困难。由于诊断性刮宫造成内膜组织破碎，病理检查常常无法诊断微小的子宫内膜息肉，因而相应的病例在超声诊断时应当慎重。

【确诊结果】

子宫内膜息肉。

病例 4

【临床资料】

患者，女，53 岁，因“绝经后阴道出血 2 个月”就诊。

【超声检查资料】

声像图显示宫腔大量积液，内含细密光点，子宫肌层均匀扩张变薄，宫腔内可见散在多处不规则中高回声，略呈菜花样，部分中高回声位于宫颈内口处。CDFI：中高回声内可见条状血流信号。

经阴道超声检查图像见图 16-4-4：

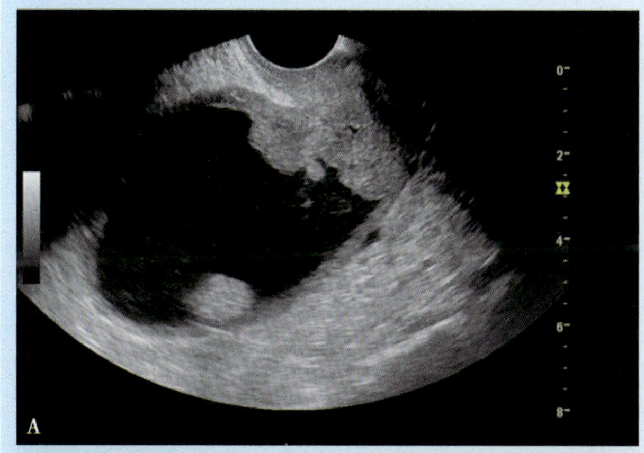

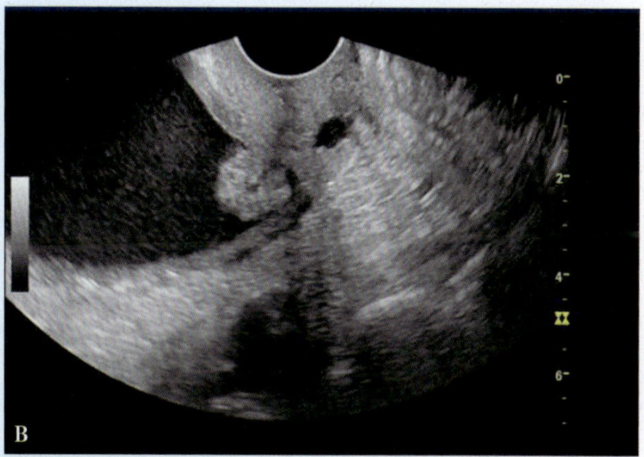

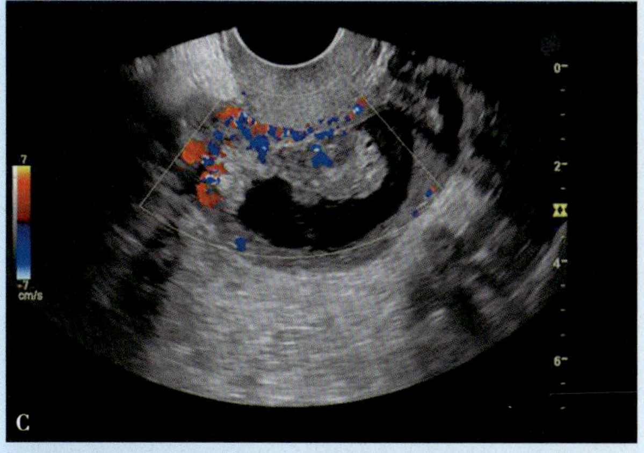

图 16-4-4 经阴道超声检查图像

A. 子宫纵切面；B. 宫颈纵切面；C. 宫腔横切面 CDFI 图像。

【提问与思考】

1. 本例超声检查的提示是什么？
2. 宫腔大量积液的原因是什么？

3. 本病的鉴别诊断是什么？

【诊断思路分析】

超声检查提示：患者宫腔大量积液、子宫肌层变薄，宫腔多发不规则中高回声病变，首先要考虑到内膜癌可能性大。由于部分肿物覆盖宫颈内口，因而出现了宫腔积液。积液来源可能是肿物坏死、出血以及宫腔分泌物等。在积液的衬托之下，宫腔肿物的不规则形态显示非常清晰，提高了诊断信心。

本病鉴别诊断主要包括子宫内膜息肉、子宫内膜增生，该例通过病灶形态不规则、内部显示出较丰富血流信号等征象可资鉴别。

子宫内膜癌的肌层浸润程度较难通过常规的超声检查来判断，主要依靠病理学检查，但仔细观察病灶与子宫肌层的分界及肌层的血流情况，对判断肌层浸润是有帮助的。本例子宫肌层已经非常薄，肿物与肌层分界不清，可能存在浅肌层浸润。

子宫内膜癌的流行病学特点之一是大部分子宫内膜癌病例都能够被早期发现，Ⅰa 期（子宫内膜癌浸润浅肌层或仅局限在宫腔内）病例占多数。

【确诊结果】

子宫内膜样癌（浅肌层浸润）。

病例 5

【临床资料】

患者，女，24 岁，因“妇科查体扪及附件区包块”就诊。无明显不适症状。

【超声检查资料】

经阴道超声检查于右侧附件区可见该混合回声包块，大小为 8.3cm × 4.9cm × 4.3cm，边界尚清，内可见团块状强回声和短线样强回声。经腹超声检查于子宫右后方可见混合回声包块，边界欠清。

超声检查图像见图 16-4-5：

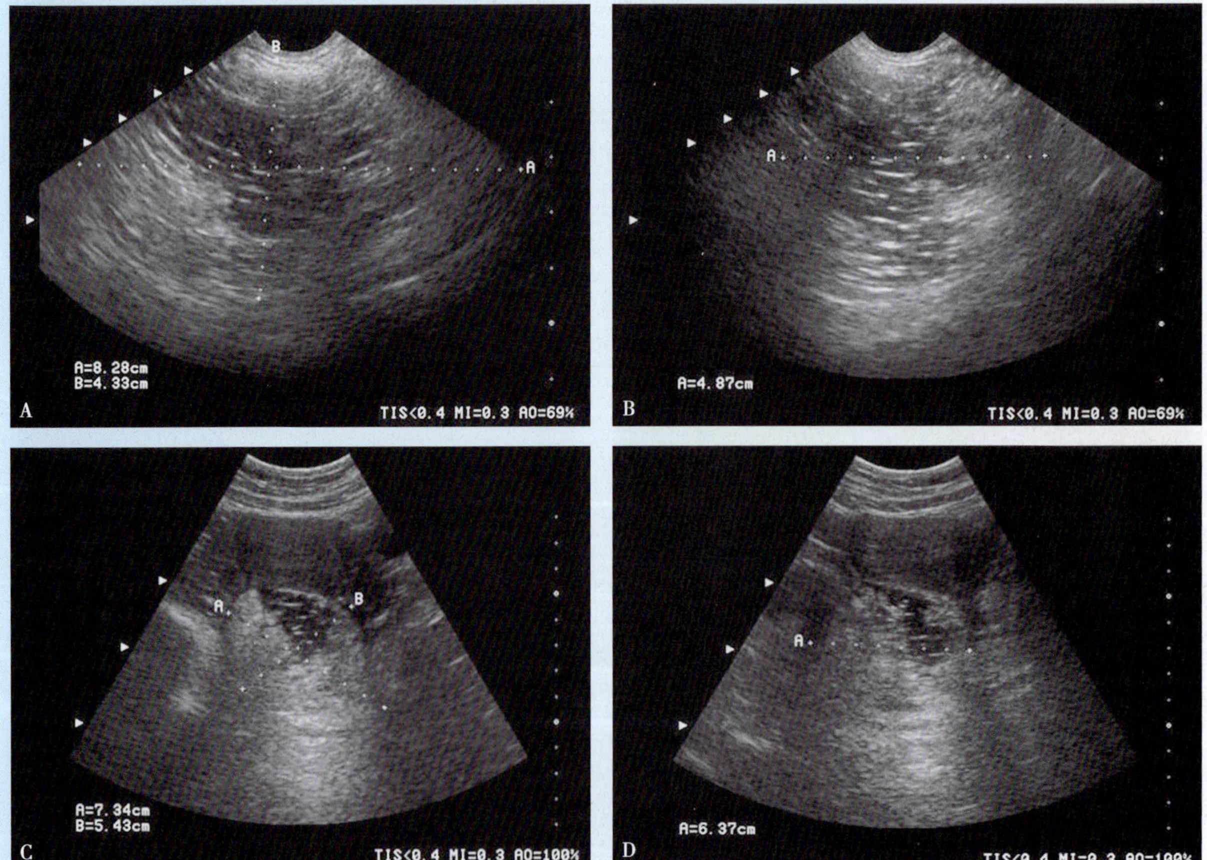

图 16-4-5 超声检查图像

A. 经阴道超声纵切面；B. 经阴道超声横切面；C. 经腹超声纵切面；D. 经腹超声横切面。

【提问与思考】

1. 本例患者声像图最可能的诊断是什么？

2. 需要与哪些疾病进行鉴别诊断？

【诊断思路分析】

本例临床申请检查方式为经腹子宫、双附件超声检查，超声医师最初与患者沟通不到位，经腹超声检查没有诊断出任何附件区包块。患者拿到报告之后提示妇科体检发现一侧附件区包块，遂再次行经腹超声检查，仍然未能发现包块。患者提示超声医师临床触诊该包块约有5cm大小，超声医师决定行经阴道超声检查（确认患者已婚），与患者充分沟通之后经阴道超声发现了该病变。后来重复进行经腹超声检查，经过仔细地寻找也显示了此病变包块。这是一位有两年多的超声工作经验的住院医师遇到的病例。故在此给予几点提示：与患者的沟通是非常重要的，注意临床医师所开申请单的主诉同样重要；有时不要局限于临床医师所申请检查的项目，而应该充分发挥自己的主观能动性，灵活处理不同的临床情况，需要进行经阴道超声时可以根据患者的具体情况加做阴道超声，以明确诊断。

从声像图上看，本例是成熟性畸胎瘤的典型病例，只要能够显示出这些征象，诊断不难。但是，当患者有腹腔胀气较重等情况时，超声并不一定容易显示出诊断所需要的征象。畸胎瘤的强回声特点可以与肠道气体极为相似，导致漏诊，超声医师、特别是低年资医师对此应该特别谨慎和关注。

【确诊结果】

卵巢成熟性畸胎瘤。

病例6

【临床资料】

患者，女，56岁，因“腹胀、消瘦2个月”就诊。

【超声检查资料】

超声检查显示子宫大小、形态未见明显异常；右侧附件区可见混合回声，大小约8cm×6cm×5cm，形态不规则，内可见不规则中高回声及无回声，CDFI：中高回声内可见较丰富条状血流信号。左侧附件区未见明确包块。

经阴道超声检查图像见图16-4-6：

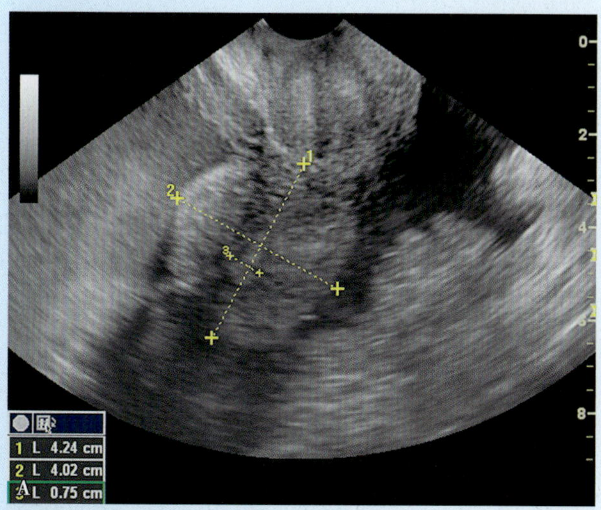

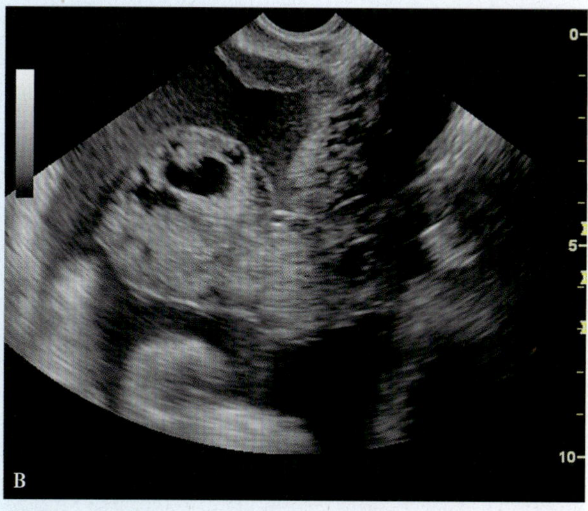

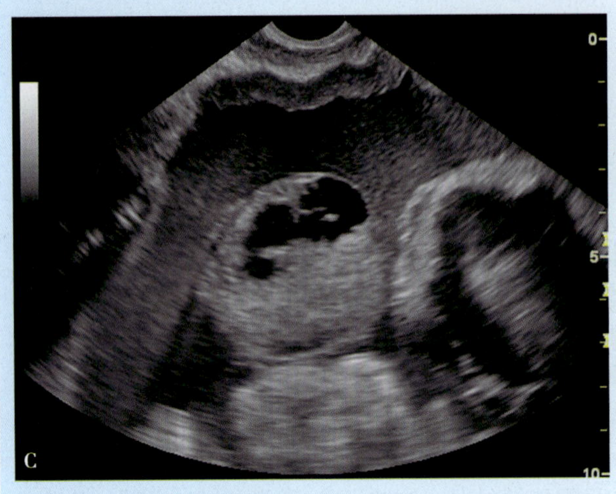

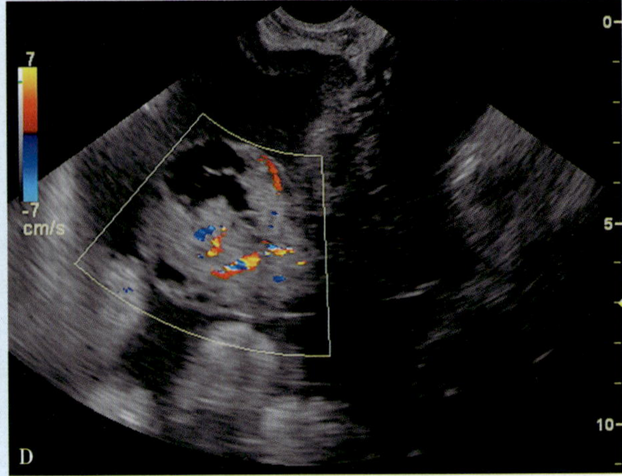

图 16-4-6　经阴道超声检查图像

A. 子宫纵切面；B. 右附件区病变最大纵切面；C. 右附件区病变最大横切面；D. 右附件区病变 CDFI 图像。

【提问与思考】

1. 本例可能的诊断是什么？

2. 需要鉴别诊断的有哪些疾病？

【诊断思路分析】

子宫声像图显像未见明显异常；右附件区可见不规则囊实性占位性病变，且血流丰富，结合腹腔内较大量的腹腔积液且含有细密光点（为蛋白含量较高的表现），应当考虑到卵巢癌的可能性大。对于具体何种病理类型的卵巢癌，超声鉴别较为困难。当然，最常见的是浆液性乳头状囊腺癌，其他还有黏液性囊腺癌、透明细胞癌、子宫内膜样癌等，均可表现为囊实性包块。而卵巢转移瘤以双侧居多，本病为单侧，可以初步排除。如果可疑为卵巢转移癌，则需要进一步检查消化道等部位有无原发肿瘤。

【确诊结果】

卵巢浆液性乳头状囊腺癌。

病例 7

【临床资料】

患者，女，34 岁，因“不孕 2 年”就诊。有慢性盆腔疼痛。

【超声检查资料】

双侧卵巢形态可，双侧附件区可见不规则混合回声包块，略呈腊肠样，内可见不规则管状无回声区，左侧长约 3.5cm，右侧长约 5cm。CDFI：壁上可见少许条状血流信号。

经阴道超声检查图像见图 16-4-7：

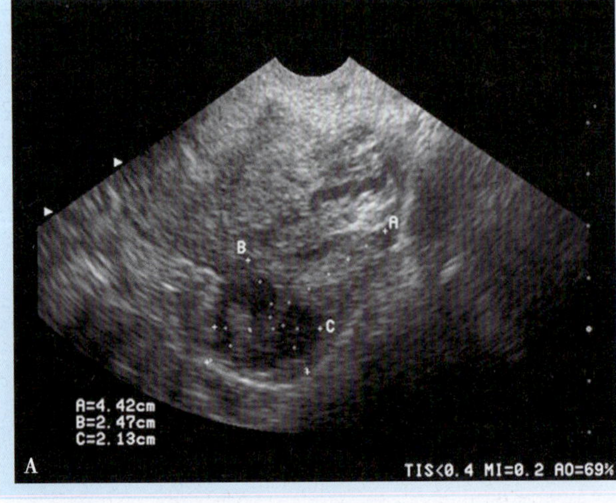

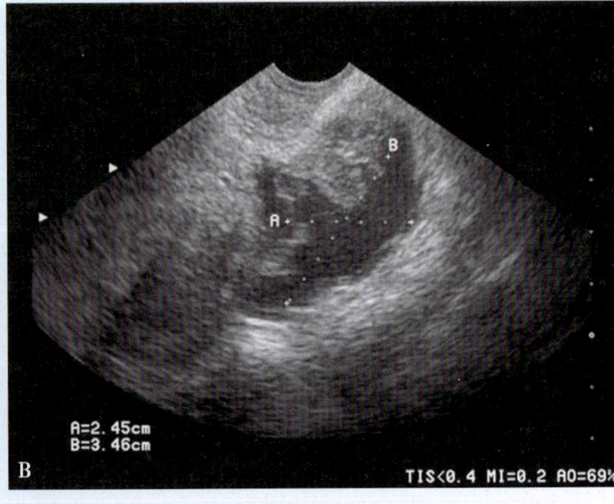

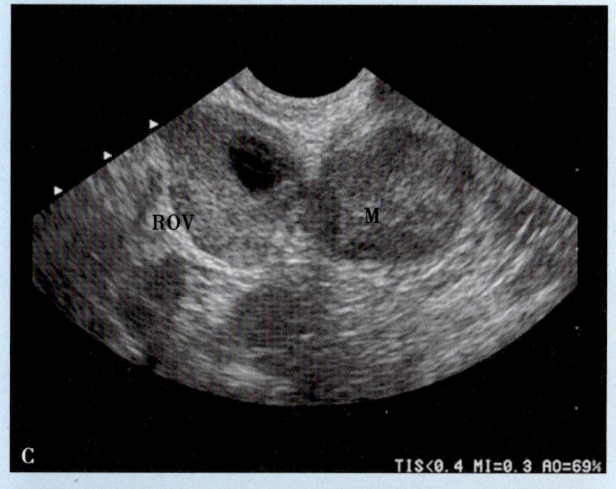

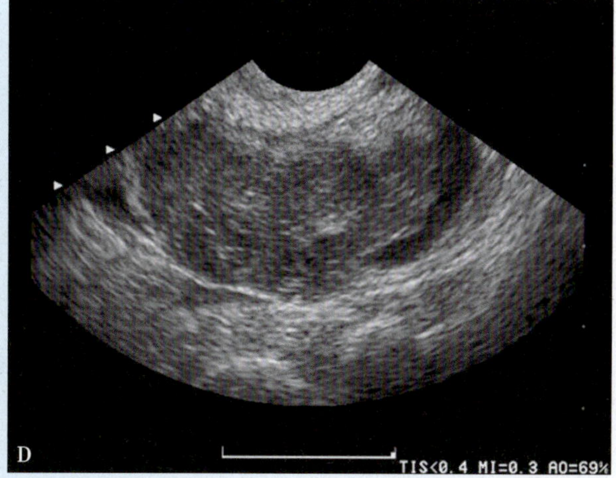

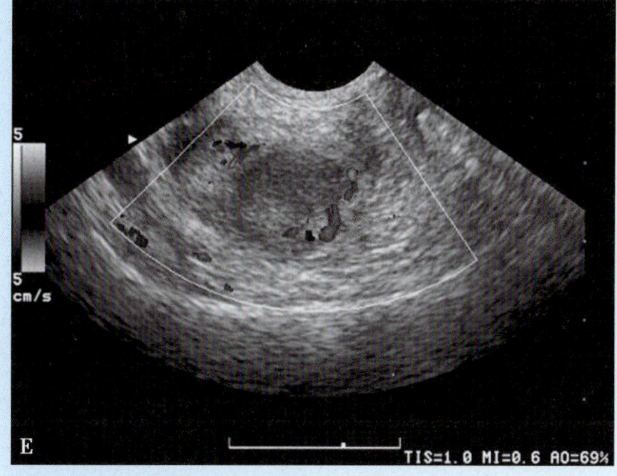

图 16-4-7 经阴道超声检查图像

A. 左卵巢图像；B. 左附件区腊肠样回声；C. 右卵巢(ROV)和右附件区病变(M)；D. 右附件区病变最大长轴切面，可见管腔结构；E. 右附件区病变 CDFI 图像。

【提问与思考】

1. 本例最可能的诊断是什么？

2. 这类疾病主要应与哪些疾病相鉴别？

【诊断思路分析】

双侧卵巢均显示，附件区腊肠样无回声区囊实性包块，内可见管状无回声，首先应考虑附件区炎性包块的可能性大。

输卵管积液、管壁肿胀，形成了特征性的腊肠样管状结构，是输卵管慢性炎症的典型表现。这类疾病患者多有不孕和慢性下腹疼痛，个别患者可因宫外孕就诊。主要的鉴别诊断是卵巢来源的病变，特别是卵巢恶性肿瘤。显示卵巢结构是鉴别诊断的关键之一。当输卵管炎症进一步累及卵巢时，卵巢正常结构消失，附件区呈现较大混合回声包块，鉴别则较困难。临床上患者可出现 CA 12-5 升高现象，使诊断更加困难。需密切结合各项临床及影像资料综合判断。

盆腔包裹性积液也可以因内部有回声光点、形态不规则等被误诊为输卵管炎性病变，需予以鉴别。鉴别要点是包裹性积液张力低、范围较大、患者有盆腔手术史等。部分患者有输卵管炎症和包裹性积液合并存在，声像图表现更加不典型，鉴别较为困难。

【确诊结果】

双侧输卵管慢性炎症。

(戴 晴 刘真真)

第十七章　产　科

第一节　超声检查技术

一、患者准备

经腹超声检查：早孕期（孕 11 周前），患者需充盈膀胱，要求与妇科经腹超声检查一致；孕 11 周后应排空膀胱。

经会阴、阴道超声检查：排空膀胱后进行。

二、体位

经腹超声检查：孕妇一般取仰卧位，充分暴露下腹部，孕中、晚期为了更好显示胎儿解剖结构，可根据胎儿体位调整孕妇体位，如左侧卧位、右侧卧位。为了更好地显示宫颈与宫颈内口，可垫高孕妇臀部。

经会阴、阴道超声检查：孕妇取截石位。

三、仪器

实时超声显像仪，常用二维凸阵探头，在探测深度内尽可能使用高频率探头。常用腹部探头频率 3.0～6.0MHz，阴道探头频率 7.0～10.0MHz。

四、检查方法

目前，产科超声检查分为早孕期超声检查［包括早孕期普通超声检查、11～13^{+6} 周胎儿颈后透明层厚度（NT）超声检查］、中晚孕期超声检查（包括Ⅰ级、Ⅱ级、Ⅲ级、Ⅳ级产科超声检查）、有限产科超声检查，各孕期、各级别的产科超声检查的内容、侧重点不同。

（一）早孕期超声检查

1. 早孕期普通超声检查　一般情况下，经腹超声检查可达到检查目的，但经阴道超声检查无需充盈膀胱，且能更清楚显示子宫及双附件情况（探头频率较高、探头更接近受检器官），因此，当患者不能憋尿或经腹超声检查不明确且无活动性阴道出血、无阴道炎时可行经阴道超声检查。

（1）适应证：证实宫内妊娠、临床可疑宫外孕、明确孕周、诊断多胎妊娠、了解胚胎或胎儿情况（存活或死亡）、明确早孕期出血原因、明确早孕期下腹痛原因、评估母体盆腔包块、子宫畸形、临床怀疑葡萄胎、辅助绒毛活检。

（2）检查内容

1）妊娠囊：要求观察妊娠囊的位置、数目、大小、形态。

注意：①应全面扫查子宫及双附件区，了解妊娠囊的位置及数目，最大限度地减少多胎妊娠、宫角妊娠及异位妊娠的漏诊。②在妊娠囊的最大纵切面和横切面上测量妊娠囊的最大内径（不包括强回声环）。最大前后径、左右径、上下径之和除以 3 即为妊娠囊平均内径。③5～7 孕周时妊娠囊平均内径生长速度约每天 1mm。④如果是多胎妊娠，需明确绒毛膜性。⑤经腹超声检查妊娠囊平均内径≤25mm 或经阴道超声检查妊娠囊平均内径≤20mm，囊内未见卵黄囊及胚胎回声，需 1～2 周后再次超声复查。⑥经腹超声检查妊娠囊平均内径>25mm 或经阴道超声检查妊娠囊平均内径>20mm，囊内未见卵黄囊及胚胎回声，应考虑胚胎停育；⑦宫内妊娠囊需与宫腔积液鉴别。宫腔积液无明显双环征，周边强回声为分离的子宫内膜，有宫腔积液且宫内无妊娠囊时需警惕宫外孕的发生，应详细检查双侧附件情况。⑧hCG 阳性，宫内未见妊娠囊回声，可以有三种情况：孕周太小、宫外孕或流产，应详细检查宫外情况，对高度怀疑宫外孕者建议阴道超声检查。

2）卵黄囊：要求观察卵黄囊的大小与形态。

注意：①卵黄囊是妊娠囊内第一个能观察到的结构，它的出现是确定妊娠的有力证据。②经阴道超声检查，停经 35～37d 常能显示卵黄囊；经腹超声检查，停经 42～45d 常能显示卵黄囊。③卵黄囊直径正常值范围为 3～8mm，平均为 5mm。④卵黄囊直径>10mm 时，预后不良；卵黄囊不显示、小于 3mm、变形、内部出现强回声等改变时，预后不良。

3）测量头臀长，观察胎心搏动

注意：①对妊娠囊进行全面扫查，包括系列横切面及纵切面，观察胚胎 / 胎儿数目；头臀长应在胚胎最大长轴切面测量或在胎儿正中矢状切面测量，此时胎儿为自然伸展姿势，无过伸或过屈。②5～7 孕周胚胎头臀长生长速度约每天 1mm。③经阴道超声检查胚胎长度≤5mm 或经腹超声检查胚胎长度≤9mm 而未能观察到胎心搏动时，7～10d 后复查。④经阴道超声检查胚胎长度>5mm 或经腹超声检查胚胎长度>9mm 而未能观察到胎心搏动时，应考虑为胚胎停育。⑤孕 6 周前，胎心搏动<100 次 /min，其后胎心搏动逐渐加快，至孕 9 周时，可达 180 次 /min，随后逐渐减缓，至孕 14 周时胎心搏动约 140 次 /min。⑥超声判断胚胎停育的标准如图 17-1-1 所示。

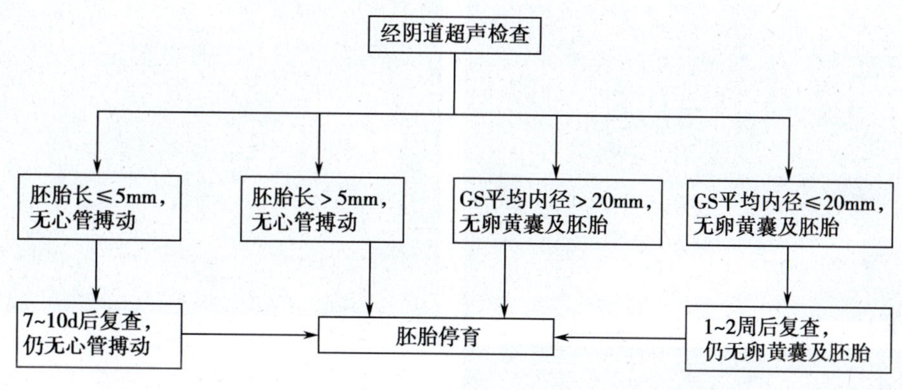

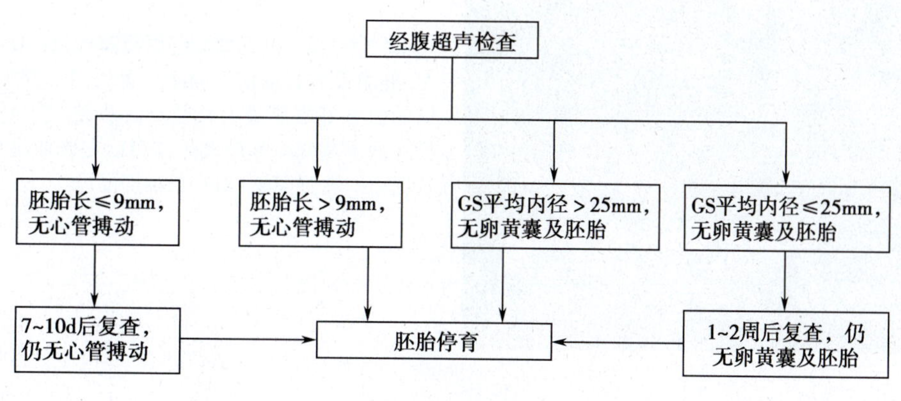

GS—妊娠囊

图 17-1-1 超声判断胚胎停育的标准

4）子宫及双附件：要求观察子宫形态、肌层回声、宫腔有无积液；双附件有无包块，如有包块需测量包块的大小并观察包块形态、边界、囊实性、血供，与卵巢、子宫的关系等，并评估包块的性质。

（3）存留的图像，建议至少存留以下 5 幅超声图（图 17-1-2）。

妊娠囊最大纵切面测量妊娠囊最大长径及前后径，妊娠囊最大横切面测量妊娠囊最大横径，胚胎最大长轴切面 / 胎儿正中矢状切面测量头臀长，左侧卵巢，右侧卵巢。

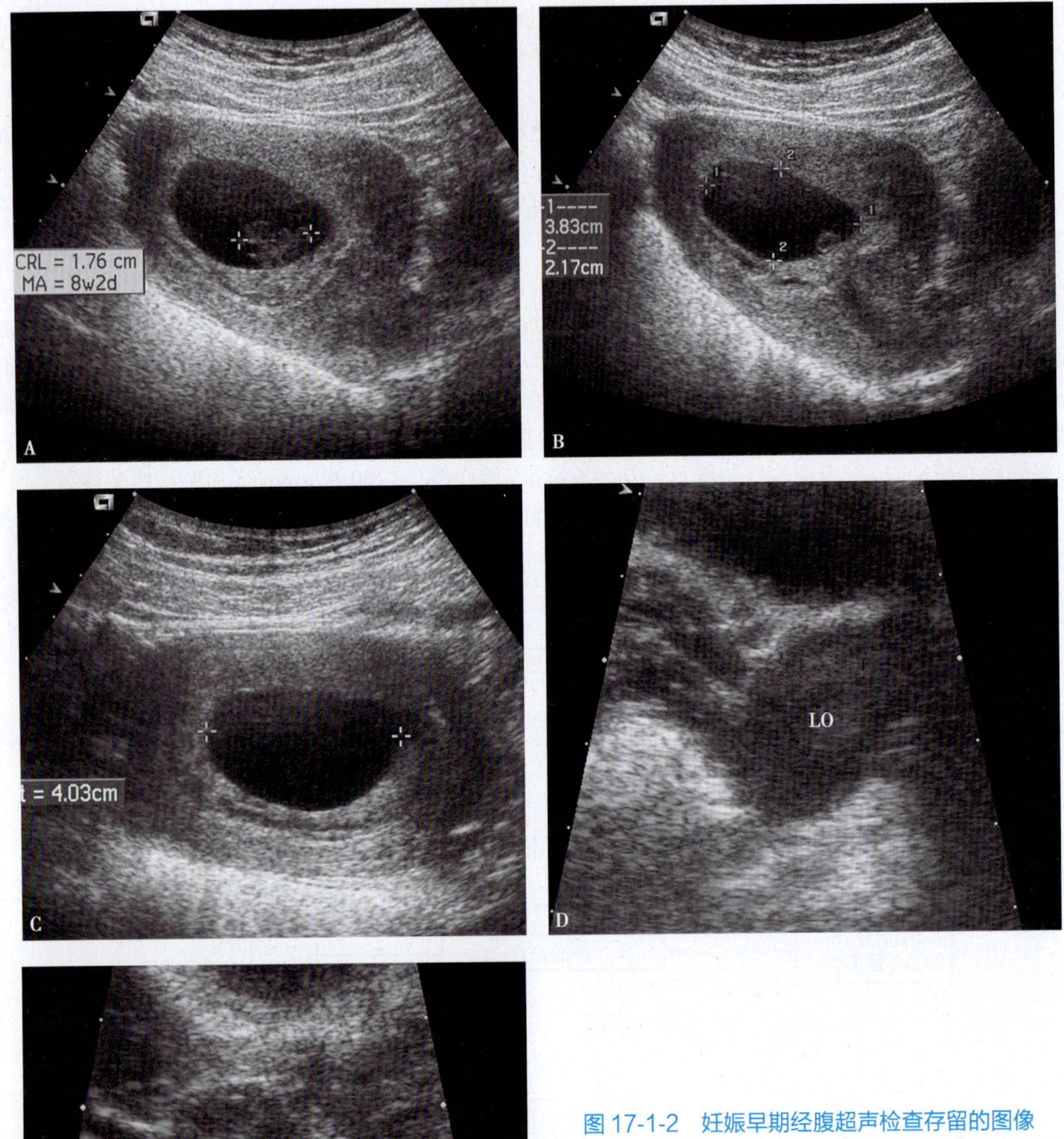

图 17-1-2　妊娠早期经腹超声检查存留的图像

A. 胚胎最大长轴切面测量头臀长；B. 妊娠囊最大纵切面测量妊娠囊最大长径及前后径；C. 妊娠囊最大横切面测量妊娠囊最大横径；D. 左侧卵巢（LO）长轴切面；E. 右侧卵巢（RO）长轴切面。

2. 11～13^{+6}周 NT 超声检查

（1）适应证：适合所有孕妇，尤其是有以下适应证的孕妇：孕妇年龄<18 岁或≥35 岁，夫妇一方是染色体平衡易位携带者，孕妇染色体异常，孕妇患有如贫血、糖尿病、高血压、严重营养障碍等疾病，孕妇吸烟、酗酒，孕早期有 X 线照射史或病毒感染史、有异常胎儿妊娠史、有遗传病家族史、试管婴儿等。

（2）检查内容

1）检查胎儿数目，明确绒毛膜性、羊膜性。

2）测量胎心搏动。

3）测量胎儿头臀长度。

注：①应在胎儿正中矢状切面上测量，胎儿处于自然姿势，无过度后仰及前屈；②尽可能放大图像，使胎儿占据屏幕的2/3或3/4；③头顶部及臀部皮肤轮廓线要清楚显示。

4）测量胎儿颈项透明层。

注意：①建议在头臀长为45～84mm时测量，相当于11～13^{+6}孕周；②标准测量切面为胎儿正中矢状切面，此切面亦是测量头臀长的标准切面；③应尽可能放大图像至只显示胎儿头颈部及上胸部，使测量游标的轻微移动只能改变测量结果0.1mm；④标准NT测量平面的特征：胎儿面部轮廓清楚显示，鼻骨表面皮肤线、鼻骨、鼻尖三者形成三条短强回声线，下颌骨仅显示为圆点状强回声，胎儿颅脑清楚显示丘脑、中脑、脑干、第四脑室及颅后窝池，颈背部皮下清楚显示长条形带状无回声即为颈项透明层；⑤应清楚显示并确认胎儿背部皮肤及NT前后平行的两条高回声带，测量时应在NT最宽处测量，且垂直于皮肤强回声带，测量游标的内缘应置于无回声的NT外缘测量；⑥应测量多次，并记录测量所得的最大数值；⑦有颈部脑脊膜膨出时，注意辨认，避免误测；⑧有脐带绕颈时，需测量脐带绕颈处上下NT厚度，并取其平均值；⑨NT随孕周的增大而增厚，但一般不超过3.0mm，NT增厚，胎儿染色体异常风险增大；⑩应明确区分皮肤和羊膜，避免将羊膜误认为皮肤而误测NT。

5）脉冲多普勒检测静脉导管血流频谱。

注意：①在正中矢状切面上放大图像至只显示胎儿下胸和上腹部；②调整声束与静脉导管血流之间的夹角，尽可能使该夹角为0°，最大应小于30°；③脉冲多普勒取样容积应根据静脉导管血流信号进行调整，尽可能不超越静脉导管大小，一般为1～2mm。

6）胎儿附属物：①胎盘。观察胎盘位置、测量胎盘厚度。②羊水量。测量羊水池最大深度。

7）孕妇子宫：主要观察宫颈内口，如孕妇提供子宫肌瘤病史需评估肌瘤位置及大小。

（3）存留的图像，建议至少存留以下2幅超声图（图17-1-3）。

胎儿正中矢状切面图测量头臀长、胎儿头颈及上胸部正中矢状切面测量NT。

（二）中晚孕期产科超声检查

1. Ⅲ级产科超声检查

（1）适应证：适合所有孕妇，尤其适合有以下适应证的孕妇，如产前超声检查Ⅰ级或Ⅱ级发现或疑诊胎儿畸形，有胎儿畸形高危因素者。

（2）检查内容

1）胎儿数目。

注意：多胎妊娠，需明确羊膜囊数。

2）胎方位。

注意：①孕28周后需报告胎方位；②多胎妊娠除了报告各胎的胎方位外，还需注明各胎儿间的位置关系，如宫腔左侧、宫腔右侧、宫腔上段、宫腔下段。

3）胎心搏动。

注意：①正常胎心率120～160次/min；②胎儿心律不齐或心率持续>160次/min或持续<120次/min应建议进行胎儿超声心动图检查。

4）生物学测量

①双顶径。

注意：a. 双顶径的测量应在标准丘脑水平横切面上测量。标准丘脑水平横切面要求颅骨呈椭圆形强回声环，两侧大脑半球对称，脑中线居中，清楚显示透明隔腔、两侧对称丘脑及丘脑之间裂隙样第三脑室。测量双顶径时测量游标置于近侧颅骨外缘至远侧颅骨内缘，并垂直于脑中线。b. 如果胎头过扁或过圆，利用双顶径估测孕周误差较大，应加测头围。头围与双顶径均在丘脑水平横切面上测量，测量头围时测量游标置于颅骨强回声环外缘。

②小脑横径。

注意：小脑横径的测量应在小脑水平横切面上测量。标准的小脑水平横切面要求同时清晰显示左右对称的小脑半球以及前方的透明隔腔。

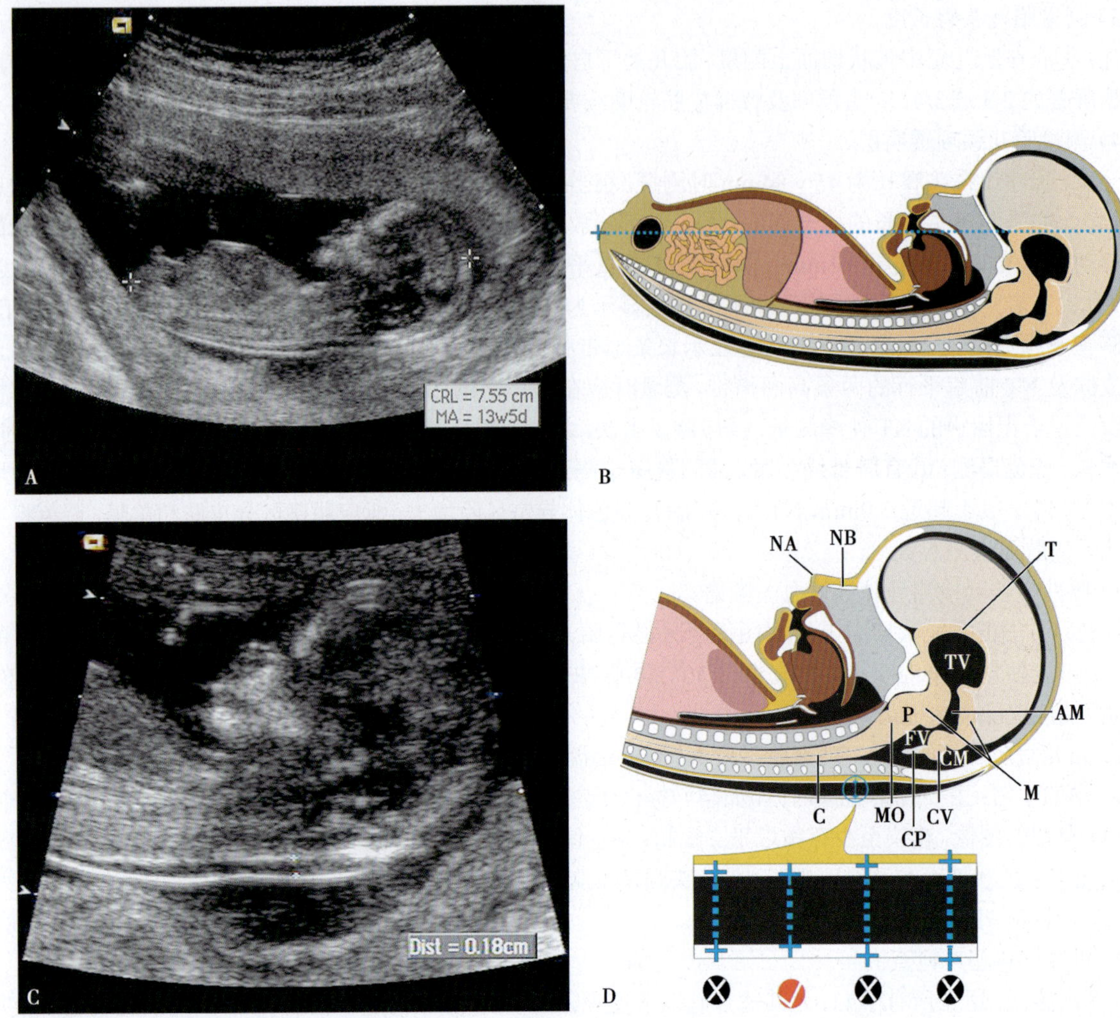

NB—鼻骨；NA—鼻尖；AM—中脑导水管；M—中脑；MO—延髓；TV—第三脑室；P—脑桥；C—脊髓；T—丘脑；CP—脉络丛；FV—第四脑室；CV—小脑蚓部；CM—后颅窝池。

图 17-1-3 11～13^{+6} 周胎儿颈后透明层厚度（NT）超声检查

A. 胎儿正中矢状切面图测量头臀长；C. 胎儿头颈及上胸部正中矢状切面测量 NT。图 B、D. 分别为图 A、C 的模式图。

③肱骨 / 股骨长度。

注意：a. 标准肱骨 / 股骨测量切面：显示肱骨 / 股骨长轴切面，声束垂直于肱骨 / 股骨长轴，肱骨 / 股骨两端可清楚显示，测量游标置于肱骨 / 股骨两端中点，不包括肱骨 / 股骨骺；b. 孕 14 周后，利用股骨长估测孕周较为可靠。

④腹围。

注意：a. 腹围应在标准上腹部横切面上测量。标准上腹部横切面：近圆形，肝脏、胃泡可见，脐静脉与门静脉左支相连，不显示双肾，脊柱横断面显示三个圆形或短棒状强回声，测量游标置于皮肤外缘。b. 当存在大的脐膨出、腹裂、大量腹水时，利用腹围估测孕周误差较大，应放弃用腹围估测孕周。

⑤超声评估孕周及体重。

注意：a. 超声评估孕周及体重是通过超声测量双顶径、腹围、股骨长等计算出来的，均有误差。超声估测体重误差范围一般在 ±15%；超声估测孕周在孕 26 周前误差较小，而 26 周后误差较大，有 2～3 周的误差。b. 超声评估孕周及体重时，存在测量误差及切面误差，即使同一检查者在一次检查过程中多次测量或一次检查中不同检查者进行测量，测量结果不会完全一致。c. 评估胎儿生长速度的超声复查时间常安排在 2～4 周后进行。

5）胎儿解剖结构检查

a. 胎头：要求观察颅骨、大脑、大脑镰、透明隔腔、丘脑、第三脑室、侧脑室、小脑半球、小脑蚓部、颅后窝池。以下三个切面对这些内容的显示与观察很重要：丘脑水平横切面、侧脑室水平横切面、小脑水平横切面。

b. 胎儿颜面部：要求观察胎儿双眼眶、双眼球、鼻、唇。以下三个切面对这些内容的显示与观察很重要：双眼球水平横切面、鼻唇冠状切面、颜面部正中矢状切面。

c. 胎儿颈部：要求观察胎儿颈部包块、皮肤水肿、水囊瘤。

d. 胎儿胸部：要求观察胎儿双肺、心胸比值。以下切面对这些结构的显示与观察很重要：胸部横切面（四腔心切面）。

e. 胎儿心脏：要求观察胎儿心轴、心尖指向、心房、心室、房间隔、室间隔、房室瓣、主动脉、肺动脉。以下切面对这些内容的显示与观察很重要：四腔心切面、左心室流出道切面、右心室流出道切面、三血管切面、三血管气管切面。

f. 胎儿膈肌：要求观察膈肌的连续性、腹腔脏器（胃泡、肝脏等）及心脏与膈肌的位置关系。以下切面对这些结构的显示与观察很重要：膈肌冠状切面（或分别显示左侧及右侧膈肌矢状切面）。

g. 胎儿腹部：要求观察肝、胃、双肾、膀胱、肠道、脐带腹壁入口。以下切面对这些内容的显示与观察很重要：上腹部横切面、双肾横切面（或分别显示左肾及右肾矢状切面或双肾冠状切面）、脐动脉水平膀胱横切面、脐带腹壁入口腹部横切面。

h. 胎儿脊柱：要求观察颈段、胸段、腰段及骶尾段脊柱。以下切面对这些内容的显示与观察很重要：常规显示脊柱矢状切面，怀疑脊柱异常时可加做脊柱冠状切面及横切面。

i. 胎儿四肢：要求观察双侧上臂及肱骨、双侧前臂及尺骨、桡骨，双侧大腿及股骨、双侧小腿及胫骨、腓骨，双手及双足。以下切面对这些内容的显示与观察很重要：左、右肱骨长轴切面；左、右尺、桡骨冠状切面；左、右尺、桡骨短轴切面；左、右股骨长轴切面；左、右胫、腓骨冠状切面；左、右胫、腓骨短轴切面；双手冠状切面、双足足底平面。

6）胎盘：要求观察胎盘位置、成熟度、胎盘下缘与宫颈内口的关系、脐带胎盘入口、测量胎盘厚度，胎盘厚度应测量胎盘母体面及胎儿面之间的最大垂直距离。以下切面对这些内容的显示与观察很重要：①脐带胎盘入口切面；②胎盘厚度测量切面；③宫颈内口矢状切面。

注意：①孕 28 周前一般不诊断前置胎盘；②脐带胎盘入口难以显示或不显示时，应在报告上注明；胎盘早剥主要为临床诊断，其产前超声检出率低，据报道为 2%～50%。

7）脐带：要求观察脐带血管数目、脐带胎盘入口及胎儿腹壁入口。以下切面对这些内容的显示与观察很重要：①脐动脉水平膀胱横切面；②脐带胎盘入口切面；③脐带腹壁入口切面。

8）羊水量：用羊水池最大深度或羊水指数评估羊水量。

注意：①测量羊水池最大深度时，超声探头应垂直于水平面。测量区域不能有脐带和肢体。②羊水指数的测量是以母体肚脐为中心（胎儿位于母体一侧时以胎儿为中心）将腹部分为 4 个象限，依次测量 4 个象限内羊水池最大深度后求和即为羊水指数。

9）母体子宫及双附件：要求观察子宫壁、宫颈管、宫颈内口、双侧附件。

注：①当经腹超声检查宫颈矢状切面显示欠清时，需进一步经会阴超声检查或经阴道超声检查，经阴道超声检查对宫颈内口的观察最好，但以下情况禁用：宫颈功能不全、阴道活动性出血、阴道炎。②注意扫查子宫壁，尽可能发现较大的子宫肌瘤，观察双附件区。③目前尚无足够证据支持在低危人群中广泛应用多普勒观测子宫动脉血流情况，由于没有临床处理办法，妊娠中晚期测量高危妊娠人群子宫动脉多普勒意义不大。

（3）需存留图像，建议至少存留以下 36～40 幅超声图（图 17-1-4）。

丘脑水平横切面、侧脑室水平横切面、小脑水平横切面、鼻唇冠状切面、双眼球水平横切面、颜面部正中矢状切面、四腔心切面、左心室流出道切面、右心室流出道切面、三血管切面、三血管气管切面、测量胎心率图（多普勒或 M 型）、膈肌冠状切面或膈肌矢状切面、上腹部横切面、脐带腹壁入口腹部横切面、脐动脉水平膀胱横切面、双肾横切面或双肾矢状切面或双肾冠状切面、脊柱矢状切面（必要时加做脊柱横切面、脊柱冠状切面）、肩胛骨水平横切面、左侧及右侧肱骨长轴切面、左侧及右侧尺桡骨长轴切面、左侧及右侧尺桡骨短轴切面、髂骨水平横切面、左侧及右侧股骨长轴切面、左侧及右侧胫腓骨长轴切面、左侧及右侧胫腓骨短轴切面、双手 / 足矢状 / 冠状切面、孕妇宫颈内口矢状切面、脐带胎盘入口切面，胎盘厚度切面，脐动脉血流频谱图，最大羊水池切面测量最大羊水池深度。

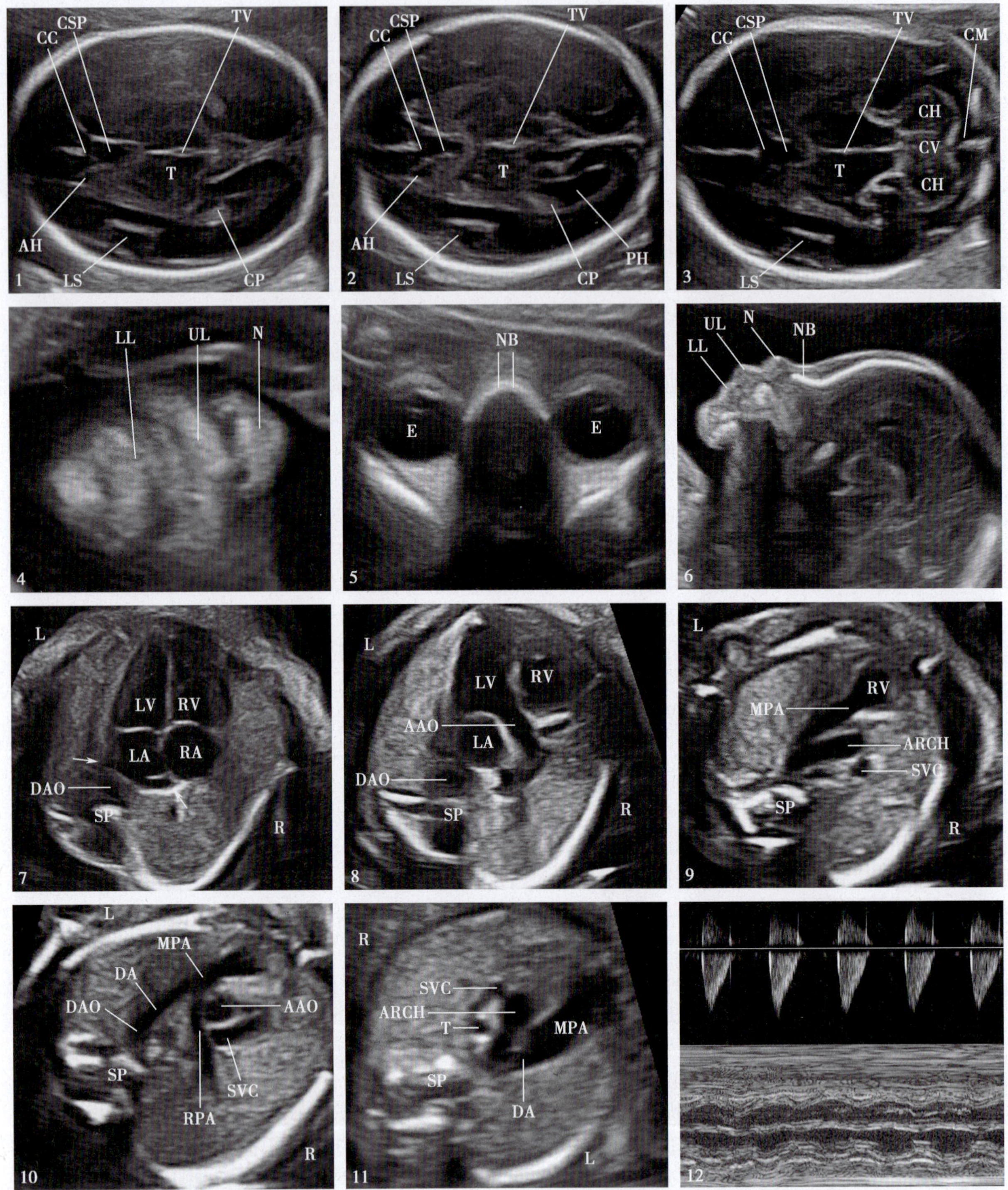

CC—胼胝体；CSP—透明隔腔；TV—第三脑室；T—丘脑；AH—侧脑室前角；LS—外侧裂；CP 一脉络丛；CH—小脑半球；CV—小脑蚓部；CM—颅后窝池；LL—下唇；UL 一上唇；N—鼻子；NB—鼻骨；E—眼球；LV 一左心室；LA 一左心房；RV 一右心室；RA—右心房；L—左侧；R—右侧；DAO—降主动脉；SP—脊椎；AAO—升主动脉；MPA—主肺动脉；ARCH—主动脉弓；SVC—上腔静脉；SVC—上腔静脉；RPA—右肺动脉；T—气管。

图 17-1-4　Ⅲ级产科超声检查建议存留的超声图与模式图（A1）

1. 丘脑水平横切面；2. 侧脑室水平横切面；3. 小脑水平横切面；4. 鼻唇冠状切面；5. 双眼球水平横切面；6. 颜面部正中矢状切面；7. 四腔心切面；8. 左心室流出道切面；9. 右心室流出道切面；10. 三血管切面；11. 三血管气管切面；12. 测量胎心率图（多普勒或 M 型）。

B1 图为 A1 图的模式图。

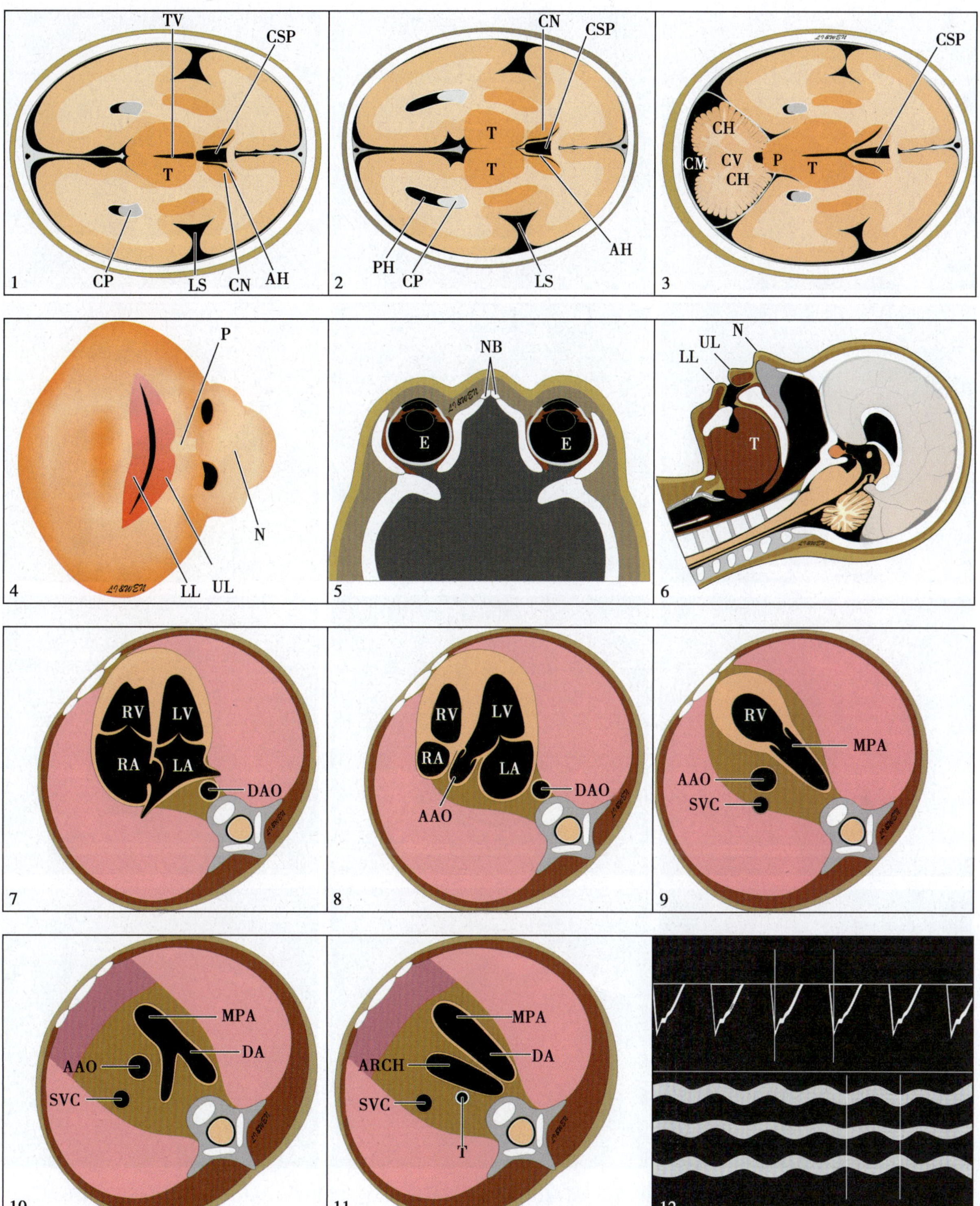

图 17-1-4　Ⅲ级产科超声检查建议存留的超声图与模式图（B1）

1. 丘脑水平横切面；2. 侧脑室水平横切面；3. 小脑水平横切面；4. 鼻唇冠状切面；5. 双眼球水平横切面；6. 颜面部正中矢状切面；7. 四腔心切面；8. 左心室流出道切面；9. 右心室流出道切面；10. 三血管切面；11. 三血管气管切面；12. 测量胎心率图（多普勒或 M 型）。

B1 图为 A1 图的模式图。

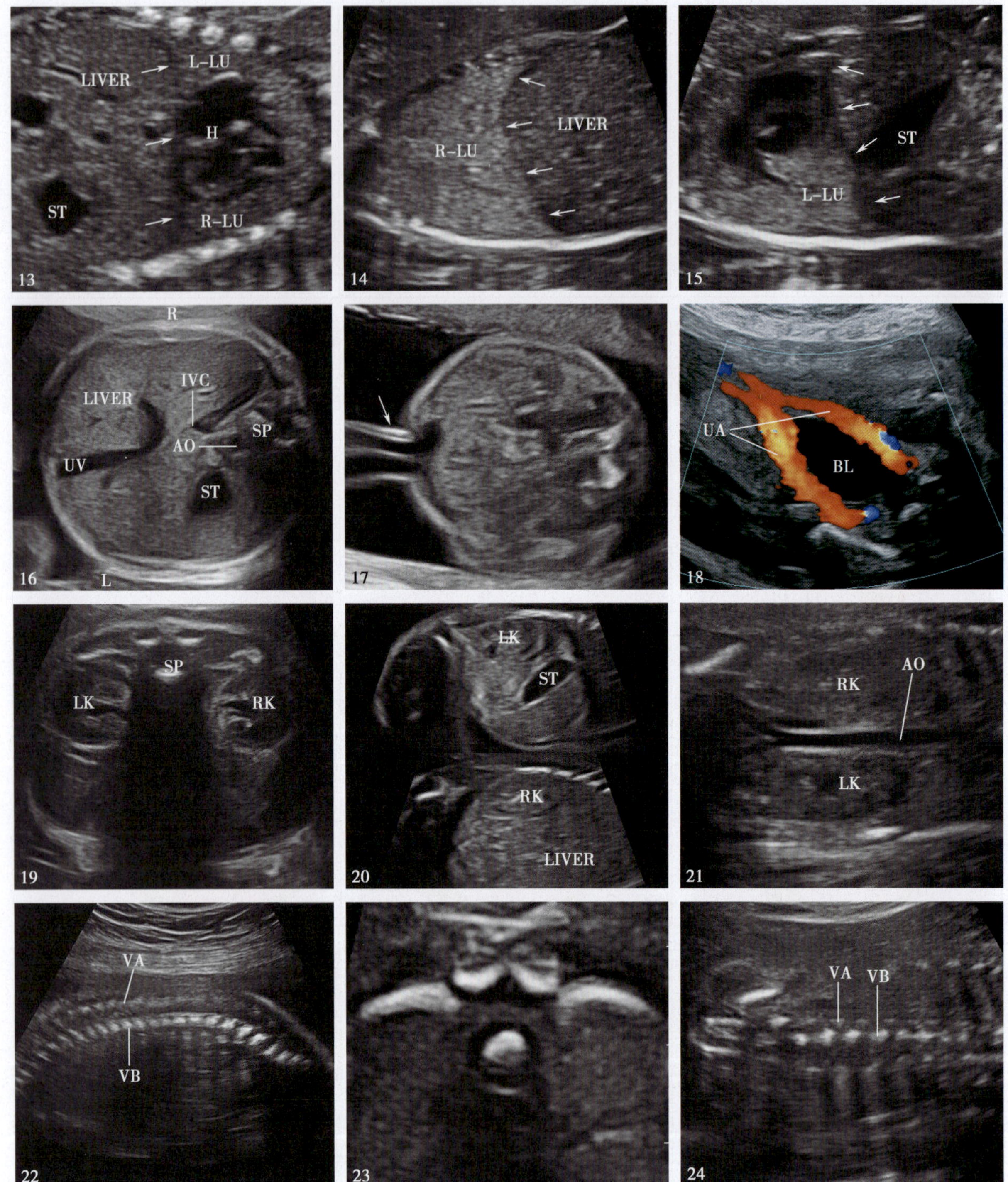

LIVER—肝脏；L-LU—左肺；R-LU—右肺；ST—胃泡；IVC—下腔静脉；UV—脐静脉；AO—腹主动脉；SP—脊椎；UA—脐动脉；BL—尿道；LK—左肾；RK—右肾；VA—椎弓；VB—椎体。

图 17-1-4 Ⅲ级产科超声检查建议存留的超声图与模式图(A2)

13. 膈肌冠状切面；14. 右侧膈肌矢状切面；15. 左侧膈肌矢状切面；16. 上腹部横切面；17. 脐带腹壁入口(箭头)腹部横切面；18. 脐动脉水平膀胱横切面；19. 双肾横切面；20. 双肾矢状切面；21. 双肾冠状切面；22. 脊柱矢状切面；23. 脊柱横切面；24. 脊柱冠状切面。

B2 图为 A2 图的模式图。

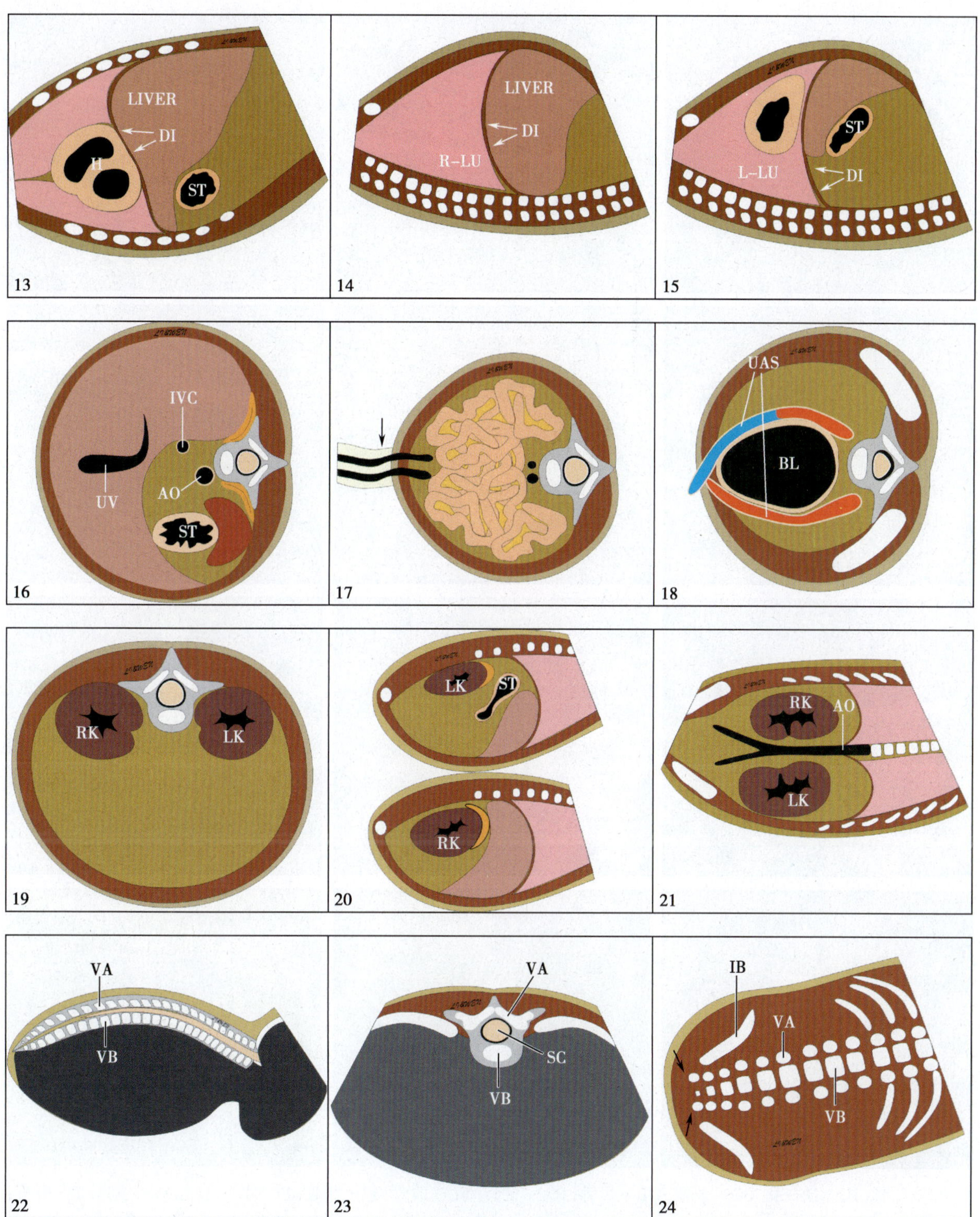

图 17-1-4　Ⅲ级产科超声检查建议存留的超声图与模式图(B2)

13. 膈肌冠状切面；14. 右侧膈肌矢状切面；15. 左侧膈肌矢状切面；16. 上腹部横切面；17. 脐带腹壁入口腹部横切面；18. 脐动脉水平膀胱横切面；19. 双肾横切面；20. 双肾矢状切面；21. 双肾冠状切面；22. 脊柱矢状切面；23. 脊柱横切面；24. 脊柱冠状切面。

B2 图为 A2 图的模式图。

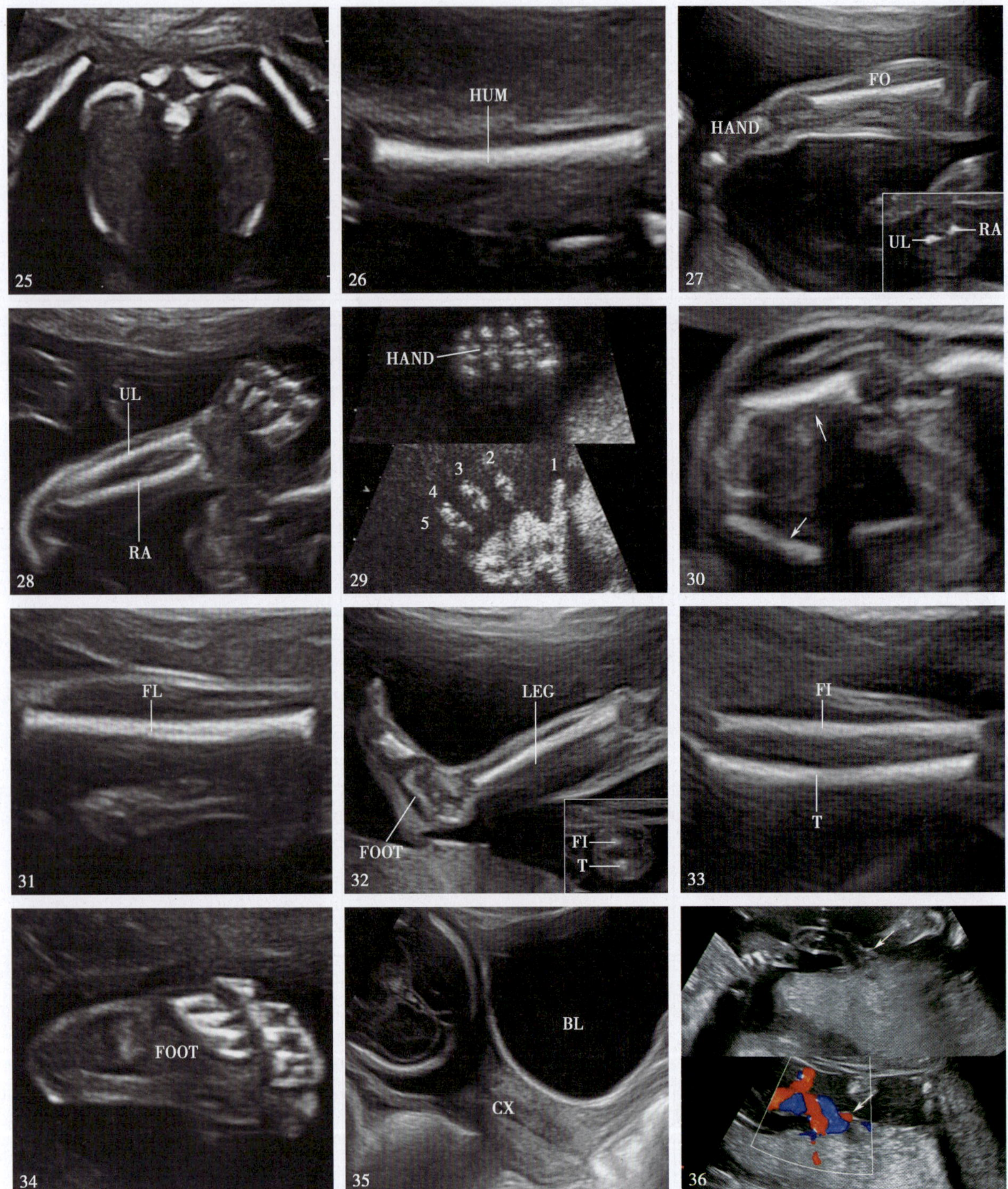

HUM—肱骨；HAND—手；FO—前臂；UL—尺骨；RA—桡骨；FL—股骨；FI—腓骨；FOOT—足；LEG—小腿；T—胫骨；BL—膀胱；CX—宫颈。

图 17-1-4 Ⅲ级产科超声检查建议存留的超声图与模式图（A3）

25. 肩胛骨水平横切面；26. 肱骨长轴切面；27. 前臂矢状切面和横切面；28. 前臂冠状切面；29. 手冠状切面和横切面；30. 髂骨（箭头）水平横切面；31. 股骨长轴切面；32. 小腿矢状切面和横切面；33. 小腿冠状切面；34. 足底横切面；35. 孕妇宫颈内口矢状切面；36. 脐带胎盘入口切面。

B3 图为 A3 图的模式图。

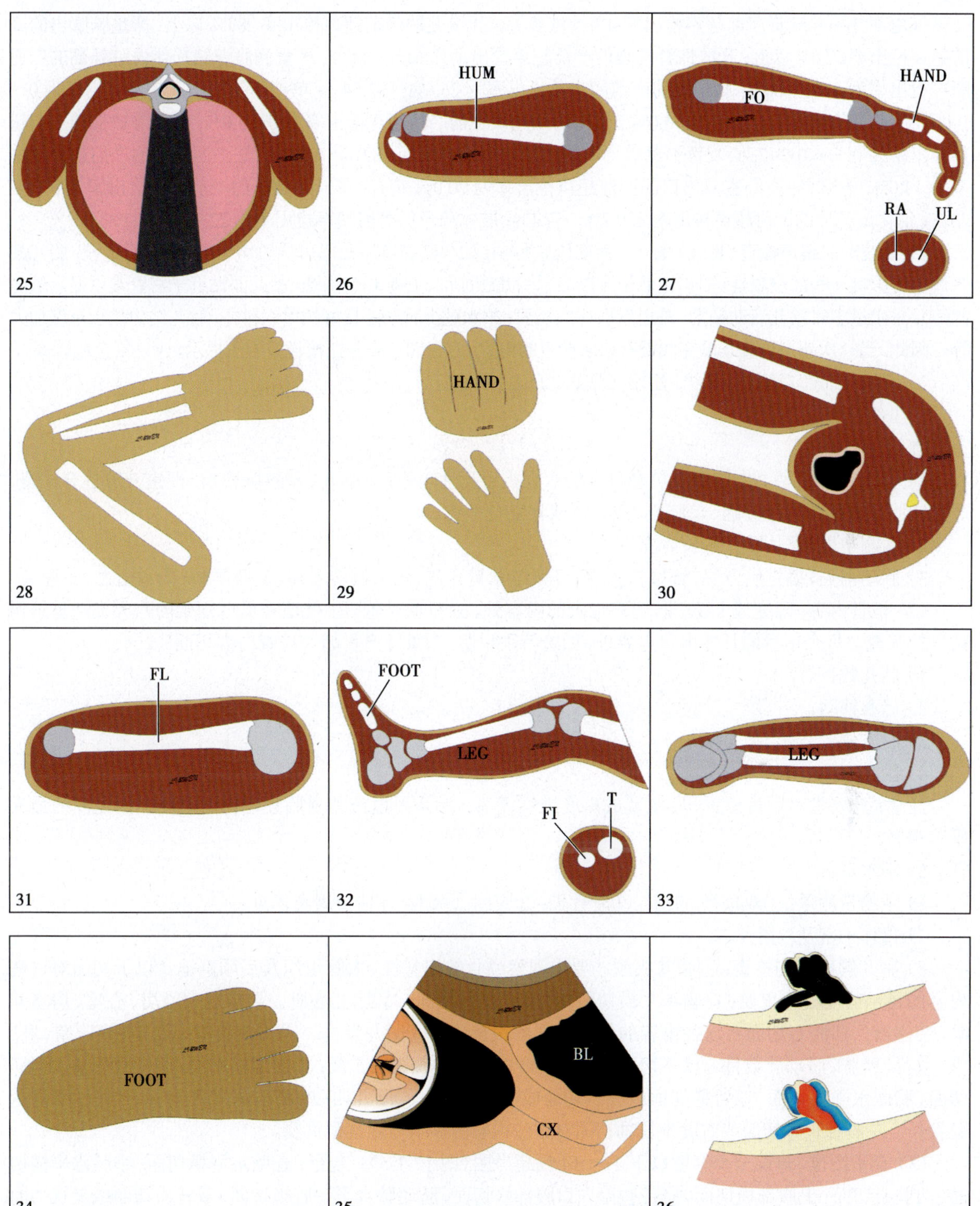

图 17-1-4　Ⅲ级产科超声检查建议存留的超声图与模式图（B3）

25. 肩胛骨水平横切面；26. 肱骨长轴切面；27. 前臂矢状切面和横切面；28. 前臂冠状切面；29. 手冠状切面和横切面；30. 髂骨水平横切面；31. 股骨长轴切面；32. 小腿矢状切面和横切面；33. 小腿冠状切面；34. 足底横切面；35. 孕妇宫颈内口矢状切面；36. 脐带胎盘入口切面。

B3 图为 A3 图的模式图。

（4）注意事项

1）虽然系统产前超声检查（Ⅲ级）对胎儿解剖结构进行系统筛查，胎儿主要解剖结构通过上述各切面得以观察与显示，但期望所有胎儿畸形都能通过系统产前超声检查检出是不现实也是不可能的。目前国内外文献报道部分胎儿畸形产前超声检出率如下，供参考。无脑儿的产前超声检出率：87% 以上；严重脑膨出的产前超声检出率：77% 以上；开放性脊柱裂的产前超声检出率为 61%～95%；严重胸腹壁缺损伴内脏外翻的产前超声检出率为 60%～86%；唇腭裂的产前超声总检出率为 26.6%～92.54%；单纯腭裂的产前超声检出率为 0～1.4%；膈疝的产前超声检出率为 60.0% 左右；房间隔缺损的产前超声检出率为 0～5.0%；室间隔缺损的产前超声检出率为 0～66.0%；左心发育不良综合征的产前超声检出率为 28.0%～95.0%；法洛四联症的产前超声检出率为 14.0%～65.0%；右心室双出口的产前超声检出率为 70.0% 左右；单一动脉干的产前超声检出率为 67.0% 左右；消化道畸形的产前超声检出率为 9.2%～57.1%；肢体畸形的产前超声检出率为 22.9%～87.2%。

2）系统产前超声检查（Ⅲ级）受一些潜在因素影响，如孕妇腹壁脂肪厚可导致声衰减，图像质量差；胎儿某些体位可影响一些部位观察（如正枕前位难以显示胎儿颜面部、心脏观察困难，胎儿面贴近子宫壁难以显示颜面部等）；羊水过多时胎儿活动频繁，难以获取标准切面；羊水过少时缺乏良好的羊水衬托，胎儿结构显示难度加大等。因此，当一次超声检查难以完成所有要求检查的内容，应告知孕妇并在检查报告上提示，建议复查或转诊。

3）系统产前超声检查（Ⅲ级）建议在妊娠 20～24 周进行。

2．Ⅱ级产科超声检查

（1）适应证

1）初步筛查国家卫生健康委员会规定的六大类致死性畸形：无脑儿、严重脑膨出、严重开放性脊柱裂、严重胸腹壁缺损伴内脏外翻、单腔心、致死性软骨发育不良。

2）估测孕周、评估胎儿生长情况。

3）胎动消失、确定胎方位、怀疑宫外孕、怀疑羊水量异常、胎头倒转术前、胎膜早破、阴道出血、下腹痛。

（2）检查内容：除完成Ⅰ级产科超声检查的内容外，应筛查上述卫生健康委员会规定的六大类严重结构畸形的筛查。每个项目的具体内容与要求，如未特别说明，与Ⅲ级产科超声检查内容相同。

1）胎儿数目。

2）胎心搏动。

3）胎方位。

4）胎盘。

注意：只要求对胎盘位置、厚度及成熟度进行评估。胎盘厚度应测量胎盘母体面及胎儿面之间的最大垂直距离。

5）羊水量。

6）生物学测量：①双顶径、头围；②股骨长；③腹围；④超声评估孕周及体重。

7）母体子宫及双附件。

8）胎儿解剖结构检查：①胎儿头颅。要求观察颅骨的完整性、大脑组织及后颅窝池。以下切面对这些内容的显示与观察很重要：丘脑水平横切面、小脑水平横切面。②胎儿心脏。要求观察心房、心室、房室间隔、房室瓣。四腔心切面对这些内容的显示与观察很重要。③胎儿脊柱。④胎儿腹部：要求观察腹壁、肝、胃、双肾、膀胱、脐动脉数目。以下切面对这些内容的显示与观察很重要：上腹部横切面、脐带腹壁插入口横切面、膀胱水平横切面、双肾横切面或矢状切面或冠状切面。⑤胎儿四肢：要求观察并显示一侧股骨，测量股骨长。左股骨长轴切面或右股骨长轴切面对这些内容的显示与观察很重要。

（3）存留图像，建议至少存留以下 11～14 幅超声图（图 17-1-5）。包括：丘脑水平横切面、小脑水平横切面、四腔心切面、上腹部横切面、脐带腹壁入口腹部横切面、脐动脉水平膀胱横切面、双肾横切面或矢状切面或冠状切面、脊柱矢状切面、股骨长轴切面、孕妇宫颈内口矢状切面、测量胎心率图（多普勒或 M 型）、测量胎盘厚度图、最大羊水池切面测量最大羊水池深度。

（4）注意事项：①妊娠 20～24 周Ⅱ级产科超声检查应筛查国家卫生健康委员会规定的六大类严重畸形。目前国内外文献报道这些畸形的产前超声检出率也不是 100%，详见Ⅲ级检查注意事项。②Ⅱ级产科超声检查最少应检查以上胎儿解剖结构。但有时因胎位、羊水过少、母体因素的影响，超声检查并不能很好地显示这些结构，超声报告应说明。

3．Ⅰ级产科超声检查

（1）适应证：估测孕周、评估胎儿大小、确定胎方位、怀疑宫外孕、胎动消失、怀疑羊水量异常、胎头倒转术前、胎膜早破、胎盘位置及胎盘成熟度评估。

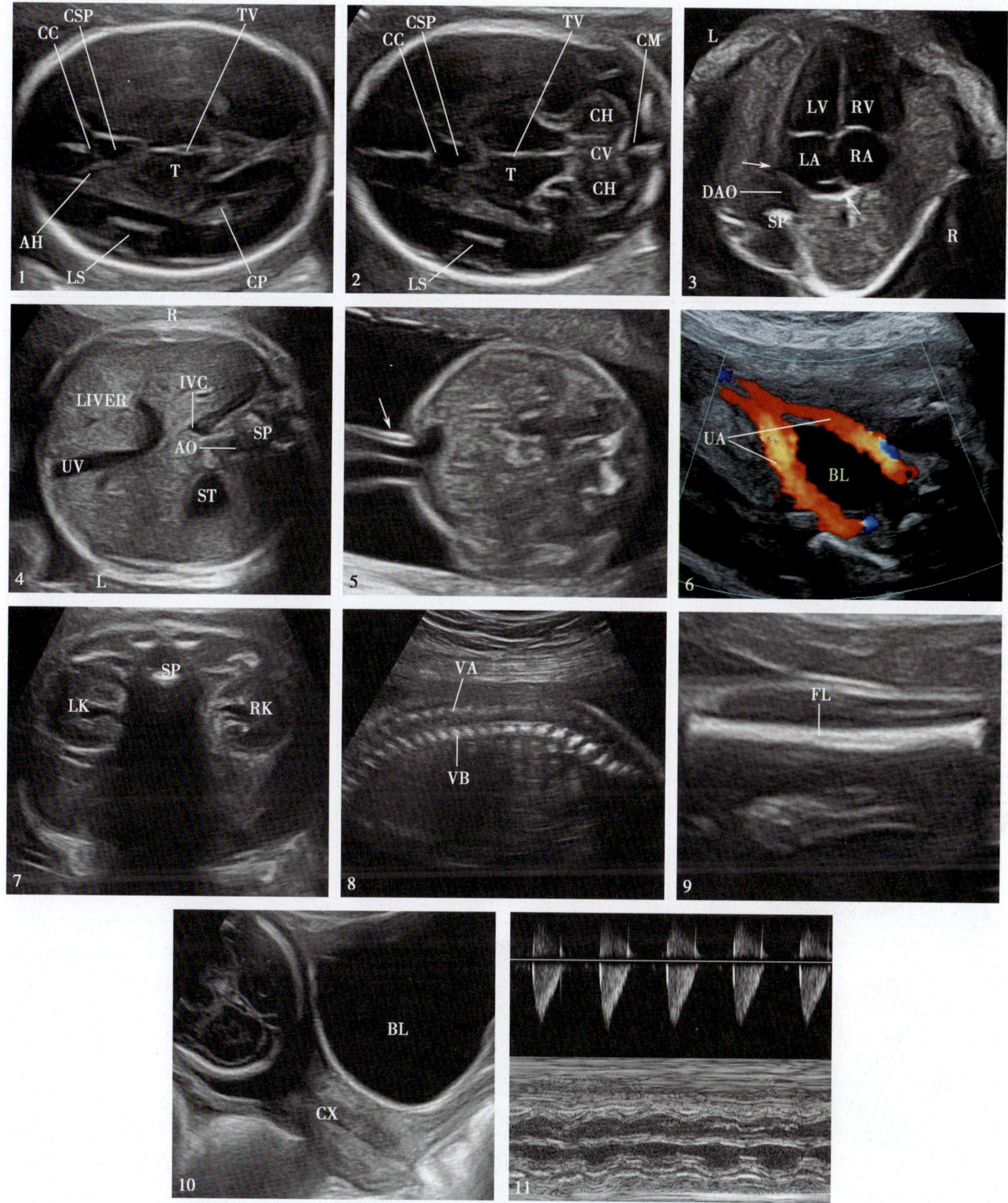

CC—胼胝体；CSP—透明隔腔；TV—第三脑室；T—丘脑；AH—侧脑室前角；LS—外侧裂；CP—脉络丛；CH—小脑半球；CV—小脑蚓部；CM—颅后窝池；LV—左心室；LA—左心房；RV—右心室；RA—右心房；L—左侧；R—右侧；DAO—降主动脉；SP—脊椎；LIVER—肝脏；T—胃泡；IVC—下腔静脉；UV—脐静脉；AO—腹主动脉；SP—脊椎；UA—脐动脉；BL—尿道；LK—左肾；RK—右肾；VA—椎弓；VB—椎体；FL—股骨；BL—膀胱；CX—宫颈。

图 17-1-5　Ⅱ级产科超声检查建议存留的超声图与模式图(A1)

1. 丘脑水平横切面；2. 小脑水平横切面；3. 四腔心切面；4. 上腹部横切面；5. 脐带腹壁入口(箭头)腹部横切面；6. 脐动脉水平膀胱横切面；7. 双肾横切面；8. 脊柱矢状切面；9. 股骨长轴切面；10. 孕妇宫颈内口矢状切面；11. 测量胎心率图(多普勒或M型)。

B1 图为 A1 图的模式图。

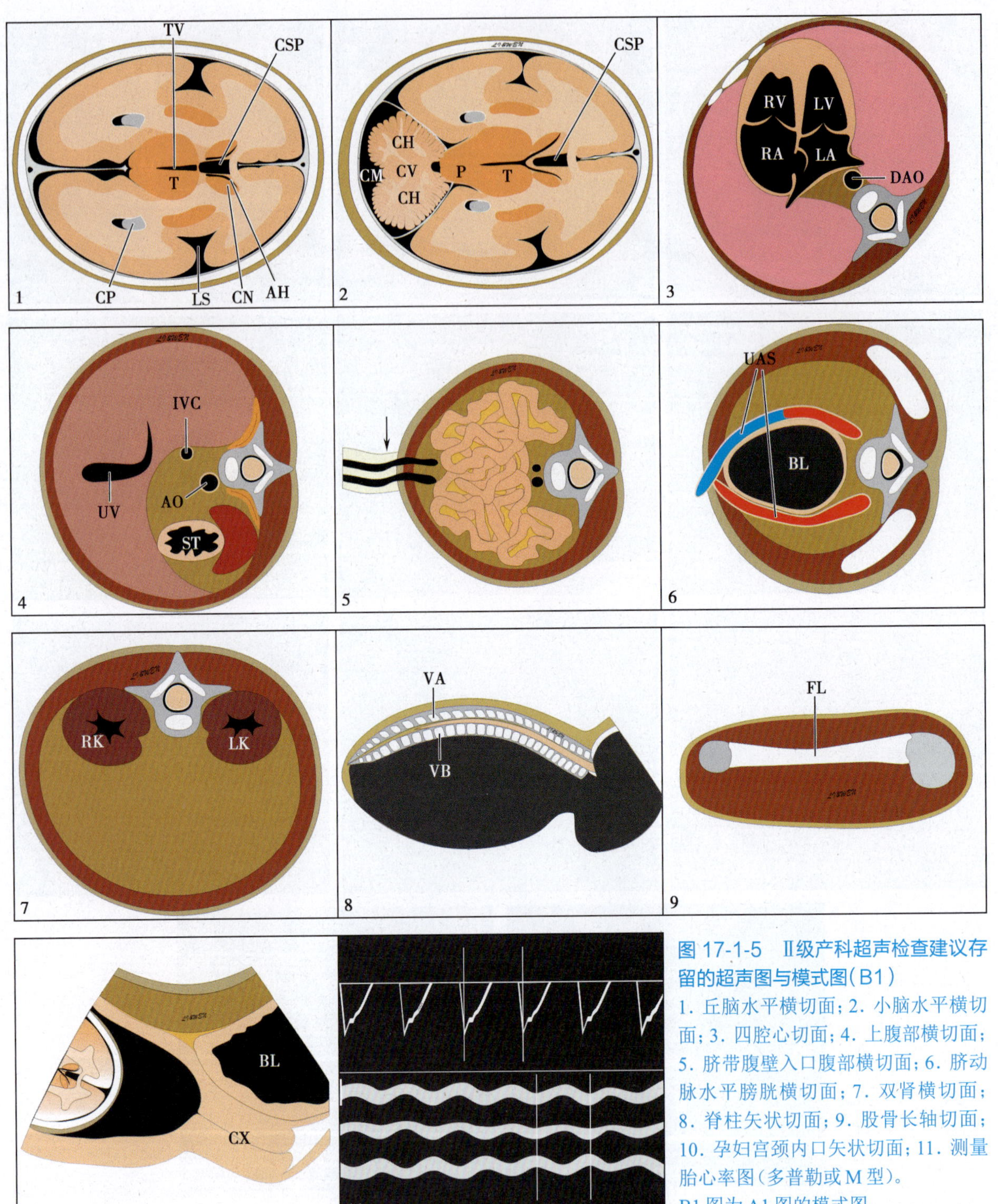

图 17-1-5 Ⅱ级产科超声检查建议存留的超声图与模式图(B1)

1. 丘脑水平横切面;2. 小脑水平横切面;3. 四腔心切面;4. 上腹部横切面;5. 脐带腹壁入口腹部横切面;6. 脐动脉水平膀胱横切面;7. 双肾横切面;8. 脊柱矢状切面;9. 股骨长轴切面;10. 孕妇宫颈内口矢状切面;11. 测量胎心率图(多普勒或M型)。

B1图为A1图的模式图。

(2) 检查内容:每个项目的具体内容与要求,如未特别说明者与Ⅱ级产科超声检查内容相同。

1) 胎儿数目。

2) 胎心搏动。

3) 胎方位。

4) 胎盘。

5) 羊水量。

6) 生物学测量:①双顶径;②股骨长;③腹围;④超声评估孕周及体重。

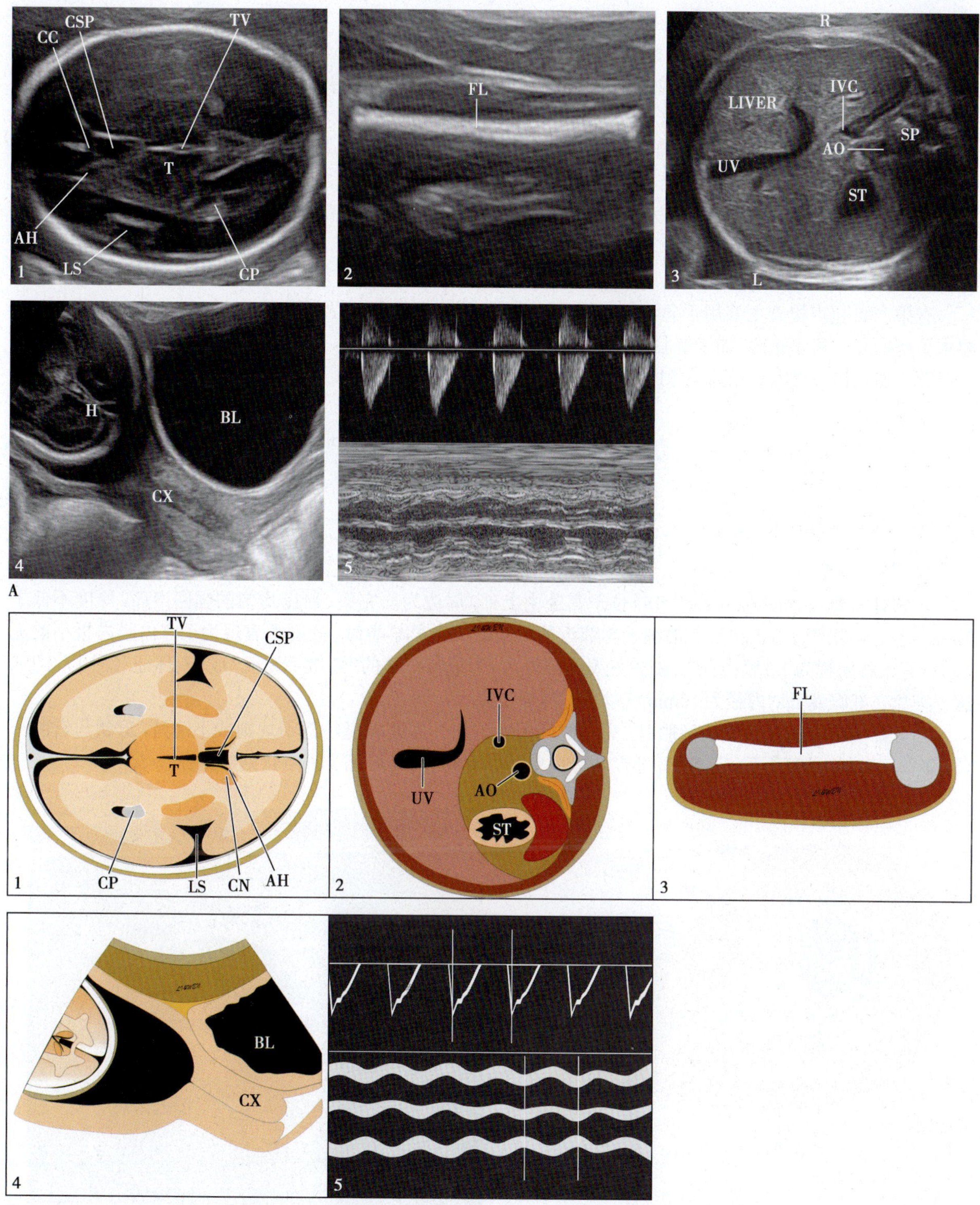

T—丘脑；CSP—透明隔腔；TV—第三脑室；CP—脉络丛；LS—大脑外侧裂；CN—尾状核；AH—侧脑室前角；R—右侧；L—左侧；ST—胃；UV—脐静脉；IVC—下腔静脉；AO—腹主动脉；FL—股骨。

图 17-1-6　Ⅰ级产科超声检查建议存留的超声图与模式图

1. 丘脑水平横切面超声图及模式图；2. 上腹部横切面超声图及模式图；3. 股骨长轴切面超声图及模式图；4. 孕妇宫颈内口矢状切面超声图及模式图；5. 测量胎心率图（多普勒或 M 型）超声图及模式图；

（3）存留图像，建议至少存留以下 5 幅超声图（图 17-1-6）：丘脑水平横切面、上腹部横切面、股骨长轴切面、孕妇宫颈内口矢状切面、测量胎心率图（多普勒或 M 型）、测量胎盘厚度图、最大羊水池切面测量最大羊水池深度。

(4) 注意事项：①Ⅰ级产科超声检查主要进行胎儿生长参数的检查，不进行胎儿解剖结构的检查，不进行胎儿畸形的筛查；②若检查医师发现胎儿异常，超声报告需作具体说明，并转诊或建议Ⅲ级产科超声检查。

4. Ⅳ级(针对性)产科超声检查

针对胎儿、孕妇特殊问题进行特定的检查，如胎儿超声心动图检查、胎儿神经系统检查、胎儿肢体检查、胎儿颜面部检查等。

Ⅰ级、Ⅱ级、Ⅲ级产科超声检查发现或疑诊胎儿异常、有胎儿异常的高危因素、母体血生化检验异常等均可进行针对性产前超声检查(Ⅳ级)。

(三) 有限产科超声检查

有限产科超声检查主要用于急诊超声或床边超声，因病情危急或孕妇难以配合检查，只检查临床医师要求了解的某一具体问题，如了解胎儿数目、胎心率、孕妇宫颈、羊水量、胎位或盆腹腔积液等。

存留要求检查内容的相关图像即可。

第二节 正常妊娠超声表现

一、早孕期超声表现

(一) 妊娠囊

正常妊娠囊(gestational sac，GS)位于宫腔中上部，周边为一完整、厚度均匀的强回声环，厚度不低于2mm，这一强回声壁由正在发育的绒毛与邻近的蜕膜组成。早早孕时，妊娠囊表现为子宫内膜内极小的无回声，有人将此称为“蜕膜内征”。随着妊娠囊的增大，形成特征性的“双绒毛环征”或“双环征”(图17-2-1)。这一征象在妊娠囊平均内径为10mm或以上时能恒定显示。

当妊娠囊内未见卵黄囊或胚胎时，需与假妊娠囊鉴别。假妊娠囊轮廓不规则或不清楚，形状与宫腔一致，囊壁回声低，厚度不一，无“双环征”，内无胚芽和卵黄囊，有时可见少许点状回声。

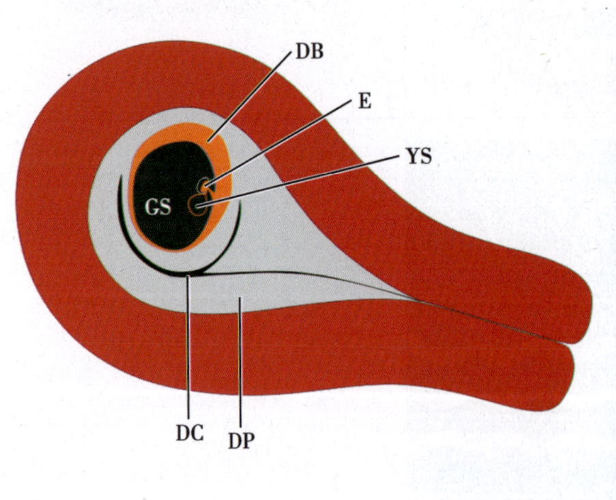

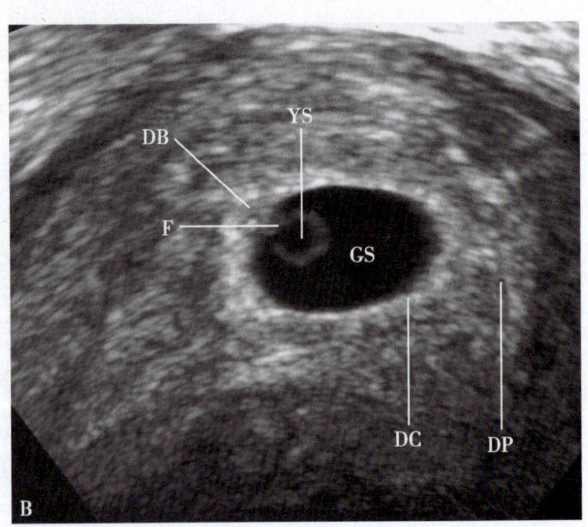

DP—壁蜕膜；DC—包蜕膜；DB—底蜕膜，该处增厚，将来发育成胎盘；GS—妊娠囊；YS—卵黄囊；F—胚芽；E—胚胎。

图17-2-1 妊娠双环征

A. 双环征示意图，妊娠囊(黑色圆球)深入并挤压宫腔线，灰色代表增厚的蜕膜组织；B. 经阴道超声显示双环征，宫腔为潜在的腔隙。

(二) 卵黄囊

卵黄囊(yolk sac，YS)是妊娠囊内超声能发现的第一个解剖结构。正常妊娠时，卵黄囊呈球形，囊壁薄呈细线状，中央为无回声(图17-2-2)，透声好，在5～10周，其大小稳步增长，最大不超过8mm，平均5mm，至孕12周时卵黄囊难以检出。

（三）胚芽及心管搏动

一般来说，胚芽（embryo bud）长为4～5mm时，常规能检出心管搏动，相应孕周为6～6.5周（图17-2-3），相应妊娠囊大小为13～18mm。胚芽长≥5mm仍未见胎心搏动时，提示胚胎停止发育。

（四）羊膜囊

早期羊膜囊（amniotic sac，AS）囊壁菲薄（厚0.02～0.05mm），超声不易显示。孕7周以后加大增益或用高频阴道探头检查，可以清楚显示薄层羊膜，在绒毛膜腔内形成一球形囊状结构即为羊膜囊，胚胎则位于羊膜囊内（图17-2-3）。在头臀长达7mm或以上时，正常妊娠常可显示弧形羊膜及羊膜囊，在超声束与羊膜垂直的部分更易显示出羊膜回声。一般在孕12～16周羊膜与绒毛膜全部融合，绒毛膜腔消失，羊膜不再显示。

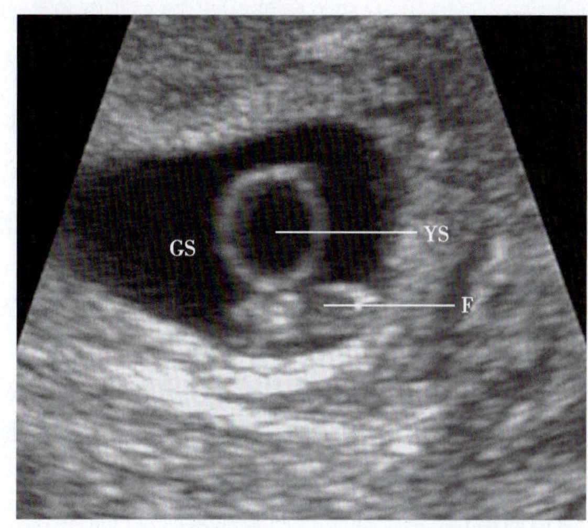

GS—妊娠囊；YS—卵黄囊；F—胚芽。

图17-2-2　卵黄囊

停经6周5天，经腹部二维超声显示卵黄囊及胚芽。

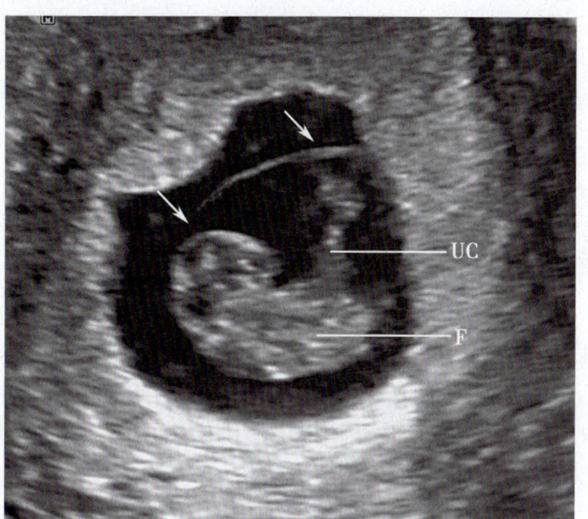

UC—脐带；F—胚胎。

图17-2-3　停经8周胚胎声像图

经腹超声显示胚胎矢状切面，可显示胎头、胎体、脐带、羊膜囊（箭头所示）。

（五）颈项透明层

胎儿颈项透明层（nuchal translucency，NT）：NT是指胎儿颈后皮下的无回声带，位于皮肤高回声带与深部软组织高回声带之间。这是早孕期尤其在早孕晚期，所有胎儿均可出现的一种超声征象。早孕期NT增厚与唐氏综合征、先天性心脏病的危险性增高有关。增厚的NT可以逐渐发展成为大的水囊瘤，可伴有或不伴有胎儿水肿。绝大部分胎儿NT增厚在孕中期恢复正常。

NT自20世纪90年代开始应用于临床后，现已广泛用于筛查胎儿染色体异常，特别是唐氏综合征。据统计，利用NT及孕妇年龄可以筛查75%左右的唐氏综合征患儿。

1. NT检查时间　11～13^{+6}周，头臀长相当于45～84mm时测量NT。

2. NT测量方法　可用经腹部超声测量，亦可用经阴道超声测量，两者成功率相似。标准测量平面为胎儿正中矢状切面。此切面亦是测量头臀长的标准切面，显示此切面时，要求尽可能将图像放大，清楚显示并确认胎儿颈背部皮肤，在颈部皮肤高回声带的深部显示无回声或低回声带即为NT。测量时应在NT的最宽处测量垂直于皮肤强回声带的距离，测量游标的内缘应与NT的强声线的内缘相重叠。

NT测量注意事项：①要求使用高分辨力实时超声仪器测量NT，且有良好的局部放大功能，仪器测量精度应达0.1mm。②特别注意区分胎儿皮肤与羊膜，此时期胎儿颈背部皮肤与羊膜均表现为膜状高回声带，如果将羊膜误认为颈部皮肤，所测量的“NT”厚度实际上为羊膜与皮肤之间羊水的厚度，而非NT。区别羊膜和胎儿颈背部皮肤最好的方法是在胎动时进行区别，胎动时颈背部皮肤随胎动而动，而羊膜无此表现。另外，将图像放大后仔细观察亦可辨认。注意在正中矢状切面上测量NT。如果切面不满意，可等待胎动后胎儿位置改变再观察测量。③有颈部脑脊膜膨出、颈部脐带时，注意辨认，避免误测。④胎儿颈部姿势亦可影响NT的测量。Whitlow等发现与胎儿颈部自然伸位（不后仰也不前屈）相比，胎儿颈部仰伸时，NT测量值平均可增加0.62mm，而胎儿颈部前屈时平均可减少0.4mm。在胎儿颈部自然伸展状态下，NT测量的可重复性最佳，95%重复测量相差不超过0.48mm，而在胎儿后仰时相差可达1.04mm，前屈时达0.7mm。⑤同一操作者及不同操作者可重复性测量有一定差异。Pandya 等对 NT 测值的重复性进行了研究，让 4 位医师测量 200 例 10～14 周胎儿 NT 厚度，发现同一测量者及不同测量者重复测量的差异在 0.5～0.6mm，且与 NT 厚薄无关。Braithwaite 等研究了经腹部（1 641 例）及经阴道（88 例）超声测量 NT 的重复性，发现 95% 病例经腹部重复测量 NT 平均相差约 0.44mm，经阴道平均相差约 0.23mm。

3. NT 判断标准　最近研究表明，胎儿 NT 厚度随着孕龄的增加而增加，因此，不同孕周测量 NT，显然不能使用同一标准来判断。目前多数学者认为不同孕周使用不同截断值来判断更敏感且更具特异性，但目前大部分研究仍使用 NT≥3mm 为异常标准。

NT 正常值范围随孕周的增大而增大。Pandya 报道胎儿头臀长从 38mm 增加到 84mm 时，NT 中位数从 1.3mm 增加到 1.9mm，NT 的第 95 百分位从 2.2mm 增加到 2.8mm。Nicolaids 研究结果表明，随着头臀长的增大，NT 在第 5 百分位数、第 25 百分位数、第 75 百分位数和第 95 百分位数增大。第 99 百分位 NT 值为 3.5mm。

二、中晚孕期超声表现

（一）胎儿头颅

由于胎儿体位的关系，胎儿头颅的超声检查主要采用横切面检查，冠状切面和矢状切面较少使用，在此不再叙述。

将探头置于胎头一侧，声束平面垂直于脑中线，自颅顶向颅底横向扫查可获得一系列颅脑横切面。在胎儿颅脑检查时，最重要、最常用的横切面有丘脑水平横切面、侧脑室水平横切面和小脑横切面。

1. 丘脑水平横切面、双顶径与头围测量平面（图 17-2-4）　标准平面要求清楚显示透明隔腔、两侧丘脑对称及丘脑之间的裂隙样第三脑室，同时，颅骨光环呈椭圆形，左右对称。在此平面内主要可见到以下重要结构：脑中线、透明隔腔、丘脑、第三脑室、大脑及大脑外侧裂等结构。

2. 侧脑室水平横切面（图 17-2-5）　在获得丘脑水平横切面后，声束平面平行向胎儿头顶方向稍移动或探头由颅顶部向下方平行移动，即可获此切面，这一切面是测量侧脑室的标准平面。

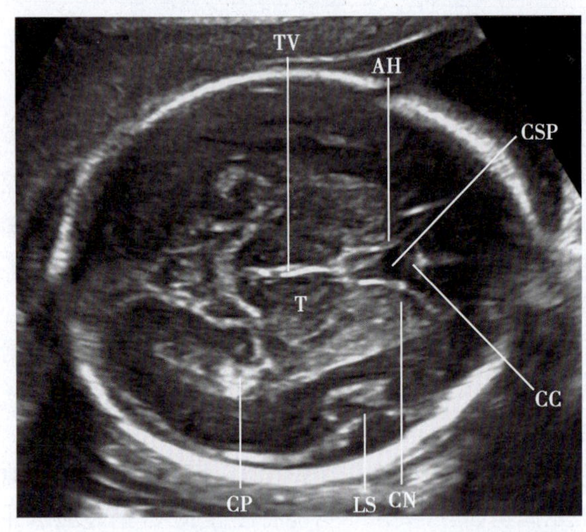

T—丘脑；CSP—透明隔腔；TV—第三脑室；CP—脉络丛；LS—大脑外侧裂；CC—胼胝体；CN—尾状核；AH—侧脑室前角。

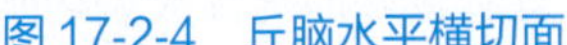
图 17-2-4　丘脑水平横切面

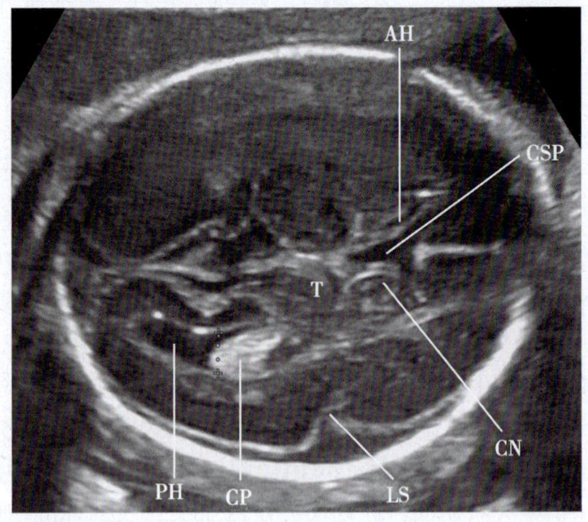

T—丘脑；CP—脉络丛；CSP—透明隔腔；"++"—之间为侧脑室枕角宽度；CN—尾状核；AH—侧脑室前角；LS—大脑外侧裂；PH—侧脑室后角。

图 17-2-5　侧脑室水平横切面

在此切面上，颅骨光环呈椭圆形，较丘脑平面略小。侧脑室后角显示清楚，呈无回声区，内有强回声的脉络丛，但未完全充满后角。图像中央尚可显示两侧部分丘脑，脑中线可见。侧脑室额角内侧壁几乎和大脑镰相平行，枕角向两侧分开，离脑中线较远。测量枕角与额角的内径可判断有无脑室扩张及脑积水，整个妊娠期间，胎儿侧脑室枕角内径均应小于 10mm。孕中期，由于侧脑室内脉络丛呈强回声，其远侧的大脑皮质回声低或极低，应注意和侧脑室扩张或脑积水相区别。

3. 小脑横切面（图 17-2-6）　在获得丘脑平面后声束略向尾侧旋转，即可获此切面。此切面的标准平面要求同时清晰显示左右对称的小脑半球以及前方的透明隔腔。小脑半球呈对称的球形结构，最初为低回声，随着妊娠的进展其内部回声逐渐增强，孕晚期显示出一条条排列整齐的强回声线为小脑裂，两侧小脑中间有强回声的蚓部相连。蚓部的前方有第四脑室，后方有后颅窝池。

小脑横径随孕周增加而增长。在孕24周前，小脑横径（以mm为单位）约等于孕周（如20mm即为孕20周），孕20～38周平均增长速度为每周1～2mm，孕38周后平均增长速度约为每周0.7mm。

（二）胎儿面部检查

胎儿面部可通过矢状切面、冠状切面及横切面来检查，可清楚地显示出胎儿的双眼、鼻、唇、人中、面颊、下颌等，实时动态扫查时可显示胎儿在宫内的表情（如眨眼）、吸吮等动作。在胎儿面部检查时，最重要、最常用的切面有鼻唇冠状切面、正中矢状切面及双眼横切面。

1. 鼻唇冠状切面（图17-2-7）　声束平面通过鼻，上、下唇及颏部，可显示鼻的外形、双侧鼻孔、鼻翼、鼻柱、上唇及人中、上下唇唇红、颏部，上、下唇唇红部回声较低。

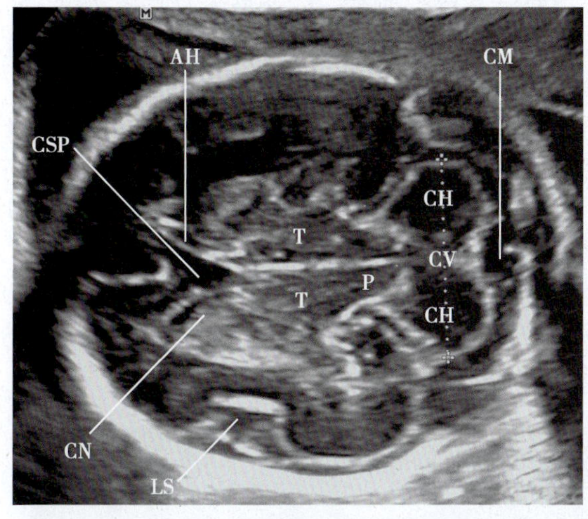

CH—小脑半球；CV—小脑蚓部；CSP—透明隔腔；CM—颅后窝池；LS—外侧裂；T—丘脑；CN—尾状核；AH—侧脑室前角；P—大脑脚。

图17-2-6　小脑横切面声像图

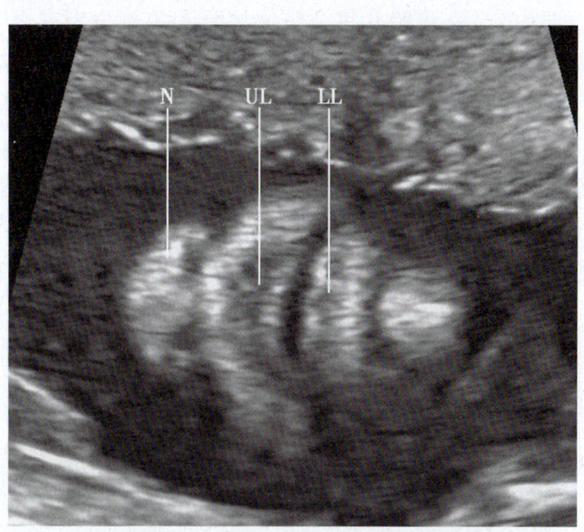

N—鼻；UL—上唇；LL—下唇。

图17-2-7　胎儿鼻唇冠状切面

2. 颜面部正中矢状切面（图17-2-8）　声束与鼻骨长轴呈90°，显示前额、鼻骨及其表面皮肤和软组织，上下唇及下颏。

3. 眼球横切面（图17-2-9）　双眼球横切面：该切面时要求在同一平面内显示双侧晶体及眼球图像，双侧晶体及眼球对称且大小基本相等。

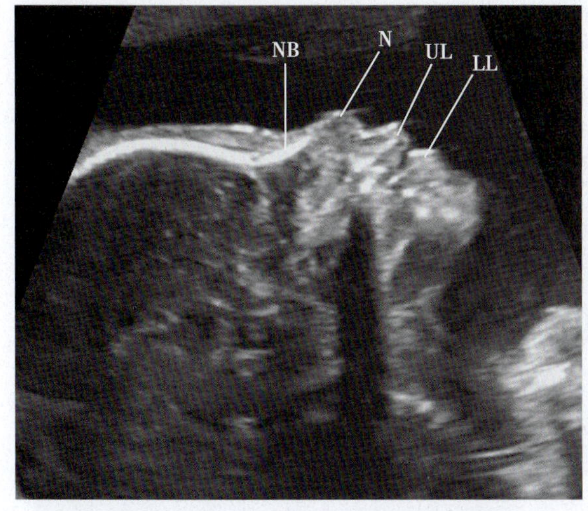

NB—鼻骨；N—鼻；UL—上唇；LL—下唇。

图17-2-8　胎儿颜面部正中矢状切面

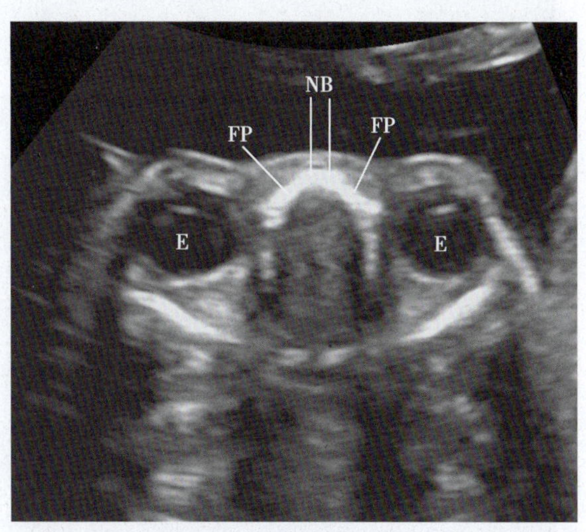

E—眼球；NB—鼻骨；FP—额骨鼻突.

图17-2-9　胎儿眼球横切面

（三）胎儿肢体骨骼

胎儿骨骼具有高对比度，是超声最早能分辨的结构。超声不但能显示胎儿骨骼的骨化部分，还可显示软骨部分。正常妊娠32周后在胎儿的骨骺软骨内陆续出现了次级骨化中心，不同部位的次级骨化中心出现的孕周不同，据此可帮助评估胎儿的孕周和胎肺成熟度，如股骨远端骨骺的次级骨化中心出现在妊娠32～33周；胫骨远端骨骺的次级骨化中心出现在妊娠33～35周；肱骨头内的次级骨化中心出现在妊娠36～40周。

在超声图像上初级骨化中心表现为低回声的软骨组织中央的强回声区，后方伴有声影。随着孕周的增长而不断增长、增粗。

妊娠中期时羊水适中，胎动较活跃，四肢显像较好，此时期是检查胎儿四肢畸形的理想时期。四肢超声检查应遵循一定的检查顺序，建议采用连续顺序追踪超声扫查法检查胎儿肢体，取得较好结果。该方法的主要内容是：将胎儿每个肢体按照大关节分为三个节段，上肢分为上臂、前臂、手，下肢分为大腿、小腿、足，对胎儿的每个肢体分别沿着胎儿肢体自然伸展的姿势，从胎儿肢体的近段连续追踪扫查到肢体的最远端，待完整扫查完一个肢体后，再按照同样的方法分别扫查其他肢体，具体方法如下。

1. 上肢检测（图17-2-10）　首先横切胸腔，显示背部肩胛骨后，声束平面沿肩胛骨肩峰方向追踪显示胎儿肱骨短轴切面，探头旋转90°后显示肱骨长轴切面并测量其长度，然后沿着上肢的自然伸展方向追踪显示出前臂尺、桡骨冠状切面，在显示前臂后探头再旋转90°横切前臂，进一步确认前臂有尺、桡两骨，探头此时继续向前臂末端扫查，显示出手腕、手掌及掌骨、手指及指骨回声，并观察手的姿势及其与前臂的位置关系。

2. 下肢检测（图17-2-11）　横切面盆腔，显示髂骨，然后髂骨一侧显示胎儿股骨长轴切面并测量其长度，再沿着下肢的自然伸展方向追踪显示小腿胫、腓骨冠状切面，此时探头旋转90°观察胫、腓两骨的横断面，再将探头转为小腿纵向扫查，并移向足底方向，观察足的形态、足趾及其数目，足与小腿的位置关系。

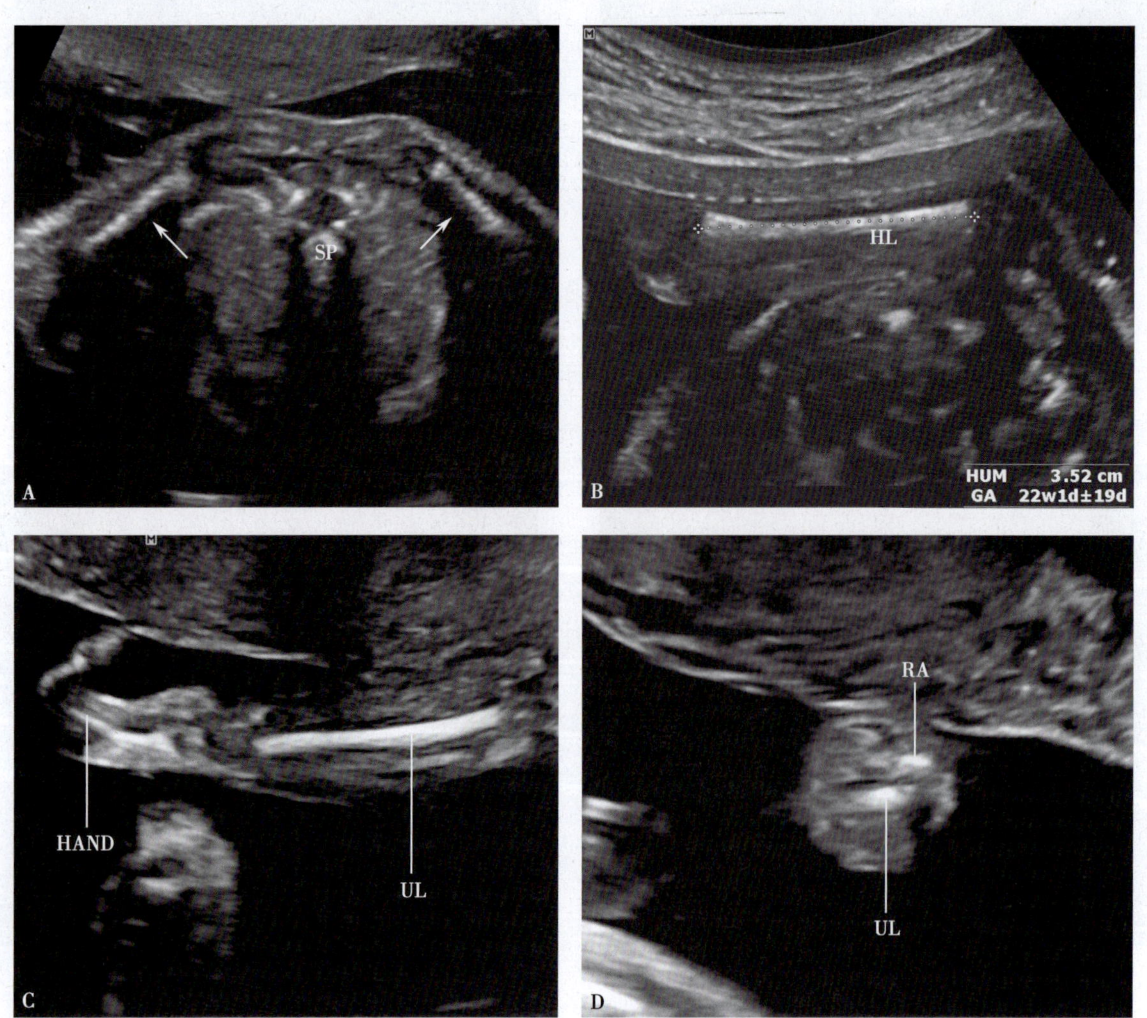

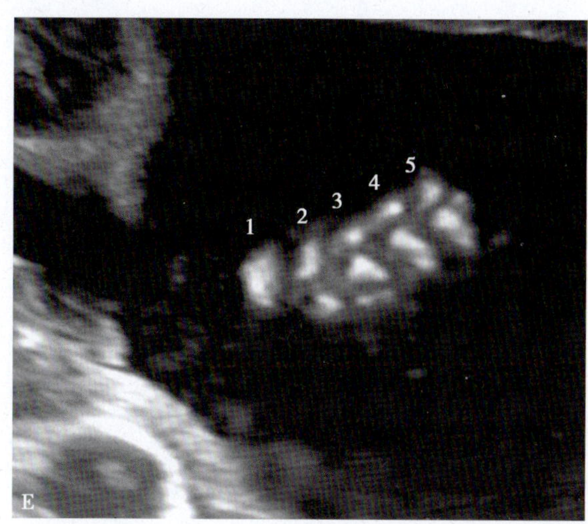

HL—肱骨；HAND—手；SP—脊柱；RA—桡骨；UL—尺骨。

图 17-2-10　胎儿上肢超声检查

A. 胎儿肩胛骨横切面，显示双侧肩胛骨（箭头所示）；B. 胎儿肱骨长轴切面；C. 胎儿右侧前臂和手的纵切面；D. 胎儿前臂横切面；E. 手横切面，显示手呈握掌状。

如果系手、足的姿势异常，则应注意探查手或足的周围有无子宫壁和胎盘或胎体的压迫，且应至少观察手、足的运动两次以上，如果异常姿势不随胎儿肢体包括手、足的运动而改变，且多次扫查均显示同样声像特征，此时才对胎儿手、足姿势异常作出诊断。

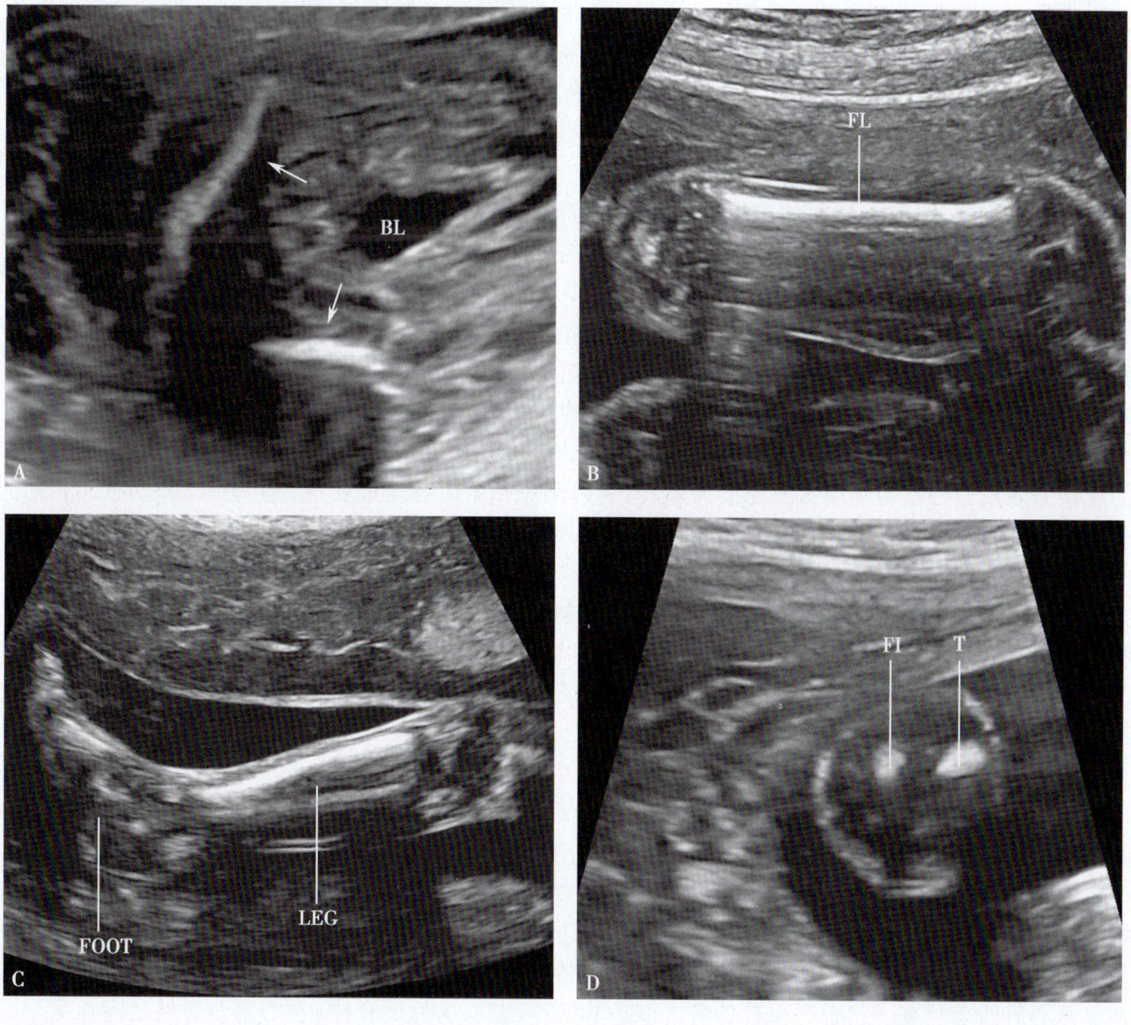

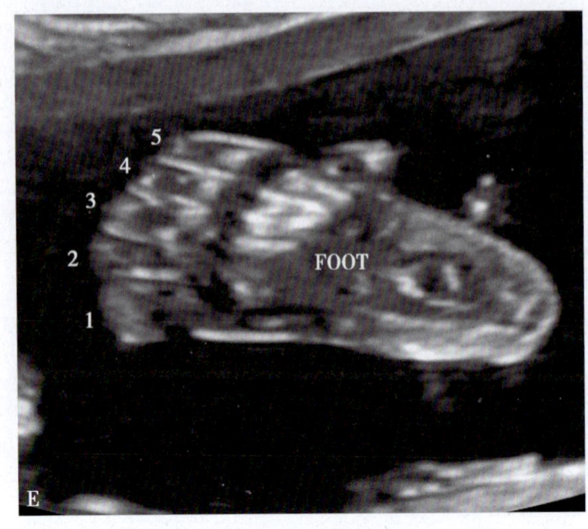

LEG—小腿；FOOT—足；T—胫；FI—腓骨；BL—膀胱；FL—股骨。

图 17-2-11 胎儿下肢超声检查

A. 胎儿双侧髂骨横切面（箭头所示为髂骨）；B. 胎儿股骨长轴切面；C. 胎儿小腿和足的矢状切面；D. 胎儿小腿横切面显示胫、腓骨两骨；E. 足横切面。

（四）胎儿胸部

观察胎儿的胸部最常用的扫查方向是横切面扫查，胸部纵切面为辅助扫查切面。胎儿胸廓的大小与肺的大小有关，观察和测量胸廓的大小可以间接了解胎儿肺的发育情况。在胎儿胸腔内有两个重要的脏器：肺和心脏。

1. 胎肺　孕中期超声检查可清楚显示胎肺，在胎儿胸部横切面上（图 17-2-12），肺脏位于心脏两侧，呈中等回声的实性结构，回声均匀，随妊娠进展，肺回声渐强，两侧肺大小接近（在四腔心切面上右肺略大于左肺），边缘光滑，回声相等，不挤压心脏。

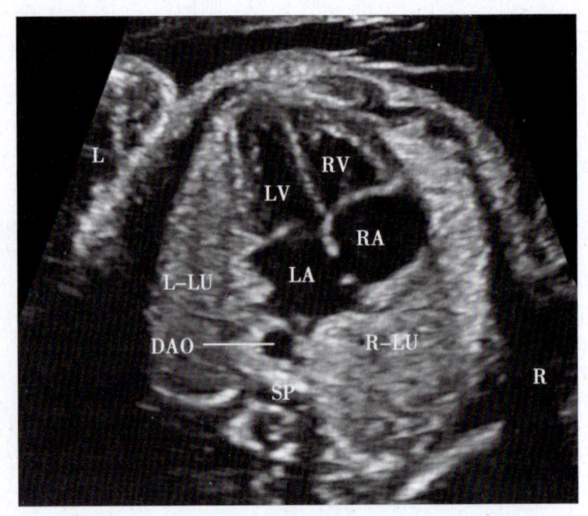

LV—左心室；RV—右心室；LA—左心房；RA—右心房；DAO—降主动脉；SP—脊柱；L—左侧；R—右侧；L-LU—左肺；R-LU—右肺。

图 17-2-12 胎儿心尖四腔心切面

2. 胎儿心脏　四腔心切面加声束平面头侧偏斜法，是一种简便有效的筛查心脏畸形的方法。该方法可对大部分严重先天性心脏畸形进行排除性诊断。具体方法简述如下：横切胎儿胸腔获取四腔心切面后，先判断胎儿心脏位置，观察心房、心室、房室间隔、左右房室瓣以及肺静脉与左心房的连接关系，然后探头声束平面略向胎儿头侧偏斜，依次可显示左心室与主动脉的连接关系及右心室与肺动脉的连接关系，且实时动态扫查时可清楚观察到主动脉、肺动脉起始部的相互关系及主动脉、肺动脉相对大小，从而对心脏的主要结构及连接关系作出全面评价。如果这一方法所显示的切面无明显异常，那么，可排除大部分复杂心脏畸形或严重心脏畸形诊断，如心脏房室连接异常，心室与大动脉连接异常，心脏出口梗阻性疾病，均能通过这一简单方法得以检出，从而可避免大部分严重先天性心脏畸形的漏诊。技术熟练者还可进一步获得三血管切面及三血管 - 气管切面、主动脉弓切面、动脉导管切面，可以更全面了解胎儿心脏及其大血管情况。三血管切面及三血管 - 气管切面，可以观察主动脉及主动脉弓、上腔静脉、肺动脉及导管的内径及排列关系。

胎儿心脏的重要切面如下。

（1）四腔心切面：在胎儿横膈之上横切胸腔即可获得胎儿四腔心切面。根据胎儿体位的不同，可为心尖四腔心切面（图 17-2-12），也可为胸骨旁长轴四腔心切面。

正常胎儿四腔心切面图像上，可显示以下许多重要内容：①心脏主要位于左胸腔内，约占胸腔的 1/3，心尖指向左前方，在此切面上测量心 / 胸比值（心脏面积 / 胸腔面积比值），正常值为 0.25～0.33。②心脏轴的测量：即沿房间隔与室间隔长轴方向的连线与胎儿胸腔前后轴线之间的夹角，正常值偏左约 45°±20°。③可清楚显示心脏四个腔室。左心房和右心房大小基本相等，左心房靠近脊柱，左心房与脊柱之间可见一圆形搏动性无回声结构即降主动脉的横切面。左、右心房之间为房间隔，房间隔中部可见卵圆孔，超声在该处显示房间隔连续性中断。左心房内可见卵圆孔瓣随心动周期运动。④左、右心室大小亦基本相等，右心室靠前，位于胸骨后方，右心室腔略呈三角形，心内膜面较粗糙，右心室内可见回声稍强的调节束（moderator band），一端附着于室间隔的中下 1/3，一端附着于右心室游离壁。左心室腔呈椭圆形，心内膜面较光滑，心尖主要由左心室尖部组成。两心室之间有室间隔，室间隔连续、完整。左、右心室壁及室间隔的厚度基本相同，实时超声下可见心室的收缩与舒张运动。但应注意，孕 28 周以后，正常胎儿右心室较左心室略大。⑤左房室之间为二尖瓣，右房室之间为三尖瓣，实时超声下两组房室瓣同时开放关闭，开放幅度基本相等。⑥房、室间隔与二、三尖瓣在心脏中央形成“十”字交叉，二、三尖瓣关闭时“十”字更为清晰，但二、三尖瓣在室间隔的附着位置不在同一水平，三尖瓣更近心尖，而二尖瓣更近心底。⑦四腔心切面上可清楚显示左、右房室连接关系及左心房与肺静脉的连接关系。

（2）左心室流出道切面：显示心尖四腔心切面后，探头声束平面向胎儿头侧略倾斜，即可显示出左心室流出道切面（心尖五腔切面）（图 17-2-13）。如从胸骨旁四腔心切面开始，则探头声束平面向胎儿左肩部旋转 30° 略向心室前壁倾斜，可获得胸骨旁左心室长轴切面，此时可观察升主动脉前壁与室间隔相连续，后壁与二尖瓣前叶延续。

（3）右心室流出道切面：显示心尖五腔切面后，探头声束平面再向胎儿头侧稍倾斜，即可获得右心室流出道、肺动脉瓣及肺动脉长轴切面（图 17-2-14）。在探头倾斜的过程中可动态观察到主动脉和肺动脉起始部的交叉以及左、右心室与主、肺动脉的连接关系。

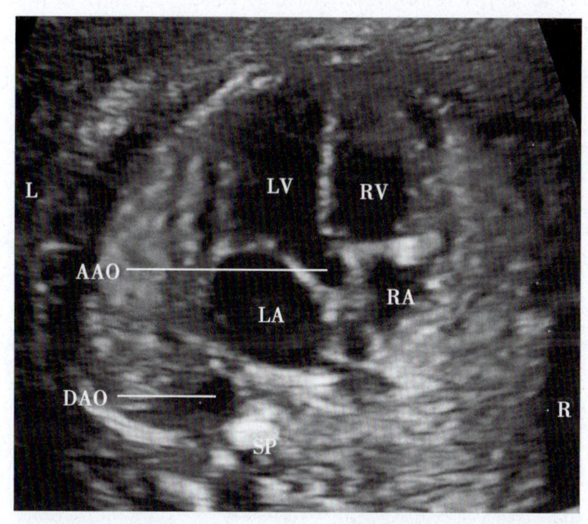

LV—左心室；RV—右心室；LA—左心房；RA—右心房；AAO—升主动脉；DAO—降主动脉；SP—脊柱；L—左侧；R—右侧。

图 17-2-13　胎儿左心室流出道切面

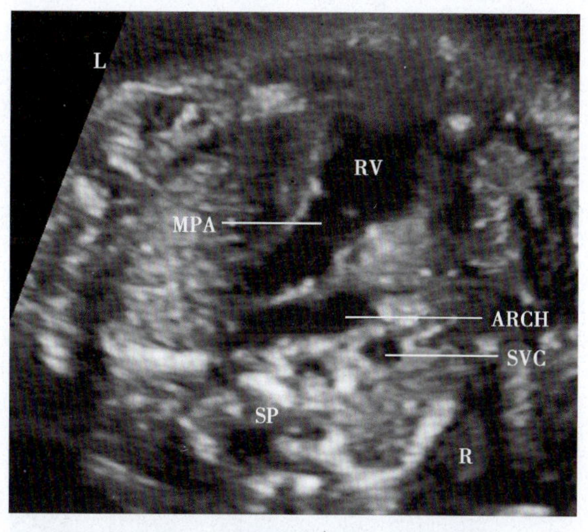

RV—右心室；SVC—上腔静脉；SP—脊柱；MPA—主肺动脉；ARCH—主动脉弓；L—左侧；R—右侧。

图 17-2-14　胎儿右心室流出道切面

（4）三血管 - 气管切面：显示右心室流出道切面后，声束平面再向胎儿头侧稍倾斜，即可获得三血管 - 气管切面（图 17-2-15）。在该切面上，从左至右依次为主肺动脉和动脉导管的延续、主动脉弓的横切面、气管及上腔静脉的横切面，气管位于主动脉弓与上腔静脉之间的后方，且更靠近主动脉弓。三者内径大小关系为：肺动脉>主动脉弓>上腔静脉。主动脉弓与主肺动脉和动脉导管的延续排列关系类似“V”形，动态下主动脉弓和主肺动脉通过动脉导管相互延续，彩色多普勒显示两者血流方向一致，均为蓝色或红色。

（五）胎儿消化系统

膈肌是腹腔与胸腔的分界线。胸腹部矢状面和冠状切面（图 17-2-16）均显示膈肌为一个光滑的薄带状低回声结构，随呼吸而运动，胎儿仰卧位时纵向扫查最清晰，若腹围较小且腹腔内未见胃泡，则要警惕是否存在有膈疝或膈肌发育不良。

使用高分辨率的超声诊断仪器，可准确地评价腹壁的完整性，脐带的附着位置、腹壁及腹腔内脏器异常。中孕期超声检查需要观察的腹腔内消化系统重要脏器如下。

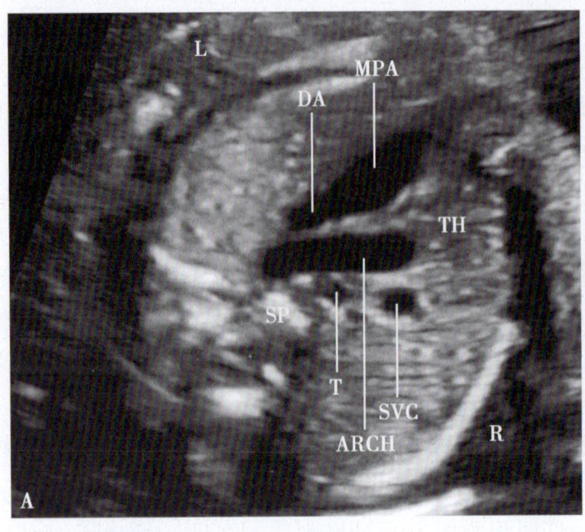

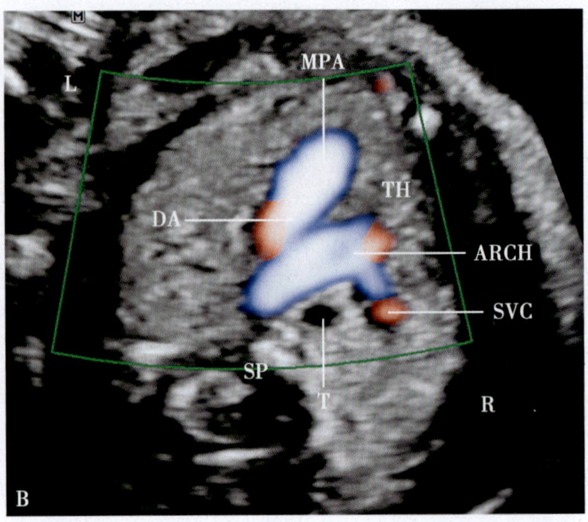

MPA—肺动脉；SVC—上腔静脉；ARCH—主动脉弓；DA—动脉导管；SP—脊柱；R—右侧；L—左侧；T—气管；TH—胸腺。

图 17-2-15　胎儿三血管 - 气管切面

1. 肝脏：肝脏位于胎儿上腹部偏右侧，实质回声细小均匀（图 17-2-16、图 17-2-17），可见肝门静脉、脐静脉、肝静脉，脐静脉正对脊柱，不屈曲，向上向后走行，入肝组织和门静脉窦，在门静脉窦处与静脉导管相连通，静脉导管汇入下腔静脉。在晚期妊娠后几周，回声略低于胎肺回声。

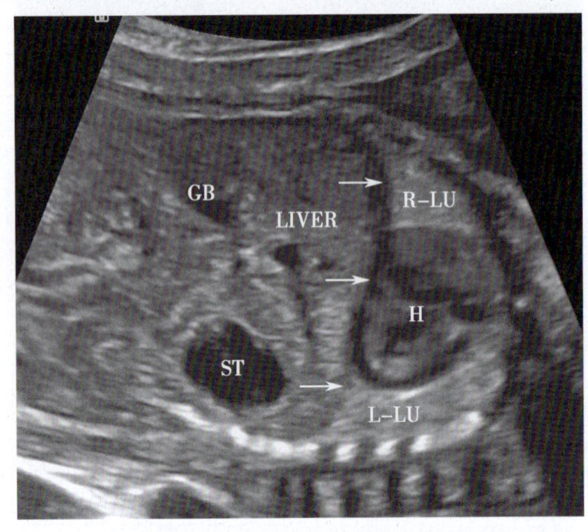

LIVER—肝脏；ST—胃；H—心脏；R-LU—右肺；L-LU—左肺；GB—胆囊。

图 17-2-16　膈肌冠状切面

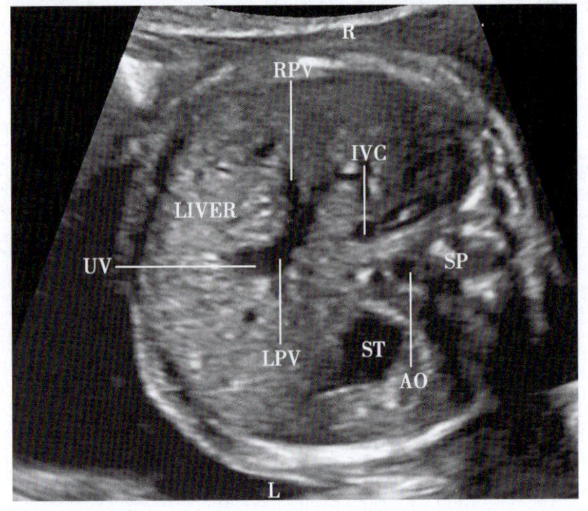

LIVER—肝脏；IVC—下腔静脉；AO—主动脉；ST—胃；UV—脐静脉；R—右侧；L—左侧；LPV—门静脉左支；RPV—门静脉右支；SP—脊柱。

图 17-2-17　上腹部横切面

2. 胆囊　胆囊在 18～24 周即可显示，与脐静脉在同一切面，呈梨形，宽似脐静脉，内透声好，正常情况下位于中线脐静脉右侧，胆囊底近腹壁但与腹壁不相连，无搏动，囊壁回声较脐静脉的管壁回声强，也较厚。

3. 脾　位于胃后方的低回声结构，呈半月形，随孕龄而增长。

4. 胃　位于左上腹，比心脏稍低处，其大小与形状受吞咽的羊水量而改变，正常情况下，显示为无回声椭圆形或牛角形结构（图 17-2-17），蠕动活跃。若胎胃充盈不良或显示不清时，应在 30～45min 后复查。

5. 肠道　中期妊娠时，胎儿腹部横切面显示肠道呈管壁回声略强，内含小无回声区的蜂窝状结构（图 17-2-18），当肠道回声接近或等同或强于脊柱回声时，应进一步追踪观察。若同时出现羊水过多或肠管扩张等情况时，病理意义更大。正常情况下，晚期妊娠时结肠内径小于 20mm，小肠内径不超过 7mm，节段长度不超过 15mm，若超过此径不能排除肠道梗阻可能。

在胎儿腹部检查时，最常用的横切面有膈肌冠状切面（图 17-2-16）、上腹部横切面（图 17-2-17）、脐带腹壁入口处横切面（图 17-2-18）。

（六）胎儿泌尿生殖系统

1．双肾　正常的双肾紧靠脊柱两旁，低于成人肾的位置，在旁矢状面上呈长圆形蚕豆样，横切时呈圆形（图 17-2-19），右侧稍低于左侧。最初胎儿肾脏为均匀的低回声结构。随着妊娠的进展，可见到更为详细的内部结构。等回声的肾皮质包绕在低回声的锥形髓质周围，中央强回声区为集合系统，肾外周为肾周脂肪囊。

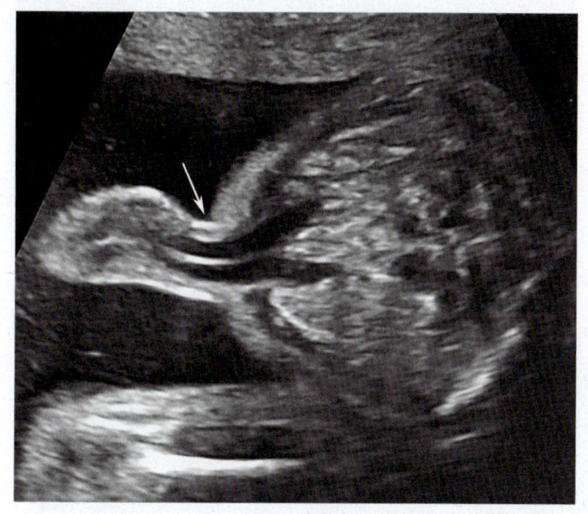

图 17-2-18　脐带腹壁入口处横切面
箭头所示为脐带腹壁入口。

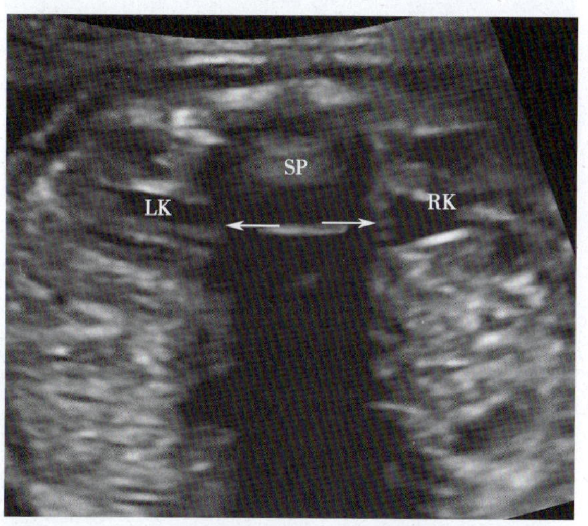

RK—右侧肾脏；LK—左侧肾脏；SP—脊柱。
图 17-2-19　胎儿肾脏横切面

2．肾上腺　在肾脏内侧的前上方可见一弯眉状或米粒状的低回声区，其内部中央有一线状强回声，即为肾上腺。

3．膀胱　位于盆腔，呈圆形或椭圆形无回声区。膀胱容量不定，当膀胱未显示或过度充盈时，要在 30～45min 后复查以排除泌尿系异常。

在膀胱两侧壁外侧可见两条脐动脉伸向腹壁与脐静脉共同行走于脐带中（图 17-2-20），单脐动脉时，只见膀胱一侧有脐动脉显示。

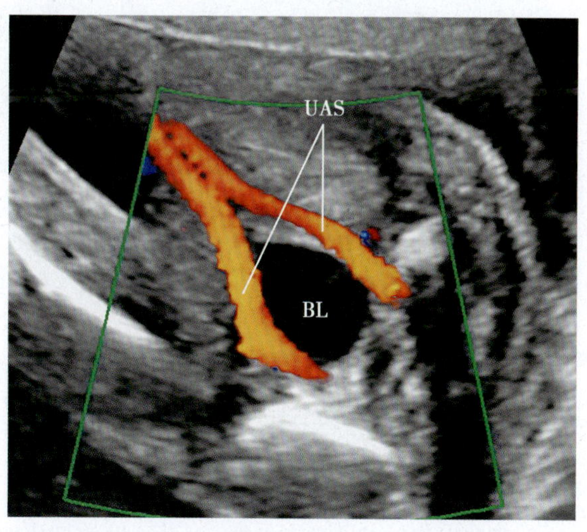

BL—膀胱；UAS—脐动脉在横切肾脏后稍向上方（头侧），平移探头即可显示。
图 17-2-20　胎儿膀胱水平横切面

4．胎儿外生殖器　男胎外生殖器较女胎易显示。男胎外生殖器可显示阴囊、睾丸、阴茎。女性外生殖器可显示大阴唇及阴蒂。孕 18 周后，阴囊和阴茎可清晰显示（图 17-2-21）。孕 22 周后，大阴唇可清晰显示（图 17-2-22）。

（七）胎儿脊柱

脊柱在胎儿超声诊断中是十分重要的结构。对胎儿脊柱的超声检查要尽可能从矢状切面、横断面及冠状面三方面观察，从而可以更为准确而全面地发现胎儿脊柱及其表面软组织的病变情况。但是超声不能发现所有的脊柱畸形。胎儿俯卧位时容易显示胎儿脊柱后部，而仰卧位时难以显示。臀位或羊水较少时胎儿骶尾部较难显示。

1．脊柱矢状切面检查　孕 20 周以前，矢状扫查可显示出脊柱的全长及其表面皮肤的覆盖情况。在此切面上脊柱呈两行排列整齐的串珠状平行强回声带，从枕骨延续至骶尾部并略向后翘，最后融合在一起（图 17-2-23）。在腰段膨大，两强回声带增宽，两强回声带之间为椎管，其内有脊髓、马尾等。

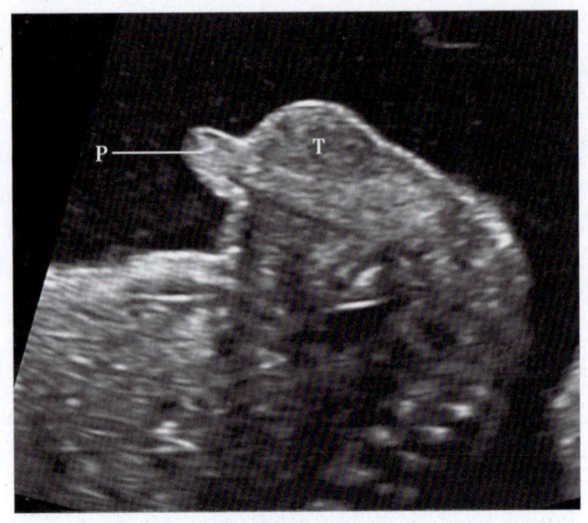

T—阴囊内睾丸；P—阴茎。

图 17-2-21 胎儿男性外生殖器矢状切面

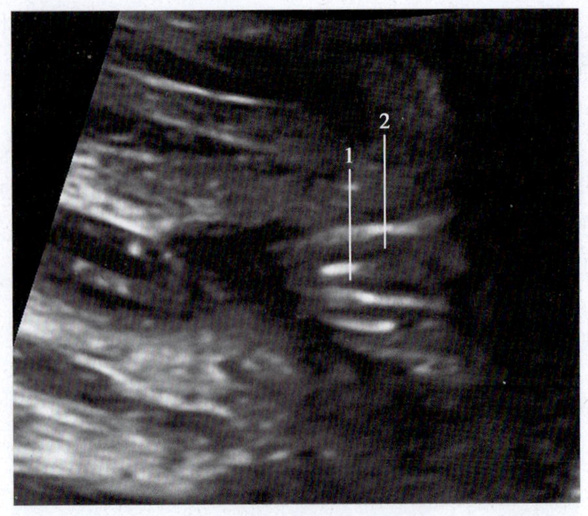

1—大阴唇；2—小阴唇。

图 17-2-22 胎儿女性外生殖器冠状切面

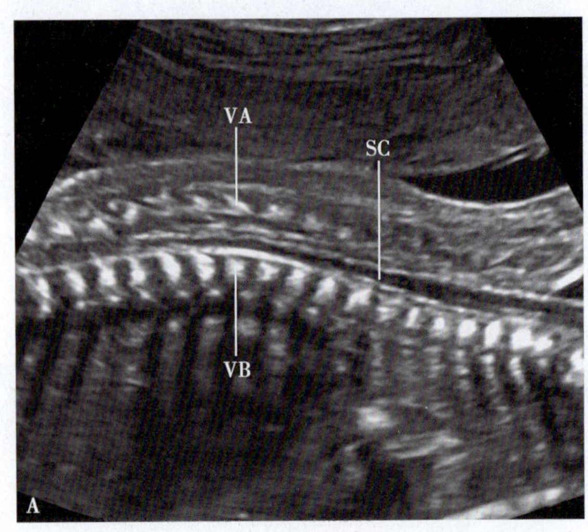

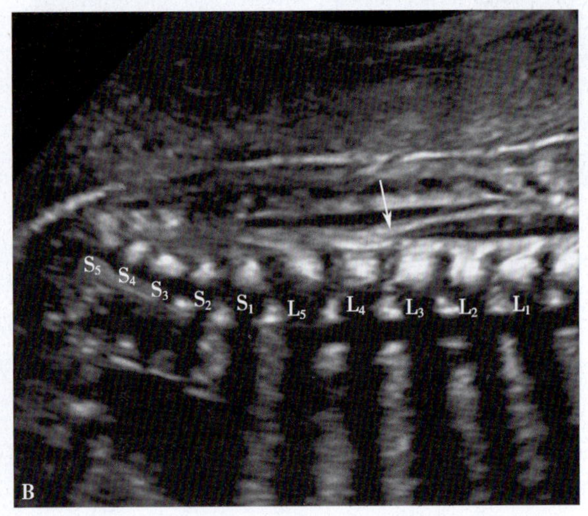

SC—脊髓；VB—椎体；VA—椎弓；箭头—脊髓圆锥的末端；$L_{1\sim5}$—腰椎椎体 1～5；$S_{1\sim5}$—骶椎椎体 1～5。

图 17-2-23 胎儿脊柱矢状切面

A. 胎儿脊柱颈胸段矢状切面；B. 胎儿脊柱腰骶尾段矢状切面。

2. 脊柱横切面检查 该切面最能显示脊椎的解剖结构，横切面上脊柱呈三个分离的圆形或短棒状强回声，两个后骨化中心较小且向后逐渐靠拢，呈“∧”字形排列，其中较大者为椎体骨化中心（图 17-2-24）。

3. 脊柱冠状切面检查 在近腹侧的冠状切面上可见排列整齐的三条平行强回声带，中间一条反射回声来自椎体，两侧的来自椎弓骨化中心（图 17-2-25）。在近背侧的冠状切面上，脊柱仅表现为由两侧椎弓骨化中心组成的两条平行强回声带，中央的椎体骨化中心不显示。该切面半椎体的观察很有效。

（八）胎盘

超声观察的内容包括胎盘着床位置、大小、数目、内部回声、成熟度、与宫颈内口关系、胎盘后方回声以及胎盘内多普勒血流情况等。一般情况下，胎盘厚度为 2.0～4.0cm，超声测量胎盘厚度时应在近胎盘中心的横切面或纵切面上，垂直于胎盘内外缘测量最厚处厚度。

（九）脐带

脐带横切面可显示两条脐动脉和一条脐静脉的横断面呈“品”字形排列，纵切面上表现为两条脐动脉围绕脐静脉呈螺旋状排列。整个孕期脐带长度几乎和胎儿身长一致，但超声不能确定正常妊娠脐带长度。脐动脉多普勒血流成像可评估胎盘和胎儿血液循环。脐动脉搏动指数（PI）、阻力指数（RI）及收缩期最大血流速度（S）与舒张末期血流速度（D）比值（S/D）均反映胎盘血管阻力，正常情况下 PI、RI、S/D 随孕周增大而降低。

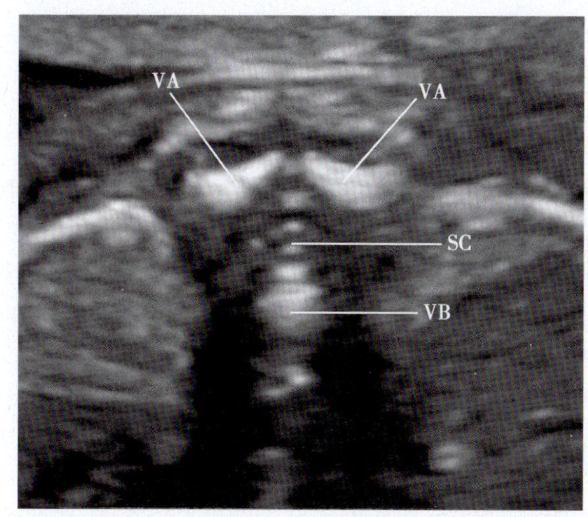

SC—脊髓；VB—椎体；VA—椎弓。

图 17-2-24　胎儿脊柱横切面

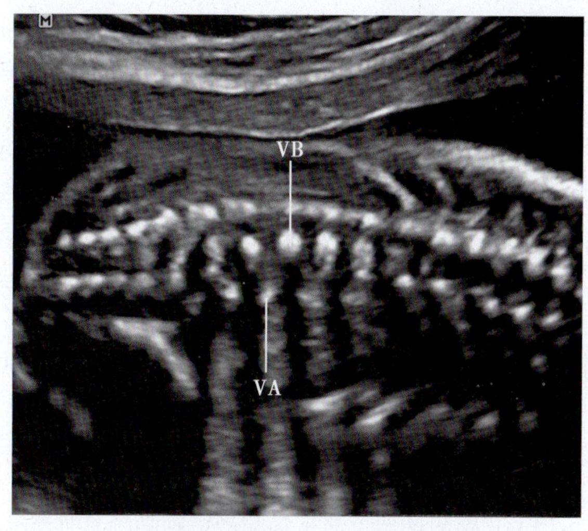

VA—椎弓；VB—椎体。

图 17-2-25　胎儿脊柱冠状切面

（十）羊水超声测量

1. 羊水指数　以母体脐部为中心，划分出左上、左下、右上、右下四个象限，声束平面垂直于水平面，分别测量四个象限内羊水池的最大深度，四个测值之和即为羊水指数（amniotic fluid index，AFI）。该方法是Phelan于1987年提出的，羊水指数>24cm时，即诊断羊水过多；但Molse等认为羊水指数大于该孕龄的3倍标准差或大于第97.5百分位数诊断羊水过多较为恰当。目前国内最新妇产科学教材采用羊水指数≥25cm作为羊水过多的标准。

2. 最大羊水池深度　寻找羊膜腔内最大羊水池，内不能有肢体或脐带，声束平面垂直于水平面，测量其最大垂直深度即为最大羊水池深度（largest single pocket depth）。最大羊水池深度≤2.0cm为羊水过少，最大羊水池深度≥8.0cm为羊水过多。

（十一）胎儿生物物理评分

胎儿生物物理评分主要应用于晚孕期评估胎儿是否存在宫内缺氧，通过实时超声持续观察30min评价四项指标：胎儿呼吸样运动、胎动、肌张力及羊水量，总分8分（表17-2-1）。临床医师可根据评分作出相应的处理。8分：无明显缺氧改变，可于1周内或后再重复监测1次；6分：可能有缺氧，如胎肺成熟，宫颈条件好，予以引产；≤4分：胎儿宫内情况不良；0～2分需终止妊娠。

表 17-2-1　胎儿生物物理评分

项目	2分（正常）	0分（异常）
FBM	30min内至少有一次且持续30s以上	30min内无FBM或持续时间不足30s
FM	30min之内出现3次以上躯干、胎头或大的肢体活动	30min内出现<3次躯干、胎头或肢体活动或无胎动
FT	胎儿躯干或肢体至少有1次伸展并恢复至原来的屈曲状态，手指张开合拢	无活动，胎儿肢体伸展不屈或胎动后不回复屈曲位
AFV	最大羊水池深度≥2cm	最大羊水池深度<2cm

注：FBM，胎儿呼吸样运动；FM，胎动；FT，胎儿肌张力；AFV，羊水量。

1. 胎儿呼吸样运动　在实时超声观察下见胎儿胸廓或腹壁节律的运动为胎儿呼吸样运动（fetal breathing movement，FBM），也可经矢状切面观察膈肌的上下节律运动。

2. 胎动　胎动（fetal movement，FM）是指胎儿在宫内的活动，指躯体旋转及四肢运动。

3. 胎儿肌张力　正常情况下胎儿在宫内有一定张力，肌肉有一定的收缩性，肢体一般处于屈曲状态，胎体和肢体活动后又回复到原来的屈曲状态为正常的胎儿肌张力（fetal tone，FT）。

4. 羊水量　羊水量（amniotic fluid volume，AFV）即羊膜腔内羊水容量，最大羊水池深度≥2cm为正常。

（十二）中晚期妊娠的超声测量、胎龄估计及胎儿体重估计

1. 双顶径（biparietal diameter，BPD）　测量标准切面：胎头横切时的丘脑平面（头颅外形呈卵圆形，颅

骨对称，可见透明隔腔，两侧对称的丘脑，两丘脑之间的第三脑室和侧脑室后角），有以下三种测量方法。

（1）测量近侧颅骨外缘至远侧颅骨内缘间的距离（图 17-2-26）。

（2）测量远近两侧颅骨骨板强回声中点之间的距离。

（3）测量近侧颅骨外缘至远侧颅骨外缘间的距离。

采用第一种测量方法比较多见，即测量近侧颅骨骨板外缘至远侧颅骨内缘间的距离。如果超声仪器中设置有胎儿生长发育与双顶径的对照换算程序，则要明确该仪器使用的是哪种测量方法。

注意事项：①测量时不要将颅骨外的软组织包括在内；②在孕 31 周前，BPD 平均每周增长 3mm，孕 30～36 周平均每周增长 1.5mm，孕 36 周后平均每周增长 1mm；③受胎方位或不同头型或胎头入盆等因素的影响，晚孕期双顶径测值会出现较大偏差。④在孕 12～28 周，测量值最接近孕周。

2. 头围（head circumfrence，HC）

（1）测量平面：同双顶径测量平面。

（2）测量方法

1）分别测量颅骨最长轴和最短轴的颅骨外缘到外缘间的距离（图 17-2-27），或颅壁中点的距离，即枕额径（OFD）和双顶径（BPD）

$$HC=(BPD+OFD)\times 1.6$$

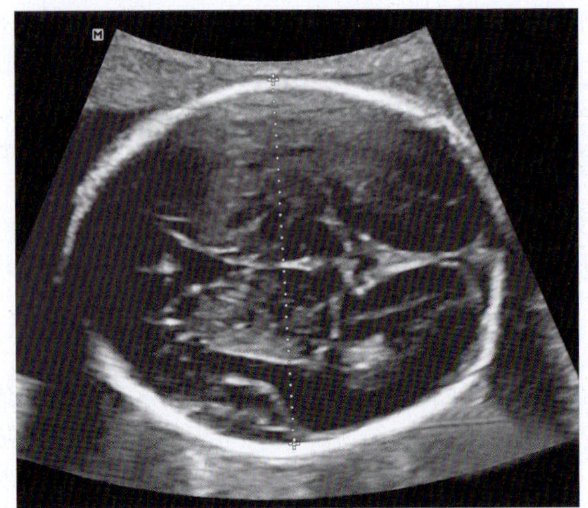

图 17-2-26　胎儿双顶径测量

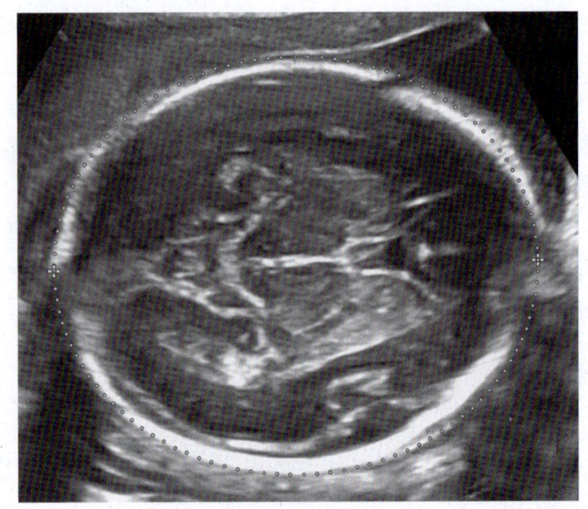

图 17-2-27　胎儿头围测量

2）用电子求积仪（椭圆功能键）沿胎儿颅骨声像外缘直接测出头围长度。

注意事项：①测量值不包括颅骨外的头皮等软组织。②不论胎头是圆形或长型，头围测量都可全面显示出胎头的实际大小，故在孕晚期，头围测量已基本上取代了双顶径测量。

3. 腹围（abdominal circumference，AC）

（1）标准测量切面：胎儿腹部最大横切面，该切面显示腹部呈圆形或椭圆形（受压时），脊柱为横切面，胎胃及胎儿肝内门静脉 1/3 段同时显示（图 17-2-28）。

（2）测量径线：分别测量前后径及横径，测量腹部一侧皮肤外缘到另一侧皮肤外缘的距离。

$$腹围=(前后径+横径)\times 1.57$$

电子测量仪（椭圆功能键）沿腹壁皮肤外缘直接测量。

注意事项：①腹围测量切面要尽可能接近圆形；②肝内门静脉段显示不能太长；③腹围与胎儿的体重关系密切。常用于了解胎儿宫内营养状况，若腹围小

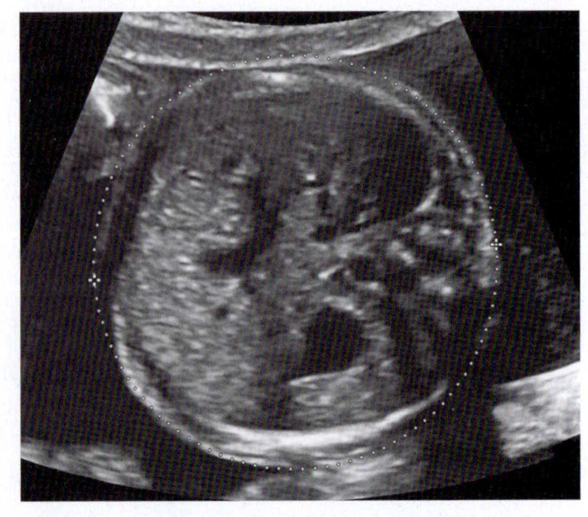

图 17-2-28　胎儿腹围测量

于正常值，则要小心胎儿是否有 IUGR；④股骨长 / 腹围 × 100%，该值<20% 可能为巨大儿，>24% 可能有 IUGR；⑤孕 35 周前，腹围小于头围；孕 35 周左右，两者基本相等；孕 35 周后，胎儿肝脏增长迅速，皮下脂肪累积，腹围大于头围。

4. 股骨长度（femur length，FL）　股骨是最易识别的长骨，股骨测量适用于中晚期妊娠的孕龄评估，尤其在妊娠晚期，较其他径线测量值更有意义。

（1）标准切面：声束与股骨长径垂直，从股骨外侧扫查，完全显示股骨长轴切面，且两端呈平行的斜面。

（2）测量值：测量点应在股骨两端的端点上（图 17-2-29）。

注意事项：①孕 30 周前股骨增长 2.7mm/ 周，在 31～36 周增长 2.0mm/ 周，在 36 周后增长 1.0mm/ 周。②应从股骨外侧扫查，若从股骨内侧扫查，可见股骨有些弯曲，此为正常现象。③当胎头测量估测孕周不准时，取股骨测量值。也可参考 FL/BPD 及 FL/AC 比值：若 FL/BPD 比值<70%，则放弃 FL 测量；若 FL/BPD 比值<86%，则放弃 BPD 测量；若 FL/BPD 比值在 71%～86%（为正常范围），可进一步用 FL/AC；若 FL/AC 比值<20%，可能为巨大儿；若 FL/AC 值>24%，可能有 IUGR，应放弃 AC 测量。④必要时测量另一侧股骨作对比。⑤测量时需测量股骨的骨化部分，不要包括骨骺和股骨头。要显示长骨真正的长轴切面，如果长骨两端的软骨部分都能看到，说明该测量平面是通过长轴切面的。⑥胎儿矮小症及胎儿骨骼发育畸形时不适用。

5. 肱骨长度（humerus length，HL）

（1）测量切面：完全显示肱骨，并且声束要与肱骨长径垂直，清晰显示出肱骨的两端。

（2）测量径线：肱骨两端端点的距离（图 17-2-30）。

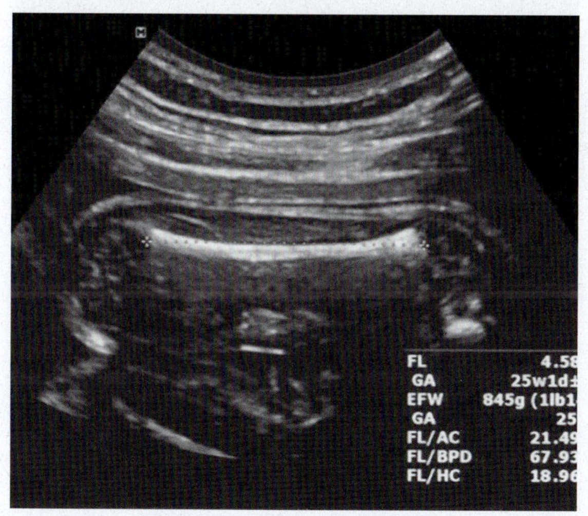

图 17-2-29　胎儿股骨测量

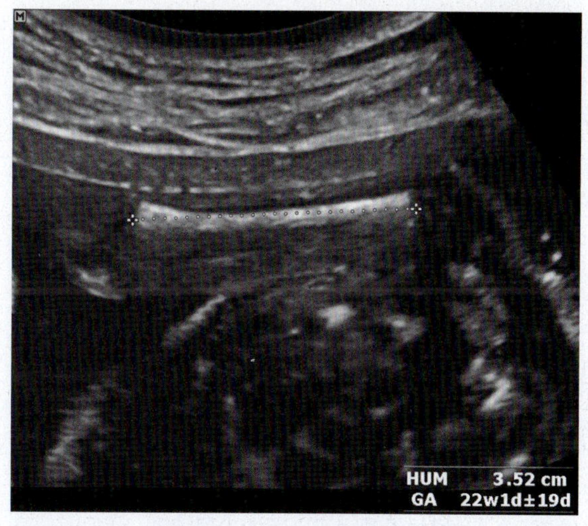

图 17-2-30　胎儿肱骨测量

注意事项：①孕中期，肱骨与股骨等长，甚至可以长于股骨。②必要时测量对侧肱骨做对比。③要测量肱骨真正的长轴切面。④在胎儿短肢畸形时，肱骨不适用于推测孕周。

股骨与肱骨测量值低于平均值的二个标准差以上，可认为股骨或肱骨偏短，低于平均值两个标准差 5mm 以上，则可能有骨骼发育不良。

6. 胎儿体重的估计　根据胎儿的一项或多项生物学测量值，经统计学处理，可计算出胎儿的体重。

估测胎儿体重的公式很多，不同的作者有不同的计算公式，但目前基本不需要临床超声工作者按公式计算胎儿体重，因大多数的超声诊断仪都有产科胎儿发育与体重估计的计算软件，输入各超声测量值后，可迅速得出胎儿孕周及体重，非常方便，或者可采用查表法获得。

各项胎儿体重预测的超声参数，以胎儿腹围与体重关系最密切。准确的体重估测对指导临床决定分娩时机与方式意义重大，要获得较准确的胎儿体重，需注意以下几点：①标准切面的准确测量；②测量多项生物学指标，尤其当胎儿生长不匀称时；③多次测量获得平均测量值（一般测 3 次），以缩小测量的误差。

要获得准确的超声测量值，最好在实际工作中，积累经验，对计算公式加以校正，若能采用自己采取的资料统计而得的公式或关系图表，误差会减到最小范围。

第三节　异常妊娠的超声表现

一、流产

【诊断要点】

1. 有停经史，妊娠试验阳性，阴道出血，腰背部酸痛，腹部阵发性疼痛。

2. 流产是临床诊断而不是超声诊断。

3. 不同类型流产的超声表现

(1) 先兆流产

1) 先兆流产在超声上常无异常表现，子宫、妊娠囊、囊内胚芽或胎儿大小与停经孕周相符，有胎心搏动，宫颈内口紧闭。

2) 少部分先兆流产患者可表现为妊娠囊一侧局限性新月形无回声区或云雾样低回声区（图 17-3-1）。

(2) 难免流产

1) 宫颈内口已开，妊娠囊可部分下移至宫颈内口或宫颈管，妊娠囊变形呈“葫芦状”（图 17-3-2）。

2) 胚胎停育流产症状迟早会发生，也属难免流产。

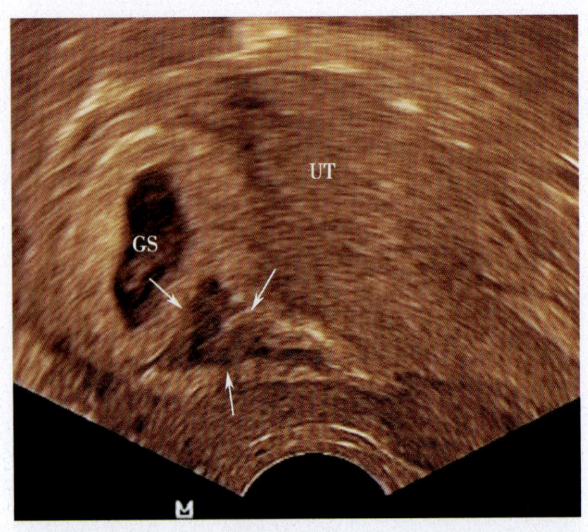

UT—子宫；GS—妊娠囊。

图 17-3-1　停经 6 周 4 天，阴道少量流血，经阴道超声检查显示妊娠囊（GS）下方局限性云雾样低回声区（箭头所示）

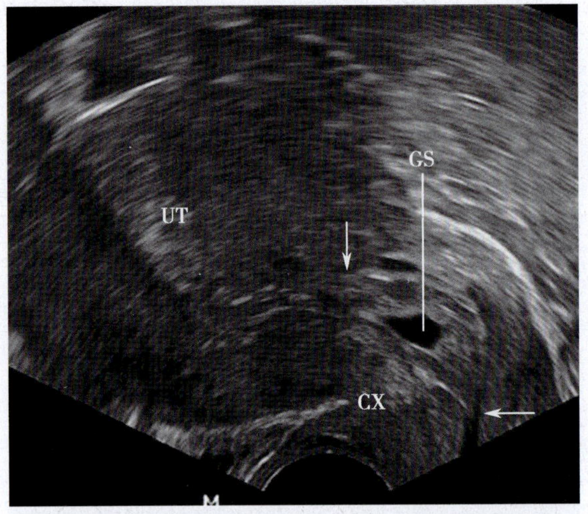

GS—妊娠囊；UT—宫体；CX—宫颈；箭头—宫颈内外口。

图 17-3-2　难免流产声像图

经阴道超声检查，子宫矢状切面示宫颈内口已开，妊娠囊部分下移至宫颈管内。

(3) 不全流产

1) 部分妊娠物排出宫腔，宫腔内见不规则斑状、团状回声（图 17-3-3）。

2) CDFI 检查无明显血流信号，但相邻子宫肌层内可见局灶性血流信号。

(4) 完全流产：妊娠物已全部排出，子宫内膜呈线状，宫腔内可有少许积血声像，无斑状或团块状回声。

(5) 稽留流产

1) 胚胎或胎儿已死亡，无胎心搏动（图 17-3-4）。

2) 妊娠囊存在者，妊娠囊皱缩变形，囊壁回声减弱、变薄，内壁毛糙。

3) 妊娠囊消失者，宫腔内回声杂乱，不能分辨妊娠囊和胚胎结构，呈团块状实质性回声和低或无回声区杂乱分布。

4) CDFI 检查团块状实性回声区及无回声区周边可见较丰富血流信号。宫颈内口未开，子宫较停经孕周小。

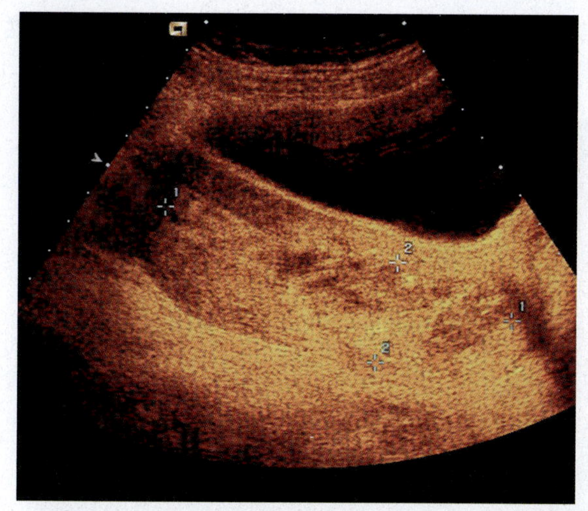

图 17-3-3　不全流产声像图

经腹部超声检查，子宫矢状切面示宫腔及宫颈管内不规则混合回声（测量键所示范围），未见明显妊娠囊。

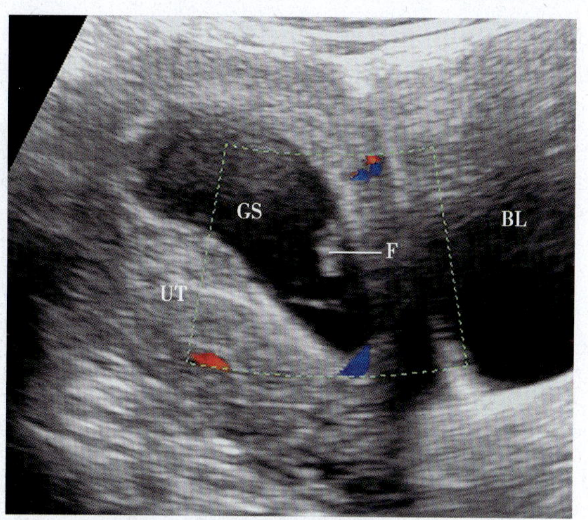

UT—子宫；GS—妊娠囊；BL—膀胱；F—胚胎。

图 17-3-4　稽留流产

月经周期规律，停经 9 周，经腹部超声检查，子宫矢状切面示妊娠囊内可见胚芽回声，胚芽长约 0.7cm，但未见原始心管搏动。

【鉴别诊断】

1. 双胎妊娠　先兆流产伴宫内积血时需与双胎妊娠鉴别。双胎妊娠可见两个妊娠囊声像，呈强回声环，形态规则，每个妊娠囊内均可见卵黄囊、胚芽。先兆流产时宫腔内的积血多呈新月形分布，强回声壁不明显，无回声区内无卵黄囊及胚芽。

2. 宫颈妊娠　难免流产妊娠囊下移至宫颈时应与宫颈妊娠鉴别。宫颈妊娠时，宫颈膨大，与宫体比例近 1∶1，甚至大于宫体，宫腔内膜增厚并蜕膜化，宫颈内口闭合，宫颈妊娠囊内可见胚芽和胎心搏动。

3. 异位妊娠　异位妊娠宫腔内积血可表现为假妊娠囊，需与胚胎停育的空妊娠囊鉴别，特别是异位妊娠包块较小，经腹超声易将假妊娠囊误诊为胚胎停育。假妊娠囊周边为子宫内膜，无“双环征”，形态与宫腔一致。

4. 葡萄胎　稽留流产需与葡萄胎鉴别，葡萄胎子宫大于停经月份，质地软，呈蜂窝状回声，CDFI 检查血流信号不明显。

二、异位妊娠

（一）输卵管妊娠

【诊断要点】

1. 输卵管妊娠的共同超声表现为子宫稍增大，子宫内膜明显增厚，但宫内无妊娠囊结构，有时可见宫腔内积血，形成假妊娠囊声像。

2. 根据症状的轻重、结局分为四种类型。

（1）未破裂型：附件区可见一类妊娠囊环状高回声结构，壁厚回声强，中央呈无回声，似“甜面圈”，故称为“甜面圈征”（Donut 征），如图 17-3-5A 所示。在类妊娠囊周围可记录到类滋养层周围血流频谱。停经 6 周以上经阴道扫查常可以见到卵黄囊、胚胎和原始心管搏动。此期盆腔和腹腔多无积液声像。

（2）流产型：附件区可见边界不清晰、形态不规则混合回声包块，包块内有时可以辨认类妊娠囊结构，盆腔内可见液体，量较少。

（3）破裂型：附件区可见较大、形态不规则混合回声包块，无明显边界，内部回声杂乱，难辨妊娠囊结构（图 17-3-5B），盆、腹腔内大量游离液体，内有大量细密点状回声或云雾样回声。

（4）陈旧型：附件区可见实质性不均匀高回声包块，边界清楚，包块内不能辨认妊娠囊结构，可有少量盆腔积液。CDFI 包块内血流信号不丰富，可检测到怪异型血流频谱。

3. 输卵管间质部妊娠是一种较特殊的输卵管妊娠，与宫腔距离近，需要与宫角妊娠区分。超声表现为子宫内膜增厚，宫腔内无妊娠囊，宫底一侧向外突出一包块，内见妊娠囊结构，囊内可见胚芽或胎儿，妊娠囊周围有薄层肌组织围绕，但子宫内膜线在角部呈闭合状，子宫内膜与包块无连续关系（图 17-3-5C）。

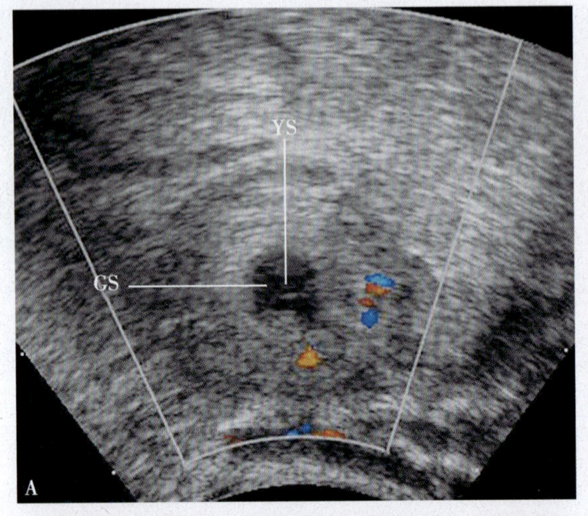

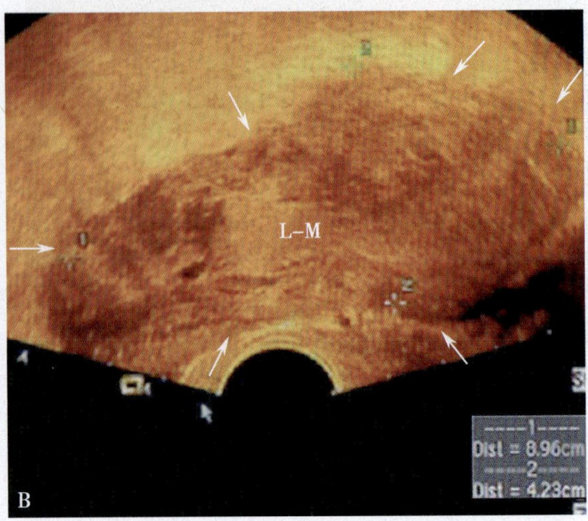

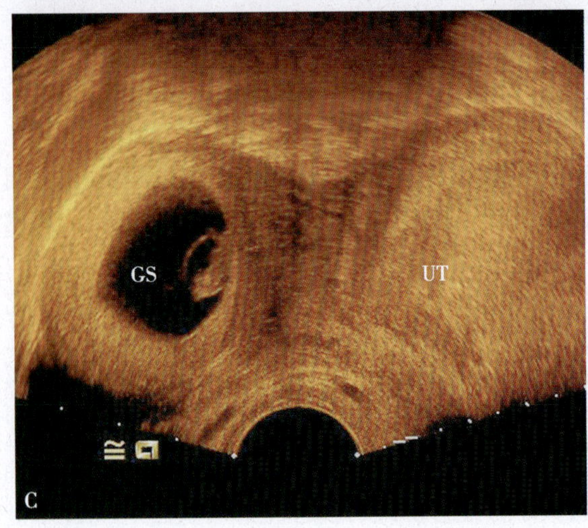

GS—妊娠囊；UT—子宫；YS—卵黄囊；L-M—左附件区包块。

图 17-3-5　输卵管妊娠

A. 未破裂型输卵管妊娠，经阴道超声检查，右侧附件区可见一包块，内可见妊娠囊及卵黄囊，呈 Donut 征；B. 破裂型输卵管妊娠，经阴道超声检查，宫内无妊娠囊结构，左侧附件区可见混合回声包块（箭头所示），形态不规则，边界清，包块内难辨妊娠囊声像；C. 输卵管间质部妊娠，经阴道超声检查，宫底横切面示右侧宫底向外突出一包块回声，内见妊娠囊结构，囊内可见胚芽，子宫内膜与包块无连续关系。

【鉴别诊断】

1. 难免流产　难免流产时宫腔内妊娠囊变形，强回声环变薄，回声减低，与输卵管妊娠宫腔积血形成的假妊娠囊相似，但难免流产的妊娠囊内有时可见变形的卵黄囊（直径多大于 7mm）及胚芽，双侧附件区无包块声像。

2. 黄体破裂　多发生在月经周期后期，一般无停经史，突起腹痛。超声表现子宫未见明显增大，子宫内膜无明显增厚，患侧卵巢增大，可见不规则混合回声包块，盆、腹腔可见积液。血与尿 hCG 阴性。

3. 宫角妊娠　妊娠囊位于一侧宫角，妊娠囊与宫腔相连，子宫内膜在角部呈喇叭状，妊娠囊与内膜相连续。宫角妊娠有两种转归，如果大部分绒毛种植于宫腔内膜，妊娠过程中随着妊娠囊的增大，妊娠囊突入宫腔，成为正常妊娠，临床无特殊表现；若绒毛种植面正位于输卵管开口处，妊娠囊向输卵管间质部方向生长，则可发展成为输卵管间质部妊娠。

（二）腹腔妊娠

【诊断要点】

1. 孕早期宫腔内无妊娠囊或孕中、晚期宫颈纵切面难以显示宫颈与增大宫体肌壁组成的倒喇叭口声像。

2. 早期腹腔妊娠较难定位，因为妊娠囊可以异位到腹腔内任何部位（图 17-3-6）。

3. 较大孕周的腹腔妊娠，妊娠囊或羊膜囊周围无光滑而较厚的低回声子宫肌壁包绕，胎儿与孕妇腹壁贴近。

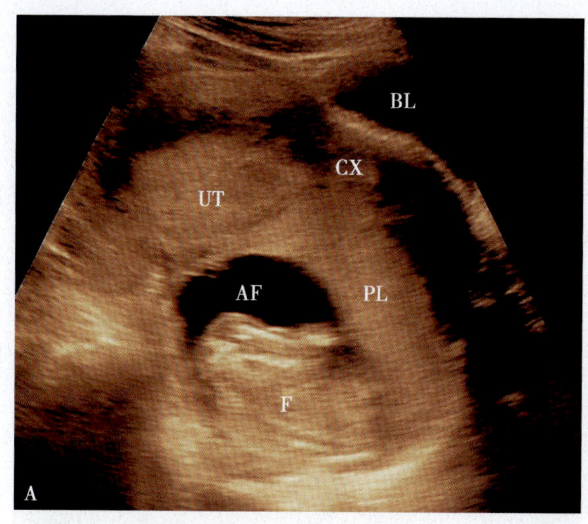

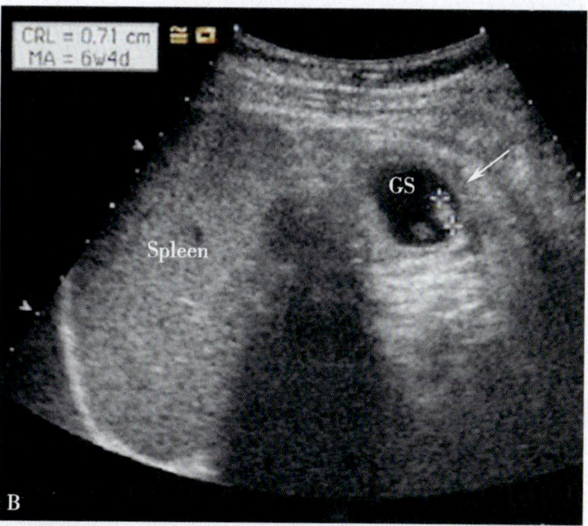

CX—宫颈；BL—膀胱；PL—胎盘；AF—羊水；Spleen—脾脏；GS—妊娠囊；UT—子宫；F—胚胎。

图 17-3-6　腹腔妊娠

A. 停经 70 余天，宫腔内未见妊娠囊，子宫（UT）后方可见一妊娠囊及胎儿（F）回声；B. 停经 50 余天，宫腔内未见妊娠囊，盆腔未见明显包块及积液，脾肾间隙可见一妊娠囊，囊内可见卵黄囊、胚芽及心管搏动。

4. 若胎儿死亡，胎体边界不清晰；由于羊水量不足，胎盘多处粘连及部分被肠管覆盖，胎盘呈边界不清的不均质性回声包块。

【鉴别诊断】

1. 早期腹腔妊娠与输卵管妊娠不易鉴别。位于盆腔以外如脾肾之间、肝肾之间的腹腔妊娠较易与输卵管妊娠鉴别。

2. 残角子宫妊娠。较大孕周的残角子宫妊娠由于妊娠囊周边的低回声肌层十分薄，难以与腹腔妊娠时妊娠囊周边的腹膜、大网膜包裹鉴别，易误诊为腹腔妊娠。但残角子宫妊娠包块经多切面扫查能够显示其与子宫相连的某些特征，腹腔妊娠包块不与子宫相连。

（三）宫颈妊娠

【诊断要点】

1. 子宫体内无妊娠囊。

2. 宫颈增大，宫颈和宫体呈“葫芦样”改变，妊娠囊着床在宫颈管内（图 17-3-7）。

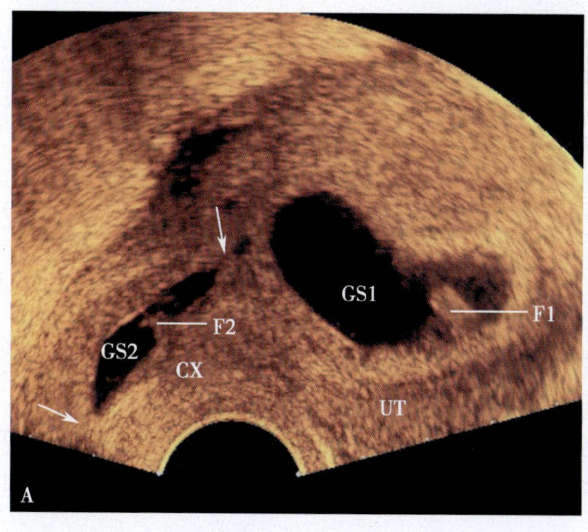

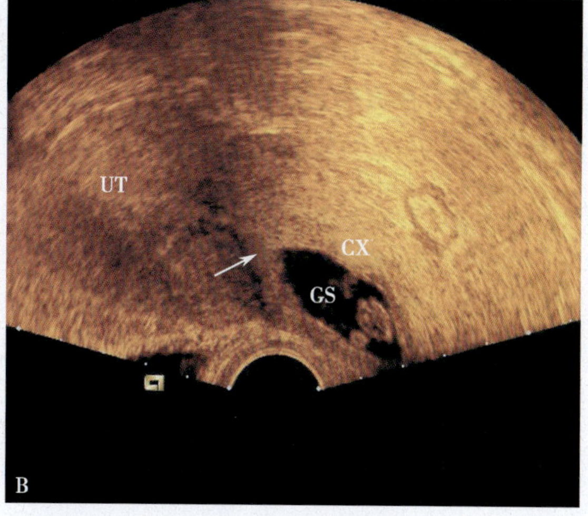

F1—胚胎 1；F2—胚胎 2；GS 1—妊娠囊 1；GS 2—妊娠囊 2；GS—妊娠囊；CX—宫颈；UT—宫体。

图 17-3-7　宫颈妊娠

A. 经阴道超声检查，宫腔内及宫颈管内分别可见一妊娠囊回声，其内均可见胚芽及心管搏动，宫颈内口闭合（箭头所示）；B. 经阴道超声检查，宫颈管内见妊娠囊，可见胚芽及心管搏动，宫颈内口闭合（箭头所示）。

3. CDFI 显示宫颈肌层血管扩张，血流异常丰富。

4. 宫颈内口关闭。

5. 早早孕时期，宫颈可无明显增大而缺乏“葫芦样”特征。

【鉴别诊断】

宫颈妊娠容易与难免流产妊娠囊脱落至宫颈管内相混淆。难免流产时宫腔内妊娠囊变形、下移，胚胎无胎心搏动，宫颈大小正常，宫颈内口张开，宫颈肌层无低阻的滋养血流信号。

（四）卵巢妊娠

【诊断要点】

1. 卵巢妊娠未破裂时，超声扫查可见一侧卵巢增大，形态不规则，其内可见一小的强回声环，卵巢周围无肿块（图 17-3-8A）。

2. 卵巢妊娠破裂后，形成混合性回声包块，与输卵管妊娠破裂难以鉴别（图 17-3-8B）。

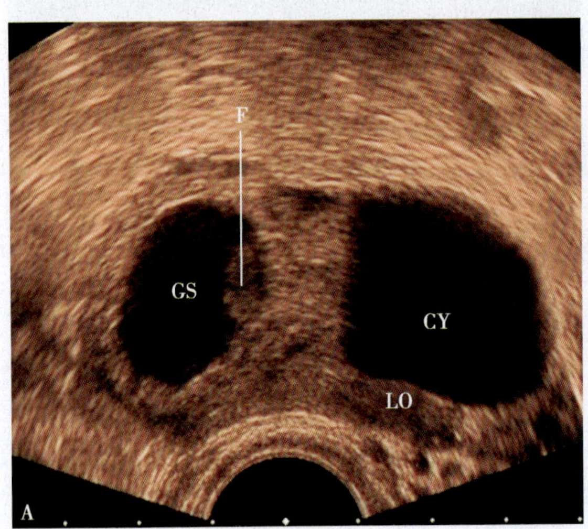

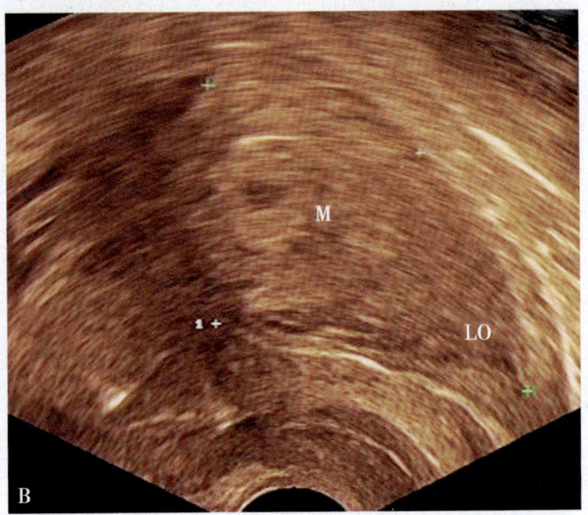

图 17-3-8　卵巢妊娠

A. 停经 7 周，经阴道超声检查，左侧卵巢（LO）明显增大，其内可见一个囊肿（CY）及一个妊娠囊（GS）回声，妊娠囊内可见胚芽（F）及心管搏动；B. 停经 6 周 5 天，经阴道超声检查，左侧附件区可见一混合性包块（M）回声，左侧卵巢显示不清。

【鉴别诊断】

输卵管妊娠：未破裂的输卵管妊娠包块位于卵巢旁。卵巢妊娠破裂后与输卵管妊娠破裂难以鉴别，但输卵管妊娠破裂后经阴道超声可显示正常卵巢，卵巢妊娠破裂者则不能显示正常卵巢图像。

（五）剖宫产瘢痕部位妊娠

【诊断要点】

具体诊断要点见图 17-3-9。

1. 孕囊着床于剖宫产瘢痕切口处。

2. 孕囊与膀胱壁之间的子宫肌层变薄或消失。

3. 子宫下段瘢痕处子宫前壁向膀胱方向膨隆。

4. 孕囊周边血运丰富，周边探及环状滋养层血流信号。

【鉴别诊断】

1. 难免流产　CDFI 未见血流信号，表明妊娠囊已从种植部位分离，这和血流丰富的瘢痕妊娠表现完全不同；血 β-hCG 呈指数下降；“妊娠囊滑动征阳性”，即轻轻用阴道探头加压时，妊娠囊相对于宫颈内口可移动。

2. 宫颈妊娠　膀胱与妊娠囊之间可看见正常的肌层。

3. 子宫下段近剖宫产瘢痕部位妊娠　孕囊位于剖宫产切口附近，但未着床于子宫前壁切口处，孕囊可能着床于子宫后壁等，后期随访可显示胎盘未覆盖剖宫产瘢痕切口处。

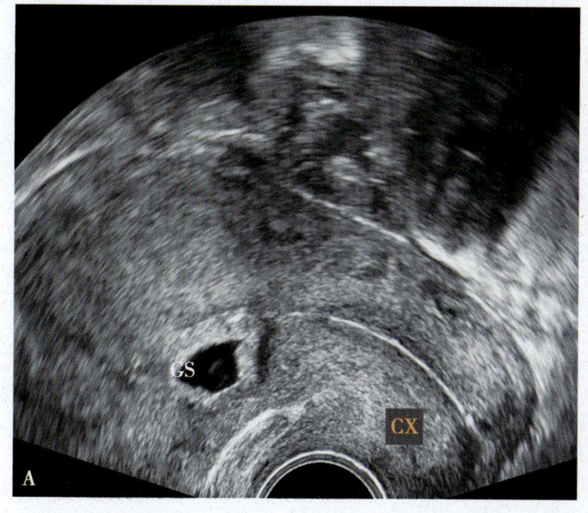

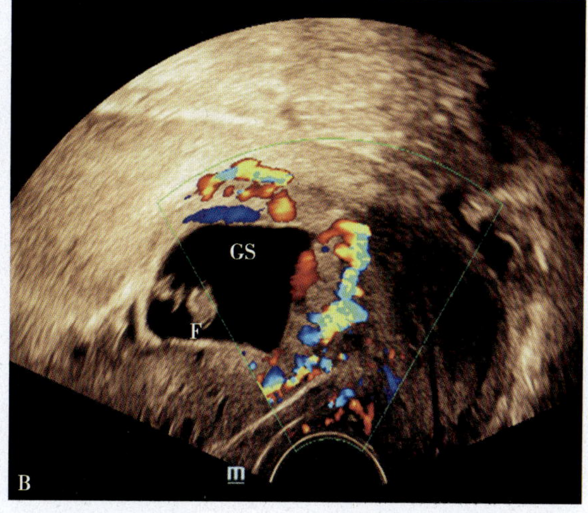

GS—妊娠囊；F—胎儿；CX—宫颈。

图 17-3-9　剖宫产瘢痕部位妊娠

A. 停经 5 周，经阴道超声检查，剖宫产瘢痕切口处可见一妊娠囊（GS）回声，并可见早孕期“双环征”，其妊娠囊内可见卵黄囊，妊娠囊与子膀胱壁之间的子宫肌层变薄；B. 停经 6 周，经阴道超声检查，剖宫产瘢痕切口处可见一妊娠囊（GS）回声，其妊娠囊内可见卵黄囊与一胚芽（F）及心管搏动，妊娠囊与膀胱壁之间的子宫肌层变薄，孕囊周边血运丰富。

三、子宫畸形合并妊娠

【诊断要点】

1. 双子宫合并妊娠

（1）盆腔内可见双宫体、双宫颈。

（2）一侧宫体相对增大，该侧宫腔内可见妊娠囊、胚芽 / 胎儿及胎心搏动等妊娠特征（图 17-3-10A）。

（3）另一侧宫体相对较小，宫腔内无妊娠囊，但内膜增厚。

2. 双角子宫合并妊娠

（1）类型不同的双角子宫，合并妊娠的超声表现不一样。

（2）完全双角子宫合并妊娠时与双子宫合并妊娠超声表现相似，只是前者仅见一个宫颈。

（3）部分双角子宫妊娠囊可见于一侧宫角，也可见于未分离的宫腔内。

（4）弓形子宫妊娠与正常子宫妊娠相似，只是宫底内凹，形如弓形。

3. 纵隔子宫合并妊娠

（1）宫底明显增宽，并见一带状低回声将宫腔分成左右两个，完全纵隔子宫的低回声中隔可从宫底延伸至宫颈内口甚至外口；不完全纵隔子宫低回声中隔自宫底至宫颈内口以上的某个部位，左右侧宫腔内膜在宫颈内口上方融合（图 17-3-10C、D）。

（2）合并妊娠时，两侧宫腔不等大，妊娠囊位于一侧宫腔内，另一侧宫腔内膜增厚。

4. 残角子宫妊娠　子宫内膜较厚，宫腔内未见妊娠囊，仅显示一侧宫角，对侧可见一明显突出的包块回声，内有妊娠囊结构，胚胎存活时可见胚胎及胎心搏动，妊娠囊周边有肌层环绕（图 17-3-10B）。

【鉴别诊断】

1. 子宫浆膜下肌瘤合并妊娠　子宫浆膜下肌瘤与宫体相连，呈圆形肿块，肿块常为低回声，CDFI 检测肿块周边可见环状血流信号，宫腔内可清楚显示妊娠囊。

2. 腹腔妊娠　通过宫颈矢状切面后，向上追踪宫体，宫腔内不能显示妊娠囊，与残角子宫妊娠相似。但腹腔妊娠胚胎 / 胎儿周围无光滑而较厚的低回声子宫肌壁包绕，包块与子宫不相连，中晚孕期胎儿与孕妇腹壁贴近。且腹腔妊娠包块与子宫无相连。

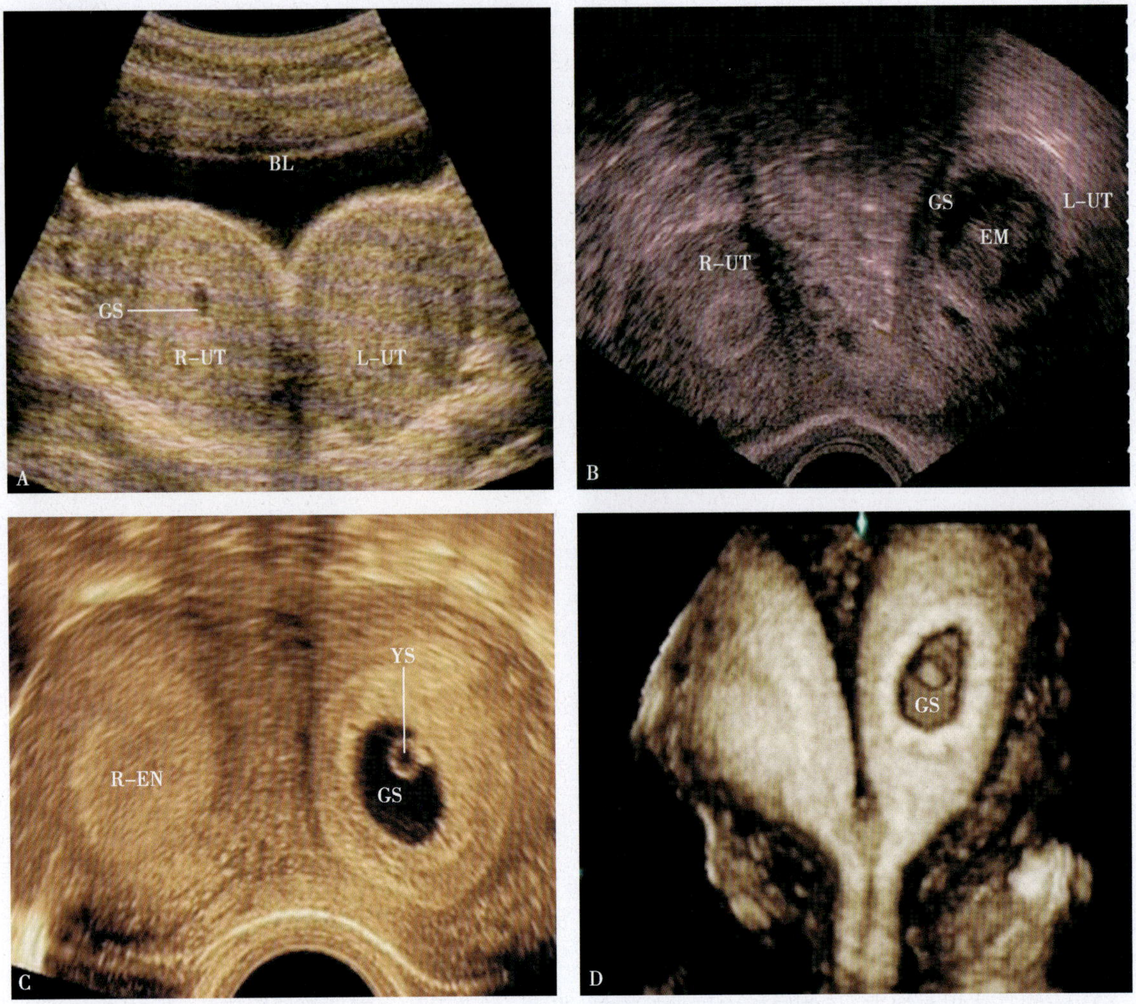

R-UT—右侧子宫；L-UT—左侧子宫；GS—妊娠囊；BL—膀胱；EM—胚胎；R-EN—右侧宫腔。

图 17-3-10　子宫畸形合并妊娠

A. 双子宫合并妊娠，经腹部超声检查，宫体横切面可显示两个子宫回声，右侧子宫内可见妊娠囊；B. 残角子宫妊娠，子宫左上方可见一个包块声像，与子宫肌层相连续，包块呈类圆形，边界清晰，周边可见薄层状肌层低回声，其内可见妊娠囊、卵黄囊及胎儿，胎儿可见胎心搏动，妊娠囊与子宫内膜不相连续；C、D. 完全纵隔子宫合并妊娠，经阴道超声二维（图 C）及三维（图 D）显示左侧宫腔内妊娠囊（GS）、卵黄囊（YS）回声。

四、盆腔肿物合并妊娠

【诊断要点】

1. 子宫肌瘤合并妊娠

（1）子宫轮廓可不规则，病变部位可见实质性肿物，一般回声较低，呈类圆形，边界清晰。

（2）CDFI 可探及少许血流信号。

（3）随着妊娠的进展，子宫增大，子宫壁伸展，肌瘤位置也随之发生变化。

（4）少数子宫肌瘤发生钙化、红色变性等，有相应的超声表现（图 17-3-11）。

2. 附件肿物合并妊娠（见妇科相关章节）。

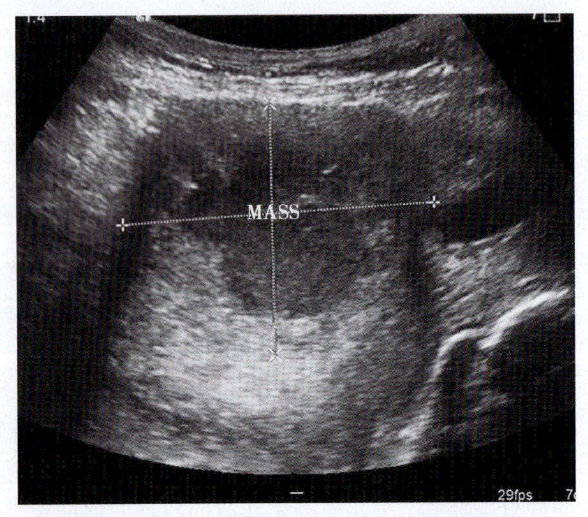

图 17-3-11　孕 20 周合并子宫肌瘤变性

宫底部肌壁间一混合性包块（MASS），其内见不规则的暗区回声。

五、多胎妊娠

【诊断要点】

1. 多胎妊娠的绒毛膜囊与羊膜囊的确定　由于单绒毛膜囊双胎妊娠比双绒毛膜囊双胎妊娠具有更高的围生儿发病率和病死率，因此，明确双胎胎盘类型，对产前咨询和临床处理有非常重要的临床意义。

（1）双绒毛膜囊双羊膜囊双胎：所有双卵双胎及部分单卵双胎（受精后第4天分离）属此类。

1）胎盘绒毛声像：早期妊娠可以清晰显示两个绒毛膜囊，早期妊娠后期，两胎种植部位较远者可以显示两个分开的胎盘；两胎种植部位较近时，两个胎盘发生融合，融合处可见三角形的突起（即双胎峰）。偶尔两胎盘融合完全，无明显三角形突起（图17-3-12）。

2）双胎之间分隔膜：分隔膜较厚，尤其在早期（图17-3-12）。妊娠中晚期分隔膜变薄，较难判断，有时可显示三层或四层分隔膜。

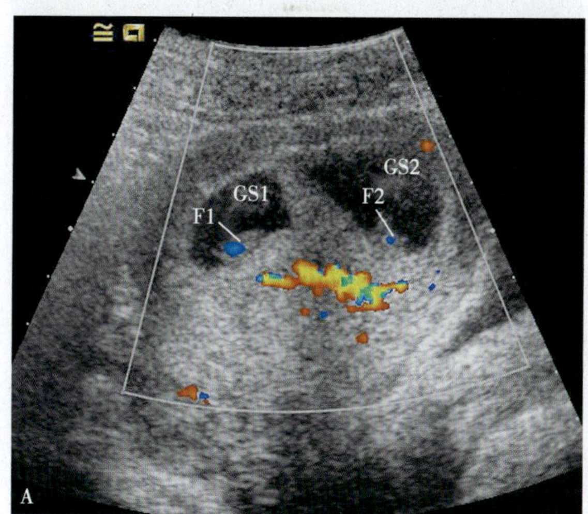

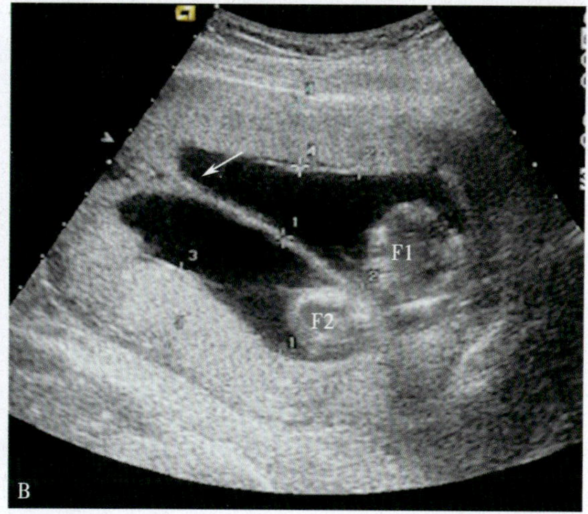

GS1—妊娠囊1；GS2—妊娠囊2；F1—胎儿1；F2—胎儿2。

图17-3-12　双绒毛膜囊双羊膜囊双胎

A. 早孕期双绒毛膜囊双羊膜囊双胎，宫腔内可见两个妊娠囊，囊内均可见胚胎及心管搏动；B. 双绒毛膜囊双羊膜囊双胎，箭头所示为双胎峰。

3）胎儿性别：两胎若性别不同则可肯定是双卵双胎，但如果性别相同则可能是单卵双胎也可能是双卵双胎。

（2）单绒毛膜囊双羊膜囊双胎：此类双胎为单卵双胎的一种，分离发生在受精后第4～8天，羊膜囊形成之前，囊胚期内细胞团复制成两个发育中心，各自形成独立胚胎。两胎共用一个胎盘。

1）胎盘绒毛声像：宫内仅见一个绒毛膜囊（孕7～9周检查时最为准确），一个胎盘，无“双胎峰”，囊内可见两个羊膜囊、两个胚胎（图17-3-13A）或胎儿。

2）双胎之间分隔膜：分隔膜较薄，仅能显示两层（图17-3-13A）。

3）胎儿性别：两胎性别相同。

（3）单绒毛膜囊单羊膜囊双胎：此类双胎亦为单卵双胎的一种，分离发生在受精第9天后。两胎儿发生脐带缠绕、联体畸形等机会明显增加。

1）胎盘绒毛声像：同单绒毛膜囊双羊膜囊双胎胎盘声像。

2）双胎之间分隔膜：两胎间无羊膜分隔，两个胚胎/胎儿均位于一个共同的羊膜囊内（图17-3-13B）。

3）胎儿性别：两胎性别相同。

2. 多胎妊娠常见合并症

（1）双胎生长不协调（discordant growth of twins）

1）双胎体重相差在20%或以上，计算方法：[（A－B）×100%]/A，A为较重胎儿的体重，B为较轻胎儿的体重。

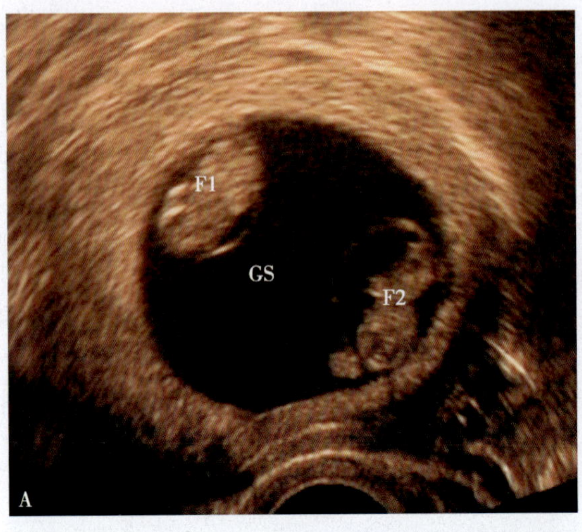

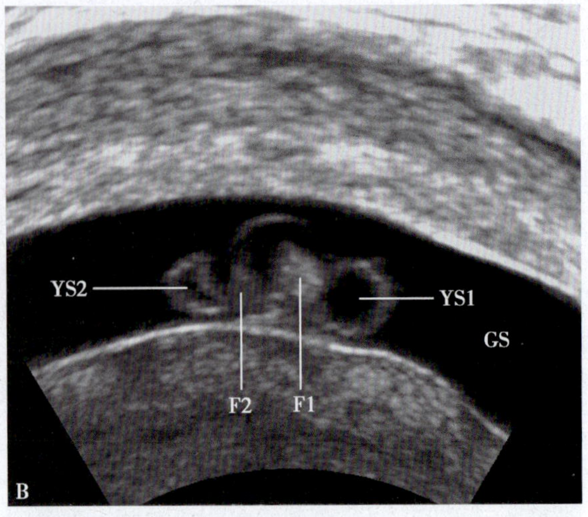

F1—胚胎 1；F2—胚胎 2；GS—妊娠囊；YS1—卵黄囊 1；YS2—卵黄囊 2。

图 17-3-13 单绒毛膜囊双胎

A. 单绒毛膜囊双羊膜囊双胎，宫内可见一个妊娠囊，囊内可见两个羊膜囊，每个羊膜囊内均可见胚胎及心管搏动；
B. 单绒毛膜囊单羊膜囊双胎，宫内可见一个妊娠囊，囊内可见两个胚胎回声及心管搏动，双胎间无分隔膜。

2）比较双胎的腹围也可相对较准确预测双胎生长不协调，24 周后双胎腹围相差 20mm。

3）以上对预测双胎出生后体重相差 20% 的阳性预测值达 85%。

（2）联体双胎（conjoined twins）

1）联体双胎有多种类型，如头部联胎、胸部联胎、腹部联胎（图 17-3-14）、脐部联胎、臀部联胎、双头联胎、双上半身联胎、面部寄生胎、背部寄生胎等。

2）仅有一个胎盘及一个羊膜囊，两胎之间无分隔膜。

3）两胎胎体的某一部位相连，不能分开，相连处皮肤相互延续。

4）胎儿在宫内的相对位置较固定，总是处于同一相对位置，胎动时亦不会发生改变。

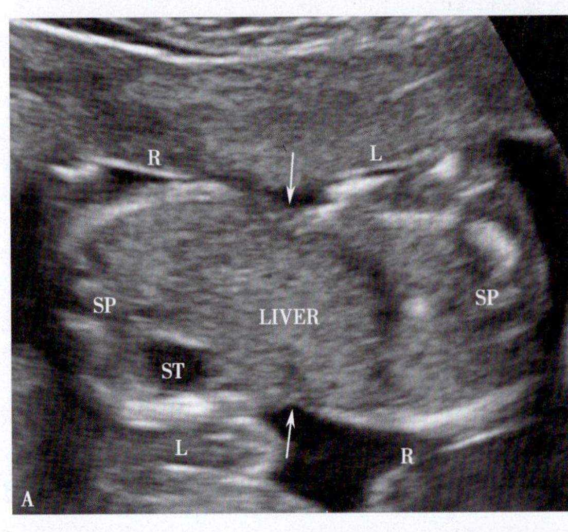

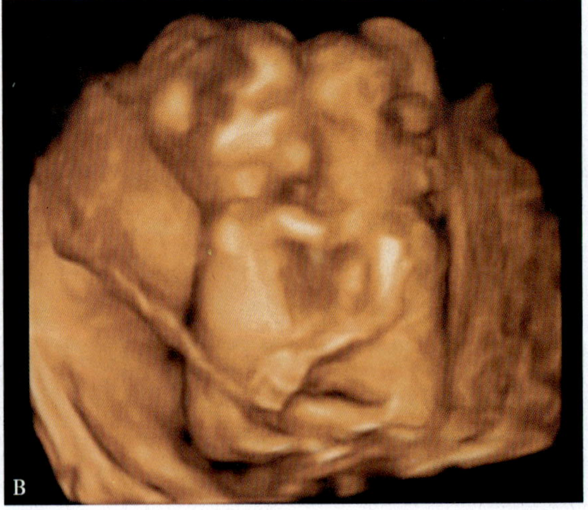

SP—脊柱；L—左侧；R—右侧；ST—胃；LIVER—肝。

图 17-3-14 腹部联胎

胎儿腹部横切面二维（图 A）及胎儿整体三维表面成像（图 B）显示双胎腹部相连（箭头所示），一个共同肝脏（LIVER）。

（3）无心畸胎序列征（acardiac twins sequence）

1）主要发生在单绒毛膜双胎。

2）双胎中一胎形态、结构发育正常，另一胎出现严重畸形。

3）畸形胎儿（受血儿）以上部身体严重畸形为主，表现为无头、无双上肢、胸腔发育极差，部分无心畸胎上部身体结构难辨，仅表现为一不规则实质性团块组织回声，内部无内脏器官结构。下部身体发育相对较好，如可有双下肢等结构（图 17-3-15A）。胸腔内无心脏及心脏搏动，如果存在心脏残腔或心脏遗迹，可有微弱搏动。

4）10% 左右泵血儿也可出现某种类型的畸形。因此产前超声亦应对泵血儿进行详细系统检查，同时在整个妊娠期应进行一系列超声检查，对泵血儿的生长发育情况及心功能状态进行评估。当出现泵血儿心脏增大、腹水、胸水、心包积液、肝大、羊水过多、胎儿水肿时，常提示其心功能衰竭的发生。

5）CDFI 显示无心畸胎脐动脉及脐静脉内血流方向与正常胎儿相反，无心畸胎脐动脉血流从胎盘流向畸胎髂内动脉达畸胎全身，脐静脉血流从畸胎脐部流向胎盘（图 17-3-15B），正好与正常胎儿脐动脉血流流向胎盘、脐静脉血流从胎盘流向胎儿的情况相反。

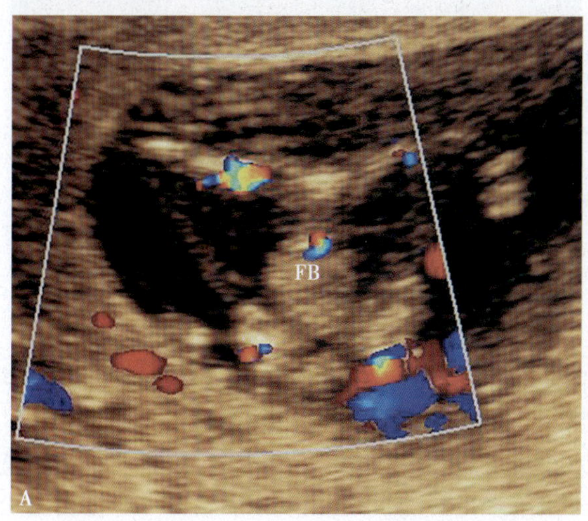

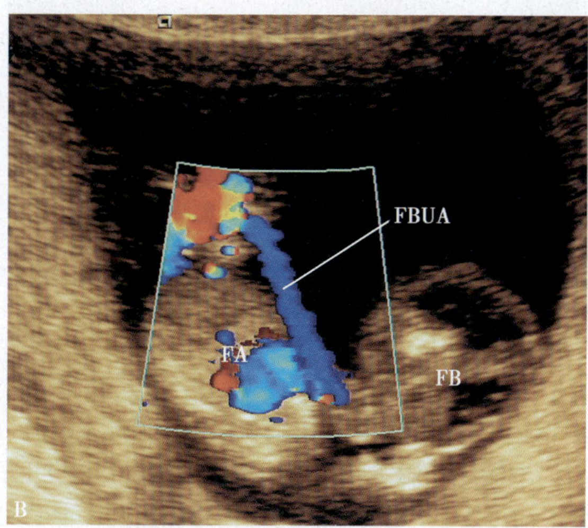

FB—B 胎儿；FA—A 胎儿；FBUA—B 胎儿脐动脉。

图 17-3-15　13 周无心畸胎序列征

A. 畸形胎儿（受血儿）上部身体严重畸形，无头、无双上肢；B. CDFI 显示无心畸胎脐动脉血流方向与正常胎儿相反。

（4）双胎输血综合征（twin-twin transfusion syndrome，TTTS）　Quintero 等提出 TTTS 产前超声诊断标准如下。

1）单绒毛膜双羊膜囊双胎（同性别，单胎盘，有一薄层分隔膜，“T”字征）。

2）两羊膜囊内的羊水量差异，受血儿羊水过多（20 周前羊水最大垂直深度≥8cm，20 周后≥10cm），供血儿羊水过少（羊水最大垂直深度≤2cm）。

3）基于产前超声表现将 TTTS 分为 5 级。

Ⅰ级：可见供血儿膀胱。Ⅱ级：供血儿膀胱不显示，受血儿羊水过多。Ⅲ级：多普勒超声异常，可包括以下异常之一或以上：脐动脉舒张期血流频谱消失或反向、静脉导管 a 波血流消失或反向、脐静脉血流出现搏动（图 17-3-16）。Ⅳ级：胎儿水肿。Ⅴ级：双胎或双胎之一死亡。

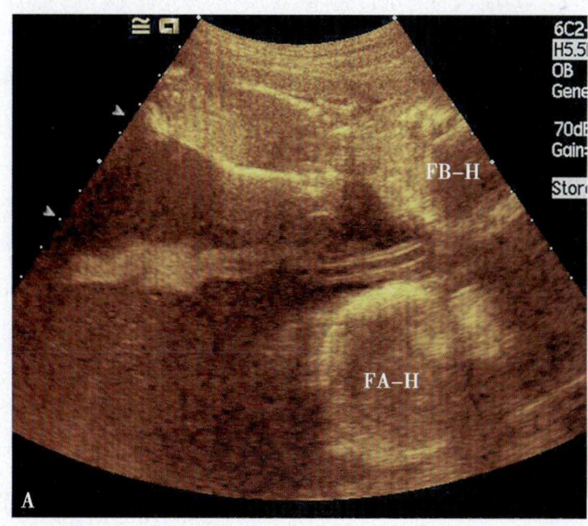

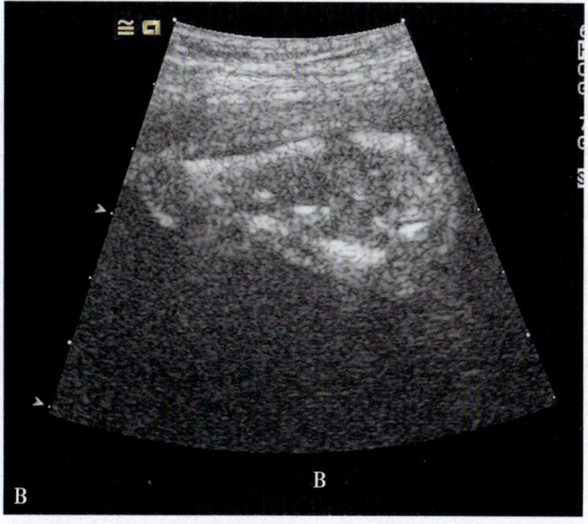

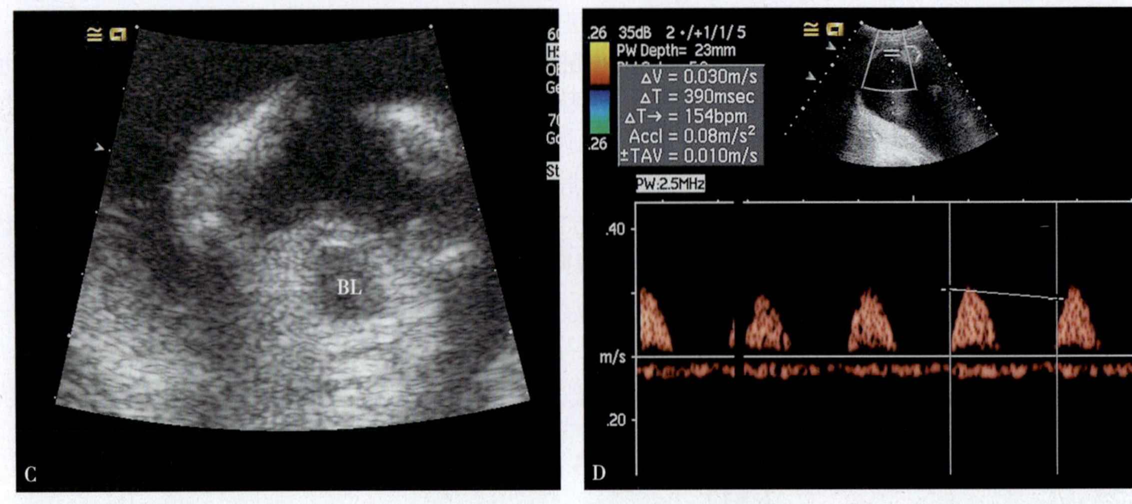

图 17-3-16　双胎输血综合征（Ⅲ级）

A. 羊水过少胎儿（FB）"贴附"在子宫壁上，胎动受限；B. 羊水过少胎儿膀胱未见显示；C. 羊水过多胎儿（FA）膀胱（BL）可显示；D. 羊水过少胎儿脐动脉舒张期血流消失。

【鉴别诊断】

1. 宫腔内粘连带　超声表现为宫腔内强回声带，细薄呈线样，为不完全的分隔带，走行无规律。宫腔内粘连带应与双羊膜囊双胎并其中一胎自然减灭鉴别，后者羊膜腔分隔完全，其两侧是独立的羊膜腔。

2. 双胎之一胎羊膜早破　羊水外漏时，该胎儿羊水少可表现为"贴附儿"，在双绒毛膜囊及单绒毛膜囊双胎中均可发生，应与双胎输血综合征鉴别。前者另一胎羊水正常，且不会出现双胎输血综合征受血儿的改变，如水肿，膀胱增大等。

六、胎儿生长受限

【诊断要点】

1. 临床表现为孕妇子宫大小与孕周不符，宫高低于正常宫高平均值两个标准差，孕妇体重增加缓慢或停滞。

2. 发现疑似胎儿生长受限（fetal growth restriction，FGR）时，首先要核对孕周，早孕期已进行超声检查者，应采用孕早期 CRL 值确定相应的超声孕龄。如果孕早期没有进行超声检查，可采用孕中早期 BPD 和 FL 综合确定孕龄。

3. 胎儿生长超声监测　不同妊娠时期胎儿受到不同致病因素影响，其超声表现也不同。根据胎儿生长特征和病因，临床将 FGR 分为 3 型：内因性匀称型 FGR（又称为早发性 FGR）、外因性不匀称型 FGR、外因性匀称型 FGR（为上述两型的混合型）。根据其产前超声表现特点分为两型：匀称型胎儿生长受限（symmetric growth restriction）、不匀称型胎儿生长受限（asymmetric growth restriction）。

（1）匀称型胎儿生长受限，超声主要表现有五个方面。①渐进性小胎：测量双顶径、头围、腹围、股骨长度均逐渐低于同孕龄正常值的第 10 百分位数，但各生长参数均相称。②系列生长超声监测可采用 2～3 周为间隔。③胎盘组织结构无异常，但体积小。④可有羊水过多或过少。⑤内因性匀称型胎儿生长受限通常没有明确的胎儿多普勒血流变化，没有子宫胎盘循环不良的血流证据；外因性匀称型胎儿生长受限可伴有子宫胎盘功能不良的多普勒血流异常。

（2）不匀称型胎儿生长受限临床比较常见，不良因素主要作用在妊娠中、晚期，多伴有子宫胎盘功能不足。常见于妊娠期高血压疾病、糖尿病、胎盘病变等，其超声主要表现有六个方面。①生长参数的差异性：测量双顶径、头围可正常，但腹围、股骨长度低于同孕龄的正常值的第 10 百分位数。腹围小于头围，计算 AC/HC，比值小于同孕周第 10 百分位数或两个标准差。②系列生长超声监测可采用 2～3 周为间隔。③可有胎盘钙化或胎盘体积减小，常有组织学改变如梗死。④胎儿心脏可轻度扩大，可见肠管回声增强和小肠扩张，孕妇腹水等。⑤可伴羊水过少。⑥常伴有子宫动脉、脐动脉等多普勒血流参数异常。

4. FGR 的多普勒超声表现　多普勒超声可以支持 FGR 的诊断，但不可排除 FGR 的可能。

（1）子宫动脉：子宫动脉频谱异常主要表现为子宫动脉舒张早期切迹和 PI 值升高（图 17-3-17A）。出现这种高阻性频谱特征常提示胎盘循环血流阻力增高，发生先兆子痫和 FGR 风险增高。如果早孕期子宫动脉多普勒预测有发生先兆子痫和 FRG 的可能，给予低剂量阿司匹林可以预防不良结局的发生。因此，虽然早孕期子宫动脉多普勒预测子痫前期和 FGR 的敏感性不高，但由于有临床治疗手段而变得有意义；而中孕期子宫动脉多普勒虽然对子痫前期和 FGR 的发生有较高敏感性，但由于临床并没有有效的处理措施来改善妊娠结局，所以临床意义并不大。

（2）脐动脉：FGR 胎儿脐动脉舒张期末期血流消失或反向（图 17-3-17B）是胎儿 - 胎盘循环严重不足的特征性频谱改变，提示胎儿宫内缺氧，是产科紧急处理的指征。

（3）大脑中动脉：胎儿慢性缺氧时的大脑中动脉舒张期血流明显增加，PI 值则降低，血流图为低阻性频谱（图 17-3-17C），提示出现脑保护效应。

（4）静脉导管：静脉导管 PI 值升高是早期胎儿自身循环障碍的表现，提示胎儿心功能受损。静脉导管频谱终末表现为：a 波消失和反向（图 17-3-17D），应考虑终止妊娠。

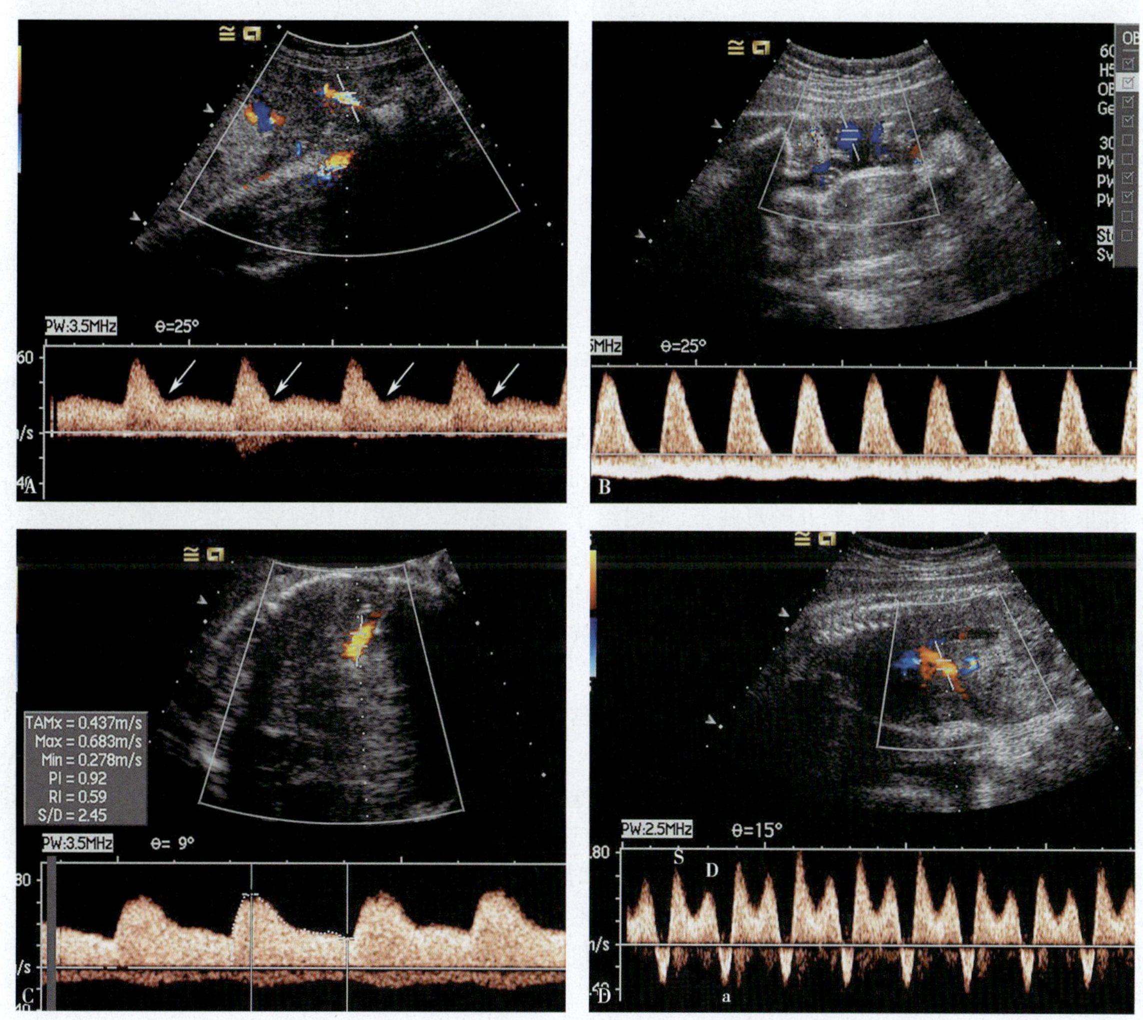

图 17-3-17　胎儿生长受限（FGR）的多普勒超声表现

A. 28 周 FGR 胎儿子宫动脉舒张早期切迹（箭头所示）；B. 28 周 FGR 胎儿脐动脉舒张期血流消失；C. 28 周 FGR 胎儿大脑中动脉阻力降低；D. 30 周 FGR 胎儿静脉导管 a 波反向。

5. 怀疑 FGR 者应进行脐血管穿刺染色体核型分析，必要时进行染色体微阵列检查，每 2～3 周超声检查 1 次，了解羊水量、胎儿生长速度及多普勒参数的变化。

【鉴别诊断】

小于胎龄儿：FGR 者多次超声评价可见生长速度降低（图 17-3-18A），小于胎龄儿稳定生长，生长速度正常（图 17-3-18B），且多普勒超声脐动脉、子宫动脉等频谱无异常改变。

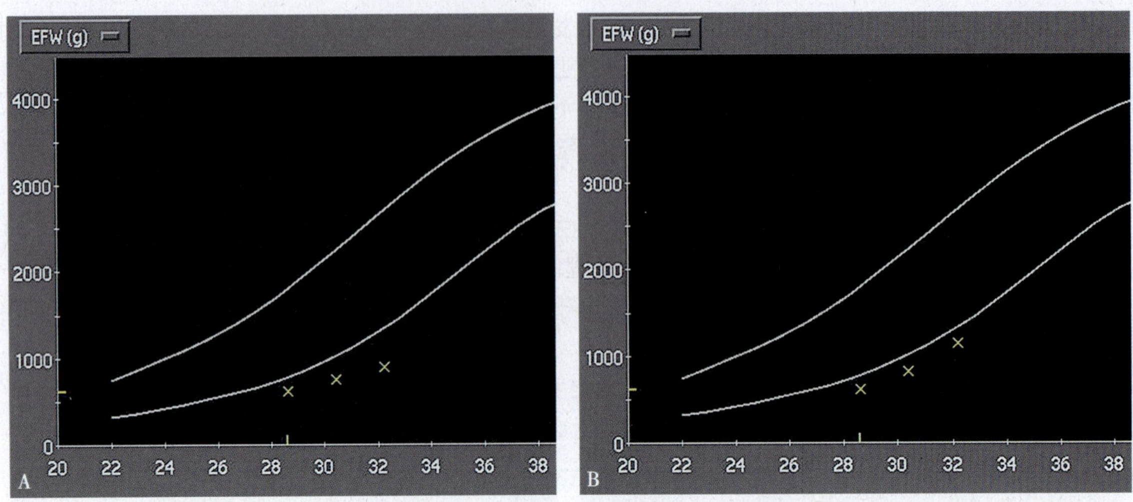

图 17-3-18　胎儿体重胎儿生长曲线

A. 多次超声评价可见体重增长速度降低；B. 小于胎龄儿稳定生长，生长速度正常。

七、巨大胎儿

【诊断要点】

1. 巨大儿常见病因有糖尿病、营养、遗传、环境等因素。妊娠期糖尿病孕妇巨大儿的发生率为26%；孕妇孕前体重指数BMI≥30增加巨大儿风险。

2. 临床表现为孕期体重增加明显，腹部明显膨隆，子宫长度>35.0cm。

3. 目前仍无准确预测胎儿体重的有效方法，常在生后诊断。发现疑似巨大儿时，首先要核对孕周，胎儿系列生长超声监测生长速度，胎儿畸形筛查，同时给予胎儿多普勒血流监护，胎儿生物物理评分等宫内监护。

（1）核对孕周，通过早孕期CRL确定孕周。低估CRL测值可导致孕龄低估，会增加胎儿生长过快的假阳性率。

（2）妊娠期糖尿病胎儿畸形发病率明显高于正常妊娠，中枢神经系统和心血管系统畸形最常见。

（3）胎儿系列生长超声表现为渐进性胎儿生长速度加快（图17-3-19），羊水过多时应考虑有无妊娠期糖尿病。孕晚期AC/HC异常可显示胎儿头体比例不均衡，提示胎儿肩难产风险增加。通常产科医生认为双顶径>10cm，股骨长>8.0cm，腹围>33cm发生巨大儿机会增加。

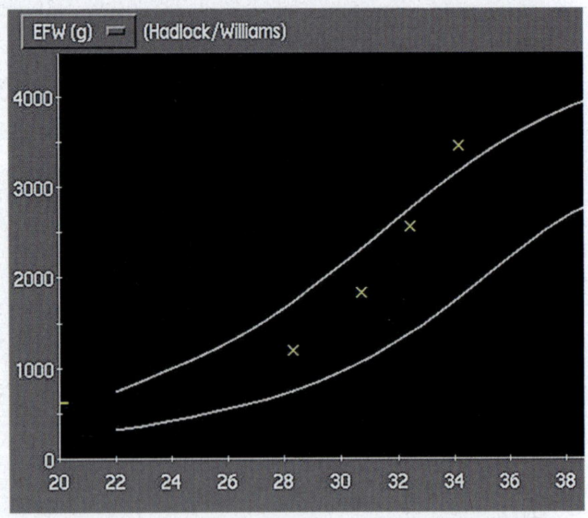

图 17-3-19　胎儿系列生长超声表现为渐进性胎儿生长速度加快

【鉴别诊断】

主要与低估胎儿孕周而误诊为巨大儿相鉴别，通过胎儿生长速度监测便可对两者进行鉴别，前者胎儿生长速度过快，后者胎儿生长速度正常。

八、胎死宫内

【诊断要点】

1. 孕妇自觉胎动消失，子宫不再增大。腹部检查，宫高与停经月份可不相符，无胎动及胎心音。

2. 胎儿宫内死亡常见原因主要有胎儿严重畸形、妊娠并发症、胎盘早剥等。

3. 胎死宫内主要依据超声诊断，超声主要表现为以下几方面。

（1）胎死宫内时间较短者，胎儿形态结构无明显变化，实时二维超声、M 型超声、多普勒超声均显示胎儿无胎心搏动和胎动征象，CDFI 检测胎体、胎心均无血流信号，羊水、胎盘无明显变化。

（2）胎死宫内时间较长者，除无胎心搏动和胎动外，可出现明显形态学异常，包括胎儿全身水肿，皮肤呈双层回声；颅骨重叠，颅内结构模糊不清（图 17-3-20）；脊柱弯曲度发生改变，甚至成角；胸腹腔内结构模糊不清，可见胸水或腹水；胎盘肿胀，内部回声减弱，绒毛膜板模糊不清，甚至胎盘轮廓难以分辨，呈片状或团状强回声；羊水无回声区内出现大量漂浮点状回声，羊水量减少。

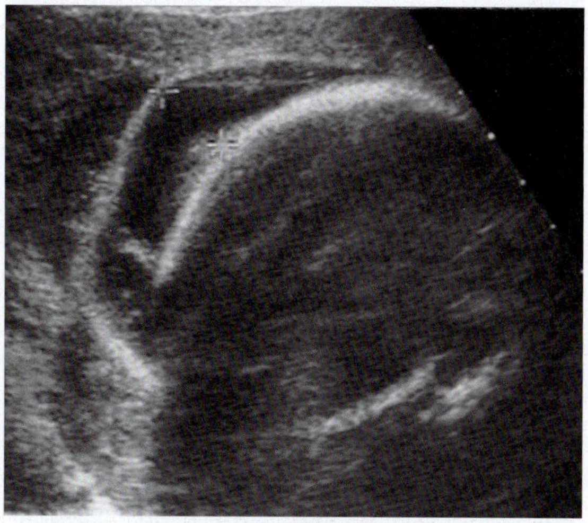

图 17-3-20 胎死宫内声像图

胎儿颅脑横切面显示头皮呈双层回声，颅内结构模糊不清。

九、羊水过多与过少

（一）羊水过多

【诊断要点】

1. 任何导致胎儿尿液生成过多、吞咽受阻（消化道闭锁、神经管缺陷、颈部肿物、膈疝、多发性关节挛缩、13 三体、18 三体）、羊膜与绒毛膜电解质转运异常（糖尿病、感染）都可导致羊水过多。

2. 慢性羊水过多临床上常无症状，急性羊水过多孕妇腹部异常增大，产生明显压迫症状。

3. 目前超声诊断羊水过多通常采用以下三种方法。

（1）目测法：超声检查过程中，目测羊水无回声区异常增多，胎儿活动频繁且幅度大时，应警惕有无羊水过多。

（2）羊水指数法：该方法是 Phelan 于 1987 年提出的，羊水指数>24cm 时，即诊断羊水过多；但 Molse 等认为羊水指数大于该孕龄的 3 倍标准差或大于第 97.5 百分位数诊断羊水过多较为恰当。目前国内最新妇产科学教材采用羊水指数≥25cm 作为羊水过多的标准。

（3）最大羊水池垂直深度测量法，通常以最大羊水池垂直深度≥8cm 为羊水过多的标准。

4. 羊水过多时，应仔细观察胎儿有无合并畸形存在，较常见的胎儿畸形有神经管缺陷，约占 50%。其中又以无脑儿、开放性脊柱裂最多见。消化道畸形也较常见，约占 25%，主要有食管闭锁、十二指肠闭锁等。

5. 监测治疗 临床上常用吲哚美辛（消炎痛）治疗羊水过多，由于它有使胎儿动脉导管提前关闭的不良反应，且主要发生在 32 孕周以后的胎儿，因此，在 32 孕周接受该药物治疗的患者，需用多普勒超声监视有无动脉导管提前关闭，出现提前关闭的动脉导管血流的多普勒频谱特征有搏动指数（PI）<1.9，收缩期血流速度>140cm/s，舒张期血流速度>35cm/s。

（二）羊水过少

【诊断要点】

1. 羊水过少主要原因 双肾缺如、双肾发育不全、多囊肾、双侧多囊性肾发育不良、尿道梗阻、严重胎儿生长受限、胎膜早破、染色体异常（通常为三倍体）等。

2. 腹部检查 宫高、腹围较小。

3. 超声诊断羊水过少的方法与诊断羊水过多的方法 两种使用的方法一样，通常采用以下三种方法。

（1）目测法：目测羊水少，液体与胎体体表的界限不清；胎儿肢体明显聚拢，胎动减少。

（2）羊水指数法：羊水指数≤5cm 为羊水过少，5～8cm 为羊水偏少。

（3）最大羊水池垂直深度测量法：最大羊水池垂直深度≤2cm 为羊水过少。

4. 超声发现羊水过少时，应进行详细系统的胎儿畸形检查，尤其是胎儿泌尿系统畸形，如双肾缺如、双侧多囊肾、双侧多囊性肾发育不良、尿道梗阻、人体鱼序列征等。

5. 测量羊水时，应注意不要将脐带无回声血管误认为羊水，CDFI 可帮助区别，在无 CDFI 的条件下，可提高增益，使脐带回声显示更加清楚，这样可避免将脐带误认为羊水而漏诊羊水过少。

【鉴别诊断】

应注意与混响伪像导致假性羊水过少相鉴别，侧动探头或加压探测可分辨真正宫壁回声。

第四节 胎盘脐带异常的超声表现

一、前置胎盘

前置胎盘（placenta previa）是指妊娠 28 周后，胎盘仍附着于子宫下段，其下缘毗邻或覆盖宫颈内口，位置低于胎儿先露部。28 周前发现则诊断为胎盘前置状态，但一般 16 周以后才进行胎盘前置状态的标注。

由于临床工作中低置胎盘对母儿的危害及对分娩的指导意义，曾经的指南将前置胎盘分为完全性前置胎盘、部分性前置胎盘、边缘性前置胎盘和低置胎盘 4 种类型。但在临床工作中，超声检查宫颈内口并不是总是能显示清楚，边缘性和部分性前置胎盘在技术上区分困难。因此，最新的指南主张将边缘性前置胎盘和低置胎盘合并，完全性前置胎盘和部分性前置胎盘合并，最终将前置胎盘分为两种类型——低置胎盘和前置胎盘。该分类简单易行，同时不影响临床处理。

【诊断要点】

1. 前置胎盘在高龄孕妇、多胎妊娠以及既往有剖宫产或流产史者发生率明显增高。

2. 如果经腹部超声显示不清时，可经阴道超声检查或经会阴部超声检查。有研究显示，经腹超声相对经阴道超声有 25% 的前置胎盘是不正确或模棱两可的。

3. 前置胎盘：胎盘完全或部分覆盖宫颈内口（图 17-4-1A）。包括既往的完全性和部分性前置胎盘。

4. 低置胎盘：胎盘附着于子宫下段，胎盘边缘距宫颈内口的距离 <2cm（图 17-4-1B、C）。包括既往的边缘性前置胎盘和低置胎盘。

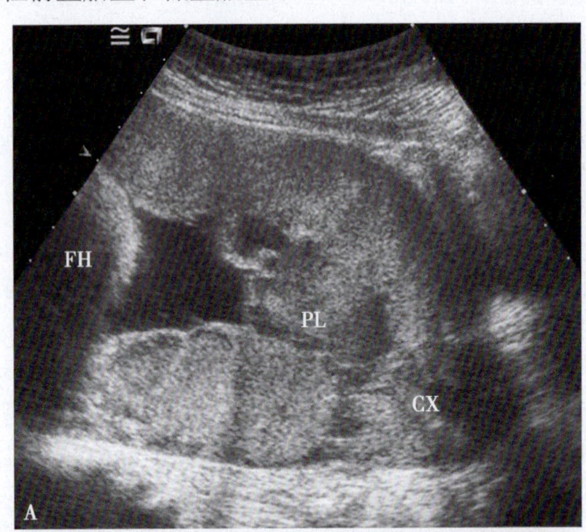

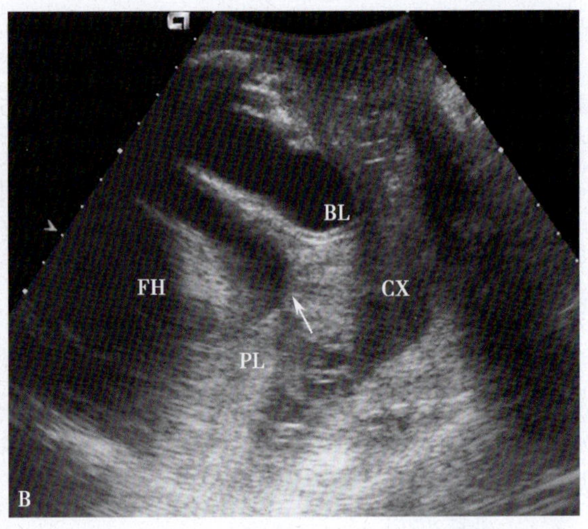

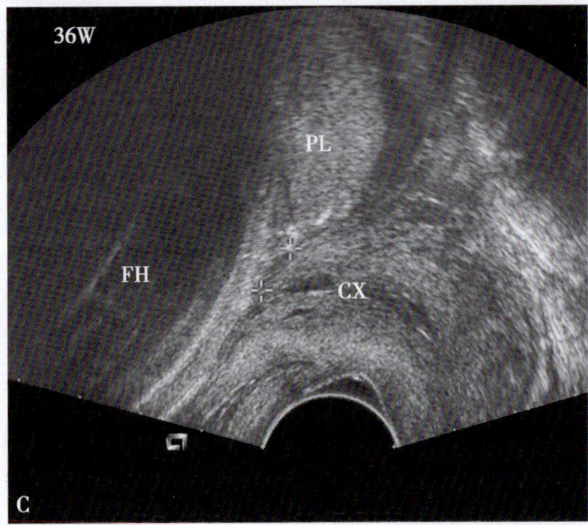

BL—膀胱；FH—胎头。

图 17-4-1 不同类型前置胎盘的超声表现

A. 前置胎盘，经腹超声检查宫颈（CX）矢状切面示胎盘（PL）主要附着于子宫后壁，部分胎盘回声越过宫颈内口达子宫前壁；B. 低置胎盘，经阴道超声检查宫颈（CX）矢状切面示胎盘（PL）附着于子宫后壁，胎盘下缘达子宫内口（箭头所示）但未覆盖；C. 低置胎盘，经阴道超声检查宫颈矢状切面示胎盘附着于子宫后壁，与宫颈内口距离<2cm。

5. 附着子宫后壁的胎盘形成胎盘前置时，经腹部超声常显示胎先露与骶骨岬距离大于 1.6cm。

6. 超声诊断前置胎盘的阳性率随孕周增大而减少。国外有研究报道，在早期妊娠，前置胎盘的发生率为 5%～30%，晚期妊娠通常降至 0.3%～0.6%。这种前置胎盘发生率的差异是由于胎盘迁移所致。因此，早孕期一般不做前置胎盘的诊断。

【鉴别诊断】

1. 胎盘边缘血窦破裂 临床上可有明显阴道出血，与前置胎盘表现相似。但超声检查宫颈内口上方无胎盘覆盖，胎盘位置可正常，胎膜下可见出血所致的不均质低回声。

2. 子宫下段局限性收缩 子宫下段收缩时，肌壁增厚隆起，回声增高，类似胎盘回声，可误诊为低位胎盘或前置胎盘，待子宫收缩缓解后复查可区别。

3. 在膀胱过度充盈的情况下，子宫下段受膀胱压迫，前后壁贴近，造成宫颈内口上移假象，出现前置胎盘的假阳性。应在排尿后适度充盈膀胱的状态下再检查可减少这种假阳性的发生。

二、胎盘早剥

【诊断要点】

1. 多数患者临床表现为突发性剧烈腹痛，可无或仅有少量阴道出血，贫血。腹部检查：子宫压痛、硬如板状，胎位不清，胎儿严重宫内窘迫或死亡。少数患者临床表现以阴道出血为主，体征不明显。

2. 超声检查是评估胎盘早剥较实用的方法，但胎盘早剥产前超声检出率仍然很低，为 2%～50%。Sholl 报道了 48 例胎盘早剥，仅 25%（12 例）在产前超声上有病理性表现。虽然 MRI 也可显示出血，但是价格昂贵，检查时间长，应用有限。因此，胎盘早剥的临床表现与体征在产前诊断中仍然非常重要，超声表现阴性者，不能排除胎盘早剥，应引起重视。

3. 因胎盘着床部位、剥离部位、剥离面大小、出血时间等的不同，胎盘早剥有不同超声表现。

（1）显性剥离，胎盘后方无血液积聚，胎盘形态无变化，超声难以诊断。

（2）隐性剥离，由于受剥离部位积聚血液的影响，剥离区的胎盘增厚，向羊膜腔方向膨出，胎盘厚度>5cm（图 17-4-2）。

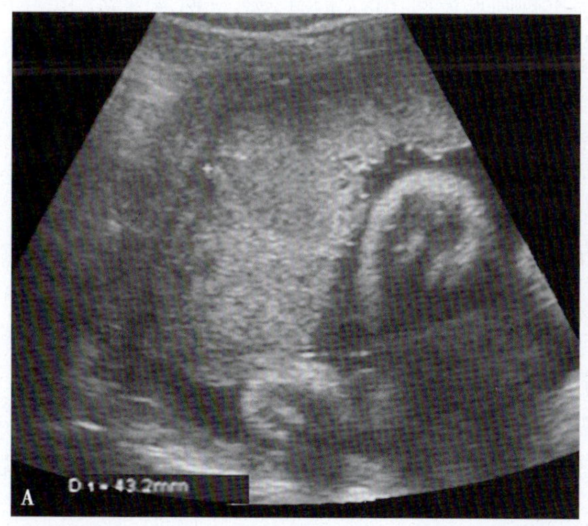

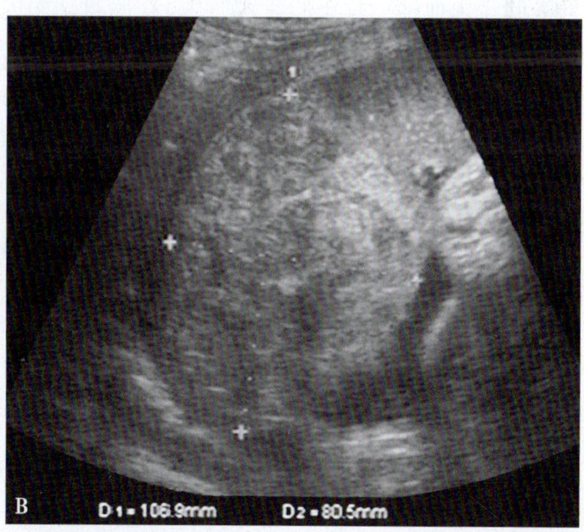

图 17-4-2 35 周胎儿，胎盘隐性剥离

31 岁，停经 35^{+3} 周，下腹坠痛伴腰痛 4h 入院，疼痛能耐受，无阴道出血、流液，自觉胎动略少，胎心率 140 次 /min，不规则，有敏感宫缩。第一次急诊超声显示胎盘上部分局限性回声稍增厚，回声欠均匀（图 A），胎心率不稳，波动于 79～129 次 /min。90min 后第二次急诊超声显示胎盘上部分较前次检查明显增厚，且回声不均匀，占位效应明显（图 B），胎心率仅为 79 次 /min。急诊剖宫产，一男活婴，I 度窒息，子宫卒中合并产后出血，病理显示胎盘部分绒毛纤维素样坏死，胎膜灰红，胎膜下出血。

（3）胎盘与子宫壁之间形成的血肿内部回声杂乱（图 17-4-3），随胎盘剥离出血时间的不同而有不同表现。有文献显示，急性期（10～48h）包块内部为较均匀的强回声，剥离出血后 3～7d 包块为等回声，1～2 周后变为内部夹有团块强回声的无回声。两周后血块的一部分变为无回声。

（4）胎盘边缘血窦破裂：如果胎盘边缘与子宫壁剥离，胎盘边缘胎膜与宫壁分离、隆起，胎膜下出血表现为不均质性低回声，不形成胎盘后血肿。

（5）如血液破入羊膜腔，羊水内透声差，可见漂浮的点状或团块状低回声。

（6）CDFI 显示剥离区的胎盘增厚以及包块内部无明显血流信号。

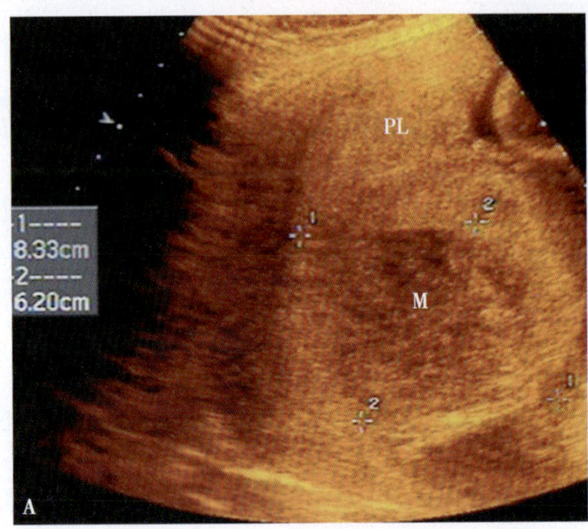

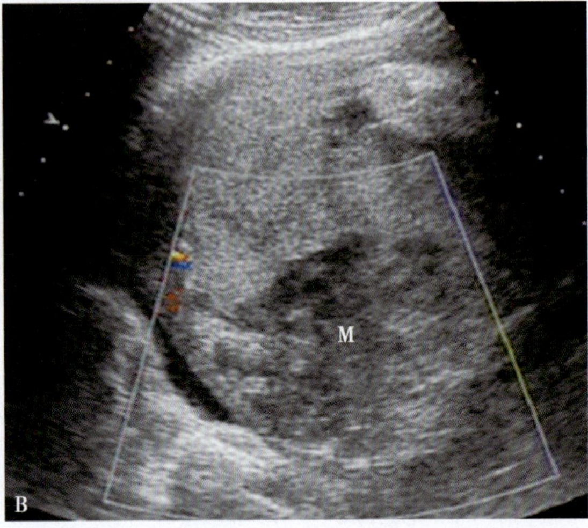

PL—胎盘；M—血肿。

图 17-4-3　孕 33 周胎儿，胎盘隐性剥离

30 岁孕妇，腹痛，自觉胎动消失 2h，二维超声（A）及彩色多普勒血流显像（B）显示胎盘明显增厚，回声不均匀，其内部无明显血流信号，胎儿已胎死宫内。

4. 如果剥离面过大，可能出现胎心减慢甚至胎死宫内。

【鉴别诊断】

1. 胎盘内血池　位于胎盘实质内，在胎盘切面内呈不规则形无回声区，内有云雾样回声流动。

2. 胎盘后方子宫肌瘤　边缘较清，形态规则，常呈圆形或类圆形，多呈不均质低回声，CDFI 可见肿块内血流信号。

3. 胎盘囊肿　位于胎盘的羊膜面或母面，边缘清楚，圆形，壁薄，内部为无回声。

4. 胎盘血管瘤　多位于绒毛膜板下胎盘实质内，可突向羊膜腔，回声较均匀，边界清，CDFI 可见较丰富血流信号。

5. 子宫局部收缩　若发生于胎盘附着处，可见向胎盘突出的半圆形弱回声区，可根据子宫舒张后图像恢复正常与血肿鉴别。

三、胎盘植入

【诊断要点】

1. 大部分胎盘植入患者有刮宫、剖宫产等宫腔操作病史。既往有剖宫产史，前壁胎盘合并前置胎盘时应高度警惕胎盘植入的可能。

2. 认真分析胎盘后混合回声有助于胎盘植入的诊断。正常情况下，胎盘后方可显示无回声的胎盘后血管（主要是子宫静脉）、低回声的子宫肌层、强回声的蜕膜界面等，如果出现下述一项以上超声特征，即应警惕胎盘植入可能。

（1）胎盘后间隙消失，胎盘后方子宫肌层低回声带消失或明显变薄<1mm（图 17-4-4A）。

（2）子宫与膀胱壁的强回声线变薄。如果发生胎盘植入穿透时，子宫与膀胱壁的强回声线变为不规则或中断。

（3）在胎盘植入时，胎盘内常存在显著的或多个无回声腔隙，通常也称作“硬干酪”现象。这种征象最早可在孕 16 周时观察到。

（4）胎盘附着处出现子宫局部向外生长的包块。在极少数胎盘绒毛组织侵及膀胱的病例中，经腹超声可能显示与子宫相邻的膀胱浆膜层强回声带消失，表现为一个局部外突的、结节状、增厚的膀胱壁包块。

（5）CDFI显示胎盘周围血管分布明显增多且粗而不规则（图17-4-4B）。

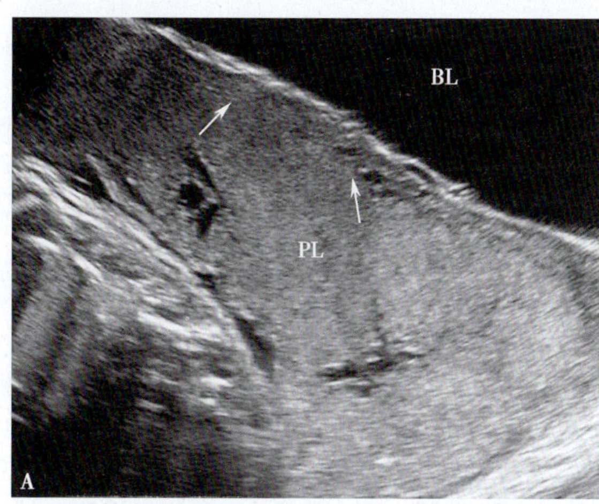

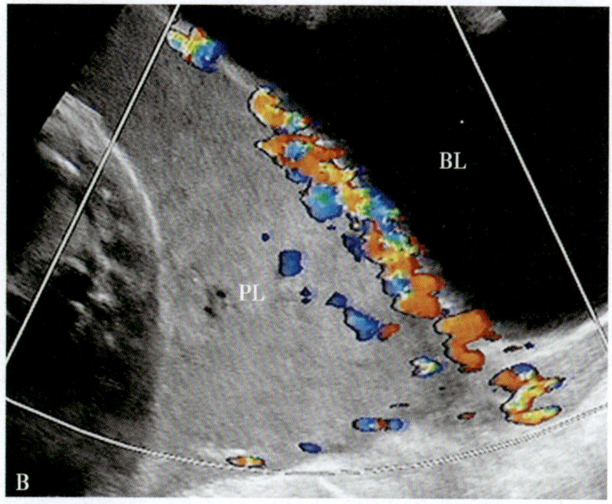

BL—膀胱；PL—胎盘。

图17-4-4　胎盘植入声像图

经腹部超声（图A）二维显示胎盘后方子宫肌层低回声带明显变薄<1mm，宫壁与胎盘之间的强回声蜕膜界面消失，以箭头所示处最为明显。CDFI（图B）显示胎盘（PL）后方血管分布明显增多且粗而不规则。

【鉴别诊断】

胎盘植入应与胎盘内血池鉴别，胎盘血池表现为胎盘内有一个或数个低回声腔隙，内见缓慢流动血液，结合胎盘与子宫肌层关系综合分析可供鉴别。

四、单脐动脉

【诊断要点】

1. 脐带的横切面显示由两条脐动脉和一条脐静脉组成的“品”字结构消失，而由仅含一条脐动脉和一条脐静脉组成的“吕”字所取代（图17-4-5A）。CDFI显示一红一蓝两个圆形结构。

2. 纵切脐带时，无论怎样多方位偏动探头扫查，也只能显示一条脐动脉，且其内径较正常脐动脉粗。

3. 因为脐动脉在进入胎盘前可能融合成一条脐动脉而形成脐带胎盘侧的正常变异，故单脐动脉应当在近胎儿侧确定诊断，CDFI在膀胱两侧壁只能显示一条血管则可确诊单脐动脉（图17-4-5B）。

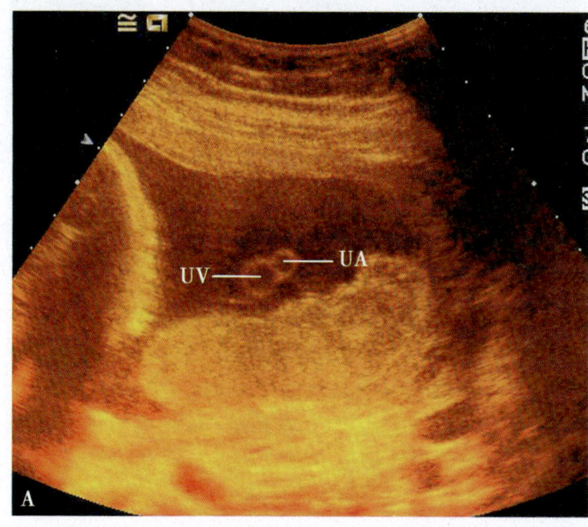

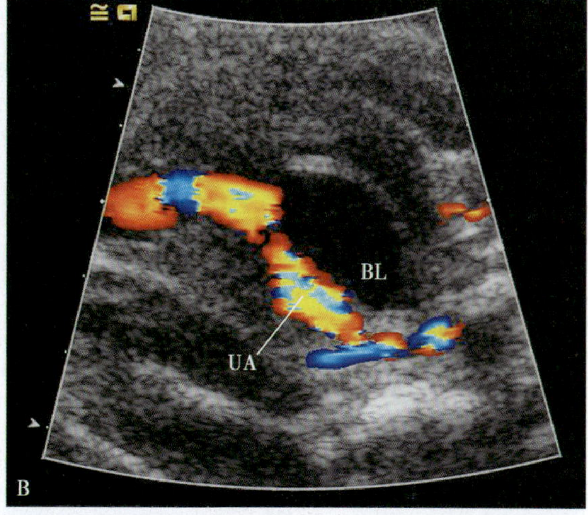

BL—膀胱；UA—脐动脉；UV—脐静脉。

图17-4-5　单脐动脉声像图

A. 单脐动脉脐带游离段横断面示“吕”字形结构；B. 膀胱水平横切面叠加CDFI示左侧脐动脉缺如。

4. 单脐动脉胎儿合并其他畸形的发生率增加 30%～60%，发现单脐动脉应详细观察胎儿有无结构畸形或 FGR。

【鉴别诊断】

1. 一条脐动脉细小 膀胱横切面，CDFI 检查似只见一条脐动脉，但将探头向头侧或足侧偏斜，还可见另一条细小的脐动脉，脐动脉游离段横切面可见三个圆形无回声断面，其中一个相对细小。

2. 胎儿股动脉 当胎儿下肢屈曲贴近胎儿腹壁时，膀胱横切面上有时可将胎儿股动脉误认为脐动脉，漏诊单脐动脉。追踪血管的走行方向可资鉴别。

五、胎盘间叶发育不良

【诊断要点】

胎盘间叶发育不良也称间叶干绒毛增生，病因不明，与胎儿高发病率和死亡率相关。

1. 超声主要表现为胎盘增大，增厚，并伴有多发囊性结构或低回声区（图 17-4-6），可类似葡萄胎的葡萄状囊泡，也可观察到部分正常的胎盘组织。部分病例可以观察到扩张的绒毛血管。

2. 患儿多为女性，胎儿结构多正常，也可以异常，最常见的为突眼 - 巨舌 - 巨人症综合征（11p 部分三体综合征，Beckwith-Wiedemann syndrome，BWS），包括脐膨出、肝、肾增大等。常见的并发症包括 FGR、胎儿宫内死亡和早产。

3. 实验室检查母体血清学 AFP 增高，HCG 增高或相对正常，胎儿染色体核型分析多为正常，少数为 13 三体、47XXY 和 69XXX。

4. 产前超声表现很难与部分性葡萄胎及双胎之一完全性葡萄胎鉴别，需要进行核型分析及产后胎盘病理检查鉴别。

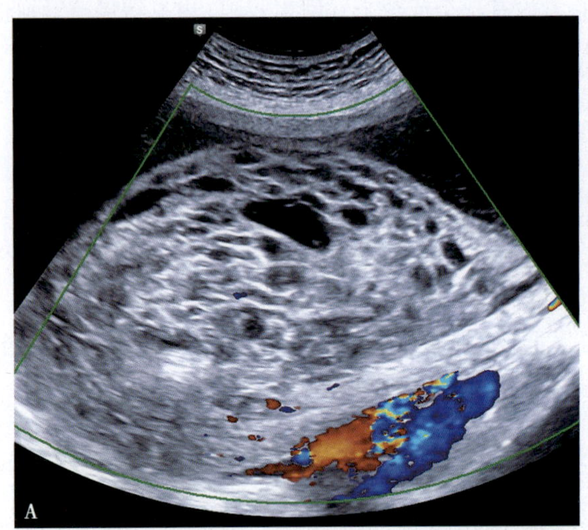

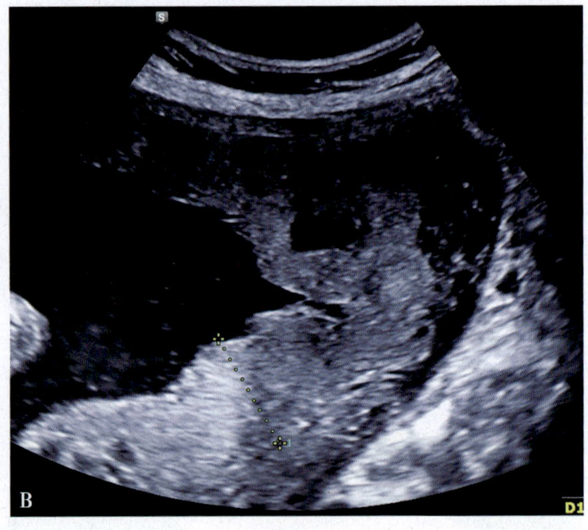

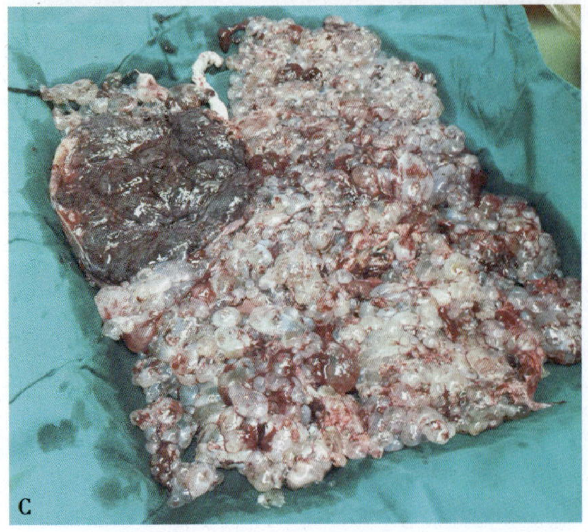

图 17-4-6 胎盘间叶发育不良超声图及产后胎盘图

A. 胎盘增厚增大，胎盘实质呈水泡状改变，CDFI 检查水泡状回声内未见明显血流信号；B. 同一病例，可见部分正常胎盘实质；C. 产后胎盘，可见大量水泡样组织及部分正常胎盘实质。

【鉴别诊断】

1. 葡萄胎　胎盘间叶发育不良与葡萄胎很难鉴别。双胎之一完全性葡萄胎、部分性葡萄胎与胎盘间叶发育不良的胎盘超声表现非常相似，表现为水泡状组织与正常胎盘共存。但部分性葡萄胎胎儿一般多有染色体异常，伴有严重的 FGR 及明显结构畸形；双胎之一完全性葡萄胎一胎儿呈水泡样改变，另一胎儿多正常，且多不伴有核型异常，水泡样组织与正常胎儿的胎盘可以相连或完全分离；胎盘间叶发育不良胎儿大多正常，且预后较好。产后胎盘镜下病理检查，胎盘间叶发育不良没有滋养细胞增殖，且滋养体基质包涵体缺失，是与葡萄胎鉴别的重要特征。

2. 胎盘植入　胎盘植入的孕妇多有宫腔操作史，尤其是有剖宫产史，可合并有前置胎盘，植入处胎盘后间隙消失，CDFI 显示胎盘周围血管分布明显增多且粗而不规则。

3. 胎盘绒毛血管瘤　是一种良性肿瘤，多位于胎盘表面，表现为类圆形，边界光滑的肿物，大者常合并羊水过多及胎儿宫内发育迟缓，肿瘤内部血流较丰富，CDFI 可显示肿瘤内高速或低速血流。

第五节　胎 儿 畸 形

一、颅脑畸形

（一）无脑畸形

【诊断要点】

1. 无脑畸形的母体血清学 AFP、羊水 AFP 以及羊水乙酰胆碱酯酶均高于正常阈值上限。

2. 颅骨在孕 12 周后才骨化，超声在此前一般不诊断无脑畸形。孕 12 周后，无脑畸形超声表现主要有：颅骨强回声环缺失，仅在颅底显示部分强回声的骨化结构及脑干与中脑组织，无大脑半球，有人称之为“瘤结”（图 17-5-1）。头颅形态严重异常，不能测量双顶径。

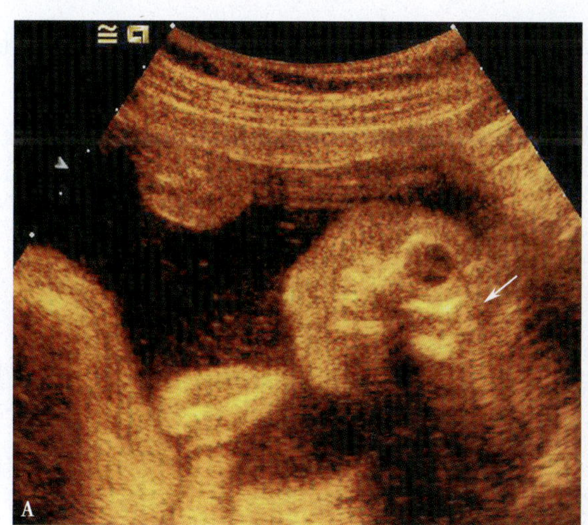

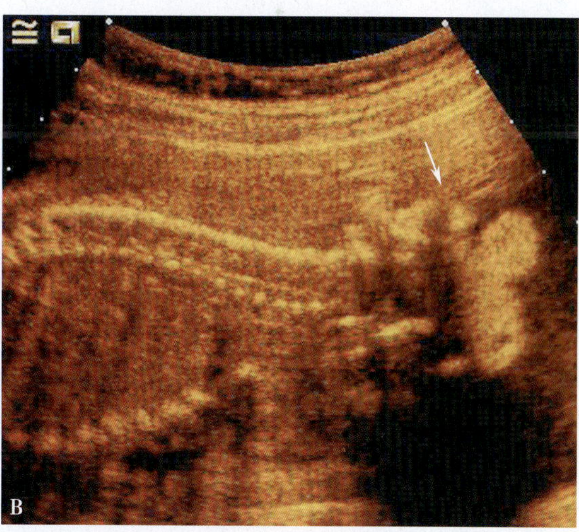

图 17-5-1　无脑畸形

颅脑冠状切面（图 A）及矢状切面（图 B），眼眶以上颅盖骨及大脑缺失（箭头所示为残存的脑组织）。

3. 面部冠状切面与双眼球横切面均可显示双眼球向前突出，呈蛙状面容（图 17-5-1A），眼眶上方无颅盖骨。

4. 脑组织破碎，脱落于羊水中，使羊水变“混浊”，回声增强，大量点状回声在羊水中漂浮，似“牛奶样羊水”。

5. 50% 合并颈段或腰骶段脊髓脊膜膨出。

6. 妊娠后期，因吞咽反射缺乏致羊水增多。

【鉴别诊断】

1. 小头畸形　颅骨强回声环存在，双顶径、头围等生物学测量参数明显减小，前额后缩。

2. 露脑畸形　颅盖骨部分或完全缺失，脑组织存在，但结构紊乱，浸泡于羊水中。

（二）脑膨出及脑膜膨出

【诊断要点】

1. 80% 脑或脑膜膨出的缺损处颅骨强回声带连续中断，这是诊断脑或脑膜膨出的特征性表现之一。但应警惕颅骨缺损较小时，缺损和包块均不易显示，导致漏诊。也要注意不要将颅缝或颅囟误认为颅骨缺损而误诊。

2. 缺损部位可根据胎儿面部骨结构、脊柱位置及中线回声加以判断，以确定是枕部、顶部还是额部等，75% 发生在枕部（图 17-5-2）。

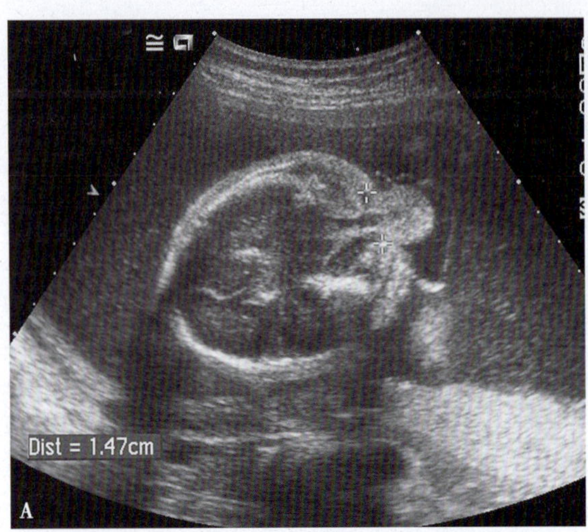

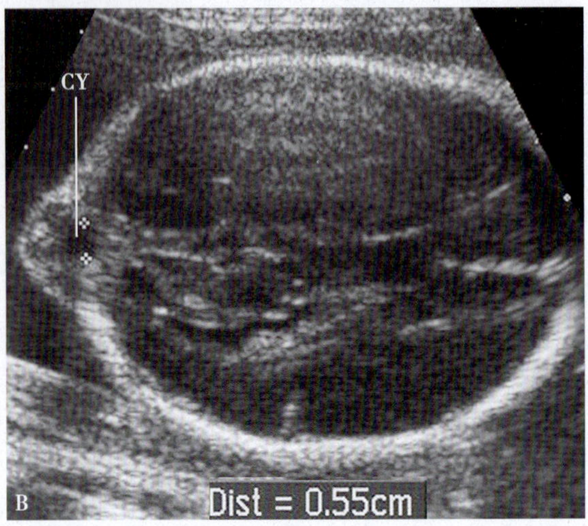

图 17-5-2　脑膨出及脑膜膨出

A. 颅脑横切面，枕骨连续性回声中断（"++"之间），脑组织从缺损处向外膨出，膨出物表面可见膜状包绕；
B. 颅脑横切面，枕骨连续性回声中断（"++"之间），缺损处向外膨出囊性结构（CY），膨出物表面可见膜状包绕。

3. 当颅骨缺损处有脑组织和脑膜膨出时，呈不均质低回声。当有大量脑组织膨出时，可导致小头畸形。当颅骨缺损处仅有脑膜膨出时，囊内仅含脑脊液而呈无回声区。

4. 可伴有小头畸形、脑积水、脊柱裂和 Meckel-Gruber 综合征。

5. 位于额部的脑或脑膜膨出，常有眼距过宽、面部畸形、胼胝体发育不良等。

【鉴别诊断】

颈部脑膜膨出应与颈部水囊瘤相鉴别，而位于额部者应注意和额、鼻部的畸胎瘤相区别。

（三）脊柱裂

【诊断要点】

1. 当发现脊柱裂后，应仔细观察背部皮肤的连续性是否中断，有无"柠檬征""香蕉小脑"、脑积水等颅脑声像改变，以区分是开放性还是闭合性脊柱裂。

2. 开放性脊柱裂的背部皮肤缺损，神经组织与外界相通，脑脊液可以通过裂口进入羊膜腔，导致脑脊液的循环障碍，从而出现一系列颅脑声像和羊水化学成分改变。因此，产前可通过特征性脊柱、颅脑声像改变、母体血清学 AFP、羊水 AFP 以及羊水乙酰胆碱酯酶测定等手段诊断开放性脊柱裂。声像图表现包括以下几方面：

（1）矢状切面上，脊柱椎体和椎弓骨化中心形成的前后平行排列的两条串珠状强回声带在脊柱裂部位后方的椎弓强回声带连续性中断，同时该处皮肤和软组织回声缺损。合并脊膜和脊髓脊膜膨出时，裂口处可见一囊性包块（图 17-5-3A），包块内有马尾神经或脊髓组织，壁较薄。较大脊柱裂时，矢状切面可显示明显的脊柱后凸畸形。

（2）脊柱横切面时脊椎三角形骨化中心失去正常形态，位于后方的两个椎弓骨化中心向后开放，呈典型的"V"或"U"形改变（图 17-5-3B）。

（3）脊柱冠状切面亦可显示后方的两个椎弓骨化中心距离增大。

（4）颅脑声像改变：特征性颅内表现是颅后窝池消失及小脑异常。颅后窝池消失，小脑变小，弯曲向前似"香蕉"，称为"香蕉小脑"，即小脑扁桃体疝，又称为 Chiari Ⅱ畸形（图 17-5-3C）。有文献报道，几乎所有的开放性脊柱裂都表现为小脑异常及颅后窝池消失。这个特征对于鉴别开放性和闭合性脊柱裂非常重要。其他颅脑声像改变有“柠檬头征”、脑室扩大、双顶径小于孕周等。

（5）合并症：常合并羊水过多、脑积水及无脑畸形。

（6）合并畸形：最常见为足内翻畸形，也可有足外翻、膝反屈、先天性髋关节脱位。其他畸形有染色体畸形、肾脏畸形等。

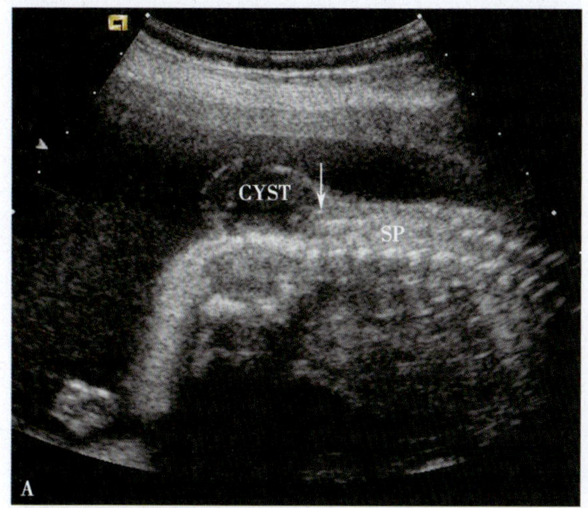

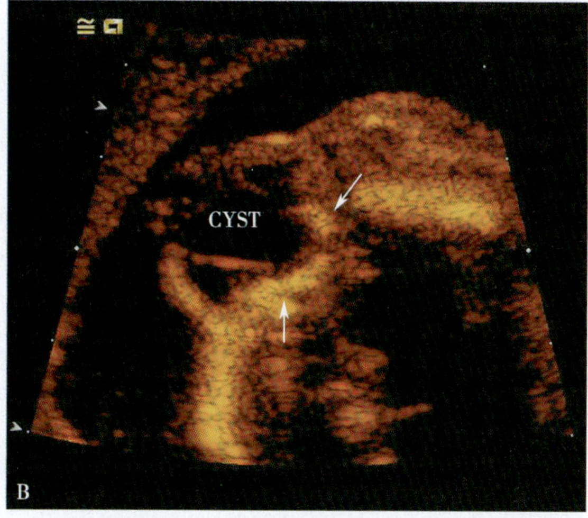

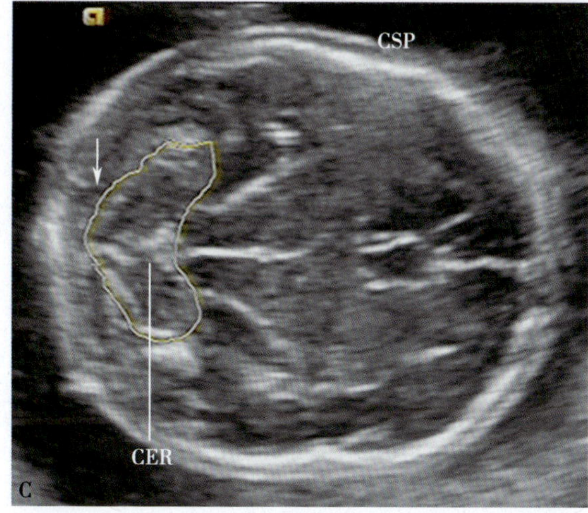

SP—脊柱；CYST—囊性包块；CER—小脑；CSP—透明隔腔。

图 17-5-3 开放性脊柱裂声像图

A. 骶尾部脊柱矢状切面，骶尾部强回声线中断（箭头所示），中断处可见一囊性包块向外膨出；B. 骶尾部脊柱横切面，后方两个椎弓骨化中心向后开放，呈典型的“U”形改变（箭头所示），其表面可见囊性包块，内有马尾神经；C. 小脑水平横切面，小脑下陷到枕骨大孔内，导致小脑变小、弯曲呈“香蕉状”，颅后窝池消失（箭头所示）。

3. 闭合性脊柱裂种类较多，脊柱声像图表现不尽相同，但具有共同特征即背部皮肤连续完整，产前超声检出困难，多在出生后才能发现骶尾部包块。

（1）有包块型闭合性脊柱裂，当脊柱裂已向胎儿皮下突出并形成明显包块时，矢状切面和横切面背侧有可能发现包块，并能观察到包块与椎管的关系，于后方的两个椎弓骨化中心向后开放，呈“V”或“U”形改变（图 17-5-4）。

（2）无包块型闭合性脊柱裂，脊柱声像改变均不明显，很难被产前超声所检出。

（3）闭合性脊柱裂的背部皮肤完整，神经组织及脑脊液与外界不相通，胎儿颅脑（图 17-5-4C）及实验室生化检查均正常。

（4）合并脊髓拴系者，可以出现脊髓圆锥末端位置下移。

【鉴别诊断】

半椎体：可伴脊柱侧凸畸形，颅后窝池存在，皮肤连续性完好，脊柱横切面和冠状切面可见椎体的一侧存在，另一侧缺如，无囊性包块膨出。

（四）脑积水及脑室扩张

【诊断要点】

1. 侧脑室水平横切面测量侧脑室后角，内径 10～15mm 为脑室扩张，内径≥15mm 为脑积水。

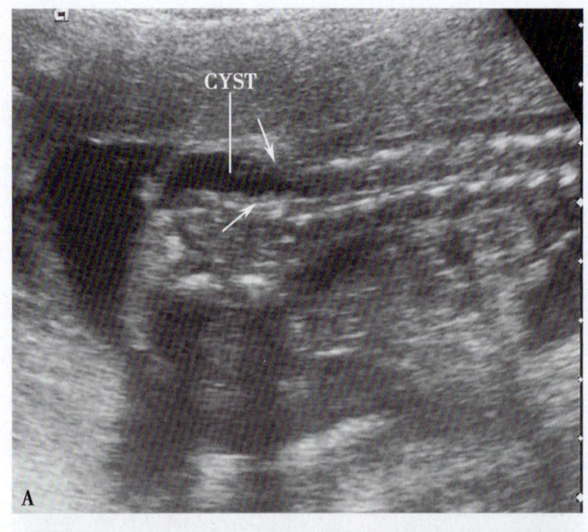

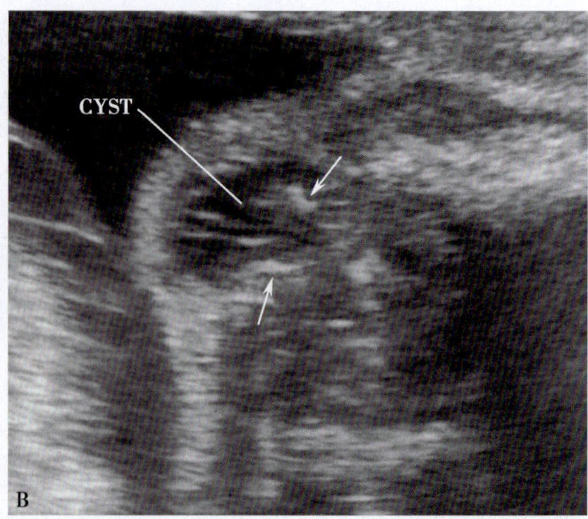

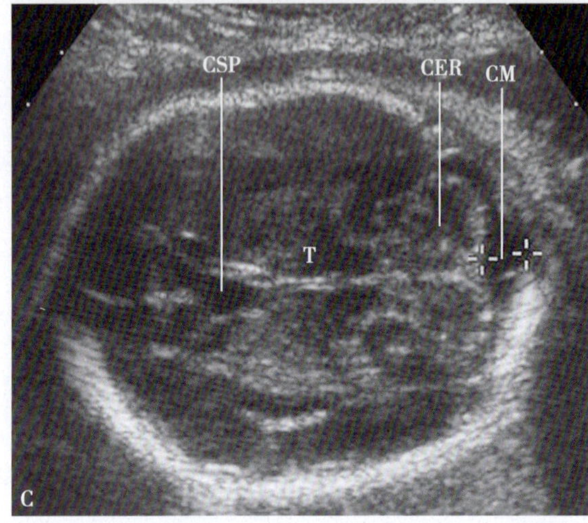

CSP—透明隔腔；T—丘脑；CM—颅后窝池；CER—小脑。

图 17-5-4 23 周胎儿闭合性脊柱裂声像图（脊膜膨出）

脊柱矢状切面（图 A）显示骶尾部椎弓连续性回声中断，中断处膨出一囊性包块，囊壁较厚，其内可见多条强回声带。病变段脊柱横切面（图 B）显示椎弓骨化中心裂开（箭头所示），呈外“八”字改变，裂开处膨出一囊性包块（CYST），囊壁较厚，其内可见多条强回声带。小脑水平横切面（图 C）未见明显异常。

2. 脑室系统扩张可为一侧侧脑室扩大或两侧侧脑室扩大，也可表现为侧脑室、第三脑室、第四脑室均扩大。中脑水管狭窄导致的脑积水，第四脑室不扩张（图 17-5-5）。脑积水严重时，脑组织受压变薄。

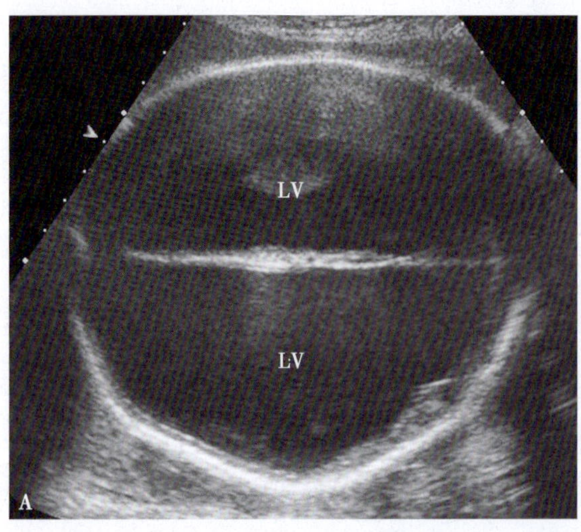

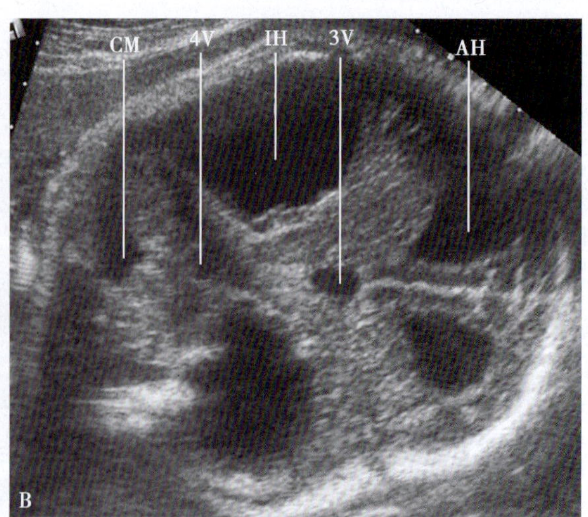

CM—颅后窝池；IH—侧脑室下角；AH—侧脑室前角。

图 17-5-5 37 周胎儿 X- 连锁脑积水系列征（MASA 综合征）

胎儿侧脑室水平横切面（图 A）显示双侧侧脑室（LV）明显扩张，大脑皮质明显变薄。小脑水平横切面（图 B）显示第三脑室（3V）及双侧脑室系统明显扩张，第四脑室（4V）及颅后窝池均无明显扩张。

3. 胎儿双顶径较同孕周大，其增长率亦高于正常。16～32周胎儿双顶径每周增长3mm时应认为增长过速，但双顶径测量不能作为本病诊断的唯一依据。颅脑神经元移行障碍合并脑室扩张时，头围和双顶径往往小于正常。

4. 一侧脑积水时，脑中线向健侧偏移。

5. 第四脑室扩张或颅后窝池扩大，注意小脑蚓部探查，此时多为小脑蚓部缺如即Dandy-Walker畸形（图17-5-6）；注意颅后窝内是否有肿瘤压迫。

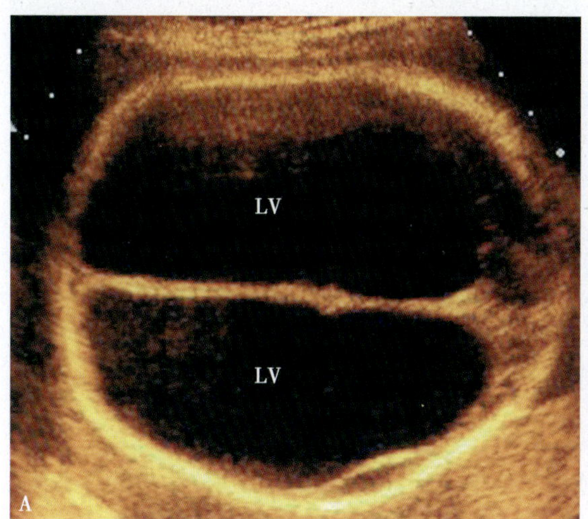

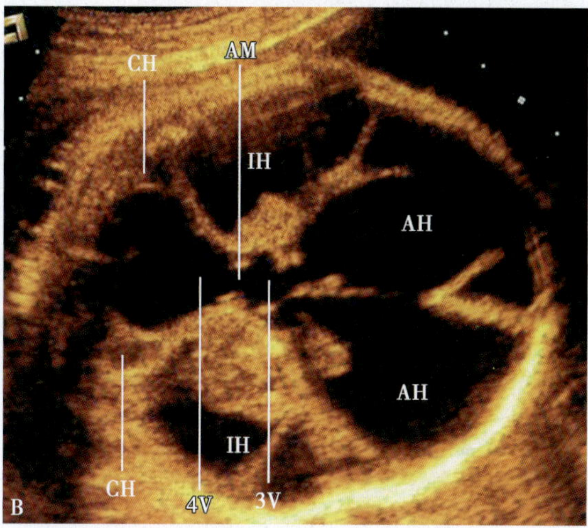

AH—侧脑室前角；IH—侧脑室下角。

图17-5-6 25周胎儿正中孔及侧孔闭锁导致脑积水

胎儿侧脑室水平横切面（图A）显示双侧侧脑室（LV）明显扩张，大脑皮质明显变薄。小脑水平横切面（图B）显示小脑蚓部缺损，双侧小脑半球（CH）分开，第四脑室（4V）明显扩张，呈囊状向颅后窝池膨出，中脑导水管（AM）、第三脑室（3V）、室间孔及侧脑室均明显扩张。

6. 积水型无脑畸形，表现为颅腔内充满液体，看不见脑中线回声，不能显示大脑镰及大脑半球，不规则的脑干组织突入囊腔内，呈所谓的“空头颅”声像。

7. 产前超声检查一般只测远侧侧脑室大小，近侧侧脑室由于超声多次反射而显示不清，因此，对于近侧侧脑室扩张，而远侧侧脑室正常者，产前超声难以发现。

【鉴别诊断】

1. 胼胝体发育不全或缺失　双侧侧脑室常增大，但侧脑室形态异常，呈泪滴状改变，透明隔腔消失，第三脑室上移，胼胝体不显示。

2. 全前脑　无大脑镰和半球裂隙，胼胝体和透明隔腔消失，丘脑融合，单一原始脑室，同时可检出颜面部严重畸形，包括独眼、喙鼻、单鼻孔、正中唇腭裂等。

3. 脑裂畸形　大脑裂开为前后两部分，裂开处呈无回声，分别与侧脑室及蛛网膜下腔相通。

（五）Dandy-Walker畸形

【诊断要点】

1. 经小脑横切面上，典型Dandy-Walker畸形的超声表现为两侧小脑半球分开，中间无联系，蚓部缺如，颅后窝池明显增大，第四脑室增大，两者相互连通（图17-5-7A）。

2. 小脑蚓部正中矢状切面上，小脑蚓部完全缺失或蚓部面积缩小（图17-5-7B），面积缩小一般超过50%。24孕周之后原裂、次裂及第四脑室顶部显示不清或不显示；九个分支蚓叶的强回声较相同孕周正常胎儿变少或显示不清；蚓部向上方旋转，窦汇明显上移。

3. 小脑蚓部重度向上方旋转，即逆时针旋转。小脑蚓部正中矢状切面上，脑干-蚓部夹角（BV）及脑干-小脑幕夹角（BT）是判断蚓部向上方旋转的重要指标。有研究表明，BV对于鉴别Blake陷窝囊肿、小脑蚓部发育不良（VH）和Dandy-Walker畸形（DWM）有重要意义。正常胎儿BV<18°，Blake陷窝囊肿胎儿BV为19°～26°，小脑蚓部发育不良胎儿BV为24°～40°，Dandy-Walker畸形胎儿BV>45°（图17-5-7B）。

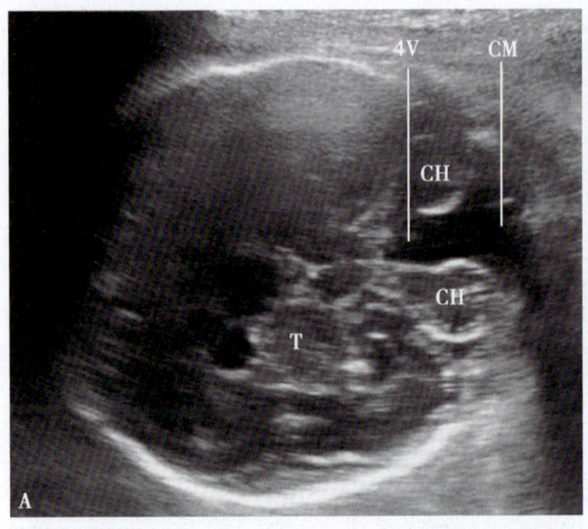

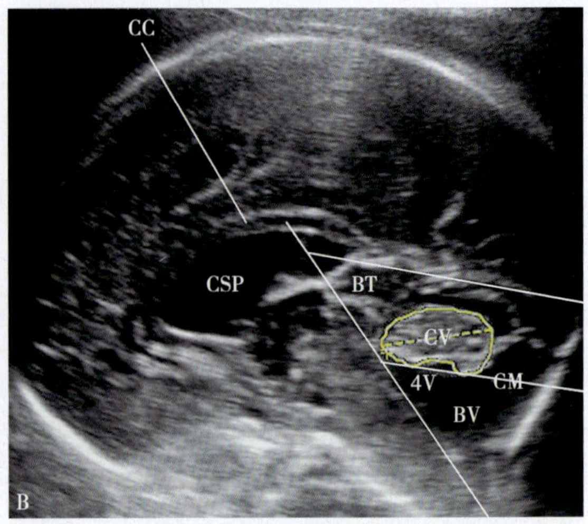

T—丘脑；CC—胼胝体；CSP—透明隔腔；BT—脑干 - 小脑幕夹角。

图 17-5-7 Dandy-Walker 畸形声像图

A. 小脑水平横切面显示两侧小脑半球（CH）分开，中间无联系，蚓部缺如，后颅窝池（CM）与第四脑室（4V）连通；B. 小脑蚓部正中矢状切面上，小脑蚓部（CV）面积（黄线包绕）缩小，脑干 - 蚓部夹角（BV）增大约 46°。

【鉴别诊断】

Dandy-Walker 畸形主要与永存 Blake 陷窝囊肿、颅后窝池增大、小脑蚓部发育不良、小脑发育不良以及后颅窝蛛网膜囊肿相鉴别（表 17-5-1）。

表 17-5-1 Dandy-Walker 畸形鉴别诊断要点

疾病名称	病变特征
Dandy-Walker 畸形	蚓部明显向上方旋转，蚓部可发育不全或发育不良，窦汇位置上移
永存 Blake 陷窝囊肿	小脑蚓部完整，并轻度向上方旋转；窦汇位置正常
颅后窝池增大	小脑延髓池增大（>10mm），小脑蚓部完整且无向上方旋转，窦汇位置正常
小脑蚓部发育不良	小脑蚓部发育不良，蚓部中度向上方旋转，窦汇位置正常
小脑发育不良	小脑延髓池增大，小脑体积小，蚓部较小
后颅窝蛛网膜囊肿	囊性占位，且压迫小脑引起变形

二、唇腭裂

【诊断要点】

1. 单纯唇裂　在胎儿颜面部冠状切面和横切面上观察最清楚，主要表现为一侧或双侧上唇连续性中断，中断处为无回声带，可延伸达鼻孔。上牙槽突连续性好，乳牙排列整齐。

2. 单侧完全唇裂合并牙槽突裂或完全腭裂（图 17-5-8）　除上述唇裂征象外，横切面示上颌骨牙槽突连续性中断，乳牙排列不整齐，呈“错位”征象。

3. 双侧完全唇裂合并牙槽突裂或完全腭裂　双侧上唇、牙槽突连续性中断，在鼻的下方可显示一明显向前突出的块状强回声，该强回声浅层为软组织（上唇中部及牙龈），深层为骨性结构（前颌突），称为颌骨前突（premaxillary protrusion）。颌骨前突在正中矢状切面最明显。

4. 单纯腭裂（不伴唇裂和牙槽裂）　超声图像上难以显示出它的直接征象，产前常漏诊。

5. 正中唇腭裂　上唇及上腭中部连续性中断，裂口宽大，鼻结构明显异常，常伴发于全前脑和中部面裂综合征。

6. 不规则唇裂　常表现为面部及唇严重变形，裂口形态不规则，形状怪异，裂口可发生在唇的任何部位。此外，除上述裂畸形外，常可检出胎儿其他部位，包括头部、躯干、肢体等部位的明显异常，如不规则脑或脑膜膨出、腹壁缺损、缺肢、缺指 / 趾等。

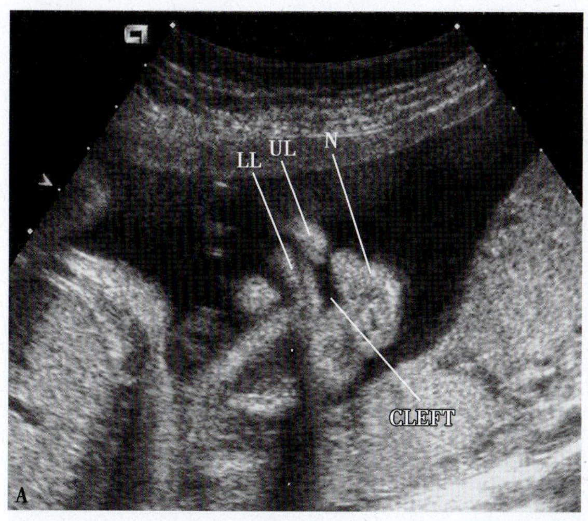

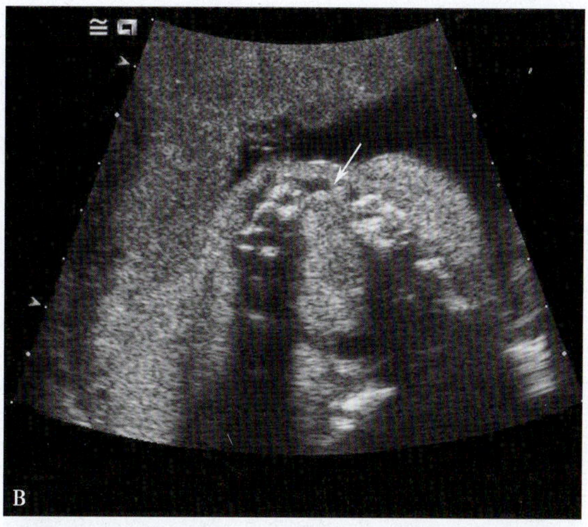

LL—下唇；UL—上唇；CLEFT—裂；N—鼻。

图 17-5-8 一侧完全唇腭裂声像图

A. 鼻唇冠状切面，右侧上唇连续性中断，裂口达鼻根部，右侧鼻孔明显塌陷；B. 单侧完全唇裂合并牙槽突裂，上颌骨牙槽突水平横切面，牙槽突连续性中断，呈“错位”征象（箭头所示）。

【鉴别诊断】

1. 假性唇裂 正常口裂由于切面不标准可误为唇裂，脐带压迫唇部、子宫壁贴近唇部、人中过深等均可造成唇裂假象，所以诊断唇裂应通过相互垂直的多个切面相互印证，才能减少假阳性结果。

2. 上颌骨肿瘤 双侧完全唇腭裂常有颌骨前突表现，在鼻的下方呈明显向前突出的强回声，应注意与来源于上颌骨的肿瘤如畸胎瘤相鉴别，后者肿块从口腔或鼻腔内突出，唇和牙槽突连续。

三、心脏畸形

（一）单心房

【诊断要点】

1. 胸骨旁四腔心及心尖四腔心切面显示一共同心房和左、右心室回声，房间隔回声消失，由房间隔、室间隔、二尖瓣、三尖瓣在心脏中央形成的“十”字交叉消失，变为“T”形（图 17-5-9）。二、三尖瓣处于同一水平。

2. 当发现单心房后，应详细检查心内其他结构，排除合并其他心内畸形，如二尖瓣裂、单心室、永存动脉干、永存左上腔静脉等。

【鉴别诊断】

单心房主要与巨大房间隔缺损相鉴别，前者无房间隔回声，后者还残存有房间隔回声。如果后者仅残存少量房间隔时，两者在声像图上很难鉴别。

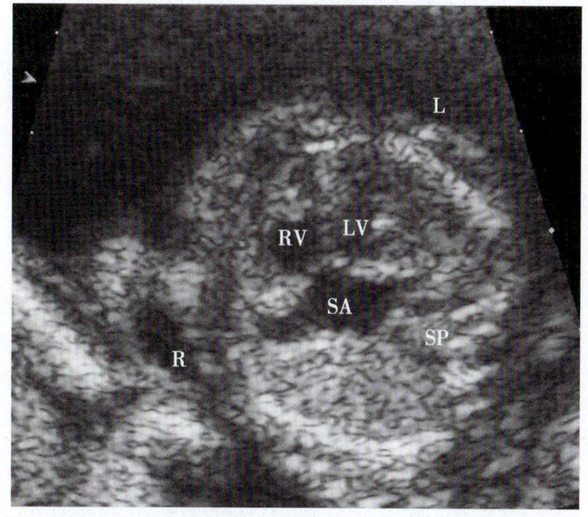

SA—单心房；RV—右心室；LV—左心室；SP—脊柱；R—右侧；L—左侧。

图 17-5-9 单心房声像图

收缩期，四腔心切面，房间隔缺失，仅显示一个共同心房。

（二）单心室

【诊断要点】

1. 单心室类型较多，其共同特征是四腔心切面上“十”字交叉消失，室间隔不显示，仅显示一个心室腔。各类型超声表现有较大的差别，主要通过四腔心切面判断单心室主型形态和房室连接关系对单心室进行分型。

（1）单心室主型形态的判断：①主腔左心室型。单一心室腔为左心室结构，内膜面光滑、肌小梁回声细小。往往在主腔前方可见附属残余右心室腔。②主腔右心室型。单一心室腔为右心室结构，室壁内膜粗糙，肌小梁回声增多增粗，往往在主腔左后方可见附属残余左心室腔。③中间型。单一心室腔同具有左右心室的结构特征。无脾综合征的胎儿常为主腔右心室型单心室，且常为共同房室瓣。

（2）单心室房室连接关系的判断：①两组房室瓣，一般有双心房，心房可正位、反位或不定位，两心房通过两组房室瓣与单心室连接（图 17-5-10A）；②共同房室瓣，共同房室瓣开口于心室主腔内，瓣膜活动幅度增大，房间隔可表现为下部回声中断，也可表现为房间隔完全缺失（图 17-5-10B）；③一侧房室瓣闭锁或缺如，闭锁侧房室瓣呈膜状或索状回声，该侧心房明显较对侧为小。

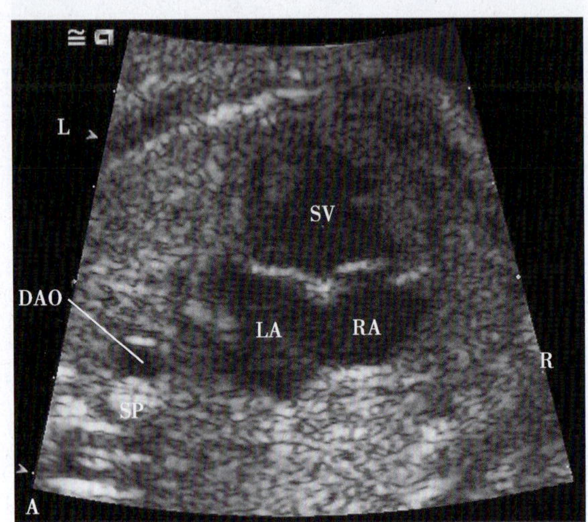

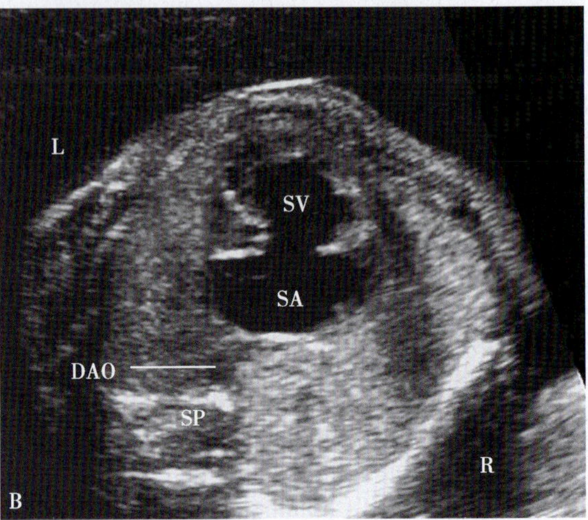

LA—左心房；RA—右心房；DAO—降主动脉；SP—脊柱；R—右侧；L—左侧。

图 17-5-10 单心室声像图

A. 单心室双流入道：四腔心切面收缩期，单心室（SV），双流入道；B. 单心室单流入道：四腔心切面舒张期，单心房（SA）、单心室及单一流入道。

2. CDFI 可显示心房内血液经房室瓣流向一共同心室腔内，双房室瓣时可见两股血流束进入单一心室腔后混合，单一房室瓣时仅见一股血流束进入单一心室。

【鉴别诊断】

1. 右心室型单心室主要与左心发育不良综合征鉴别 两者共同点均表现为左心室小，而前者仅存在单一流入道，后者存在左、右流入道。

2. 左心室型单心室主要与右心发育不良综合征鉴别 两者共同点均表现为右心室小，而前者仅存在单一流入道，后者存在左、右流入道。

（三）房室间隔缺损

【诊断要点】

胎儿四腔心切面是诊断本病的主要切面，大部分异常征象都能在此切面上显示。完全型房室共道畸形由于有特征性的超声图像特征，产前超声诊断较容易且准确。而部分型房室共道畸形诊断相对较困难，如不仔细检查易被漏诊。

1. 部分型房室间隔缺损

（1）四腔心切面上卵圆孔的下方房间隔下部连接性中断（即原发孔缺损）。

（2）二尖瓣和三尖瓣在室间隔的附着点在同一水平上，正常三尖瓣附着点较二尖瓣更近心尖的“错位”声像消失（图 17-5-11）。

（3）伴有房间隔不发育时，可出现共同心房声像。

（4）原发孔型房间隔缺损易合并二尖瓣前叶裂，CDFI 和频谱多普勒显示二尖瓣体处的反流。

2. 完全型房室间隔缺损

（1）胎儿四腔心切面上可显示房间隔下部、室间隔上部连续性中断，仅见一组共同房室瓣，共同房室瓣横穿房、室间隔缺损处，不能显示房室瓣在室间隔上的附着点。由房室间隔和房室瓣在心脏中央形成的“十”字交叉图像消失，四个心腔相互交通（图 17-5-12）。

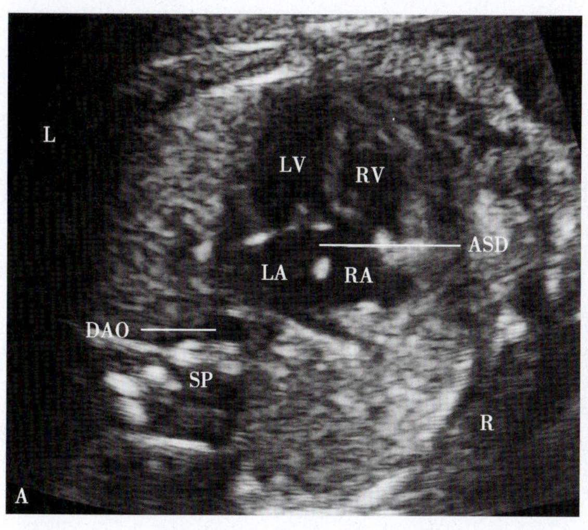

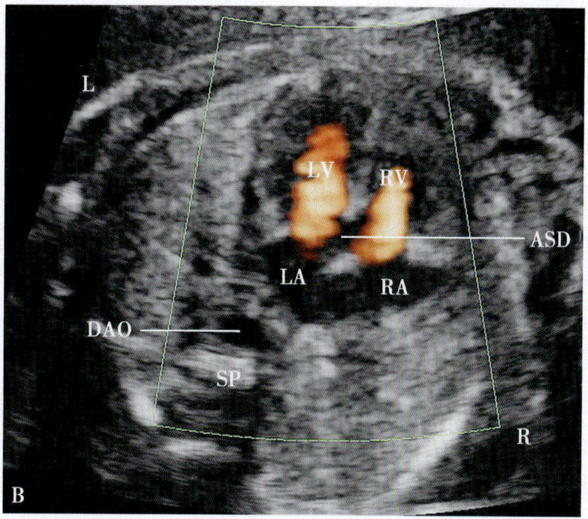

LA—左心房；RA—右心房；LV—左心室；RV—右心室；DAO—降主动脉；SP—脊柱；R—右侧；L—左侧。

图 17-5-11 部分型房室间隔缺损声像图

四腔心切面收缩期二维声像图（图 A）及舒张期 CDFI（图 B）显示四腔心切面上卵圆孔的下方房间隔下部连接性中断，二尖瓣和三尖瓣在室间隔的附着点在同一水平上。

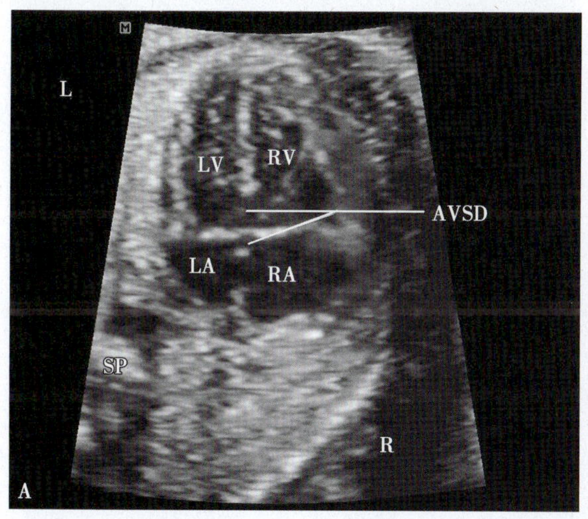

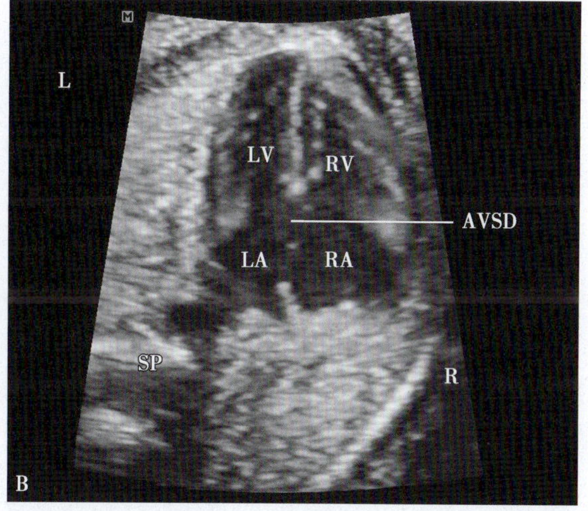

LV—左心室；RV—右心室；LA—左心房；RA—右心房；AVSD—房室间隔缺损；SP—脊柱；L—左侧；R—右侧。

图 17-5-12 完全型房室间隔缺损声像图

四腔心切面收缩期（图 A）和舒张期（图 B）显示一组房室瓣，四个心腔相通，室间隔上部及房间隔下部连续性回声中断，在心脏中央形成一个较大的缺损。

（2）心脏房室大小可正常，也可有心房增大，左、右心室大小一般在正常范围，基本对称。对位不良的完全型房室共道畸形，可出现右心房扩大，左心房缩小。

（3）心室与大动脉连接关系正常，两大动脉无明显异常。

（4）CDFI 更直观地显示 4 个心腔血流交通，正常双流入道血流消失，为一粗大血流束进入两侧心室，收缩期可有明显的房室瓣反流。

【鉴别诊断】

1. 部分型心房室间隔缺损主要与冠状静脉扩张的异常相鉴别　后者在四腔心切面靠近胎儿腹侧时，由于声束平面通过扩张的冠状静脉窦，从而出现房间隔下部缺损的假象，但三尖瓣和二尖瓣附着点正常。

2. 完全型房室间隔缺损主要与单心室相鉴别　后者心尖部存在增大的乳头肌时，四腔心切面会出现类似巨大室间隔缺损的假象，通过心室心尖部横切面便可对两者进行鉴别。

四、消化道闭锁与狭窄

（一）食管闭锁

【诊断要点】

1. 食管闭锁的产前超声诊断常常通过间接征象进行推断，很少能获得直接征象（图 17-5-13）。间接征象主要是胃泡小或胃泡不显示以及羊水过多。直接征象主要是闭锁以上食管囊袋征。

2. 胃泡小或胃泡不显示以及羊水过多　产前超声检出胃泡小或胃泡不显示以及羊水过多不是食管闭锁的特异性征象，许多中枢神经系统畸形以及神经肌肉综合征亦表现为胃泡小和羊水过多，但这种征象是发现食管闭锁的重要线索之一。有学者报道食管闭锁不伴有气管食管瘘者，均表现为胃泡小或胃泡不显示以及羊水过多，食管闭锁伴气管食管瘘者（图 17-5-13C），仅有 41% 的病例表现为胃泡小或不显示（图 17-5-13A）。

3. 闭锁以上食管囊袋征　临床上常常在发现胃泡小或不显示以及羊水过多时，去寻找此种声像特征。该声像特征为在胎儿吞咽时羊水吞入闭锁以上食管内，食管扩张而呈囊状无回声区（图 17-5-13B）。

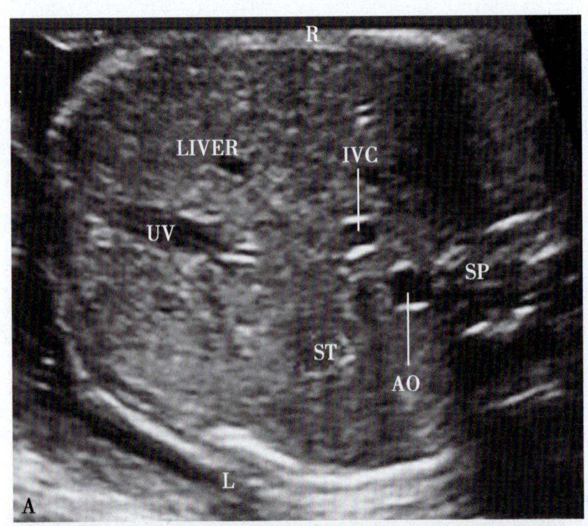

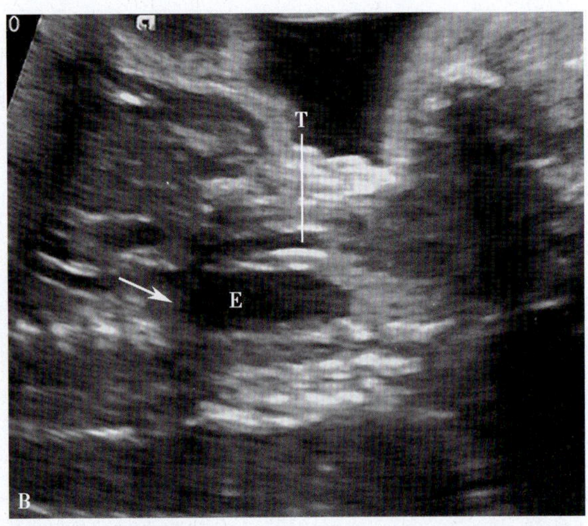

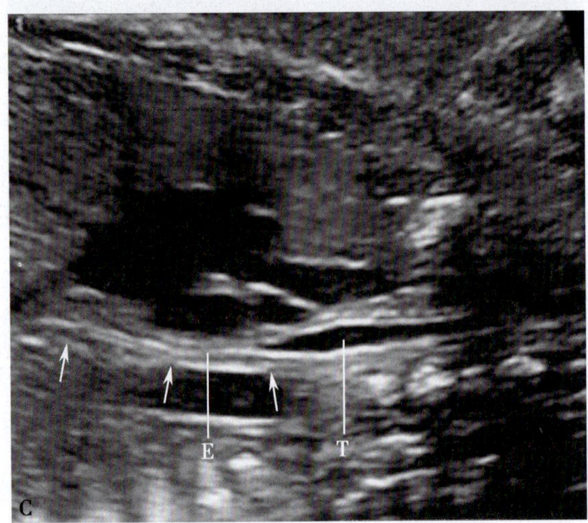

IVC—下腔静脉；AO—腹主动脉；LIVER—肝；SP—脊柱；L—左侧；R—右侧；UV—脐静脉。

图 17-5-13　食管闭锁合并气管食管瘘

患者，女，25 岁，孕 24 周，产前超声检查示羊水过多，上腹部横切面（图 A）显示胃泡（ST）细小；颈部矢状切面（图 B）显示颈段食管（E）扩张，远端呈一盲端（单粗箭头所示）；气管矢状切面（图 C）显示气管（T）末端与管状结构（食管）相连（多细箭头所示），追踪管状结构行程可发现其与胃相通。

4. 怀疑食管闭锁时，应注意合并畸形的探查，如桡骨、肾脏、肛门、脊柱、心脏等。

【鉴别诊断】

主要与导致胃泡小或不显示其他异常相鉴别，如无脑儿、膈疝、腹裂、神经肌肉综合征等。

（二）十二指肠闭锁与狭窄

【诊断要点】

1. 胎儿上腹部横切面见典型的“双泡征”，位于左侧者为胃，右侧扩张的为十二指肠近段，侧动探头时两泡在幽门管处相通（图 17-5-14）。

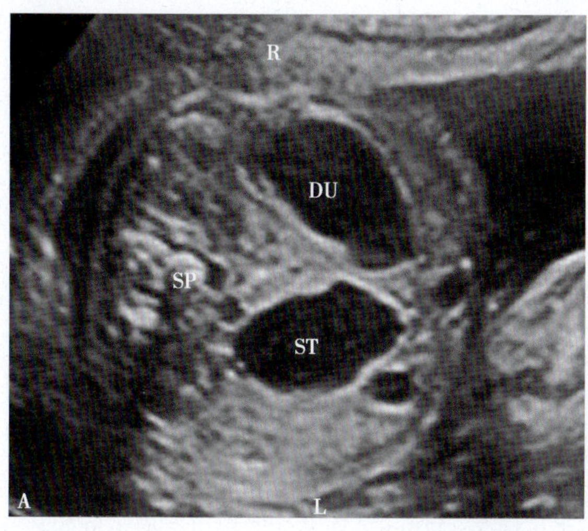

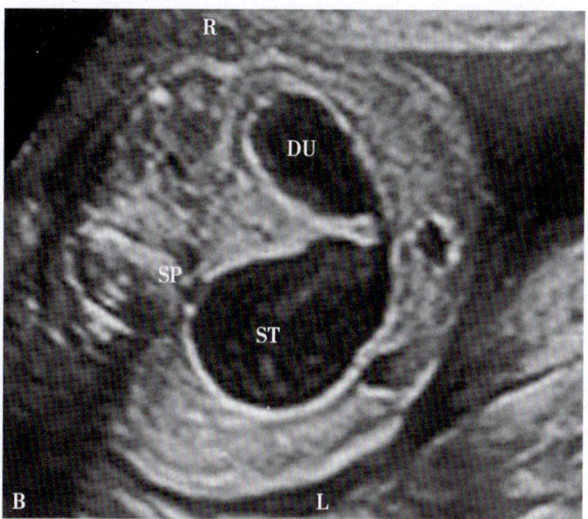

SP—脊柱；L—左侧；R—右侧。

图 17-5-14 十二指肠闭锁

24 岁孕妇，23 周胎儿，染色体检查为 21 三体综合征。A. 胎儿上腹部横切表现为典型的“双泡征”，位于胎儿左侧腹部的无回声区为胃（ST），右侧无回声区为近段扩张的十二指肠（DU）；B. 侧动探头时，两个无回声区在胃幽门部相通，幽门部狭小。

2. 十二指肠闭锁偶与食管闭锁并存，特征性改变是上腹部呈“C”形囊性包块。

3. 羊水过多，常在妊娠 24 周后出现。

4. 伴发其他畸形时，有相应畸形的超声表现，可见于超过 15 种综合征中，其中超过 1/3 的病例患 21 三体综合征。

【鉴别诊断】

主要与腹部其他结构形成的“双泡征”相鉴别，如胃与膀胱、胃与扩张结肠等，后者侧动探头时，两者互不相通。

（三）空肠与回肠闭锁

【诊断要点】

1. 产前超声发现胎儿中腹部多个无回声的肠管切面且持续存在，内径>7mm，实时超声下肠蠕动明显增强，并出现逆蠕动，应怀疑有小肠闭锁的可能（图 17-5-15）。

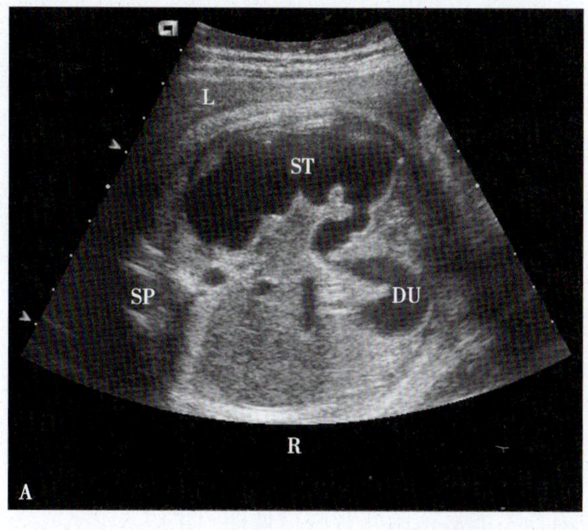

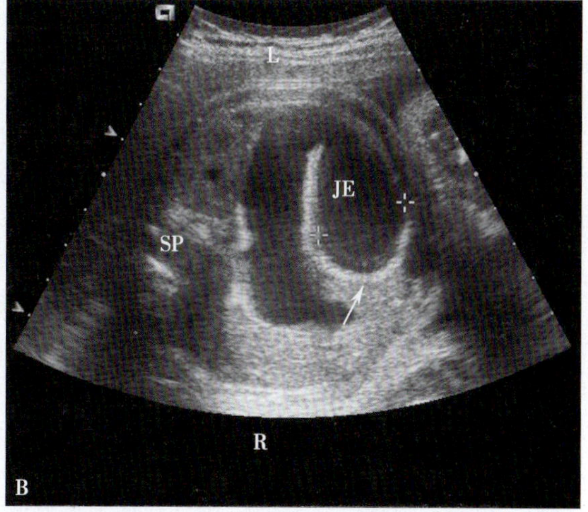

SP—脊柱；L—左侧；R—右侧；JE—空肠。

图 17-5-15 空肠闭锁声像图

28 岁孕妇，孕 28 周，产前超声检查上腹部横切面（图 A）显示胃泡（ST）及十二指肠（DU）全程均明显扩张。继续向下追踪（图 B），与十二指肠相连的空肠肠管显著扩张，扩张的肠管占据着中下腹腔，最低点达盆底部，追踪到扩张肠管的最末端为一囊袋状盲端（箭头所示）。

2. 扩张的肠管越多且扩张越严重，闭锁的部位越低。

3. 闭锁的确切部位、闭锁类型与导致闭锁的原因产前超声有时很难显示与确定。

4. 羊水过多。

5. 可有胎儿腹腔内钙化征象。

6. 可伴有胎儿腹水。

【鉴别诊断】

主要与结肠扩张、输尿管扩张、腹内囊肿等相鉴别。

五、泌尿系统畸形

（一）肾积水

【诊断要点】

超声诊断胎儿肾盂积水的标准与小儿及成人不同，因为肾盂扩张在许多正常胎儿中亦相当常见。Hoddick 等发现 18% 的正常胎儿 24 周后肾盂前后径扩张可达 3～11mm。许多学者提出了用不同的截断值来诊断不同孕周胎儿肾积水。但即使用不同的截断值来诊断，似乎也不能明显改善其敏感性和假阳性率，超声诊断肾积水的敏感性为 69%～100%，假阳性率可高达 37%～81%。

1. 美国胎儿泌尿学会建议将胎儿上尿路扩张分为以下 5 级。

0 级：无肾盂扩张。

Ⅰ级：仅肾盂扩张。

Ⅱ级：肾盂扩张，肾盏可见。

Ⅲ级：肾盂肾盏均扩张。

Ⅳ级：除Ⅲ级表现外，扩张更严重，伴有肾皮质变薄。

上述分级中 0 级为正常，Ⅲ级和Ⅳ级为异常。对于Ⅱ级和Ⅱ级以上肾盂扩张，应在胎儿期及新生儿期检测其进展情况。

2. 尽管在诊断标准上存在争论，但对一些原则仍趋向一致，这些原则如下。

（1）肾盂扩张<4mm，大多数胎儿为正常胎儿。

（2）肾盂扩张为 5～10mm 或者有膀胱扩张、输尿管扩张、肾盏扩张或仅可显示肾盏的肾盂扩张（Ⅱ度肾盂扩张），应在以后妊娠过程中随访观察监测。

（3）如果肾盂扩张在 10mm 以内，肾盂 / 肾脏前后径之比小于 0.5，且胎儿无其他异常表现，那么产后出现临床相关疾病的可能性较低。

（4）肾盂扩张>10mm（图 17-5-16），出现肾脏病理情况的可能性明显增加。产后应行肾功能检查及排泄性膀胱尿路造影以除外梗阻和膀胱输尿管反流。

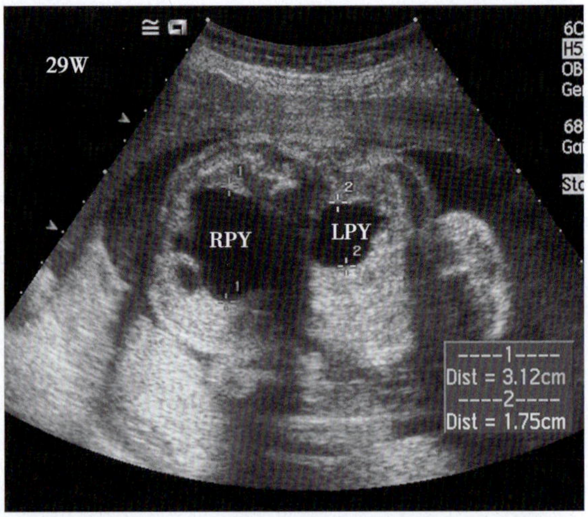

RPY—右肾盂；LPY—左肾盂。

图 17-5-16 双肾积水声像图

双肾横切面示双侧肾盂明显扩张，左侧前后径约 1.75cm，右侧前后径约 3.12cm，肾皮质明显变薄。

【鉴别诊断】

肾积水伴肾盏扩张者主要与多囊性发育不良肾鉴别，前者也可表现为多囊性特征，但囊与囊相通，有肾脏形态。后者的囊与囊不相通，无肾脏形态。

（二）肾不发育

【诊断要点】

1. 一侧或双侧肾床区、盆腔、腹腔其他部位及胸腔内均不能显示胎儿肾脏声像图（图 17-5-17A）。一侧肾不发育时，对侧发育正常的肾脏呈代偿性增大。

2. 患侧的肾上腺相对增大，出现肾上腺“平卧”征（“lying down” adrenal sign）（图 17-5-17A）。

3. CDFI：双肾不发育时，双侧肾动脉均不能显示；一侧肾不发育时，患侧肾动脉缺如，而健侧肾动脉存在（图 17-5-17B）。

4. 双侧肾不发育时，胎儿膀胱不显示，严重羊水过少。一侧肾不发育时，胎儿膀胱显示良好，羊水量正常。

5. 伴发其他畸形时，有相应畸形的超声表现，如 Fraser 综合征、尖头 - 尖下巴综合征、尾退化综合征、人体鱼序列征等。

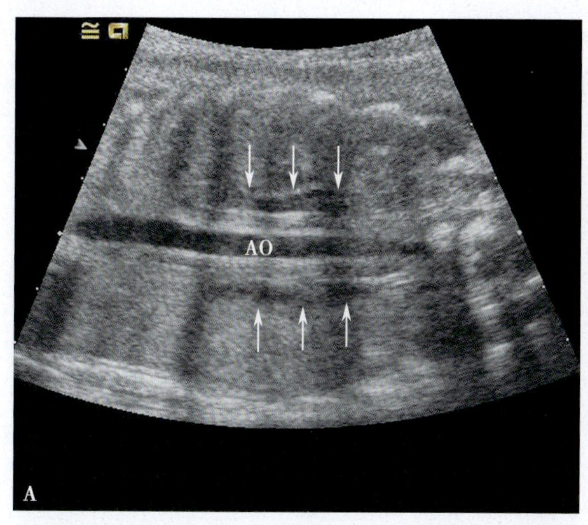

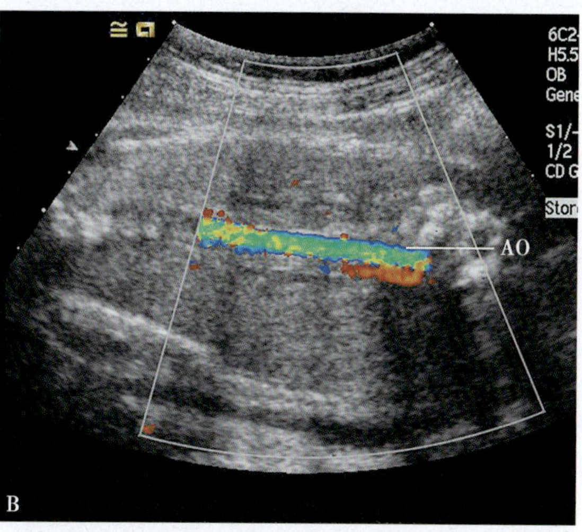

AO—腹主动脉

图 17-5-17 双肾缺如声像图

A. 双侧肾床区冠状切面，双侧肾床区内均无肾脏，代之为增大的肾上腺，肾上腺长轴与脊柱长轴相平行（箭头所示），呈“平卧征”；B. CDFI 检查双肾动脉缺如。

【鉴别诊断】

异位肾：肾床区不能显示肾脏声像，肾上腺增大呈“平卧”征，但盆腔异位肾在盆腔可见肾脏声像，交叉异位肾在另一侧可见两个肾脏声像，冠状切面上容易显示。

（三）多囊肾

常染色体隐性遗传性多囊肾

【诊断要点】

1. 由于该病是常染色体隐性遗传，常为父母双方均携带有婴儿型多囊肾基因。

2. 双侧肾脏对称性、均匀性增大。晚孕期胎儿双侧肾脏常显著增大，可达正常肾脏的 3～10 倍，充满整个腹腔。

3. 双侧肾脏回声增强，肾脏回声增强主要在肾髓质部分，而周围皮质部分则表现为低回声（图 17-5-18）。由于有大量小囊，其囊壁提供了大量的超声反射界面，而使肾脏回声明显增强。

4. 羊水过少 由于婴儿型多囊肾早期肾脏大小在正常范围，后期肾脏才明显增大，早期羊水量亦在正常范围，因此上述超声征象多在 24 周以后才出现，在 24 周以前超声可表现正常，许多病例在 16～19 周可无异常发现。

【鉴别诊断】

成人型多囊肾：可表现为肾脏增大，回声增强，但肾脏增大较常染色体隐性遗传性多囊肾（ARPKD）轻，回声增强主要在肾皮质，而髓质仍为低回声。父母一方可检出多囊肾。

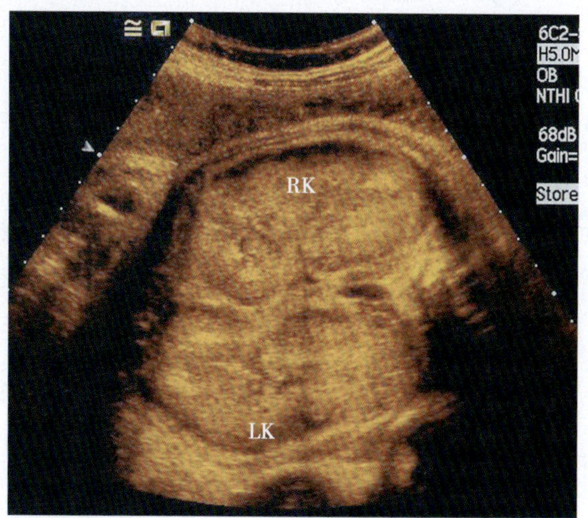

LK—左肾；RK—右肾。

图 17-5-18 常染色体隐性遗传性多囊肾

双侧肾脏明显增大，以肾髓质部分增大增厚、回声增强为主，而周围皮质受压变薄，回声相对较低。

常染色体显性遗传性多囊肾

【诊断要点】

1. 由于该病是常染色体显性遗传性，父母一方常为成人型多囊肾患者。

2. 双侧肾脏增大，回声增强。但与 ARPKD 相反的是，ADPKD 可较好地显示低回声的肾髓质，且肾髓质无明显增大，表现为皮质增厚回声增强（图 17-5-19A）。

3. 少部分胎儿病例在肾皮质区存在小囊肿回声（图 17-5-19A）。

4. 由于成人型多囊肾不引起胎儿肾功能不全，羊水在正常范围。

5. 当怀疑成人型多囊肾时，应对父母双方均进行检查，如果父母一方患有此病（图 17-5-19B），则对本病的诊断很有帮助。

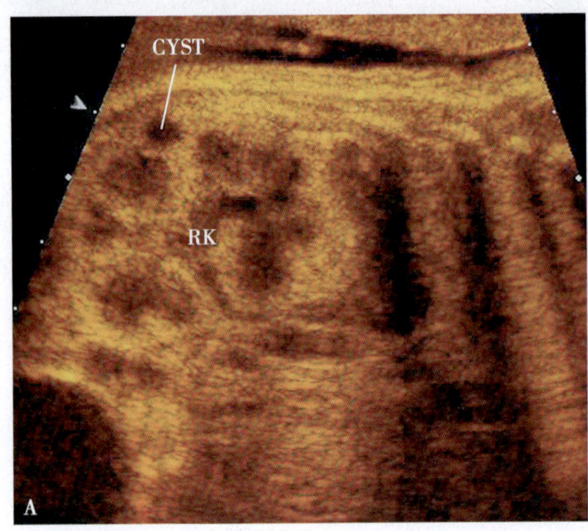

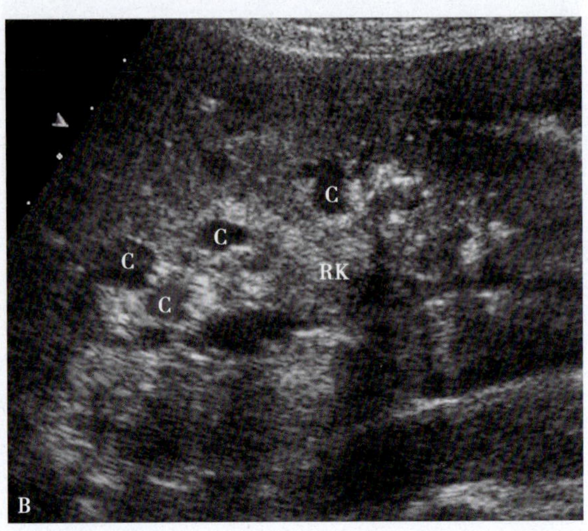

图 17-5-19　成人型多囊肾声像图

28 岁孕妇，孕 34 周，右肾（RK）冠状切面（图 A）显示肾脏稍增大，肾皮质回声明显增强增厚，而髓质呈低回声，强回声的肾皮质内可见一小的囊肿回声（CYST）。孕妇双肾及肝脏均呈典型多囊肾、多囊肝超声特征，图 B 为该孕妇右肾矢状切面，显示肾脏增大，回声不均匀，肾脏皮质内可见多个大小不等囊肿回声（图 C），囊肿周边实质回声增强。

【鉴别诊断】

婴儿型多囊肾。

（四）多囊性发育不良肾

【诊断要点】

1. 病变侧无正常形态的肾脏图像，代之以多房性囊性包块，包块可大可小，位于脊柱的前方，其内的囊肿大小不等，形态各异，各囊之间互不相通，随机分布。周边较大的囊可使肾轮廓扭曲变形为葡萄串样（图 17-5-20）。

2. 肾脏中央或各囊之间常可见团状或小岛样实质性组织，但肾周围无正常的肾皮质，亦不能显示正常的集合系统回声。

3. 如为双侧多囊性发育不良肾，则常有羊水过少及膀胱不显示等特征。

4. CDFI 显示肾内肾动脉分支紊乱，主肾动脉难显示，动脉频谱为高阻型频谱。

【鉴别诊断】

1. 多囊肾　肾结构存在，肾集合系统可显示，肾增大和回声增强，但难以显示出囊肿图像，双侧肾受累。婴儿型多囊肾常伴有严重羊水过少；成人型多囊肾可

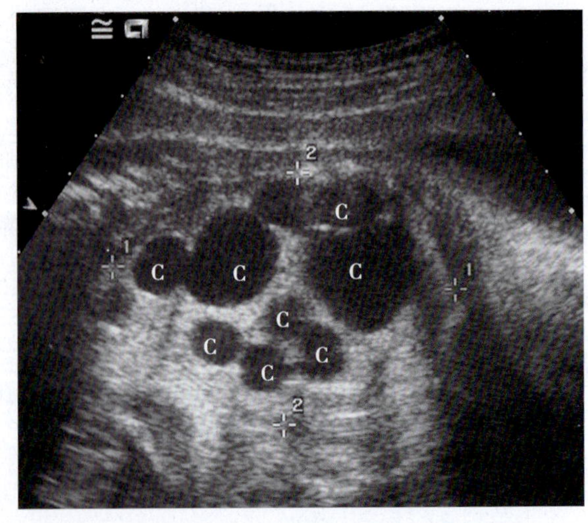

C—囊肿

图 17-5-20　多囊性发育不良肾声像图

左肾矢状切面，肾脏体积明显增大，形态失常，正常肾组织回声消失，代之为多个大小不等的囊性无回声区，各囊之间彼此不相通，可见不规则肾岛回声。

检测出父亲或母亲有多囊肾。多囊性发育不良肾的肾结构消失，肾集合系统不显示，肾增大，形态明显异常，呈多房囊性改变，可单侧或双侧受累。

2. 肾积水 见前文所述。

六、前腹壁畸形

（一）腹裂

【诊断要点】

1. 腹壁皮肤强回声线连续性中断，缺损一般为 2～3cm，缺损处常位于腹壁缺损脐带入口右侧，少数位于腹壁左侧。

2. 胃、肠等腹腔内脏器外翻至胎儿腹腔外，其表面无膜覆盖，在羊水中自由漂浮（图 17-5-21）。

3. 由于胃肠等腹腔内容物外翻至腹腔外的羊水中，故腹腔内容物少，腹腔空虚，腹围小于相应孕周。

4. 脐带插入腹壁位置正常，通常位于突出内容物的左侧前腹壁。

5. 外翻的肠管有时可见局部节段性扩张，管壁增厚，蠕动差，肠腔内容物多含致密点状低回声，这与继发的肠畸形有关，如肠闭锁、肠扭转、肠梗阻。

6. CDFI 可鉴别突出的肠管和脐带。

【鉴别诊断】

脐膨出：脐膨出腹壁连续性中断，但脐膨出包块表面有包膜，膨出物没有直接漂浮于羊水中，脐带插入部位异常，位于包块表面。

（二）脐膨出

【诊断要点】

1. 前腹壁中线处皮肤强回声线连续性中断，并可见一个向外膨出的包块。

2. 包块内容物依缺损大小而不同，缺损小者包块内仅可见肠管回声（图 17-5-22），缺损大时，除了含有肠管回声外，还可见肝脏、脾脏等均匀中等回声。

3. 包块表面可见一层薄的膜状回声覆盖，即腹膜或羊膜和腹膜，且两者之间为华腾胶形成的网状无回声（图 17-5-22）。

4. 脐带入口往往位于包块的表面，可以是中央顶端（图 17-5-22），也可以偏于一侧，CDFI 可显示脐带入口位于包块中央的顶端，还是位于包块的一侧。

5. 脐膨出常合并其他结构异常，如心脏、肾、胃肠道、面部、神经管、肢体等缺陷以及单脐动脉，应注意仔细检查胎儿其他部位有无结构畸形。

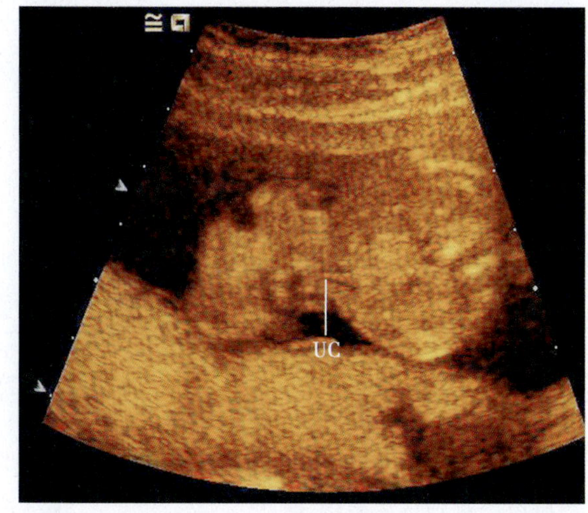

UC—脐带

图 17-5-21 腹裂畸形声像图

腹部横切面，腹壁连续性回声中断，腹壁缺损位于脐带腹壁插入口的右侧，肠管从缺损处外翻到羊水中，在羊水中漂浮，其表面未见膜状物包裹。

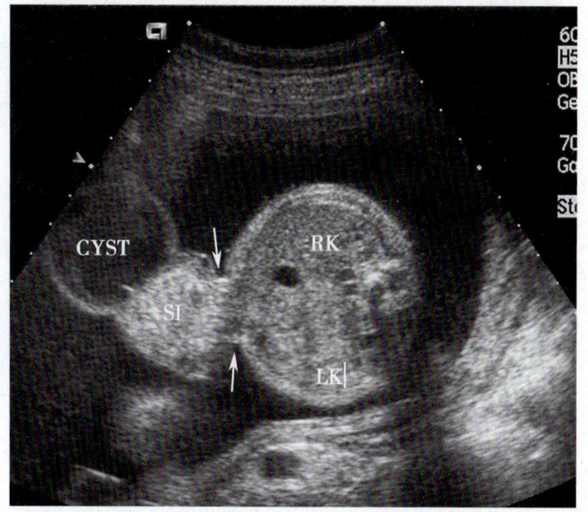

SI—小肠；CYST—囊肿；LK—左肾；RK—右肾。

图 17-5-22 脐膨出声像图

胎儿腹壁连续性中断（箭头所示），缺损处可见膨出包块，包块内容物主要为肠管，肠管呈均匀高回声，膨出包块表面可见膜状回声，表面可见囊肿回声。

【鉴别诊断】

腹裂畸形。

七、肌肉骨骼系统畸形

（一）致死性骨发育不良

【诊断要点】

1. 严重四肢均匀短小畸形 四肢长骨长度均低于正常孕周平均值的 4 个标准差或以下（图 17-5-23A、B），股骨长 / 腹围<0.16。

2. 严重胸部发育不良 严重胸部发育不良常导致肺发育不良和胎儿死亡。主要指标有：胸围、心胸比值、胸围 / 腹围。有以下表现均提示胸腔严重狭窄。

（1）胸围（TC）低于正常胎儿预测值的第 5 百分位（测量时应取心尖四腔心平面肋骨外缘测量，不包括皮肤）。

（2）心 / 胸面积比值>60%（除外心脏畸形时）（图 17-5-23C）。

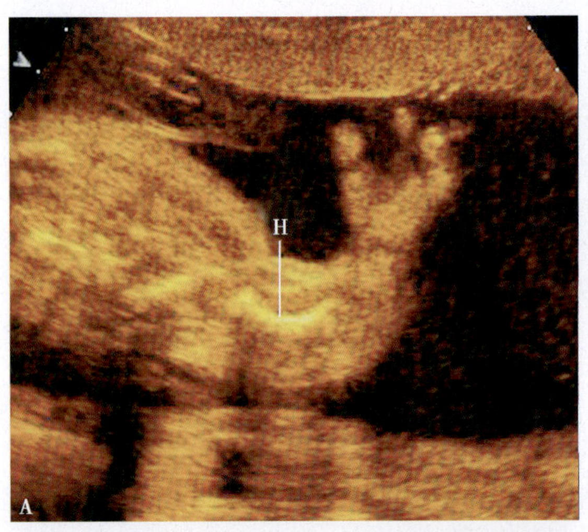

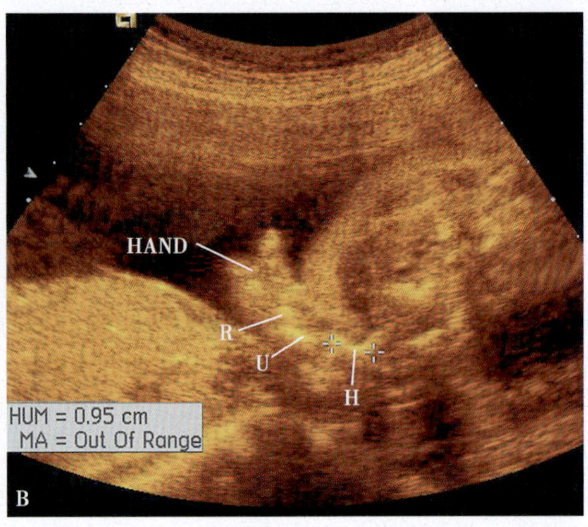

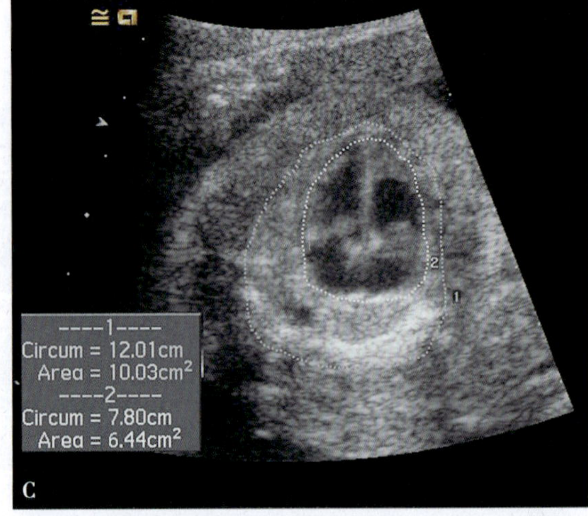

H—肱骨；R—桡骨；U—尺骨；HAND—手。

图 17-5-23 致死性骨发育不良声像图

A. 致死性侏儒，肱骨长轴切面，肱骨明显短小弯曲，干骺端粗大，呈“电话听筒”；B. 软骨不发育，孕 25 周胎儿上肢长轴切面，上臂内肱骨及前臂内尺、桡骨均明显短小，肱骨长仅约 0.95cm，后方声影不明显；C. 心 / 胸面积比值>60%。

（3）胸围 / 腹围（TC/AC）比值<0.89。

3. 某些特征性超声表现 部分类型致死性骨发育不全可以检测到特征表现。

（1）三角形头颅为致死性侏儒Ⅱ型特征表现。

（2）多发性骨折为成骨不全Ⅱ型的特征表现。

4. 产前超声不应把注意力集中在某一具体骨骼发育不全的诊断上，而应集中精力区分每一具体病例是致死性的还是非致死性的骨发育不良。超声区分致死性或非致死性骨发育不良准确性为 92%～96%。

【鉴别诊断】

主要与完全型海豹肢畸形相鉴别，两者均表现为肢体严重缩短，前者是全身骨骼系统均受累，肢体数目完整；后者常常是上肢或下肢受累，前臂、上臂和/或小腿和大腿缺如，手和/或足直接连于躯干。

（二）非致死性骨发育不良

【诊断要点】

1. 产前超声可以发现非致死性骨发育不良，但很难对它们的具体类型一一作出诊断。

2. 胎儿肢体轻、中度短肢，部分短肢在中孕晚期或晚孕期才出现（图 17-5-24A）；可有前额隆起（图 17-5-24B）、水平肋、窄胸等骨骼异常表现。

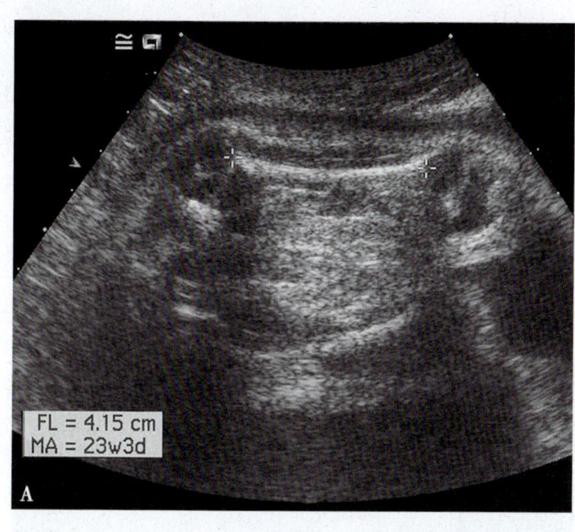

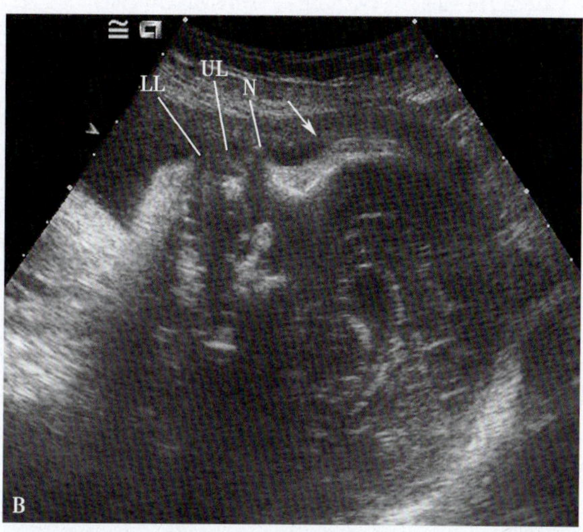

LL—下唇；UL—上唇；N—鼻。

图 17-5-24　杂合子软骨发育不良

28 岁孕妇，孕 22 周时，Ⅲ级产科超声检查正常；孕 30 周时，股骨长轴切面（图 A）显示股骨长仅约 4.15cm，大小相当于 23 周 3 天，明显低于 2 个标准差；颜面矢状切面（图 B）显示胎儿前额明显凸起。

3. 窄胸一般为轻、中度，且不是渐进性的，没达到致死性标准。

4. 某些特征性超声表现

(1) 杂合子软骨发育不良：27 周之前不出现短肢，晚孕期才出现短肢，骨回声强度正常，无骨弯曲表现，头颅大，鞍鼻、前额凸起，三叉手畸形。

(2) 斑点状软骨发育不良：肢体多处骨骺出现团状强回声，脊柱侧弯。

5. 伴有其他畸形，如轴后多指、小下颌、足内翻、先天性心脏病、唇（腭）裂等。

【鉴别诊断】

股骨低于第十百分位数或两个标准差，这些胎儿可以是正常的生理变异或 FGR，正常生理变异者父母亲身材均不高，FGR 者可伴多普勒异常或羊水异常，这些胎儿均不伴有窄胸、前额突出、颅骨异常等骨发育不良声像。

（三）肢体缺失和截肢

【诊断要点】

1. 横形肢体缺陷（先天性截肢）　胎儿某一肢体完全或部分缺如，缺如以远的肢体软组织及其内的骨骼均不显示。

(1) 完全截肢：上肢或下肢整条肢体完全缺如，在肩关节以远的上臂、前臂、手及其内的骨骼或髂关节以远的大腿、小腿、足及其内的骨骼均缺失，产前超声只能显示三条肢体图像。在缺失侧的肩关节或髂关节，不显示肱骨头或股骨头参与这些关节的形成，断端一般较平整。

(2) 部分截肢：在截肢平面以上的肢体可显示，截断平面以下的肢体不显示，断端可规则、整齐，也可不规则、不整齐。上臂中段截肢，超声仅显示近段上臂及其内近段肱骨，可显示肱骨头，该肢体的远侧不显示。前臂截肢，则可显示完整的上臂，其内的肱骨亦完整，但肱骨以远的前臂、手及其内骨骼均缺失而不能显示。

手腕水平截肢(图 17-5-25),超声可显示上臂、前臂及其内骨骼,而手腕、手及其内的骨骼均缺如而不显示。下肢部分截肢的表现与上肢一样,在截肢平面以下的肢体缺如而不显示。

2. 纵形肢体缺陷

(1) 上臂或大腿完全或部分纵形缺陷:上臂或大腿及其内的肱骨或股骨完全或部分缺如而不显示,前臂或小腿直接与肩关节或髋关节相连。

(2) 上臂与前臂或大腿与小腿完全缺如,手、足直接与躯干相连,称为完全性海豹畸形。也可仅表现为单侧或双侧上肢或下肢海豹畸形。

(3) 前臂纵形缺陷:如果尺、桡骨完全缺如,则前臂完全缺如,手直接和上臂远端相连;仅有桡骨(图 17-5-26)或尺骨缺如,前臂软组织回声及手仍显示,前臂内仅显示一根骨回声,桡骨缺如较尺骨缺如多见。可有手畸形。

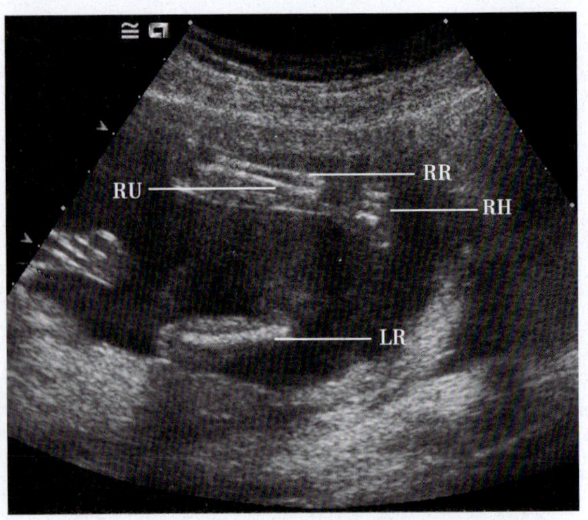

RH—右手;RR—右桡骨;RU—右尺骨;LR—左桡骨。

图 17-5-25 手腕水平截肢声像图

左前臂以远的手腕、手及其内的骨骼及软组织均缺失。

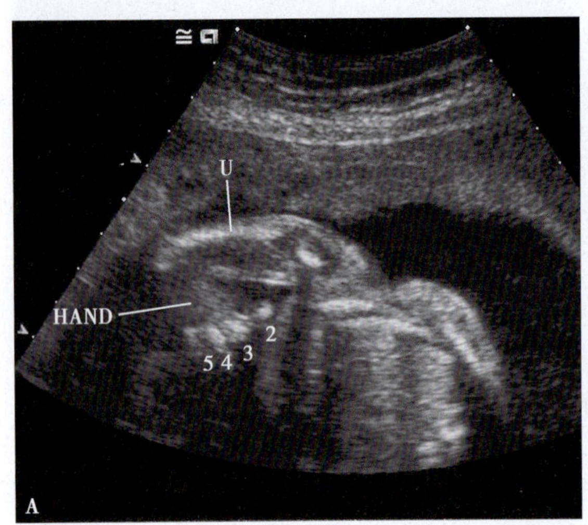

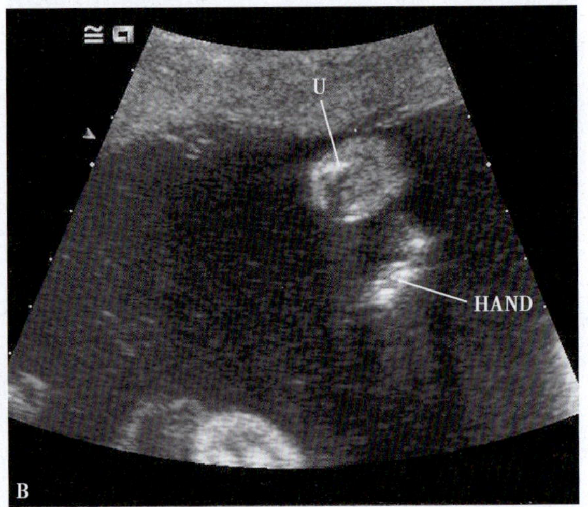

U—尺骨;HAND—手。

图 17-5-26 桡骨缺如声像图

A. 前臂仅见尺侧尺骨强回声,手严重向桡侧偏斜,拇指缺失,仅见第 2、3、4、5 指回声;B. 前臂横切面仅见尺骨强回声,未见桡骨回声。

(4) 小腿纵形缺陷:胫骨和腓骨完全缺如时,小腿完全缺如而不显示,足直接与大腿远端相连。仅有胫骨或腓骨缺如时,小腿只显示一根骨回声,以腓骨缺如多见。常有足畸形。

【诊断要点】

完全性海豹畸形主要与致死性骨发育不良鉴别。

第六节 滋养细胞疾病

一、完全性葡萄胎

【诊断要点】

1. 妊娠呕吐及妊娠期高血压疾病征象,血清中 hCG 浓度大大高于正常妊娠时相应月份值。

2. 子宫一般显著增大,明显大于孕周。极少数患者由于水肿、变性的绒毛组织大量排出,子宫可不明显增大，甚至子宫各径线减小，与孕周不符。

3. 在宫腔内可见弥漫分布的点状和小囊泡样回声，小囊泡的直径大小不等，0.3～1cm，可达2cm以上，呈蜂窝状（图17-6-1A）。子宫肌壁回声与蜂窝状回声分界清楚，肌壁完整。

4. 卵巢黄素囊肿（图17-6-1B），发生于25%～60%的患者。多为双侧性，位于子宫底部两旁或子宫直肠窝内，多数呈椭圆形多房结构，后壁回声增强。

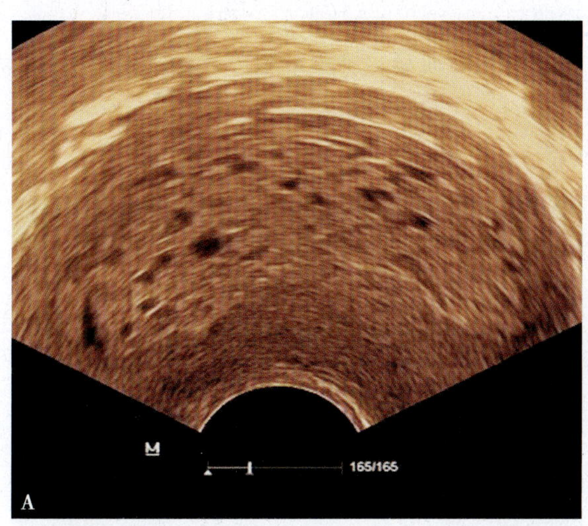

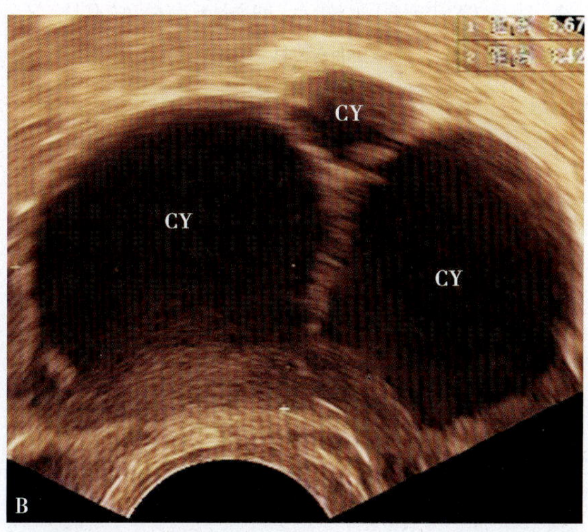

图17-6-1 完全性葡萄胎

A. 子宫明显增大，肌层变薄，宫腔内可见弥漫蜂窝样回声，与肌层分界清晰；B. 左侧卵巢黄素囊肿（CY）。

【鉴别诊断】

1. 稽留流产 稽留流产（回声混杂型）宫腔内回声混杂，有实性回声团及无回声区等，葡萄胎呈蜂窝样或落雪样改变，CDFI有助于鉴别，稽留流产宫内异常回声周边子宫肌层血流信号丰富，而葡萄胎血流信号不明显。结合hCG水平可以准确诊断。

2. 部分性葡萄胎 可见存活或死亡胎儿，子宫大小与孕周相符或小于孕周。

二、部分性葡萄胎

【诊断要点】

1. 子宫略大于或等于正常妊娠月份，妊娠囊变小，形态失常，宫腔内可见存活或死亡的胎儿，一般均合并有胎儿异常。

2. 胎盘组织内可见散在分布的蜂窝状无回声区或胎盘组织局部回声增强、增厚，内可见少量无回声区，与孕囊相比胎盘显得较大。有正常胎盘组织，正常与异常胎盘组织间分界清楚（图17-6-2）。

3. 很少合并有卵巢黄素化囊肿。

【鉴别诊断】

1. 完全性葡萄胎 子宫大于停经月份，宫腔内充满蜂窝状无回声区，无羊膜腔与胎儿，多合并卵巢黄素囊肿。

2. 稽留流产 部分稽留流产（类似水泡状胎块型）胎盘回声减低，呈蜂窝状回声，但稽留流产使整个胎盘回声发生变化，且稽留流产胎儿结构常变形、模糊不清。

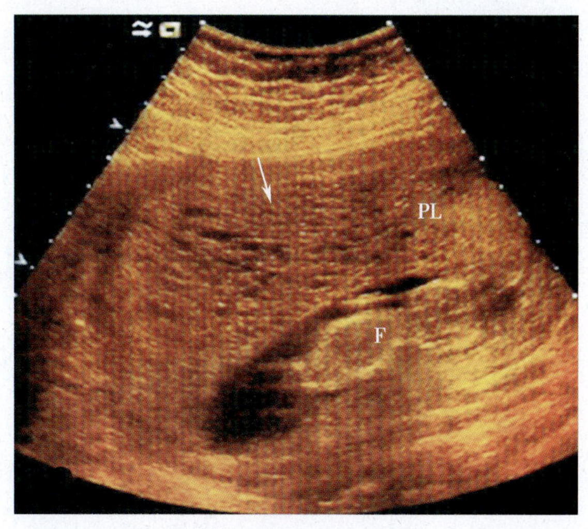

PL—胎盘；F—胎儿。

图17-6-2 部分性葡萄胎声像图

胎盘增厚，部分胎盘呈蜂窝状回声（箭头所示），与正常部分胎盘分界清楚。宫内可见胎儿。

三、侵蚀性葡萄胎及绒毛膜癌

【诊断要点】

1. 葡萄胎清宫后、产后或流产后不规则阴道出血及腹痛，子宫复旧不良，较大而软，实验室检查 hCG 明显升高。

2. 绒毛膜癌的声像图表现与侵蚀性葡萄胎的声像图表现相似。

3. 子宫轻度或明显增大，肌层回声分布不均，有不均质回声肿块，边缘清晰但欠规整（图 17-6-3A）。

4. CDFI 显示肿块血流丰富（图 17-6-3B），频谱多普勒为低阻血流。肿瘤细胞可破坏血管壁，形成动-静脉瘘，出现典型高速低阻频谱。

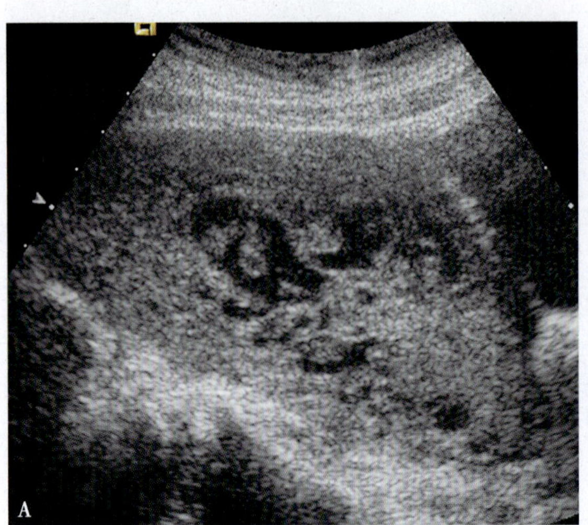

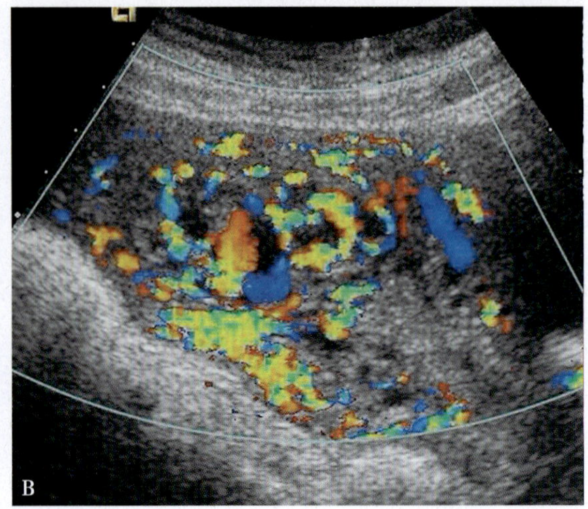

图 17-6-3 绒毛膜癌

A. 子宫矢状切面，子宫体积增大，宫腔内回声杂乱，可见不规则肿块，边界不清，与子宫肌壁分界不清，子宫肌壁回声不均匀；B. CDFI 检查示子宫壁及肿块内丰富血流信号。

5. 卵巢黄素囊肿。

6. 宫旁转移时可出现盆腔肿块。

【鉴别诊断】

1. 子宫肌瘤变性　有子宫肌瘤病史，无阴道出血及 β-hCG 增高，肿块边界清晰，呈类圆形，CDFI 血流不丰富。

2. 胎盘残留　有近期分娩史，残留胎盘回声较高，边界清，CDFI 血流不丰富。

3. 子宫内膜癌　发生在绝经前后妇女，宫腔内回声不均，血 β-hCG 阴性。

第七节　病例分析与规范化报告

病例 1

【临床资料】

女，37 岁，阴道出血、腹部阵发性疼痛 1h 来院就诊。孕 2 产 0，停经 55d，有 1 次胚胎停育史，月经规则，周期 30d；7d 前超声及实验室检查结果：宫内早孕，未见胚芽；血 hCG：1 000IU/L。此次实验室检查血 hCG：600IU/L。

超声检查图像如图 17-7-1 所示。

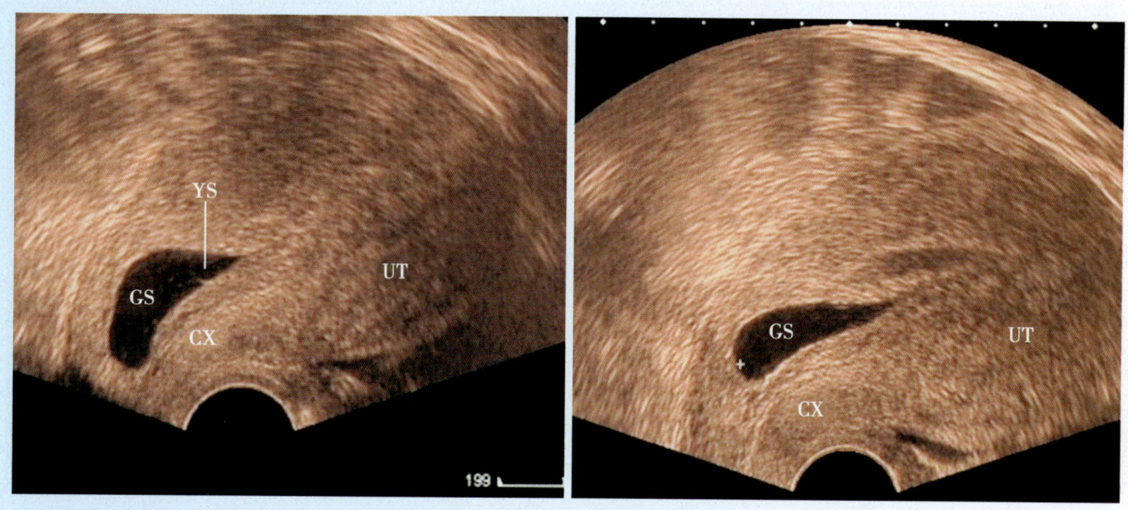

YS—卵黄囊；GS—妊娠囊；CX—宫颈；UT—子宫。

图 17-7-1 超声检查图

【超声检查资料】

经阴道超声检查：子宫声像如图 17-7-1 所示，此外，双卵巢可显示，双侧附件区未见明显异常包块回声，子宫直肠窝未见明显积液回声。

【提问与思考】

1. 看图描述病变区声像图表现。
2. 书写本例超声诊断提示。
3. 本病的主要诊断依据有哪些？如何与相关疾病进行鉴别？
4. 为了明确诊断下一步应做哪些检查？

【诊断思路分析】

本例患者声像图表现为：宫腔下段及宫颈管内可见一妊娠囊回声，妊娠囊上尖下圆，呈吊葫芦状，其内可见卵黄囊，未见胚芽，宫颈内口已开，宫腔内膜回声不均匀。

本例患者具有以下特点：①育龄女性，有停经史，阴道出血及腹部阵发性疼痛；②声像图表现为妊娠囊位于宫腔下段及宫颈管内，宫颈内口已开；③与 7d 前超声结果比较，妊娠囊明显下移；④实验室检查：血 hCG 由 1 000IU/ 降至 600IU/L。

本例患者支持难免流产的依据：妊娠囊已下移到宫腔下段及宫颈管内，妊娠囊上尖下圆，呈“吊葫芦状”，宫颈内口已开，且妊娠囊较 7d 前超声检查明显下移。血 hCG 检查较 7d 前下降。

难免流产的常见超声征象为：宫颈内口已开，妊娠囊可部分下移至宫颈内口或宫颈管，妊娠囊变形呈“葫芦状”。如果出现随访过程发现妊娠囊有下移的直接征象就具有更为重要的诊断意义。

【确诊结果】

患者当天阴道流出一肉团样组织，病理检查可见绒毛组织，复查超声显示完全流产。

病例 2

【临床资料】

患者，女，23 岁，阴道少量出血 3d 来院就诊。孕 2 产 0，停经 46d，有 1 次人工流产史，月经规则，周期 28d；实验室检查结果：血 hCG：1 000IU/L。超声检查图像如图 17-7-2 所示。

【超声检查资料】

经阴道超声检查：子宫及右侧附件声像表现如图 17-7-2 所示，左侧卵巢可显示，左侧附件区未见明显异常回声，子宫直肠窝未见明显积液回声。

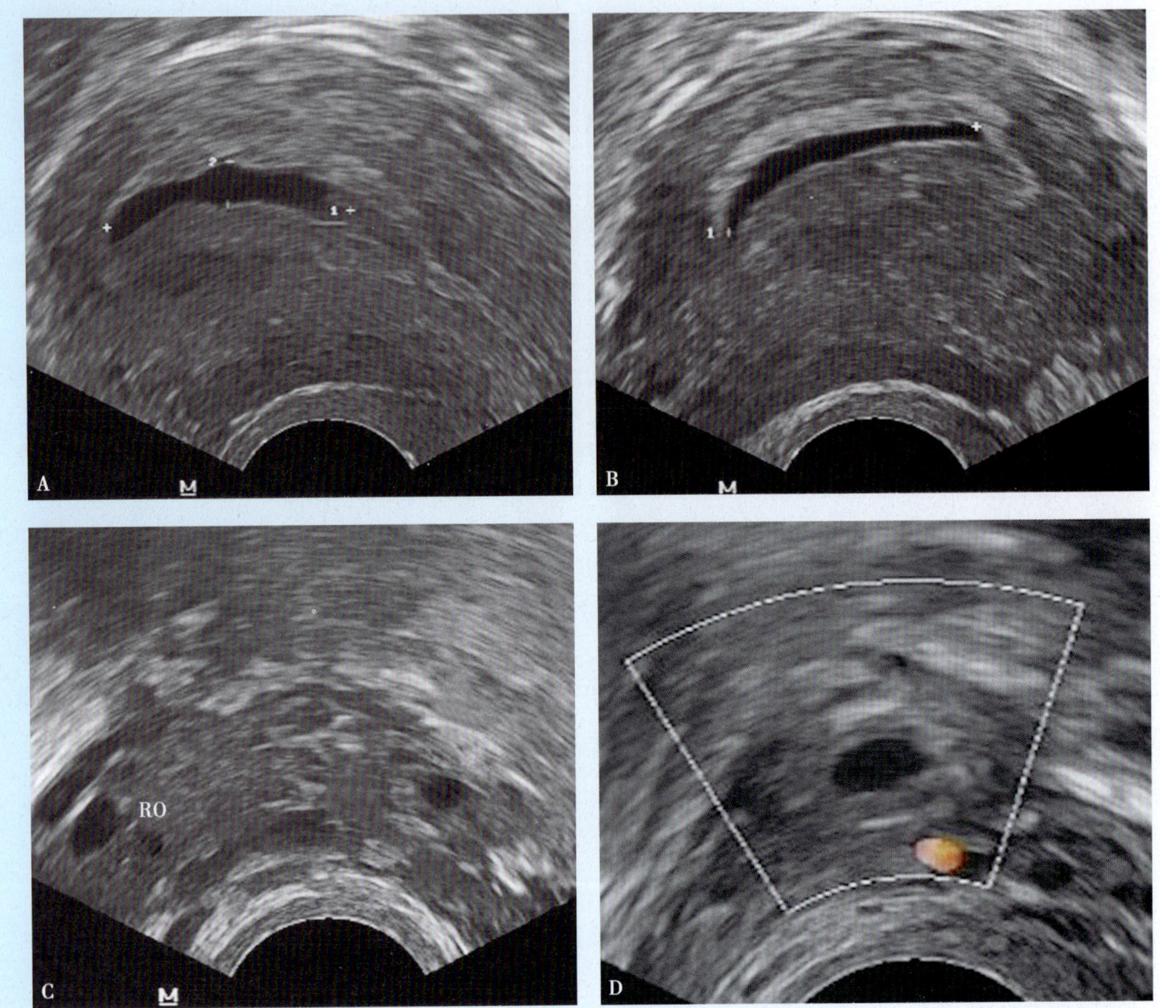

RO—右卵巢

图 17-7-2 经阴道超声检查图像

A. 经阴道超声检查，子宫矢状切声像图；B. 经阴道超声检查，子宫横切声像图；C. 经阴道超声检查，右侧附件区横切声像图；D. 经阴道超声检查，右侧附件区彩色血流图。

【提问与思考】

1. 看图描述病变区声像图表现。
2. 书写本例超声诊断提示。
3. 本病的主要诊断依据有哪些？如何与相关疾病进行鉴别？
4. 为了明确诊断下一步应做哪些检查？

【诊断思路分析】

本例患者声像图表现为：宫腔可见不规则无回声区，位于宫腔中央，与宫腔形态一致，无“绒毛膜环征”，其内未见卵黄囊及胚芽回声。右卵巢的内侧可见混合性包块，包块形状呈圆形，壁厚回声强，中央呈无回声，呈“甜面圈征”，无回声区内未见卵黄囊及胚芽回声，彩色血流图显示包块周边点状血流信号。

本例患者具有以下特点：①育龄女性，有停经史，阴道出血。②声像图表现为宫腔积液，右附件区混合性包块，呈典型“甜面圈征”。③实验室检查：血 hCG 低，1 000IU/L。

本例患者支持输卵管妊娠的依据：宫腔内无回声，位于宫腔中央，与宫腔形态一致，无“绒毛膜环征”，其内部未见卵黄囊、胚芽回声，因此宫腔内的这种无回声，首先考虑为宫腔积液，而非宫内妊娠囊。右卵巢内侧混合性包块，形状呈圆形，壁厚回声强，中央呈无回声，似“甜面圈征”，是典型输卵管妊娠的特征图像。该包块周边可见点线状血流信号，并非环状血流信号，此点可与黄体相鉴别，加压探头时可发现该包块与卵巢分离。

输卵管妊娠的常见超声征象为：宫腔内不能显示妊娠囊回声，或者宫腔内可见积液无回声，有学者将其称为"假妊娠囊"。在一侧附件区发现一包块回声，与卵巢分界清楚，该包块未破裂时表现为壁厚回声强，中央呈无回声的"甜面圈征"图像特征，故称为"甜面圈征"，破裂或流产时表现为形状不规则混合性包块，破裂时常合并盆腹腔积血，流产时常表现为盆腔积血。如果包块内发现胚芽及心管搏动的直接征象就具有更为重要的诊断意义。

所以，尽管本例的宫腔内可见无回声区，但该无回声区不是真正的妊娠囊，而是宫腔积液（假妊娠囊），且在右侧附件区发现典型的"甜面圈征"，结合血 hCG 明显低等，考虑输卵管妊娠可能。

【确诊结果】

腹腔镜手术显示输卵管壶腹部包块，未破裂。病理结果显示包块内有绒毛组织。

病例 3

【临床资料】

31 岁孕妇，孕 1 产 0，孕 34 周，滑倒后 2h，下腹坠痛伴腰痛 1h，疼痛能耐受，无阴道出血、流液，自觉胎动略少，胎心率 140 次 /min，不规则，有敏感宫缩。超声检查图像如图 17-7-3 所示。

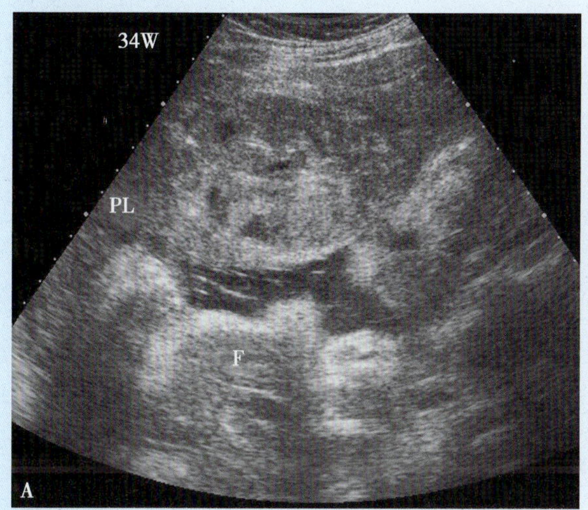

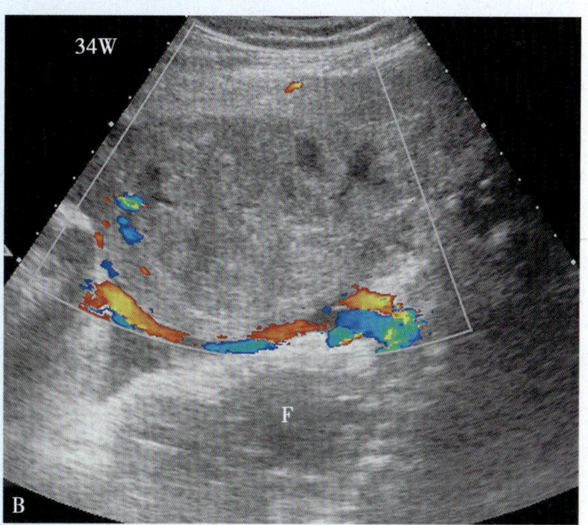

PL—胎盘；F—胎儿。

图 17-7-3　超声检查图

A. 胎盘切面声像图；B. 胎盘切面彩色血流图。

【超声检查资料】

胎儿各测量参数均在正常范围，超声显示胎儿结构未见明显异常，胎盘超声所见如图 17-7-3 所示。

【提问与思考】

1. 看图描述病变区声像图表现。
2. 书写本例超声诊断提示。
3. 本病的主要诊断依据有哪些？如何与相关疾病进行鉴别？
4. 为了明确诊断下一步应做哪些检查？

【诊断思路分析】

本例胎儿声像图表现为：胎盘向羊膜腔突出，胎盘与子宫壁之间可见混合性包块，以强回声为主，彩色血流图显示其内部无血流信号。

本例胎儿具有以下特点：①31 岁孕妇，孕 34 周；②滑倒后 2h，下腹坠痛伴腰痛 1h，疼痛能耐受，无阴道出血、流液，自觉胎动略少。③胎心率 140 次 /min，不规则，有敏感宫缩。④胎盘突向羊膜腔，胎盘与子宫壁之间出现混合性包块，包块内部无血流信号。

本例患者支持胎盘早剥的依据：孕晚期孕妇有外伤史，胎盘早剥的临床症状及体征很明显，产科超声检查发现胎盘突向羊膜腔，胎盘与宫壁间可见以强回声为主的混合回声包块，彩色血流显示包块内无血流信号。

胎盘早剥的常见超声征象为：①显性剥离，胎盘后方无血液积聚，胎盘形态无变化，超声难以诊断。诊断此种类型的胎盘早剥主要依靠临床表现和体征。②隐性剥离或混合性胎盘早剥，由于受剥离部位积聚血液的影响，剥离区的胎盘向羊膜腔方向膨出。胎盘与子宫壁之间形成血肿，血肿随胎盘剥离出血时间的不同而表现不同。文献报道急性期 10～48h 包块内部以较均匀的强回声为主，剥离出血后 3～7d，包块以等回声为主，1～2 周后变为内部夹有团状强回声的无回声。两周后血块的一部分变为无回声。彩色血流显示包块内部无血流信号。如果剥离面过大，可出现胎心减慢甚至胎死宫内。

综上所述，由于患者没有阴道出血，考虑外伤导致胎盘隐性剥离。

【确诊结果】

急诊剖宫产，一男活婴，I 度窒息，子宫卒中合并产后出血，病理显示胎盘部分绒毛纤维素样坏死，胎膜灰红，胎膜下血肿。

病例 4

【临床资料】

30 岁孕妇，孕 1 产 0，孕 33^{+6}，护士，月经规则，周期 30 天；无特殊病史及实验室检查。孕 24 周时行Ⅲ级产科超声检查，胎儿生长测量参数及结构均未见明显异常。孕 30 周时产检发现孕妇血压为 150/90mmHg，尿蛋白检查正常，超声显示除胎儿双顶径及头围测量参数外，其他测量参数均小于正常预测值两个标准差，孕妇子宫动脉阻力增高，出现舒张早期切迹，脐动脉及其他参数多普勒测值正常。然后每两周复查 1 次，孕 33 周 6 天，孕妇血压为 180/100mmHg，尿蛋白(++)，超声检查如图 17-7-4 所示。

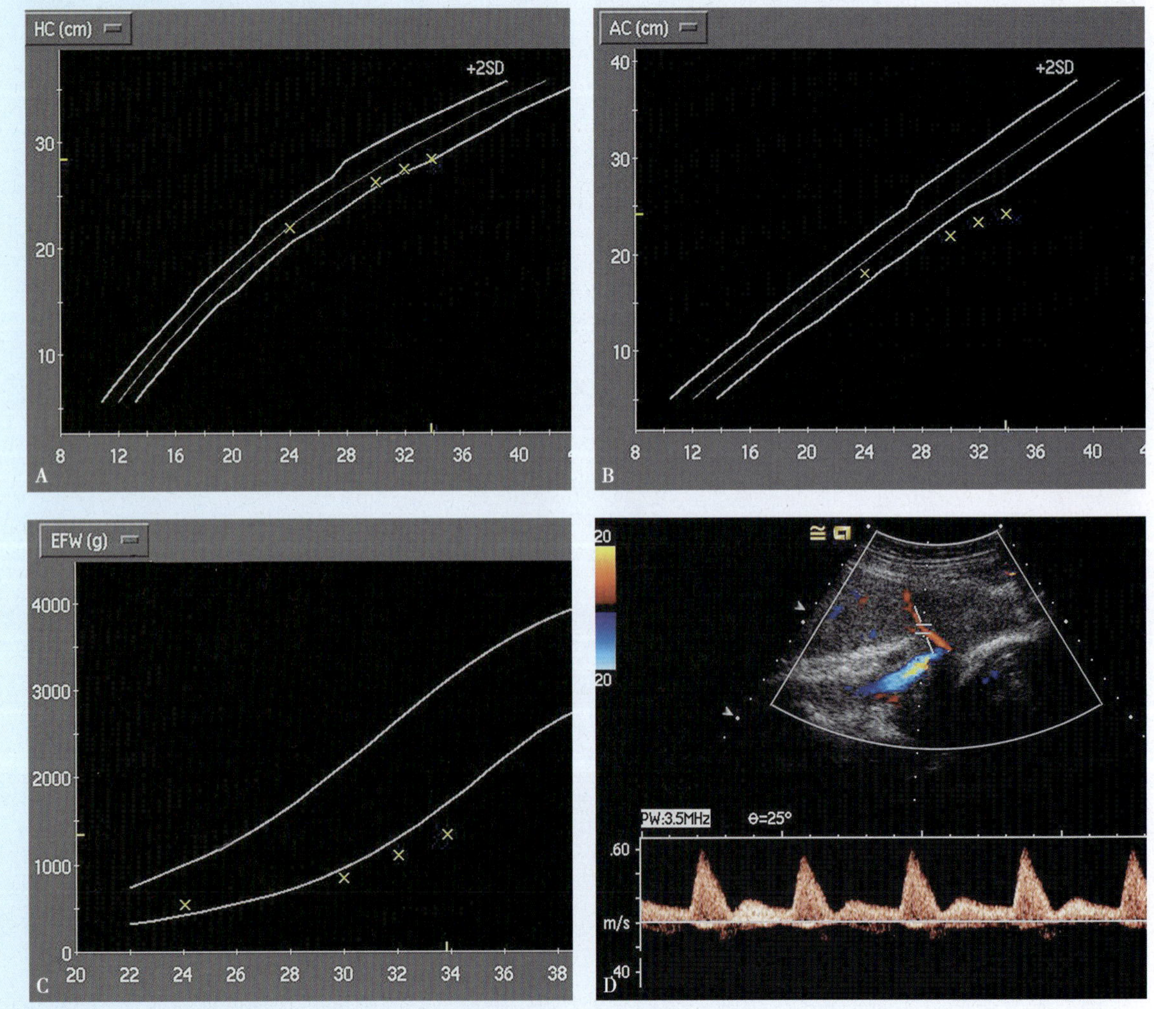

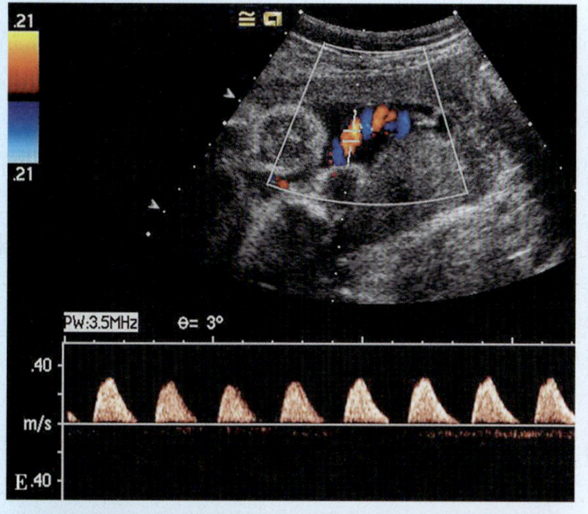

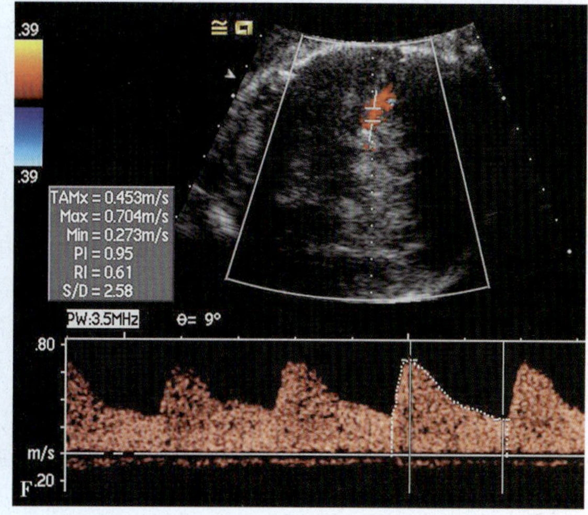

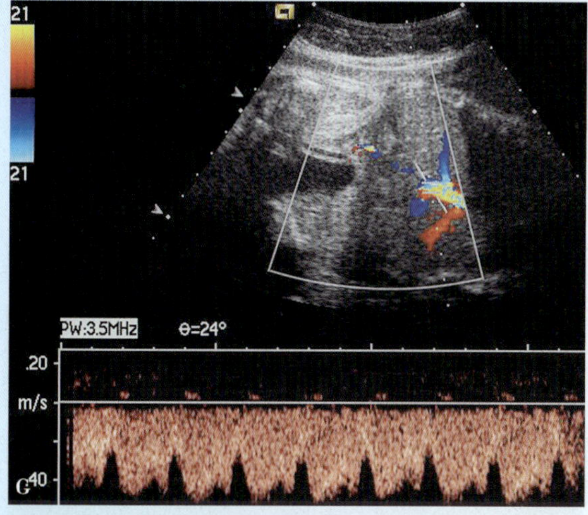

图 17-7-4　超声检查图像

A. 孕 24 周、30 周、32 周以及 33^{+6} 胎儿头围生长曲线图；B. 孕 24 周、30 周、32 周以及 33^{+6} 胎儿腹围生长曲线图；C. 孕 24 周、30 周、32 周以及 33^{+6} 胎儿体重生长曲线图；D. 孕 33^{+6} 孕妇子宫动脉频谱图；E. 孕 33^{+6} 胎儿脐动脉频谱；F. 孕 33^{+6} 胎儿大脑中动脉频谱；G. 孕 33^{+6} 胎儿静脉导管频谱。

【超声检查资料】

孕 24 周时行Ⅲ级产科超声检查，胎儿生长测量参数及结构均未见明显异常。孕 30、32 周超声检查时，发现除胎儿双顶径及头围测量参数外，其他测量参数均小于两个标准差。孕 24 周、30 周、32 周以及 33^{+6} 超声胎儿头围、腹围及体重生长曲线如图 17-7-4 所示。孕 33^{+6} 胎儿脐动脉血流频谱、大脑中动脉血流频谱、静脉导管血流频谱以及孕妇子宫动脉血流频谱如图 17-7-4 所示。

【提问与思考】

1. 看图描述病变区声像图表现。
2. 书写本例超声诊断提示。
3. 本病的主要诊断依据有哪些？如何与相关疾病进行鉴别？
4. 为了明确诊断，下一步应做哪些检查？

【诊断思路分析】

本例患者声像图表现为：①双顶径及头围测量参数位于正常范围，其他测量参数均小于正常值的两个标准差，体重低于第十百分位，与前次检查比较生长速度落后于孕周的增长；②孕妇子宫动脉阻力增高，舒张早期切迹；③胎儿脐动脉舒张期血流消失，大脑中动脉阻力降低，静脉导管血流频谱正常。

本例患者具有以下特点：①孕 24 周时行Ⅲ级产科超声检查，胎儿生长测量参数及结构均未见明显异常。②孕 30 周、32 周、33^{+6} 超声检查时，发现除胎儿双顶径及头围生长在正常范围内，其他生长参数包括股骨长、腹围、体重等均逐渐落后于孕周的增长。③孕 30 周孕妇子宫动脉阻力增高，出现舒张期切迹，脐动脉多普勒测值正常。随着孕周增长逐渐出现脐动脉及大脑中动脉频谱异常，33^{+6} 时脐动脉舒张期血流消失、大脑中动脉阻力降低。④孕 30 周时孕妇血压为 150/90mmHg，尿蛋白检查正常，孕 33^{+6}，孕妇血压为

180/100mmHg，尿蛋白（++）。

本例患者支持胎儿生长受限（FGR）的依据：双顶径、头围测值正常，但腹围、股骨长低于同孕龄的正常值的两倍标准差，体重低于第 10 百分位。间隔两周系列生长超声监测发现除胎儿双顶径、头围外，其他参数与前次检查比较生长速度落后于孕周的增长。并出现子宫动脉、脐动脉、大脑中动脉血流多普勒异常表现。

FGR 的常见超声征象为：FGR 分为匀称型和非匀称型。FGR 匀称型：双顶径、头围、腹围、股骨长度等测量参数均逐渐低于同孕龄正常值的两个标准差，且各生长参数均相称，内因型匀称型 FGR 通常没有明确的胎儿多普勒血流变化；外因型匀称型 FGR 可伴有子宫胎盘功能不良的多普勒血流异常。FGR 非匀称型：双顶径、头围正常，但腹围、股骨长、体重等逐渐低于同孕龄的正常值的两倍标准差，常伴有多普勒异常超声表现。

所以，本病例结合胎儿各孕周超声表现、孕妇临床表现以及实验室检测结果，考虑母体妊娠期高血压综合征导致非匀称型 FGR 可能。

【确诊结果】

临床诊断妊娠期高血压综合征子痫前期，孕 34 周时终止妊娠，剖宫产 1 女婴，体重 1 330g，阿普加评分 1min 5 分，5min 7 分。

病例 5

【临床资料】

26 岁孕妇，孕 1 产 0，孕 22^{+6}，月经规则，周期 30 天；病史及实验室检查无明显特殊，12 周超声检查诊断为单绒毛膜囊双羊膜囊双胎妊娠，一胎 NT 0.3cm，另一胎儿 NT 0.2cm。孕 18 周时Ⅲ级产科超声检查未发现异常。近日孕妇感觉腹围增长快且腹胀，不能平卧前来就诊。

超声检查图像如图 17-7-5 所示。

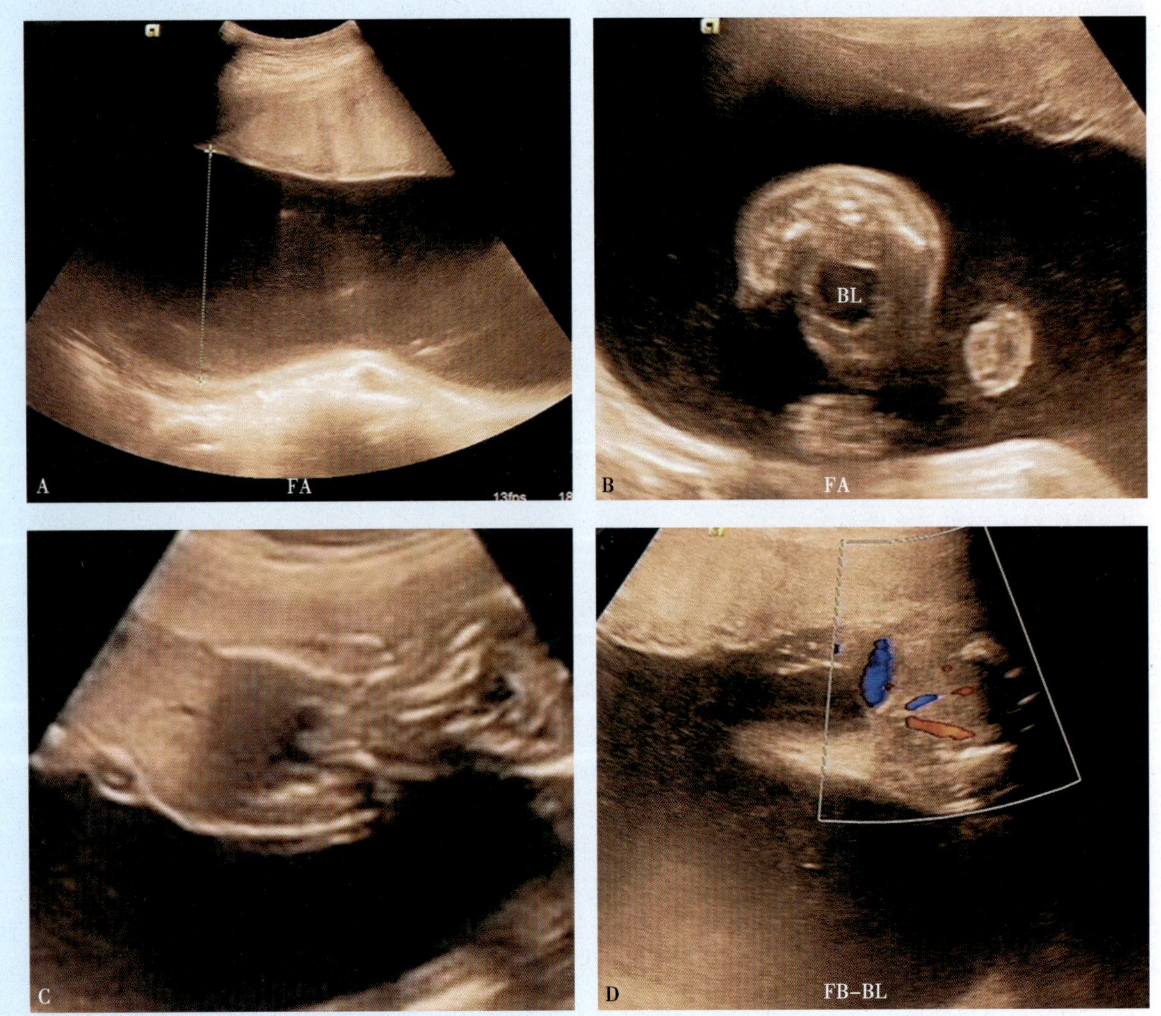

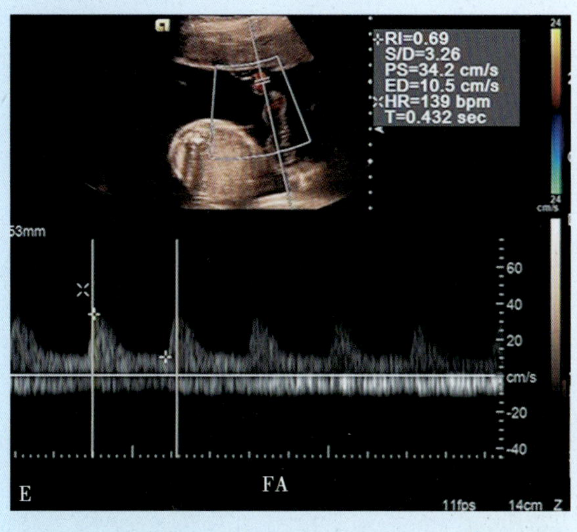

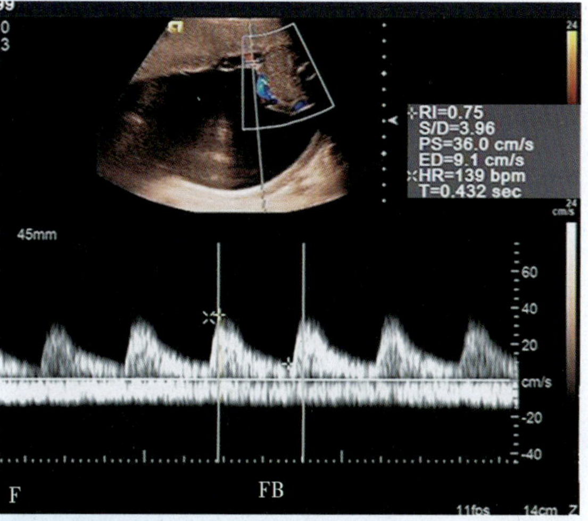

FA—A 胎儿；FB—B 胎儿；BL—膀胱。

图 17-7-5 超声检查图像

A. 胎儿羊水最大深度；B. 胎儿膀胱横切面；C. 胎儿躯干冠状切面；D. 胎儿膀胱横切面；E. 胎儿脐动脉血流频谱；F. 胎儿脐动脉血流频谱。

【超声检查资料】

宫腔内可见两个胎儿回声，仅可见一胎盘回声，A、B 胎儿生长参数测值大小分别相当于 23^{+1} 和 21^{+5}，双胎儿体重相差 27.8%，A 胎儿羊水最大深度为 10.8cm，B 胎儿羊水最大深度为 0.6cm。双胎儿膀胱横切面、脐动脉血流频谱如图 17-7-5 所示，其余胎儿结构未见明显异常声像。

【提问与思考】

1. 看图描述病变区声像图表现。
2. 书写本例超声诊断提示。
3. 本病的主要诊断依据有哪些？如何与相关疾病进行鉴别？
4. 为了明确诊断下一步应做哪些检查？

【诊断思路分析】

本例患者声像图表现为：①单绒毛膜囊双羊膜囊双胎；②A 胎羊水过多，B 胎羊水过少，出现贴附儿；③A 胎儿膀胱增大，B 胎儿膀胱不显示；④双胎儿体重相差 27.8%；⑤脐动脉血流频谱正常。

本例患者具有以下特点：①早孕期确诊为单绒毛膜囊双羊膜囊双胎妊娠。②超声检查显示 A 胎羊水过多，B 胎羊水过少，出现贴附儿。A 胎膀胱增大，B 胎膀胱不显示。双胎体重相差 27.8%。脐动脉血流频谱正常。③近日孕妇出现羊水过多的临床症状，如腹围增长快速，腹胀，不能平卧。

本例患者支持双胎输血综合征（twin-to-twin transfusion syndrome，TTTS）的依据：单绒毛膜囊双羊膜囊双胎妊娠，孕 22^{+6} 出现一胎羊水过多，膀胱增大，另一胎羊水过少，贴附在子宫前壁，形成贴附儿，膀胱不充盈。

TTTS 的常见超声征象为：单绒毛膜囊双羊膜囊双胎（同性别、单胎盘、有一薄层分隔膜，“T”字征）。两羊膜囊内的羊水量差异明显，受血儿羊水过多（20 周前羊水最大垂直深度≥8cm，20 周后≥10cm），供血儿羊水过少（羊水最大垂直深度≤2cm）。多普勒超声异常，可包括以下异常之一或以上：脐动脉舒张期血流频谱消失或反向、静脉导管 a 波血流消失或反向、脐静脉血流出现搏动。严重者可出现胎儿水肿、双胎或双胎之一死亡。根据 TTTS 产前超声表现分为 5 级：

Ⅰ级：可见供血儿膀胱。

Ⅱ级：供血儿膀胱不显示；受血儿羊水过多。

Ⅲ级：多普勒超声异常，可包括以下异常之一或一个以上：脐动脉舒张期血流频谱消失或反向、静脉导管 a 波血流消失或反向、脐静脉血流出现搏动。

Ⅳ级：胎儿水肿。

Ⅴ级：双胎或双胎之一死亡。

综上所述，受血儿羊水过多，膀胱增大，供血儿羊水过少，膀胱不显示，但双胎脐动脉血流频谱正常，考虑TTTSⅡ级，建议行宫内治疗。

【确诊结果】

行胎儿镜下胎盘交通血管激光凝固术和受血儿羊膜腔内羊水减量治疗，最终确诊TTTS。

病例6

【临床资料】

38岁孕妇，孕2产1，孕32周，家庭主妇，病史无明显特殊，怀孕至今未行产科检查，在外院超声检查怀疑胎儿心脏异常要求会诊。超声检查图像如图17-7-6所示。

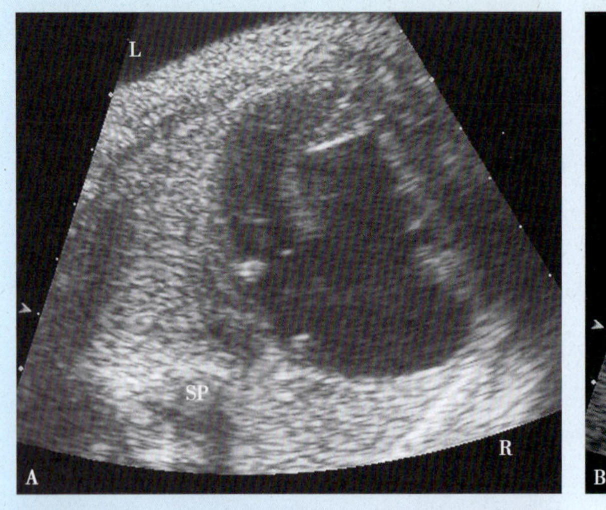

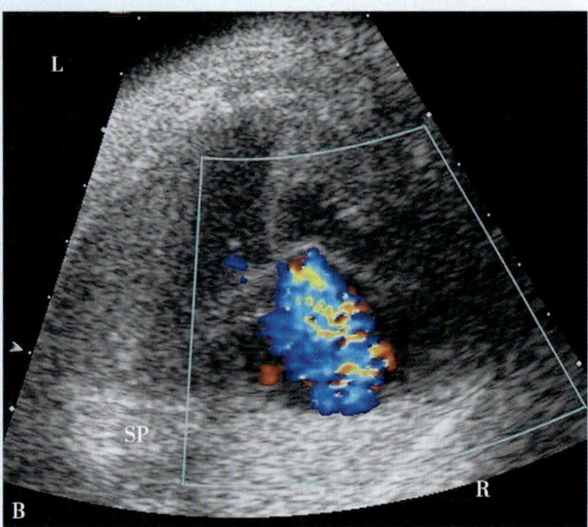

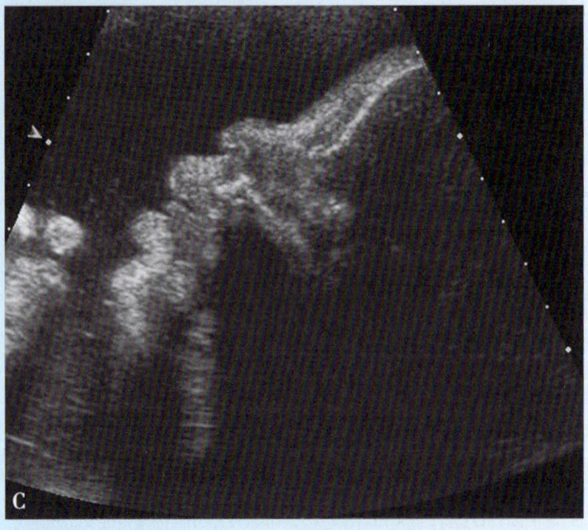

SP—脊柱；L—左侧；R—右侧。

图17-7-6　超声检查图像

A. 四腔心切面舒张期声像图；B. 四腔心切面收缩期彩色多普勒图；C. 颜面部正中矢状切面声像图。

【超声检查资料】

胎儿生长测量参数：股骨及肱骨长小于正常预测值两倍标准差，其余测量参数无明显异常。声像图表现如图所示，其余结构未见明显异常声像。

【提问与思考】

1. 看图描述病变区声像图表现。
2. 书写本例超声诊断提示。
3. 本病的主要诊断依据有哪些？如何与相关疾病进行鉴别？
4. 为了明确诊断下一步应做哪些检查？

【诊断思路分析】

本例胎儿声像图表现为：四腔心切面舒张期及收缩期显示房间隔下部及室间隔上部缺损，一组共同房室瓣，收缩期共同房室瓣右心房面可见大量反向血流信号。胎儿颜面正中矢状切面鼻骨不显示，舌位于齿咬合线处。

本例胎儿具有以下特点：①高龄产妇；②胎儿股骨及肱骨短；③房室间隔缺损；④鼻骨缺如，舌外伸。

本例胎儿诊断思路：在四腔心切面上发现房间隔下部及室间隔上部缺损，一组共同房室瓣，收缩期共同房室瓣右心房面可见大量反流信号，因此诊断完全型房室间隔缺损是明确的，而 30% 的完全型房室间隔缺损胎儿患有唐氏综合征（21 三体综合征），并结合本例孕妇为高龄产妇，且超声还发现唐氏综合征其他软指标的阳性，如鼻骨缺如，股骨、肱骨短，舌外伸。因此该胎儿患唐氏综合征的风险非常高，应建议脐血穿刺染色体检查。

【确诊结果】

脐血染色体核型分析为 21 三体，孕妇及家属要求终止妊娠并同意引产后对胎儿标本进行病理解剖。病理解剖结果：完全型房室间隔缺损。

病例 7

【临床资料】

36 岁孕妇，孕 1 产 0，孕 24 周，会计，孕 16 周时唐氏综合征血清学筛查风险值为 1/150，经产前咨询，孕妇拒绝羊水穿刺染色体检查。

超声检查图像如图 17-7-7 所示。

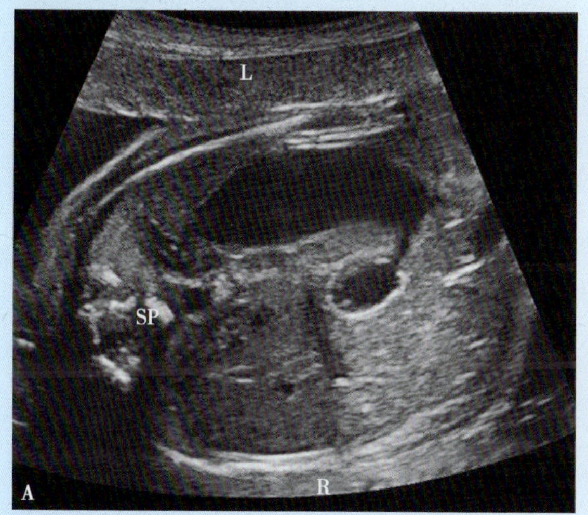

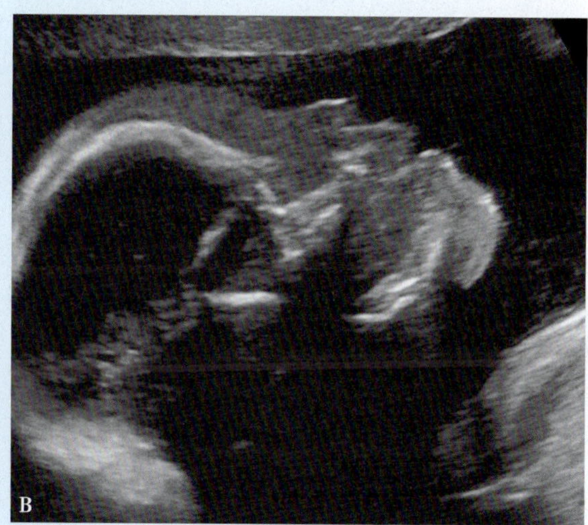

SP—脊柱；L—左侧；R—右侧。

图 17-7-7 超声检查图像

A. 胎儿上腹部横切面声像图；B. 胎儿颜面部正中矢状切面声像图。

【超声检查资料】

胎儿生长测量参数：股骨及肱骨长位于 $M \sim 2SD$ 线上，羊水指数 26cm，其余测量参数无明显异常。声像图表现如图所示，其余结构未见明显异常声像。

【提问与思考】

1. 看图描述病变区声像图表现。
2. 书写本例超声诊断提示。
3. 本病的主要诊断依据有哪些？如何与相关疾病进行鉴别？
4. 为了明确诊断下一步应做哪些检查？

【诊断思路分析】

本例胎儿声像图表现为：胎儿上腹部横切面呈“双泡征”，侧动探头显示双泡之间相通。颜面部正中矢状切面显示鼻骨短小。

本病例具有以下特点：①高龄初孕妇；②孕 16 周时唐氏综合征血清学筛查高风险；③胎儿上腹部呈“双

泡征”，提示十二指肠闭锁或狭窄；④多个软指标阳性：羊水过多、鼻骨短小、股骨及肱骨短。

本例胎儿诊断思路：胎儿上腹横切面上可见的“双泡征”，是由于十二指肠闭锁导致，超声表现为闭锁以上段十二指肠及胃均明显扩张，位于左侧者为胃，右侧者为扩张的十二指肠，侧动探头时两泡在幽门管处相通，由于幽门部肌肉肥厚，该处狭小而其两侧膨大。十二指肠闭锁导致羊水吸收障碍，出现羊水过多。30%的十二指肠闭锁胎儿患有唐氏综合征，本例孕妇为高龄初产妇，且孕16周时唐氏综合征血清学筛查高风险，超声还发现唐氏综合征其他软指标阳性，如鼻骨短小、股骨、肱骨短。因此该胎儿患唐氏综合征的风险非常高，应建议脐血穿刺染色体检查。

【确诊结果】

脐血染色体核型分析为唐氏综合征，孕妇及家属要求终止妊娠并同意引产后对胎儿标本进行病理解剖。病理解剖结果：十二指肠降段闭锁。

病例8

【临床资料】

28岁孕妇，孕1产0，孕22周，教师，孕16周时血清学筛查AFP明显升高，无特殊病史及实验室异常检查结果。

超声检查图像如图17-7-8所示。

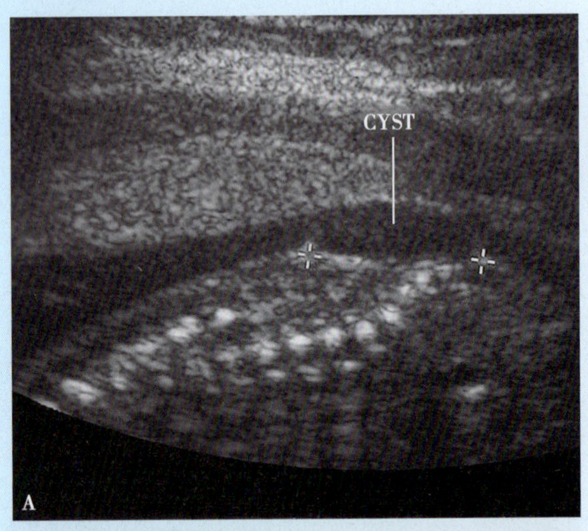

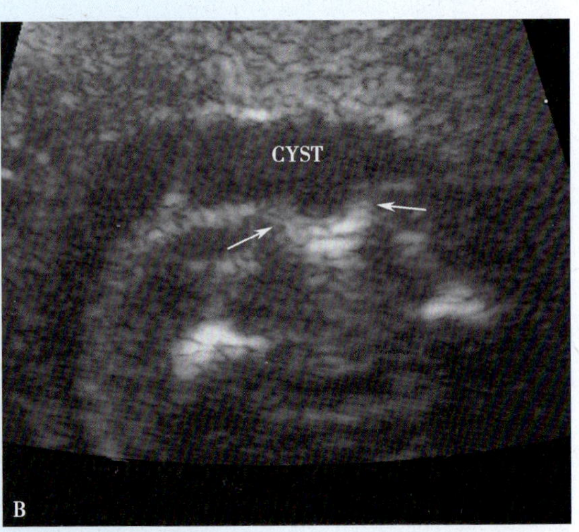

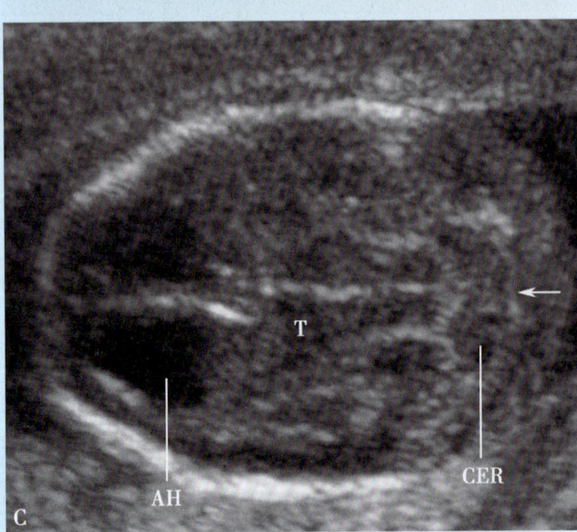

CYST—囊性包块；T—丘脑；AH—侧脑室前角；CER—小脑。

图17-7-8 超声检查图像

A. 胎儿腰、骶、尾段脊柱矢状切声像图；B. 胎儿骶段脊柱横切面声像图；C. 胎儿小脑水平颅脑横切声像图。

【超声检查资料】

胎儿各测量参数无明显异常。声像图表现如图所示，还发现胎儿双足内翻，其余结构未见明显异常声像。

【提问与思考】

1. 看图描述病变区声像图表现。

2. 书写本例超声诊断提示。

3. 本病的主要诊断依据有哪些？如何与相关疾病进行鉴别？

4. 为了明确诊断下一步应做哪些检查？

【诊断思路分析】

本例胎儿声像图表现为：脊柱矢状切面，骶尾部皮肤连续性中断，骶尾部椎弓骨化中心不显示，该处膨出一囊性包块，囊壁薄，内未见明显脊神经或脊髓回声。骶尾部脊柱横切面显示椎弓骨化中心裂开，呈外"八"字改变，裂开处膨出一囊性包块，内未见明显脊神经或脊髓回声。小脑水平横切面显示后颅窝池消失，小脑变小，向前弯曲似香蕉。

本例胎儿具有以下特点：①孕 16 周时血清学筛查 AFP 明显升高，提示神经管畸形高风险；②脊柱裂的直接征象：胎儿脊柱骶尾部椎弓裂开并脊膜膨出；③脊柱裂的间接征象：颅后窝池消失、香蕉小脑；④脊柱裂合并畸形：足内翻。

本例胎儿诊断思路：本例胎儿首先临床血清学筛查神经管畸形高风险，产前超声检查时，应注意排查无脑儿、开放性脊柱裂等神经管畸形。超声检查胎儿脊柱时，发现胎儿骶尾部矢状切面椎弓连续回声中断，横切面椎弓呈外"八"字改变，相应部位的背侧皮肤连续性回声中断，局部膨出一无回声包块，囊壁薄，内透声好，未见明显其他组织回声，根据这些直接声像特征改变，即可诊断脊柱裂，但鉴别是开放性还是闭合性，需要对胎儿颅脑声像图进行观察和 / 或母体血清学 AFP、羊水 AFP 以及羊水乙酰胆碱酯酶进行测定，由于开放性脊柱裂的椎弓裂开以及相应部位背部皮肤缺损，神经组织与外界相通，脑脊液可以通过裂口进入羊膜腔，导致脑脊液的循环障碍，从而出现颅脑声像和羊水生化成分改变。开放性脊柱裂颅脑声像改变主要表现为颅后窝池消失及小脑异常（Chiari Ⅱ畸形），母体血清学 AFP、羊水 AFP 以及羊水乙酰胆碱酯酶均明显较正常增高。闭合性脊柱裂颅脑声像、母体血清和羊水化学成分无异常改变。本例病例结合脊柱骶尾部及颅脑声像特征诊断开放性脊柱裂是明确的。

【确诊结果】

胎儿脐血染色体核型分析为正常，孕妇及家属要求终止妊娠并同意引产后对胎儿标本进行病理解剖。病理解剖结果：骶 3 水平以下开放性脊柱裂并脊髓栓系。

病例 9

【临床资料】

26 岁孕妇，孕 1 产 0，孕 22 周，其他病史及实验室检查无特殊，外院怀疑胎儿双侧多囊肾来会诊。超声检查图像如图 17-7-9 所示。

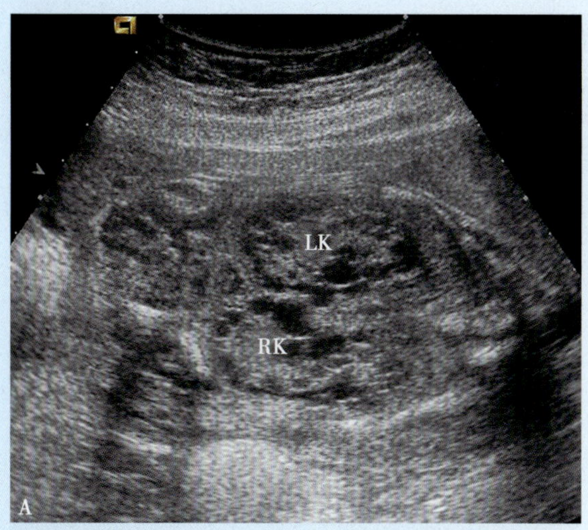

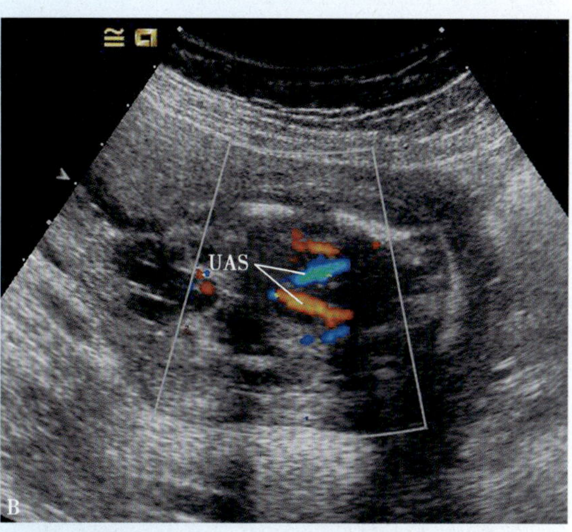

LK—左肾；RK—右肾；UAS—脐动脉。

图 17-7-9　超声检查图像

A. 双肾冠状切面声像图；B. 膀胱水平横切面彩色血流图。

【超声检查资料】

无羊水，胎儿各测量参数无明显异常。声像图表现如图 17-7-9 所示，还发现胎儿双足内翻，其余结构未见明显异常声像。

【提问与思考】

1. 看图描述病变区声像图表现。
2. 书写本例超声诊断提示。
3. 本病的主要诊断依据有哪些？如何与相关疾病进行鉴别？
4. 为了明确诊断下一步应做哪些检查？

【诊断思路分析】

本例胎儿声像图表现为：双侧肾无正常形态，代之以多房性囊性包块，其内的囊肿大小不等，形态各异，各囊之间互不相通。肾周围无正常的肾皮质，亦不能显示正常的集合系统回声。周边较大的囊可使肾轮廓扭曲变形为葡萄串样。无羊水，膀胱不显示。双侧足底平面与小腿在同一切面上显示，双足呈内翻姿势。

本例胎儿具有以下特点：①双侧肾脏无正常形态，呈多房性囊性包块，囊肿大小不等，形态各异，各囊之间互不相通；②无羊水，膀胱不显示。

本例胎儿诊断思路：本病主要表现为一侧或双侧肾脏多房性囊性包块，其内的囊肿大小不等，形态各异，各囊之间互不相通。肾周围无正常的肾皮质，亦不能显示正常的集合系统回声。一侧肾脏受累，而对侧肾脏正常时，羊水量及膀胱充盈正常；双侧肾脏均受累时，出现无羊水、膀胱不显示、肺发育不良、肢体受压变形等。双侧肾脏均受累时应与多囊肾相鉴别，多囊肾的肾脏结构是存在的，肾集合系统可显示，肾脏增大和回声增强，但难以显示出囊肿图像。婴儿型多囊肾常伴有严重羊水过少；成人型多囊肾父亲或母亲有多囊肾。要确诊多囊肾的具体类型，基因检测是必要的。

【确诊结果】

孕妇及家属要求终止妊娠并同意引产后对胎儿标本进行病理解剖。病理解剖结果：双侧多囊性发育不良肾、双肺发育不良、双足内翻。

病例 10

【临床资料】

27 岁孕妇，孕 2 产 1，孕 23 周，家庭主妇，无特殊病史或实验室检查特殊表现。

超声检查图像如图 17-7-10 所示。

【超声检查资料】

胎儿各测量参数无明显异常。声像图表现如图 17-7-10 所示，其他结构未见明显异常声像。

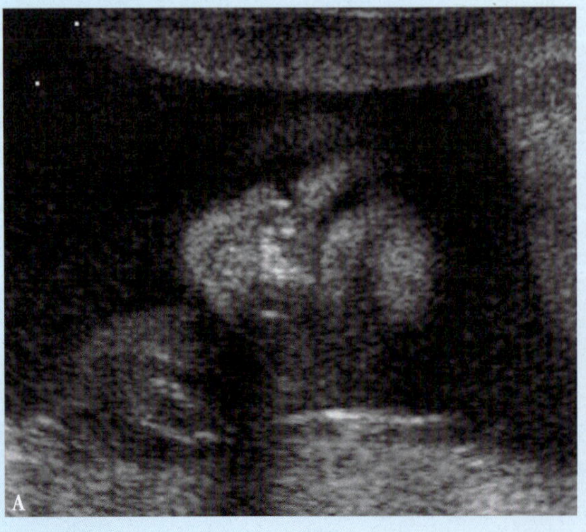

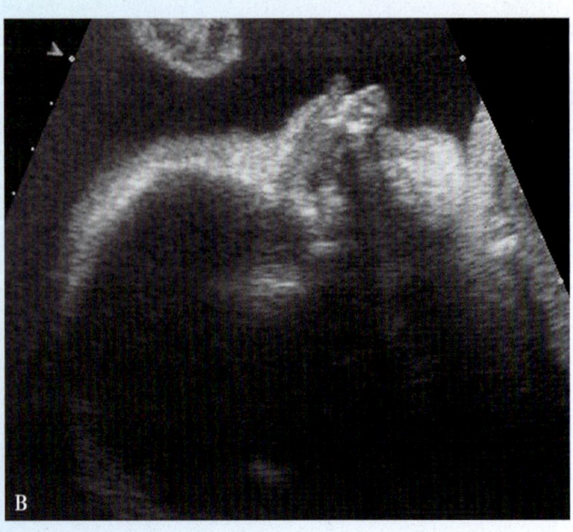

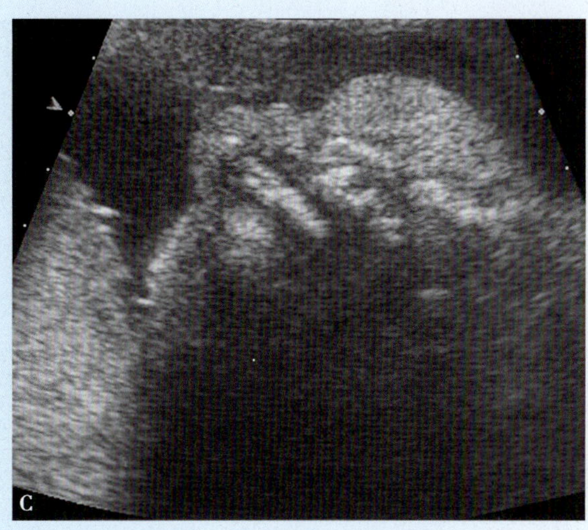

图 17-7-10　超声检查图像
A. 鼻唇冠切面声像图；B. 颜面正中矢状切面声像图；C. 经面峡部斜横切面声像图。

【提问与思考】

1. 看图描述病变区声像图表现。
2. 书写本例超声诊断提示。
3. 本病的主要诊断依据有哪些？如何与相关疾病进行鉴别？
4. 为了明确诊断下一步应做哪些检查？

【诊断思路分析】

本例胎儿声像图表现为：胎儿鼻唇冠状切面表现为双侧上唇连续性中断。颜面部正中矢状切面显示鼻的下方一明显向前突出的强回声，为颌骨前突。面峡部斜横切面显示双侧上牙槽及上腭均呈连续性回声中断。

本例胎儿诊断思路：本病主要通过鼻唇冠状面、颜面正中矢状切面和面峡部斜横切面或经梨状孔斜冠状切面或经下颌斜冠状切面发现双侧唇与牙槽突连续性中断，在鼻的下方可显示一明显向前突出的强回声块，该强回声浅层为软组织（上唇中部及牙龈），深层为骨性结构（前颌突），这一结构称为颌骨前突。颌骨前突主要由于前颌突牙槽骨与牙龈及上唇中部软组织过度生长所致，由于其过度生长，常在鼻的下方形成一较大的回声团块，有时会掩盖其两侧唇腭裂的显示与辨认，检查时应特别小心。颌骨前突在正中矢状切面最明显。当发现双侧唇腭裂时，应注意仔细观察其他结构是否存在异常，尤其是否存在多指/趾畸形，如果存在，该胎儿患 13 三体综合征的风险会明显增高。因此，本例胎儿诊断双侧唇腭裂是明确的。

【确诊结果】

孕妇及家属要求终止妊娠并同意引产，引产后标本证实为双侧唇腭裂。

病例 11

【临床资料】

37 岁孕妇，孕 1 产 0，孕 18 周，教师，孕 17 周时血清学筛查 18 三体风险值为 1/40，孕 18 周行产前超声检查和羊水穿刺染色体核型分析。

【超声检查资料】

胎儿各测量参数小于孕周，上肢、腹部以及颅脑超声所见如图 17-7-11 所示，还发现胎儿存在其他结构异常：室间隔缺损、小下颌、摇椅状足。

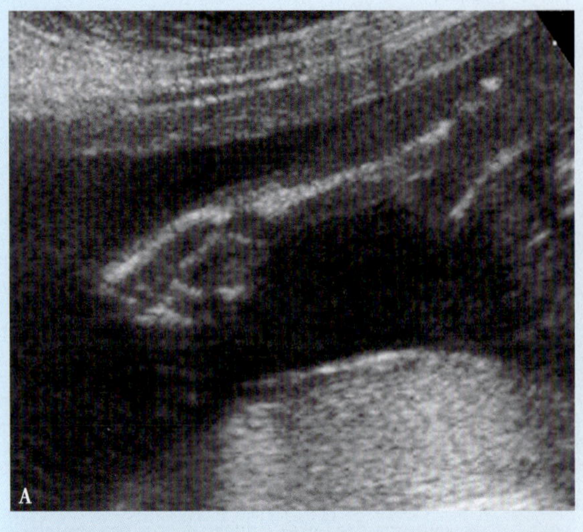

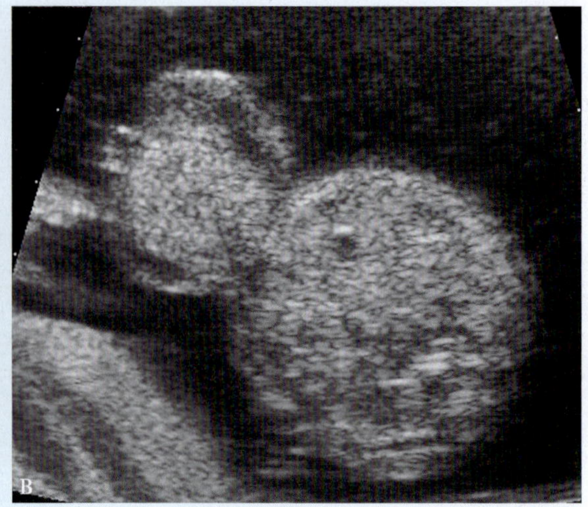

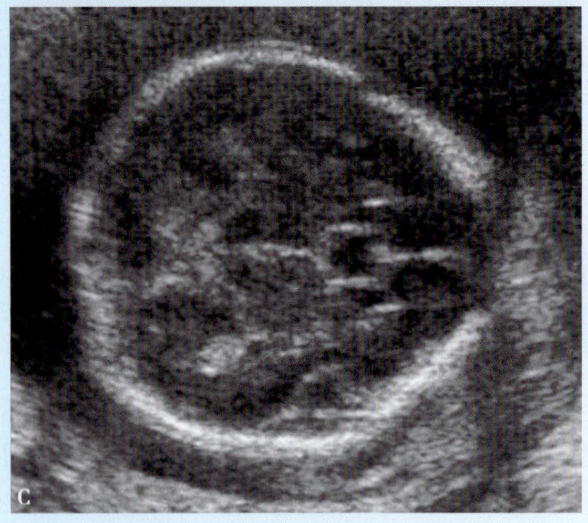

图 17-7-11 超声检查图像

A. 左侧上肢冠状切面声像图；B. 脐孔处腹部横切面声像图；C. 丘脑水平横切面声像图。

【提问与思考】

1. 看图描述病变区声像图表现。
2. 书写本例超声诊断提示。
3. 本病的主要诊断依据有哪些？如何与相关疾病进行鉴别？
4. 为了明确诊断下一步应做哪些检查？

【诊断思路分析】

本例胎儿声像图表现为：上肢冠状切面前臂明显缩短，桡骨明显较尺骨短小。手呈钩状，向桡侧偏。脐孔处腹部横切面显示腹壁连续性回声中断，腹腔内容物从缺损处向外膨出，膨出包块表面有膜状物包绕。丘脑水平横切面表现为“草莓”头。

本例具有以下特点：①高龄孕妇。②血清学筛查 18 三体高风险。③超声检查发现多发畸形：桡骨缺如、脐膨出、草莓头、室间隔缺损、小下颌、摇椅状足等。

本例诊断思路：本例胎儿血清学筛查 18 三体高风险，在检查过程中，18 三体畸形谱应做重点观察，而畸形谱中很多都是微小的异常，产前容易被漏诊，如草莓头、小下颌、室间隔缺损、摇椅状足等。桡骨缺如或发育不全、脐膨出等明显结构异常则较容易被产前超声所发现。本例胎儿即使没有血清学 18 三体高风险提示，产前超声若发现桡骨缺损、脐膨出等明显结构异常，也应想到更细致地去寻找那些微小结构异常，并考虑到 18 三体可能，建议行胎儿染色体核型分析。

【确诊结果】

羊水染色体核型分析为 18 三体，孕妇及家属要求终止妊娠并同意引产后行病理解剖，引产后病理解剖结果与产前超声诊断相一致。

病例 12

【临床资料】

患者 27 岁，孕 2 产 1，因葡萄胎清宫术后 20d，阴道出血 10d，咳嗽、咯血 6d。患者平素月经规律，未婚。血 hCG：401 893mIU/ml；胸片示双肺野可见数个大小不等结节状阴影，边界清楚，密度尚均匀。超声检查图像如图 17-7-12 所示。

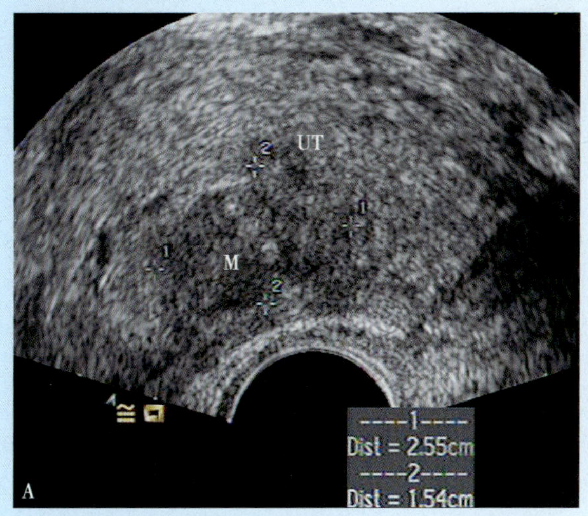

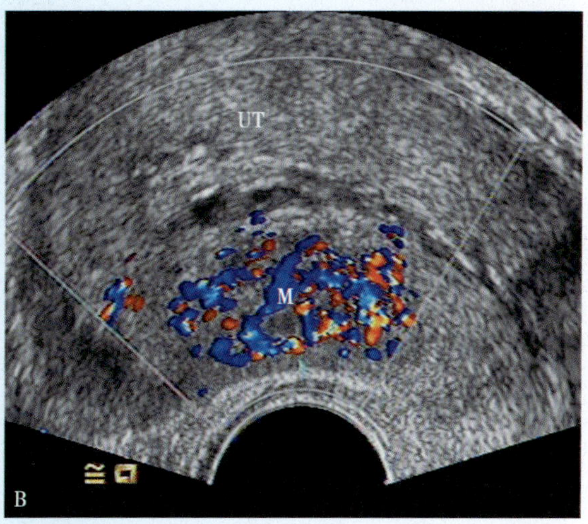

UT—子宫；M—包块。

图 17-7-12　超声检查图像

A. 子宫矢状切面声像图；B. 子宫矢状切面彩色血流图。

【超声检查资料】

经阴道超声检查，子宫超声所见如图 17-7-12 所示，双侧附件区均可见一多房囊性包块回声，左、右侧大小分别约为 9.5cm × 6.5cm 和 10.1cm × 7.0cm。

【提问与思考】

1. 看图描述病变区声像图表现。
2. 书写本例超声诊断提示。
3. 本病的主要诊断依据有哪些？如何与相关疾病进行鉴别？
4. 为了明确诊断下一步应做哪些检查？

【诊断思路分析】

本例患者声像图表现为：子宫前壁肌层内可见片状低回声区，形态不规则，边缘清，欠规整，无包膜回声，彩色血流显示其内部血流信号丰富。双侧附件区多房囊性包块。

本例患者具有以下特点：①育龄女性，葡萄胎清宫术 20d，咳嗽、咯血 6d。②子宫前壁肌层内可见片状低回声区，形态不规则，边缘清，欠规整，无包膜回声，彩色血流显示其内部血流信号丰富。双侧附件区多房囊性包块。③血 hCG：401 893mIU/ml；④胸片示双肺野可见数个大小不等结节状阴影，边界清楚，密度尚均匀。

本例患者支持侵蚀性葡萄胎的依据：由于该患者是葡萄胎清宫后 20 天，出现咳嗽，咯血及阴道出血等症状，且血 hCG 为 401 893mIU/ml，胸片双肺野数个大小不等结节状阴影。再结合超声发现子宫肌壁不规则低回声区，且低回声区内血流丰富，考虑侵蚀性葡萄胎可能。

侵蚀性葡萄胎的常见超声征象为：子宫轻度或明显增大，肌层回声分布不均，有不均质回声肿块，边缘清但欠规整。CDFI 显示肿块血流丰富，频谱多普勒为低阻血流。肿瘤细胞可破坏血管壁，形成动 - 静脉瘘，出现典型高速低阻频谱。卵巢可出现黄素囊肿。宫旁转移时可出现盆腔肿块。侵蚀性葡萄胎与绒毛膜癌的声像图表现相似，侵蚀性葡萄胎多发生于葡萄胎清宫后 6 个月以内，绒毛膜癌可发生于任何妊娠之后，潜伏期多超过 12 个月。

综上所述，结合患者病史、临床症状、实验室检查、胸片及超声所见，考虑侵蚀性葡萄胎可能性比较大。

【确诊结果】

病理结果证实为侵蚀性葡萄胎。

产科 习题

推荐阅读资料

[1] 周永昌，郭万学. 超声医学. 6版. 北京：人民军医出版社，2011.
[2] 李胜利，罗国阳. 胎儿畸形产前超声诊断学. 2版. 北京：科学出版社，2017.
[3] 李胜利. 胎儿畸形产前超声与病理解剖图谱. 北京：人民军医出版社，2013.
[4] 李胜利. 产科超声检查. 北京：人民军医出版社，2008.
[5] 朱军，李胜利. 中国出生缺陷图谱. 北京：人民卫生出版社，2008.
[6] 严英榴，杨秀雄. 产前超声诊断学. 2版. 北京：人民卫生出版社，2012.
[7] MCHUGO J M，SKELETAL A，TWINING P，et al. Textbook of fetal abnormalities. London：Churchill Livingstone，2000.
[8] 坎宁根，列维诺，布鲁姆，等. 威廉姆斯妇产科学. 25版. 杨慧霞，漆洪波，郑勤田，译. 北京：人民卫生出版社，2021.
[9] CALLEN P W. Ultrasonography in Obstetrics and Gynecology. 4th ed. Philadelphia：WB Saunders，2000.

第十八章 外周血管

第一节 颅脑血管

一、超声检查技术

（一）检查部位与血管

1. 检测部位 颅脑血管超声无论是经颅多普勒（transcranial Doppler，TCD）或经颅彩色多普勒（transcranial color-coded Doppler，TCCD）检查的部位（声窗）基本相同，常规选择颞窗、枕窗、眼窗、颌下窗，临床上颌下窗应用较少（图 18-1-1A）。

2. 检测血管

（1）颈内动脉系统包括大脑中动脉（middle cerebral artery，MCA）、颈内动脉终末段（terminal internal carotid artery，TICA）、大脑前动脉（anterior cerebral artery，ACA）、前交通动脉（anterior communication artery，ACoA）、眼动脉及颈内动脉虹吸部各段。

（2）后循环系统包括大脑后动脉（posterior cerebral artery，PCA）、椎动脉（vertebral artery，VA）、小脑后下动脉、基底动脉（basilar artery，BA）、后交通动脉（posterior communication artery，PCoA）。通过 TCCD 可以检查到 BA 近段分出的小脑前下动脉。

TCD 主要是检查颅内动脉主干的血流动力学参数及其功能评价。TCCD 检查通过彩色血流成像观察颅内动脉血管走行、血流分布、血流充盈及血流动力学参数与功能评估。

（二）患者准备

检查前无需特殊准备，可正常进食及饮水，避免血液黏稠度对血流速度检测值的影响。注意头发的清洁，不要涂抹发胶类物质。

（三）体位

颈内动脉颅外段及双侧半球动脉的 TCD 检查通常采用仰卧位，椎 - 基底动脉系统检查采用侧卧位或坐位。若采用 TCCD 检查椎 - 基底动脉，可采用俯卧位，患者额头置于合拢的双上肢前臂，颈部肌肉放松。也可以采用坐位背向检查者，头稍低，颈部肌肉放松。

（四）仪器

1. TCD 采用 1.6～2.0MHz 脉冲波多普勒探头。TCD 仪器还可以配备连续波多普勒探头，频率为 4.0MHz 或 8.0MHz，可用于颈总动脉、颅外段颈内动脉、锁骨下动脉等血管检测。

2. TCCD 采用 1.0～2.5MHz 的相控阵探头或 1.0～5.0MHz“纯净波”彩色多普勒超声成像探头。

（五）检查方法

1. TCD 检查

（1）通过检查深度、血流信号的连续性、解剖位置、血流方向性检测鉴别颅内动脉。

（2）通过血流方向变化鉴别不同颅内动脉侧支循环的建立。

（3）通过颈总动脉压迫试验对检查动脉及侧支循环途径进行鉴别。

（4）通过屏气或过度换气试验对脑血管舒缩功能进行评价。

（5）通过多普勒血流频谱测量计算血流动力学参数。

2. TCCD 检查

（1）采用二维灰阶超声成像显示双侧半球（额叶、顶叶、颞叶、枕叶等）实质结构、脑中线、侧脑室等，特别是蝶骨翼结构是显示 MCA 的解剖标志。

（2）采用彩色多普勒血流成像观察颅内动脉的走向及血流充盈状态、血流方向。

（3）采用脉冲波多普勒检测分析血流频谱，测量血流速度等血流动力学参数。TCCD 检查时取样门不宜过大，多普勒取样角度应尽可能减小，声束与血管走行平行。

3. 检测声窗与动脉

（1）颞窗（颞骨鳞部）：可以检查 MCA、ACA、TICA、PCA、ACoA、PCoA。采用 TCCD 检查在颞窗透声良好的情况下，可以清晰显示颅底动脉环（Willis 环）结构及血流充盈成像。

（2）眼窗（闭合的眼睑上）：检查眼动脉及虹吸部各段。

（3）枕窗（枕骨大孔）：检查 VA、小脑后下动脉、BA。

（4）颌下窗：此检查部位通常应用较少（图 18-1-1）。

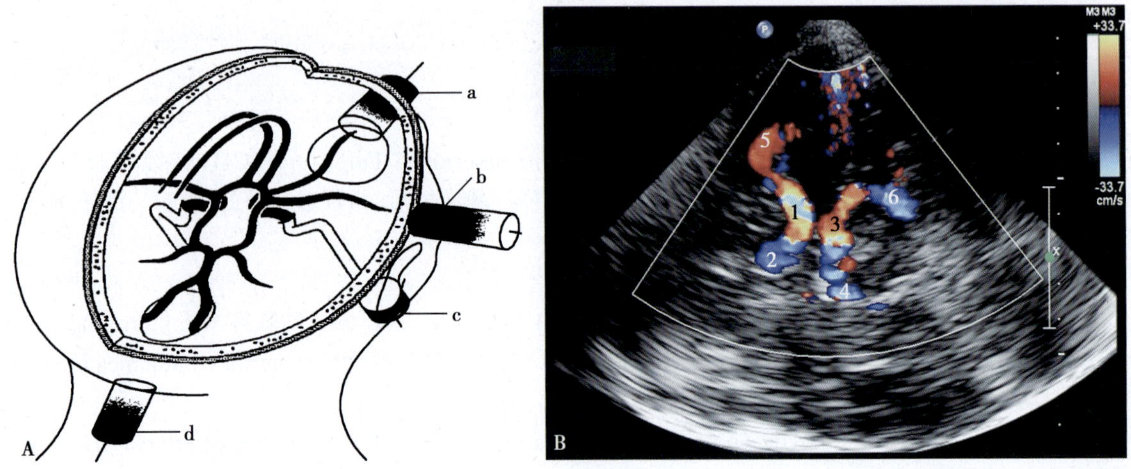

a. 眼窗；b. 颞窗；c. 颌下窗；d. 枕窗；1—大脑中动脉；2—大脑前动脉；3—大脑后动脉；4—对侧大脑后动脉；5—大脑中动脉远段分支；6—大脑后动脉分支。

图 18-1-1 正常经颅多普勒（TCD）与经颅彩色多谱勒（TCCD）检查

A. TCD 检查的部位（声窗）；B. TCCD 检查 Willis 环影像。

4. 脑动脉血流频谱 正常脑动脉血流频谱类似直角三角形，周边为明亮色彩，中间接近基线水平色彩偏低，形成“频窗”，收缩期快速上升形成的尖锐波峰（S1 峰），随后下降形成 S2 峰（血液进入大动脉后出现的血管搏动波），心脏舒张早期形成的波峰为 D 峰。正常 TCD 与 TCCD 检测颅内动脉舒张期末流速测值是在 D 峰以后的最低值，血流频谱波峰测值高低顺序是 S1>S2>D（cm/s）。

5. 血流动力学参数 通过脉冲波多普勒频谱测定血流动力学参数，包括峰值流速（peak systolic velocity，PSV）、舒张期末流速（end diastolic velocity，EDV）、平均血流速度（mean velocity，MV），血管搏动指数（pulsatility index，PI）和血管阻力指数（resistance index，RI）。正常脑动脉 PI 值为 0.65～1.10，PI 与 RI 值也可以通过公式计算校正（PI = Vs - Vd/Vm，RI = Vs - Vd/Vs）。

6. 血流方向的判断 不同的动脉解剖走行不同，相对于探头检测时的血流方向不同。TCD 检测是以血流频谱位于基线上下方定义：朝向探头的血流为正向，频谱位于基线上方；背离探头的血流为反向，频谱位于基线下方。当多普勒取样门位于血管分支处或血管弯曲走行时，可以检测到双向血流频谱。表 18-1-1 列出了 Aaslid 1982 年报道的 TCD 颅内动脉检测正常血流方向。正常 TCCD 评估血流方向是以彩色血流的色彩定义，朝向探头为红色，背离探头为蓝色。

表 18-1-1 颅内动脉 TCD 检测正常值

检查动脉	声窗	深度 /mm	血流方向	平均流速 /（$cm \cdot s^{-1}$）
MCA	颞窗	30～60	正向	55±12
ACA	颞窗	60～85	负向	50±11
PCA	颞窗	60～70	正向、负向	40±10
TICA	颞窗	55～65	正向	39±09

续表

检查动脉	声窗	深度 /mm	血流方向	平均流速 /(cm•s⁻¹)
CS	眼窗	60～80	正向、双向、负向	45±15
OA	眼窗	40～60	正向	20±10
VA	枕窗	60～80	负向	38±10
BA	枕窗	80～110	负向	41±10

注：MCA，大脑中动脉；ACA，大脑前动脉；PCA 大脑后动脉；TICA，颈内动脉终末段；Cs，颈内动脉虹吸部；OA，眼动脉；VA，椎动脉；BA，基底动脉。

二、正常超声表现与正常值

（一）TCD 检查

1. 经颞窗检查　脉冲多普勒探头置于颞骨鳞部（颞窗），声束稍向额顶，检查深度在 30～60mm（双顶径较宽者深度可达 65mm 左右）可以检测到双侧大脑中动脉（MCA），血流朝向探头，血流频谱位于基线上方。在 MCA 基础上相对增加检测深度，声束向额部稍倾，可以获得大脑前动脉（ACA），血流背离探头，反向血流频谱位于基线下方。同样，以 MCA 为基础血流信号，声束在冠状水平稍向下可探及双向血流信号，为颈内动脉终末段（TICA），声束继续向枕部方向调整，可以检测大脑后动脉（PCA），血流方向朝向（或背离）探头，位于基线上方或下方。通过同侧 CCA 压迫试验可以鉴别 PCA 的血供来源与检测动脉的鉴别。

当颅外段颈内动脉或颈总动脉存在重度狭窄（≥70%）或闭塞性病变时，双侧颈内动脉系统之间、颈内动脉系统与椎 - 基底动脉系统之间存在血流灌注压的不平衡，可以出现 ACoA 或 PCoA 侧支循环开放的血流动力学改变，通过健侧 CCA 压迫试验可以鉴别 ACoA 或 PCoA 的开放。

2. 经眼窗检查　设置探头功率为 10%～20%，轻轻将探头置于闭合的眼睑上，声束向内下方，深度于 40～60mm 可以检查到眼动脉，血流方向朝向探头，频谱位于基线上方。通过加深检查深度至 60～70mm 可以检查到颈内动脉虹吸部（carotid siphon，CS）的血流，根据动脉解剖走向检测到的血流方向为正向（海绵窦段）、双向（膝段）和负向（床突上段）。

3. 经枕窗检查　探头置于枕骨大孔调节声束向左侧及右侧，检测深度在 55～70mm，分别获得左侧和右侧 VA 血流信号，背离探头，反向血流频谱，位于基线下方。沿 VA 走向从 55mm 深度逐渐向纵深检测，可以观察到与 VA 血流方向相反的朝向探头、正向血流频谱，即为小脑后下动脉。另外，沿任意一侧的 VA 血流信号向纵深检测，在 70～100mm 可以检测到与 VA 血流方向一致、背离探头、反向血流、位于基线下方的 BA 血流频谱。

（二）TCCD 检测

1. 颅内动脉与 Willis 环　患者取左侧或右侧卧位检测，深度以显示对侧颅骨结构为宜。在颞窗透声良好的情况下，在轴位横切面，二维超声显示“线样”强回声即脑中线结构，随后调整声束方向，于脑中线腹侧末端，可看到弧形强回声为蝶骨翼及前床突显像，将探头声束稍向下，在脑中线上顺序显示“心形”及“蝴蝶样”低回声的中脑与丘脑结构。启用 CDFI 模式，可以清晰观察到双侧半球 MCA、ACA、PCA、TICA 构成的 Willis 环结构（图 18-1-1B）。MCA 主干、PCA 交通前段与交通后段近段、TICA 为朝向探头、正向“红色”血流信号，ACA 交通前段、MCA 与 PCA 远段分支动脉显示为背离探头的反向“蓝色”血流信号。

2. 椎 - 基底动脉及其分支　患者坐位或俯卧位（额头置于聚拢的双前臂上），探头置于枕骨粗隆下（枕骨大孔声窗），声束向患者鼻根部。首先通过二维成像显示较高回声结构为延髓脊膜结构，其后方椭圆低回声为脑桥斜断面，然后，启动 CDFI 或能量多普勒（PDI）模式，可观测到“Y”字形的动脉血流成像，即双侧颅内段椎动脉（VA）汇合成 BA 近段（18-1-2A）。VA 与 BA 均为背离探头、反向“蓝色”血流信号。

在 VA 的近段可以检查到自 VA 分出、朝向探头的正向、“红色”血流信号，为小脑后下动脉（18-1-2B）。同时 BA 的近段也可以检查到自 BA 分出、朝向探头的正向、“红色”血流信号，为小脑前下动脉。

3. 眼动脉及其分支　选用宽频线阵探头，首先设置探头机械指数在 0.6 以下，避免声能对眼睛的伤害。患者取仰卧位，眼睛闭合。经眼窗主要观测眼动脉（ophthalmic artery，OA）、视网膜中央动脉等。二维成像显示眼球及“V”形的球后低回声，球后三角区域内显示的条状低回声为视神经束，启用 CDFI 模式，可观察到视网膜中央动脉及静脉血流信号。在眼球后方，可探及朝向探头、正向“红色”血流信号即为眼动脉。它是颈内动脉的第一分支，通过视神经管与视神经相伴进入眼眶。

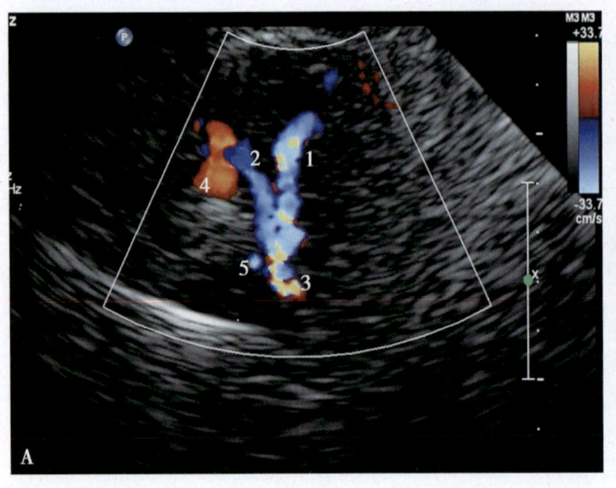

1—右侧椎动脉；2—左侧椎动脉；3—基底动脉；4—左侧小脑后下动脉；5—左侧小脑前下动脉。

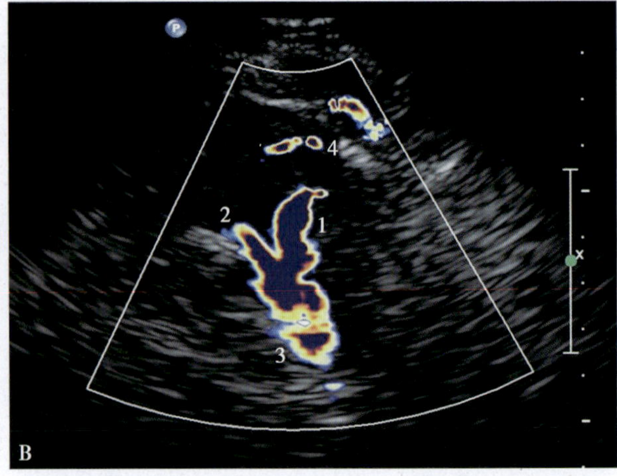

1—右侧椎动脉；2—左侧椎动脉；3—基底动脉；4—右侧小脑后下动脉。

图 18-1-2 TCCD 检查

A. TCCD 彩色血流“Y”字形成像；B. TCCD 能量多普勒“Y”字形成像。

（三）典型侧支循环开放的判断

当一侧颈总动脉或颈内动脉颅外段发生重度狭窄（≥70%）或闭塞时，会导致颈动脉与椎 - 基底动脉系统之间的血流灌注压力发生不对称性改变，出现健侧向患侧供血的血流动力学改变，即侧支循环的开放，TCD 与 TCCD 可以通过颅内动脉血流方向的变化判断。

1. 前交通动脉开放征　血流经前交通动脉（ACoA）向患侧颈内动脉系统供血。患侧 ACA 由反向“蓝色”血流转为正向“红色”血流。压迫健侧 CCA 时，患侧 ACA 血流信号消失，说明 ACoA 开放。

2. 后交通动脉开放征　血流通过患侧 PCA 经开放的后交通动脉（PCoA）向患侧 ICA、MCA 供血。患侧 PCA 流速明显高于健侧。在 ACoA 开放的基础上，通过健侧 CCA 压迫试验可以鉴别 PCoA 开放。TCCD 可以观察到患侧 TICA 与 PCA 之间朝向探头的正向“红色”血流信号，为 PCoA 的开放。

3. 颈内、外动脉侧支循环开放征　血流通过患侧颈外动脉经眼动脉（OA）向患侧 TICA、MCA 供血。患侧 OA 由正向“红色”血流转变为反向“蓝色”血流，流速相对健侧升高，但血流频谱呈低阻力低搏动性改变。

（四）颅内动脉正常值

表 18-1-1 是 Aaslid（1982）首次发表的 TCD 检测颅内动脉正常参考值。目前国内外无论 TCD 与 TCCD 检测均以此为参照。在临床应用中，正常值是参考，不同的仪器、不同的操作技术人员、受检者年龄、血压与心率（心律）等因素对脑血流动力学的影响，均应根据实际检测情况进行综合判断，特别应注意对同名动脉、同一供血动脉系统、颅内外同一供血动脉的血流动力学变化进行综合分析，减少单纯依靠正常值限定标准出现的判断误差。另外，TCD 检查技术是单纯多普勒，声束与颅内动脉解剖走向之间的角度较小，初始设置角度在 0°～30°，血流速度测值接近实际检测水平。而 TCCD 存在多普勒血流束与动脉之间角度的实时校正，检查的血流速度值相对高于 TCD 测值。因此，TCCD 检查时应注意角度校正的准确性。

三、常见疾病的超声诊断

（一）颅外段颈内动脉狭窄和闭塞

1. 一侧颅外段颈内动脉狭窄（≥70%）

【诊断要点】

（1）患侧颅外段颈内动脉流速节段性升高伴涡流或湍流频谱，血流音频粗糙。

（2）双侧半球 MCA、ACA、TICA 血流速度、血流频谱形态、PI 值不对称，患侧半球动脉流速、PI 值明显低于健侧。

（3）ACoA、PCoA 和 / 或颈内 - 外动脉侧支循环开放。

【鉴别诊断】

（1）双侧颈内动脉狭窄：一侧颅外段颈内动脉狭窄（≥70%），对侧流速升高时，应注意双侧颈内动脉狭窄（例如一侧≥70%，另一侧<50% 或 50%～69% 狭窄）产生的血流动力学参数与客观狭窄程度的评估。因 ACoA 的开放，将导致狭窄<50% 或狭窄 50%～69% 侧的颈内动脉流速代偿性升高，有可能因血流速度的标准的限定，单纯依据病变处流速测值将<50% 或 50%～69% 狭窄程度分别高估为 50%～69% 或 70%～99% 狭窄。高估狭窄程度的现象在常规检查中经常会发生，鉴别的关键是同侧颅内动脉血流速度与血流频谱正常的联合分析，通过 CCA 压迫试验鉴别侧支循环的开放，对于双侧颈动脉狭窄病变程度的客观评估是非常有帮助的。

（2）动 - 静脉瘘与动静脉畸形：颈内动脉狭窄病变程度无论是二维血管结构特征还是彩色多普勒血流充盈成像特征均不能支持血管狭窄≥70% 的评估标准，但是多普勒血流速度测值均达到颈内动脉狭窄≥70% 的评估标准。但是，血管阻力明显低于对侧，血流频谱充填，舒张期流速升高，是颅内动 - 静脉瘘或动 - 静脉畸形导致的高流速血流动力学改变特征。

2．一侧颅外段颈内动脉闭塞

【诊断要点】

（1）患侧颅外段颈内动脉血流信号消失。

（2）患侧颈外动脉流速升高（颈内 - 外动脉侧支开放代偿）、健侧颈内动脉流速相对升高（前交通动脉开放代偿）。

（3）双侧半球 MCA、ACA、TICA 血流速度、频谱形态与 PI 值不对称，患侧减低。

（4）ACoA、PCoA 和 / 或颈内 - 外动脉侧支循环开放血流动力学改变。

（二）颅内动脉狭窄和闭塞

大脑中动脉狭窄

【诊断要点】

（1）轻度狭窄：相对于动脉血管内径减小<50%，狭窄段峰值流速在 140～170cm/s，平均流速 90～120cm/s。TCCD 显示狭窄血管无明显结构改变，血流频谱与音频无明显异常。

（2）中度狭窄：相对于动脉血管内径减小 50%～69%，狭窄段峰值流速 170～210cm/s，平均流速 120～150cm/s。狭窄近段流速正常，远段流速相对减低，PI 值与血流频谱形态基本正常。TCCD 可以在 CDFI 模式下检查到病变血管内径相对减小。

（3）重度狭窄：相对于动脉血管内径减小≥70%。TCD 检测模式可以发现狭窄近段流速正常或相对减低，狭窄段流速明显升高（图 18-1-3A），狭窄远段（M2 段）及其分支动脉血流速度、PI 明显减低，血流频谱形态异常，峰钝（图 18-1-3B）。TCCD 在 CDFI 检测模式下可以观察到病变血管出现血流充盈不全，狭窄处出现典型“束腰征”，PW 检查到高速血流，狭窄远段 CDFI 显示血流信号分布稀疏，流速减低，频谱出现典型低阻力改变（图 18-1-3C～E）。TCD 与 TCCD 对应同一患者同一支动脉病变检查结果存在一定的差异性（图 18-1-3A 与图 18-1-3D），与 TCCD 检查角度的校正相关。

（4）毗邻动脉血流代偿征：发生重度狭窄时，其毗邻的 ACA 及 PCA 流速较健侧同名动脉相对升高，PI 值相对减低。TCCD 显示 ACA 与 PCA 主干及其远段分支动脉血流信号丰富（图 18-1-3F）。

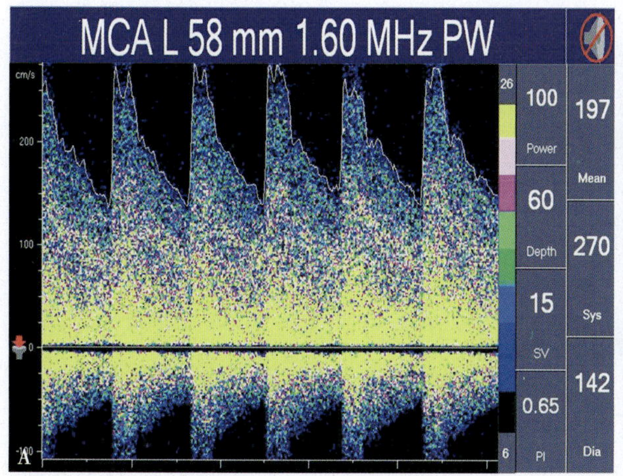

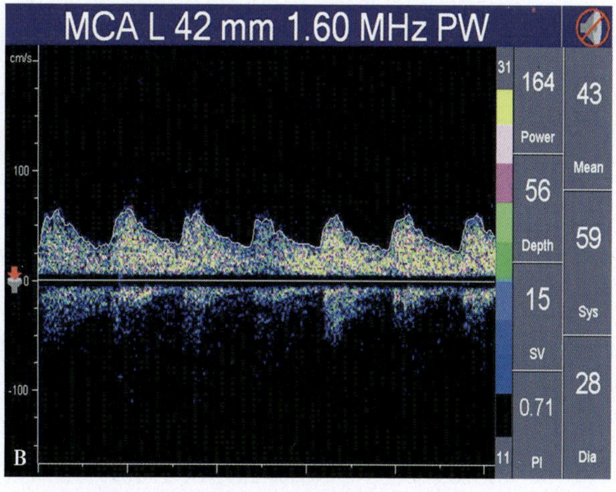

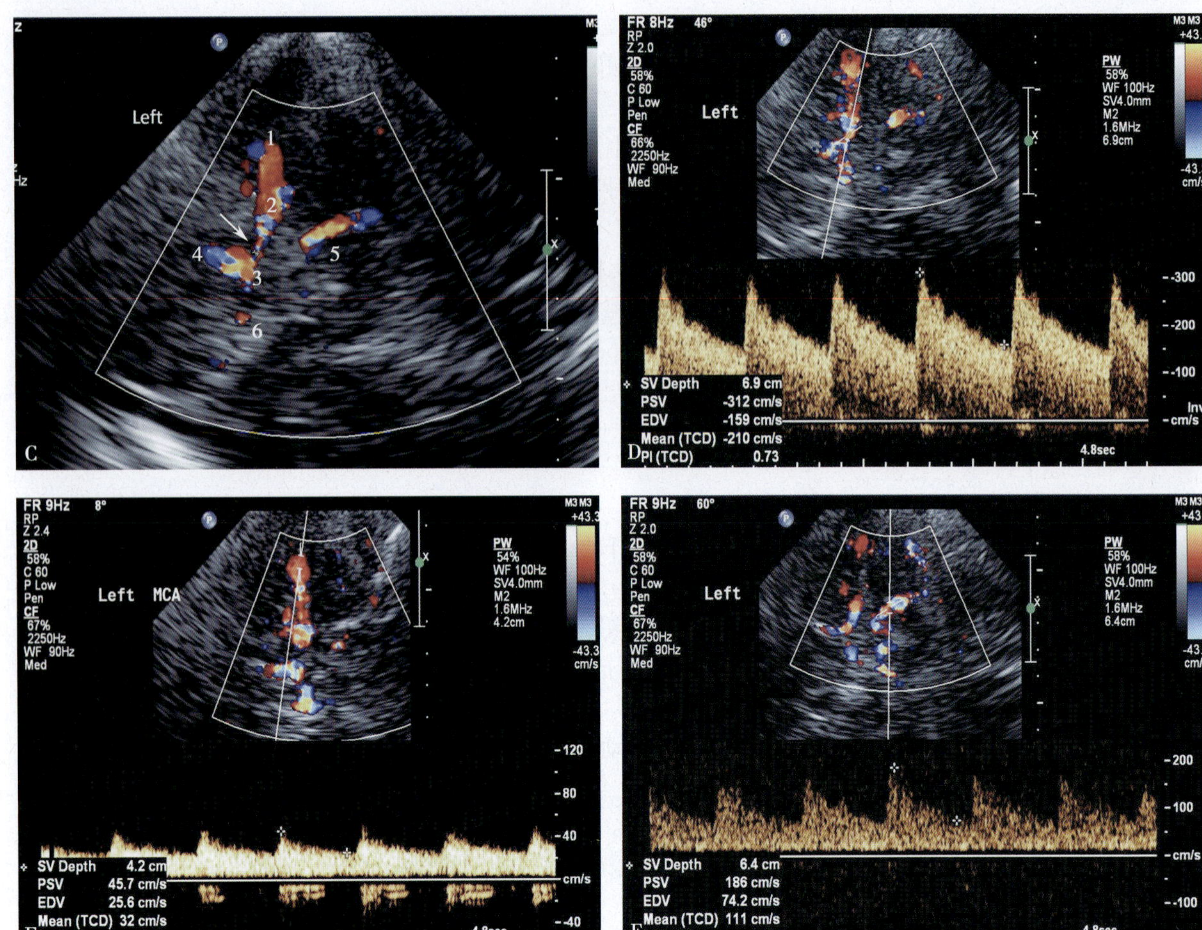

图 18-1-3 左侧大脑中动脉狭窄 TCD 检查（A、B）及 TCCD 检查（C、D、E、F）

A. MCA 狭窄处（深度 58mm）流速明显升高，PSV（Sys）270cm/s，EDV（Dia）142cm/s，Vm（mean）197cm/s，PI 0.65；B. MCA 狭窄远段（深度 42mm）流速明显减低，PSV（Sys）59cm/s，EDV（Dia）28cm/s，Vm（mean）43cm/s，PI 0.71；C. 1. MCA 远段；2. MCA 主干起始段血流充盈不全，呈“束腰征”（箭头）；3. ICA 终末段；4. ACA；5. PCA；6. 右侧 MCA；D. MCA 狭窄段流速明显升高，PSV 312cm/s，EDV 159cm/s，Vm（mean）210cm/s，PI 0.73；E. 左侧大脑中动脉狭窄以远段（深度 Depth42mm）流速明显减低，PSV 45cm/s，EDV 25.6cm/s，Vm（mean）32cm/s，PI 0.62；F. 毗邻动脉 PCA 流速相对升高（代偿），PSV 186cm/s，EDV 74.2cm/s，Vm（mean）111cm/s，PI 1.00

颅内段椎动脉狭窄

【诊断要点】

（1）一侧或双侧颅内段椎动脉血流速度呈节段性升高。

（2）双侧椎动脉重度狭窄时（狭窄≥70%），BA、PCA 流速与 PI 值明显减低，血流频谱呈低搏动性改变。

（3）重度狭窄时，TCCD 可以观察到狭窄段血流充盈不全，出现“束腰征”，狭窄后段出现紊乱的“花彩”血流，狭窄远段血流信号明显减低。

基底动脉狭窄

【诊断要点】

（1）节段性血流速度升高。

（2）BA 重度狭窄时，其近段 VA 流速相对减低，PI 相对升高。狭窄以远段及 PCA 流速明显减低伴 PI 下降，血流频谱形态改变。

大脑中动脉急性闭塞

【诊断要点】

（1）检查沿 MCA 主干检测不到血流信号或仅探及不连续的低速高阻力型或单峰型血流频谱。

（2）同侧 ACA、PCA 血流速度未见代偿性改变。

（3）TCCD 在 CDFI 模式下显示，MCA 供血区域无血流信号，或探及稀疏分布的细小动脉血流，结合患者临床相关症状与体征进行判断。

大脑中动脉慢性闭塞

【诊断要点】

（1）沿 MCA 主干探及低流速低阻力（PI 明显减低）不连续性血流信号。

（2）患侧 ACA、PCA 流速明显升高（高于健侧 ACA、PCA 20%～30%），伴 PI 减低（侧支动脉血流代偿征）。

（3）TCCD 检查 MCA 供血区域无完整的主干动脉血流信号，可探及不规律分布的细小动脉血流信号。PCA 与 MCA 或 ACA 与 MCA“分水岭”供血区、PCA 远端或 ACA 远端血流信号丰富（侧支代偿征）。

椎动脉闭塞

【诊断要点】

（1）TCD 检测患侧椎动脉血流信号消失，健侧椎动脉流速正常或代偿升高。

（2）通过 TCCD 经枕窗检测可以发现，双侧椎动脉与基底动脉汇合所形成的典型“Y”字形动脉结构特征消失，呈单支动脉血流成像。

【鉴别诊断】

（1）与 MCA 狭窄鉴别的病变有以下两种：①脑血管痉挛：此类病变特点是广泛性颅内动脉流速升高，流速的高低与病变的进程、原发病变密切相关，常见于蛛网膜下腔出血性病变。②脑动静脉畸形：病变是由于脑组织内形成局限性增生的血管团，动 - 静脉之间直接形成短路，供血动脉阻力明显减低，收缩峰值流速与舒张期末流速非对称升高，表现为高流速低搏动性血流频谱特征。

（2）与椎 - 基底动脉狭窄鉴别的病变，主要是颅外段颈内动脉重度狭窄或闭塞时，导致后交通动脉开放时产生的 VA、BA 流速升高。其 VA、BA 流速升高是全程代偿性血流动力学改变，无节段性血流速度异常特征。

（三）脑血管畸形

脑动静脉畸形（arteriovenous malformation，AVM）是脑血管发育异常所致畸形中最常见的一种，占脑血管畸形 90% 以上。畸形血管是由动脉与静脉构成的畸形血管团，有供血动脉与引流静脉。超声检查可以通过供血动脉与畸形血管团血流动力学改变进行评估。

【诊断要点】

（1）TCCD 检查彩色多普勒显示病灶处为团块状、网状或不规则形状的大小不等“花彩”样血管团影像（图 18-1-4A）。彩色血管团影像周围可见一条或多条粗大的血管，其长度、走行各异，为供血动脉或引流静脉。

（2）选择能量多普勒成像模式观察病灶的轮廓、形态、供血动脉及引流静脉较 CDFI 更清晰、完整，供血动脉内径明显增宽。

（3）无论是 TCD 或 TCCD，检查 AVM 血管团内可探及动 - 静脉混叠的血流频谱呈“毛刺样”（图 18-1-4B），并闻及强弱不等的“机器房”样血管杂音。

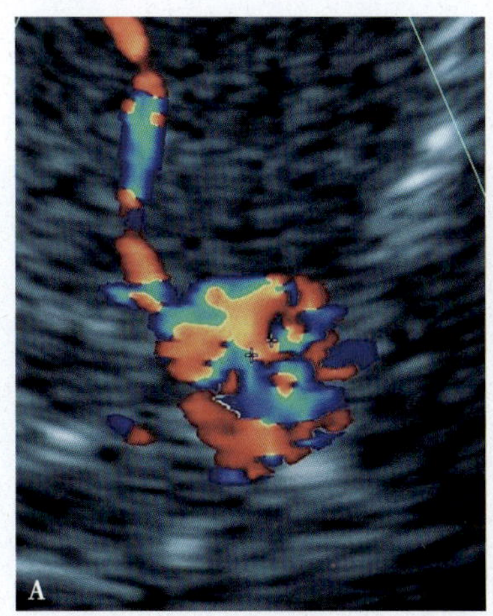

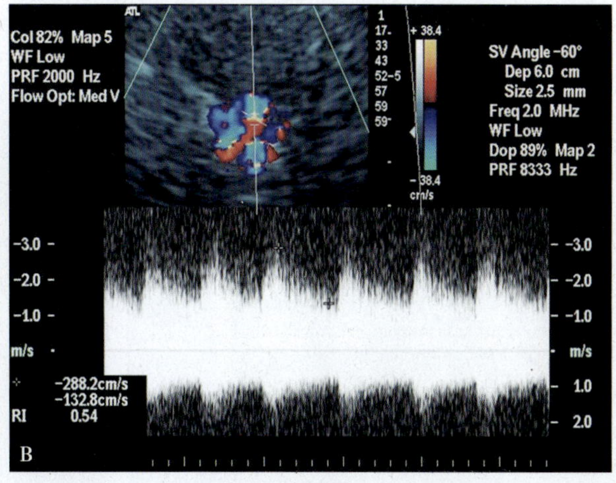

图 18-1-4　脑动 - 静脉畸形 CDFI 血流影像

A. 右侧 MCA 供血区紊乱的“花彩”血管团。B. 畸形血管团内探查血流频谱呈“毛刺样”。血流速度明显升高，PSV 288.2cm/s，EDV 132.8cm/s，血流阻力明显下降，RI 0.54。

(4) 与健侧相比，供血动脉流速增高，血流阻力明显降低。引流静脉在 TCCD 上的检出率较低，表现为流速升高的具有搏动性的血流频谱。

【鉴别诊断】

AVM 与脑动脉瘤鉴别：后者好发年龄 40～60 岁，多自发性出血，症状较重；而脑 AVM 发病年龄较小，高峰在 20～30 岁，50 岁以上少见，自发性出血症状较轻。动脉瘤可在颅内动脉任何部位发生，其病理表现为动脉壁的囊状扩张，显示为圆形或椭圆形的血流影像，形态较规则。瘤体内可检测到低速涡流血流信号。可利用 TCCD 鉴别诊断 AVM 与脑动脉瘤。

(四) 颅内高压与脑死亡

颅内高压

【诊断要点】

(1) 颅内高压早期，颅内动脉血流速度降低，以舒张期末期流速下降为主。随着颅内压的不断增加，收缩期流速下降。

(2) 血管搏动指数随颅内压的升高而增加。

(3) 血流频谱从典型的“三峰形”到收缩峰高尖，S2 峰消失，舒张期前切迹加深，直至舒张期末流速降至基线水平。

脑死亡

【诊断要点】

极度高颅压至脑死亡患者的血流动力学变化的 4 个基本特征是：

(1) 收缩期峰值流速<50cm/s。

(2) 舒张期血流方向逆转，出现“振荡型”血流频谱。

(3) 血流方向指数(direction flow index，DFI)<0.8(舒张期末流速与峰值流速比值)。

(4) 短暂及极低收缩期血流信号，舒张期血流消失呈“钉子波”改变。

【鉴别诊断】

对于重症脑病患者低流速低血流信号需要注意颅骨不透声的影响。对于脑死亡的判断要由主治医师以上资质的 2 名以上医生重复检测后确定诊断。

四、病例分析

【临床资料】

患者，男，65 岁，右侧肢体无力伴语言障碍 1d 入院。CT 检查示左侧脑室旁、底节区低密度缺血病灶。入院后 MRI 与 T1 像显示左侧脑室旁、底节区及皮层下腔隙性多发性低密度影，T2 像显示上述病变密度增强。

超声检查图像如下：TCD 检查(图 18-1-5A～H)，颈动脉超声检查(图 18-1-5I～J)。

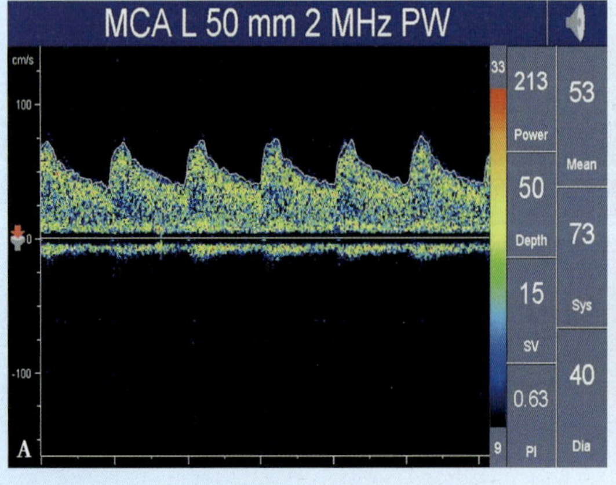

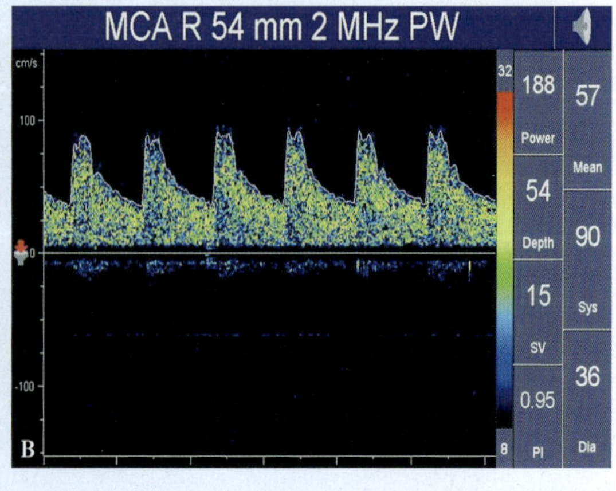

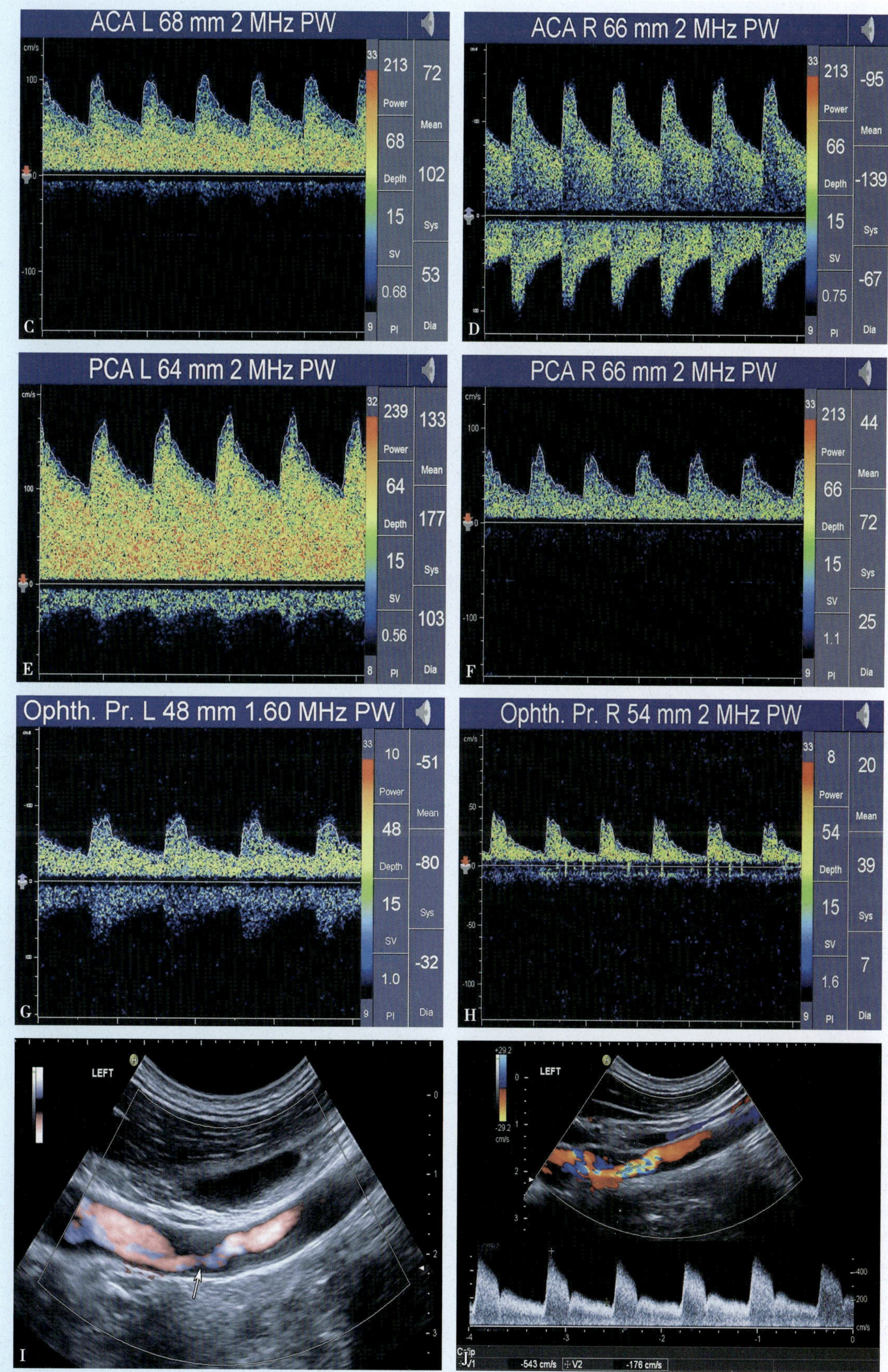

图 18-1-5　左侧颈动脉狭窄患者颅内动脉 TCD 与颈动脉超声检查

A. 左侧大脑中动脉（MCA L）；B. 右侧大脑中动脉（MCA R）；C. 左侧大脑前动脉（ACA L）；D. 右侧大脑前动脉（ACA R）；E. 左侧大脑后动脉（PCA L）；F. 右侧大脑后动脉（PCA R）；G. 左侧眼动脉（Ophth Pr L）；H. 右侧眼动脉（Ophth Pr R）；I. 左侧颈内动脉能量多普勒影像；J. 左侧颈内动脉 PW 检查。

【超声检查资料】

本例患者TCD检查双侧半球血流显示：①左侧大脑中动脉（MCA L）(18-1-5A）流速相对低于右侧MCA R（18-1-5B)；②左侧大脑前动脉（ACA L）(18-1-5C）与右侧大脑前动脉（ACA R）(18-1-5D）血流速度及血管搏动指数与血流方向的不一致；③左侧大脑后动脉流速（18-1-5E)，明显高于右侧的大脑后动脉（18-1-5F）及同侧MCA；④双侧眼动脉血流速度及血流方向不对称、不一致，左侧流速相对升高伴血流方向逆转（18-1-5G、H)；⑤左侧颈动脉超声检查显示从颈总至颈内动脉前外侧壁至后内侧壁均可探及动脉粥样硬化斑块，致颈内动脉内径减小，血流充盈不全（18-1-5I）（箭头所示），PW检查狭窄段颈内动脉流速升高，PSV 543cm/s，EDV 176cm/s（18-1-5J)。

【提问与思考】

(1) 看图描述双侧半球脑血流动力学参数变化及颈动脉超声检查特征。

(2) 书写本例超声诊断提示。

(3) 本病的主要诊断依据有哪些？

(4) 检查过程中如何界定ACoA与PCoA的开放？应做哪些辅助检查进行鉴别？

【诊断思路分析】

本例患者的双侧半球血流动力学参数明显不对称。①左侧MCA、ACA血流速度（Vs、Vd、Vm）及血管搏动指数（PI）均低于右侧，说明左侧半球血流均异常。②左侧PCA血流速度明显高于右侧，但搏动指数（PI）低于右侧，说明左侧PCA血流出现代偿性血流速度升高，应考虑左侧PCoA开放。③双侧ACA血流方向不一致，左侧ACA血流方向逆转，右侧ACA流速升高为代偿表现，应考虑ACoA开放。④双侧眼动脉血流速度不对称，血流方向不一致。左眼动脉流速升高呈现双向（反向为主）低阻力性血流频谱，说明左侧颈内-外动脉侧支开放。⑤颈动脉超声检查证实左侧颈内动脉血流充盈不全，PSV与EDV流速测值均达到70%～99%狭窄诊断标准。

本例患者超声检查过程中应进一步界定ACoA开放与PCoA开放：①右侧CCA压迫试验显示左侧MCA血流减低，证实血供来源于右侧颈动脉系，确定ACoA的开放。②检查左侧PCA压迫右侧CCA时，出现左侧PCA血流的瞬间升高改变，确定PCoA开放。进一步检查可以选择DSA或CTA。

1801

颅脑血管 病例分析

【确诊结果】

左侧颈内动脉狭窄（70%～99%）。

前交通支开放。

左侧后交通支开放。

左侧颈内-外动脉侧支开放。

1802

颅脑血管 习题

第二节　颈部血管超声

一、检查技术

（一）检查部位

颈部血管超声包括动脉、静脉超声。常规检查部位通常是在胸骨上窝、锁骨上窝至下颌之间分别进行横切面及纵切面对颈部血管进行检查。

（二）检查血管

颈部动脉检查包括无名动脉（innominate artery，INA)、双侧颈总动脉（common carotid artery，CCA)、颈内动脉（internal carotid artery，ICA)、颈外动脉（external carotid artery，ECA)、椎动脉（vertebral artery，VA）及锁骨下动脉（subclavian artery，SA)。常规颈部静脉检查包括颈内静脉、锁骨下静脉、椎静脉、无名静脉。本节仅介绍颈部动脉常规超声检查及常见病变诊断鉴别。

1803

颈动脉超声扫查方法（视频）

二、正常超声表现与正常值

（一）颈动脉超声

正常颈动脉超声检查包括CCA、ICA、ECA。

1. 二维灰阶成像　通过横切面右侧自无名动脉分叉处、左侧从主动脉弓起始处开始，连续观察CCA全程、ICA与ECA分叉处、ICA（起始段膨大为颈膨大或颈动脉球部或颈动脉窦部）、ECA主干及分支。CCA行程较长时可以分为近段（自INA分支以远）、中段（甲状腺水平）、远段（分叉水平以下段）。ICA检查显示范围通常应达到4～6cm（线阵与凸阵探头联合检查或选择微凸探头）。

2. 通过纵断面观察　观察CCA、颈动脉球部、ICA近段血管壁三层结构，包括内膜、中膜、外膜层，分别在ICA与ECA分叉水平上、下方1～1.5cm范围内（无斑块部位）测量CCA远段、ICA膨大处血管内径及CCA内-中膜厚度（intimal-media thickness，IMT）；观察有无动脉粥样硬化性斑块。正常CCA的IMT <1.0mm（图18-2-1）。

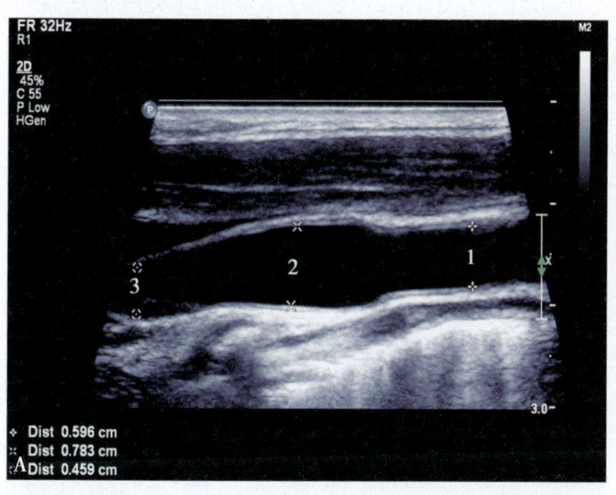

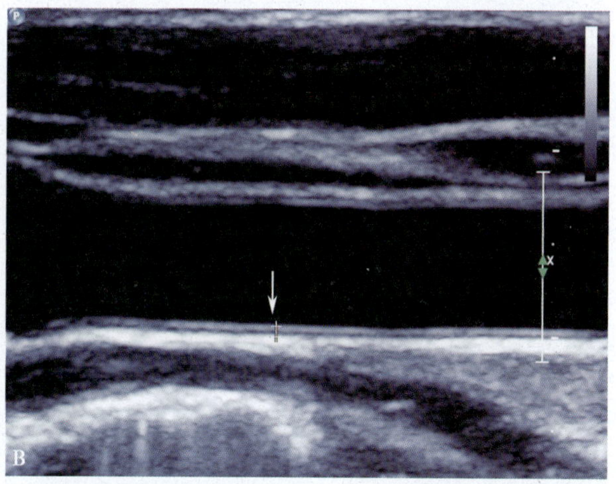

1—颈总动脉内径；2—颈动脉球部；3—颈内动脉近段。

图18-2-1　颈动脉血管内径测量

A. 颈动脉血管内径测量；B. 颈动脉内-中膜厚度测量位置（箭头）。

3. 采用CDFI模式观察上述动脉的血流充盈状态，典型CCA、ICA与ECA血流成像为水平“Y”字形结构特征。

4. 采用脉冲多普勒超声测量CCA（远段）、颈动脉球部、ICA近段、ECA近段的PSV、EDV。当发现颈动脉狭窄≥70%时，应计算狭窄段/狭窄近段或狭窄段/狭窄远段的PSV比值，并说明血流频谱特征。

5. 注意ECA与ICA血管结构、血流动力学参数、血流频谱的鉴别。

（二）椎动脉超声

1. 椎动脉超声检测应包括颈段（V1段）、椎间段（V2段）、枕段（V3段）。

2. 通过二维灰阶成像模式观察椎动脉的走行，测量V2段（C_2～C_6椎间隙）血管内径。当V1段（特别是起始段）存在血管狭窄时要测量残余血管内径与原始血管内径。

3. 以CDFI或能量多普勒成像模式观察椎动脉从V1～V3段全程血流充盈状态，注意椎动脉的走行异常（非第六颈椎横突孔上行）与起源异常（非锁骨下动脉起源）。在CDFI模式下注意VA的血流方向。

4. 以脉冲多普勒超声检测V1、V2段血流频谱，测量V1、V2段的PSV与EDV，注意血流方向性。

（三）锁骨下动脉超声

1. 以二维灰阶成像模式从无名动脉上行或从颈总动脉远段下行连续检测左、右侧SA血管结构。

2. 以CDFI模式观察锁骨下动脉血流充盈及其分支血流方向。

3. 以脉冲多普勒超声检测锁骨下动脉的血流频谱，测量PSV与EDV，血管狭窄时要注意鉴别狭窄的位置与椎动脉开口水平的关系，通过狭窄段/狭窄远段的PSV比值、狭窄远段血流频谱鉴别中度与重度SA狭窄。

（四）无名动脉超声

1. 通过二维灰阶成像模式检查显示 INA 与右侧 SA 及 CCA 形成的水平位“Y”字形结构。
2. 通过 CDFI 模式观察 INA 与右侧 SA 及 CCA 的血流充盈情况。
3. 通过频谱多普勒模式测量 INA 血流动力学参数。

三、常见疾病的超声诊断

（一）早期颈动脉粥样硬化病变

二维超声成像显示颈动脉内 - 中膜融合，局限性或弥漫性增厚，IMT≥1.0mm 定义为内 - 中膜增厚。

（二）动脉粥样硬化斑块

二维显像测量 IMT≥1.5mm 并突出于管腔，即可定义为斑块形成。斑块的基本结构组成包括表面的纤维帽、核心部、基底部和上下肩部（图 18-2-2A）。

（1）根据斑块形态学分类为：规则型（表面纤维帽完整）（图 18-2-2A）、不规则型（纤维帽不完整）（图 18-2-2B）和溃疡型斑块（纤维帽破裂不完整，斑块表面形成“火山口”征）（图 18-2-2C）及血流向斑块内灌注特征（图 18-2-2D）。

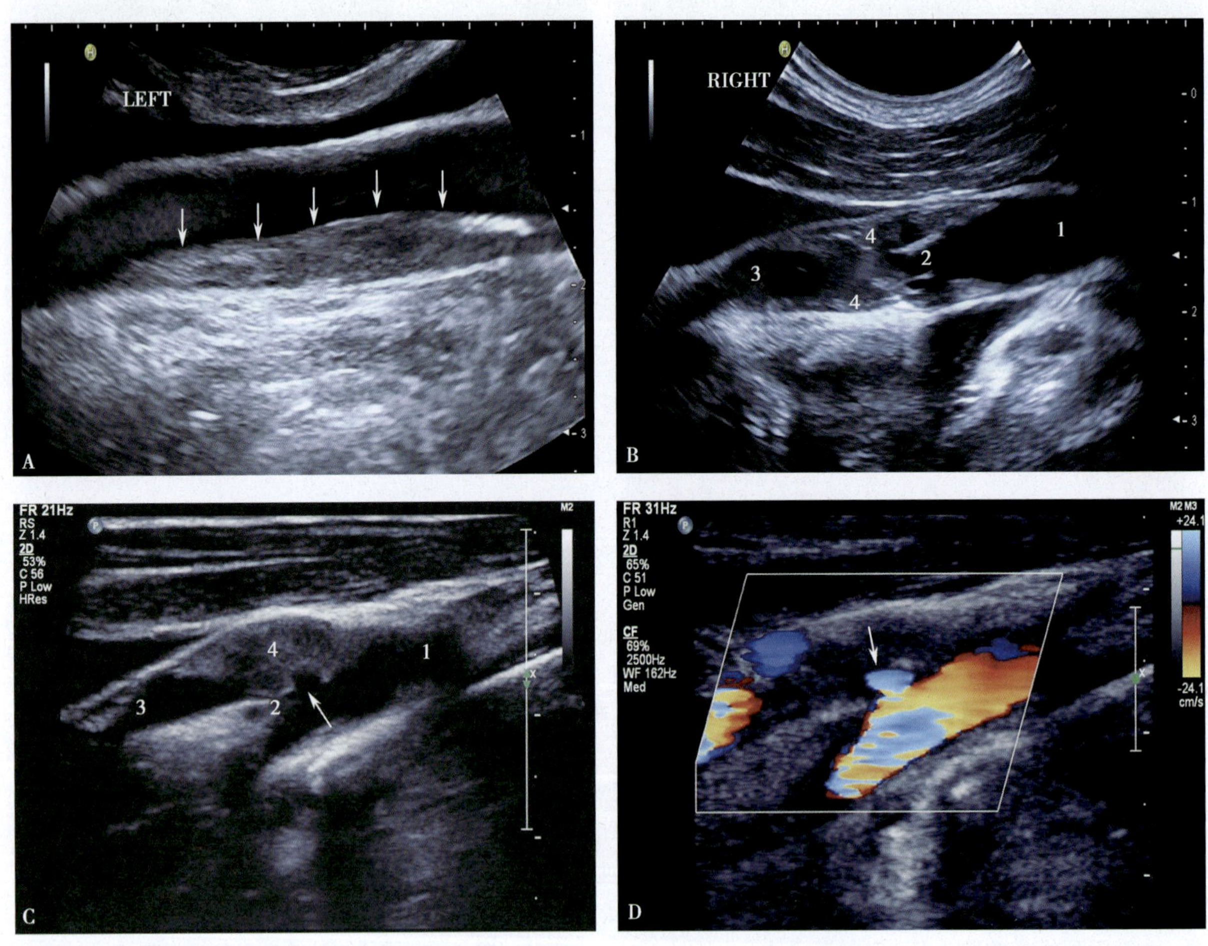

1—颈总动脉；2—狭窄管腔；3—颈内动脉；4—颈动脉斑块。

图 18-2-2　颈动脉粥样硬化斑块检测

A. 颈动脉规则型斑块，斑块表面光滑，纤维帽结构清晰（箭头）；B. 颈动脉不规则型斑块；C. 颈动脉溃疡型斑块，“火山口”征（箭头）；D. CDFI 检测模式显示溃疡斑块内血流灌注特征（箭头）。

（2）根据斑块内回声特征分类为：均质性回声（斑块内部回声均匀一致，表现为均匀的高、中、低回声）和不均质回声斑块（斑块内部高、中、低回声混合）。斑块内部回声有 20% 以上的面积不一致即为不均质回声斑块。

（三）颈部动脉狭窄

动脉狭窄程度评估

（1）血管内径法：通过二维灰阶成像模式联合纵、横断面测量颈动脉狭窄处原始内径与残余内径。数字减影血管造影（digital subtraction angiography，DSA）测量狭窄率通常采用北美症状性颈动脉内膜剥脱术实验法（North American symptomatic carotid endarterectomy trial，NASCET）、欧洲颈动脉外科实验法（European carotid surgery trial，ECST）和颈总动脉测量法（CC）（图 18-2-3A）。NASCET 法通过狭窄处最小血管内径与狭窄远段的正常 ICA 血管内径来计算狭窄率。ECST 法通过狭窄处最小血管内径与原始内径计算狭窄率（图 18-2-3B）。CC 法是狭窄处最小血管内径与 CCA 内径计算狭窄率。颈动脉超声常规检查评估采用 ECST 法。

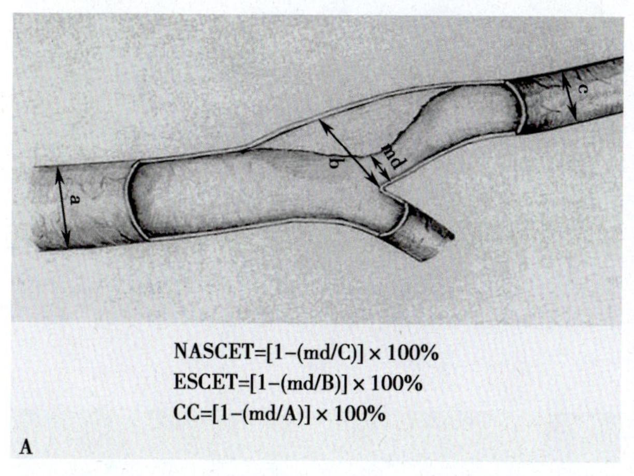

a—颈总动脉远段内径；b—狭窄处原始内径；c—狭窄远段颈内动脉内径；md—狭窄处残余血管内径。

1—残余内径测量 0.138cm；2—原始内径测量 0.678cm；3—动脉粥样硬化斑块。

图 18-2-3 颈动脉狭窄率测量

A. 颈动脉狭窄 NASCET、ECST 与 CC 测量模式；B. 二维成像测量。

（2）面积法：面积狭窄率×100%。面积测量是超声成像与 CT 血管成像及磁共振血管成像均可以采用的评估方法。

（3）血流动力学参数：2003 年北美放射年会超声会议公布了根据颈内动脉狭窄病变处 PSV、EDV 及 PSV_{ICA}/PSV_{CCA} 比值评估狭窄程度，分级为：Ⅰ级：0～49%（轻度）；Ⅱ级：50%～69%（中度）；Ⅲ级：70%～99%（重度）；Ⅳ级：闭塞（表 18-2-1）。

表 18-2-1 2003 年美国放射年会超声会议公布的标准

狭窄程度	PSV/（$cm \cdot s^{-1}$）	EDV/（$cm \cdot s^{-1}$）	PSV_{ICA}/PSV_{CCA}
0～49%	<125	<40	<2.0
50%～69%	125～230	40～100	2.0～4.0
70%～99%	≥230	≥100	≥4.0
闭塞	无血流信号	无血流信号	无血流信号

（4）综合评估分析方法：颈动脉狭窄的超声检查，血流动力学参数对于病变程度的评估具有重要的临床价值，是近年来国际上评估狭窄程度的重要标准。但是，血流参数的变化与二维血管结构变化密切相关。因此，临床检查中应将血管内径与面积测量、血流动力学参数变化综合评估，才能提高诊断准确率。另外，颅外段颈内动脉重度狭窄或闭塞导致颅内动脉侧支循环开放时，单纯 PSV、EDV 测值可能影响狭窄率的准确评估，特别是 50%～69% 与 70%～99% 的鉴别应结合狭窄段 / 狭窄以近段（PSV_{ICA}/PSV_{CCA}）或狭窄段 / 狭窄以远段（PSV_{ICA1}/PSV_{ICA2}）流速比值进行评估，减少病变程度的高估或低估。

颈内动脉狭窄

【诊断要点】

（1）以二维灰阶成像模式探查病变管腔内动脉粥样硬化斑块的形成，测量血管内径（图 18-2-4A）。

(2) CDFI 模式显示狭窄段血流充盈不全，管腔内出现紊乱的“花彩”血流影像(图 18-2-4B)。

(3) PW 检查狭窄段流速明显升高(按表 18-2-1 标准)(18-2-4C)，狭窄以远段血流速度明显减低，血流频谱形态异常，血流加速度时间延长，狭窄段/狭窄远段 PSV 比值>4.0。

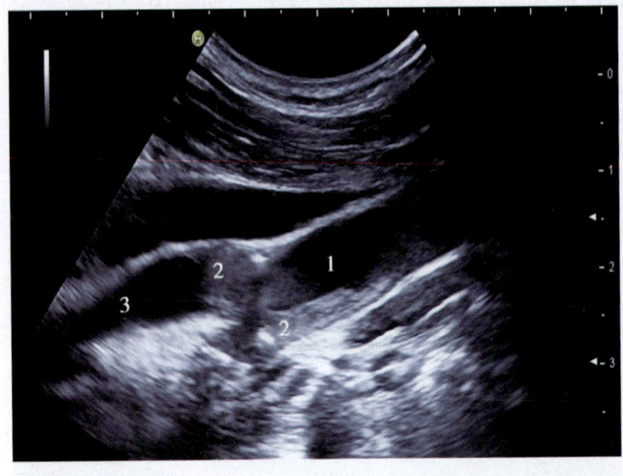

1—颈总动脉；2—动脉粥样硬化斑块血管狭窄 3—狭窄以远段颈内动脉。

图 18-2-4 A. 二维成像

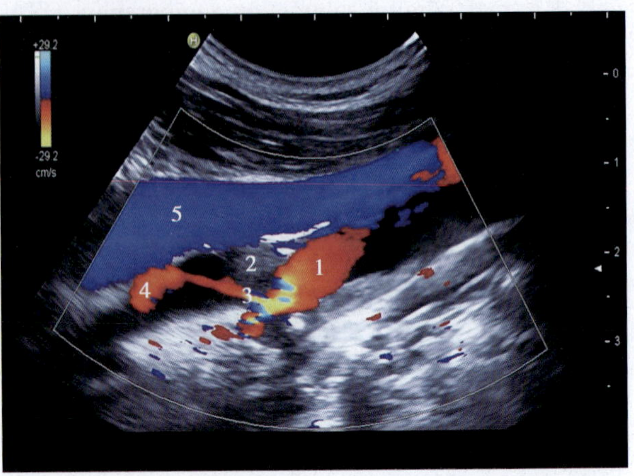

1—颈总动脉；2—动脉粥样硬化斑块；3—狭窄管腔血流束；4—狭窄以远段管腔内血流成像；5—颈内静脉。

图 18-2-4 B. CDFI 成像

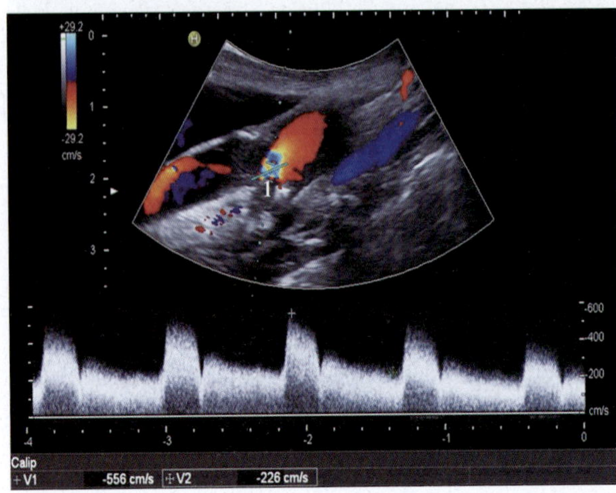

1—狭窄段流速明显升高，PSV 556cm/s，EDV 226cm/s

图 18-2-4 C. PW 血流动力学参数检测

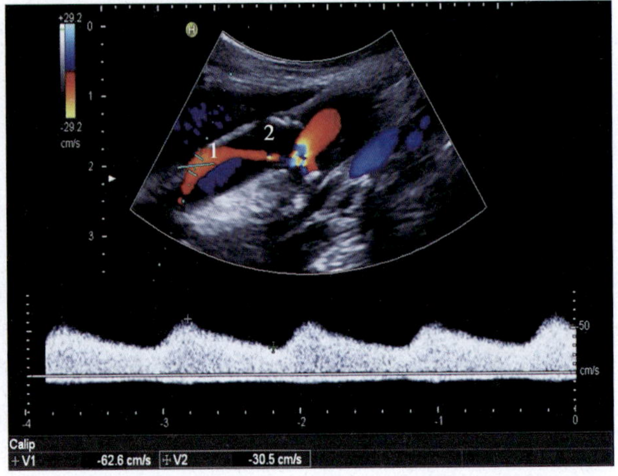

1—狭窄远段流速减低，PSV 62.6cm/s，EDV 30.5cm/s，频谱改变；2—动脉粥样硬化斑块。

图 18-2-4 D. PW 血流动力学参数检测

【鉴别诊断】

1. 大动脉炎性 大动脉炎病变与动脉粥样硬化导致动脉狭窄的病理机制完全不同，前者是血管壁全层非特异性炎性病变导致血管壁增厚，血管腔向心性、均匀性狭窄。

2. 颈动脉夹层(壁内血肿型) 颈动脉夹层因壁内血肿产生的血管壁结构变化容易与含脂质较高的低回声斑块导致的血管狭窄混淆。动脉夹层壁内血肿导致的狭窄病变短期内临床治疗的有效性、发病状态的相关性特征，对于鉴别有一定的帮助。二维成像仔细观察血管壁内膜结构的撕脱有助于夹层病变的鉴别，并且经过临床的及时治疗，短时间内狭窄的血管腔可以恢复。超声检查结果的鉴别，主要是观察颈动脉管壁结构的完整性，当动脉壁在某一阶段出现内膜结构不连续、内膜与中层间出现相对均质的低至无回声结构，且通过询问发病时症状(颈部疼痛)、危险因素如高血压、特别是舒张压高的患者是发生颈动脉夹层的重要危险因素之一。

椎动脉狭窄

椎动脉颅外段狭窄可以发生在 V1～V3 任何节段，但是临床以 V1 段多见。

【诊断要点】

1. 二维灰阶成像可以发现椎动脉 V1 段内径减小。由于椎动脉从锁骨下动脉分出时位置较深，特别是通过二维成像对于体胖颈短的患者狭窄的管腔，存在一定难度。因此，需要选择低频凸阵探头，在 CDFI 模式下观察测量。

2. CDFI 成像可以清晰观察到病变位置，彩色血流充盈异常，狭窄段可见“花彩”血流，狭窄以远段血流色彩变暗，搏动性明显减弱（图 18-2-5A）。

3. PW 检查狭窄处流速明显升高（图 18-2-5B），狭窄以远段（V2 段）流速减低，V1/V2 流速比值≥4.0 可以诊断 V1 段重度狭窄（70%～99%）（图 18-2-5C、D）。对于椎动脉 V1 段狭窄程度的分级同颈内动脉狭窄，不同程度椎动脉狭窄对应的血流动力学参数参照 2009 年发表于 *AJR* 上的推荐值（表 18-2-2）。

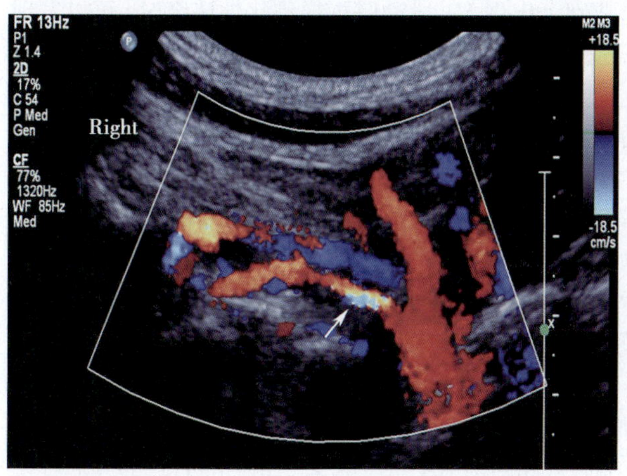

A. CDFI 成像

右侧椎动脉 V1 段狭窄 70%～99%，血流充盈不全，V1 段内径减小，狭窄管腔局限性花彩血流成像（箭头）。

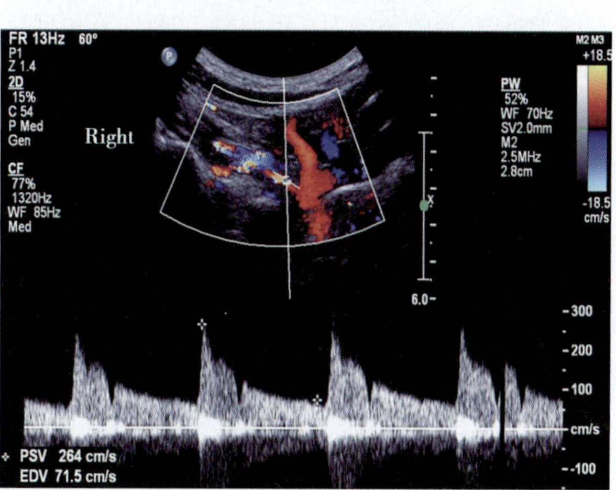

B. PW 检查

右侧椎动脉 V1 段狭窄处血流速度明显升高，PSV 264cm/s，EDV 71.5cm/s。

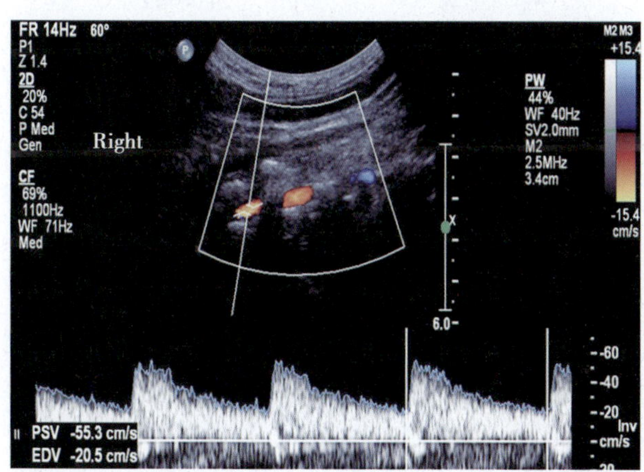

C. 右侧椎动脉 V2 段血流检测

血流速度明显减低，PSV 55.3cm/s，EDV 20.5cm/s。

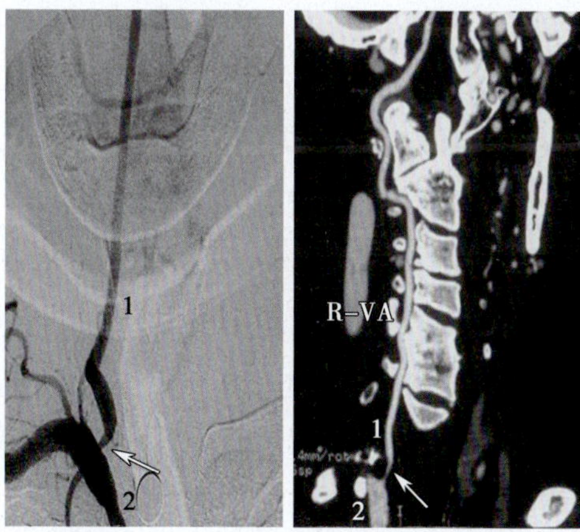

1—椎动脉；2—锁骨下动脉；箭头—V1 段狭窄；R-VA—右侧椎动脉。

D. 右侧椎动脉狭窄 DSA（左）与 CTA（右）成像

图 18-2-5　椎动脉狭窄 70%～99% 超声检查

表 18-2-2　椎动脉狭窄诊断血流参数标准

狭窄程度	PSV/($cm \cdot s^{-1}$)	EDV/($cm \cdot s^{-1}$)	PSV_{OR}/PSV_{IV}
<50%	≥85，<140	≥27，<35	≥1.3，<2.1
50%～69%	≥140，<220	≥35，<50	≥2.1，<4.0
70%～99%	≥220	≥50	≥4.0
闭塞	无血流信号	无血流信号	无血流信号

注：PSV_{OR}，椎动脉开口处（狭窄段）峰值流速；PSV_{IV}，椎动脉椎间隙段（狭窄以远段）峰值流速。

【鉴别诊断】

1. 椎动脉夹层　临床上较为常见的是椎动脉夹层壁内血肿导致椎动脉 V1 段狭窄。后者可以检测出病变血管原始管径节段扩张，其管腔内可发现较强的血管内膜回声，与血管壁之间形成假腔，真腔内径明显减小。结合患者发病状态及临床症状与体征可以综合判断病变椎动脉夹层非动脉粥样硬化性血管狭窄，并可以提供给短期内随访检查。椎动脉夹壁内血肿导致的血管狭窄通过规范化临床治疗，血管狭窄管腔及其血流动力学异常可在短期内明显改善或恢复正常。

2. 椎动脉生理性狭窄　椎动脉全程血管均匀性狭窄，管壁结构正常，无节段性加速度改变，血流速度全程低于对侧，血流频谱为高阻力型。但是，在生理狭窄基础上出现 V1 段动脉粥样硬化性狭窄时，可以发现相关病变特征并检测出高速血流，此时应注意 V2 段流速的减低伴低阻力血流改变特征，对于诊断鉴别具有临床价值。

锁骨下动脉狭窄

【诊断要点】

（1）狭窄程度与患侧上肢动脉血压相关。重度锁骨下动脉狭窄可导致患者上肢动脉及椎 - 基底动脉缺血改变。临床表现为双上肢动脉血压、动脉搏动不对称。

（2）二维灰阶成像显示病变侧锁骨下动脉内径减小，血管结构的变化与病因学相关。动脉粥样硬化性病变可以检测出斑块；大动脉炎性病变可以观察到病变 SA 血管壁均匀性增厚导致血管腔相对均匀性狭窄，是与动脉粥样硬化性狭窄病变的诊断鉴别特征。

（3）SA 狭窄处血流速度升高，随着狭窄程度的增加可导致患侧 VA 血流灌注异常，临床上出现锁骨下动脉窃血综合征。SA 狭窄程度尚无统一的标准，在此介绍血管超声对 SA 重度狭窄（70%～99%）的判断标准（表 18-2-3）作为参考。

表 18-2-3　重度锁骨下动脉狭窄评估标准

分类	界定值	特异性 /%	准确率 /%
PSV_1/（$cm \cdot s^{-1}$）	≥343	83.2	86.1
EDV_1/（$cm \cdot s^{-1}$）	≥60	93	85.7
PSV_1/PSV_2	≥4.0	90.9	84.9
$PSV_1+EDV+PSV_1/PSV_2$	—	97.6	95.8

注：PSV_1，狭窄处峰值流速；PSV_2，狭窄以远段峰值流速；EDV_1，狭窄处舒张期末流速。

【锁骨下动脉窃血分类】

Ⅰ级窃血（隐匿型）：SA 狭窄率>50%，<70% 时，双上肢血压差<10mmHg 时，VA 血流方向可以正常，血流频谱收缩早期出现“钝挫”或“切迹样”特征，增加患侧上肢活动或采用上肢加压束带试验后患侧 VA 血流频谱之收缩期“切迹”加深，可以判断为Ⅰ级窃血（图 18-2-6A、B）。

Ⅱ级窃血（部分型）：SA 狭窄>70%，<90% 时，患侧椎动脉血流方向出现收缩期正向、舒张期负向的双向血流信号，彩色血流成像表现为红色与蓝色血流信号交替征（图 18-2-6C、D）。

Ⅲ级窃血（完全型）：SA 狭窄>90% 或闭塞后（VA 无明显狭窄病变者），患侧 VA 血流方向完全逆转（与 CCA 方向完全反向）（图 18-2-6E、F）。

【鉴别诊断】

（1）动脉粥样硬化性 SA 狭窄与大动脉炎性狭窄鉴别：后者血管壁均匀性增厚，管腔向心性狭窄。

（2）与头臂干动脉夹层导致的 SA 狭窄鉴别：动脉夹层是血管壁内膜或内 - 中膜的撕脱，形成双腔结构，假腔内血流压力或血栓形成导致真腔狭窄，动脉粥样硬化性血管狭窄与动脉夹层形成的血管狭窄容易鉴别。

（3）窃血程度的鉴别：有些患者无 SA 狭窄，但是患侧椎动脉 V2 段血流频谱出现Ⅰ级窃血（隐匿型）征并出现低速低阻力频谱改变时，应注意 VA 的起始段存在重度狭窄导致的 SA“假性窃血征”。同样，当 SA>70% 狭窄合并同侧 VA>70% 的狭窄，将使 SA 窃血程度与狭窄程度不一致，即窃血程度降低特征。当患者合并双侧 VA 重度狭窄、一侧 VA 闭塞，或双侧 SA 重度狭窄者，可能检测不到上述典型窃血征或无窃血征，在实际检测中应综合评估相关的血流动力学变化。

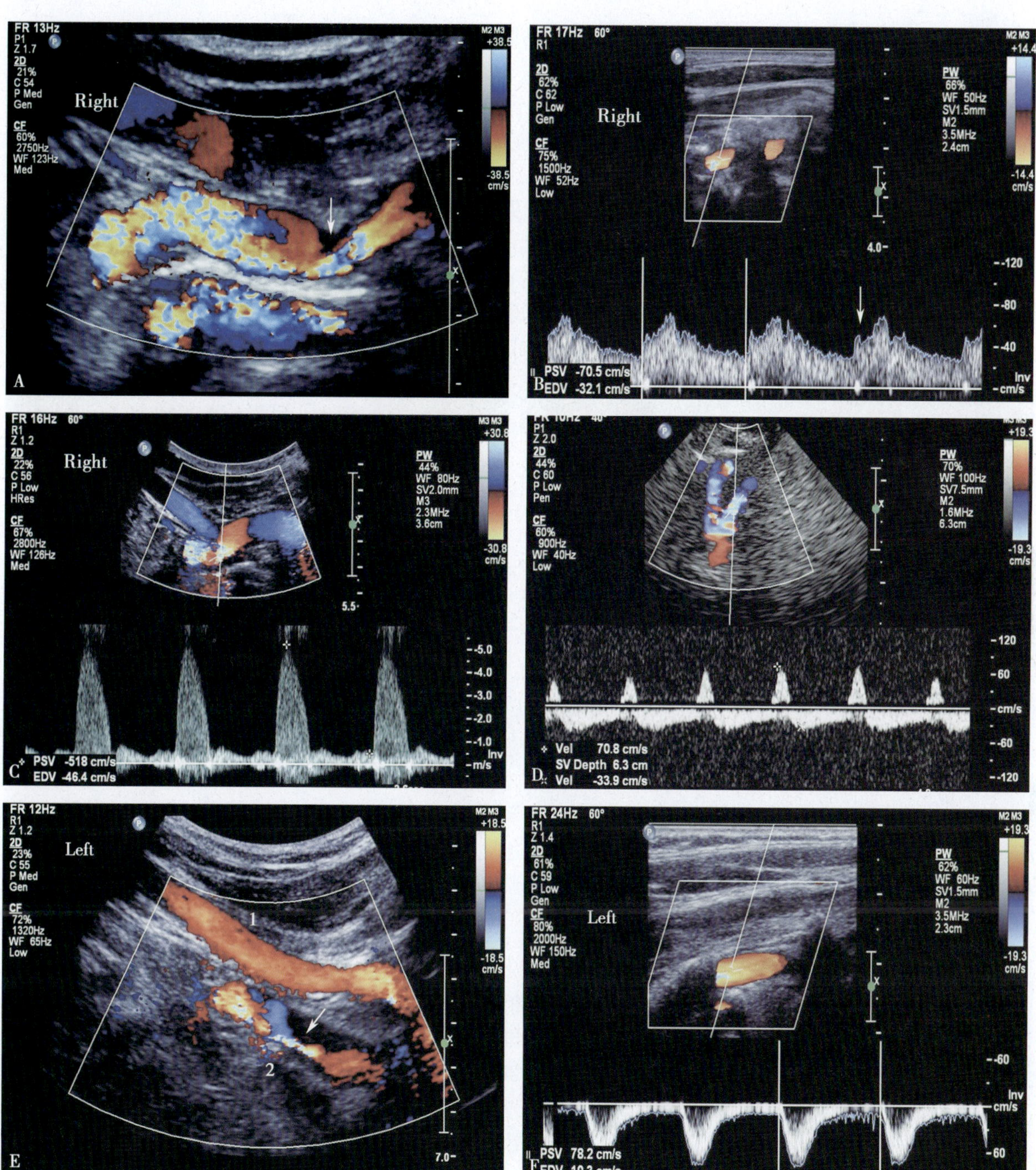

1—左侧 CCA；2—左侧 SA。

图 18-2-6　锁骨下动脉狭窄与窃血分级

A. CDFI 显示右侧锁骨下动脉狭窄（箭头）；B. Ⅰ级锁骨下动脉窃血，右椎动脉血流频谱收缩期“切迹”（箭头）；C. 右侧锁骨下动脉狭窄处检测，PSV 518cm/s，EDV 46.4cm/s；D. Ⅱ级锁骨下动脉窃血，TCCD 检查右侧 VA 颅内段血流频谱“振荡”型，收缩期正向（PSV 70.8cm/s），舒张期负向（EDV 33.9cm/s）；E. CDF 显示左侧锁骨下动脉狭窄（箭头）；F. Ⅲ级锁骨下动脉窃血，左侧椎动脉血流方向逆转为正向。

（四）颈部动脉闭塞

颈总动脉闭塞

【诊断要点】

（1）二维灰阶成像显示 CCA 管径正常或增宽或减小（与病程相关），管腔内充满不均质回声。

（2）CDFI 显示血流信号消失。若病变仅累及 CCA 分叉水平以下，则 ICA、ECA 可探及低流速、低搏动性血流，但二者血流方向可能不一致，通常为 ECA 逆向灌注 ICA。

（3）ICA 与 ECA 流速明显减低，血流频谱异常，血管阻力指数明显减低。

颈内动脉闭塞

【诊断要点】

(1) 颈内动脉完全性闭塞：从颈内动脉近端开始，管腔内充填不均质、均质回声动脉粥样硬化斑块或血栓或夹层(壁内血肿型)。血流信号消失，血流中断之管腔近段可探及红蓝交替的“开关血流征”(图 18-2-7A)。血管内径正常或相对增宽或减小(与病程相关)。

(2) 颈内动脉次全闭塞：颅外段 ICA 管腔内可探及均质或不均质回声，血流信号存在，但无典型的血管狭窄之血流速度升高特征，仅探及低速高阻力性血流。根据 DSA 成像提示的闭塞部位可以分为两类。第一类是眼动脉分支前闭塞，颅外段 ICA 可视范围内血管内径相对减小(较对侧)，管腔内可检测出单纯收缩期“低速单峰型”高阻力性血流频谱，舒张期血流消失或低速反向(图 18-2-7B)；第二类是眼动脉分支后闭塞，同样 ICA 颅外段可视范围内血管内径相对减小，管腔内可检测出低流速高阻力型血流频谱，舒张期血流存在。

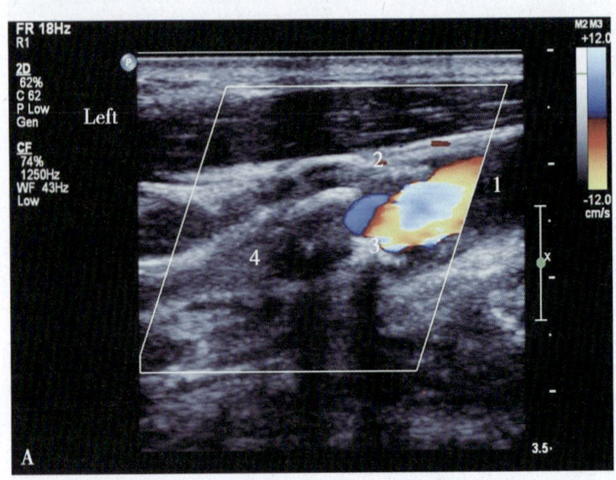

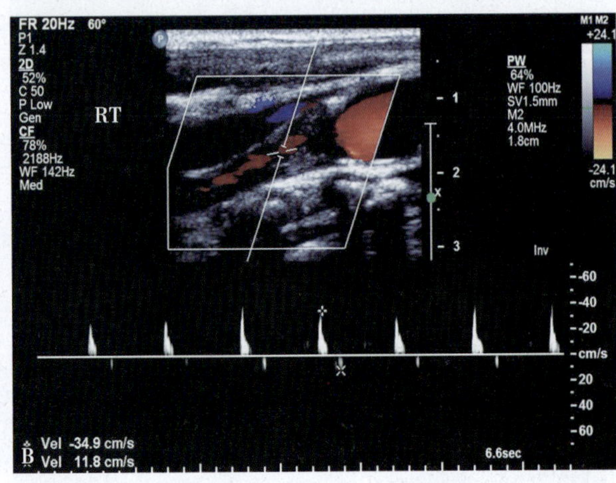

1—左侧 CCA；2—颈动脉分叉；3—红蓝交替“开关血流征”；
4—ICA 管腔内斑块充填，血流中断。

图 18-2-7 颈内动脉闭塞超声特征

A. 完全性闭塞；B. 颈内动脉次全闭塞，ICA 管腔内血流信号微弱，PW 检查到低速双向高阻性血流频谱。

【鉴别诊断】

1. ICA 生理性狭窄与次全闭塞鉴别 ICA 可探及范围内血管内径相对减小，但管壁与管腔结构正常，血流速度与频谱形态基本正常，血管阻力指数较对侧相对升高。

2. 次全闭塞与 ICA 闭塞后部分再通鉴别 由于斑块、血栓导致血管闭塞，经过药物治疗或血栓机化自发再通，其典型特征表现为管壁节段性增厚不光滑，CDFI 成像显示血流充盈不全并呈“曲线样”(次全闭塞为“线样征”)，PW 检测节段性流速升高。

椎动脉闭塞

【诊断要点】

(1) 全程闭塞：二维超声显示椎动脉自 V1 段分支开始至 V3 段管腔内充填均质或不均质回声，CDFI 检测无血流信号。

(2) 节段性闭塞：椎动脉 V1～V2 段(部分椎间隙)二维成像显示动脉管腔内充填均质或不均质回声，CDFI 显示血流信号消失，但 V2 段远段(颈 2～3 或颈 1～2)椎间隙可探及低速低搏动性血流信号，于椎间隙周边探及多条侧支动脉。

(3) 颅内段闭塞(远段闭塞)：以小脑后下动脉为界，若闭塞部位于小脑后下动脉分支前，V1～V3 段 VA 血流频谱为单峰(无舒张期血流)高阻力性的血流改变。若闭塞部位于小脑后下动脉分支后，V1～V3 段 VA 血流频谱为低速高阻力型，舒张期血流存在。

(五) 非动脉粥样硬化病变

颈内动脉肌纤维发育不良

【诊断要点】

(1) 临床特征：一种病因不明的非炎症性病变。多见于青少年或 30～40 岁的人群。病理检测发现，动脉中层肌纤维结构异常，中膜层增厚与变薄病理改变交替存在。血管造影显示动脉管腔呈“串珠样”改变。若动脉壁节段增厚，回声增强，为“管状型”肌纤维发育不良病变。

（2）二维灰阶成像模式显示一侧或双侧颈内动脉管径不均匀性或节段狭窄，动脉内 - 中膜结构不清。

（3）CDFI 显示病变侧颈内动脉颅外段全程管腔内血流充盈不全，呈“串珠样”改变，病变以远段的动脉血流信号低弱。

（4）PW 检测血流速度减低，血流频谱出现低流速高阻力性特征。

颈动脉夹层

【诊断要点】

（1）临床特征：继发性（外伤性）或自发性动脉壁内膜或中膜撕裂形成夹层，多数患者有颈部与头部疼痛症状与体征。

（2）二维灰阶成像模式检测到病变管腔相对增宽，其内见中等回声的膜状结构随血流搏动，形成真假双腔结构改变。假腔较宽，真腔明显减小（图 18-2-8A），管腔大小随心动期出现改变。若假腔内无血流通过，形成血栓者为壁内血肿型颈动脉夹层，二维灰阶成像模式显示病变局部管腔增宽，可探及均匀的低回声致管腔狭窄（图 18-2-8B）。

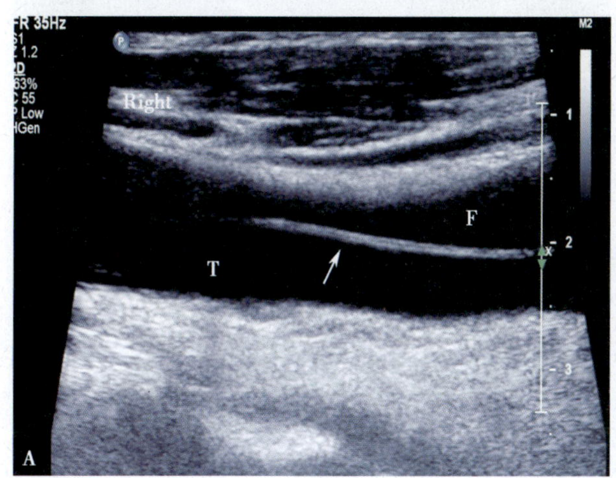

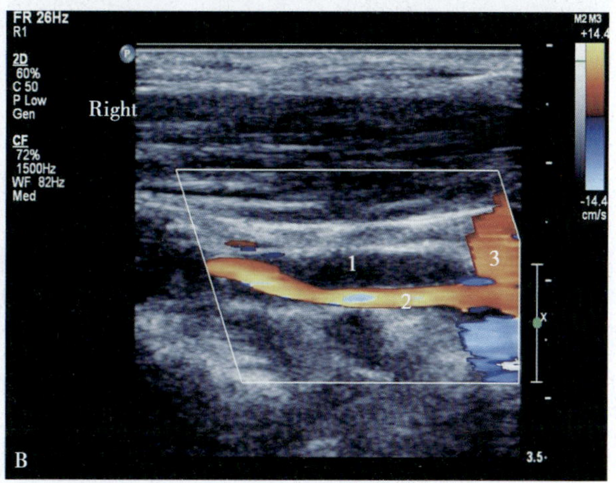

1—壁内血肿；2—右侧椎动脉；3—右侧锁骨下动脉。

图 18-2-8　颈动脉夹层超声检查

A. 二维成像，纵切面“双腔型”颈动脉夹层。病变管腔内可见中等回声撕脱的线样内膜结构（箭头），将颈动脉分为真腔（T）和假腔（F）；B. 右侧椎动脉夹层“壁内血肿型”。

（3）CDFI 检查双腔型颈动脉夹层的彩色血流成像与内膜破裂口相关。若破裂口位于病变动脉两端，血流由近心段向远心段方向流动，CDFI 检查显示假腔与真腔血流方向一致。若病变为单一入口且位于远心端，在发病早期可检测到假腔内血流方向与真腔相反。

【鉴别诊断】

壁内血肿型颈部动脉夹层与动脉粥样硬化斑块的鉴别，可通过以下三方面进行鉴别。①临床发病：前者多在活动时发病，有外伤或其他相关发病因素存在。后者多数存在脑血管病的危险因素。②通过治疗观察血管壁结构变化进行鉴别：前者通过临床抗凝、抗血小板、降脂治疗后短期内可以观察到病变血管结构明显改善，血流恢复正常。后者需要长期治疗，且治疗后血管壁结构变化不显著。③发病年龄段的鉴别：自发性夹层多数与血管壁发育不良相关，此类病变以中青年患者发病多见。动脉粥样硬化病变以中老年多见。

四、颈动脉狭窄闭塞治疗评估

（一）颈动脉支架术

支架治疗是颈部动脉狭窄的有效方法之一。对于颈动脉支架检测目的在于评估介入治疗的成功性、有无残余狭窄与再狭窄。

支架术后成功性评估

【诊断要点】

（1）二维灰阶成像：通过纵切面观察到血管腔内平行于血管壁的线条状强回声（图 18-2-9A）。横切面显示为双环状回声结构，内层为强回声支架影像，外层为血管壁或压缩不全的斑块结构（图 18-2-9B）。

（2）CDFI 检查支架内血流充盈良好。

（3）PW 检查血流速度正常。

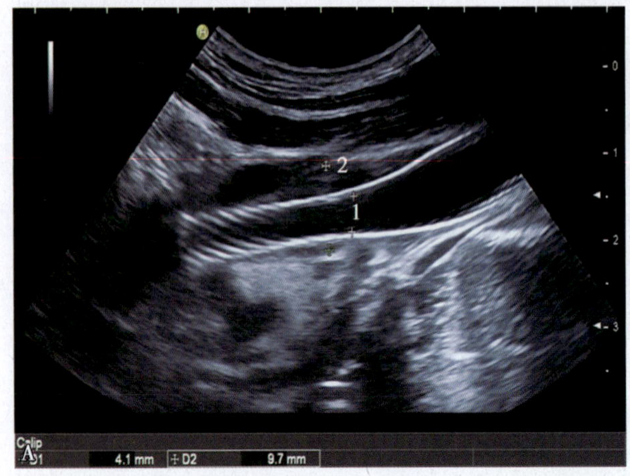

1—支架内径测量；2—支架外动脉原始血管径测量。

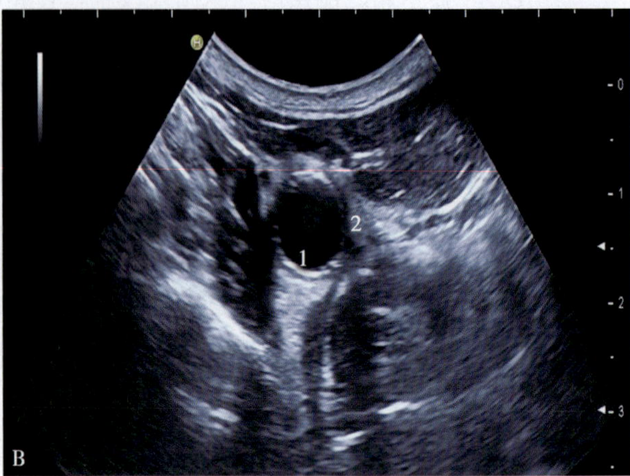

1—支架横切面成像；2—支架外血管壁的横切面成像。

图 18-2-9 颈动脉支架超声检查

A. 颈动脉支架纵切面二维成像；B. 颈动脉支架横切面二维成像。

支架术后残余狭窄

支架术后 1 周内超声检查，支架扩张不全、存在狭窄≥50% 者为残余狭窄。

【诊断要点】

（1）二维灰阶成像通过纵切面、横切面观察到血管腔内平行于血管壁的线条状强回声。测量近心段、中段、远心段管径明显不对称。

（2）CDFI 检查血流充盈不全，支架残余狭窄段 CDFI 模式检查显示血流色彩明显增强。

（3）PW 检查近心段、中段、远心段支架内血流速度明显不对称，残余狭窄段流速明显升高。

支架术后再狭窄

患者支架术后 3 个月以上，支架内径较术后 1 周时检查其内径狭窄≥50%，为支架术后再狭窄。支架术后再狭窄以内膜增生为主要病理基础。

【诊断要点】

（1）二维灰阶成像通过纵切面、横切面观察到血管腔内平行于血管壁的线条状强回声。测量近心段、中段、远心段管径明显不对称。再狭窄支架内膜增厚，或探及低回声或不均质回声（图 18-2-10A）。

（2）CDFI 模式检测显示近心段、中段、远心段血流充盈不一致，再狭窄段检测血流充盈不全，血流“充盈带”与支架间存在明显的分界（图 18-2-10B），与残余狭窄不同。

（3）PW 检测近心段、中段、远心段流速不对称，再狭窄支架内流速明显升高，支架以远段流速相对减低，根据支架内径、血流动力学参数可以综合评估支架术后再狭窄程度。

【诊断鉴别】

支架术后再狭窄与支架术后残余狭窄的鉴别：从患者支架治疗时间上可以鉴别。支架术后 1 周内复诊出现支架上、中、下段内径不对称者为残余狭窄，测量最狭窄处内径与动脉原始内径计算残余狭窄率，并记录血流速度参数，以此作为患者随诊评估的依据。支架术后 3 个月以上出现狭窄≥50%，应提示支架术后再狭窄。复诊时应询问相关病史、支架术后时间及相关用药情况是判断支架术后再狭窄的重要依据和分析评估的参考因素。

（二）颈动脉内膜剥脱术

经过 50 多年临床治疗证实，颈动脉内膜剥脱术（carotid endarterectomy，CEA）是治疗颈动脉狭窄有效治疗手段之一，对于拟实施 CEA 术的患者，超声检测的目的与介入治疗基本一致，主要评估治疗的成功性、有无残余狭窄与术后再狭窄。

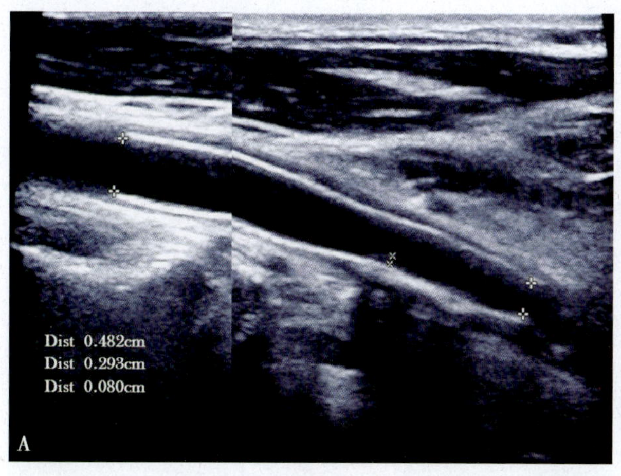

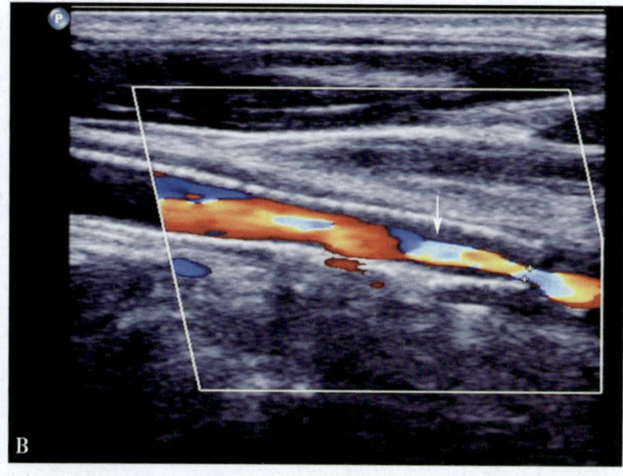

图 18-2-10 颈动脉支架术后再狭窄超声检查

A. 颈动脉支架纵切面二维成像，支架上段内径 0.48cm；支架下段内径 0.29cm，内膜增生 0.08cm。B. 颈动脉支架术后 CDFI 成像，支架下段血流充盈不全，支架内膜增生（箭头），导致支架术后再狭窄。

CEA 术的成功性

【诊断要点】

（1）CEA 术后二维灰阶成像显示：术前狭窄管腔内动脉粥样硬化斑块去除，血管内径恢复正常。手术切除部位血管壁内膜结构消失，上下内膜“切缘”及血管前壁修复缝合之点状高回声显示清晰，皮肤切口下方软组织间无异常回声，及时发现术后切口出血导致软组织血肿，压迫气管出现的临床并发症（急性颈内动脉闭塞、呼吸困难或窒息）。

（2）CEA 术后 CDFI 检查可见原狭窄段紊乱“花彩”血流影像消失，管腔内血流充盈完全。

（3）PW 检测血流速度、血流频谱恢复正常。

CEA 术后残余狭窄

【诊断要点】

（1）二维灰阶成像显示术后残余动脉内膜、粥样硬化斑块残留、修复缝合等，导致血管内径存在不同程度的狭窄（血管狭窄程度判断标准同术前）。

（2）CDFI 显示斑块残留处血流充盈不全特征。

（3）PW 检查残留斑块处管腔内血流速度异常，根据 PSV 与 EDV 检测结果可以评估残余狭窄程度（判断标准同术前）。

CEA 术后再狭窄

【诊断要点】

（1）二维灰阶成像显示 CEA 术后 3 个月及以上时间检查发现术侧动脉内膜与血管壁不均匀增厚，血管内径减小，并且与术后 1 周内复诊结果比较确定 CEA 再狭窄。记录狭窄处血管壁厚度，残余内径与原始内径，计算再狭窄率。

（2）CDFI 显示再狭窄处血流充盈不全特征。

（3）PW 检测再狭窄处血流速度升高，根据术前颈动脉狭窄评估标准确定 CEA 术后再狭窄程度。

五、病例分析

病例 1

【临床资料】

患者，女，61 岁，主诉“体检发现脑血管狭窄 3 个月”入院。查体：左上肢近端肌力Ⅳ级，远段肌力Ⅱ级，左下肢肌力Ⅳ级，右侧肌力正常。MRI：右侧颞顶叶新发梗死灶。双侧半卵圆中心多发腔隙性梗死灶。DSA：左侧 CCA 支架术后两年闭塞，右侧 ICA 闭塞。患者收入神经外科拟行左侧支架去除颈动脉血运重建术。

（1）术前颈动脉超声图像如图 18-2-11 所示。

（2）术前脑血管超声检查图像如图 18-2-12 所示。

（3）术后颈动脉、脑血管超声及术前DSA与术后图像如图18-2-13所示。

【超声检查资料】

（1）术前颈动脉超声（图18-2-11）。本例患者颈动脉超声检查结果如下所示：①右侧CCA分叉以远颈内动脉管腔内充填不均回声粥样硬化斑块，血流信号消失。右侧CCA与ECA血流速度与血流频谱无明显异常。②左侧CCA管腔内探及网状高回声（支架），CDFI模式显示支架内无血流充盈。③左侧ICA与ECA流速明显减低伴血流阻力下降，并且ECA血流方向与ICA不一致，ECA逆向供应ICA。

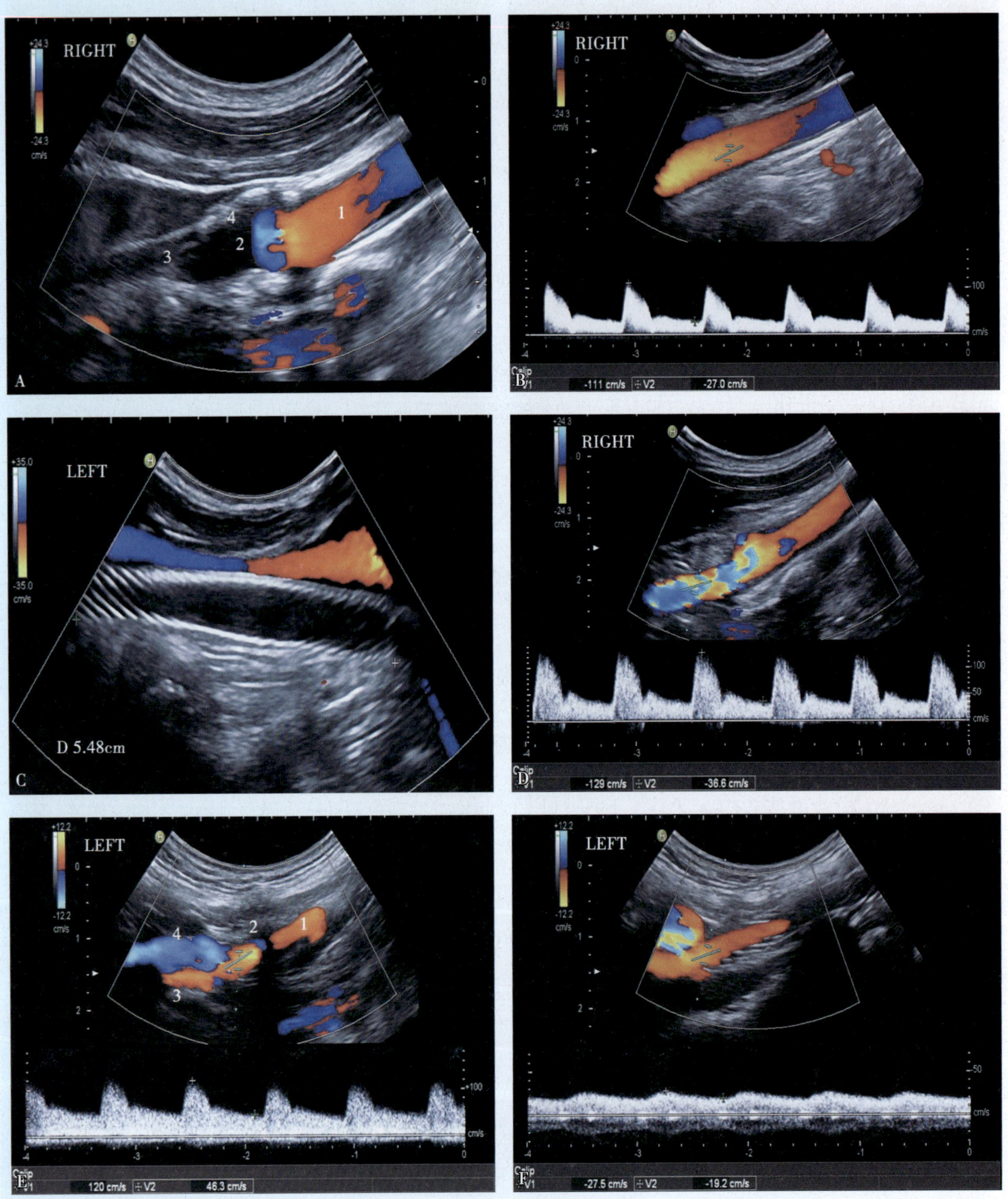

图18-2-11 术前颈动脉超声图像

A. 右侧颈动脉彩色血流影像；B. 右侧颈总动脉彩色血流影像与PW检查；C. 左侧颈总动脉彩色血流影像；D. 右侧颈外动脉彩色血流影像与PW检查；E. 左侧颈动脉分叉处彩色血流影像；F. 左侧颈内动脉彩色血流影像与PW检查。

(2) 术前经颅彩色多谱勒(TCCD)检查结果(图 18-2-12)。本例患者 TCCD 检查结果：①双侧 MCA 流速、血管搏动指数(血管阻力)均相对减低，PI 分别为 0.59 与 0.35；②双侧 PCA 血流充盈良好，远段血流丰富，血流速度明显高于同侧 MCA，分别为右侧 PSV 210cm/s，左侧 183cm/s，但 PI 值均低于正常；③双眼动脉血流方向均逆转，为反向血流，血流频谱异常，左右侧眼动脉 PI 值均低于正常，分别为 0.39、0.68。

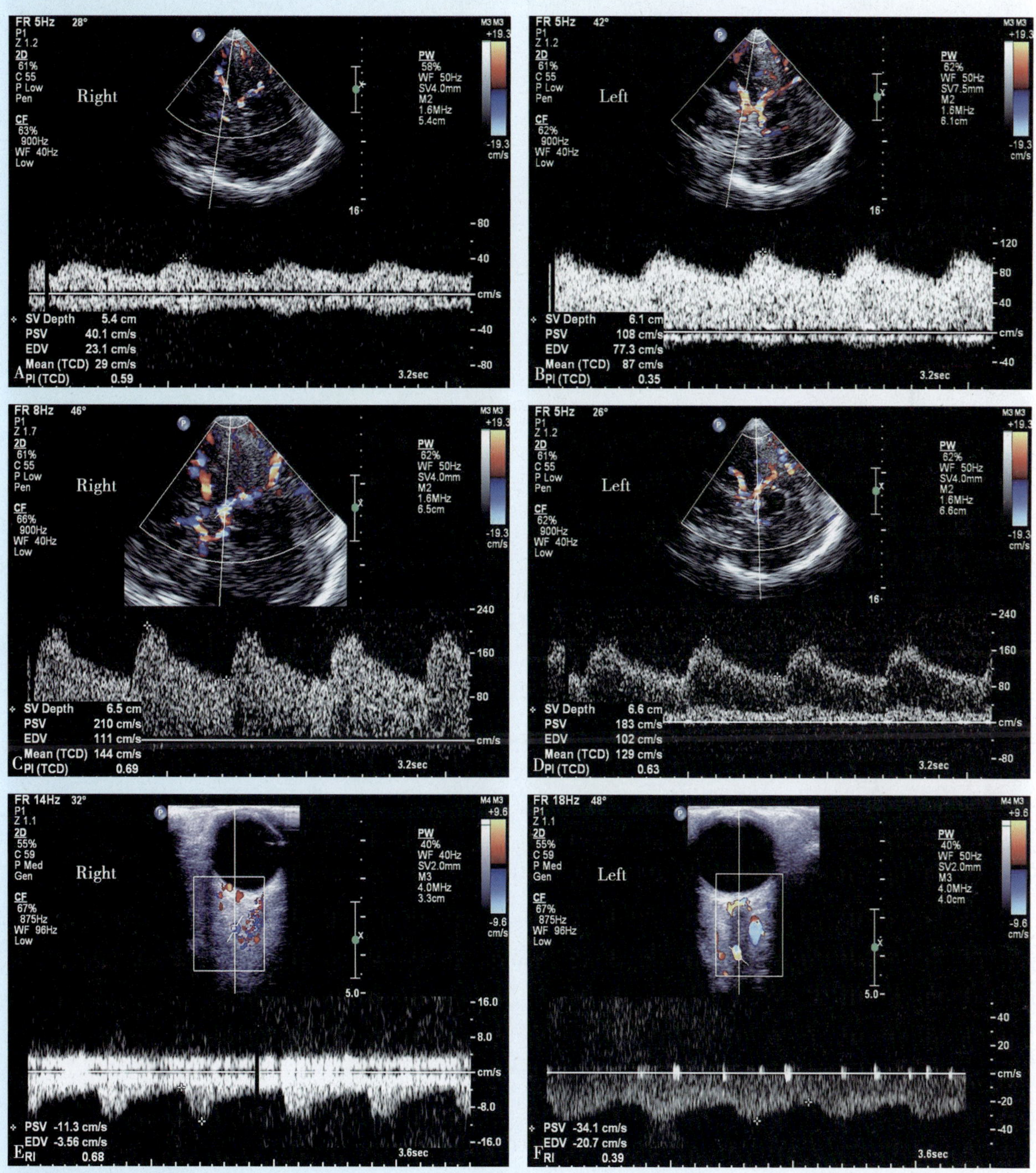

图 18-2-12　术前经颅彩色多普勒检查结果

A. 右侧 MCA 彩色血流影像与 PW 检查；B. 左侧 MCA 彩色血流影像与 PW 检查；C. 右侧 PCA 彩色血流影像与 PW 检查；D. 左侧 PCA 彩色血流影像与 PW 检查；E. 右侧眼动脉 PW 检查；F. 左侧眼动脉 PW 检查。

(3) 术后脑颈血管联合检查结果(图 18-2-13A～E)：①左侧颈总至颈内动脉近段动脉管腔内网状高回声支架影像与血管内径结构消失，颈动脉球部管径增宽；②彩色血流影像显示正常的 CCA、ICA 与 ECA 形成“Y”字形血管解剖结构特征；③ECA 与 ICA 血流方向与血流速度正常；④左侧 MCA 血流速度达 PSV 190cm/s，PI 值从 0.35 升高到 0.64[PI＝PSV－EDV/V(Mean)；V(Mean)＝PSV－EDV/3＋EDV]。

(4) 术前DSA检查(图18-2-13F):左侧CCA起始段开始不显影,在CCA远段ICA及ECA分叉水平可见显影,但ICA入颅后段显影较ECA明显减弱。左侧椎动脉显影粗大。左侧颈部及枕部有丰富侧支动脉。

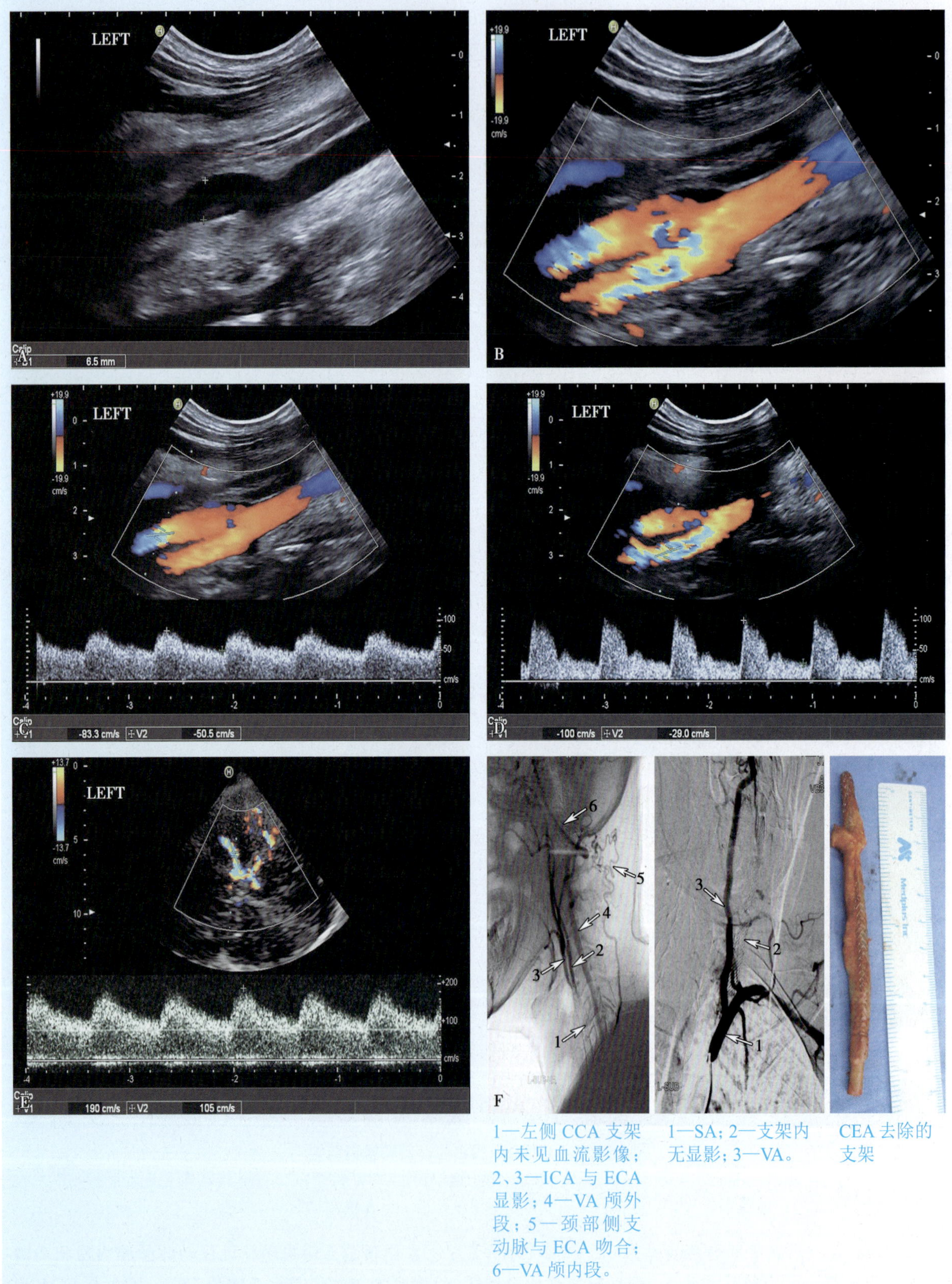

1—左侧CCA支架内未见血流影像;2、3—ICA与ECA显影;4—VA颅外段;5—颈部侧支动脉与ECA吻合;6—VA颅内段。

1—SA;2—支架内无显影;3—VA。

CEA去除的支架

图18-2-13 术后脑颈血管超声检查与术前术后DSA及切除斑块

A. 左侧颈动脉超声影像;B. 左侧颈总动脉、颈内动脉、颈外动脉"Y"字形血流影像;C. 左侧颈内动脉PW检测;D. 左侧颈外动脉PW检测;E. 左侧大脑中动脉PW检查;F. DSA检查与标本对照。

【提问与思考】

1. 看图（图 18-2-11、图 18-2-12、图 18-2-13）描述分析颅内外动脉血流动力学与 PW 检查结果。

2. 书写本例超声诊断提示。

3. 本病的主要诊断依据有哪些？

4. 对于 CCA 闭塞患者接受外科治疗前颈动脉与颅内动脉超声检查的目的与意义？

【诊断思路分析】

本例患者术前颈动脉声像图表现为：①双侧颈动脉均存在动脉粥样硬化病变，右侧为 ICA，左侧为 CCA。并且，左侧 CCA 管腔内可以检查到网状结构的高回声，说明是支架术后闭塞。②彩色血流影像显示左侧 CCA、右侧 ICA 血流信号消失。③左侧 ECA 与 ICA 血流方向不一致，ECA 向 ICA 逆向供血，说明闭塞病变位于 CCA 分支水平下方。④超声结果与 DSA 结果基本一致，颈动脉病变诊断可以明确。⑤双侧颈动脉闭塞，所以可以判断 ACoA 不开放。⑥双侧 PCA 血流速度均代偿性升高，且远段血流丰富，可证实 PCoA 的开放。⑦双侧眼动脉血流方向反向，可以考虑颈内 - 外动脉侧支循环开放。

【确诊结果】

右侧颈内动脉闭塞。

左侧颈总动脉支架术后闭塞。

双侧后交通支开放。

双侧颈内 - 外动脉侧支循环开放。

推荐阅读资料

[1] GRANT E G，BENSON C B，MONETA G L，et al. Carotid artery stenosis：gray-scale and Doppler US diagnosis--Society of Radiologists in Ultrasound Consensus Conference. Radiology，2003，229（2）：340-346.

[2] HUA Y，MENG X F，JIA L Y，et al. Color Doppler imaging evaluation of proximal vertebral artery stenosis. AJR Am J Roentgenol，2009，193（5）：1434-1438.

[3] HUA Y，JIA L，LI L，et al. Evaluation of severe subclavian artery stenosis by color Doppler flow imaging. Ultrasound Med Biol，2011，37（3）：358-363.

（华　扬）

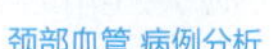
颈部血管 病例分析

颈部血管 习题

第三节　四 肢 动 脉

一、超声检查技术

（一）患者准备

检查前，患者无需特殊准备。室内温度适宜，冬季注意保暖。

（二）体位

上肢动脉一般采用平卧位，被检肢体外展、外旋，掌心向上。下肢动脉一般采用平卧位，被检肢体略外展，外旋，膝关节略弯曲。

（三）仪器

选用兼顾穿透力和分辨力的线阵探头。检查上肢动脉通常采用频率为 5～10MHz，检查下肢动脉通常采用频率为 5～7MHz。对较浅表的四肢动脉可选用频率相对高的探头，如 7.5～10MHz；对于解剖位置较深的四肢动脉可选用频率相对低、穿透力强的线阵探头，如 5～7MHz，必要时可用 2～5MHz 凸阵探头，有时也选用 2～5MHz 相控阵探头（心脏探头）。虽然超声仪器可以预设检查条件，但是在实际检查过程中，应根据受检者的具体情况，如肢体的粗细、被检动脉深度和血流速度等，随时进行仪器参数的调节。

（四）检查方法

1. 灰阶超声　显示动脉走行及结构，观察动脉管壁、内膜和管腔内透声情况，测量管腔内径。

2. 彩色多普勒　观察血流充盈情况，血流方向、流速分布。

3. 脉冲多普勒　分段测定血流频谱，观察频谱形态，测量血流速度和 / 或血流参数。进行多普勒取样时，重点要注意两点，一是多普勒频谱显示的仅是取样容积内的信息，因此，取样容积的位置和大小要选取合适；二是恰当的多普勒角度，即血流 - 声束夹角应≤60°。

二、正常超声表现与正常值

1. 灰阶超声　正常肢体动脉走行自然，管壁清晰，管腔内透声好，无狭窄或扩张及异常回声，动脉壁内 - 中膜无增厚或斑块。正常动脉壁的内 - 中膜结构分别表现为偏高回声和低回声的均质条带，以管径较大且较为浅表的四肢动脉为明显，如腋动脉、肱动脉、股总动脉、股浅动脉的近段及腘动脉等（图 18-3-1）。当动脉位置深和 / 或动脉管径较细时，灰阶超声对其管腔和管壁结构的分辨常受到限制，此时可借助于彩色多普勒或能量多普勒检查。

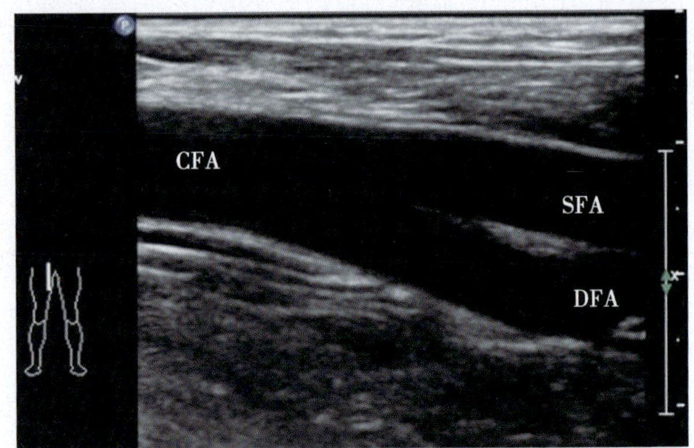

CFA—股总动脉；SFA—股浅动脉；DFA—股深动脉。

图 18-3-1　正常四肢动脉灰阶超声图像

2. 彩色多普勒　正常肢体动脉血流充盈好，形态规则，其彩色亮度随心动周期而变化。直行动脉内的血流呈层流，表现为动脉管腔的中央色彩较为明亮，管腔的边缘色彩较深暗（图 18-3-2）。在正常四肢动脉，由于收缩期的前进血流和舒张期的短暂反流，彩色多普勒还可显示红蓝相间的色彩变化。

3. 脉冲多普勒　静息状态下，正常四肢动脉的血流频谱呈典型的三相波，即收缩期的高速正向波，舒张早期的短暂反向波和舒张晚期的低速正向波（图 18-3-3）。远侧肢体的细小动脉、老年或心脏输出功能较差的患者中，四肢动脉的血流频谱可呈双相波，甚至单相波。当肢体运动、感染或温度升高而出现血管扩张时，外周阻力下降，舒张早期的反向血流消失，此时舒张期频谱仅表现为正向血流。

正常四肢动脉的血流速度从肢体近端到远端逐渐下降，其脉冲多普勒频谱频带较窄，在收缩期近基底部分出现无血流信号的“窗”——频窗（图 18-3-3）。

脉冲多普勒检测动脉内的收缩期峰值血流速度是诊断动脉狭窄的重要指标，同时可以采用狭窄处收缩期峰值流速与其近心侧的动脉收缩期峰值流速之比来诊断动脉狭窄程度。

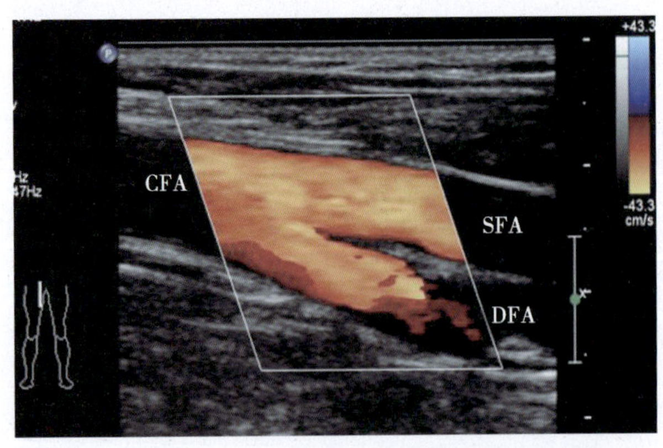

CFA—股总动脉；SFA—股浅动脉；DFA—股深动脉。

图 18-3-2　正常四肢动脉彩色多普勒图像

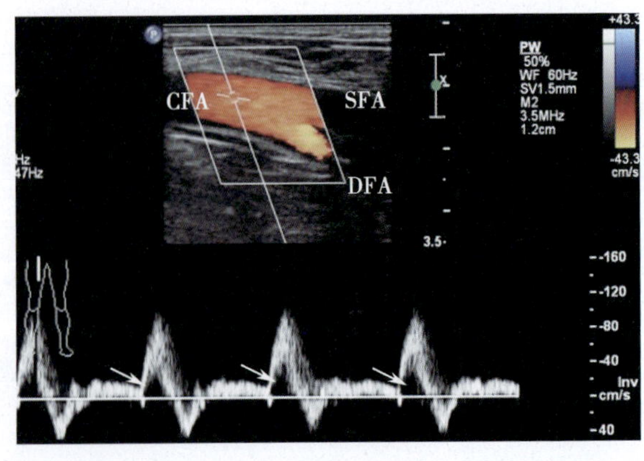

CFA—股总动脉；SFA—股浅动脉；DFA—股深动脉；箭头—频窗。

图 18-3-3　正常四肢动脉脉冲多普勒频谱

脉冲多普勒显示血流频谱呈三相型。

三、常见疾病的超声诊断

（一）动脉硬化性闭塞症

【诊断要点】

1. 多见于 50 岁以上的男性，常伴有高血压、冠状动脉粥样硬化性心脏病、高血脂或糖尿病史。

2. 患肢闭塞病变远端动脉搏动减弱或消失，病变部位可闻及收缩期或连续性血管杂音，还可出现患肢皮肤苍白、肌肉萎缩及趾甲增厚甚至坏死，运动时出现间歇性跛行。

3. 灰阶超声表现为动脉内 - 中膜增厚、管壁钙化、斑块形成，病变处可伴有附壁血栓形成。动脉粥样硬化斑块可分为局限性和弥漫性（图 18-3-4）。

4. 彩色多普勒：①病变引起血管狭窄时，彩色血流形态不规则，斑块处充盈缺损，血流变细（图 18-3-5）；②狭窄段出现湍流，为“五彩镶嵌样”血流；③动脉闭塞时病变段内无血流信号显示。

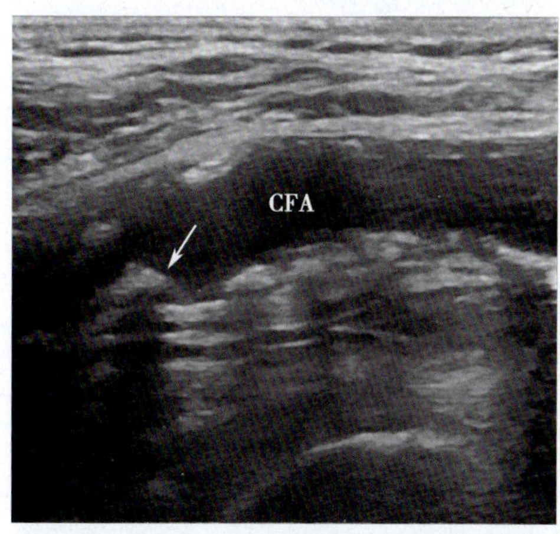

CFA—股总动脉。

图 18-3-4 四肢动脉硬化闭塞症

灰阶超声显示病变动脉管壁钙化、斑块形成（箭头所示），后方伴声影。

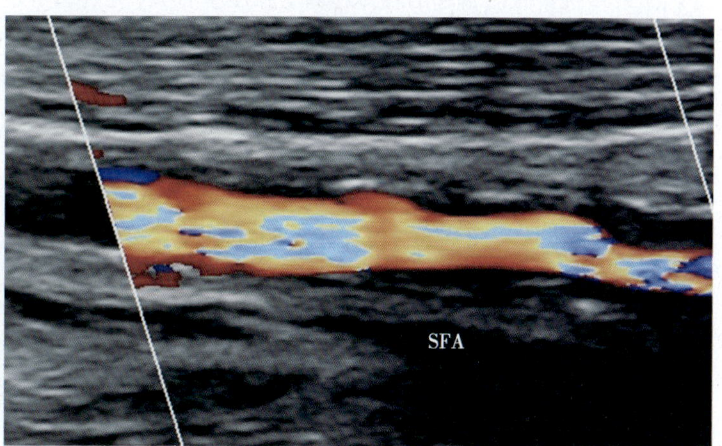

SFA—股浅动脉。

图 18-3-5 四肢动脉硬化闭塞症

彩色多普勒显示病变处血流充盈缺损、血流变细。

5. 脉冲多普勒：在四肢动脉硬化性闭塞症的不同阶段，脉冲多普勒频谱表现为不同的形态。病变早期动脉管腔直径狭窄率<50% 时，频谱形态可正常；当管腔直径狭窄率≥50% 时，脉冲多普勒频谱显示狭窄处血流速度增快，频谱形态异常，三相波消失。根据脉冲多普勒频谱的变化特点，即收缩期峰值流速、舒张早期反向血流速度、频带特征等，可评价四肢动脉狭窄程度，其中 Cossman 等提出的四肢动脉狭窄和闭塞的超声诊断标准一直被广泛推荐使用（表 18-3-1）。

表 18-3-1 动脉狭窄和闭塞的超声诊断标准

动脉狭窄程度	病变处收缩期峰值流速 /（$cm \cdot s^{-1}$）	收缩期峰值流速比*
正常	<150	<1.5∶1
30%～49%	150～200	（1.5∶1）～（2∶1）
50%～75%	200～400	（2∶1）～（4∶1）
>75%	>400	>4∶1
闭塞	无血流信号	

注：* 病变处与相邻近心侧正常动脉段相比；动脉狭窄程度为直径狭窄率。

【鉴别诊断】

1. 与下肢动脉硬化闭塞症鉴别的疾病

（1）血栓闭塞性脉管炎：多见于青壮年男性，往往有长期大量吸烟史，动脉病变主要累及肢体中、小动脉。病变多呈节段性，病变之间动脉段相对正常。发病早期可出现复发性、游走性血栓性静脉炎。

（2）急性下肢动脉栓塞：多起病急骤，多见于有房颤病史者，临床症状突出，患肢突然出现厥冷和“5P”征象，即疼痛（pain）、麻木（paresthesia）、运动障碍（paralysis）、无脉（pulselessness）和苍白（pallor）。

（3）多发性大动脉炎：多见于年轻女性，疾病活动期有全身不适、发热、多汗、肌肉关节痛和血沉增快等非特异性表现。病变主要累及主动脉及其分支的起始部，如果累及主-髂动脉，可有下肢缺血的临床表现。

2. 与上肢动脉硬化闭塞症鉴别的疾病

（1）胸廓出口综合征：发病通常与患肢的体位有关，主要表现为锁骨下动脉、锁骨下静脉及臂丛神经在胸廓出口处受压而出现的相应临床症状和体征。锁骨下动脉受压时可出现患肢发凉、麻木、无力，桡动脉搏动减弱，甚至消失。

（2）雷诺综合征：多见于女性，临床表现为肢体远端（通常为手指）阵发性苍白—发绀—潮红，发病与寒冷刺激或精神紧张而引起的肢体远端动脉痉挛有关，此病通常超声检查时无异常发现。

（3）多发性大动脉炎：多见于年轻女性，疾病活动期有全身不适、发热、多汗、肌肉关节痛和血沉增快等非特异性表现。病变主要累及主动脉及其分支的起始部，如果累及锁骨下动脉，临床上可出现上肢缺血的症状。

（二）急性动脉栓塞

【诊断要点】

1. 临床特点　起病急，具有显著的症状及体征，多见于有房颤史、近期发生心肌梗死或其他相关原因者，突然出现“5P”征象，即疼痛（pain）、麻木（paresthesia）、运动障碍（paralysis）、无脉（pulselessness）和苍白（pallor）；上述各种症状出现早晚并不一致，症状的轻重取决于栓塞的位置、程度、范围，是否有动脉狭窄，以及侧支循环代偿的情况。

2. 灰阶超声　病变段动脉管腔内见不均质偏低回声结构，有时可见不规则强回声斑块伴典型或不典型声影。

3. 彩色多普勒　血流于栓塞部位突然中断（图 18-3-6），不完全性栓塞时，彩色血流呈不规则细条或细线状，色彩明亮或暗淡。

4. 脉冲多普勒　完全栓塞时，栓塞段不能检测出血流频谱；不完全栓塞时，在动脉残余管腔内可检测到异常血流频谱；栓塞远心端动脉内可能检测到低速低阻或单相连续性带状血流频谱。

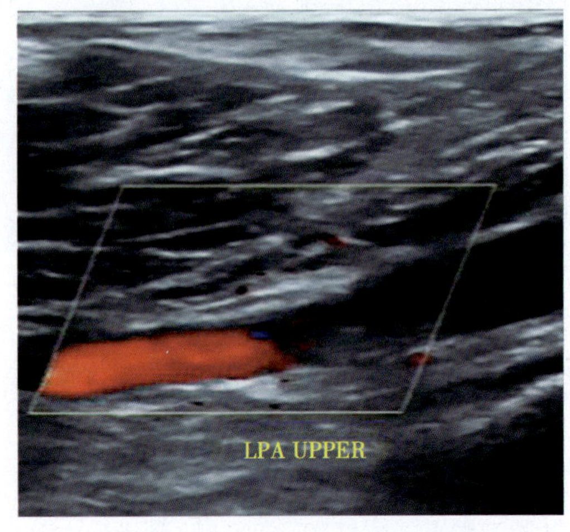

LPA UPPER—左侧腘动脉近心段

图 18-3-6　急性四肢动脉栓塞

彩色多普勒显示病变段动脉血流信号突然中断。

【鉴别诊断】

主要与急性四肢深静脉血栓形成鉴别。急性四肢深静脉血栓形成时可引起动脉反射性痉挛，使远心端动脉搏动减弱、皮温降低、皮色苍白，易与急性四肢动脉栓塞相混淆；但急性四肢深静脉血栓形成时，灰阶超声可发现四肢深静脉有血栓征象，彩色多普勒则显示深静脉内无血流信号显示，而动脉内血流通畅。

（三）真性动脉瘤

【诊断要点】

1. 临床特点　临床多以搏动性肿块为主要表现，四肢动脉中最常见于股动脉和腘动脉。

2. 灰阶超声　①动脉局限性梭状或囊状扩张，两端均与动脉相连；②病变处内径为相邻正常动脉的 1.5 倍以上；③可有管壁回声增强，内膜不光滑、毛糙，并可见斑块强回声；④附壁血栓多呈低或中等回声。

3. 彩色多普勒　动脉瘤内血流紊乱，在扩张明显或呈囊状扩张的病变区可见涡流。附壁血栓形成后，可见彩色血流充盈缺损。

4. 脉冲多普勒　在动脉瘤腔的不同位置取样，可得到不同的血流频谱波形。当动脉瘤腔因血栓闭塞时，脉冲多普勒在相应位置不能检测出血流频谱。

【鉴别诊断】

需与假性动脉瘤、动脉夹层进行鉴别，鉴别要点见表 18-3-2。

表 18-3-2 真性动脉瘤与假性动脉瘤、动脉夹层的鉴别

鉴别点	真性动脉瘤	假性动脉瘤	动脉夹层
病因	动脉粥样硬化	外伤、感染	动脉粥样硬化、梅毒、Marfan 综合征等
起病	缓慢	可慢、可急	急骤
形态	梭形、囊状	动脉旁的囊性肿块	双腔（真腔和假腔）
CDFI	紊乱血流或涡流	瘤颈处双向血流	真、假腔内彩色血流一般不同（方向、彩色血流亮度等）
PW	同彩色多普勒	瘤颈处双向血流频谱	真、假腔多普勒频谱一般不同（方向、流速等）

注：CDFI，彩色多普勒；PW，脉冲多普勒。

（四）假性动脉瘤

【诊断要点】

1. 临床特点　常有明确的创伤史，包括火器伤、刀刺伤、医源性损伤等所致。局部可触及肿块，听诊可闻及血管杂音。

2. 灰阶超声　①动脉旁显示无回声或混合回声肿块，呈类圆形或不规则形，为假性动脉瘤的瘤腔；②瘤腔内壁可见厚薄不均的低或中等回声，为瘤内血栓形成；③瘤腔内血流呈“云雾”状流动；④动脉壁与瘤腔间有通道，通道口较狭小，即瘤颈。

3. 彩色多普勒　①瘤腔内血流紊乱或呈涡流状；②瘤颈处可见收缩期血流由动脉“喷射”入瘤体内，舒张期瘤体内的血液流回动脉腔，呈“双向血流”（图 18-3-7），③瘤体内有血栓形成时，彩色血流呈现局限性充盈缺损。

4. 脉冲多普勒　瘤颈处可探及双向血流频谱，即收缩期由动脉流入瘤体的高速射流频谱，舒张期瘤体内的血流反流入动脉腔的低速血流频谱（图 18-3-8）。在瘤腔内血流紊乱，可呈涡流频谱。

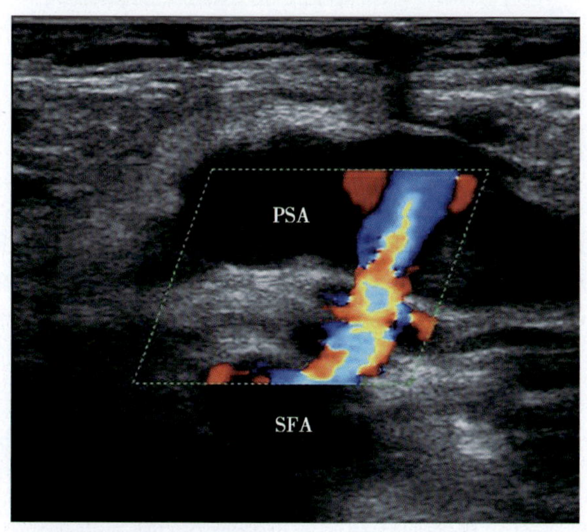

SFA—股浅动脉；PSA—假性动脉瘤。

图 18-3-7　四肢假性动脉瘤彩色多普勒检查

股浅动脉旁有一形态不规则无回声包块，为假性动脉瘤，彩色多普勒显示瘤颈处可见收缩期血流由动脉“喷射”入瘤体内。

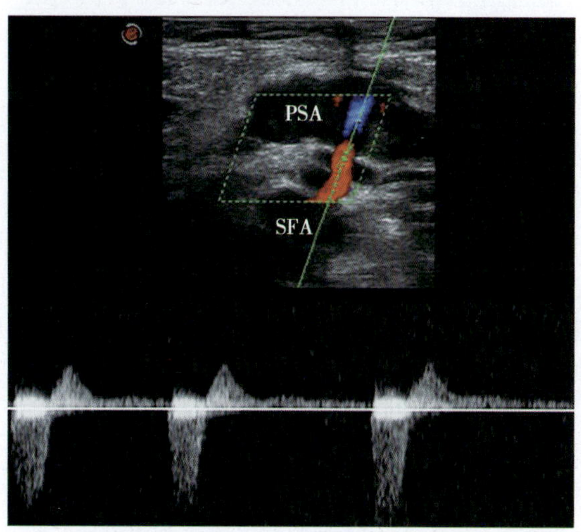

SFA—股浅动脉；PSA—假性动脉瘤。

图 18-3-8　四肢假性动脉瘤脉冲多普勒检查

脉冲多普勒检查瘤颈处可见收缩期高速血流由动脉流入瘤体，舒张期瘤体内的血液流回至动脉腔，呈“双向血流”频谱。

【鉴别诊断】

鉴别要点详见本节表 18-3-2。

（五）血栓闭塞性脉管炎

【诊断要点】

1. 多见于青壮年男性，有长期大量吸烟史。

2. 患肢出现麻木、间歇性跛行、缺血性疼痛及趾端溃疡，患肢足背动脉搏动减弱或消失。

3. 有不同程度的肢体远端慢性缺血表现，并可出现反复发作的游走性血栓性浅静脉炎。

4. 灰阶超声 ①受累动脉段内膜粗糙不平，呈“虫蚀”状，管壁不均匀性增厚，管径变细甚至闭塞，多以腘动脉以下病变为主（图 18-3-9）；②病变呈节段性，可见正常动脉段与病变段交替；③病变段动脉无粥样硬化斑块，一般也无钙化。

5. 彩色多普勒 病变动脉段内血流信号变细、边缘不平整，血流间断性变细、稀疏或消失，色彩亮、暗交替变化明显；如血管完全闭塞则无血流信号显示（图 18-3-10），闭塞管腔之近心段与远心段之间侧支血管形成。

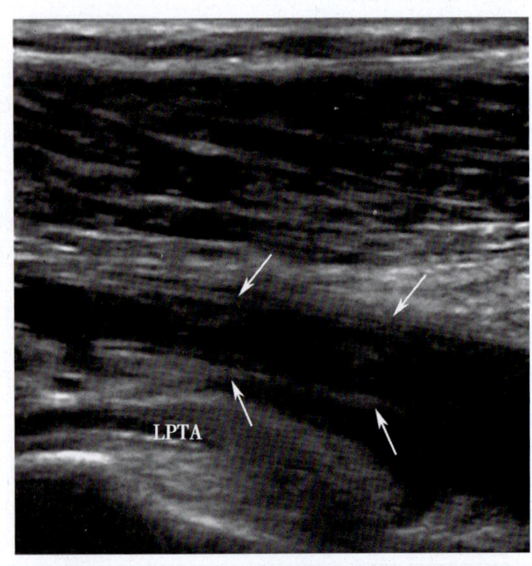

LPTA—左侧胫后动脉

图 18-3-9 血栓闭塞性脉管炎

左侧胫后动脉病变段管壁呈节段性、不均匀性增厚（箭头所示）。

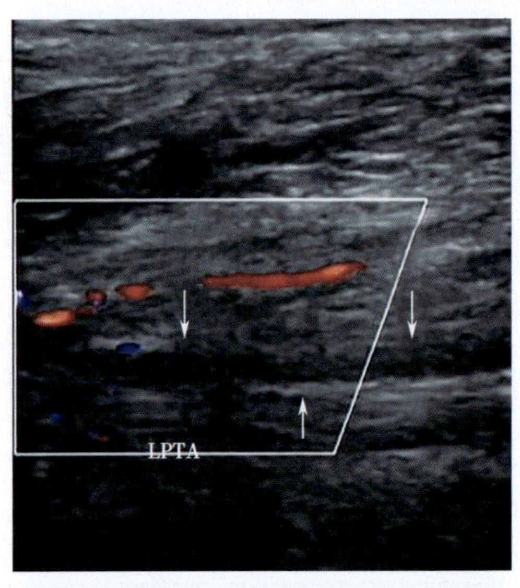

LPTA—左侧胫后动脉

图 18-3-10 血栓闭塞性脉管炎

左侧胫后动脉彩色多普勒检查未探及血流信号（箭头所示）。

6. 脉冲多普勒 由于血栓闭塞性脉管炎常累及一段较长的动脉，呈非局限性特点，所以脉冲多普勒频谱变化较大。①病变较轻时，频谱形态可接近正常的三相波；②多数情况下，脉冲多普勒频谱呈单相波，流速增高或减低，病变远端动脉频谱呈动脉重度狭窄后的“小慢波”样改变；③在闭塞病变段探测不到多普勒血流频谱。

【鉴别诊断】

1. 动脉粥样硬化 多见于老年人，动脉管壁上可见粥样斑块及钙化，根据临床表现和超声图像特点易于鉴别。

2. 结节性动脉周围炎 该病主要累及中、小动脉，肢体可出现类似血栓闭塞性脉管炎的缺血表现。但其特点是：①病变范围广泛，常累及肾、心等内脏动脉，皮下有沿动脉排列的结节；②患者常有乏力、发热和红细胞沉降率增快，血液检查呈高球蛋白血症（α 和 α2），确诊需进行组织活检。

（六）多发性大动脉炎

【诊断要点】

1. 多见于年轻女性，疾病活动期有全身不适、发热、多汗、肌肉关节痛和血沉增快等非特异性表现。病变主要累及主动脉及其分支的起始部。

2. 后期出现单侧或双侧肢体缺血症状伴血压增高。

3. 灰阶超声：①受累血管可在两支以上；②病变血管壁广泛而不规则增厚，回声不均匀，管腔不同程度狭窄或闭塞（图 18-3-11）；③血管狭窄可呈局限性，也可呈弥漫性。

4. 彩色多普勒：①病变轻者，彩色血流无异常改变；②随着血管狭窄程度的加重，血流充盈缺损，血流变细（图 18-3-12），狭窄处可见“五彩镶嵌样”的血流信号；若为弥漫性重度狭窄，狭窄段可表现为彩色亮度变暗的血流信号；③管腔闭塞时，血流信号消失。

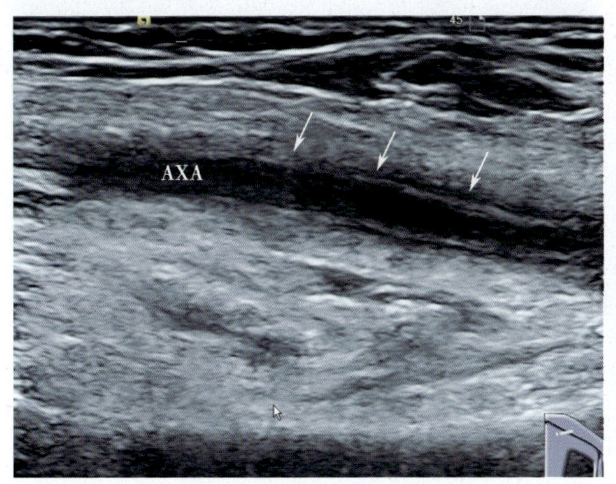

AXA—腋动脉

图 18-3-11　腋动脉大动脉炎

灰阶超声显示病变动脉管壁弥漫性增厚（箭头所示）。

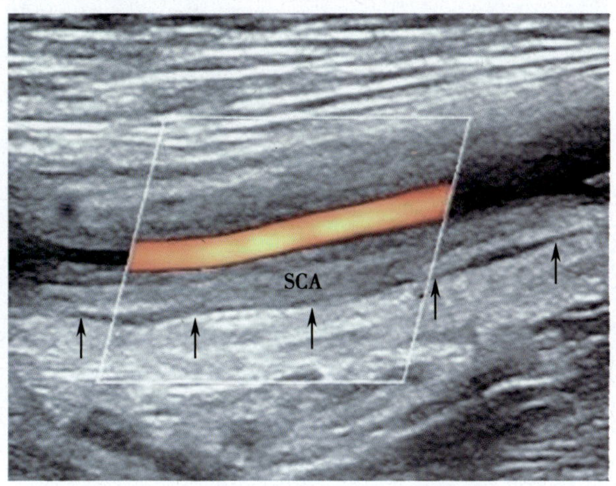

SCA—锁骨下动脉

图 18-3-12　锁骨下动脉大动脉炎

动脉管壁弥漫性增厚（箭头所示），彩色多普勒显示血流变细。

5. 脉冲多普勒：与彩色多普勒所见基本一致。①局限性狭窄时，狭窄段内可探及高速血流频谱；②病变广泛时，狭窄段内频谱呈低速单相波改变；③在闭塞病变段内探测不到多普勒血流频谱。

【鉴别诊断】

1. 动脉粥样硬化　同前。

2. 血栓闭塞性脉管炎　多见于青壮年男性，有长期大量吸烟史；主要累及下肢的中小动脉及其伴行静脉，病变呈节段性分布。

（七）锁骨下动脉窃血综合征

【诊断要点】

1. 具有典型的临床症状和体征，如“无脉”症、双上肢收缩压压差大于 20mmHg、锁骨上窝可闻及血管杂音等。

2. 灰阶超声　引起锁骨下动脉或无名动脉近端狭窄或闭塞的病因不同，其灰阶超声表现不同。①动脉粥样硬化所致者，可见内 - 中膜不规则增厚，斑块形成，管腔变窄；②大动脉炎所致者，增厚管壁多呈低回声，相对均匀，狭窄段较长；③其他病因所致者，可参见原发病的灰阶超声表现。

3. 彩色多普勒

（1）锁骨下动脉或无名动脉近端：①不完全闭塞时，狭窄处显示为“五彩镶嵌样”的血流信号；②锁骨下动脉或无名动脉近端完全闭塞时，闭塞处血流信号中断。

（2）椎动脉：①锁骨下动脉或无名动脉近端轻度狭窄时，椎动脉血流与同侧颈总动脉血流方向一致；②锁骨下动脉或无名动脉近端中度狭窄时，椎动脉血流在心动周期中呈“红、蓝”交替现象；③锁骨下动脉或无名动脉近端重度狭窄或闭塞时，椎动脉血流与同侧颈总动脉血流完全相反（图 18-3-13），与同侧椎静脉血流方向一致。

4. 脉冲多普勒　表现同彩色多普勒（图 18-3-14）。

另外，患侧上肢动脉彩色血流充盈尚可，但色彩暗淡，即血流速度降低；脉冲多普勒显示舒张期反向血流消失，甚至出现“小慢波”。

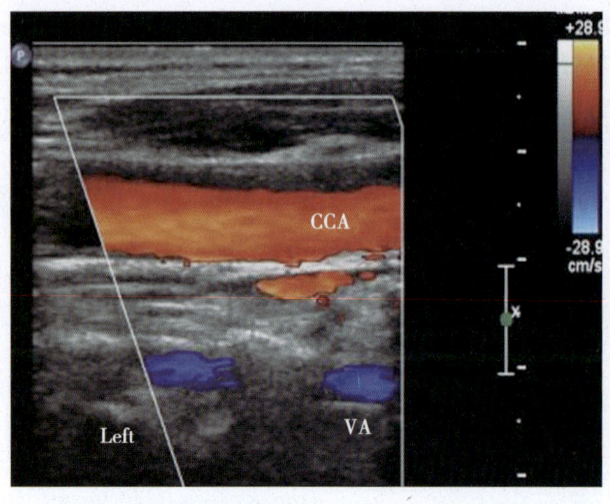

CCA—颈总动脉；VA—椎动脉；Left—左侧。

图 18-3-13 锁骨下动脉窃血综合征彩色多普勒

椎动脉出现反向血流，其血流与同侧颈总动脉反向。

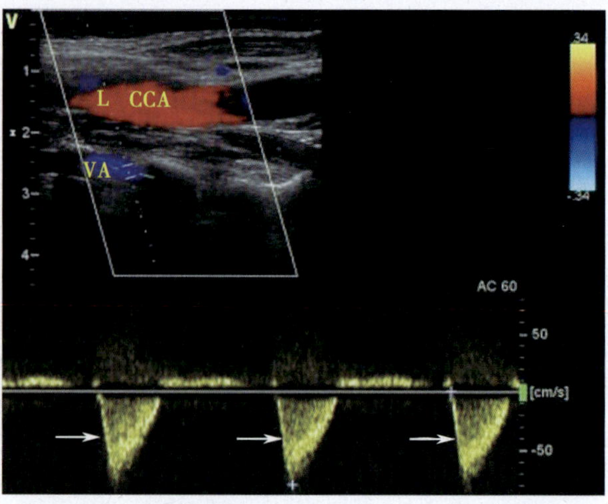

CCA—颈总动脉；VA—椎动脉；L—左侧。

图 18-3-14 锁骨下动脉窃血综合征脉冲多普勒

椎动脉收缩期出现反向血流频谱（箭头所示），舒张期为正向血流。

【鉴别诊断】

锁骨下动脉远端狭窄：病变远端肱动脉血流速度降低，可出现“小慢波”，但病变近端锁骨下动脉没有明显狭窄，无患侧椎动脉反流。

四、病例分析

病例 1

【临床资料】

患者，男，76 岁，因右下肢无力、发凉，活动后疼痛就诊，自述行走 50m 左右即出现右下肢疼痛，休息数分钟后症状可缓解。

查体：右侧足背皮温较左侧低，右侧足背动脉未触及搏动。

既往史：高血压 20 余年，糖尿病 9 年，吸烟史 40 余年，戒烟 7 年。

【超声检查资料】

双侧股总、股浅、腘动脉内 - 中膜增厚、不光滑，可见多发斑块形成，大者位于左侧股总动脉，厚约 4.1mm；右侧股浅动脉中下段管腔内见低回声充填，彩色多普勒示管腔内未见血流信号显示，其旁可见数条侧支血流，脉冲多普勒示病变处近端血流速度减低，病变处远端腘动脉血流速度减低，舒张期反向血流频谱消失，加速时间延长。

超声检查图像见图 18-3-15。

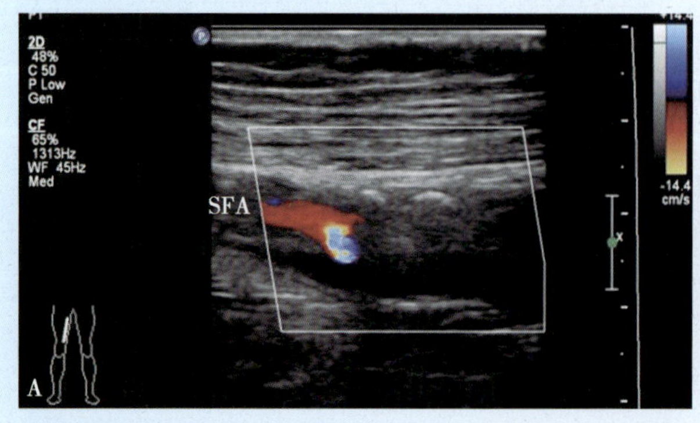

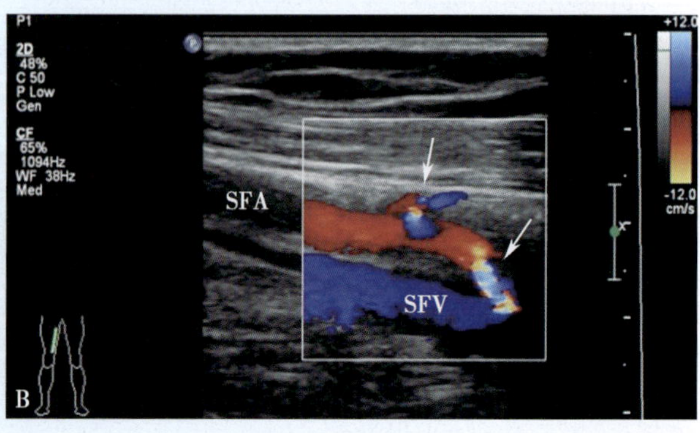

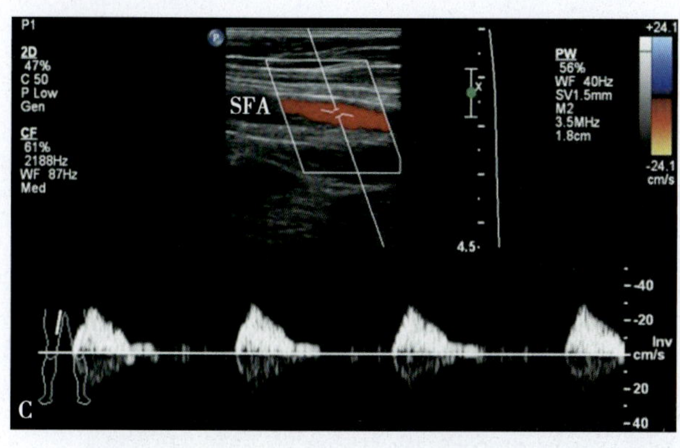

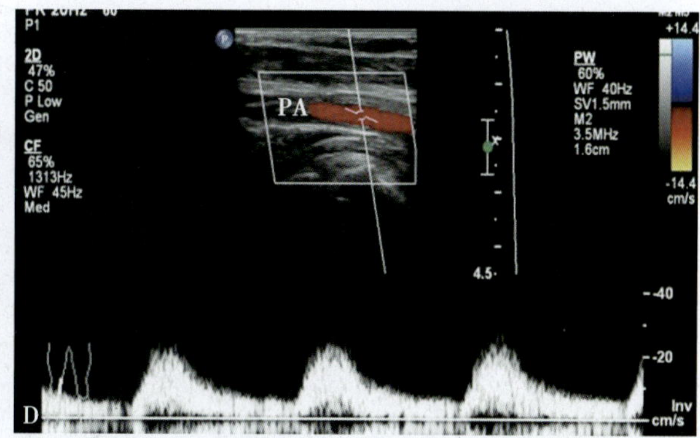

PA—腘动脉；SFA—股浅动脉；SFV—股浅静脉；箭头—侧支血管。

图 18-3-15　超声检查图像

A. 右侧股浅动脉病变段彩色多普勒图像；B. 右侧股浅动脉病变段彩色多普勒图像；C. 右侧股浅动脉病变段近端脉冲多普勒频谱；D. 右侧腘动脉脉冲多普勒频谱。

【提问与思考】

1. 如何书写本病例超声提示？

2. 本病的主要诊断依据有哪些？如何与相关疾病相鉴别？

3. 如何从本病例中学会下肢动脉闭塞症的超声诊断思路？

【诊断思路分析】

下肢动脉闭塞硬化症多见于 50 岁以上的男性，常伴有高血压、冠状动脉粥样硬化性心脏病、高血脂或糖尿病史。

患肢闭塞病变远端动脉搏动减弱或消失，患肢远端皮温减低，病变部位可闻及收缩期或连续性血管杂音，运动时出现间歇性跛行。

灰阶超声可显示动脉管壁有动脉粥样硬化征象，即动脉内 - 中膜增厚、斑片状强回声形成，管腔内可见实性低回声；彩色多普勒提示血流形态异常、斑块处充盈缺损，完全闭塞处管腔内无血流信号显示。病变时间较长者，闭塞段周围可伴有侧支血管形成。脉冲多普勒，闭塞段近端血管内流速减低，远端动脉内流速减低、舒张期血流频谱消失、加速时间延长，呈“小慢波”样改变。结合病史和临床特征，本例患者可以考虑下肢动脉粥样硬化伴右侧股浅动脉中下段闭塞。

鉴别诊断：

（1）血栓闭塞性脉管炎：多见于青壮年男性，往往有长期大量吸烟史，动脉病变主要累及肢体中、小动脉。病变多呈节段性，病变之间动脉段相对正常。发病早期可出现复发性、游走性血栓性静脉炎。

（2）急性下肢动脉栓塞：多起病急骤，常见于有房颤病史者，临床症状典型，即患肢出现“5P”征象。

（3）多发性大动脉炎：多见于年轻女性，疾病活动期有发热和血沉升高等现象。动脉病变主要累及主动脉及其分支的起始部，如果病变累及主 - 髂动脉，临床上可有下肢缺血的表现。

【确诊结果】

1. 下肢动脉粥样硬化。

2. 右侧股浅动脉中下段闭塞伴侧支循环形成。

病例 2

【临床资料】

患者，女，73 岁，冠状动脉粥样硬化性心脏病、心绞痛，行冠状动脉造影、支架植入术后 2d。

查体：于右侧腹股沟区可触及 3cm×2cm 搏动性肿块，听诊可闻及血管杂音。双下肢无水肿，双侧足背动脉搏动良好。

超声检查图像见图 18-3-16。

【超声检查资料】

右侧股浅动脉旁可见一囊性结构，大小约37mm×16mm×17mm，边界清楚，形态不规则，可见该结构与右侧股浅动脉相通，缺口处直径约2.6mm，彩色多普勒示缺口处可见双向血流信号，脉冲多普勒示缺口处探及双相血流频谱。

超声检查图像见图18-3-16。

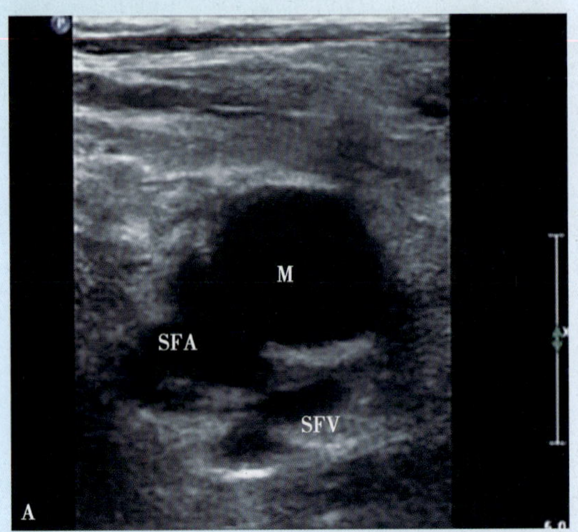

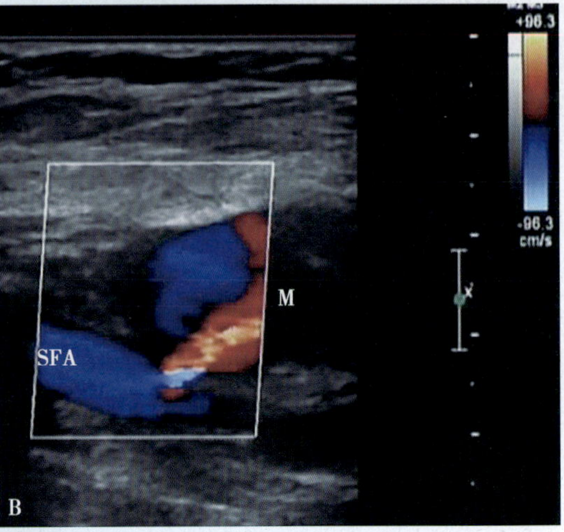

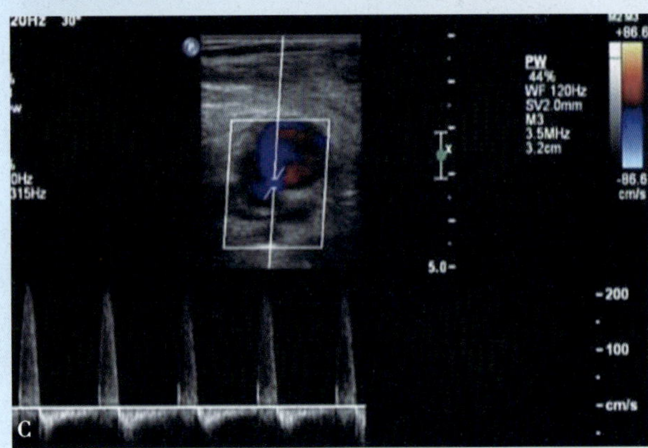

SFA—股浅动脉；SFV—股浅静脉；M—囊性结构。

图18-3-16　超声检查图像

A. 右侧股浅动脉灰阶超声图像；B. 右侧股浅动脉彩色多普勒图像；C. 缺口处脉冲多普勒频谱

【提问与思考】

1. 经血管介入穿刺治疗后多见哪些并发症？
2. 假性动脉瘤有什么特征性超声表现？
3. 应与哪些疾病鉴别？如何鉴别？

【诊断思路分析】

介入穿刺术后常见的并发症有动脉血栓、动脉夹层、假性动脉瘤、动-静脉瘘、血肿形成（包括壁内血肿）等。

本例患者为介入治疗术后发现穿刺点处的肿块，该处听诊有血管杂音。超声检查有如下特征：①股浅动脉旁有囊性结构，并与其相通；②股浅动脉血流流入囊腔内，并呈涡流状；③瘤颈处血流速度增高，且探及双向血流频谱。结合病史和临床特征可以考虑右侧股浅动脉假性动脉瘤。

该疾病需与动-静脉瘘、血肿相鉴别。动-静脉瘘是穿刺后造成的相邻动静脉间的异常连通，静脉侧可记录到动脉样血流频谱。穿刺和创伤常可并发血肿，超声检查时，血肿囊性结构内不能检测到血流信号。

【确诊结果】

右侧股浅动脉假性动脉瘤。

（唐　杰　李　楠　梁舒媛）

四肢动脉 习题

推荐阅读资料

[1] 中国医师协会超声医师分会. 血管和浅表器官超声检查指南. 北京：人民军医出版社，2013.

[2] 唐杰. 腹部和外周血管彩色多普勒诊断学. 3版. 北京：人民卫生出版社，2007：193-232.

[3] DEMIRBAS O，BATYRALIEV T，EKSI Z，et al. Femoral pseudoaneurysm due to diagnostic or interventional angiographic procedures. Angiology，2005，56（5）：553-556.

第四节 四肢静脉

一、超声检查技术

（一）患者准备

检查前患者无特殊准备。室内温度适宜，冬季注意保暖。

（二）体位

1. 上肢静脉　多取仰卧位，也可取半坐卧位使静脉扩张而易于观察。上肢舒适放松，略外展和外旋，掌心向上。上肢外展角度以与躯干呈60°为宜，避免过度外展对静脉造成牵拉、挤压，影响测量结果。

2. 下肢静脉　平卧位或站立位。平卧位较适合于年龄较大、行动不便者；站立位更适合下肢静脉的检查，尤其便于静脉反流、管壁结构、细小血栓和穿静脉的观察。其他检查方法还有半卧位（头高脚低位）或坐位检查。最好在坐位或站立位置检查小腿静脉，便于静脉达到最大的扩张。建议采用站立位检查浅静脉及深静脉系统的反流情况。特别是分析反流时，站立位被检查腿放松并轻度外旋向，由相对腿支撑身体是理想检查姿势。

（三）仪器

上肢静脉检查多采用7.5～10MHz的线阵探头。锁骨下静脉检查可采用5MHz的凸阵探头或扇扫探头，有时用3.5MHz的凸阵探头。腋部或体型肥胖者也可选用相对低频的线阵探头或凸阵探头。

下肢静脉检查常使用5～7MHz线阵探头。对于肢体粗大且位置较深的静脉可使用3.5MHz的凸阵探头。较浅表的静脉可使用10MHz的线阵探头。

虽然超声仪器可以预设检查条件，但是在实际检查过程中，应根据受检者的具体情况，如肢体的粗细、被检静脉深度和血流速度等，随时进行仪器参数的调节。

（四）检查方法

1. 灰阶超声　显示静脉走行及结构，重点观察静脉走行、管壁及内膜、管腔内有无异常回声，有无管腔的扩张以及主要静脉瓣的情况。横切面可以提供静脉相邻结构（伴随神经、侧支）的更多信息，并且可用于评估静脉形态（曲折、内膜膨隆弯曲、血栓后变化），观察可压缩性。

2. 彩色多普勒　观察静脉管腔内是否为自发性血流信号以及血流的充盈情况。

3. 脉冲多普勒　观察随呼吸变化的期相性血流频谱，测量静脉的血流速度；存在静脉反流时，测量反流时间和（或）反流速度。

四肢静脉检查时应注意：①探头轻放，以免受检静脉被压扁；②在彩色多普勒检查时，注意血流速度标尺（scale）和彩色增益的调节；③在脉冲多普勒取样时，使用适当的取样容积和多普勒角度，参考四肢动脉检查方法。

二、正常超声表现与正常值

1. 灰阶超声　一般情况下，四肢静脉内径大于伴行动脉，且随呼吸运动而变化。在深吸气或Valsalva

试验时，静脉内径增宽。直立位时，下肢静脉内径明显增宽。正常四肢静脉具有以下特征。

（1）管壁菲薄，在灰阶超声上表现为细线状。

（2）内膜平整、光滑。

（3）管腔内的血流呈无回声，高分辨力超声仪可显示流动的红细胞而呈现弱回声。

（4）管腔在外力的作用下可被压瘪。由于静脉壁很薄，仅凭腔内血液的压力使静脉处于开放状态，探头加压可使管腔压瘪。

（5）有的静脉管腔内可看见静脉瓣膜结构（图18-4-1），以锁骨下静脉、股总静脉及大隐静脉常见。

2. 彩色多普勒

（1）正常四肢静脉内显示单一方向的回心血流信号（图18-4-2），挤压远端肢体时，管腔内血流信号增强；而当挤压远端肢体放松后或Valsalva试验时，血流信号立即中断或短暂反流后中断。

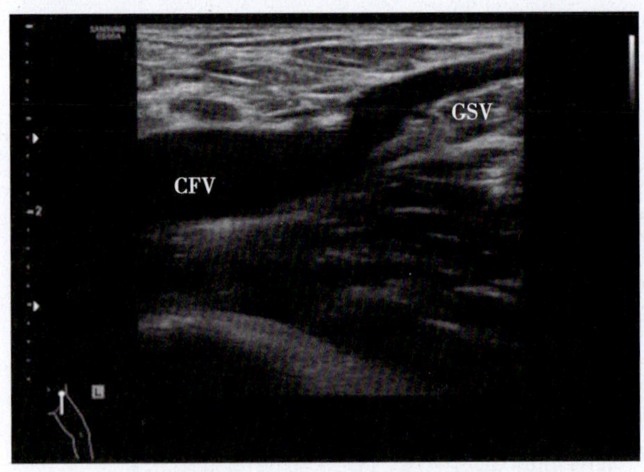

CFV—股总静脉；GSV—大隐静脉。

图18-4-1 正常四肢静脉灰阶超声图像

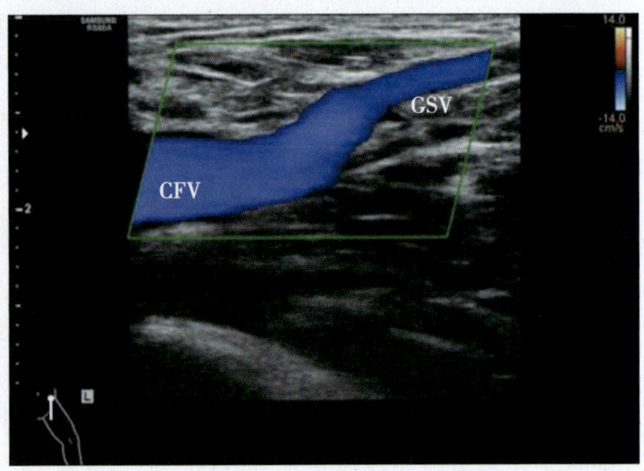

CFV—股总静脉；GSV—大隐静脉。

图18-4-2 正常四肢静脉彩色多普勒图像

（2）有一些正常肢体的小静脉（如桡静脉、尺静脉、胫静脉、腓静脉）可无自发性血流，但人工挤压肢体远端时，管腔内可出现血流信号。

（3）使用一定的外力加压后静脉管腔被压扁，血流信号亦随之消失。

3. 脉冲多普勒

（1）自发性：不管肢体处于休息还是运动状态，四肢静脉内一般均存在自发性血流信号，特别是大、中静脉，而小静脉内有时可没有自发性血流。

（2）期相性：四肢静脉内的血流速度、血流量随呼吸运动发生变化（图18-4-3）。

（3）Valsalva试验：深吸气后屏气时，四肢大、中静脉的内径明显增宽，血流信号减少、短暂消失或出现短暂反流。

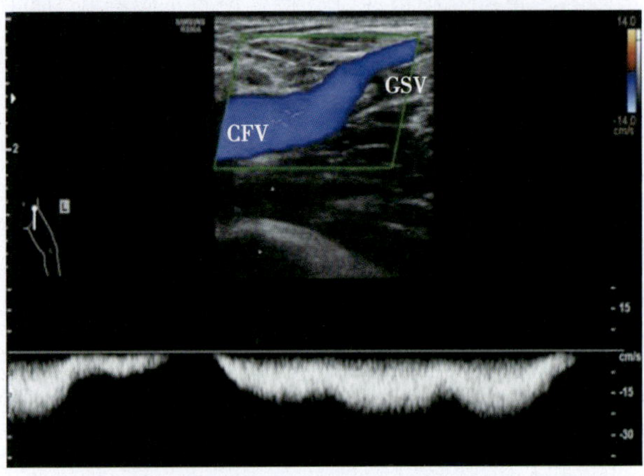

CFV—股总静脉；GSV—大隐静脉。

图18-4-3 正常四肢静脉脉冲多普勒频谱

血流频谱表现为自发性、期相性。

（4）血流信号增强：肢体静脉突然受压时都会使受压部位近心段静脉回心血量和流速增加，并可使静脉瓣完好的受压部位远端血流停止。

（5）单向回心血流：由于肢体静脉瓣的作用，正常四肢静脉内的血液仅单向回流。

三、常见疾病的超声诊断

（一）四肢静脉血栓形成

【诊断要点】

1. 与血栓形成有关的三个基本因素：静脉血流迟缓、内膜损伤、高凝状态。多见于长期卧床或偏瘫、各种机械性或感染性损伤、产后、各种大型手术、晚期癌肿和先天性疾病的患者。

2. 起病较急，临床症状较明显，患肢肿胀、发硬、疼痛，活动后加重，常伴有皮温升高。

3. 灰阶超声

(1) 急性血栓：是指 2 周以内的血栓，超声特点包括：①血栓处静脉管径明显扩张，显著大于伴行动脉，除非血栓很小、非阻塞性或静脉壁瘢痕形成而不能扩张；②血栓形成后数小时到数天之内表现为无回声，1 周后逐渐呈低回声；③静脉管腔不能被压瘪；④急性血栓的近心端往往未附着于静脉壁，自由漂浮在管腔中（图 18-4-4）。

(2) 亚急性血栓：发生在 2 周～6 个月的血栓，超声特点包括：①血栓回声较急性阶段逐渐增高；②血栓逐渐溶解和收缩，血栓变小、固定，静脉内径回缩；③静脉管腔不能完全被压瘪；④血栓黏附于静脉壁，不再自由浮动。

(3) 慢性血栓：发生在 6 个月以上的血栓，超声特点包括：①管壁不规则增厚；②管径可以明显小于正常，部分静脉变为闭塞的纤维条索状结构或显示不清；③静脉瓣膜增厚、回声增强。

4. 彩色多普勒　血栓段静脉内完全无血流信号或探及少量血流信号（图 18-4-5）。血栓再通，静脉管腔内血流信号逐渐增多，有的表现为“双轨”征。当静脉瓣受损时，可以出现静脉反流。有的静脉血栓则可能始终为阻塞状态，无血流信号。

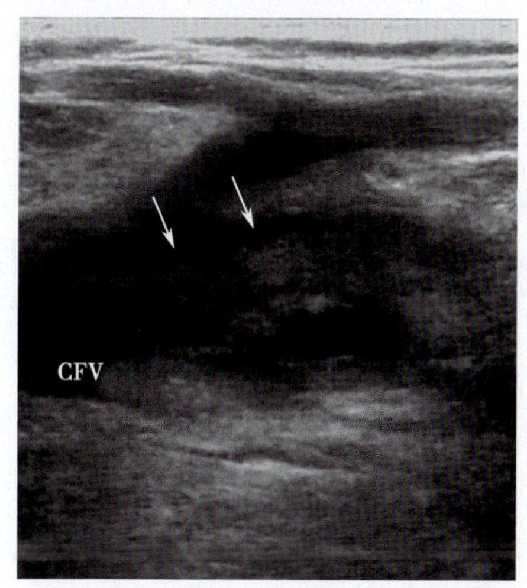

CFV—股总静脉

图 18-4-4　股总静脉血栓形成

灰阶超声显示股总静脉管腔内血栓呈低回声，箭头所指处为血栓头部。

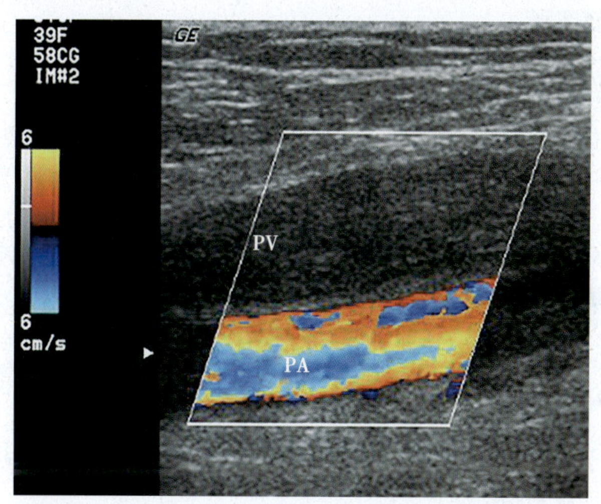

PV—腘静脉；PA—腘动脉。

图 18-4-5　腘静脉血栓形成

腘静脉管径增宽，管腔内见实性低回声；彩色多普勒示其内无血流信号显示。

5. 脉冲多普勒　当血栓使静脉完全闭塞时，血栓远端静脉频谱变为连续性，失去期相性血流特征，Valsalva 试验时静脉血流无明显变化。当血栓致管腔部分阻塞或阻塞后形成丰富的侧支循环时，远端静脉可能不发生这些改变。

【鉴别诊断】

1. 下肢静脉瓣功能不全　详见本节相关内容。

2. 四肢骨骼肌损伤　该病的症状和体征与下肢深静脉血栓相似，但与外伤有关，患者多在外伤或剧烈活动后发病。上下追踪显示病变不在血管腔内。

3. 全身性疾病　可以由于不同系统的疾病引起，包括充血性心力衰竭、慢性肾功能不全、贫血、低蛋白血症和盆腔恶性肿瘤等。这些疾病引起的四肢水肿通常是双侧和对称性。超声检查静脉管腔内无血栓征象。

4. 四肢淋巴水肿　由于淋巴液回流受阻所引起的浅层组织内体液积聚，继之产生纤维增生、脂肪硬化、筋膜增厚及整个患肢增粗。超声检查静脉血流通畅，淋巴管造影有助于鉴别诊断。

（二）下肢静脉瓣功能不全

【诊断要点】

1. 疾病特点　患肢水肿、疼痛、浅静脉曲张、皮肤色素沉着和湿疹等。

2. 灰阶超声 ①静脉管腔正常或增宽；②较大静脉或浅表静脉，可观察到瓣膜关闭不全或瓣膜增厚；③管腔内为无回声。

3. 彩色多普勒 ①下肢静脉管腔内血流充盈好；②Valsalva 试验或挤压小腿放松后，可见病变段静脉瓣膜处线样或束状反向血流信号；③继发性下肢静脉瓣膜功能不全的血流形态视血栓分期而定。Valsalva 试验或挤压小腿放松后，病变段静脉可出现明显反流。

4. 脉冲多普勒 静脉瓣反流频谱（图 18-4-6），即远端加压后或 Valsalva 试验时出现反向血流频谱，反流时间>1.0s。

由于下肢静脉瓣膜功能不全与下肢静脉瓣膜缺如均表现为静脉反流，因此在灰阶超声图像没有直接显示瓣膜结构的情况下，通常超声提示静脉反流比较客观。

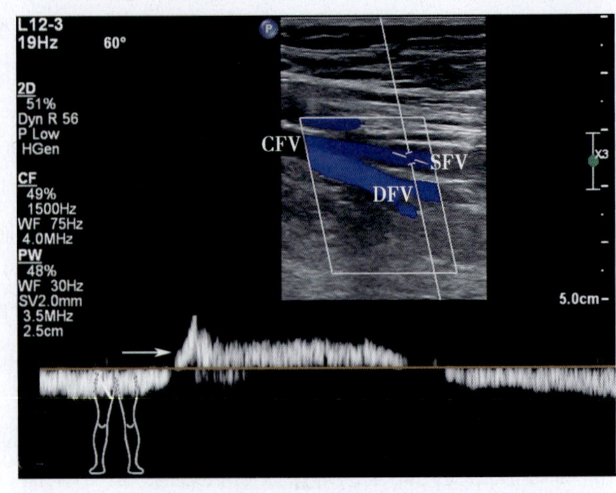

CFV—股总静脉；SFV—股浅静脉；DFV—股深静脉。

图 18-4-6 股浅静脉瓣功能不全

Valsalva 试验时，脉冲多普勒显示股浅静脉反流频谱（箭头所示）。

【鉴别诊断】

1. 静脉血栓形成 详见本节相关内容。

2. 四肢淋巴水肿 由于淋巴液回流受阻所引起的浅层组织内体液积聚，继之产生纤维增生、脂肪硬化、筋膜增厚及整个患肢增粗。超声检查静脉血流通畅，淋巴管造影有助于鉴别诊断。

3. Klippel-Trenaunay 综合征 该病主要病理特征为三联征：①浅静脉曲张，常伴有深静脉异常，表现为深静脉缺如、狭窄或扩张，并静脉瓣缺如；②皮肤葡萄酒样红色血管瘤或斑痣；③骨骼和软组织过度生长。临床表现结合超声检查一般不难鉴别。

（三）四肢动-静脉瘘

先天性动静脉瘘

【诊断要点】

（1）可发生于人体的任何部位，最常见于下肢，特别是踝部；上肢动静脉瘘常起源于尺动脉的分支、手掌动脉和手指动脉。

（2）常有患肢增长、增粗，皮温升高，静脉曲张，血管瘤等症状；病变处可触及震颤和闻及血管杂音。

（3）灰阶超声：受累部位可见多发散在的管状和类圆形无回声，呈蜂窝样改变（图 18-4-7）。

（4）彩色多普勒：无回声区内充满血流信号，并可见散在分布的明亮的“五彩镶嵌”样血流信号（图 18-4-8）。

（5）脉冲多普勒：病变部位动脉血流频谱为高速低阻型，内部扩张的静脉内探及动脉样血流频谱（图 18-4-9）。

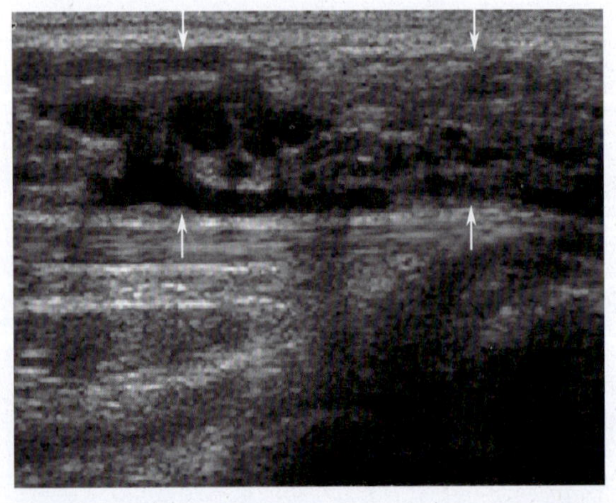
图 18-4-7 灰阶超声示手掌大鱼际软组织内有蜂窝样结构（箭头所示）

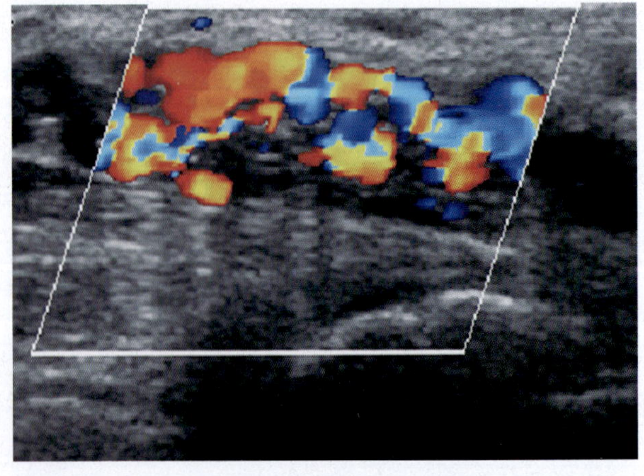
图 18-4-8 彩色多普勒超声示蜂窝样结构内探及血流信号

【鉴别诊断】

海绵状血管瘤：多数生长在皮下组织内，并常侵袭到深部组织和肌肉内；可呈局限性或弥漫性改变，病变部位的皮肤可正常或呈暗蓝色，可有毛细血管扩张。灰阶超声内可见大小不等、形态各异、分格状的低回声或无回声囊腔，其内边界不清，无包膜，瘤体受压可变小；彩色多普勒示瘤体内有不规则、红蓝相间、小片状血流信号，血流颜色较暗，可无血流信号显示；探头加压后快速放松时瘤体内血流信号改善，颜色较前明亮；脉冲多普勒可探及流速较低的静脉样血流频谱。

后天性动静脉瘘

【诊断要点】

（1）多有明确的创伤史或手术人工造瘘史，可伴有肢体静脉曲张。

（2）灰阶超声：①动脉侧：瘘口近端动脉内径增宽或呈瘤样扩张，远端动脉内径正常或变细；②静脉侧：动脉血流通过瘘口进入静脉，导致静脉增宽，有搏动，静脉管腔内可有血栓形成；③瘘口或瘘管处：动、静脉间可见裂孔或管状结构相通（图 18-4-10）。

（3）彩色多普勒：显示高速血流由动脉经瘘口流入静脉内，呈“五彩镶嵌”样血流（图 18-4-11），在瘘口附近的静脉可出现紊乱血流。瘘口周围软组织可出现“闪烁”伪像，以收缩期明显。

（4）脉冲多普勒：在瘘口处检查到高速紊乱血流频谱（图 18-4-12），在瘘口附近的静脉内可检测到不规则的动脉样血流频谱，压迫供血动脉时静脉内动脉样血流速度减低。瘘口远侧动脉血流速度降低。

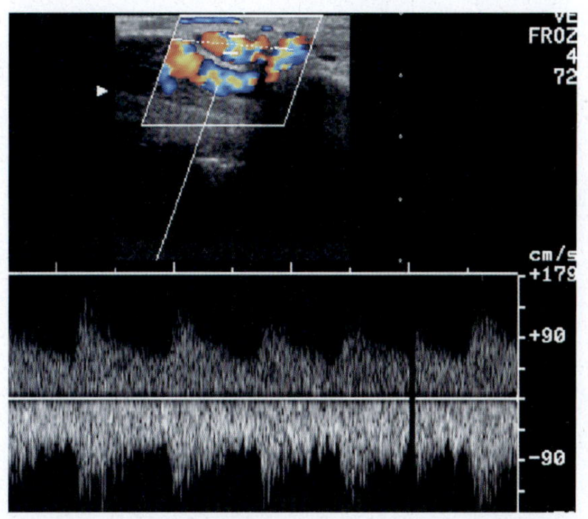

图 18-4-9　脉冲多普勒显示高速低阻型动脉样血流频谱

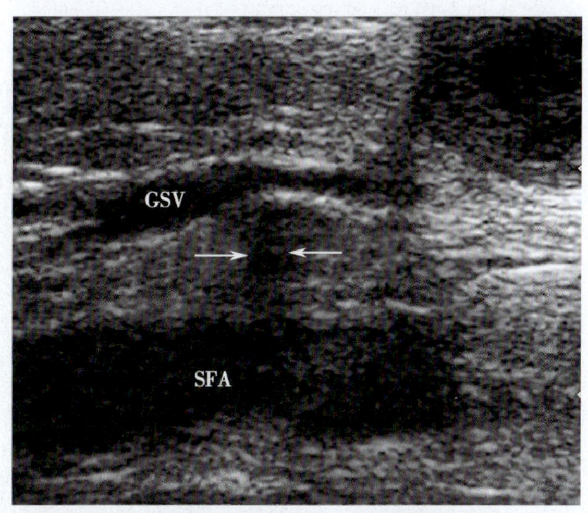

SFA—股浅动脉；GSV—大隐静脉。

图 18-4-10　灰阶超声显示股浅动脉与大隐静脉间管状低回声（箭头所示）

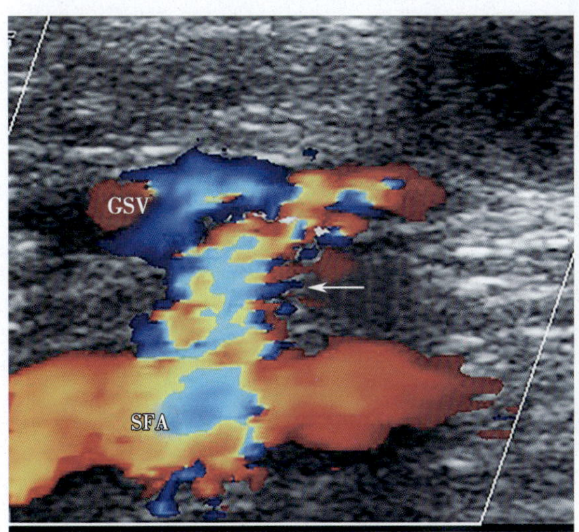

SFA—股浅动脉；GSV—大隐静脉。

图 18-4-11　彩色多普勒示管状低回声内有血流通过（箭头所示）

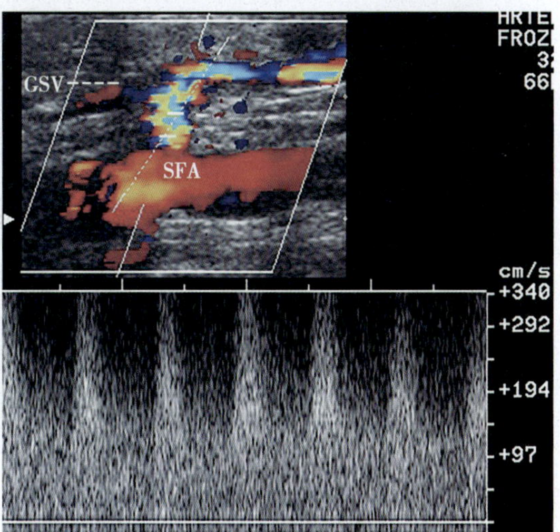

SFA—股浅动脉；GSV—大隐静脉。

图 18-4-12　脉冲多普勒可探及高速动脉样血流频谱

【鉴别诊断】

(1) 动脉瘤：病灶呈囊状，瘤体与动脉相通，动静脉之间无交通，囊状病灶内为漩涡状血流，如果是假性动脉瘤，则在瘤颈处可检测到典型的双向血流频谱。

(2) 血栓性深静脉炎：静脉曲张相对轻，局部没有震颤和杂音，动静脉之间无交通，静脉内无动脉样血流。

四、病例分析

【临床资料】

患者，女，59岁，右下肢肿胀1d，皮温略升高。既往史：高血压5年。现病史：股骨颈骨折术后1周。化验：血浆D-二聚体测定24μg/ml。

【超声检查资料】

右侧股浅、腘静脉走行正常，管腔轻度扩张，内可见实性低回声充填，探头加压后管腔不被压瘪，彩色多普勒示管腔内未见血流信号。

超声检查图像(图18-4-13)。

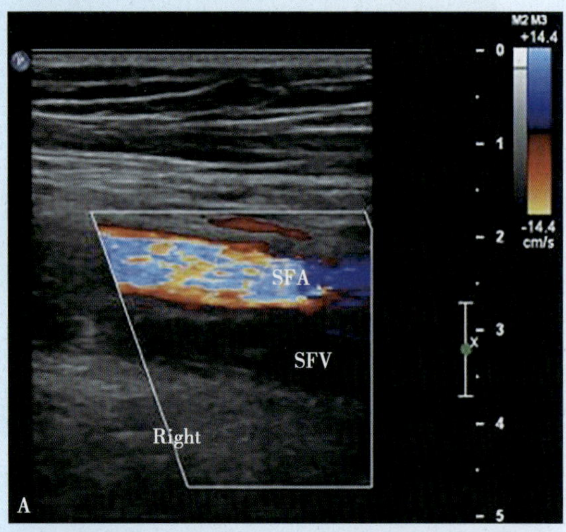

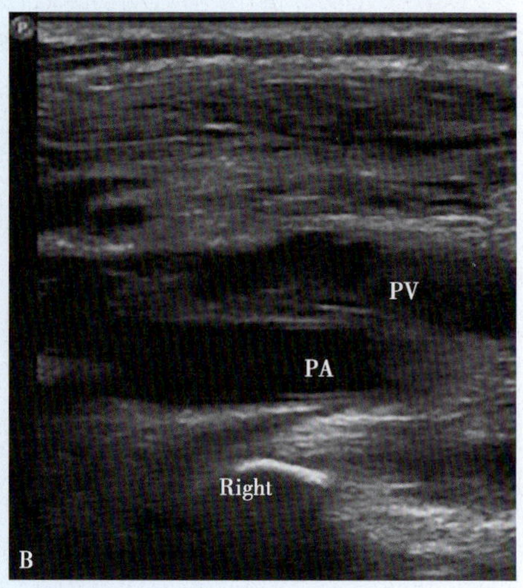

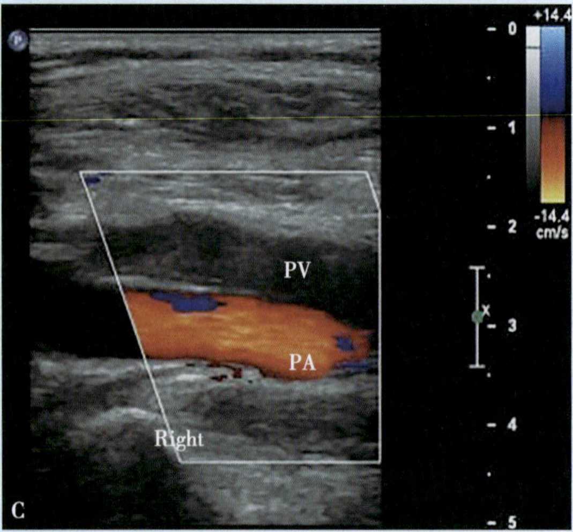

SFA—股浅动脉；SFV—股浅静脉；Right—右侧。

图18-4-13 超声检查图像

A. 右侧股浅静脉彩色多普勒图像；B. 右侧腘静脉灰阶超声图像；C. 右侧腘静脉彩色多普勒图像。

【提问与思考】

1. 下肢静脉血栓的超声检查方法及注意事项是什么？
2. 四肢深静脉血栓的超声诊断标准是什么？

3. 应与哪些情况相鉴别？如何鉴别？

【诊断思路分析】

与静脉血栓形成有关的三个基本因素：静脉血流迟缓、内膜损伤和高凝状态。本例患者因为右下肢肿胀，且刚刚行股骨颈骨折手术，化验检查血浆 D- 二聚体明显升高。下肢静脉超声检查发现右侧股浅、腘静脉管腔内充满实性低回声，探头加压管腔不被压瘪。结合病史和化验结果可以考虑右下肢深静脉血栓形成。

判断深静脉血栓的超声检查，应该注意：①在适度用力的情况下，静脉管腔是否被压瘪；②管腔内是否有实性回声充填；③管腔内血流信号是否有充盈缺损；④血流频谱是否失去期相性改变；⑤Valsalva 试验血流信号是否消失或减弱；⑥挤压远端肢体血流信号是否增强、减弱或消失。

另外，诊断下肢静脉血栓形成时，需与静脉血流缓慢、肢体软组织血肿、淋巴性水肿相鉴别。

【确诊结果】

右侧股浅、腘静脉血栓形成（急性期，完全栓塞）。

（唐　杰　李　楠　梁舒媛）

推荐阅读资料

[1] 中国医师协会超声医师分会. 血管和浅表器官超声检查指南. 北京：人民军医出版社，2013.

[2] 唐杰. 腹部和外周血管彩色多普勒诊断学. 3 版. 北京：人民卫生出版社，2007.

[3] AURSHINA A，ASCHER E，HINGORANI A，et al. Role of the "Venous" ultrasound to identify lower extremity pathology. Ann Vasc Surg，2017，38：274-278.

[4] SANDRI J L，BARROS F S，PONTES S，et al. Diameter-reflux relationship in perforating veins of patients with varicose veins. J Vasc Surg，1999，30（5）：867-874.

四肢静脉 习题

第十九章 浅表器官

第一节 眼部超声

一、超声检查技术

（一）患者准备

检查前应了解患者的基本病情，通过仔细询问病史、阅读病历、必要时应重复进行相关检查，再根据患者病情，有重点地对眼球进行检查。

（二）体位

患者一般为仰卧位检查，特殊情况下可以采用坐位检查。

（三）仪器

1. B超　眼科专用B超诊断仪的换能器频率在10MHz，为机械扇形扫描，其弧形的聚焦点与眼球的弧度基本一致，尤其对眼球壁疾病的检查有独到之处。眼科专用超声诊断仪的探头截面长径一般在15mm以内，使用十分灵活，对于周边部疾病的显示有自己的特点。

2. 彩色超声多普勒诊断仪　一般只用其高频线阵探头即可，使用与其他小器官超声诊断无异。

（四）检查方法

1. B超检查方法　进行眼内疾病超声检查时，首先将仪器的增益调整至最高以免将小的病变遗漏，一般依照如下顺序进行扫查。

（1）横切扫描：首先检查眼球上方，将探头置于6点角巩膜缘标记方向指向鼻侧。由于探头在角巩膜缘首先得到眼球后极部的图像，向穹隆部移动探头依次得到眼球后极部、赤道部、周边部的图像。然后应用相同的方法分别对眼球的下方、鼻侧、颞侧进行检查。

（2）纵切扫描：如果应用横切扫描在眼球内有异常发现，或者有不能详尽观察的盲区可以进行纵切扫描。即横切扫描发现病变后旋转探头90°即与横切扫描相垂直，自角、巩膜缘向穹隆部移动探头观察病变的情况。位于后极部或周边部的病变，应用纵切扫描可以获得比横切扫描更满意的图像特征。

（3）特殊检查技术的应用通过对病变超声特征的分析，提供对眼内疾病诊断和鉴别诊断信息。一般包括以下几个方面：形态学改变主要包括形状、位置、边界等；定量诊断主要包括回声强度，内回声和声衰减等；动态检查主要包括后运动、血管征和流动性等。

2. 彩色多普勒成像的检查方法　一般为眼睑法。由于彩色多普勒超声诊断仪探头接触面积均较大，因此在眼科应用自上而下的扫描方式比自左而右的扫描方式要多得多。如果应用此方法对病变和眼球结构显示不满意，可以嘱患者转动眼球以配合检查。

眼内结构的检查方法与B型超声基本一致，这里主要介绍眶内血管的检查方法。将探头水平放置于眼球的水平切面。首先充分显示视神经，因为视神经是进行眶内血管定位的标志。将多普勒取样框置于眼球后15～25mm处，在视神经的两侧找寻类似英文字母“S”形的粗大血管即眼动脉，在与多普勒取样线平行且没有分支血管处对其进行取样。调整取样框于眼球后10mm左右将视神经置于中央，在视神经的低回声区内可以发现红-蓝相间的血流信号即视网膜中央动脉和视网膜中央静脉，同样选择与取样线平行的点进行取样（一般在眼球壁后2～5mm处）。在视神经的两侧可以发现单一颜色的条带状血流信号，为睫状后短动脉的血流频谱，选择与取样线平行的点进行取样即可（一般在眼球壁后5～8mm处）。

二、正常超声表现

由于线阵探头检查面积较大，一般在一个切面可以将眼球自周边到后极部完全显示，具体表现如下。

1. 眼球的结构　角膜为带状回声，如果探头对角膜加压可见角膜形态发生改变，即角膜顶点的回声局限变平坦。前房为半球形的无回声区；虹膜显示为对称的带状回声；中央区回声局限缺如为瞳孔区；晶状体的全部均可清晰显示，呈类椭圆形中强回声；玻璃体表现为无回声区，与眼球壁回声之间界限清晰；球壁回声为类圆形带状强回声，与玻璃体回声形成明显的对比（图 19-1-1）。

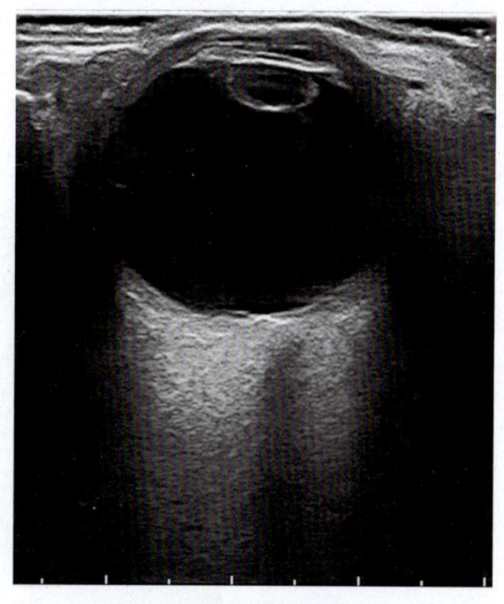

图 19-1-1　正常眼球超声图像

2. 眼球的血管　由于脉络膜和视网膜上均有血管所以眼球壁上可见血流信号，如果仪器的血流敏感性比较好，视网膜和脉络膜的血管均可清晰地显示。玻璃体内没有血管所以也没有血流信号。在虹膜、睫状体上也有小血管，在部分仪器上可以清晰地显示。前房和后房内的房水尽管是流动的，但其流动的速度不足以引发多普勒效应，因此没有血流信号。

三、常见疾病的超声诊断

（一）玻璃体疾病

玻璃体积血

【诊断要点】

（1）少量积血表现为玻璃体内局部弱点状回声，大量的积血可以充满整个玻璃体，分布一般与出血的位置有关。

（2）玻璃体内点状回声不与眼球壁回声紧密相连，运动实验和后运动实验均阳性。

（3）玻璃体积血的运动一般无固定规律，为随眼球运动的随意运动。

（4）虽然玻璃体内的积血有轻微的流动性，但其流动的速度尚不足以引起多普勒效应，所以彩色多普勒超声检查在病变内无异常血流信号发现（图 19-1-2）。

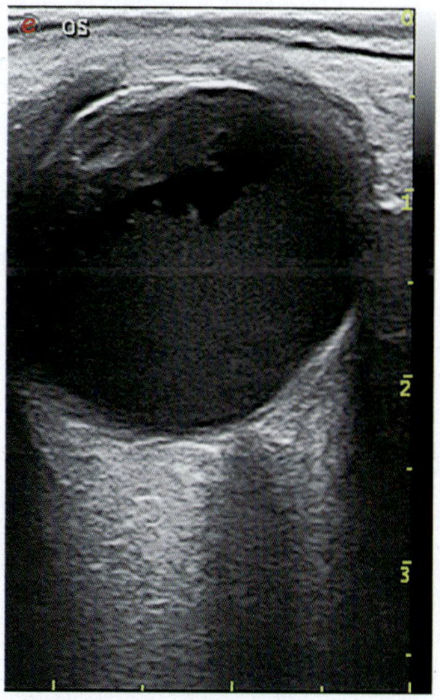

图 19-1-2　玻璃体积血超声图像

【鉴别诊断】

玻璃体变性：玻璃体变性的回声强度较玻璃体积血强且病变在玻璃体内的运动能力有限，一般表现为以病变为中心的轻度摆动且玻璃体内点状回声的形态和大小都不一定，形态较玻璃体积血多样。

玻璃体后脱离

【诊断要点】

根据玻璃体后界膜与球壁回声之间的关系将玻璃体后脱离分为完全型玻璃体后脱离和不完全型玻璃体后脱离两型（图 19-1-3），分述如下。

（1）完全型玻璃体后脱离

1）玻璃体内连续条带状弱回声且不与后极部眼球壁回声相连。

2）运动和后运动实验均为阳性。玻璃体后脱离的运动有自己的特点即运动是自眼球一侧向另一侧的波浪状运动。

3）在后极部中央可观察到玻璃体后界膜回声局限增强，表现为双条带状回声，为 Weiss 环的回声，也是诊断玻璃体后脱离的特征之一。

（2）不完全型玻璃体后脱离

1）玻璃体后界膜与视盘、黄斑等结构之间连接紧密，所以一部分病例检查时可以扫查到玻璃体后界膜与视盘、黄斑或其他后极部眼球壁回声相连。

2）运动实验和后运动实验也同样为阳性，只是运动的后界膜表现为在玻璃体腔内随眼球运动方向摆动而非波浪状运动。

3）不论是完全型玻璃体后脱离还是不完全型玻璃体后脱离，CDFI 检查在玻璃体后界膜上均无异常血流信号发现。

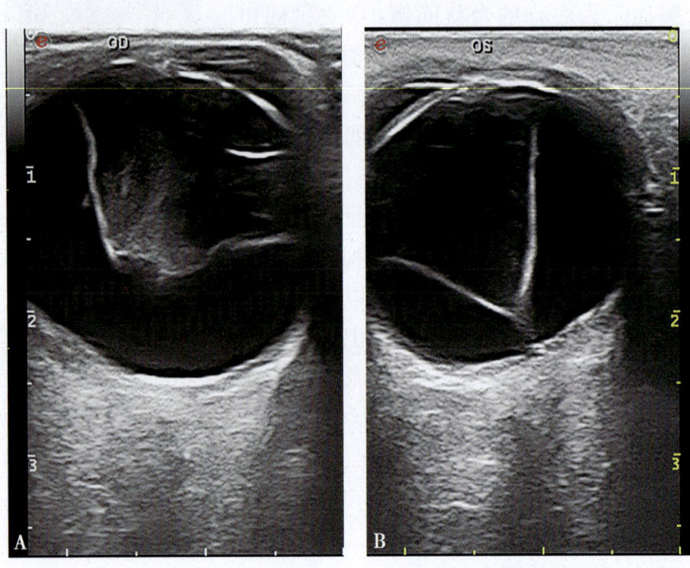

图 19-1-3　玻璃体后脱离超声图像

A. 完全型玻璃体后脱离；B. 不完全型玻璃体后脱离。

【鉴别诊断】

视网膜脱离：不完全型玻璃体后脱离由于与眼球壁之间有固着关系，尤其与视盘有固着关系时，与视网膜脱离之间很难鉴别。此时 CDFI 对二者的鉴别有帮助。

（二）视网膜疾病

视网膜脱离

【诊断要点】

（1）局限性视网膜脱离表现为与视盘回声相连的弧形带状中强回声。

（2）完全性视网膜脱离表现为玻璃体内类似英文字母“V”形的条带状等回声，其尖端与视盘回声相连而两端分别与周边部眼球壁回声相连。

（3）运动试验一般为阳性，且脱离的视网膜运动方向一般与眼球壁回声相垂直，为以脱离的视网膜为中心的垂直轻微摆动。

（4）脱离的视网膜上有点状、条带状血流信号，且与视网膜中央动脉（central retinal artery，CRA）的血流信号相延续。脱离的视网膜上的血流信号表现为与视网膜中央动脉、视网膜中央静脉血流频谱完全相同的动、静脉伴行的血流频谱（图 19-1-4）。

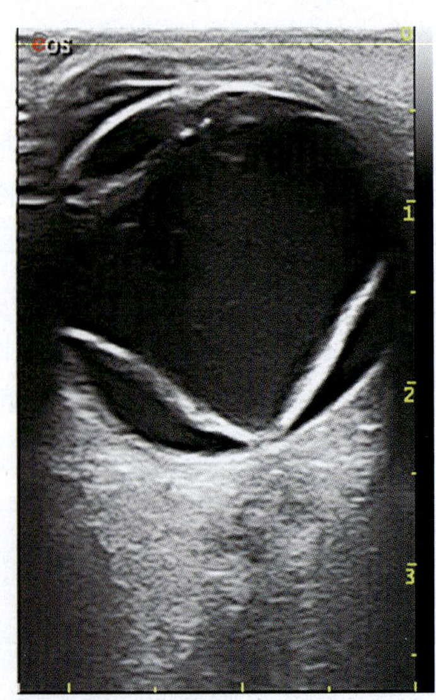

图 19-1-4　视网膜脱离超声图像

【鉴别诊断】

与视网膜脱离形态类似的常见疾病有玻璃体积血、玻璃体后脱离、脉络膜脱离等。主要根据病变的形态、回声强度、病变与眼球的固着关系、运动情况、后运动情况以及病变内部的血流情况进行鉴别（表 19-1-1）。

表 19-1-1 眼内膜状回声鉴别诊断表

疾病名称	形状	固着点	运动	后运动	血流情况
视网膜脱离	带状、规则、光滑，凹面向前呈“V”	一端与视盘相连，一端与周边球壁相连	+	−	与视网膜中央动、静脉相延续，频谱特征亦为动静脉伴行型
脉络膜脱离	带状，规则，光滑，多个，凸面面向玻璃体	一般在眼赤道部之前，不与视盘回声相连	+/−	−	血流信号丰富，血流频谱为低速动脉型血流
玻璃体后脱离	连续带状，光滑弧形	不确定，可与眼球的任意部分相固着	+	+	病变上无血流信号
玻璃体积血	不规则，均匀点状	一般不与球壁回声相连	+	+	病变上无血流信号

视网膜母细胞瘤

【诊断要点】

（1）形状：肿瘤形状多样可为半球形、“V”形、不规则形等；可以表现为眼球壁的广泛增厚；可以充满整个玻璃体腔；可以为单一病灶或多发病灶。

（2）大小：基底部 >1mm 的肿瘤即可被超声探查，大的肿瘤可以充满整个玻璃体腔。

（3）位置：以后极部病变居多，位于周边的病变可以累及睫状体。

（4）边界：肿瘤边界清晰，与周围组织之间可以准确地鉴别。形态不确定，有的光滑连续、有的表面有凹陷。

（5）内回声：病变的内部回声不均匀，70%～80% 的病变内可探及不规则形斑块状强回声即“钙斑”。

（6）继发改变：由于为视网膜肿瘤，因此受肿瘤生长的影响极易出现视网膜脱离。如果肿瘤蔓延至眶内可在眶内发现与球内病变相延续且内部回声强度一致的病变。

（7）血流情况：病变内可以发现与视网膜中央动脉、静脉相延续的血流信号，呈树枝状广泛地分布在病变内，频谱特点为与视网膜中央动脉、静脉完全一致的动脉与静脉伴行的血流频谱（图 19-1-5）。

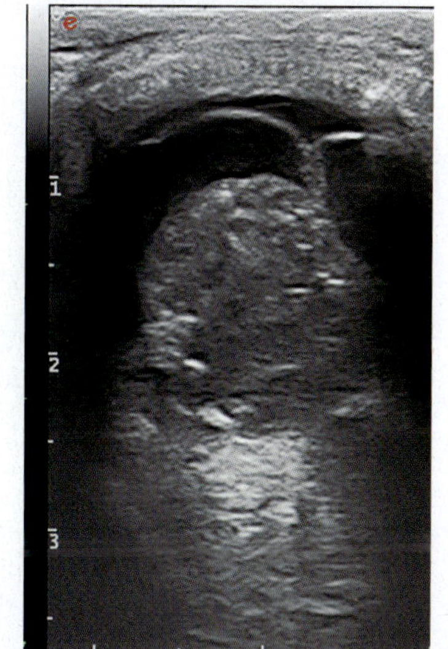

图 19-1-5 视网膜母细胞瘤超声图像

【鉴别诊断】

本病主要需与其他同样表现为“白瞳”的疾病进行鉴别，如 Coats 病、原始永存玻璃体增生症、早产儿视网膜病变、先天性白内障、眼内炎等相鉴别，见表 19-1-2。

表 19-1-2 白瞳症鉴别诊断表

病种	发病年龄	患侧	形状	内回声	血流情况
视网膜母细胞瘤	婴幼儿期发病可有家族史	单侧或双侧	球形，不规则形单个或多个病灶	强弱不等，典型病例内可见“钙斑”	病变内呈树枝状分布，与视网膜中央动脉、静脉相延续，频谱特征亦为动静脉伴行
Coats 病	儿童期多见	单侧或双侧	类“V”形条带状回声，其下均匀点状回声	典型病例均匀点状有流动性	带状回声上有与视网膜中央动脉、静脉伴行的血流信号，频谱特征亦相同
早产儿视网膜病变	婴幼儿期发病有不足月分娩吸氧及低体重	双侧	晶状体后花冠状包绕向后与视盘回声相连	均匀，中强回声	病变内可见与视网膜中央动脉、静脉相延续的血流信号，频谱特征亦相同
原始永存玻璃体增生症	各年龄段均可发病，儿童多见	单侧或双侧	圆锥形，自晶状体向后与视盘回声相连	均匀，中强回声	病变内可见与视网膜中央动脉、静脉相延续的血流信号，频谱特征亦相同

（三）色素膜疾病

脉络膜脱离

【诊断要点】

（1）轴位切面上可以探及至少两个对称的条带状回声，一般在眼球的周边部与眼球赤道附近的球壁回声相连。带状回声的凸面相对，其下为无回声区。

（2）类冠状切面上可以探及多个弧形带状回声，有多个点与眼球壁回声相连，形态类似“花瓣”状即花瓣征阳性。

（3）脱离的脉络膜上有较丰富的血流信号，但血流信号不与视网膜中央动脉的血流信号相延续，血流频谱呈低速动脉型血流频谱，与睫状后短动脉的血流频谱特征相同（图 19-1-6）。

【鉴别诊断】

本病主要与其他表现为眼内膜状回声的疾病相鉴别如视网膜脱离、玻璃体机化膜、玻璃体后脱离等，见表 19-1-1。

脉络膜黑色素瘤

【诊断要点】

肿瘤突破 Bruch 膜后所具备的典型表现。一般有如下特征（图 19-1-7）。

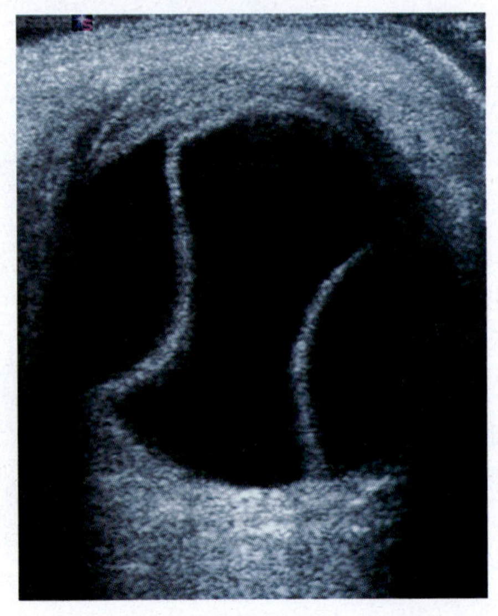

图 19-1-6　脉络膜脱离超声图像

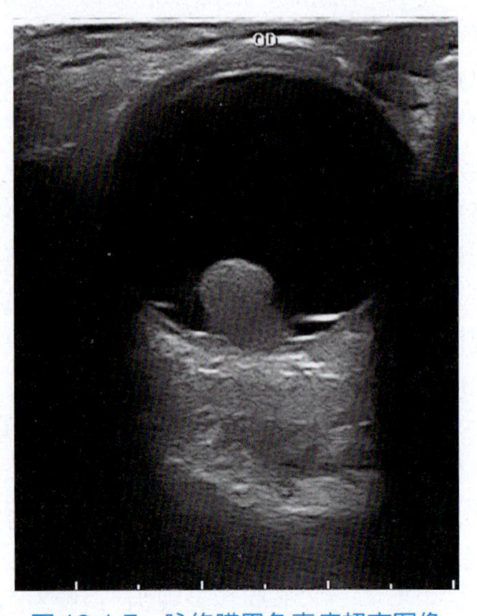

图 19-1-7　脉络膜黑色素瘤超声图像

（1）形状：病变为典型的蘑菇状，即头膨大、中央有缩窄区、基底较宽大。

（2）边界：病变边界清晰，当肿瘤表面有完整的视网膜时病变的边缘光滑。

（3）内回声：病变内回声不均匀，以中低回声为主。声像图前缘回声强，向后回声逐渐减低，接近球壁形成无回声区即所谓“挖空征”。

（4）脉络膜凹：肿瘤所在部位的脉络膜被瘤细胞浸润形成局部脉络膜无回声区，呈盘状凹陷带，一般在病变的基底部可探及此征。

（5）声影：因声衰减显著，肿瘤后眼球壁及球后脂肪回声较低或缺乏回声。

（6）继发改变：玻璃体混浊及继发视网膜脱离为主要继发表现。

（7）肿瘤的内部可探及丰富的血流信号：可以呈树枝状分布在整个瘤体内，血流频谱表现为单纯动脉型血流频谱。

【鉴别诊断】

（1）脉络膜血管瘤：血管瘤呈桔红色圆形实性病变，表面可有色素沉着。但内回声均匀为中等强度，无脉络膜凹陷和声衰减等超声特点。

（2）脉络膜转移癌：为视网膜下结节状扁平隆起，边界欠整齐。内回声缺乏变化，为较均一的低回声，典型的边界特点为其超声诊断的特征之一。

四、病例分析

病例1

【临床资料】

患者，女，42岁。主诉左眼视力突然下降伴有眼前黑影飘动1d。眼科临床检查：右眼视力0.1，加-3D球镜可以矫正到0.8，左眼视力0.01，未矫正。眼内压：右眼11mmHg；左眼<3mmHg。双眼前段检查无阳性发现。散瞳检查：右眼玻璃体内可见条带状混浊物漂浮在玻璃体内，黄斑区萎缩变薄，眼底呈豹纹状。左眼屈光间质欠清晰，无法窥清眼底。

超声检查图像如图19-1-8所示。

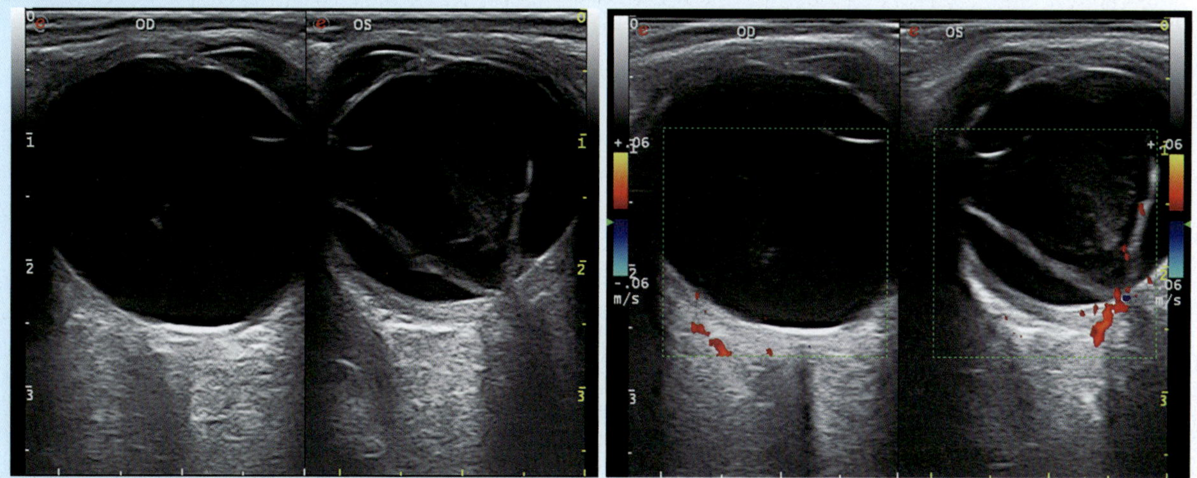

图19-1-8 眼球二维超声检查图像

【超声检查资料】

双眼球轴长：右眼25.6mm，左眼26.0mm（图19-1-8）。

右眼玻璃体内可见不规则形弱条带状回声，不与球壁回声相连，运动实验及后运动实验均阳性。彩色多普勒超声检查玻璃体内未见异常血流信号。

左眼玻璃体内可见大量不规则形点状、条带状弱回声，不与眼球壁回声相连，运动实验和后运动实验均阳性。后极部玻璃体内可探及类"V"形条带状中强回声，分别与视神经和周边球壁回声相连，运动实验阳性，后运动实验阴性。彩色多普勒超声检查在类"V"形带状回声上可见与视网膜中央动脉与静脉相延续的血流信号，频谱为动脉与静脉伴行的血流频谱。玻璃体其他条带状回声上未见异常血流信号。

【提问与思考】

1. 书写本例超声诊断提示。
2. 本病的主要诊断依据有哪些？如何与相关疾病进行鉴别？

【诊断思路分析】

本例患者眼部声像图表现为：双侧眼球均较正常增长，双眼玻璃体内均可见条带状回声。右眼玻璃体内可见类"V"形带状回声且与视盘回声相连，CDFI可见血流信号。余双眼玻璃体内带状声上未见血流信号。

本例患者具有以下特点：①中年女性，有屈光不正的病史，主诉视力突然下降有明显临床症状；②声像图表现为玻璃体内条带状回声，左眼类"V"形带状回声上可见与视网膜中央动脉、静脉相延续的血流信号；③眼科检查左眼屈光间质欠清晰，无法窥清眼底。

本例患者支持视网膜脱离的依据　患者主诉视力突然下降伴有眼前黑影，眼内压较正常及右眼下降均符合视网膜脱离的临床特点；超声检查在后极部玻璃体内探及类"V"形条带状回声，与视盘回声相连，CDFI

其上可见与视网膜中央动脉、静脉相延续的血流信号，且频谱为动脉与静脉伴行的血流频谱，这些都符合视网膜脱离的超声诊断特点。

本例患者的超声诊断结合其临床表现支持视网膜脱离的诊断，双眼玻璃体内条带状回声的超声表现支持玻璃体内机化膜的诊断。

【确诊结果】

术中将玻璃体内机化膜切除后，检眼镜直视下可见后极部视网膜完全分离，裂孔位于两点周边部。诊断为裂孔源性视网膜脱离，经手术治疗后视网膜复位，视力恢复。

病例 2

【临床资料】

患者，男，36 岁。主诉左眼视力下降伴有视物遮挡感 3 个月，进行性加重。眼科临床检查：右眼视力 1.0、左眼 0.1，未矫正。眼内压：双眼前段检查无阳性发现。散瞳检查：右眼屈光间质清晰，视盘、黄斑及血管均无异常发现；左眼屈光间质清晰，视盘颞侧可见视网膜脱离，其下可见表面含色素的实性病变。

超声检查图像如图 19-1-9 所示。

【超声检查资料】

右眼球内未见异常回声，CDFI 未见异常血流信号。

左眼玻璃体内视盘鼻侧可见弧形条带状回声，其下可见半球形实性病变，内回声均匀为中低回声，未见脉络膜凹陷和挖空征。彩色多普勒超声检查在病变内可见血流信号，频谱为低速动脉型血流。

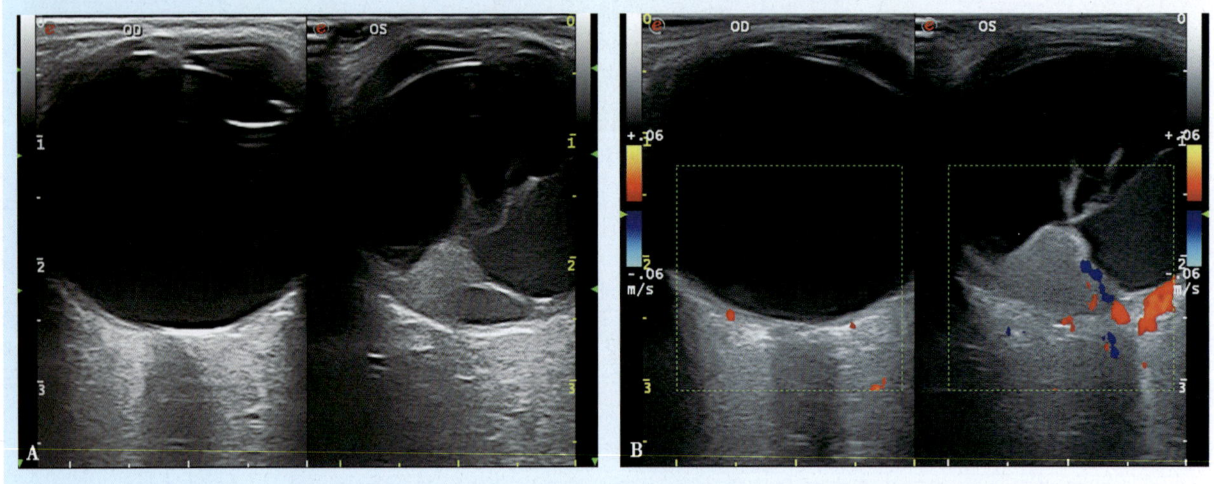

图 19-1-9　超声检查图像

【提问与思考】

1. 书写本例超声诊断提示。

2. 本病的主要诊断依据有哪些？如何与相关疾病进行鉴别？

【诊断思路分析】

本例患者具有以下特点：①青壮年男性，既往无眼部疾病史，主诉视力下降伴有遮挡感；②声像图表现为眼球内半球形实性病变，内回声为均匀的中低回声，未见声衰减和挖空征，彩色多普勒超声检查病变内可见血流信号，为低速动脉型血流频谱；③眼底检查可见视网膜下色素性实性病变。

本例患者的超声诊断为左眼球内实性占位病变，初步考虑为脉络膜黑色素瘤可能性大，脉络膜血管瘤不完全除外。支持脉络膜黑色素瘤的依据：患者超声检查在视盘鼻侧的视网膜下探及半球形实性病变，内为中低回声，CDFI 检查发现病变内可见血流信号；不支持的依据为病变内未见挖空征和声衰减。支持脉络膜血管瘤的依据：患者超声检查在视盘鼻侧的视网膜下探及半球形实性病变，没有挖空征和声衰减；不支持脉络膜血管瘤的依据：病变内为中低回声。因为这两种疾病性质截然不同，为更好地明确诊断，确定治疗方案，建议行超声造影检查以明确诊断。

超声造影检查：病变完全被造影剂填充，时间-强度曲线为快进快出型（图19-1-10）。

所以，本例眼内实性占位患者的超声诊断结合其超声造影，以及临床表现支持脉络膜黑色素瘤的诊断。

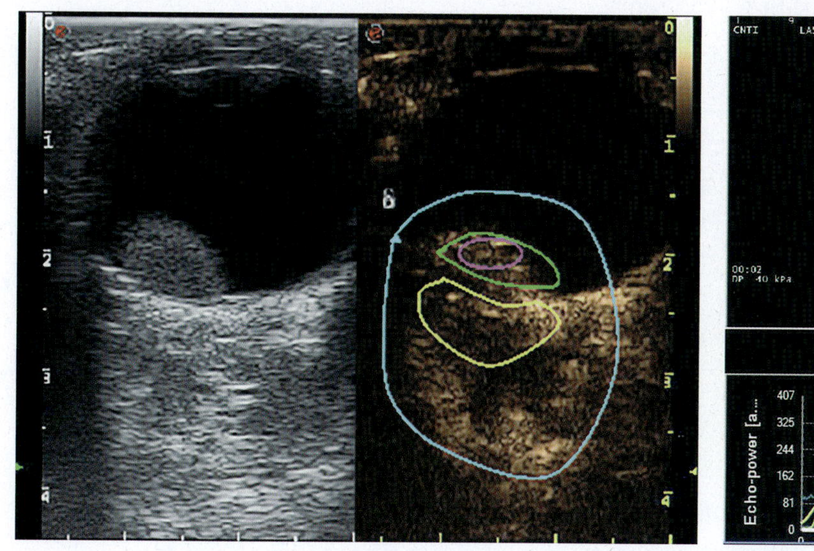

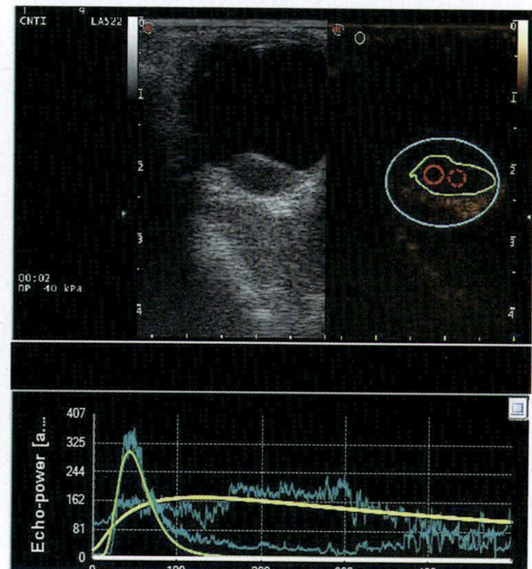

图19-1-10 超声造影检查

病变完全被造影剂填充，时间-强度曲线为快进快出型。

【确诊结果】

本病例病理学诊断为脉络膜黑色素瘤（混合细胞型）。

眼部超声 习题

第二节 涎 腺

一、超声检查技术

（一）患者准备

在涎腺超声检查之前，患者不需要做特殊的准备。

（二）体位

检查腮腺时，患者取平卧位，头部偏向另一侧；检查颌下腺、舌下腺时，头部后仰，抬高下颌。

（三）仪器

常规使用高频线阵探头（8～14MHz）的彩色多普勒超声仪对涎腺进行检查。必要时可采用凸阵探头（3～6MHz）对深部的腺体进行观察。

（四）检查方法

检查腮腺、颌下腺时，对腺体进行纵切、横切及多方位扫查。平行于耳廓纵切腮腺，并取其最大切面，测量上下径（长径）和左右径（厚径）。取腮腺最大横切面，测量前后径（宽径）。平行于下颌骨纵切颌下腺，并取最大纵切面，测量长径和厚径。舌下腺位置深，检查时，声束朝向口底，尽可能多切面扫查。舌下腺长径和厚径不容易被完整地显示，可在最大斜冠状面，测其左右径（宽径）。

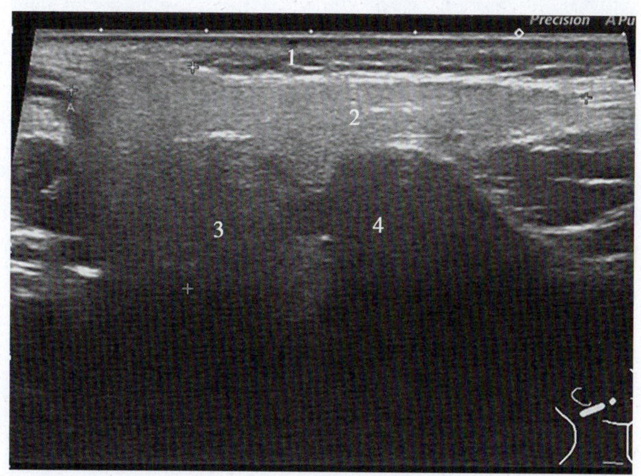

1—皮下脂肪组织；2—腮腺浅叶；3—腮腺深叶；4—下颌骨。

图19-2-1 正常腮腺灰阶图

二、正常超声表现与正常值

1. 腮腺纵切或横切的形态呈倒三角形（图19-2-1），颌下腺纵切呈椭圆形或哑铃形（图19-2-2）。舌下腺呈椭圆形，两侧舌下腺相连时，其形态呈马蹄形（图 19-2-3）。涎腺实质回声均匀，与甲状腺实质的回声相似。涎腺的导管不易显示。大多数腮腺周缘可见到淋巴结，呈椭圆形或圆形低回声。涎腺实质内血流信号呈稀疏点状分布，腺体内动脉血流频谱呈高阻型。

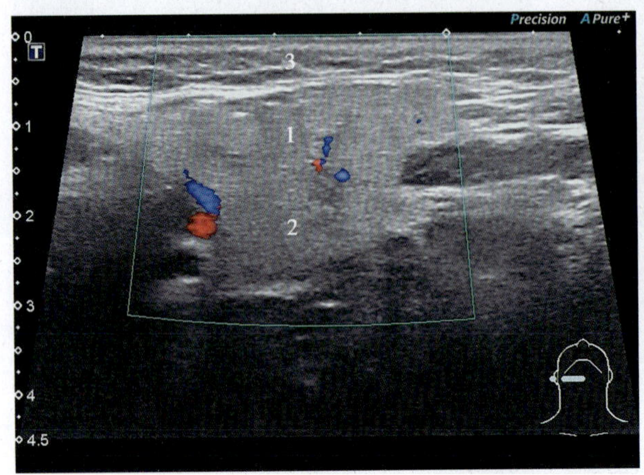

1—颌下腺浅叶；2—颌下腺深叶；3—皮下脂肪组织。

图 19-2-2 正常颌下腺的彩色血流图

腺体内见稀疏分布的点状、条状血流信号。

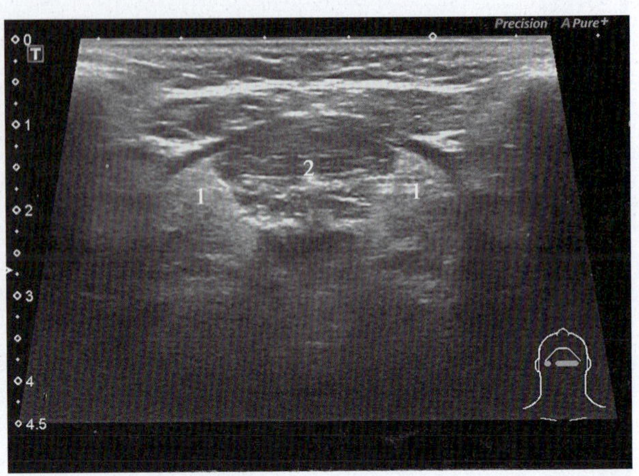

1—舌下腺；2—舌根。

图 19-2-3 正常舌下腺灰阶图

2. 正常参考值：腮腺长径 5～6cm，宽径 4～5cm，厚径 1.5～2cm。颌下腺长径 3～4cm，厚径 1.5～2cm。舌下腺宽径 1.5～2.5cm。

三、常见疾病的超声诊断

（一）涎腺炎症

【诊断要点】

1. 急性细菌性炎症以单侧多见，流行性腮腺炎多为双侧腺体发病，双侧同时发生，或先后发生。

2. 急性炎症，涎腺腺体中度～重度肿大，包膜不清晰，腺体实质回声不均匀，血供丰富。

3. 急性化脓性炎症，腺实质出现含有点状回声漂浮的无回声区，边界不规则，脓腔后方见声增强效应，腔内无血流信号显示（图 19-2-4）。

4. 慢性炎症，涎腺腺体包膜不光滑，腺实质回声呈弥漫性增粗、不均匀，或表现为局灶性不均匀区，边界不清晰，腺体内血流信号轻度～中度增多（图 19-2-5）。

5. 慢性阻塞性炎症，可见到腺导管扩张，内可见到结石的回声。

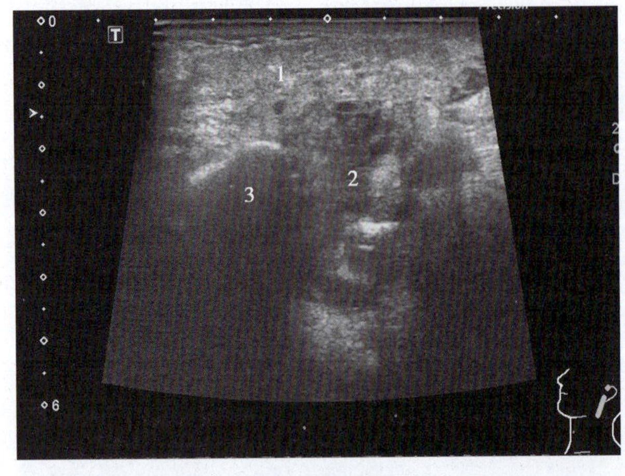

1—腮腺浅叶，回声不均匀；2—腮腺深叶，化脓区；3—下颌骨。

图 19-2-4 急性化脓性腮腺炎灰阶图

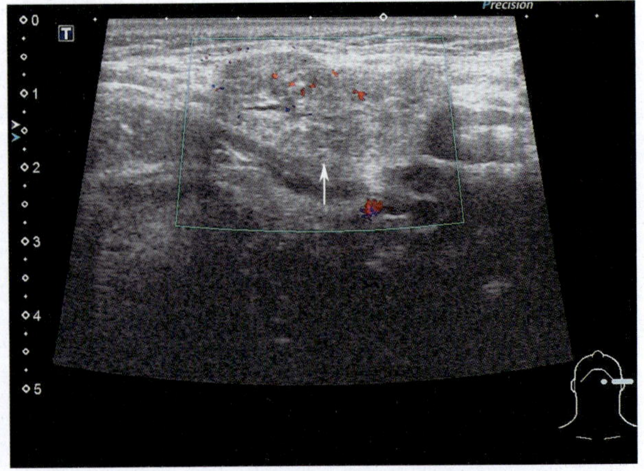

图 19-2-5 慢性颌下腺炎的彩色血流图

颌下腺（箭头示）回声不均匀，内见稀疏分布的点状血流信号。

【鉴别诊断】

1. 急性细菌性腮腺炎　应与流行性腮腺炎相鉴别，流行病学、发病特征及血液检查能够帮助鉴别。

2. 慢性炎症　应与良性淋巴上皮病相鉴别，相关的症状，如眼干、口干、鼻干等有助于鉴别。

3. 慢性局灶性炎症　易与恶性肿瘤相混淆，病史及随访有助于鉴别。必要时，进行穿刺活检。

（二）涎腺结石

【诊断要点】

1. 涎腺结石，以颌下腺多见。

2. 结石大多数为椭圆形，单发或多发。

3. 大多数的结石，表现为强回声团，后方伴声影，近端腺导管扩张（图 19-2-6）。

4. 伴发涎腺慢性炎症。

【鉴别诊断】

涎腺结石应与腺体内钙化灶区别，结石位于腺导管内，伴有导管扩张，结石阻塞时，唾液淤滞，引起局部胀痛，进餐时症状加重。钙化位于腺实质内或导管壁。

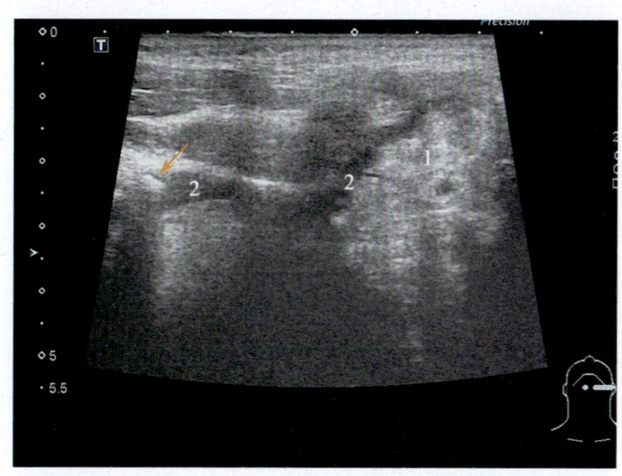

1—颌下腺回声不均匀；2—颌下腺导管扩张，末段结石（箭头示）。

图 19-2-6　颌下腺结节灰阶图

（三）涎腺肥大

【诊断要点】

1. 以中老年人多见，主要发生于腮腺。

2. 一般表现为腮腺双侧、对称性、无痛性肿大，偶伴有颌下腺肿大。

3. 腺体边界清楚，实质回声增强，分布均匀。

4. 腺体内可见少量稀疏、点状血流信号分布。

【鉴别诊断】

涎腺肥大应与涎腺慢性炎症相区别。

（四）涎腺良性淋巴上皮病

【诊断要点】

1. 多见于中老年女性，口干明显，可伴有眼干、鼻干等症状。

2. 双侧腮腺弥漫性肿大，腺体内回声不均匀，可见“网格”样、散在分布的小低回声区（图 19-2-7）。

3. 少数病灶呈局灶性，边界不清晰，回声不均匀。

4. 大多数病灶内血流信号明显增多。

5. 部分病例，颌下腺及舌下腺也可同时受累。

【鉴别诊断】

良性淋巴上皮病应注意与慢性腮腺炎相鉴别，病史、症状等能够帮助鉴别。

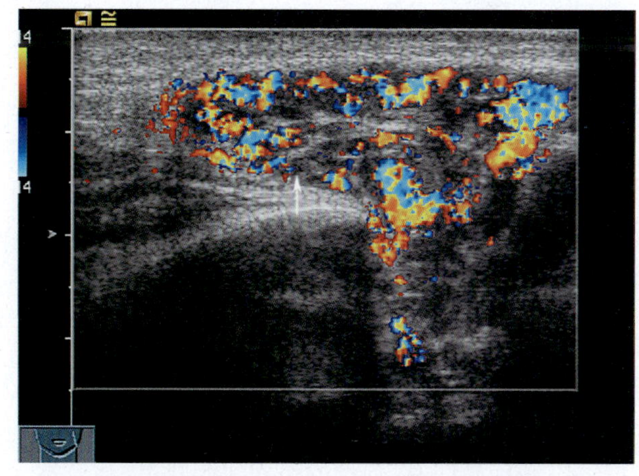

图 19-2-7　腮腺淋巴上皮病彩色血流图

腮腺内可见散在分布的小低回声区（箭头示）及丰富血流信号。

（五）涎腺囊肿

【诊断要点】

1. 涎腺囊肿形态大多数呈圆形，舌下腺囊肿可呈哑铃形。

2. 囊肿边界清楚，囊壁薄，后方伴有声增强效应。

3. 囊内透声好，呈无回声。

4. 伴发感染或出血时，囊内出现细点状或絮状回声。

【鉴别诊断】

涎腺囊肿充满密集细点状回声时，要注意与肿瘤区别。腮腺囊肿要与第一鳃裂囊肿区别，后者可伴有鳃裂瘘；舌下腺囊肿要与口底皮样囊肿区别，后者位于口底。

（六）涎腺多形性腺瘤

【诊断要点】

1. 肿块多为单发，无痛、缓慢生长。

2. 瘤体大多数呈圆形或椭圆形，有的呈分叶状，边界清晰。

3. 瘤内回声呈均质或不均质低回声，可出现无回声区或钙化灶。

4. 大多数瘤体内血流信号较丰富（图 19-2-8）。

【鉴别诊断】

多形性腺瘤要注意与恶性混合瘤、乳头状淋巴囊腺瘤相鉴别。恶性混合瘤，瘤内回声不均匀，伴有钙化点，边界不清楚，有浸润现象。乳头状淋巴囊腺瘤的特点是瘤体呈囊实性，可呈多发性、多个涎腺分布。

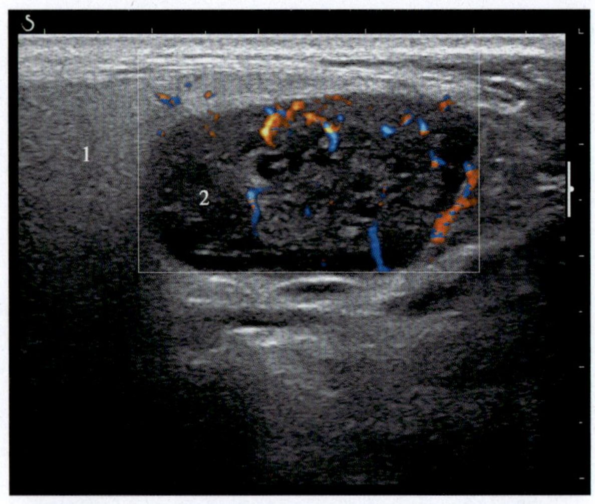

1—腮腺；2—瘤体呈椭圆形，边界清晰，血流信号较丰富。

图 19-2-8　腮腺多形性腺瘤彩色血流图

（七）涎腺乳头状淋巴囊腺瘤

【诊断要点】

1. 以中老年男性多见，肿块多为无痛性缓慢生长。

2. 肿瘤单发或多发，单个腺体或多个腺体分布。

3. 形态多呈圆形或椭圆形，少数呈分叶状，边界清晰。

4. 内部多呈囊实性或分隔多房性，可见乳头样结构，后方可伴有声增强效应。

5. 有的瘤体呈实性低回声。

6. 瘤体实性部分可见到较丰富血流信号（图 19-2-9）。

【鉴别诊断】

要注意与多形性腺瘤相鉴别，乳头状淋巴囊腺瘤好发于腮腺，多发生于腮腺后下极，也可同时见于多个涎腺中，其特点是瘤体呈多发性、囊实性、多个涎腺分布。

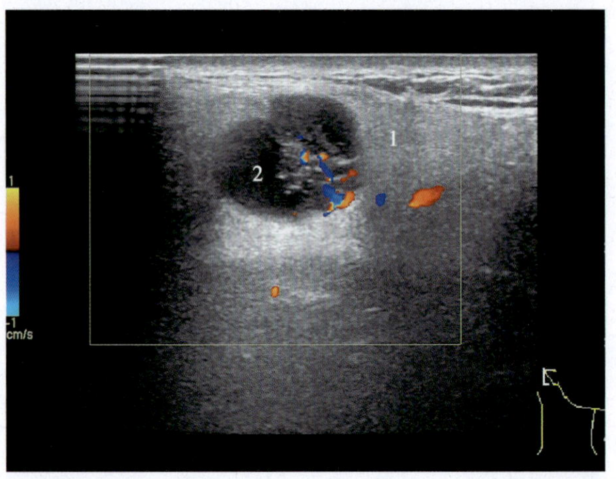

1—腮腺；2—瘤体呈囊实性，边界清晰，后方伴有声增强，实性部分血流信号较丰富。

图 19-2-9　腮腺乳头状囊腺瘤彩色血流图

（八）涎腺恶性肿瘤

【诊断要点】

1. 涎腺恶性肿瘤以单发为主。

2. 形态多呈不规则，无明显包膜，边缘不清晰。

3. 黏液表皮样癌，以不均匀低回声多见，内可含有无回声区，呈囊实性，后方可出现回声增强（图 19-2-10）。

4. 腺样囊性癌，内部为不均匀低回声，后方常伴声衰减。

5. 瘤体内可见到丰富血流信号。

6. 可伴有同侧颈上部淋巴结肿瘤转移。

【鉴别诊断】

涎腺恶性肿瘤中，黏液表皮样癌居首位，好发于腮腺；腺样囊性癌也较多见，好发于颌下腺。可根据其肿块的形态、边界、回声、血供及淋巴结是否肿大等，与良性肿瘤进行鉴别，但低度恶性肿瘤容易与良性肿瘤混淆。

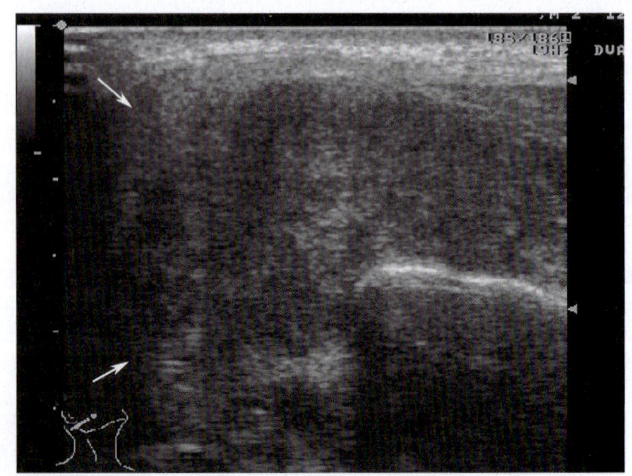

图 19-2-10　腮腺黏液表皮样癌灰阶图

瘤体占据整个腮腺，形态不规则，边缘不清晰（箭头示），内部呈不均匀低回声。

四、病例分析

【临床资料】

患者，女，42岁，1个月前无明显诱因发现右耳垂下后方有一肿物，约拇指大小，无疼痛感，肿物无明显增大。查体：颜面部左右对称，右侧耳垂下后方可触及一肿物，圆形，直径约2.0cm，质中稍硬，界清，无触压痛，活动度好，无波动、搏动感，表面皮肤正常，无破溃、流脓，左侧腮腺区无肿胀，双侧颌下、颏下、颈部未扪及肿大淋巴结。

【超声检查资料】

左侧腮腺边缘见一低回声结节，大小约0.4cm×0.2cm，界清，未见明显血流信号。右侧腮腺内见一低回声结节（图19-2-11、图19-2-12），大小约1.9cm×1.7cm，右侧腮腺边缘另见数个低回声结节，大者约0.6cm×0.4cm，界清，未见明显血流信号。

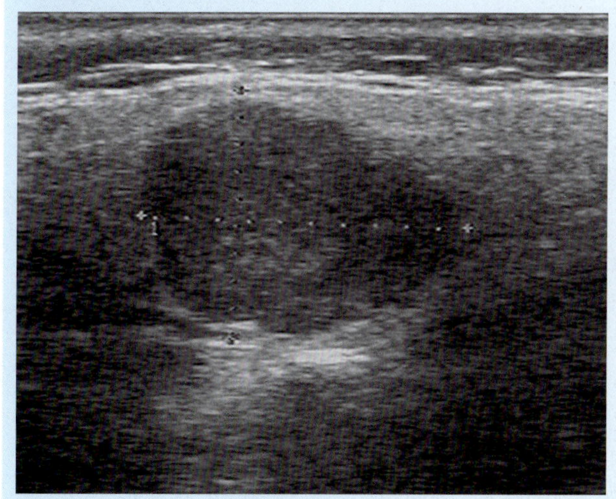

图19-2-11　右腮腺结节灰阶图

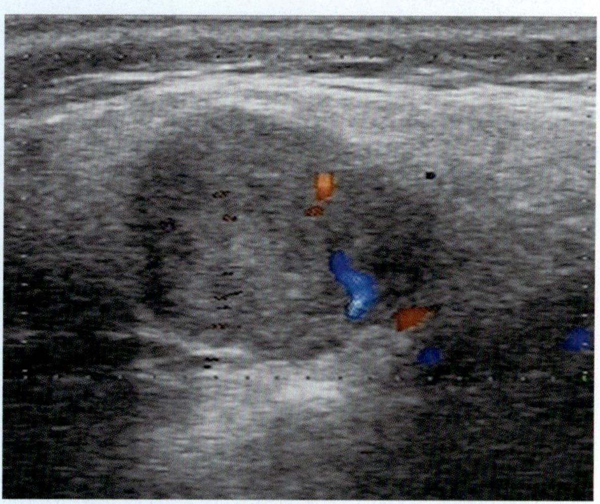

图19-2-12　右腮腺结节彩色血流图

【提问与思考】

1. 分析上述图像描述、病变区声像图表现。
2. 该病灶可能的超声诊断是什么？为什么？
3. 应与哪些疾病鉴别？如何鉴别？

【诊断思路分析】

本例患者腮腺声像图表现如下：双侧腮腺大小正常，右侧腮腺浅叶见一低回声结节，大小约1.9cm×1.7cm，界清，形态较规则，内部回声尚均匀，后方回声增强。CDFI：病灶内部可见少量血流信号。双侧腮腺边缘可见低回声结节，大小约0.4cm×0.2cm（左），0.6cm×0.4cm（右），界清，无血流信号显示。

本例超声诊断可提示：

1. 右侧腮腺低回声结节（多形性腺瘤？）。
2. 双侧腮腺淋巴结肿大。

诊断依据：①中年女性，偶然发现右耳垂下后方一无痛性肿物1个月，无明显增大，无明显临床症状；②查体：右侧耳垂下后方可触及一肿物，圆形，直径约2.0cm，质中稍硬，界清，无触压痛，活动度好，无波动、搏动感；③声像图表现为腮腺无明显肿大，病变位于腮腺浅叶，为单发实性低回声结节，边界清楚，形态较规则，内部回声尚均匀，CDFI病灶内部可见少量血流信号。

本例诊断应与Warthin瘤、恶性混合瘤、腮腺囊肿等鉴别。鉴别如下：

1. Warthin瘤（又称乳头状淋巴囊腺瘤）　男性多于女性，常有消长史，其主要超声特征是肿块内部回声不均，内部多呈囊实性或分隔多房性，可见乳头样结构。另外Warthin瘤可为双侧多发性肿块，而多形性腺瘤常为单侧单发性肿块。

2. 恶性混合瘤 多为良性混合瘤恶变而成。临床提示有长期带瘤史及肿瘤生长突然加快。超声图像中有肿块形态不规则，内部回声不均、增粗且血流信号增多、分布紊乱等特征，而与良性混合瘤不同。

3. 腮腺囊肿 单个囊肿伴出血、感染时，超声所见其囊肿内部呈密集低弱回声，类似实性，此时易与多形性腺瘤混淆。腮腺囊肿生长缓慢，表面光滑，质地较软，触诊时有波动感，穿刺可抽出囊液或皮脂物，近期有感染史、出血史。超声显示肿块内部为较均匀的低弱回声，后壁回声增强，内部无血流信号。

涎腺 习题

【病理结果】

手术切除，病理诊断为右侧腮腺多形性腺瘤。

第三节 甲状腺和甲状旁腺

一、超声检查技术

（一）患者准备

检查前患者无特殊准备。

（二）体位

一般取仰卧位，颈后垫一小枕使头略向后仰，充分暴露颈部。

（三）仪器

一般使用具有高频带线阵探头（5～10MHz）的彩色多普勒超声仪对甲状腺和甲状旁腺进行探测。必要时采用扇型探头结合吞咽动作对锁骨后或胸骨后甲状腺肿或异位甲状旁腺病变进行观察。

（四）检查方法

1. 甲状腺

（1）测量甲状腺大小和体积：沿侧叶纵切扫查，取最大切面测量上下径，横切扫查时取最大横切面测量左右径和前后径；用同样的方法测量峡部各径。必要时，测量甲状腺体积，常用的方法为椭圆体计算法：以椭圆体公式（$V=\pi/6\times$长径$\times$宽径$\times$厚径）计算两侧叶及峡部的体积，然后相加即为甲状腺的总体积。

（2）从上至下、从外向内做一系列横切和纵切扫查，观察甲状腺实质及结节的二维超声表现。结节回声水平分为：极低回声（低于颈前肌）、低回声（高于颈前肌低于甲状腺实质）、等回声（与甲状腺实质回声相当）和高回声（高于甲状腺实质回声）。判断甲状腺实质回声水平，以颌下腺回声作参照。

（3）彩色多普勒血流显像（color Doppler flow imaging，CDFI）检查：观察腺体和结节的血流信号分布和丰富程度，测量结节内动脉血流的峰值流速和阻力指数。必要时，测量甲状腺上、下动脉的内径、峰值流速和阻力指数。

甲状腺超声扫查方法（视频）

2. 甲状旁腺

（1）正常位置甲状旁腺的超声检查方法与甲状腺的基本相似。由于甲状旁腺位置更深，使用的探头频率更低，特别是甲状旁腺明显增大时。

（2）甲状旁腺异位常见于甲状腺内、颈动脉鞘内、食管后和胸骨上窝，应仔细扫查。

（3）嘱患者做吞咽动作，使病灶提升，同时采用扇形探头（扫查方向朝向足侧）在胸骨上窝和锁骨上方进行探测，有可能发现异位于锁骨或胸骨后方的病灶。

二、正常超声表现与正常值

（一）甲状腺

1. 正常甲状腺左右侧叶上下径 4～6cm，左右径 1.5～2cm；峡部前后径 0.2～0.4cm。正常甲状腺大小存在较大个体差异，但侧叶前后径的个体差异相对较小，若侧叶前后径大于 2cm，可诊断甲状腺肿大。

2. 甲状腺被膜为一薄而规整的高回声带，实质为分布均匀的细而密集的中等回声，回声水平明显高于邻近的胸锁乳突肌回声（图 19-3-1）。CDFI 显示腺体内弥漫性分布的点状、条状血流信号（图 19-3-2）。

3. 甲状腺上、下动脉的平均内径约 2mm，为搏动性动脉血流频谱，收缩期峰值流速为 30～50cm/s。甲状腺的三对静脉为连续性低振幅频谱。

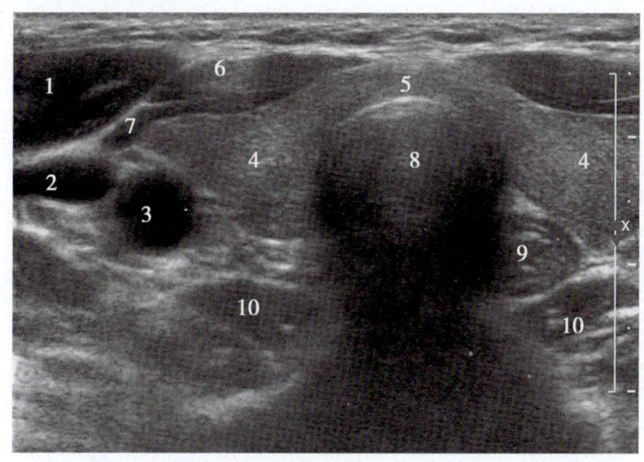

1—胸锁乳突肌；2—颈内静脉；3—颈总动脉；4—甲状腺左、右叶；5—甲状腺峡部；6、7—颈前肌肉；8—气管；9—食管；10—颈长肌。

图 19-3-1　正常甲状腺及其周围关系的灰阶图像

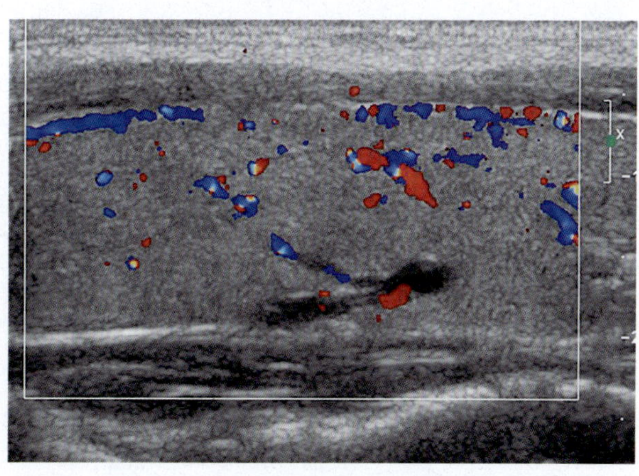

图 19-3-2　正常甲状腺腺体的彩色血流图

内见弥漫性分布的点状、条状血流信号。

（二）甲状旁腺

由于正常甲状旁腺体积过小（平均大小 5mm × 3mm × 1mm），且与周围组织不能形成良好的反射界面，超声很难显示。正常甲状旁腺回声与甲状腺相近或略高，多为边界清楚的卵圆形或圆形的均匀偏高回声，内部一般无明显的血流信号。

三、常见疾病的超声诊断

（一）异位甲状腺

【诊断要点】

（1）超声在可能发生异位的部位探及类甲状腺组织。

（2）正常解剖部位甲状腺缺如或发育不良。

（3）可合并甲状腺功能低下。

【鉴别诊断】

（1）异位甲状腺与肿物的鉴别：前者表现为类似正常解剖部位的甲状腺回声，如边界清晰的均匀等回声，分布规则的血流信号。而后者具有各类新生肿物、炎症等表现。

（2）正常解剖部位甲状腺缺如与颈前肌肉的鉴别：正常解剖部位无甲状腺组织十分少见，可见于甲状腺缺如和异位甲状腺。应慎防将颈前肌肉误诊为甲状腺组织。

（3）甲状腺先天发育不全与后天性甲状腺萎缩的鉴别：后天性甲状腺萎缩常见于桥本甲状腺炎病程后期，表现为腺体回声减低、不均，并可见许多条状高回声；而甲状腺发育不全和异位甲状腺均可出现甲状腺小，但腺体回声常无明显异常。

（二）甲状腺炎症性疾病

亚急性甲状腺炎

【诊断要点】

（1）常见于 20～50 岁的女性患者，常有上呼吸道感染或扁桃腺炎病史。

（2）受累甲状腺局部有肿痛，质坚韧，压痛明显。实验室检查通常先表现为甲状腺功能亢进，之后出现甲状腺功能正常、甲状腺功能减退，最终甲状腺功能恢复正常。血沉可以增快。

（3）双侧或单侧腺体内散在性或融合性低回声，无明显占位效应（图 19-3-3）。声像图表现随病程而变化明显，

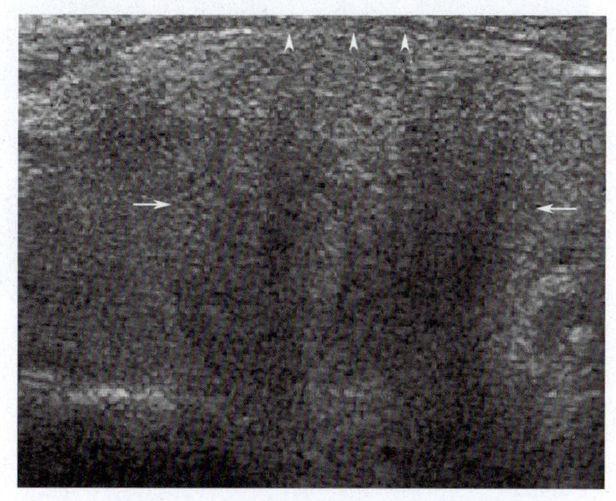

图 19-3-3　亚急性甲状腺炎声像图

大箭头所示为融合性低回声，小箭头所示为甲状腺与颈前肌之间的间隙模糊。

直至最后恢复正常。

【鉴别诊断】

亚急性甲状腺炎主要应与甲状腺癌和局限性桥本甲状腺炎相鉴别（表 19-3-1）。

表 19-3-1 亚急性甲状腺炎、甲状腺癌与局限性桥本甲状腺炎的超声鉴别诊断要点

鉴别点	甲状腺癌	局限性桥本甲状腺炎	亚急性甲状腺炎
数量	单发多见	单发多见	多发多见，分布于双侧叶
占位效应	有	无	无
内部回声	实性不均质低回声	散在条状高回声	可见正常腺体组织
钙化	微小钙化	无	无
晕环	常无	常无	无
环绕血管	<1/2 圈	常无	常无
内部血流	血供丰富，分布不规则，无正常穿行血管	血供丰富，正常穿行血管	血供随病程有变化，正常穿行血管
局部疼痛	常无	无	发病初期常有
颈部淋巴结转移	可伴有	无	无

桥本甲状腺炎

【诊断要点】

（1）常见于 40 岁左右的女性患者，无特殊自觉症状。

（2）触诊甲状腺质地坚韧如橡皮样，血液中甲状腺微粒体抗体和球蛋白抗体的滴度明显升高。

（3）声像图表现为弥漫性回声减低（图 19-3-4），伴许多条状中强回声，或网格样改变（图 19-3-5）。

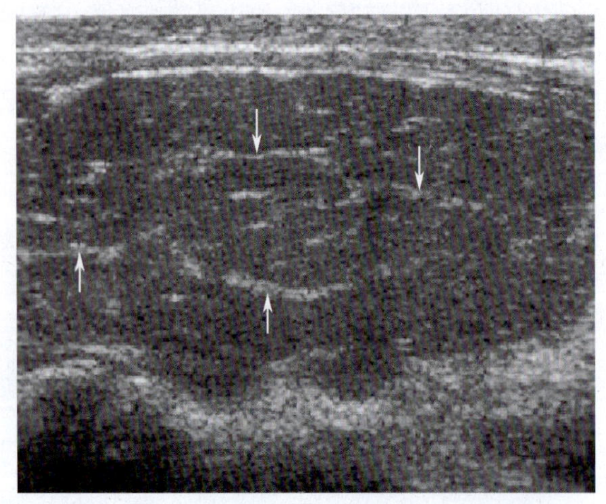

图 19-3-4 桥本甲状腺炎声像图表现（弥漫性回声减低）
左叶腺体弥漫性回声减低，内见许多条状中强回声（箭头所示）。

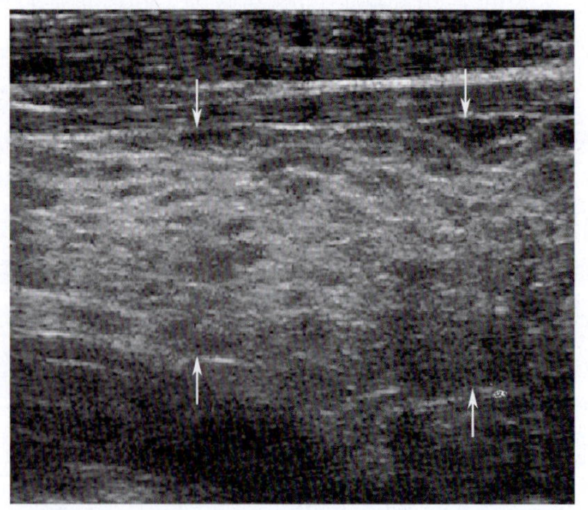

图 19-3-5 桥本甲状腺炎声像图（网格状改变）
左叶腺体内见许多散在分布的细小低回声和许多条状高回声（箭头所示）。

【鉴别诊断】

本病鉴别诊断见本节“亚急性甲状腺炎”。

（三）甲状腺增生性疾病

毒性弥漫性甲状腺肿

【诊断要点】

（1）常见于20～40岁青年女性患者，具有甲状腺功能亢进的临床症状和体征。

（2）触诊甲状腺肿大、质地松软，实验室检查 T_3 和 T_4 升高。

（3）声像图表现为双侧腺体弥漫性回声减低（图19-3-6）及“火海征”或散在性低回声，低回声处血供尤为丰富。

【鉴别诊断】

毒性弥漫性甲状腺肿的弥漫回声减低型需与早期桥本甲状腺炎和单纯性弥漫性甲状腺肿相鉴别（表19-3-2），散在回声减低型需与亚急性甲状腺炎、单纯性结节性甲状腺肿相鉴别（表19-3-3）。桥本甲状腺炎的病程后期或病程较长者，虽也表现为双侧腺体回声弥漫性减低，但腺体萎缩、纤维化改变更明显，血流信号仅轻度或无明显增加，与毒性弥漫性甲状腺肿声像图表现有较大差异，两者较易鉴别。

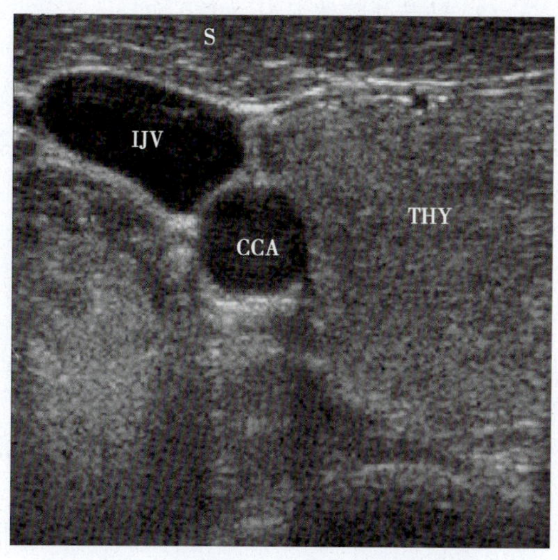

CCA—颈总动脉；IJV—颈内静脉。

图19-3-6　毒性弥漫性甲状腺肿声像图

甲状腺（THY）右叶弥漫性肿大，实质回声减低，仅稍高于同侧胸锁乳突肌（S）回声。

表19-3-2　弥漫回声减低型毒性弥漫性甲状腺肿、早期桥本甲状腺炎与单纯性弥漫性甲状腺肿的超声鉴别要点

鉴别点	毒性弥漫性甲状腺肿	早期桥本甲状腺炎	单纯性弥漫性甲状腺肿
肿大特点	以侧叶长径增大为主	以侧叶前后径和峡部增大为主	以侧叶长径增大为主
腺体回声	弥漫性或散在性回声减低	弥漫性减低伴条状高回声，或网格样改变	正常回声水平，不均
腺体血供	火海征	火海征或中度增加	正常或轻度增加

注：毒性弥漫性甲状腺肿是指表现为弥漫性回声减低者，且未经抗甲状腺功能亢进药物治疗。

表19-3-3　散在回声减低型毒性弥漫性甲状腺肿、亚急性甲状腺炎与单纯性结节性甲状腺肿的超声鉴别要点

鉴别点	毒性弥漫性甲状腺肿	亚急性甲状腺炎	单纯性结节性甲状腺肿
病灶回声	类实性低回声，边界模糊	类实性低回声，边界模糊	回声水平不一，边界清晰或模糊
血供	回声减低区尤为明显	病变区无或轻度增加	病变区丰富程度不一
病灶占位效应	无，原有血管穿行	无，原有血管穿行	有，原有血管绕行
探头挤压后	回声减低区缩小	病变区无明显变化	实性结节无明显变化

注：毒性弥漫性甲状腺肿是指表现为散在、局灶回声减低者，且未经抗甲状腺功能亢进药物治疗。

单纯性弥漫性甲状腺肿

【诊断要点】

（1）患者无明显自觉症状，甲状腺功能正常。

（2）双侧甲状腺弥漫性、对称性肿大，实质回声正常或增粗，伴多发薄壁无回声区。

（3）腺体内血流信号正常或弥漫性轻度增加。

【鉴别诊断】

本病需与毒性弥漫性甲状腺肿和结节性甲状腺肿相鉴别，见表19-3-2。

单纯性结节性甲状腺肿

【诊断要点】

（1）双侧甲状腺不对称性肿大。

（2）腺体内探及多个大小不等的结节，结节声像图表现因病程、继发性改变而表现为复杂多样（图19-3-7）。

（3）结节外腺体组织回声不均。

【鉴别诊断】

本病需与单纯性弥漫性甲状腺肿、毒性弥漫性甲状腺肿和甲状腺肿瘤相鉴别，见本节相应疾病（表19-3-3）。

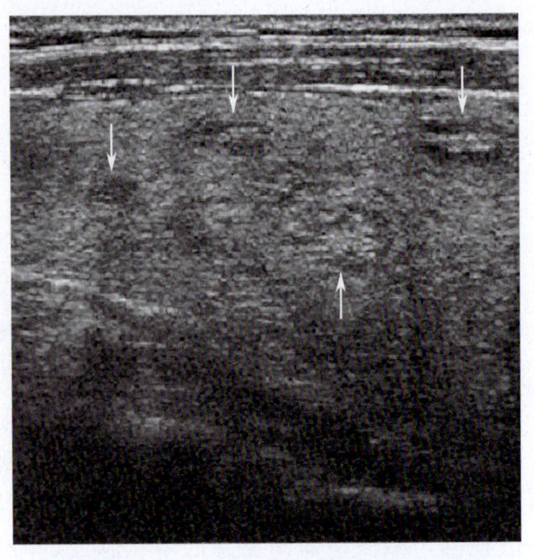

图19-3-7 单纯性结节性甲状腺肿声像图
腺体内可见多个结节（箭头所示）。

（四）甲状腺肿瘤

甲状腺腺瘤

【诊断要点】

（1）多见于中年女性患者。

（2）体检触及质韧、表面光滑及随吞咽活动良好的单发结节。

（3）灰阶超声显示单发、形态规则和边界清晰是本病的主要诊断依据（图19-3-8、图19-3-9）。

（4）CDFI显示周边较为完整的环绕血流信号和内部分布规则血流信号具有一定辅助诊断价值。

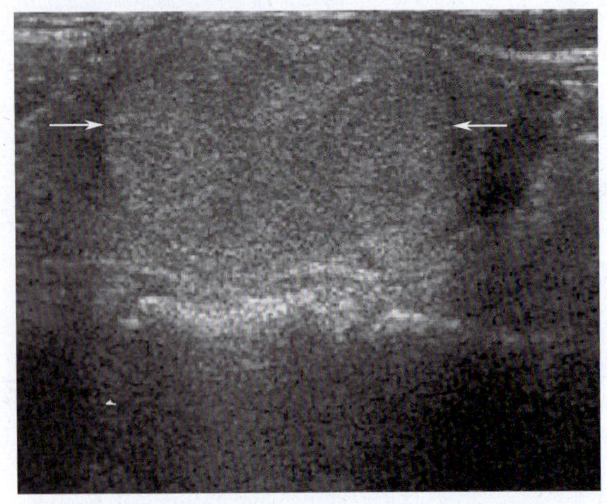

图19-3-8 甲状腺腺瘤声像图
箭头所示腺瘤椭圆形，内部均匀等回声，边界规则、清晰（箭头所示）。

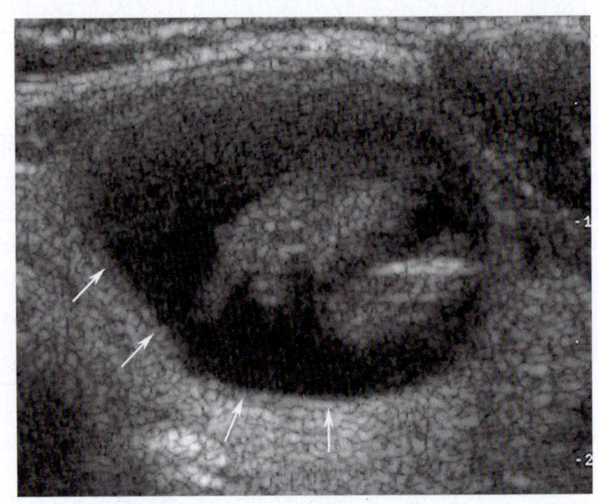

图19-3-9 甲状腺腺瘤囊性变声像图
箭头所示腺瘤包膜为带状高回声，椭圆形，边界清晰、规则（箭头所示），内部大部分囊性变。

【鉴别诊断】

主要应与单纯性结节性甲状腺肿和甲状腺癌相鉴别（表19-3-4）。

甲状腺癌

【诊断要点】

（1）一般恶性超声征象：①实性不均质低回声。小的癌灶回声常低于颈前肌肉回声（图19-3-10），较大的癌灶回声有所增强，但低于正常腺体回声。②较大癌灶常表现为边界模糊，但髓样癌和微小癌（<1.0cm）可表现为边界清晰（图19-3-11）。③形态不规则。较大的恶性肿瘤常出现此征象，而较小者可表现为形态规则。④纵横比大于1。⑤周边不规则晕环。⑥微小钙化（针尖样钙化）。⑦癌灶内部血流信号分布不规则，可见穿支血管，周边环绕血管小于1/2圈。

（2）典型恶性超声征象：①病灶侵犯甲状腺被膜、周围肌肉和脏器，表现为被膜、肌肉群回声中断。②蟹足样改变，未分化癌可出现此征象。③静脉内癌栓。④典型颈部转移性淋巴结。

（3）超声结合核素扫描和降钙素测定，有助于作出更为可靠的诊断。

【鉴别诊断】

甲状腺癌应与单纯性结节性甲状腺肿、腺瘤相鉴别（表19-3-4），有时需与甲状腺炎相鉴别（表19-3-1）。

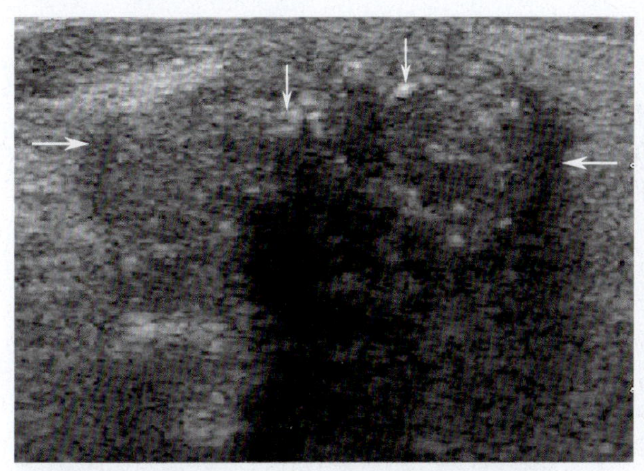

图 19-3-10　甲状腺乳头状癌声像图

大箭头指向癌肿，形态不规则，边界模糊，内见许多细小钙化（小箭头所示）。

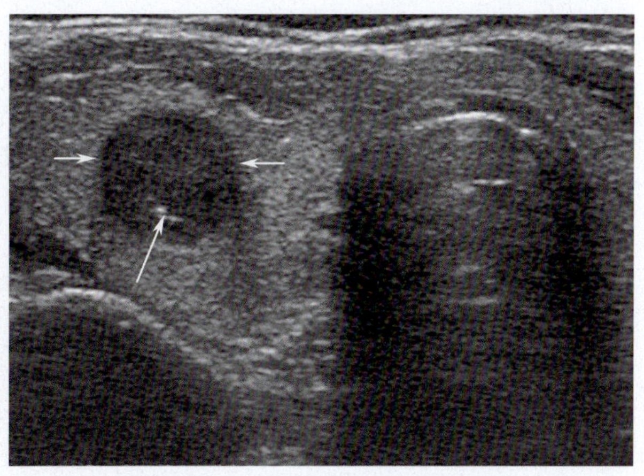

图 19-3-11　甲状腺微小髓样癌声像图

横切面扫查癌肿前后径略大于横径，形态规则，边界清（短箭头所示），内见微小钙化（长箭头所示）。

表 19-3-4　甲状腺癌、甲状腺腺瘤与单纯性结节性甲状腺肿的超声鉴别要点

鉴别点	甲状腺癌	甲状腺腺瘤	单纯性结节性甲状腺肿
数量	单发多见	单发多见	多发多见
形态	不规则	椭圆形或圆形	规则或不规则
边界	模糊，不整	清晰，整齐	清晰或模糊、整齐或不整齐
内部回声	多为实性不均质低回声	均匀，多为等或高回声	回声水平不等
囊性变	少见	常见	常见
晕环	多数无晕环，少数不规则晕环	常有规则晕环	有或无
环绕血管	无或小于 1/2 圈	常有，大于 1/2 圈	有或无
钙化	微小钙化	少见，粗大	常见，弧形、颗粒状
后方回声	衰减或无变化	无变化或增强	无变化、增强或衰减
血供	癌灶血供丰富，分布不规则	实性部分血供丰富，分布尚规则	血供程度不一
颈部淋巴结转移	可伴有	无	无

（五）原发性甲状旁腺功能亢进

甲状旁腺腺瘤

【诊断要点】

（1）肿瘤为椭圆形、三角形或不规则形，其长轴与身体矢状面平行；正常位置位于甲状腺与颈长肌、颈总动脉与气管之间（图 19-3-12）。

（2）肿瘤为均匀低回声，边界清晰规则，可见包膜，少数伴有钙化或囊性变。

（3）肿瘤与甲状腺之间可见甲状腺被膜与腺瘤被膜的双层中强回声带。

（4）CDFI：肿瘤前缘常有明显的血管绕行，内部血供丰富。

【鉴别诊断】

甲状旁腺占位需与甲状腺结节和颈部淋巴结鉴别。甲状旁腺腺瘤需与甲状旁腺增生及甲状旁腺癌鉴别。其中腺瘤常为单发，且一般大于 2cm；而增生常为多发，一般小于 2cm；甲状旁腺癌内部回声常明显不均，有钙化灶，可侵犯邻近解剖结构和转移至颈部淋巴结。

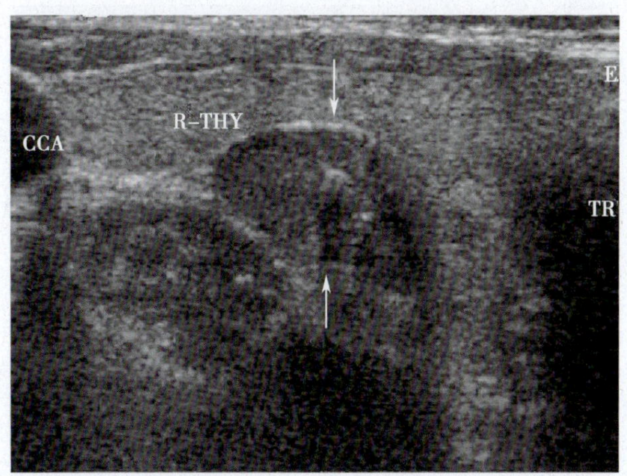

R-THY—右侧甲状腺；TR—气管；CCA—颈总动脉。

图 19-3-12　正常位置的甲状旁腺腺瘤（箭头所示）

甲状旁腺增生

【诊断要点】

(1)可显示数个甲状旁腺不同程度增大，形态呈椭圆形或不规则形，内部回声均匀减低或呈等回声，一般无囊性变或钙化灶(图 19-3-13)。

(2)CDFI：内部血供不如腺瘤丰富。

【鉴别诊断】

见本节“甲状旁腺腺瘤”。

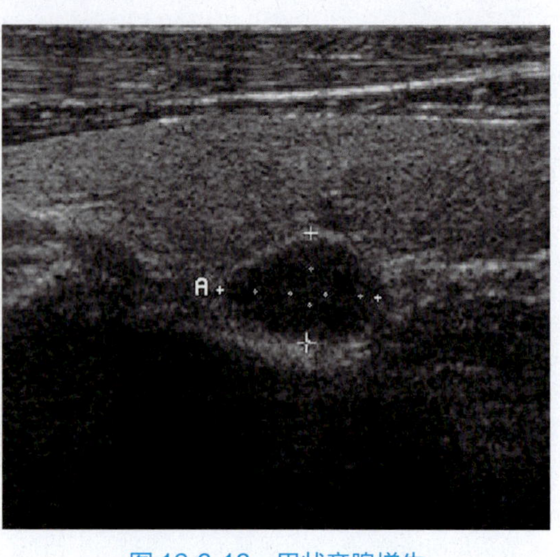

图 19-3-13 甲状旁腺增生

颈部纵切灰阶图像，测量标记之间为增生结节。

甲状旁腺癌

【诊断要点】

(1)肿瘤较大，形态不规则或呈分叶状，内部回声不均匀，可伴有囊性变或钙化灶。

(2)CDFI：癌灶内部及周边血供丰富，分布不规则。

(3)肿瘤可侵犯邻近的解剖结构，可发现同侧颈部淋巴结转移癌。

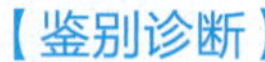

【鉴别诊断】

见本节“甲状旁腺腺瘤”。

四、病例分析

病例 1

【临床资料】

患者，女，50 岁。两年前行超声检查偶然发现甲状腺右叶实性结节，大小 0.7cm×0.5cm。

触诊：颈部无抵抗，气管居中，甲状腺右叶中部触及一枚质地中等结节，表面光滑，随甲状腺同步移动。实验室检查：FT_3、FT_4、T_3、T_4、TSH 正常，TRAb 正常。

术前超声检查图像如图 19-3-14 所示。

【超声检查资料】

甲状腺右叶大小 4.9cm×1.8cm×1.6cm，左叶大小 4.7cm×1.7cm×1.6cm，峡部厚 0.2cm。病灶位于右叶中下 1/3 交界处，大小 1.0cm×0.8cm，声像图如图 19-3-14 所示，余腺体未见异常回声。双侧颈部可见多个淋巴结，右侧最大者为 2.3cm×0.7cm，左侧最大者为 2.1cm×0.6cm，均位于Ⅱ区，中心部为高回声，皮髓质分界清晰，CDFI 显示内部血流信号呈放射状分布。

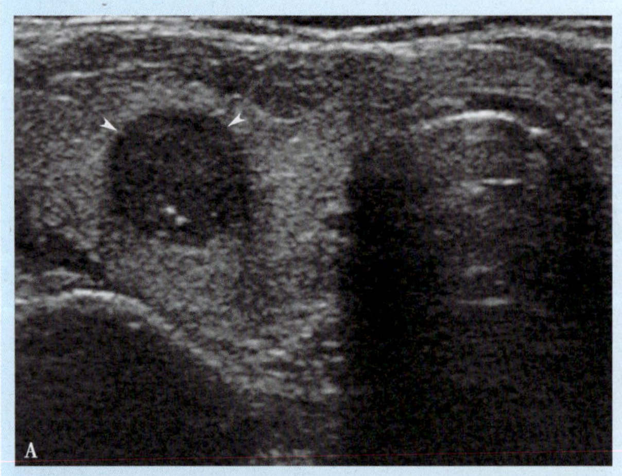

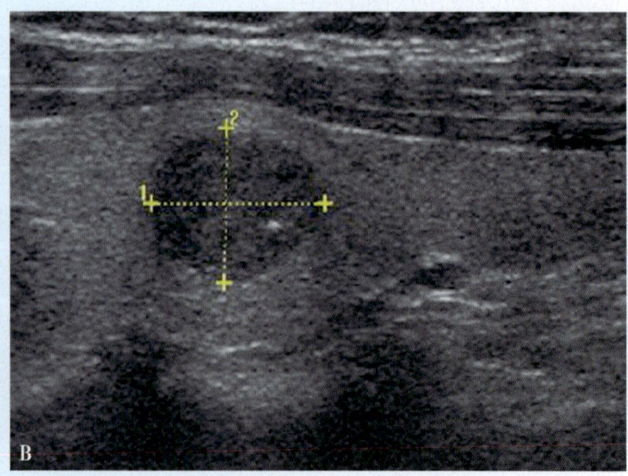

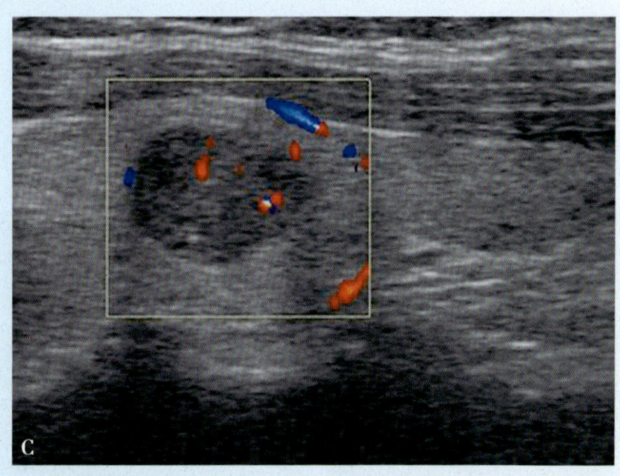

图 19-3-14　术前超声检查

A. 甲状腺右叶横切灰阶图像；B. 甲状腺右叶纵切灰阶图像；C. 甲状腺右叶纵切彩色血流图。

【提问与思考】

1. 看图描述病变区声像图表现。

2. 书写本例超声诊断提示。

3. 本病的主要诊断依据有哪些？如何与相关疾病进行鉴别？

4. 为了明确诊断下一步应做哪些检查？

【诊断思路分析】

本例患者甲状腺声像图表现为：甲状腺双侧叶正常大小，右叶中下 1/3 交界处可见一低回声结节，大小为 1.0cm × 0.8cm，边界清晰，呈类圆形，内部回声均匀，病灶内可见两个点状强回声；CDFI：病灶内部见少许血流信号，分布不规则，周边见少许点状血流信号。双侧颈部未见异常肿大淋巴结。

本例患者具有以下特点：①中年女性，体检偶然发现颈部结节，无明显临床症状；②声像图表现为实性低回声结节，边界清晰，内部回声均匀，可疑微小钙化，内部及周边不规则血流；③超声随访结果显示，病灶生长缓慢；④外科检查：甲状腺右叶中部触及一枚质地中等结节，表面光滑，随甲状腺同步移动；⑤实验室检查：FT_3、FT_4、T_3、T_4、TSH 正常，TRAb 正常。

本例患者支持恶性病变的依据：单发病灶，实性低回声，内部可疑微小钙化，周边无晕环，周边无明显环绕血流，内部血流分布不规则。支持良性病变的依据：形态规则，边界清晰，内部回声均匀，外科检查病灶表面光滑、活动度好。

甲状腺癌的常见超声征象为：实性不均质低回声，内部微小钙化，形态不规则，前后径与横径比值>1，边界模糊，周边不规则晕环，内部不规则血流信号。对照这些恶性超声征象和本病例超声表现，本病例存在良恶性声像图特征重叠的现象，似乎不太支持甲状腺癌的提示。但是甲状腺髓样癌和微小癌（直径<1cm）常表现为边界清晰、形态规则，对这类病变内部超声征象较边界超声征象可能具有更为重要的诊断意义。

因此，尽管本例甲状腺结节边界清晰、形态规则，但由于病灶较小，存在上述支持恶性的超声征象，仍然不能除外恶性病变。为了提供更为丰富的诊断信息或明确诊断，应建议行核素显像和血清降钙素测定。

降钙素存在于 95% 的甲状腺髓样癌细胞中，血浆降钙素水平是诊断甲状腺髓样癌的主要实验室检查手段，它的升高有助于发现小的早期甲状腺髓样癌。有学者认为，降钙素检测较针吸细胞学检查敏感。核素显像可将甲状腺结节区分为热结节和冷结节，有学者认为它对鉴别良恶性的作用有限，应与超声提供的结节囊实性、边界等信息联合应用，认为实性冷结节是恶性指征之一。本例患者术前 1 周核素显像提示为冷结节，而超声显示为实性结节，即该结节为实性冷结节。

【确诊结果】

甲状腺局限性切除术中见病灶包膜完整，大小为 1.0cm × 0.8cm，术中肉眼判断为良性结节而未行术中冰冻病理检查，仅行甲状腺局限性切除。术后病理报告为甲状腺髓样癌，故行第二次手术——甲状腺癌根治术，未见颈部淋巴结转移癌。

病例 2

【临床资料】

患者，男，47 岁。发现甲状腺右叶肿大 1 年，无任何不适。触诊：甲状腺右叶稍饱满。

术前超声检查图像如图 19-3-15 所示。

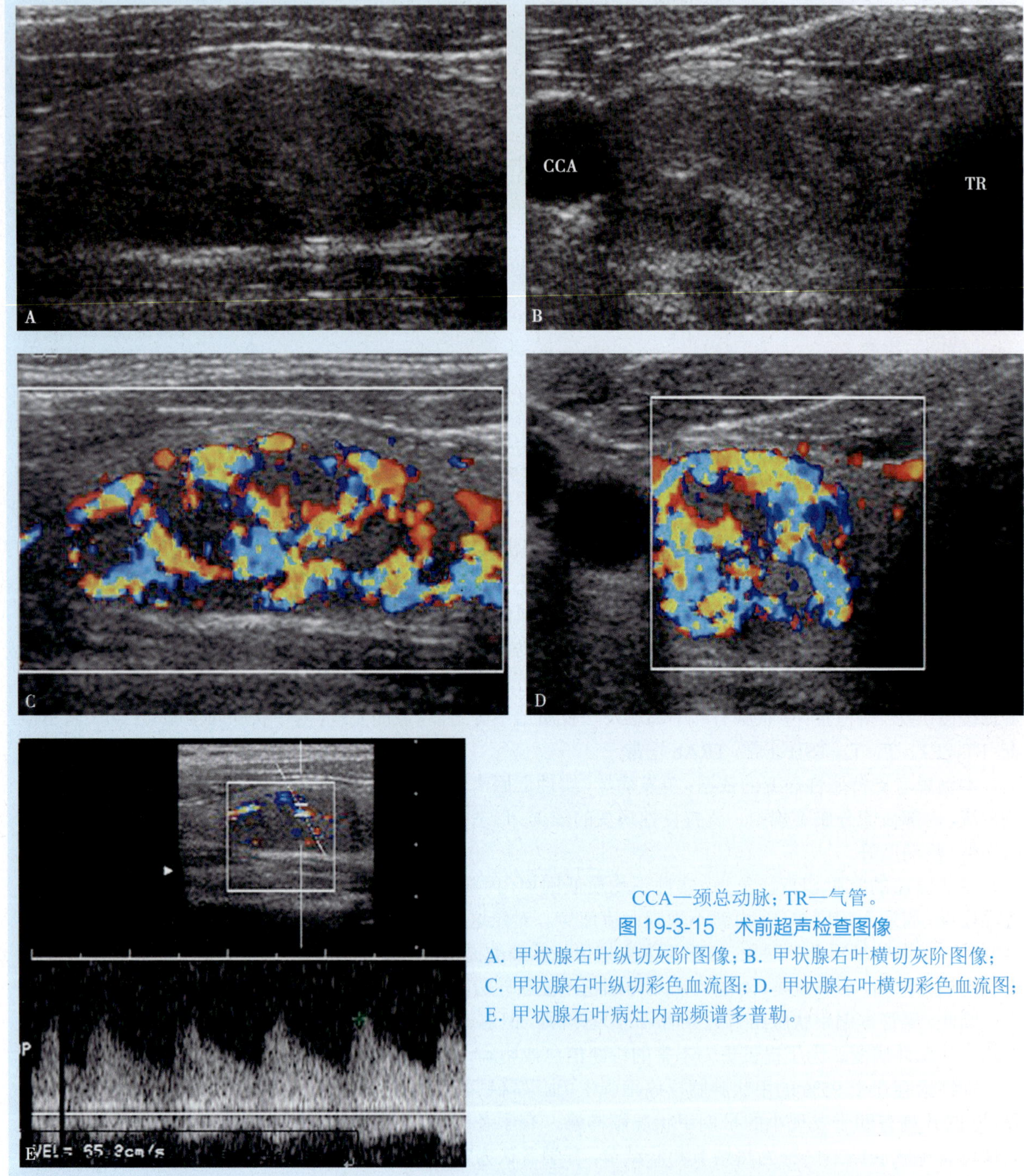

CCA—颈总动脉；TR—气管。

图 19-3-15 术前超声检查图像

A. 甲状腺右叶纵切灰阶图像；B. 甲状腺右叶横切灰阶图像；C. 甲状腺右叶纵切彩色血流图；D. 甲状腺右叶横切彩色血流图；E. 甲状腺右叶病灶内部频谱多普勒。

【超声检查资料】

甲状腺右叶大小为 5.6cm × 1.8cm × 1.4cm，左叶大小为 5.3cm × 1.6cm × 1.3cm，峡部厚 0.3cm。甲状腺右叶声像图表现如图 19-3-15 所示，病灶大小为 4.4cm × 1.5cm × 1.1cm，余腺体回声均匀，未见明确结节。双侧颈部可见多个低回声淋巴结，右侧最大者为 2.3cm × 0.7cm，位于Ⅱ区，左侧最大者为 2.1cm × 0.6cm，位于Ⅲ区，均表现为边界清晰，中心部为高回声，CDFI 显示内部血流信号呈放射状分布。

【提问与思考】

1. 结合上述图像描述甲状腺右叶病灶的声像图表现。

2. 该病灶的超声提示是什么？为什么？

3. 应与哪些疾病鉴别？如何鉴别？

【诊断思路分析】

本例患者甲状腺声像图表现为：①甲状腺右叶稍大于左叶，双侧叶大小较为对称；②右叶内见一梭形低回声，内部回声较均匀，病灶前方的正常腺体很薄；③大部分病灶边界尚清晰，周边无明显晕环，形态不规则，可见分叶；④CDFI：内部血供丰富，分布规则，周边见断续的环绕血流信号；⑤余腺体未见明显异常回声，颈部未见异常肿大淋巴结。

甲状腺右叶病灶可提示为甲状腺右叶实性低回声，建议进一步检查。此患者不应作出甲状腺实性占位或结节的判断，因为占位效应不甚明显，以免误导临床进行不必要的外科手术。只有考虑甲状腺肿瘤、结节性甲状腺肿或具有明显占位效应的病灶时，方可作出甲状腺占位或结节的判断。可考虑进一步行实验室检查，如实验室检查甲状腺微粒体抗体和球蛋白抗体升高，提示局限性慢性淋巴细胞性甲状腺炎可能。核素显像检查仅提示甲状腺摄取功能不良，不能明确提示为慢性淋巴细胞性甲状腺炎。

本例患者主要应与腺瘤和恶性病灶鉴别：该患者病灶占位感不强，主要依据：①病灶侧甲状腺大小无明显大于左叶，超声检查后外科医生触诊甲状腺右叶结节大小明显小于超声测量结节大小；②病灶前方的正常腺体很薄，不太像病灶挤压所致，反映病灶可能是在腺体内蔓延生长所致；③病灶形态为梭形，呈片状；④如果单独考虑病灶本身的灰阶和 CDFI 表现，很像慢性淋巴细胞性甲状腺炎或甲状腺功能亢进等疾病。这些征象都支持炎性疾病。但应与甲状腺淋巴瘤鉴别：病灶局部肿大较为明显，随访发现病灶增大较为迅速或颈部淋巴结有恶性表现，都应考虑甲状腺淋巴瘤可能。

甲状腺腺瘤有明显的占位效应，病灶处腺体局限性增大，多数腺瘤表现为规则的椭圆形或圆形，周边有明显晕环和较完整的环绕血流。本例患者没有这些征象，不首先考虑腺瘤。

【确诊结果】

局限性慢性淋巴细胞性甲状腺炎。

病例 3

【临床资料】

患者，男，54 岁。体检发现甲状腺右叶实性结节，无任何不适。触诊：甲状腺右叶稍饱满。

术前超声检查图像如图 19-3-16 所示。

【超声检查资料】

甲状腺右叶大小为 4.1cm × 2.0cm × 1.5cm，左叶大小为 5.0cm × 1.9cm × 2.0cm，峡部厚 0.3cm。右叶上中部见一大小为 1.6cm × 1.7cm 的病灶，如图 19-3-16 所示，余处腺体回声不均匀，散在小片状低回声，小于 0.5cm，CDFI：血流信号较丰富，未见异常高速血流。双侧颈部见数个低回声淋巴结，右侧较大者位于Ⅰ区，大小为 2.1cm × 0.6cm，皮髓质分界清，皮质增厚，CDFI：门型血流信号，放射状分布。左侧较大者位于Ⅰ区，大小为 3.0cm × 0.9cm，皮髓质分界清，CDFI：未见异常血流信号。

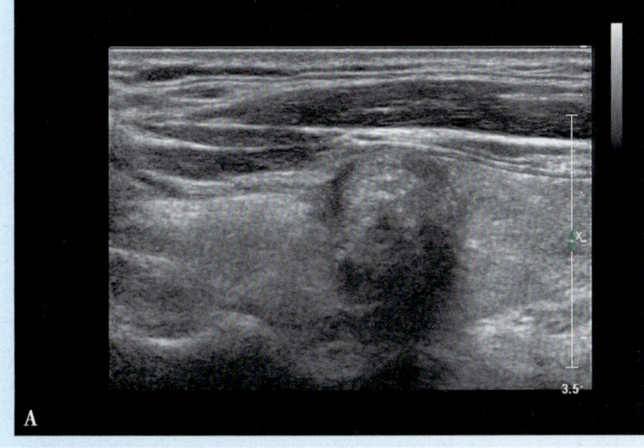

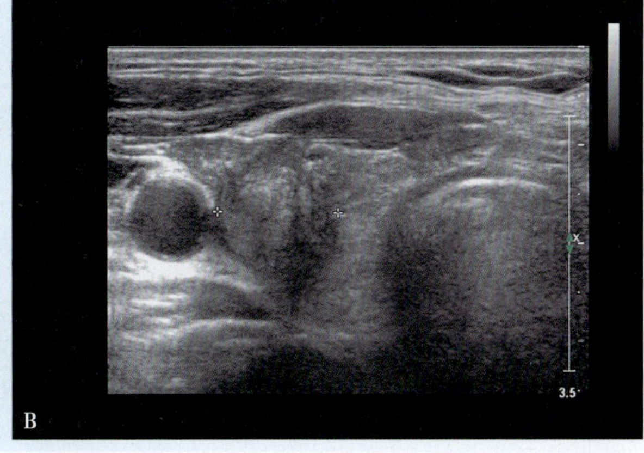

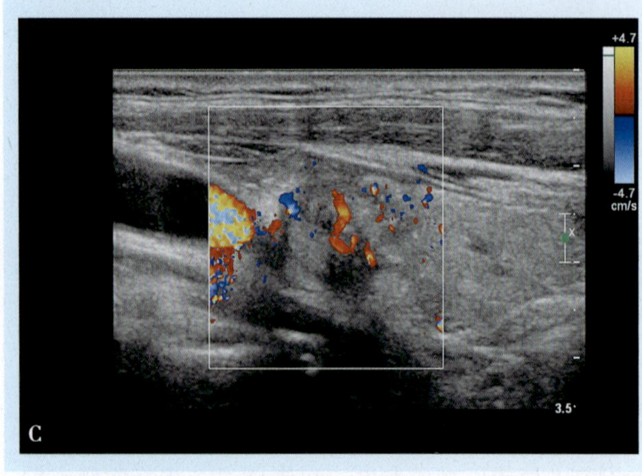

图 19-3-16　术前超声检查图像

A. 甲状腺右叶纵切灰阶超声图像；B. 甲状腺右叶横切灰阶图像；C. 甲状腺右叶纵切彩色血流图

【提问与思考】

1. 结合上述图像描述甲状腺病灶的声像图表现。
2. 该病灶的超声提示是什么？为什么？
3. 应与哪些疾病鉴别？如何鉴别？

【诊断思路分析】

本例患者的声像图表现为：甲状腺右叶上中部低回声结节，形态不规则，边界欠清，纵横比大于 1，内部弥漫分布点状强回声，病灶紧靠前方及外侧被膜，局部甲状腺被膜连续性稍差。CDFI：周边及内部可见条状粗大不规则分布的血流信号。超声提示：甲状腺右叶上中部实性结节并多发微钙化，不除外恶性肿瘤；甲状腺弥漫性病变，考虑慢性炎症；双侧颌下淋巴结可见，皮质增厚，考虑反应性增生可能性大。

本例患者具有以下特点：①中年男性，体检偶然发现单发甲状腺结节，无明显临床症状；②声像图表现为实性低回声结节，边界欠清晰，内部回声不均匀，可见多发微小钙化，内部不规则血流。

本例患者支持恶性肿瘤的依据：单发病灶，实性低回声，内部多发微小钙化，周边无晕环，纵横比大于 1，周边无明显环绕血流，内部血流分布不规则。

本例患者主要应与甲状腺良性结节、即腺瘤和单纯性结节性甲状腺肿相鉴别：多数腺瘤表现为规则的椭圆形或圆形，周边有明显晕环和较完整的环绕血流。本例患者没有这些征象，不首先考虑腺瘤。单纯性结节性甲状腺肿常表现为甲状腺腺体内单个或多个回声不同的结节，边界清晰或模糊，可伴有弧形或颗粒状钙化；结节内亦可因血供不足而发生变性、坏死、出血等病理改变，内部呈现囊性变的无回声区；结节内部血供状态不等，可呈彩球状或无血流信号，但血流信号分布较为规则。

【确诊结果】

行甲状腺全切及双侧颈部淋巴结清扫术。病理显示：甲状腺右叶结节为甲状腺乳头状癌，余甲状腺组织呈慢性淋巴细胞性甲状腺炎。

（李建初）

推荐阅读资料

[1] 吕珂，姜玉新，张缙熙，等. 甲状腺结节的超声诊断研究. 中华超声影像学杂志，2003，12（6）：285-288.

[2] 姜玉新，李建初. 血管和浅表器官彩色多普勒超声诊断图谱. 南昌：江西科学技术出版社，2007.

[3] GHERVAN C.Thyroid and parathyroid ultrasound. Med Ultrason，2011，13（1）：80-84.

[4] KIM D W，PARK J S，IN H S，et al. Ultrasound-based diagnostic classification for solid and partially cystic thyroid nodules. AJNR Am J Neuroradiol，2012，33（6）：1144-1149.

甲状腺和甲状旁腺 习题

第四节　乳　　腺

一、超声检查技术

（一）患者准备

检查前患者无特殊准备。

（二）体位

一般取仰卧位，双手上举，充分暴露乳腺和腋窝、锁骨下区域。

（三）仪器

一般使用具有高频线阵探头（5～15MHz 或更高）的超声仪，探头频率的选择应该根据检查深度决定，仪器具备高分辨力二维超声、彩色超声、多普勒超声；有条件情况下可以包括低机械指数超声造影和弹性超声技术。

（1）二维超声：是超声检查的基础，观察乳腺腺体组织、导管和间质（脂肪）的二维超声表现。以乳腺中脂肪组织回声作为等回声，分别描述乳腺中不同组织的回声强度。

（2）彩色超声检查：在二维超声观察的基础上，叠加彩色超声可以观察组织和病灶内部血管是否存在，血管的走向和分布，利用多普勒超声可测量动脉血流的峰值流速和阻力指数。

（3）超声造影和弹性超声：在二维超声基础上，超声造影可以显示病灶区域的血流灌注和微循环状态，半定量评估病灶区域的血流供应情况。弹性超声可以反映组织的可变形能力，从而反映组织的硬度。

（四）检查方法

1. 乳腺　乳腺检查原则：乳腺超声检查可以采用从上至下、从外向内做一系列横切和纵切扫查或以乳头为中心做环状扫查或由外向中心（乳头）、由中心向外做放射状扫查。

2. 腋窝淋巴结检查　腋窝淋巴结的位置：腋窝淋巴结位于腋窝大血管周围、胸大肌和胸小肌周围，周围有脂肪结缔组织结构，检查方法为将超声探头放置腋窝区域进行连续的横或纵切扫查，观察大血管周围、胸大肌和胸小肌周围以及锁骨下大血管周围淋巴结是否存在和形态。腋窝淋巴结位于腋窝蜂窝脂肪组织中，可分为五群。外侧淋巴结、胸肌淋巴结、肩胛下淋巴结、中央淋巴结和尖淋巴结。注意识别胸小肌，胸小肌是乳腺癌淋巴结转移定位的重要标志，胸小肌位于胸大肌深层，起自第 3～5 肋骨前面，止于肩胛骨喙突。胸小肌外侧的淋巴结是第Ⅰ组，胸小肌深面的淋巴结是第Ⅱ组，胸小肌内侧的淋巴结是第Ⅲ组。

3. 乳腺超声检查的注意事项

①检查时各检查断面相互覆盖，不能有遗漏区域。

②检查速度恒速、匀速滑行。

③探头与皮肤表面尽量垂直，检查时不宜过度加压，以免改变肿块形态、位置等，特别在检查肿块血流时，加压会使小血管难以显示。

二、正常解剖和超声表现

（一）乳腺

正常乳腺位于前胸壁的左右两侧，呈半球形突出，从外向深层分别为皮肤、皮下组织、乳腺腺体组织、乳腺后筋膜和脂肪、胸肌。乳腺实质大约由 15～20 个小叶构成，每个小叶与一条输乳管相通，一个腺叶包含 20～40 个终末导管小叶单位。输乳管直径约为 1～2mm。而位于乳头后方的壶腹部或输乳窦部局限性扩张直径可达 4mm。由末梢导管、腺泡及其周围组织组成的结构称为终末导管小叶单位（terminal ductal lobular units，TDLU），是最基本的组织学单位，也是乳腺肿瘤的好发部位。

正常乳腺厚度和大小个体差异较大。超声图像上正常乳腺结构可分为四层，即皮肤、皮下脂肪层、腺体层及乳腺后间隙脂肪层。Cooper 韧带为穿行于其间的线状高回声，乳腺导管呈纤细单线或双线样的稍高回声。乳腺以脂肪回声为等回声，作为判断乳腺病变的回声强度的参考。女性乳腺腺体厚度和回声强度以及乳腺内脂肪组织的含量个体差异很大，与年龄和是否哺乳有密切关系。高回声结构包括小叶间的结缔组织分隔、乳腺前后筋膜、部分可见的导管壁和皮肤组织；等回声组织主要为脂肪组织、小叶、导管上皮组织（图 19-4-1、图 19-4-2）。

（二）乳腺的血液供应和淋巴引流

乳腺的动脉血供来自于锁骨下动脉分支（内乳动脉），腋动脉分支（胸外侧动脉和肋间动脉）。

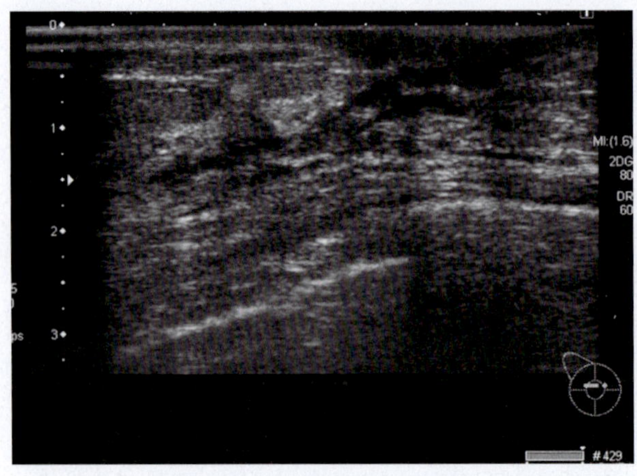

图 19-4-1　正常乳腺二维图像：从上到下依次显示的为皮肤和皮下组织层、腺体组织层和腺体后间隙层

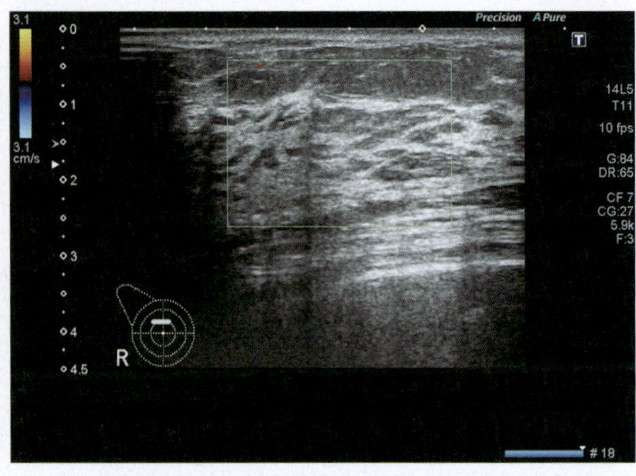

图 19-4-2　正常乳腺腺体的彩色多普勒超声图：显示腺体结构内血流信号不明显

乳腺的淋巴引流途径自腺体深方到局部淋巴结，至少 75% 引流到腋窝淋巴结，其余引流至胸骨旁淋巴结（胸内侧）。前哨淋巴结是接受肿瘤区淋巴引流的第一个淋巴结，该淋巴结是肿瘤淋巴转移的第一站。

三、常见疾病的超声诊断

（一）乳腺增生性病变

乳腺增生性病变是一组以乳腺腺体、末梢导管和间质组织增生或复旧不良而产生的病理变化，为一种病理细胞学诊断。临床命名混乱，包括乳腺小叶增生、乳腺腺病和乳腺纤维囊腺增生等。

【诊断要点】

（1）超声腺体组织层增厚、致密，结构紊乱，或出现局限性增厚。

（2）腺体层内出现多发低回声结节状结构，无回声囊性结构，散在分布。

（3）临床上可表现随月经周期变化的周期性疼痛等主观症状和客观腺体局限增厚。

（4）乳腺增生性病变是一种病理诊断，可以有或无临床表现，但超声图像特征往往不典型或缺乏明显的超声图像特征。

【鉴别诊断】

乳腺增生性病变时由于小叶及其周围组织的不同程度增厚，在腺体组织内形成多个低回声、等回声结节状增厚或团块状结构，但通过探头的转动或移动，超声图像上显示并非所有的切面上均有占位现象，从而可以与占位性病变（纤维腺瘤、乳腺恶性肿瘤）鉴别。囊性增生时腺体层内可以出现多发无回声囊肿样结构。

（二）乳腺炎性疾病

乳腺炎性病变是指由于各种病原体导致的乳腺组织炎性改变，常见的为细菌性炎症，可发生于任何年龄和哺乳期。临床上表现为局部的红肿和疼痛

【诊断要点】

（1）好发于哺乳期或 20～50 岁。

（2）受累乳腺局部有肿痛，质坚韧，压痛明显。

（3）病灶局部明显增厚，呈团块状，内部回声不均匀，病变早期以细胞浸润、水肿为主时，超声表现为病变区域呈低回声团块，内部回声不均匀，缺乏明显边界，后方回声可以增强、不变或轻微衰减（图 19-4-3）；彩色多普勒超声可以显示内部和周边组织中血管扩张，血流阻力降低（图 19-4-4）。后期可能随着组织液化或脓肿的形成可以出现不规则的无回声结构或弱回

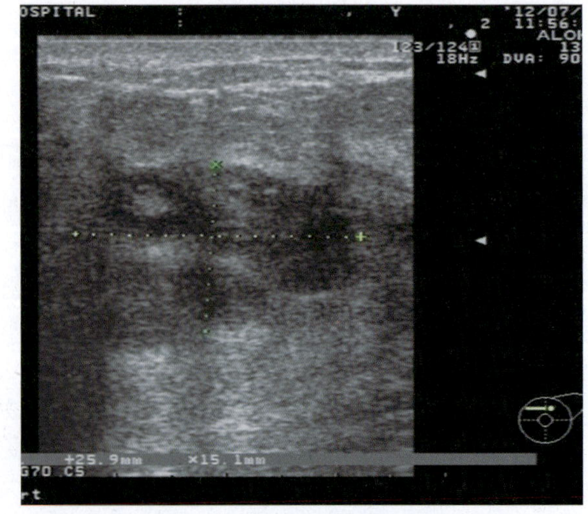

图 19-4-3　乳腺炎性病变

乳腺腺体层团块状低回声结构，边界不清，内部回声不均匀，见不规则带状高回声，后方回声增强伴部分声影。

声结构。

（4）可伴同侧腋窝淋巴结肿大，呈低回声，皮质增厚，淋巴门结构消失（图 19-4-5）。

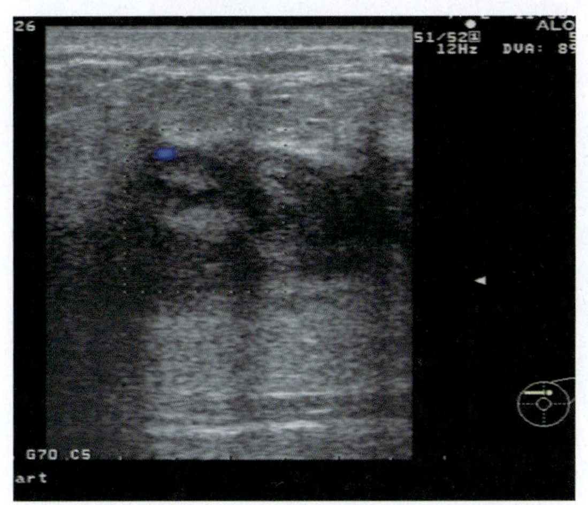

图 19-4-4　乳腺炎性病变

彩色多普勒超声显示病变区域点状血流信号。

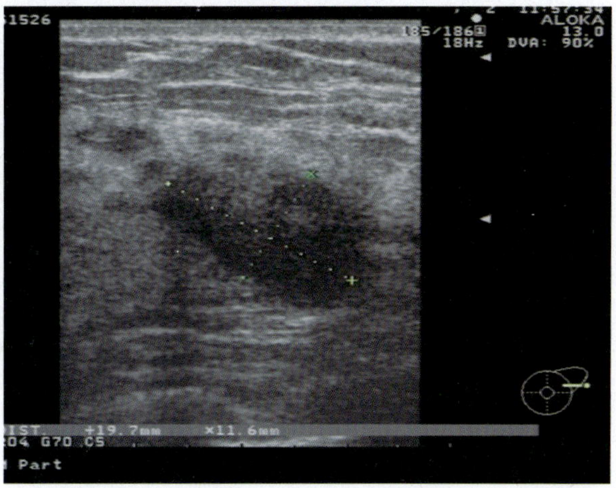

图 19-4-5　乳腺炎性病变

同侧腋窝内探及增大淋巴结，皮质增厚，淋巴门结构不清。

【鉴别诊断】

出现占位性改变时需要与乳腺腺病、纤维腺瘤和乳腺恶性肿瘤鉴别。

（三）乳腺良性肿瘤

乳腺纤维腺瘤

乳腺纤维腺瘤是乳腺最常见的良性肿瘤，属良性间叶和上皮混合性肿瘤。

【诊断要点】

（1）常见于 18～25 岁青年女性患者，月经初潮前甚少见，绝经后妇女少见。

（2）图像特征：乳腺的腺体层内出现球形、椭圆形低回声结节，边缘光整或呈浅分叶状，形态规则，内部回声均匀，后方见回声增强（图 19-4-6），活动度好，生长缓慢，发生在青少年的纤维腺瘤可以生长速度较快，少数病例可以出现粗大强回声钙化伴声影。

（3）彩色多普勒超声显示病灶区域点状散在血流信号，周边条状血流信号或无血流信号存在（图 19-4-7），弹性超声显示病灶硬度类似周围组织或稍硬（图 19-4-8）。

【鉴别诊断】

乳腺纤维腺瘤需要和乳腺局灶性增生（乳腺病结节）、炎性病变、乳腺癌等鉴别。

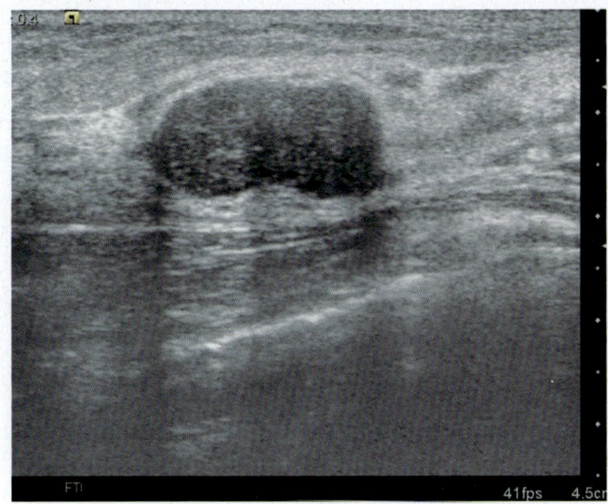

图 19-4-6　乳腺纤维腺瘤

左乳纤维腺瘤：形态规则，边缘光整，回声均匀，后方回声增强。

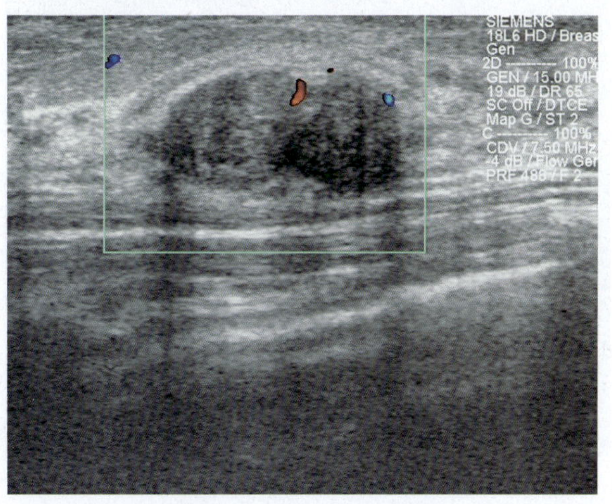

图 19-4-7　乳腺纤维腺瘤

左乳纤维腺瘤：彩色多普勒超声显示病灶内部和周边点状血流信号存在。

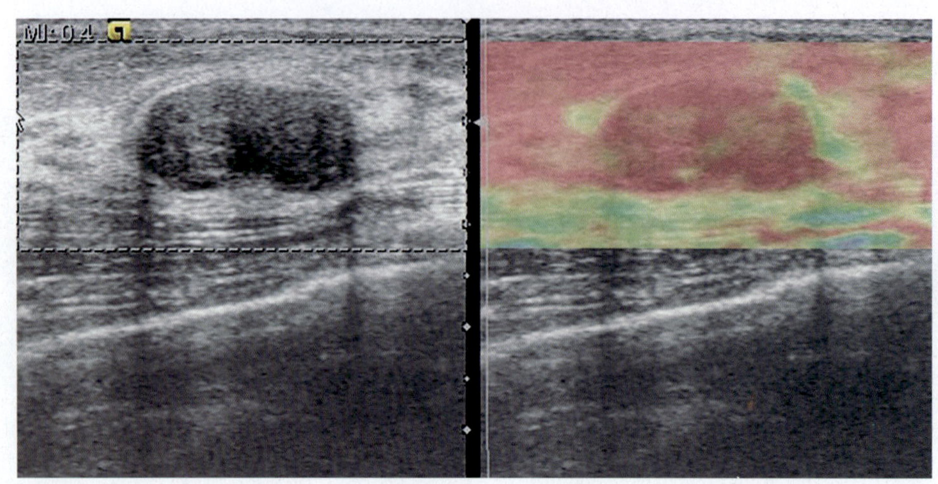

图 19-4-8　乳腺纤维腺瘤

左乳纤维腺瘤：弹性超声显示和周围组织硬度相近。

导管内乳头状瘤

导管内乳头状瘤是发生在乳腺导管上皮的一类病变，分为中央型（大导管内）乳头状瘤和周围型（末梢导管内）乳头状瘤，可单发或多发，有 5%～33% 的癌变率。

【诊断要点】

（1）临床表现：乳头溢液为常见临床症状，可以表现为浆液性或血性溢液。

（2）发病年龄：18～82 岁，以 30～54 岁多见。

（3）超声特征：乳晕下或乳晕周围探及低回声结节，其周围可见导管呈囊状或管状扩张，自乳头向外侧延伸；或表现为囊性无回声区中见不规则的实性低回声结节（图 19-4-9）；扩张的导管追踪扫查见远端导管内有乳头状实性回声，管壁不规则；实质内低回声结节不伴导管扩张。病灶形态较规则，回声均匀，边缘光滑；较大者可呈"菜花"状，内回声不均匀，边缘不光滑。少数患者可有典型临床表现，但超声图像缺乏特征性改变。

（4）彩色多普勒超声显示较大结节内可见少量点棒状血流信号显示（图 19-4-10），频谱多普勒测及动脉频谱，结节较小时血流信号可以显示不清。

（5）腋窝淋巴结呈长椭圆形，淋巴门髓质强回声增宽，皮质变窄或均匀增宽，周边包膜完整。

【鉴别诊断】

本病需与乳腺增生性疾病、纤维腺瘤、乳腺癌等鉴别。

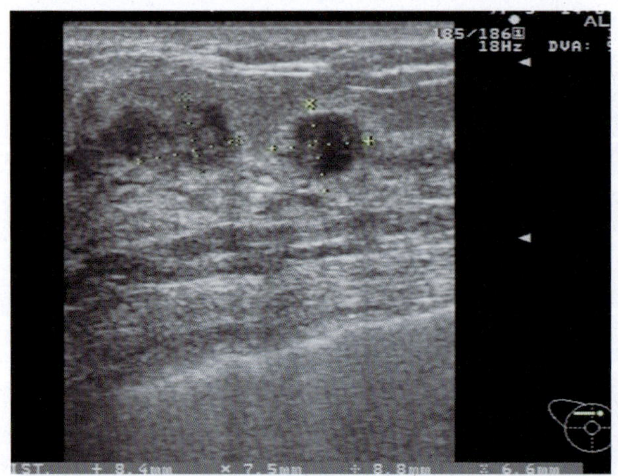

图 19-4-9　乳腺导管内乳头状瘤

右乳头周围见多个低回声结节，形态欠规则，边界尚清，边缘光整，内部回声均匀，后方回声无改变，周围未见明显扩张的导管。

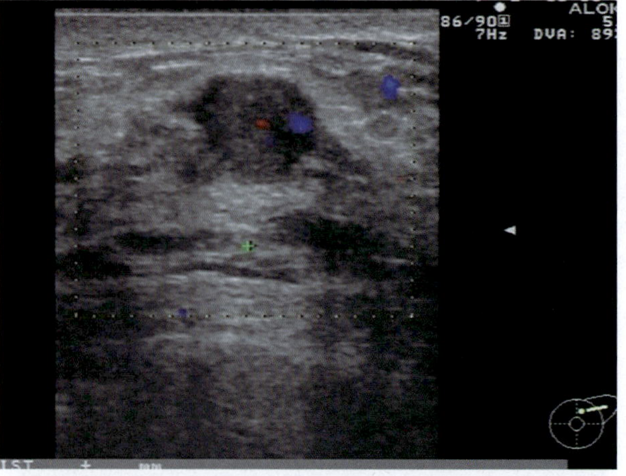

图 19-4-10　乳腺导管内乳头状瘤

左乳头内见低回声结节，形态欠规则，边界尚清，边缘成角，内部回声均匀，后方回声增强，周围见扩张导管，彩色多普勒超声显示病灶边缘点状血流信号。

乳腺分叶状肿瘤

乳腺分叶状肿瘤是一种少见的乳腺肿瘤，大部分为良性，大约16%有恶性成分存在。

【诊断要点】

（1）发病率：较为少见，是乳腺良性肿瘤的一种，16%可有恶性成分。占乳腺肿瘤的0.3%，是乳腺间质肿瘤的常见类型。

（2）年龄：好发于40岁左右女性，平均发病年龄晚于纤维腺瘤15～20年。

（3）病理：镜下见由良性的上皮成分和丰富的纤维样间质细胞组成。间质成分一般表现为不同分化程度的纤维组织细胞瘤、脂肪肉瘤、软骨肉瘤、骨肉瘤、横纹肌肉瘤、血管外皮瘤、恶性纤维组织细胞瘤等，生长快速，大小一般在50mm左右，包括良性和恶性成分。穿刺可能造成过高或过低诊断。

（4）临床：质地中、活动、边界清的占位，生长较快，极少数可有恶性表现和皮肤改变。

（5）超声表现：形态呈卵圆形、边界清晰（图19-4-11），肿块较大时，超声探头往往难以显示全貌。内部常有囊性无回声部分，实质性部分回声均匀或轻微不均匀，如果出现明显不均匀，应该留意恶性可能。内部可出现高回声分隔，并显示血管的存在（图19-4-12）。

【鉴别诊断】

本病需与乳腺纤维腺瘤、乳腺增生和恶性肿瘤鉴别。

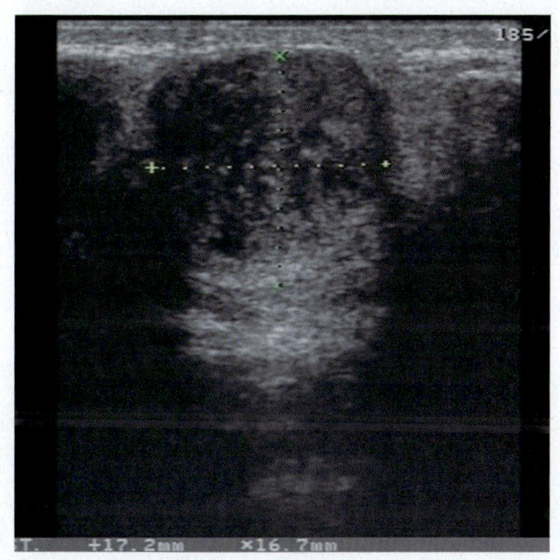

图19-4-11　乳腺分叶状肿瘤
右乳下方见低回声结节，形态尚规则，边界欠清，边缘呈浅分叶，内部回声不均，后方回声增强。

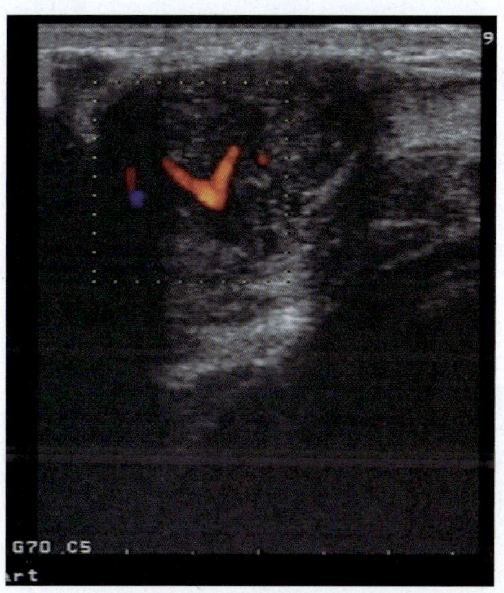

图19-4-12　乳腺分叶状肿瘤
右乳下方见低回声结节，内见条状血流信号，病理提示右乳分叶状腺瘤（交界性）。

（四）乳腺恶性肿瘤

乳腺癌已经成为世界上主要国家女性的第一大恶性肿瘤，在我国城市中乳腺癌的发病率呈逐年上升趋势，发病率从1978年的30/10万到2004年的（70～80）/10万，上升速度之快位居所有恶性肿瘤之首。在许多大城市，乳腺癌已上升为女性恶性肿瘤的第一位，成为妇女健康的头号威胁。来源于乳腺导管和小叶上皮的恶性肿瘤是最常见的乳腺恶性肿瘤，少见的包括髓样癌、黏液癌、淋巴瘤等。

乳腺导管腺癌

【诊断要点】

（1）最常见的乳腺癌类型之一，分为导管内原位癌和浸润性导管癌。导管内原位癌是浸润性导管癌的前期，发生率占新发病例的20%～30%，大约80%原位癌的常见表现是非肿块性的簇状钙化，故超声对原位癌的诊断价值不如钼靶，仅仅上部分有软组织块存在的病例超声可以发现（图19-4-13、图19-4-14）。浸润性导管癌多见于中年女性，40～45岁和60～65岁是高发年龄段。

（2）早期可缺乏临床表现，常见临床表现为乳头溢血和发现肿块。

（3）超声表现：乳腺内低回声结节，边界尚清，边缘呈分叶状、毛刺状等，内部回声不均匀，可见簇状强回声点，少数可出现无回声区域，周边见不规则和厚度不均匀的等或高回声晕，后方声衰减（图 19-4-15、图 19-4-16），腋窝可见肿大淋巴结。

(4) 彩色超声显示病灶周边血流信号丰富，内部见条状穿枝血流信号。

【鉴别诊断】

主要应与乳腺小叶癌、乳腺增生、炎性病变等鉴别。

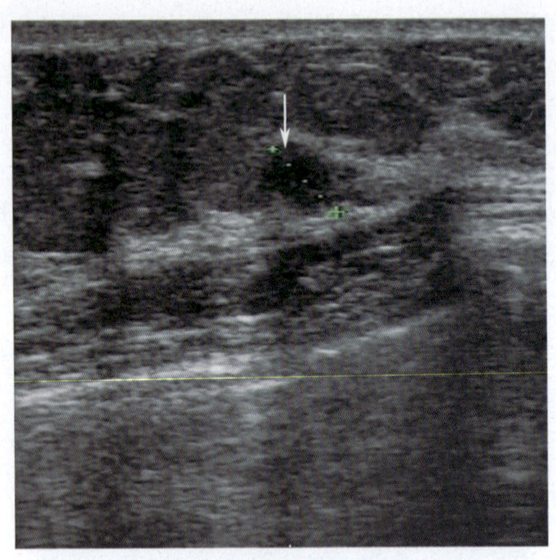

图 19-4-13 左乳下方导管内原位癌

箭头所示左乳下方腺体内见低回声结节，边界尚清，边缘欠光整，内部回声均匀，周边见高回声晕，后方回声稍增强，彩色超声显示血流信号不明显。

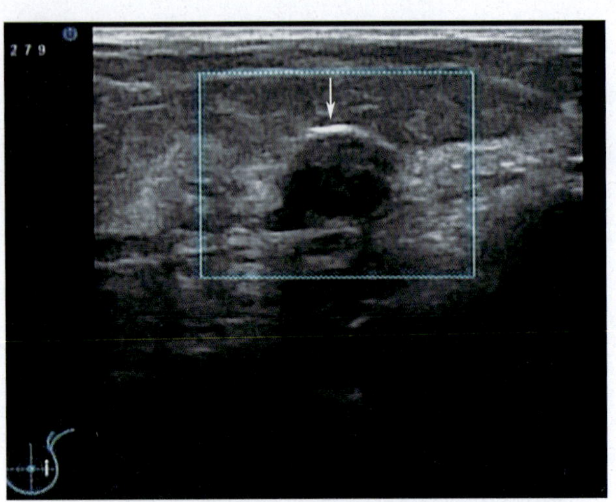

图 19-4-14 左乳外侧导管内原位癌

箭头所示左乳外侧腺体内见低回声结节，边界尚清，边缘见分叶，内部回声均匀，后方回声衰减，彩色多普勒超声显示血流信号不明显。

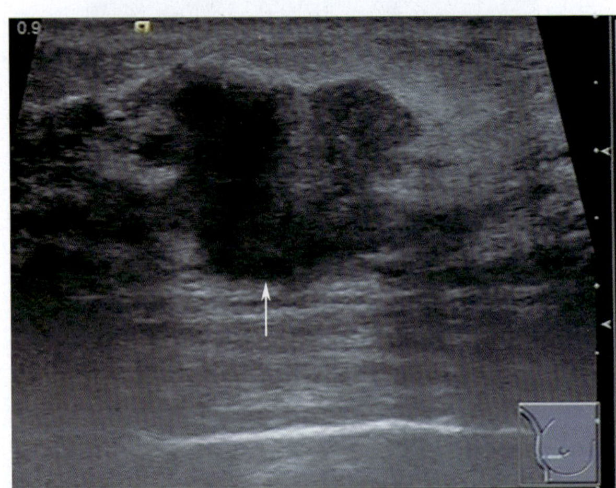

图 19-4-15 右乳外下浸润性导管癌

箭头所示右乳外下方腺体内见低回声，边界尚清，边缘呈分叶状，内部回声欠均匀，部分周边见高回声晕，后方回声稍增强。

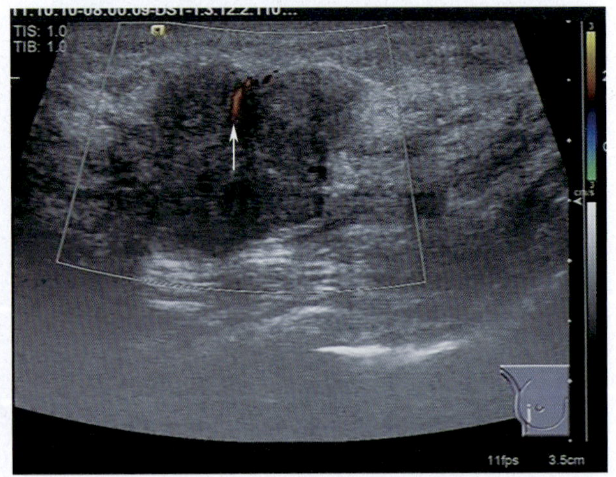

图 19-4-16 右乳外下浸润性导管癌

右乳外下方腺体内实质性占位，彩色多普勒超声显示内部见条状血流信号（箭头所示），RI: 0.87。

乳腺小叶癌

【诊断要点】

(1) 发生率仅次于导管癌，可分为原位癌和浸润性小叶癌。

(2) 小叶原位癌好发于生育年龄女性，发病隐匿，缺乏临床表现和影像学（包括超声）特征，早期诊断率非常低。

(3) 多灶性和双侧性较多见。

(4) 超声特征：类似浸润性导管癌表现，呈现为低回声，边缘分叶状或毛刺状，内部回声不均匀，点状强回声较为少见。腋窝可见肿大淋巴结（图 19-4-17）。

(5) 彩色多普勒超声可以见到周边和内部条状血流信号（图 19-4-18）。

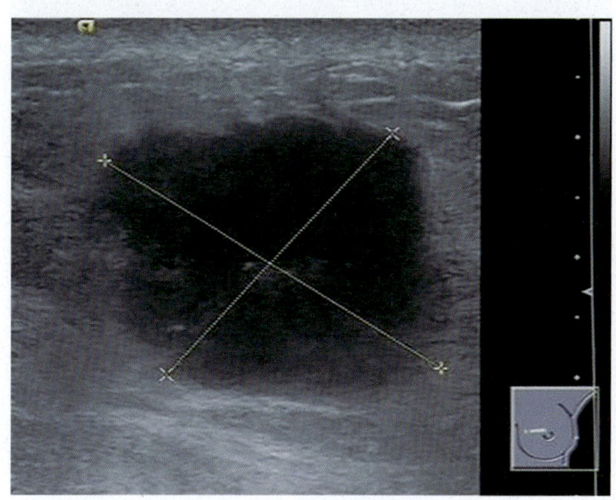

图 19-4-17　左乳浸润性小叶癌

左乳头内上见低回声结节，形态欠规则，边界欠清，边缘呈浅分叶，内部回声不均，后方回声稍增强。

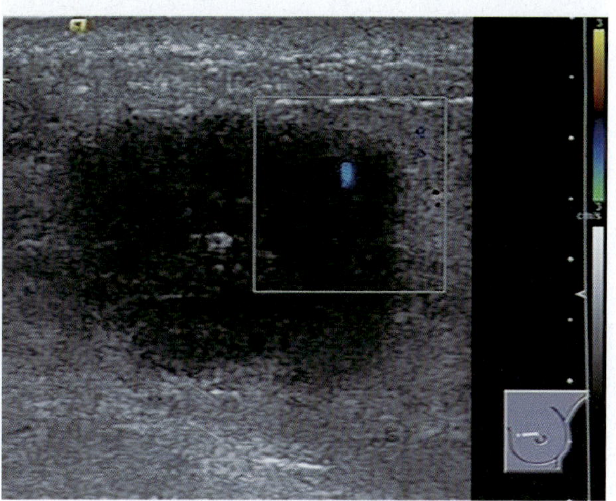

图 19-4-18　左乳浸润性小叶癌

彩色多普勒超声局部条状血流信号。

【鉴别诊断】

主要应与乳腺导管癌、乳腺增生、炎性病变等鉴别（表 19-4-1）。

表 19-4-1　乳腺良恶性肿瘤的超声鉴别要点

鉴别点	良性	恶性
形状	椭圆形	球状、不规则形
边界	清	清，不清
边缘	光整	不光整
内部回声	低回声	强弱不均
后方回声	增强或不变化	衰减
恶晕征	无	可见
钙化	无或少见或粗大	多见，细小
血流	稀少	丰富
淋巴结转移	无、有（正常）	有
周围组织变化	无变化	扭曲、水肿等

腋窝转移淋巴结

【诊断要点】

(1) 腋窝内探及淋巴结，形态饱满，皮质部分增厚（均匀性或不均匀性），淋巴门缩小或消失（图 19-4-19）。

(2) 皮质回声不均匀，可以出现液化无回声区域。

(3) 彩色多普勒超声显示周边和内部见多个条状血流信号（图 19-4-20），呈周围型分布和混合型分布。

【鉴别诊断】

需要与腋窝反应性增生淋巴结和炎性淋巴结鉴别。

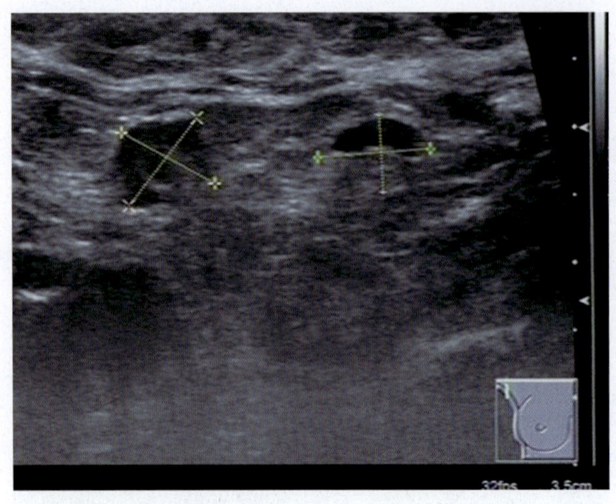

图 19-4-19 右乳浸润性导管癌，超声显示右侧腋窝探及淋巴结，皮质呈低回声不均匀增厚，淋巴门结构缩小。

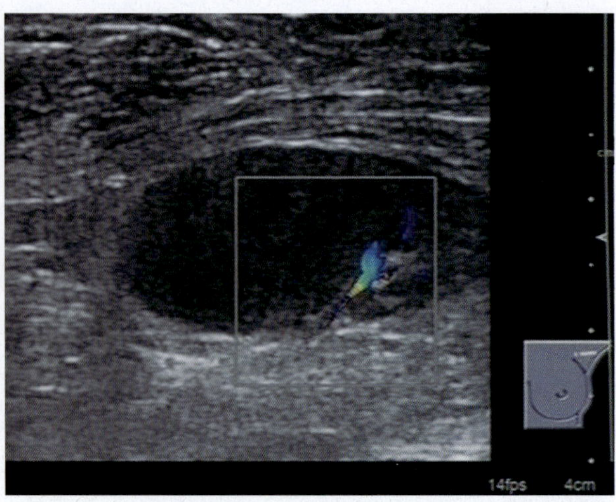

图 19-4-20 左乳浸润性小叶癌，同侧腋窝内多个肿大淋巴结，淋巴门结构消失，探及条状血流信号。

四、病例分析

病例 1

【临床资料】

患者，女，22 岁。自诉一年半前发现右乳肿块，约黄豆大小，无疼痛，无乳头溢血、溢液，未予以重视。术前 MRI 检查右侧乳房内上象限类圆形肿块约 20mm×20mm，边界清楚，呈 T_1WI 等信号，T_2WI 高信号，均匀明显强化。右乳中央区偏内侧另见分叶状肿块影，大小约 42mm×39mm×46mm，边界清楚，呈 T_1WI 等信号，T_2WI 高信号，其内可见低信号分隔，增强后肿块可见早期明显强化，持续强化，其内见无强化低信号分隔。左乳内未见明显异常占位信号及异常强化征象。双乳皮肤未见明显增厚，双乳头未见内陷。提示：右乳内上占位，BI-RADS: 4A；右乳中央区偏内侧占位，BI-RADS: 4A。

术前超声检查图像见图 19-4-21、19-4-22。

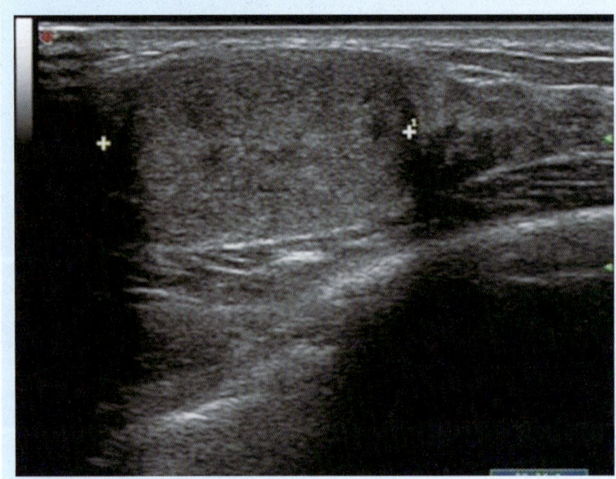

图 19-4-21 纵切面图

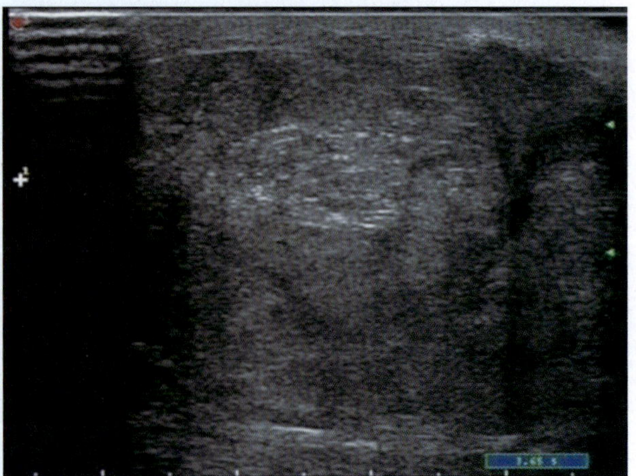

图 19-4-22 横切面图

【超声检查资料】

右乳头下方低回声 38mm×22mm，右乳内上方低回声 22mm×12mm，形态规则，边界尚清，边缘光整，内部回声不均匀，见斑片状高回声，后方声影和内部血流信号不明显。

【提问与思考】

1. 看图补充描述病变区声像图表现。
2. 超声诊断提示是什么？
3. 主要诊断依据有哪些？如何与相关疾病进行鉴别？
4. 为了明确诊断还可以做哪些检查？

【诊断思路分析】

本例患者乳腺声像图表现为：右乳头下方低回声 38mm × 22mm，右乳内上方低回声 22mm × 12mm，形态规则，边界尚清，边缘光整，内部回声不均匀，见斑片状高回声，后方声影和内部血流信号不明显，病灶两侧见回声失落表现，形态呈椭圆形。

临床特点：①年轻女性，体检偶然发现结节，无明显临床症状；②声像图表现为实性低回声结节，边界清晰，内部回声均匀；③MRI 结果显示，肿瘤良、恶性难以鉴别。

本例患者支持恶性的依据：实性低回声，内部见斑片状高回声。支持良性的依据：形态规则，边界清晰，内部回声均匀，外科检查病灶表面光滑、活动度好。

乳腺癌的常见超声征象为：实性不均质低回声，内部微小钙化，形态不规则，前后径与横径比值>1，边界模糊，周边不规则晕环，内部不规则血流信号。

本例乳腺结节虽边界清晰，形态规则，仍然不能除外恶性病变。可以进行穿刺活检。

【确诊结果】

右乳头后方一肿瘤，最大径 5cm；另见右乳上方一肿瘤，最大径 3cm 以上，肿块质中、界清，术中送冰冻病理检查：纤维腺瘤，（右乳）纤维腺瘤，大小 1.8cm × 1.6cm × 1.5cm。

病例 2

【临床资料】

患者，女，42 岁。1 年前无意间发现左乳腺肿块，2011 年 3 月 17 日外院就诊，超声提示左乳腺内上方肿块 1.3cm × 1.0cm，考虑双乳小叶增生。钼靶提示左乳头后方致密影，建议 MRI 进一步检查，BI-RADS：0 类。体检左侧乳腺肿块有触痛，皮肤无红肿，皱缩，双侧乳头无溢血溢液。

【超声检查资料】

右乳外上（10 点钟，距乳头 40mm、腺体层内）探及低回声 7mm × 5mm，边界尚清，形态规则，边缘光整，后方回声增强，内部回声均匀，血流信号不明显，左乳外侧（3 点钟，距乳头 20mm）腺体层内探及低回声 18mm × 14mm × 17mm，边界欠清，形态不规则，边缘模糊呈分叶和毛刺状，内部回声欠均匀，后方见声衰减，彩色多普勒超声显示内部条状血流信号，RI：0.66（图 19-4-23～图 19-4-26）。

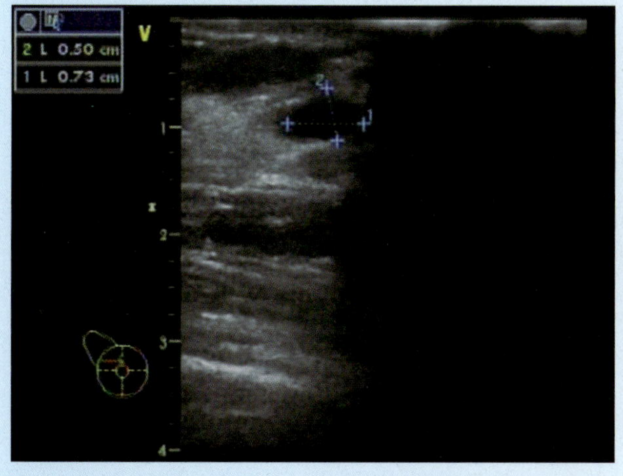

图 19-4-23 右乳腺横切面图

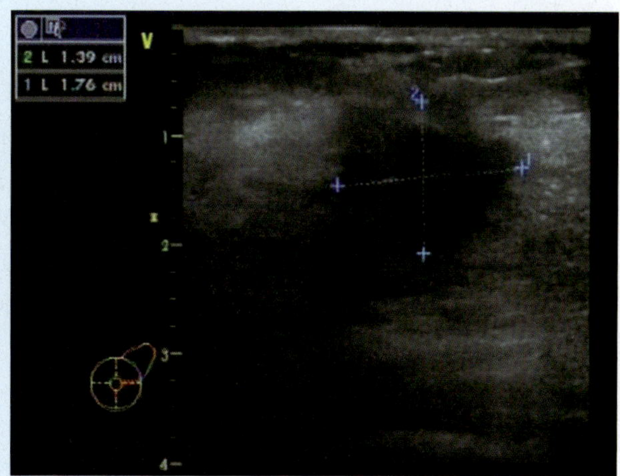

图 19-4-24 左乳横切面图

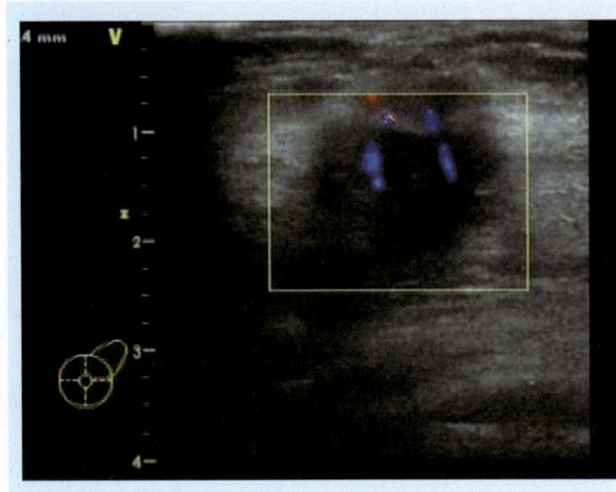
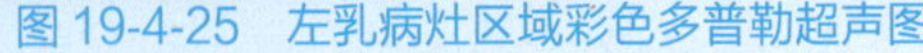

图 19-4-25　左乳病灶区域彩色多普勒超声图

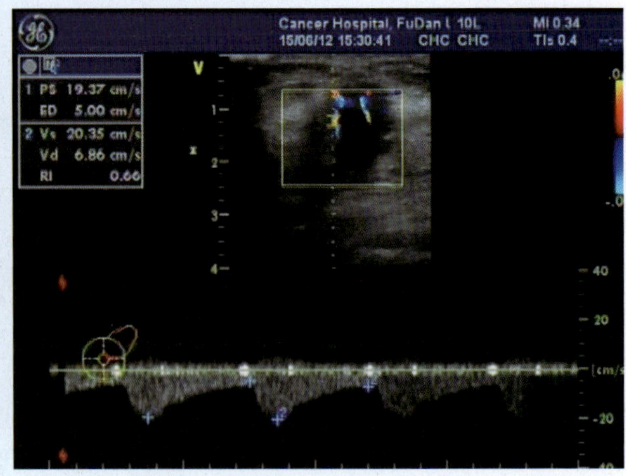

图 19-4-26　左乳病灶区域彩色多普勒超声图

【提问与思考】

1. 结合上述图像描述，乳腺病灶的声像图表现特点是什么？

2. 该病灶的超声提示是什么？诊断依据是什么？

3. 应与哪些疾病鉴别？如何鉴别？

【诊断思路分析】

本例患者乳腺声像图表现为：①右乳结节表面光整，内部回声均匀；②左乳结节边缘模糊，内部回声不均匀，后方见声衰减；③周边无明显晕环，形态不规则，可见分叶；④CDFI：内部血供丰富，分布规则，周边见断续的环绕血流信号。

右乳病灶可提示乳腺纤维腺瘤或增生结节。左乳结节大部分超声表现和特征支持恶性肿瘤的诊断，包括回声、边缘、后方和彩色血流信号等情况，仅仅缺乏钙化和 RI 大于 0.70 的恶性超声表现，故左乳病灶诊断乳腺癌的证据是充分的。

本例患者主要应与炎性病灶鉴别。

【确诊结果】

行左侧乳腺改良根治术；肿瘤所在位置：乳头下方距乳头 2.5cm 处；肿瘤大小：4cm × 1.5cm × 2cm。组织学诊断：浸润性导管癌。组织学分化Ⅱ级。

病例 3

【临床资料】

患者，女，33 岁，发现左乳肿块半个月，哺乳结束后乳头流水，于外院行超声发现左乳肿块伴钙化。体格检查：左乳外上触及肿块，大小约 1cm，质硬，边界可，活动度一般，无红肿及热痛，表面光滑，无粘连。MRI 描述：两侧乳房大小、形态基本对称，两侧腺体多量腺体型，背景轻度强化，腺体形态分布无异常。左乳上方腺体内见一类圆形异常信号结节影，T_1WI、T_2WI 分别呈低、稍高信号，增强后明显强化，延迟后强化仍较明显，病灶大小约 1.0cm × 1.0cm × 0.9cm，边缘欠光整。另见两乳散在斑点状强化灶。两侧乳头及皮肤未见增厚。两侧胸壁肌肉未见异常改变。两侧腋下未见肿大淋巴结。钼靶提示：左乳晕后方深部成簇状泥沙样钙化。

【超声检查资料】

超声描述：左乳头上方探及弱回声，大小为 8mm × 6mm，边界清，形态规则，边缘光整，内部见散在强回声，彩色多普勒未见明显异常血流信号（图 19-4-27、图 19-4-28）。

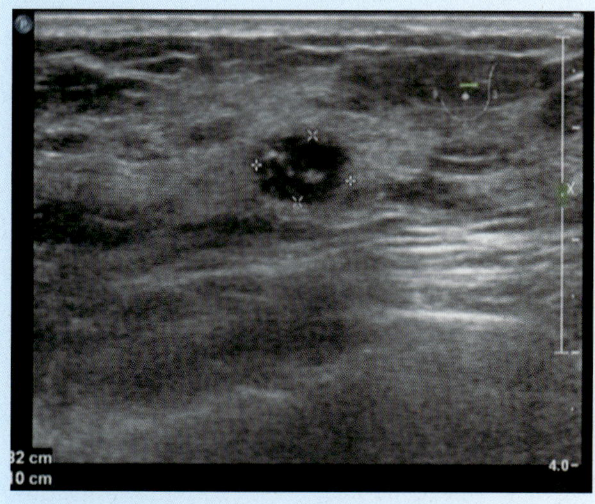

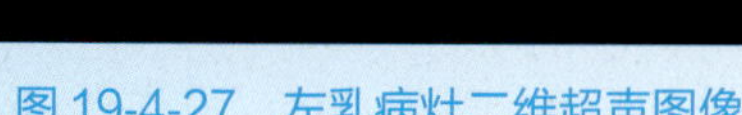
图 19-4-27 左乳病灶二维超声图像

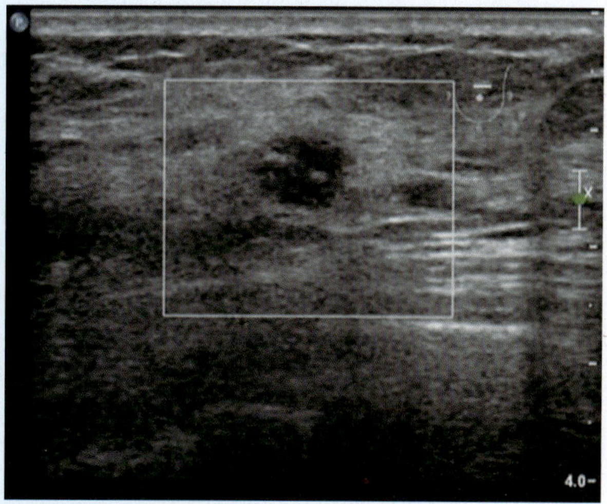

图 19-4-28 左乳病灶彩色多普勒超声图像

【提问与思考】

1. 根据上述图像描述乳腺病灶的声像图表现。

2. 超声提示中最可能的诊断和分类是什么？诊断依据是什么？

3. 如何鉴别？

【诊断思路分析】

1. X 线上显示的恶性钙化呈线样分支状或颗粒点状改变，钙化的密度、形态和大小不均质，簇状分布呈圆形、不规则形。

2. 微钙化：乳腺微钙化的大小一般在 0.02～1.6mm，平均 0.29mm。

3. 超声观察钙化：在低回声区内微小钙化灶所涉及的范围 >10mm，或每平方厘米内超过 15 个钙化点，成簇或沿导管呈区段分布。

4. 超声特征：超声上多表现为边界清晰、边缘规则、后方回声衰减不明显的低回声团块，少见微钙化及高回声晕。易与良性肿瘤混淆。

5. 从各种超声表现，不支持恶性病变的为：年龄较轻、哺乳后、边缘光整，形态规则；支持恶性的证据是病灶内有微小钙化存在，簇状分布。

【确诊结果】

病理诊断：(左乳) 浸润性导管癌，Ⅲ级，癌肿直径 1.0cm。未见肯定脉管内癌栓及神经侵犯。标本上、下、内、外、表面、基底切缘及补充基底切缘均未见癌累及。

(周世崇　常　才)

推荐阅读资料

[1] 邵志敏，沈镇宙，徐兵河. 乳腺肿瘤学. 上海：复旦大学出版社，2013.

[2] 姜玉新，李建初. 血管和浅表器官彩色多普勒超声诊断图谱. 南昌：江西科学技术出版社，2007.

[3] RUMACK C M, WILSON S R, CHARBONEAU J W, et al. Diagnostic ultrasound. 4th ed. Amsterdam: Elsevier Mosby, 2011.

[4] ANNE-MARIE D. Breast ultrasound (how, why and when). New York: Churchill Livingstone, 2009.

第五节　阴囊与阴茎

一、超声检查技术

（一）患者准备

检查隐睾时，膀胱保持中度充盈，以利于寻找盆腔内的隐睾。检查精索静脉曲张前，应掌握瓦萨瓦试验要领。阳痿患者检查前，备好罂粟碱等扩张血管药物。其他检查，患者无需特殊准备。

（二）体位

一般采用平卧位，充分暴露外阴部。检查精索静脉曲张、疝时，应加站立位检查。

（三）仪器

使用彩色多普勒超声诊断仪，线阵探头（8～14MHz），将仪器设置调至检查阴囊条件。检查明显肿大的阴囊时，应使用凸阵探头（3.5～5MHz）。

适当调节灰阶图像的频率、增益、聚焦点、STG，以及彩色多普勒频率、速度、增益、取样框、聚焦、壁滤波，多普勒血流量程调节在低速范围（3～6cm/s）。

（四）检查方法

用灰阶超声进行阴囊纵切、横切、多切面和双侧对照扫查，观察阴囊壁、睾丸、附睾、附件、鞘膜腔及精索的形态和回声。纵切、横切阴茎，观察阴茎皮下组织、白膜、海绵体及尿道的形态和回声。用彩色多普勒超声观察睾丸、附睾、精索的血管分布及血流方向、流速。采用瓦萨瓦试验，以利于精索静脉曲张或隐睾、疝的诊断。纵切阴茎，分别显示海绵体深动脉、阴茎背深动静脉，尽可能显示其全程，脉冲多普勒检测各血管的血流动力学参数。

二、正常超声表现与正常值

（一）阴囊

1. 阴囊壁、阴囊中隔呈中等回声，血流信号不容易显示，阴囊壁厚度≤5mm。

2. 睾丸纵切呈卵圆形，横切呈近圆形，表面光滑，实质呈中等回声，分布均匀（图 19-5-1）。睾丸纵隔呈高回声，位于睾丸后外侧缘，纵切面呈条索状，横切面呈近圆形。睾丸包膜动脉环绕于包膜下，穿隔动脉穿越睾丸实质，走行平直。向心动脉分布于睾丸实质内，呈点状或条状血流信号。正常成年人的睾丸鞘膜腔内可存在少量液体。正常成年人，睾丸长径约 3.5～4.5cm，厚径约 1.8～2.5cm，宽径约 2～3cm。睾丸动脉及其分支的血流频谱均为低速低阻型。

3. 附睾附着于睾丸后外侧缘，纵切面头部、尾部膨大，体部狭小，横切面呈扁圆形或圆形。头部回声与睾丸相似，体部尾部回声略低于睾丸。附睾内可见点状或短棒状血流信号。附睾头部厚径小于 1cm，尾部厚径小于 0.8cm（图 19-5-2）。

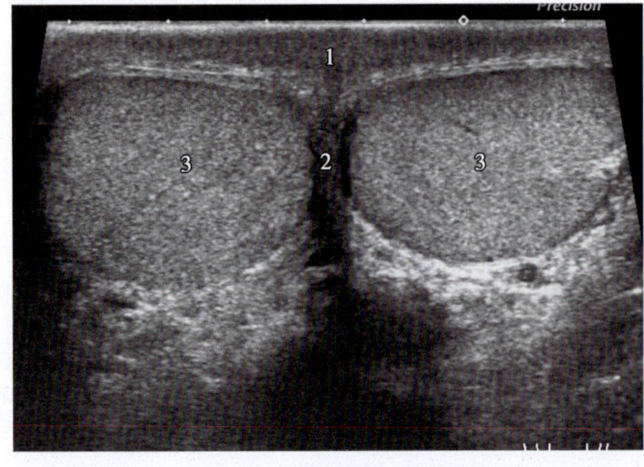

1—阴囊壁；2—阴囊中隔；3—睾丸。

图 19-5-1　阴囊横切灰阶图

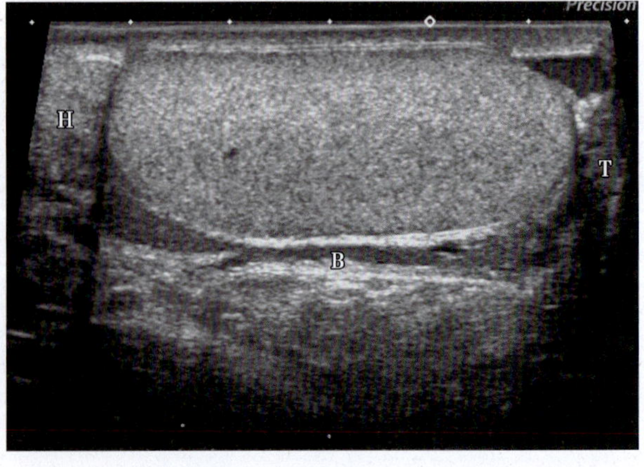

H—附睾头；B—附睾体；T—附睾尾。

图 19-5-2　睾丸附睾纵切灰阶图

4. 大多数睾丸、附睾附件的形态呈卵圆形、带蒂。大多数附件呈均匀、中等回声，少数呈无回声（图 19-5-3）。儿童附件不容易显示。

5. 精索纵切面呈条索状，上段走向较平直、下段弯曲，横切面呈圆形。精索呈不均匀高回声，内可见到数条管状结构。睾丸动脉位于精索内，上段走向较平直，下段弯曲。在平静呼吸状态下，精索内静脉、蔓状静脉丛的血流不易显示，深吸气时可见血液回流。蔓状静脉丛内径<2mm（图 19-5-4）。

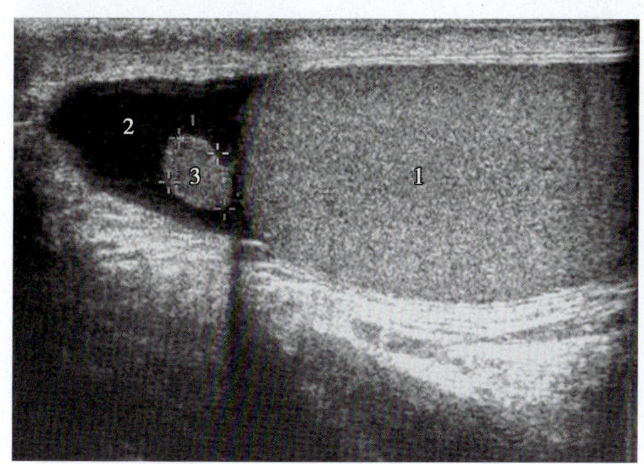

1—睾丸；2—睾丸鞘膜腔；3—睾丸附件。

图 19-5-3 阴囊纵切灰阶图

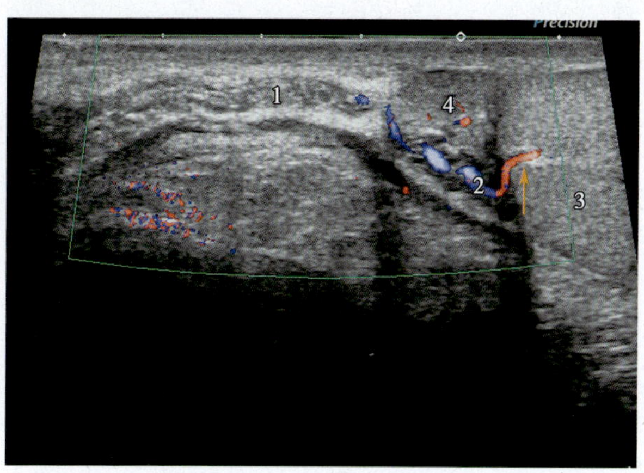

1—精索；2—睾丸内动脉；3—睾丸；4—附睾头。

图 19-5-4 精索纵切灰阶图

（二）阴茎

纵断面，海绵体呈长条状。腹侧横断面，尿道海绵体位于前方，两侧阴茎海绵体位于其后，三者呈“品”字形排列（图 19-5-5）。阴茎皮下组织呈略低回声，海绵体呈均匀、略低回声，白膜呈高回声。尿道壁纵断面呈双线状高回声，位于尿道海绵体内。海绵体动脉呈双线状高回声，位于海绵体中央（图 19-5-6）。阴茎背深动脉位于阴茎背侧皮下组织内，背深静脉位于背深动脉之间。海绵体动脉的血流频谱为高阻型。

阴茎正常勃起时，动脉扩张，阴茎海绵体动脉收缩期峰值流速大于 30cm/s，阻力指数大于 0.85；海绵体窦及静脉管腔扩张，阴茎背深静脉为间断或低速静脉血流。上述表现随充血时间和状态而变化。

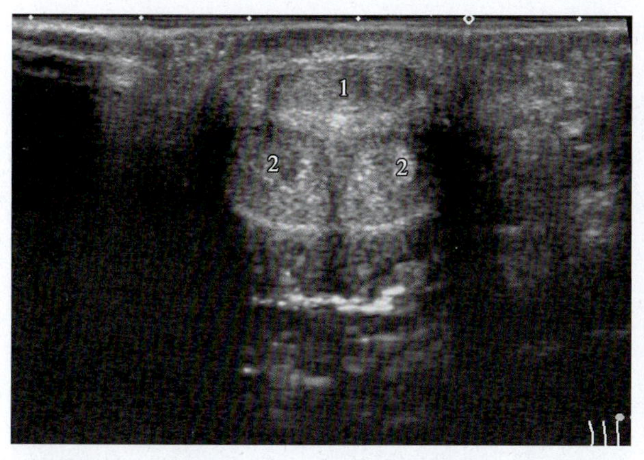

1—尿道海绵体；2—阴茎海绵体。

图 19-5-5 阴茎横切灰阶图

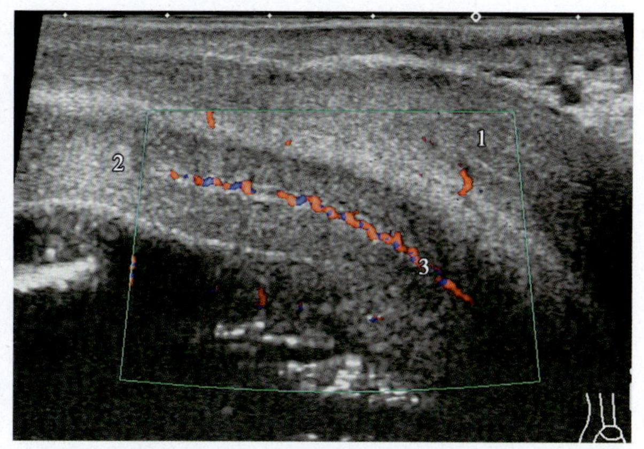

1—尿道海绵体；2—阴茎海绵体；3—阴茎海绵体动脉。

图 19-5-6 阴茎纵切彩色血流图

三、常见疾病的超声诊断

（一）睾丸附睾炎

【诊断要点】

1. 急性睾丸炎，睾丸弥漫性肿大，回声不均匀，血供明显增多，血流信号呈扇形分布（图 19-5-7）。
2. 急性附睾炎，局部或整个附睾肿大，多呈不均匀低回声，血供明显增多。
3. 脓肿形成，炎症区内出现含细点状回声的无回声区，边界不清晰，内无血流信号显示（图 19-5-8）。

4. 急性精索炎症多伴发于附睾炎，精索增粗，回声不均匀增强，血管扩张。

5. 患侧阴囊壁明显增厚，回声不均匀，血供增多。睾丸鞘膜腔少量积液，或含有细点状、细条状回声。

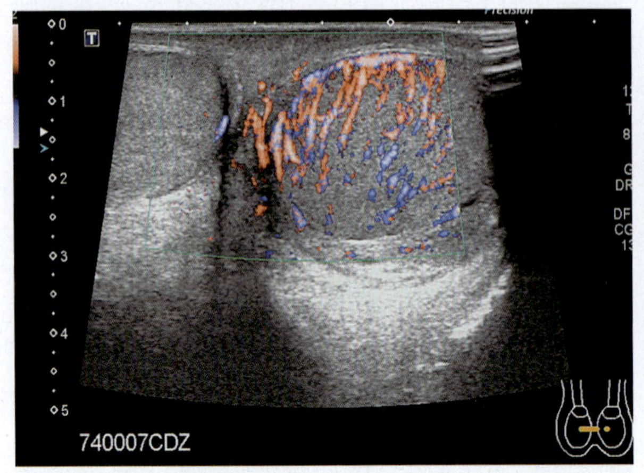

图 19-5-7 急性睾丸炎彩色血流图

左侧睾丸肿大，血供增多。

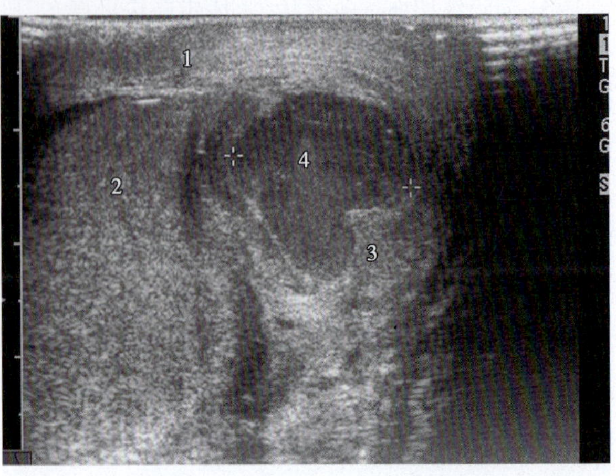

1—阴囊壁；2—睾丸；3—附睾尾；4—脓肿。

图 19-5-8 附睾尾部脓肿灰阶图

【鉴别诊断】

急性睾丸炎多继发于流行性腮腺炎或并发于急性附睾炎，单纯性急性睾丸炎罕见。急性附睾炎多见于附睾尾部，附睾也可弥漫性肿大，或伴有睾丸弥漫性肿大。

急性附睾炎应注意与附睾结核相鉴别，后者有结核病史，以及反复发作史。急性睾丸炎应注意与睾丸扭转自行松解相鉴别。扭转松解时，疼痛明显减轻，但睾丸内血供增多。

（二）睾丸附睾结核

【诊断要点】

1. 附睾结核多见于附睾尾部，也可累及整个附睾。急性期，病灶以不均匀低回声为主，边界不清，血供较丰富（图 19-5-9）。脓肿形成时，病灶内见含有细点状回声的无回声区。慢性期，病灶多呈等至高回声，分布不均匀，边界不清，内有少量血流信号显示，也可见到斑点状钙化。

2. 睾丸结核多并发于附睾结核，睾丸体积正常或增大，病灶以低回声结节多见，呈散在分布。由附睾结核浸润者，睾丸局部包膜不完整，病灶呈单发块状。

3. 附睾结核可累及阴囊壁，阴囊壁局部增厚，回声不均匀，或呈低回声结节，或可见到脓肿，常伴有鞘膜腔积脓（图 19-5-10）。

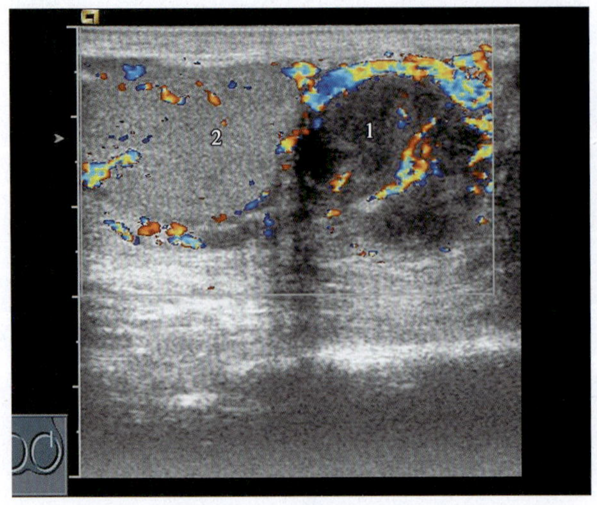

1—附睾尾部结核；2—睾丸。

图 19-5-9 附睾结核彩色血流图

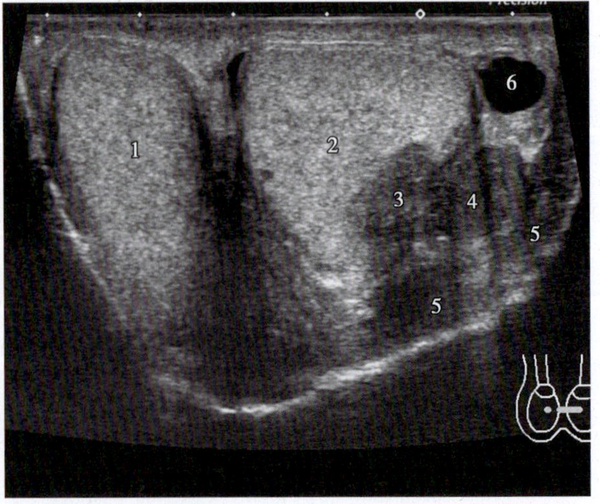

1—右侧睾丸；2—左侧睾丸；3—附睾结核浸润睾丸；4—附睾结核；5—阴囊壁结核；6—鞘膜腔积液。

图 19-5-10 睾丸附睾结核灰阶图

【鉴别诊断】

睾丸附睾结核应注意与睾丸附睾炎、睾丸附睾肿瘤鉴别。大多数的睾丸附睾结核继发于泌尿系结核，结核病灶多位于附睾尾部，或累及整个附睾、睾丸，甚至蔓延至精索、阴囊壁。临床上，以附睾尾部痛性肿块为常见表现，肿块边界不清晰，并有反复发作史。

（三）睾丸及附件扭转

睾丸扭转

【诊断要点】

（1）睾丸完全扭转，睾丸体积轻度增大，实质回声不均匀，未见血流信号。

（2）睾丸不完全扭转，早期，睾丸体积、实质回声无明显变化，睾丸内血流信号减少不明显，睾丸内的动脉血流频谱可呈低阻型；中期，睾丸体积明显增大，实质回声不均匀，血流信号明显减少，睾丸内的动脉血流频谱呈高阻型（图 19-5-11）；晚期，睾丸体积明显增大，实质内出现放射状或小片状低回声区，血流信号消失（图 19-5-12）。

（3）精索末段扭曲、增粗，呈“线团”征，并可嵌入“睾丸门”而形成“镶嵌”征。

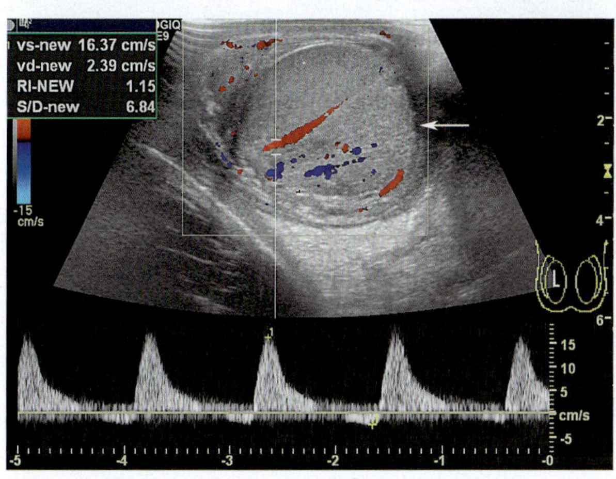

图 19-5-11　睾丸扭转彩色多普勒图

右侧睾丸扭转（中期），睾丸肿大（箭头示），实质回声不均匀，动脉血流频谱呈高阻型。

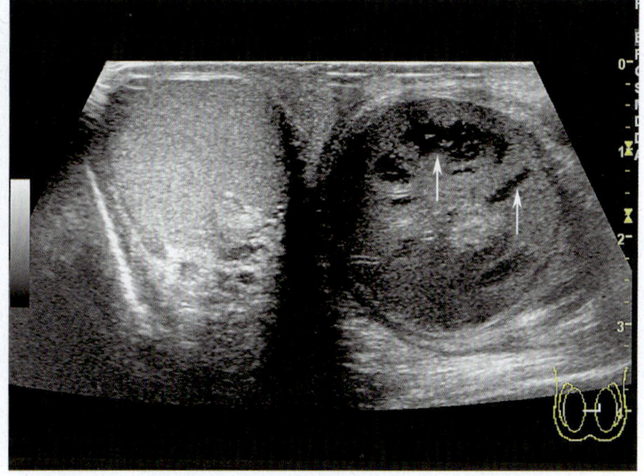

图 19-5-12　睾丸扭转灰阶图

左侧睾丸扭转（晚期），睾丸肿大，实质回声出现小片状低回声区（箭头示）。

【鉴别诊断】

睾丸扭转应注意与急性睾丸附睾炎相鉴别（参见急性睾丸附睾炎），对于睾丸扭转不典型的超声表现，应结合临床表现及超声随诊进行甄别。

睾丸附件扭转

【诊断要点】

（1）附件扭转主要见于儿童少年，临床表现为一侧阴囊轻度红肿，局部触痛明显。

（2）肿大的附件，位于睾丸上极旁或附睾头旁，呈圆形或卵圆形，回声不均匀。

（3）附件内无血流信号显示，其周围组织血流信号增多（图 19-5-13）。

（4）附睾附件的扭转，可使附睾头肿大，回声不均匀，血流信号增多。

（5）患侧阴囊壁增厚、鞘膜腔少量积液。

【鉴别诊断】

附睾附件扭转要与急性附睾炎症、睾丸扭转相鉴别，主要观察有无扭转的附件以及睾丸附睾的回声、血供状态。

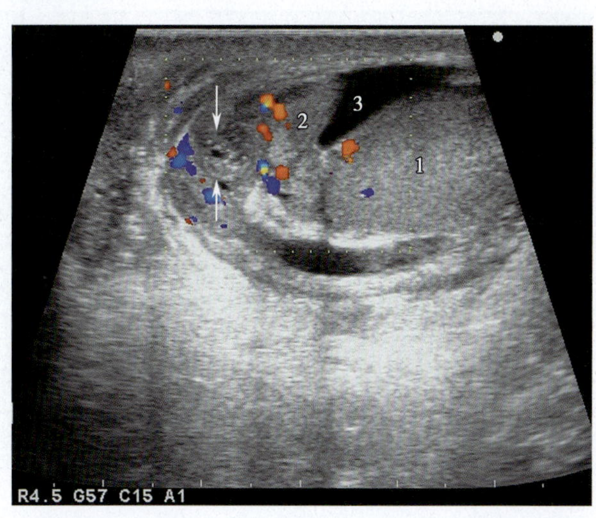

1—睾丸；2—附睾头；3—鞘膜腔积液；箭头—扭转的附件。

图 19-5-13　附睾附件扭转彩色血流图

（四）睾丸附睾囊肿

【诊断要点】

1. 睾丸囊肿，单发多见，位于实质内或包膜内，呈圆形或椭圆形，边界清晰，囊壁薄，囊内透声好，少有分隔（图 19-5-14）。

2. 附睾囊肿，多发常见，一般位于附睾头内，多呈圆形或椭圆形，囊壁薄，边界清晰，囊内透声好，少有分隔（图 19-5-15）。

3. 精液囊肿，多位于附睾头内或附睾头旁，囊内可见大量细点状回声漂浮或沉积。

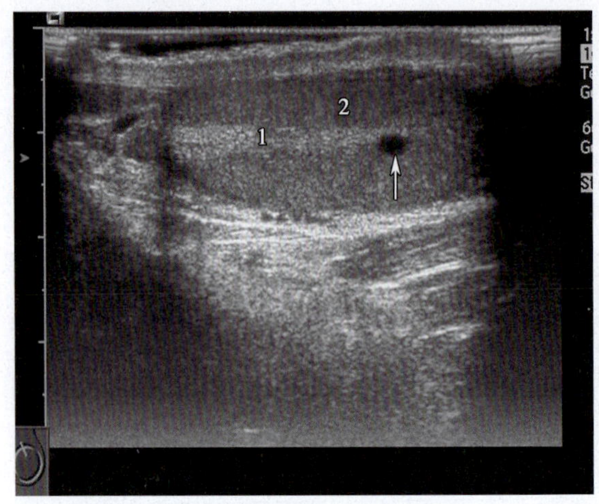

1—睾丸纵隔；2—睾丸；箭头—囊肿。

图 19-5-14 睾丸网囊肿灰阶图

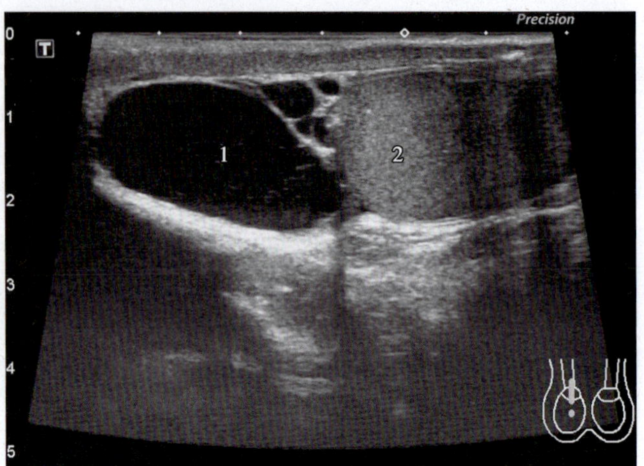

1—附睾头囊肿；2—睾丸。

图 19-5-15 附睾囊肿灰阶图

【鉴别诊断】

睾丸囊肿可分为单纯性囊肿、睾丸网囊肿和白膜囊肿。白膜囊肿位于睾丸白膜内，可向表面凸起，容易触及。睾丸附睾囊肿应注意与结核、肿瘤、脓肿、血管局限性扩张等相鉴别。病史、临床表现及彩色多普勒检查能够帮助鉴别。

（五）睾丸附睾肿瘤

睾丸恶性肿瘤

【诊断要点】

(1) 原发性睾丸恶性肿瘤，单发为主。成年人以精原细胞瘤多见，呈实质性团块，以低回声多见，回声不均匀，境界清楚（图 19-5-16）。胚胎癌、卵黄囊瘤多见于儿童，团块以实性为主，回声不均匀，可间有小无回声区，境界清楚或不清楚。畸胎瘤（癌），呈多房性囊性团块，囊腔内含有细点状回声及团状强回声等，境界清楚（图 19-5-17）。肿瘤侵及包膜时，睾丸包膜回声不完整。

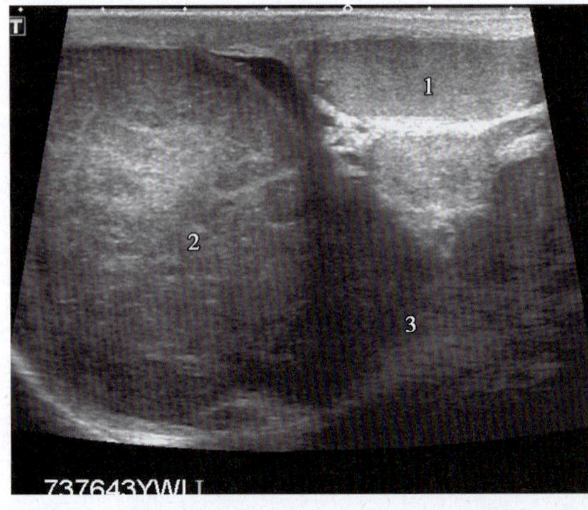

1—左侧睾丸；2—右侧睾丸精原细胞瘤；3—肿瘤浸润阴囊壁。

图 19-5-16 睾丸精原细胞瘤灰阶图

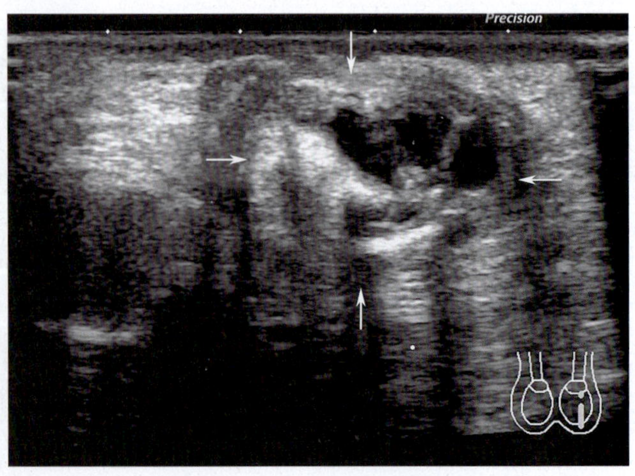

图 19-5-17 睾丸畸胎瘤灰阶图

左侧睾丸畸胎瘤（箭头示），占据整个睾丸，呈多房性囊性团块，囊腔内含有细点状回声及团状强回声。

（2）继发性睾丸肿瘤，多为双侧性，主要见于白血病睾丸浸润。睾丸不同程度肿大，病灶多发或呈散在分布，结节状、斑片状低回声，境界清楚或不清楚。

（3）大多数恶性肿瘤血供丰富，血管分布紊乱，血流速度加快。

【鉴别诊断】

睾丸肿瘤大部分为恶性肿瘤，肿瘤的边界、回声、血流分布以及病史、α-FP、β-hCG 检测等有助于良恶性肿瘤的判别。卵黄囊瘤、畸胎瘤及 60% 胚胎癌的患者血清 α-FP 升高；绒癌和 50% 胚胎癌的患者血清 β-hCG 阳性，10% 精原细胞瘤的 β-hCG 阳性。

睾丸肿瘤还要与睾丸结核、局灶性炎症或坏死相鉴别。原发性肿瘤形态呈球形，多偶然发现；结核、局灶性炎症或坏死，形态不规则，一般无明显球形感，具有相应的症状与体征。

睾丸表皮样囊肿

【诊断要点】

（1）单发为主，呈圆形或椭圆形，境界清楚。

（2）内部回声不均匀，呈类实性改变。

（3）典型声像图，切面呈“洋葱”样改变（图 19-5-18）。

（4）瘤内无血流信号显示。

附睾肿瘤

【诊断要点】

（1）附睾肿瘤以良性多见，肿瘤形态呈圆形或椭圆形，边界清楚，有的可显示完整的包膜。瘤体以实性为主，回声分布均匀或不均匀，等至高回声多见，血供不丰富（图 19-5-19）。囊腺瘤，瘤体呈多房囊性，分隔内见少量血流信号。

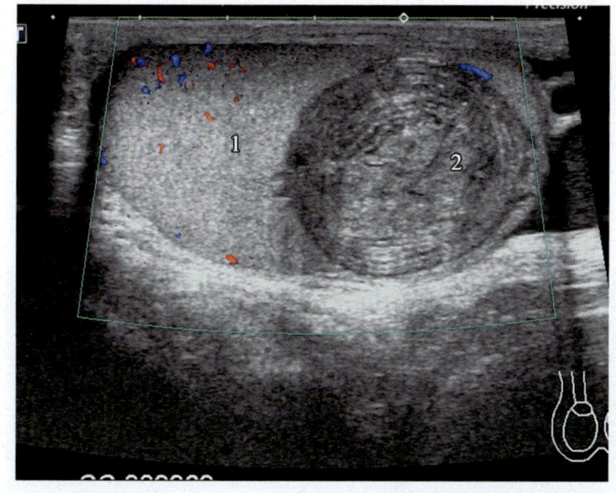

图 19-5-18　睾丸表皮样囊肿灰阶图

1. 睾丸；2. 表皮样囊肿，呈“洋葱”样改变。

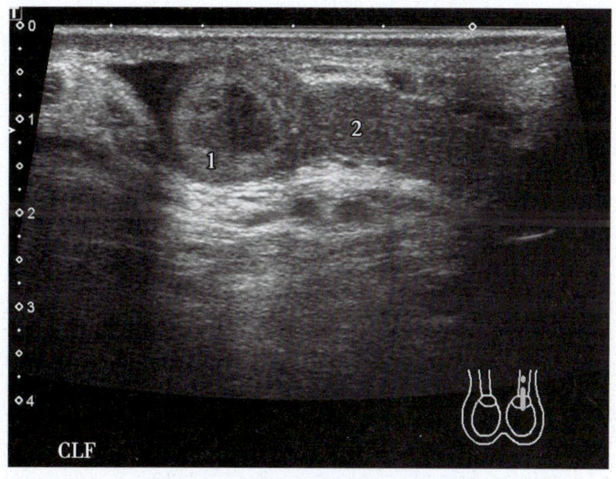

1—附睾头腺瘤样瘤；2—附睾体。

图 19-5-19　附睾腺瘤样瘤灰阶图

（2）附睾恶性肿瘤，其形态多为不规则，边界不清楚，回声不均匀，以低至等回声多见，内部血供较丰富。

【鉴别诊断】

附睾肿瘤临床不多见，以单发为主，多位于附睾尾部。附睾肿瘤大部分为良性肿瘤，以腺瘤样瘤为居多，其次为平滑肌瘤及囊腺瘤，肿瘤生长缓慢，无明显疼痛。少数为恶性肿瘤，主要为肉瘤和癌，肿瘤生长迅速，或伴有疼痛。附睾肿瘤应与慢性附睾炎、附睾结核相鉴别，参见“附睾结核”。

（六）睾丸外伤

【诊断要点】

1. 睾丸钝挫伤，睾丸体积无明显肿大，包膜完整，损伤区位于包膜下，多呈不均匀低回声，边界不清晰，或为局限性积液（图 19-5-20）。损伤区多无血流信号显示，其周围实质血供可增多。

2. 睾丸挫裂伤，睾丸体积增大，包膜中断，局部实质回声不均匀，其周围鞘膜腔内出现回声不均匀团块，形态不规则，无血流信号显示。

3. 睾丸破碎，阴囊内结构杂乱，睾丸附睾显示不清，含有不规则无回声区，多无血流信号显示（图 19-5-21）。

4. 常伴有阴囊挫伤，表现为局部壁肿胀增厚，回声不均匀。血肿形成，壁内出现含有密集细点状回声的无回声区。睾丸鞘膜腔积血，鞘膜腔内出现含有细点状或絮状物回声。

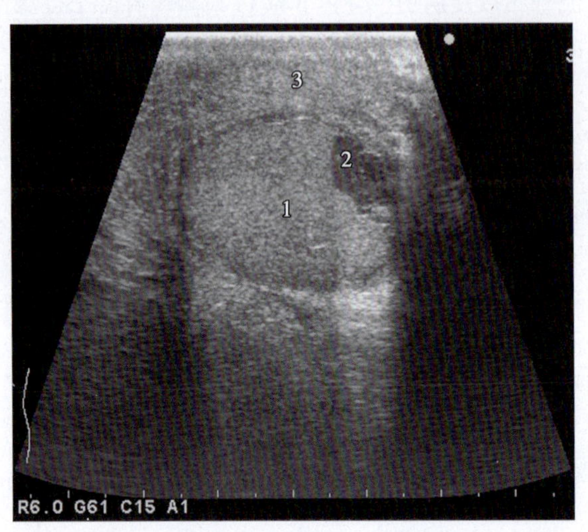

1—睾丸；2—损伤区；3—阴囊壁。

图 19-5-20 睾丸钝挫伤灰阶图

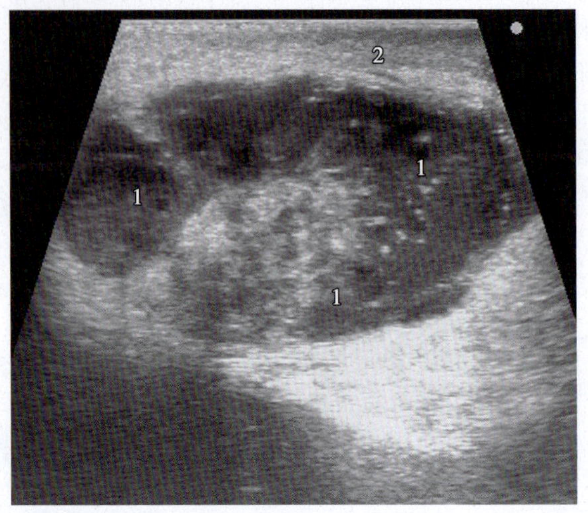

1—阴囊内结构杂乱，睾丸附睾显示不清，含有不规则无回声区；2—阴囊壁。

图 19-5-21 睾丸破碎灰阶图

【鉴别诊断】

睾丸损伤可分为钝挫伤、挫裂伤和破碎。睾丸钝挫伤要注意与睾丸肿瘤或局灶性炎症、梗死相区别，睾丸破碎要注意与斜疝嵌顿相鉴别。

（七）隐睾

【诊断要点】

1. 隐睾呈椭圆形，境界清楚，内部回声均匀，小隐睾、腹膜后隐睾血流信号不易显示。有的隐睾周围伴有少量积液（图 19-5-22）。

2. 隐睾恶变时，实质内出现低回声团块，境界清楚或不清楚，有的整个隐睾为团块所占据，可见到丰富的血流信号。

【鉴别诊断】

隐睾要注意与腹股沟或腹膜后肿瘤及肿大的淋巴结相鉴别。腹股沟隐睾在瓦萨瓦试验或外力作用下可滑动，而淋巴结不移动。隐睾回声均匀，淋巴结及肿瘤回声不均匀。

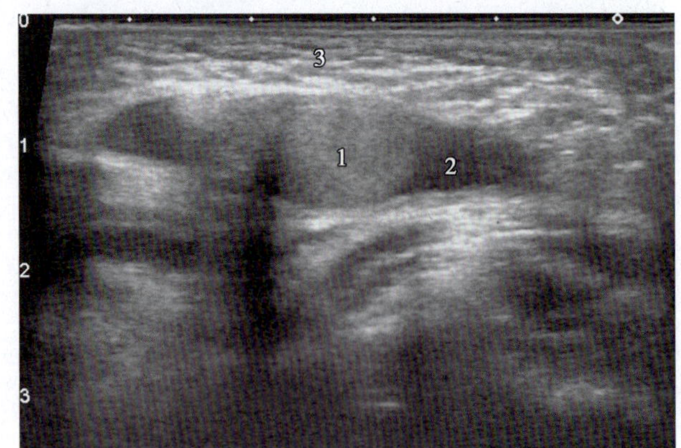

1—隐睾；2—积液；3—腹股沟区。

图 19-5-22 隐睾灰阶图

（八）精索静脉曲张

【诊断要点】

1. 蔓状静脉丛扩张，内径≥2.0mm。瓦萨瓦试验时，蔓状静脉丛内出现反向血流，反流时间超过 1s。

2. 精索静脉反流的彩色多普勒分级：Ⅰ级，仅在瓦萨瓦试验时，蔓状静脉丛出现反流且持续时间≥1s；Ⅱ级，深呼吸时蔓状静脉丛出现反流，瓦萨瓦试验反流加重；Ⅲ级，平静呼吸时蔓状静脉丛即可出现反流，深呼吸及瓦萨瓦试验反流加重（图 19-5-23）。

3. Ⅱ级、Ⅲ级反流的曲张，可伴有精索外静脉的扩张。瓦萨瓦试验时，蔓状静脉丛出现反流，如伴有精索外静脉回流增多，提示蔓状静脉丛与外静脉之间交通支开放（图 19-5-24）。

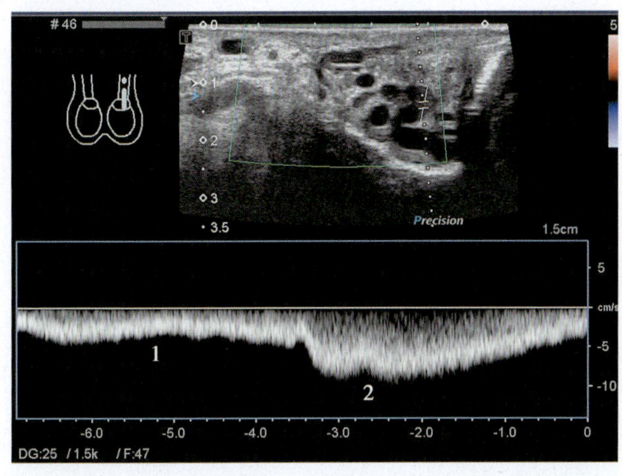

1—平静呼吸时蔓状静脉丛即可出现反流；2—瓦萨瓦试验反流加重。

图 19-5-23　精索静脉曲张Ⅲ级反流多普勒图

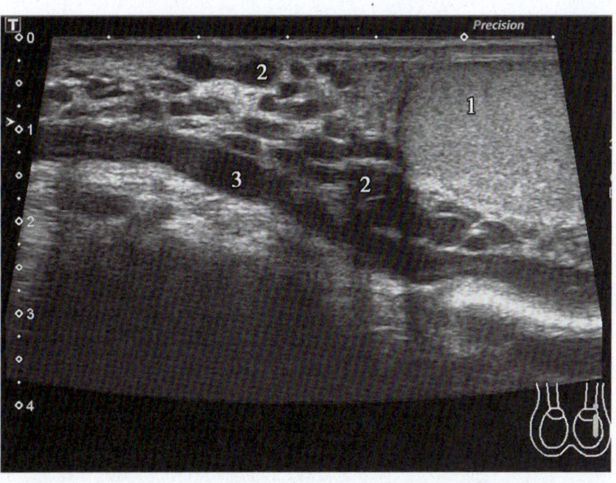

1—睾丸；2—扩张的蔓状静脉丛；3—精索外静脉扩张。

图 19-5-24　精索静脉曲张灰阶图

【鉴别诊断】

蔓状静脉丛要注意与精索外静脉及阴囊后壁静脉相区别，后两者血液分别回流至髂外静脉和阴部内静脉。

精索静脉曲张Ⅲ级反流超声影像（视频）

（九）鞘膜积液

【诊断要点】

1. 睾丸鞘膜积液，液体聚集于睾丸上下极周围，或包绕睾丸（除睾丸后缘外）（图 19-5-25）。
2. 精索鞘膜积液，液体包绕精索，多呈长椭圆形，境界清楚（图 19-5-26）。
3. 混合型鞘膜积液，精索下段周围及睾丸鞘膜腔内均有积液。
4. 交通性鞘膜积液，精索或睾丸鞘膜腔内聚集的液体量，在平卧位或挤压时可明显减少，可合并斜疝。
5. 鞘膜腔积液内出现细点状、带状及絮状物回声时，提示伴有炎症渗出或出血。

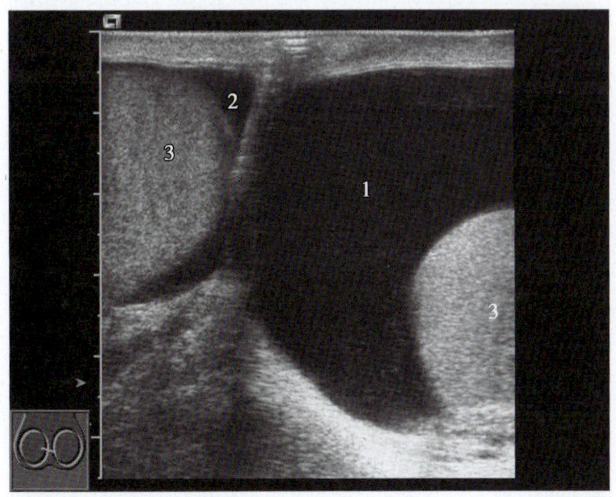

1—左侧鞘膜积液；2—右侧鞘膜积液；3—睾丸。

图 19-5-25　睾丸鞘膜积液灰阶图

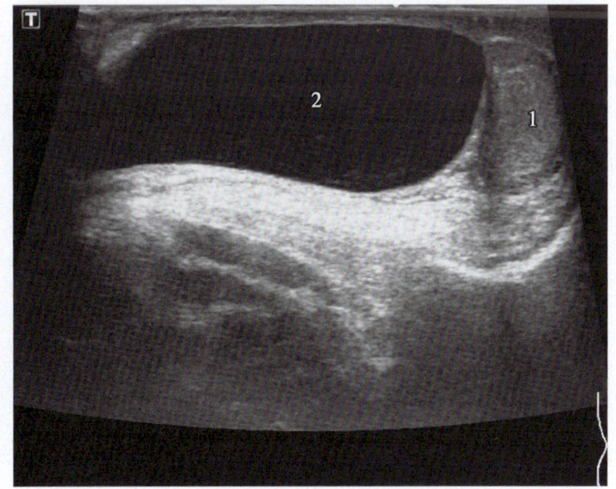

1—睾丸；2—精索鞘膜积液。

图 19-5-26　精索鞘膜积液灰阶图

【鉴别诊断】

睾丸、精索鞘膜积液要注意与精索、睾丸旁囊肿相鉴别，囊肿位于睾丸、精索旁，积液包绕睾丸、精索。

（十）斜疝

【诊断要点】

1. 斜疝位于腹股沟和 / 或阴囊鞘膜腔内，形态呈条索状，其周围可有积液。

2. 斜疝内容物为大网膜时，呈不均匀高回声、条索状包块，无明显蠕动现象（图 19-5-27）。内容物为肠管时，可见到肠壁、肠腔回声及肠蠕动（图 19-5-28）。瓦萨瓦试验，包块向下滑动、体积增大。

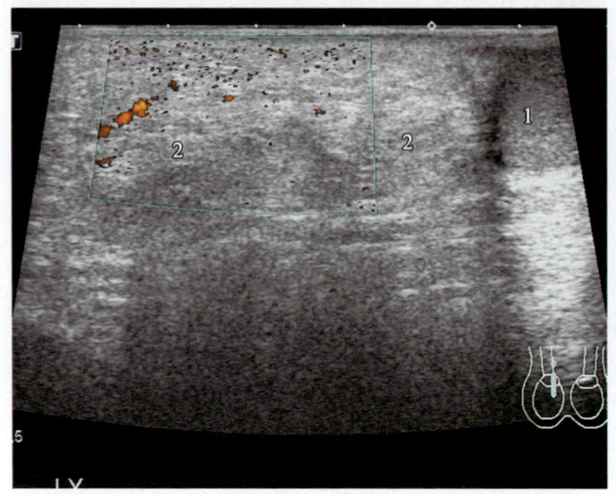

1—睾丸；2—大网膜。

图 19-5-27 斜疝彩色血流图

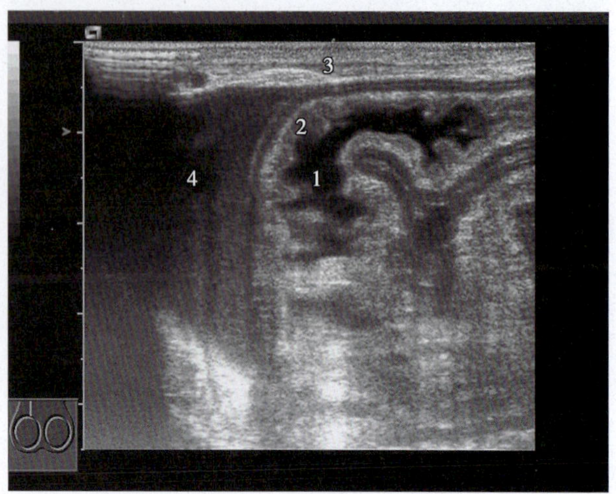

1—肠腔；2—肠壁；3—阴囊壁；4—鞘膜腔积液。

图 19-5-28 斜疝灰阶图

3. 大网膜或肠管壁内有少量血流信号显示。

4. 嵌顿疝，包块不滑动，包块内无血流信号显示。疝囊内肠管明显扩张、积液，肠蠕动亢进或消失。

【鉴别诊断】

斜疝应注意与直疝相鉴别，腹壁下动脉外侧的疝为斜疝，腹壁下动脉内侧的疝为直疝。斜疝还应注意与精索肿瘤相鉴别，肿瘤不随腹压改变而上下滑动。

（十一）阴囊结石

睾丸微小结石

【诊断要点】

（1）双侧睾丸大小正常，实质内见散在分布的点状强回声，后无声影，直径<1mm（图 19-5-29）。

（2）也可伴发于隐睾、精索静脉曲张和睾丸肿瘤等。

【鉴别诊断】

少数睾丸微小结石可为单侧发生，或结石分布不均匀，应注意与睾丸钙化相鉴别，钙化表现为短棒状、小片状强回声，呈局灶性分布。

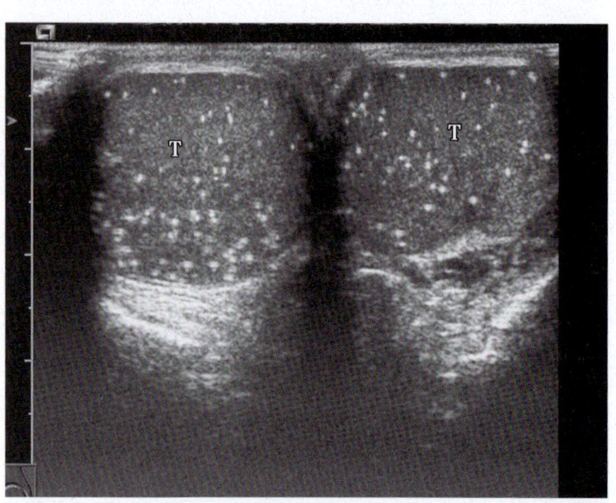

T—睾丸

图 19-5-29 睾丸微小结石灰阶图

双侧睾丸内散在分布的点状强回声

睾丸鞘膜腔结石

【诊断要点】

（1）结石位于鞘膜腔积液中，单个或多个，可移动，多数为椭圆形。

（2）结石大小多为数毫米，呈点状、团状强回声，后方可伴有声影（图 19-5-30）。

【鉴别诊断】

睾丸鞘膜腔结石要与睾丸鞘膜腔壁钙化灶相鉴别，后者不移动。

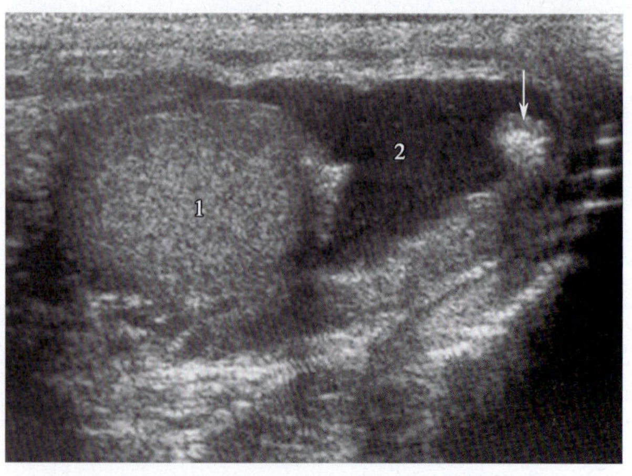

1—睾丸；2—鞘膜腔积液；箭头—结石。

图 19-5-30 睾丸鞘膜腔结石灰阶图

（十二）阴茎纤维性海绵体炎

【诊断要点】

1. 阴茎皮下痛性硬结，单发多见。

2. 病灶多位于阴茎背侧、白膜及其周围海绵体。

3. 形态不规则，多呈斑片状，边界不清晰（图 19-5-31）。

4. 内部多呈高回声，分布不均匀，可伴有钙化灶。

5. 病灶内无明显血流信号显示。

【鉴别诊断】

阴茎纤维性海绵体炎要注意与阴茎癌、阴茎结核相鉴别。阴茎海绵体炎是由于慢性炎症及反复轻微损伤引起的，阴茎癌主要发生于阴茎龟头，阴茎结核可形成局部纤维化改变，但常伴有阴茎皮肤溃疡。

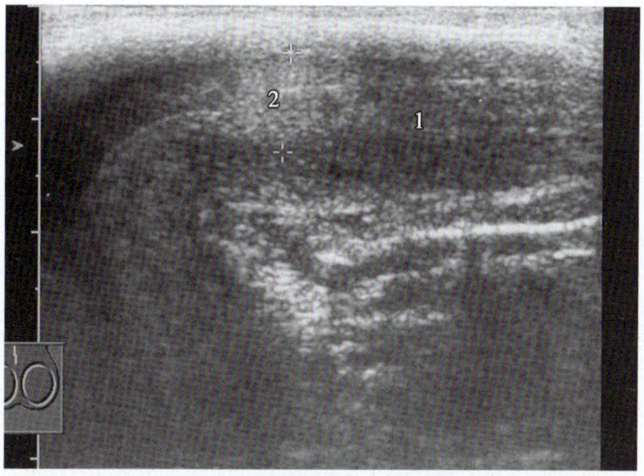

1—海绵体；2—病灶区。

图 19-5-31　阴茎纤维性海绵体炎灰阶图

（十三）阴茎外伤

【诊断要点】

1. 阴茎肿胀，损伤区回声不均匀，边界不清晰。

2. 海绵体和 / 或白膜破裂，其形态不完整，呈回声不均匀团块，边界不清。

3. 血肿形成，损伤区内出现无回声区，无血流信号显示（图 19-5-32）。

4. 海绵体假性动脉瘤，局部海绵体出现无回声区，多呈圆形，内显示为动脉血流，追踪扫查可发现与之相通的海绵体动脉。

【鉴别诊断】

结合外伤病史，超声检查对阴茎损伤程度作出判断，假性动脉瘤要注意与血肿相鉴别。

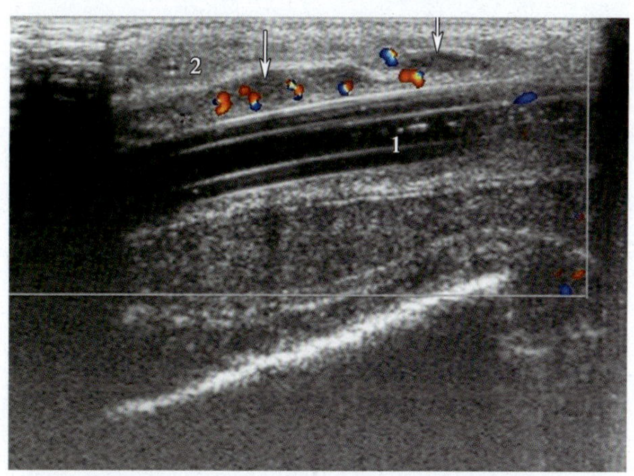

1—导尿管；2—皮下组织；箭头—血肿。

图 19-5-32　阴茎外伤彩色血流图

（十四）阳萎

【诊断要点】

1. 血管性阳萎可分为动脉性、静脉性和混合性。

2. 动脉性阳萎，注药后海绵体动脉内径扩张<60%，收缩期峰值流速<30cm/s，阻力指数>0.85，背深静脉为间断或低速血流（图 19-5-33）。

3. 静脉性阳萎，注药后海绵体动脉收缩期峰值流速>30cm/s，舒张期流速>7cm/s，阻力指数<0.80，背深静脉扩张、回流明显增多。

4. 混合性阳萎，注药后海绵体动脉收缩期峰值流速<30cm/s，舒张期流速>7cm/s，阻力指数<0.80，背深静脉回流增多。

【鉴别诊断】

动脉性阳萎见于动脉的狭窄、阻塞，静脉性阳萎可见于静脉瓣关闭不全、海绵体间静脉漏、阴茎背深背浅静脉间静脉漏等。混合性阳萎则见于多种血管疾病混合存在。

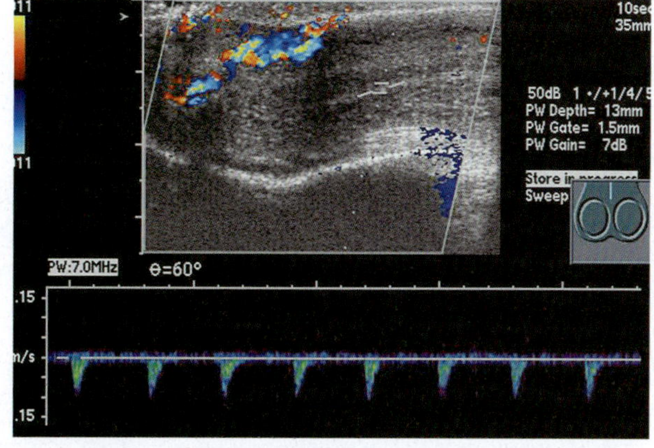

图 19-5-33　动脉性阳萎彩色多普勒图

注药后海绵体动脉收缩期峰值流速 = 7cm/s，阻力指数 = 1。

四、病例分析

病例1

【临床资料】

患者，男，33岁，缘于入院前半年发现右侧阴囊一黄豆大小肿物，无疼痛，近两个月来该肿物逐渐增大。于当地行超声检查示：右侧睾丸肿大，大小约9.0cm×3.9cm，界清，实质呈弥漫性改变。触诊：右侧阴囊内触及一肿物，约9cm×4cm，质中，无压痛，境界清楚，活动度可。左侧睾丸未见明显异常。

术前超声图见图19-5-34。

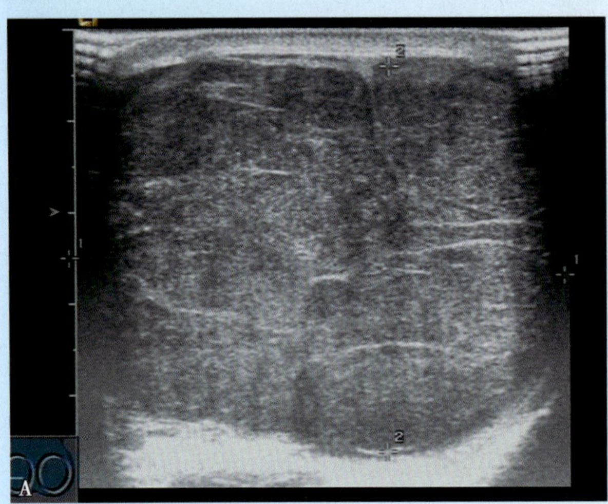
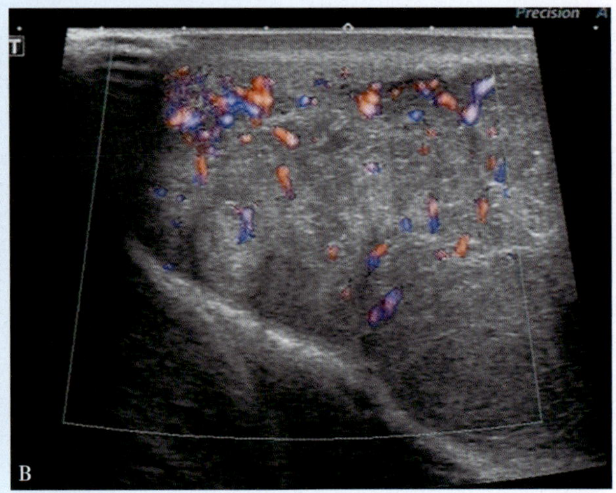

图19-5-34　术前超声图
A. 右侧睾丸横切灰阶图像；B. 右侧睾丸纵切彩色多普勒图。

【超声检查资料】

右侧睾丸增大，内见一肿块占据睾丸，大小约8.6cm×5.1cm×4.2cm。左侧睾丸未见明显异常。右侧附睾形态欠规则。左侧附睾头见数个无回声区，大者约2.6mm×2.3mm，界清。左侧精索内静脉（静脉丛）内径约2.0mm，彩色多普勒瓦萨瓦试验可见持续血液反流。右侧精索血管扩张，静脉最大径约4.2mm，血流速度加快，右侧精索内静脉（静脉丛）彩色多普勒瓦萨瓦试验未见反流。

【提问与思考】

1. 看图描述病变区声像图表现。
2. 本例超声诊断作何提示？
3. 本病的主要诊断依据有哪些？如何与相关疾病进行鉴别？

【诊断思路分析】

1. 本例患者睾丸声像图表现为：左侧睾丸未见明显异常。右侧睾丸增大，内见一低回声不均团块，几乎全部占据睾丸，大小约8.6cm×5.1cm×4.2cm，边界尚清，边缘欠规则，血流信号较丰富，杂乱且分布不规则。

2. 超声检查提示睾丸恶性肿瘤。

3. 本例患者诊断睾丸恶性肿瘤的依据：①青年男性，入院前半年无意中触及右侧阴囊一黄豆大小肿物，无疼痛，近两个月来肿物增大较明显；②外科检查：右侧阴囊内触及一肿物，约9cm×4cm，质中，无压痛，境界清楚，活动度可；③声像图表现为右侧睾丸内一低回声不均实性团块，边界尚清，边缘欠规则，以低回声为主，睾丸包膜光滑完整，病灶内部及周边见较丰富血流信号，杂乱且分布不规则。

睾丸精原细胞瘤的常见超声征象为：一侧睾丸增大，睾丸包膜光滑完整，团块多以实性为主，回声偏低、不均匀，病变部分与正常睾丸组织尚存在模糊边界，团块内血流增加、杂乱。

根据本病例所表现的超声声像及临床资料，故应首先考虑睾丸恶性肿瘤，但仍需与其他疾病相鉴别。①睾丸结核：当睾丸结核侵蚀整个睾丸时，回声低弱，不易与精原细胞瘤相鉴别，但是结核性疾病是源于附睾，附睾受累较严重，干酪坏死区无血流信号，肿瘤组织内有血流信号；②睾丸炎：睾丸多均匀肿大，血流信号增多，分布正常。

【确诊结果】

病理结果：(右)睾丸精原细胞瘤伴小灶合体滋养细胞。

病例 2

【临床资料】

患者，男，13 岁，于入院前 4d 无明显诱因出现右侧阴囊肿痛，局部皮肤红肿，就诊当地医院，予抗感染等处理，未见明显好转，阴囊持续肿胀，遂来院就诊。外科检查：右侧阴囊增大、红肿，质中偏硬，触之疼痛，右侧睾丸、附睾触诊不清，左侧睾丸、附睾大小正常，无结节及压痛。

术前超声见图 19-5-35。

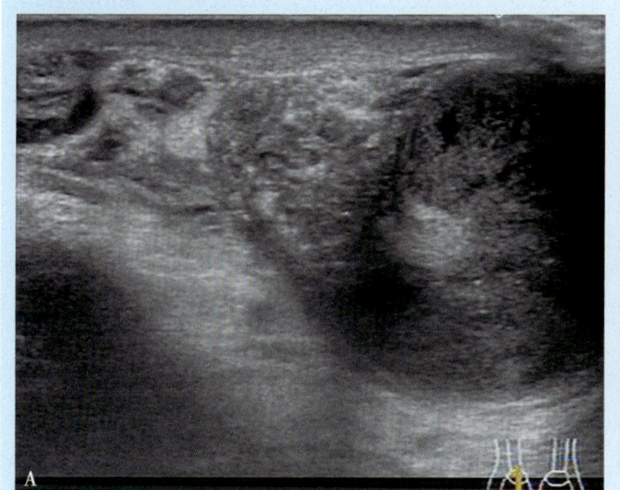

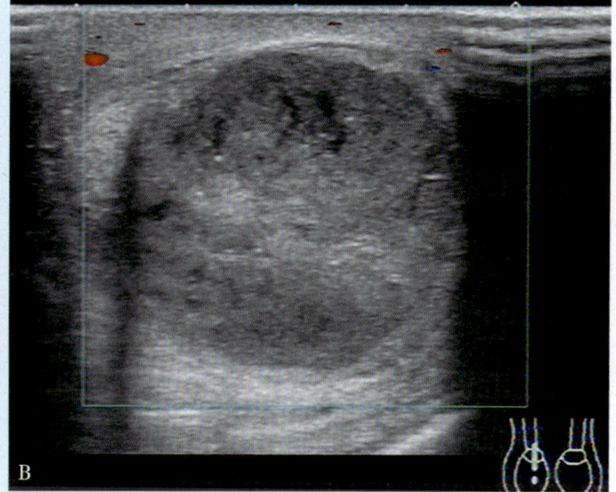

图 19-5-35 术前超声

A. 右侧睾丸精索纵切灰阶图像；B. 右侧睾丸纵切彩色血流图像。

【超声检查资料】

右侧睾丸肿大，大小约 4.2cm × 2.8cm。左侧睾丸大小形态正常，约 4.0cm × 1.8cm。左侧附睾未见明显异常回声，右侧附睾未显示。左侧精索静脉未见扩张，彩色多普勒瓦萨瓦试验未见血液反流。

【提问与思考】

1. 看图描述病变区声像图表现。

2. 本例超声诊断提示什么？

3. 本病的主要诊断依据有哪些？如何与相关疾病进行鉴别？

【诊断思路分析】

1. 本例患者睾丸声像图表现为：右侧睾丸肿大，实质回声不均匀，内可见小片状低回声区，内未见血流信号，右侧末段精索扭曲，呈镶嵌征。

2. 根据该患者的超声图像及临床表现，考虑睾丸扭转。

3. 本例患者具有以下特点：①青少年男性，入院前 4d 无明显诱因出现右侧阴囊疼痛，局部皮肤红肿，予抗感染治疗未见明显好转；②外科检查，右侧阴囊增大、红肿，质中偏硬，触之疼痛，右侧睾丸、附睾触诊不清；③声像图表现为右侧睾丸肿大，实质回声不均匀，内可见小片状低回声区，内未见血流信号，右侧末段精索扭曲，呈镶嵌征，精索与附睾无法分清。

睾丸扭转好发于 12～18 岁青少年，由于睾丸和精索本身的解剖异常或活动度加大而引起的扭转，使精索内的血循环发生障碍，引起睾丸的缺血、坏死。典型的睾丸扭转声像图表现为：睾丸肿大，实质内可出现局灶性或弥漫性低回声区，精索增粗，扭曲成团，呈线团样高回声，并可以见到“线团”嵌入“睾丸门”而形成的镶嵌征，睾丸血流信号明显减少或消失。

本病例应需与下列疾病相鉴别：①急性睾丸炎及附睾炎，此病好发人群多为成年人，起病缓慢，多伴有发热等，超声图像以睾丸附睾肿大、血流信号丰富为特点；②睾丸附件扭转，附睾头旁或睾丸上方见一回声不均匀结节，内无血流信号，周围组织血供增多，睾丸内血流信号无明显变化。

【确诊结果】

手术病理诊断：右侧睾丸扭转伴出血、梗死。

病例 3

【临床资料】

患者，男，75 岁，于入院前半年无明显诱因出现左侧阴囊肿痛，伴阴囊皮肤破溃，约绿豆大小，流出白色脓液，有臭味，伴尿频，夜间明显。就诊当地医院，予口服药物后（具体不详），阴囊破溃愈合。入院前一周上述症状复发，遂就诊我院。外科检查：右侧阴囊皮肤完整，左附睾阴囊处皮肤破溃，约 2.0cm × 1.5cm，色红，未见明显分泌物。左侧睾丸附睾肿大，质硬，界限不清。

术前超声见图 19-5-36。

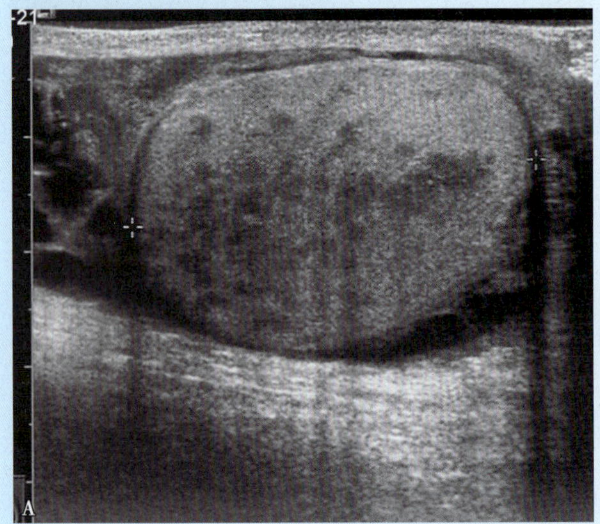

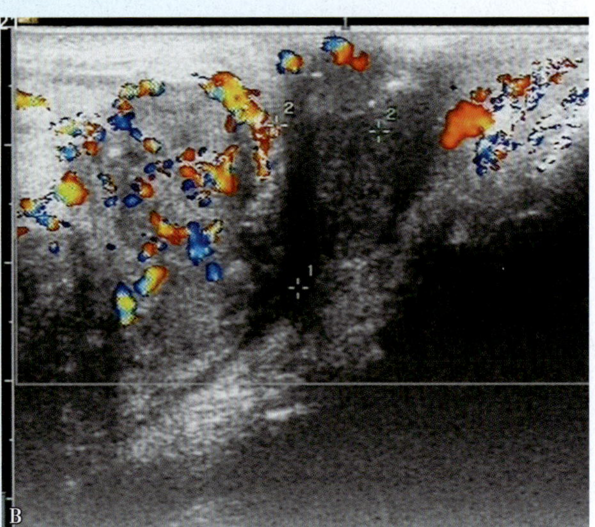

图 19-5-36 术前超声

A. 左侧睾丸纵切灰阶图像；B. 左侧附睾及阴囊壁纵切彩色血流图。

【超声检查资料】

双侧睾丸大小分别约 4.3cm × 2.6cm（右），3.7cm × 2.3cm（左），左侧附睾肿大，约 5.0cm × 1.9cm，左侧阴囊壁见一无回声区，范围约 3.5cm × 2.4cm，左侧睾丸鞘膜腔探及少量无回声区，可见分隔带回声，左侧睾丸及附睾声像图如上图所示。右侧睾丸附睾未见异常回声，双侧精索静脉未见扩张。

【提问与思考】

1. 看图描述病变区声像图表现。
2. 本例超声诊断提示什么？
3. 本病的主要诊断依据有哪些？如何与相关疾病进行鉴别？

【诊断思路分析】

1. 本病例阴囊超声表现：左侧睾丸肿大，实质回声不均，可见众多低回声结节，左侧附睾肿大，内回声不均，血供较丰富，附睾尾部旁阴囊壁内见一低回声区，形态不规则，内未见血流信号，周边见较丰富血流信号。

2. 本例超声诊断提示：睾丸附睾阴囊结核。

3. 本例患者具有以下特点。①老年男性，入院前半年左侧阴囊肿痛，伴阴囊皮肤破溃，流脓，病程较长且反复；②外科检查：左侧阴囊局部皮肤破溃，左侧睾丸附睾肿大，质硬，界限不清；③声像图表现为左侧睾丸实质回声不均，可见众多低回声结节，左侧附睾回声不均，血供较丰富，阴囊壁内见一低回声区，形态不规则，内未见血流信号，周边见较丰富血流信号。

结合本例患者的临床表现及超声声像图，首先考虑的是附睾结核合并睾丸阴囊结核。附睾结核常见的超声征象为：当病变局限于附睾尾部时，附睾尾增大，结构紊乱，回声低弱，血流稀疏；病变累及整个附睾时，附睾头、体及尾部肿大，不均匀，不规则，以附睾尾部肿大明显。干酪坏死区域呈不均匀低回声，脓肿表现为无回声区，其内无血流信号。累及睾丸，病灶呈不均匀低回声，块状或结节状。

本病例应需与下列疾病相鉴别：①急性睾丸炎及附睾炎，发病急，少有反复发作史，无结核病史，超声图像以睾丸附睾肿大、血流信号丰富为特点；②睾丸附睾恶性肿瘤，多偶然发现，肿瘤球形感明显，血供丰富。结核灶形态不规则，无明显球形感，并具有相应结核的症状与体征。

【确诊结果】

病理结果：左侧睾丸附睾阴囊结核伴干酪样坏死。

1906

阴囊与阴茎 习题

第六节　浅表淋巴结

一、超声检查技术

（一）患者准备

患者一般无特殊准备。

（二）体位

患者取平卧位或其他体位，充分暴露受检部位。

（三）仪器

使用彩色多普勒超声诊断仪，选择线阵探头（8～14MHz）。适当调节仪器内预设的浅表器官条件，包括频率、增益、聚焦、血流速度标尺、取样框、灵敏度、壁滤波等。

（四）检查方法

根据临床需求，重点检查相关区域的淋巴结。对于口腔、咽等疾病，应重点观察Ⅰ区、Ⅱ区淋巴结；对于甲状腺疾病，应重点观察Ⅵ区、Ⅲ区、Ⅳ区淋巴结；对于胸腔或腹腔疾病，应重点观察右侧或左侧锁骨上窝淋巴结；对于乳房疾病，应重点观察腋窝、锁骨上下窝及胸骨旁淋巴结；对于下肢、会阴部疾病，应重点观察腹股沟淋巴结。

观察淋巴结的分布、形态、大小、边界、内部结构及血流分布特征等，沿着淋巴结长轴和短轴分别进行纵切和横切，测量其上下径（长径）和前后径（厚径）。

（五）颈部淋巴结超声分区

参考2013年11月欧洲放射肿瘤学协会提出的颈部淋巴结分区方法，将颈部淋巴结分为6大区、9个亚区。

1. Ⅰ区　位于下颌骨、下颌舌骨肌、舌骨体、颌下腺下缘、两侧二腹肌后腹、颌下腺外侧缘之间，分为ⅠA和ⅠB亚区。

2. Ⅱ区　位于颌下腺后缘、颈内动脉内缘、颈总动脉分叉处上方1～1.5cm左右（舌骨体水平）、胸锁乳突肌后缘之间，以颈内静脉外侧缘分为ⅡA和ⅡB亚区。

3. Ⅲ区　位于颈总动脉分叉处上方1～1.5cm左右（舌骨体水平）、肩胛舌骨肌颈内静脉交叉处（环状软骨水平）、颈总动脉内缘、胸锁乳突肌后缘之间。

4. Ⅳ区　位于肩胛舌骨肌颈内静脉交叉处（环状软骨水平）、颈总动脉内缘、胸锁乳突肌后缘、锁骨上缘之间，通过颈横动脉，分为ⅣA和ⅣB亚区。

5. Ⅴ区　位于舌骨体水平、胸锁乳突肌后缘、斜方肌前缘、锁骨上缘之间，通过肩胛舌骨肌颈内静脉交叉处（环状软骨水平）、颈横动脉，分为ⅤA、ⅤB、ⅤC亚区。

6. Ⅵ区 位于舌骨下缘或颌下腺下缘、胸骨柄上缘、颈总动脉内缘之间。

（六）锁骨上区

锁骨上区位于颈横动脉与锁骨上缘之间，包括ⅣB区（内侧区）、ⅤC区（外侧区）。

颈部淋巴结分区超声扫查方法（视频）

二、正常超声表现与正常值

1. 浅表淋巴结纵切呈豆形、扁椭圆形或长条形，横切呈椭圆形，长径大多<3cm，腋窝、腹股沟淋巴结的长径可超过4cm，前后径<5mm，两者之比>2。

2. 淋巴结表面光滑，包膜呈线状高回声。实质位于周围，呈均匀低回声。淋巴门部结构位于中央，呈条带状高回声，腋窝、腹股沟淋巴结淋巴门部结构可几乎占据整个淋巴结（图19-6-1～图19-6-3）。大多数淋巴结门位于淋巴结凹陷的一侧，少数淋巴结门位于淋巴结的一端。

3. 淋巴结内血流信号呈稀疏点状或条状分布，部分淋巴结门部及实质内可见到树杈状的血流信号（图19-6-4）。

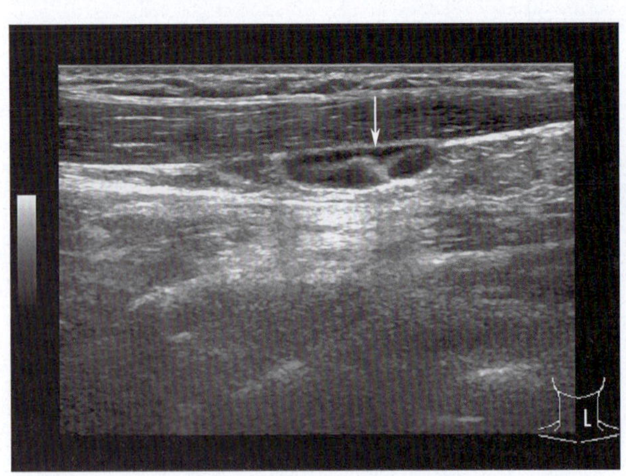

图19-6-1 颈部淋巴结灰阶图

颈部淋巴结（箭头示）纵切，实质呈均匀低回声，淋巴门部结构位于中央，呈条带状高回声。

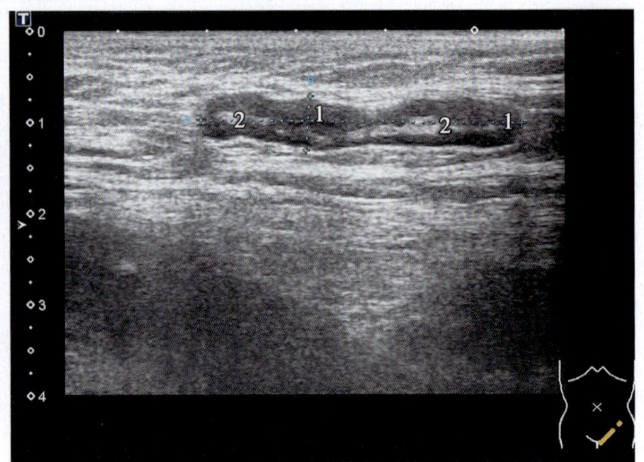

1—实质，呈均匀低回声；2—淋巴门部结构，呈条带状高回声。

图19-6-2 腹股沟淋巴结灰阶图

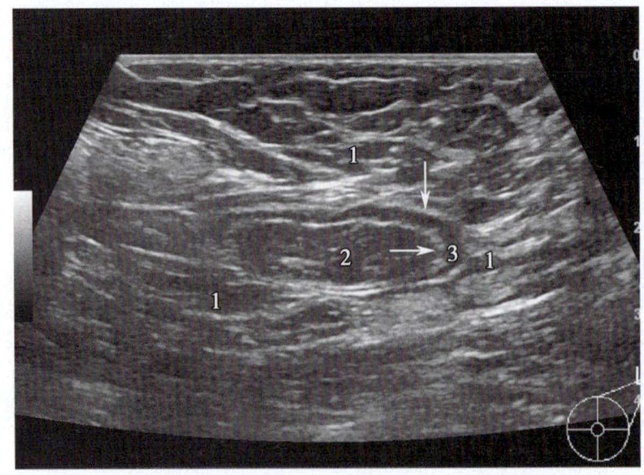

1—腋窝脂肪组织；2—淋巴门部结构中的脂肪组织；3—实质；横箭头—淋巴门部结构；竖箭头—包膜。

图19-6-3 腋窝淋巴结灰阶图

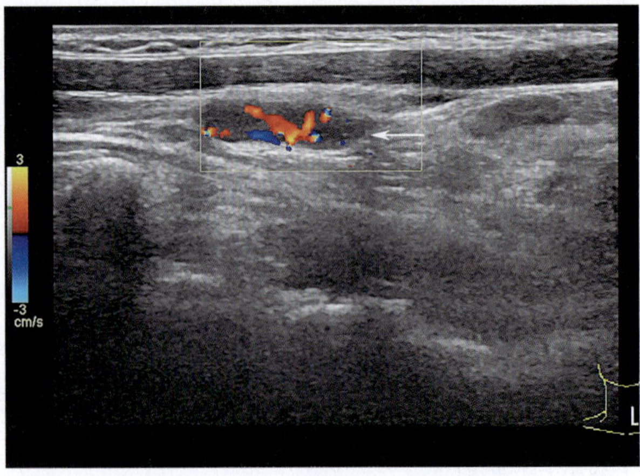

图19-6-4 颈部淋巴结彩色血流图

淋巴结（箭头示）内见树杈状分布的血流信号。

三、常见疾病的超声诊断

（一）淋巴结炎

【诊断要点】

1. 急性炎症，淋巴结明显增大，长径厚径之比>2，包膜清楚，实质、淋巴门部结构均匀增厚，血流信号明显增多，沿门部呈放射状分布（图 19-6-5、图 19-6-6）。

2. 脓肿形成，出现不规则无回声区，淋巴门部结构显示不清，脓肿区则无血流信号显示。

3. 慢性炎症，淋巴结轻度增大，长径厚径之比>2，包膜清楚，实质均匀增厚，淋巴门部结构显示清晰或不清，血流信号无明显增多。

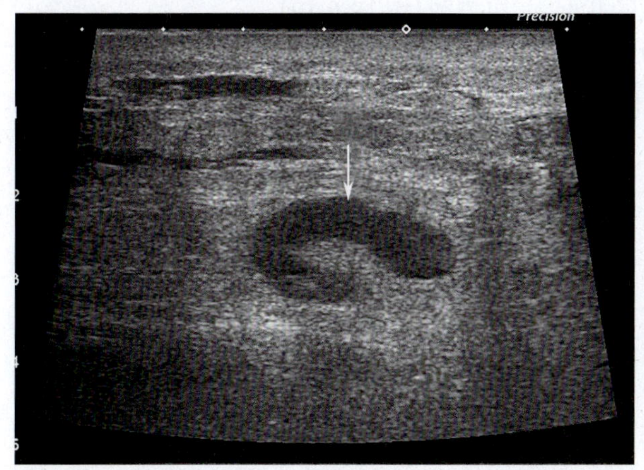

图 19-6-5　急性淋巴结炎灰阶图

淋巴结肿大（箭头示），实质均匀增厚。

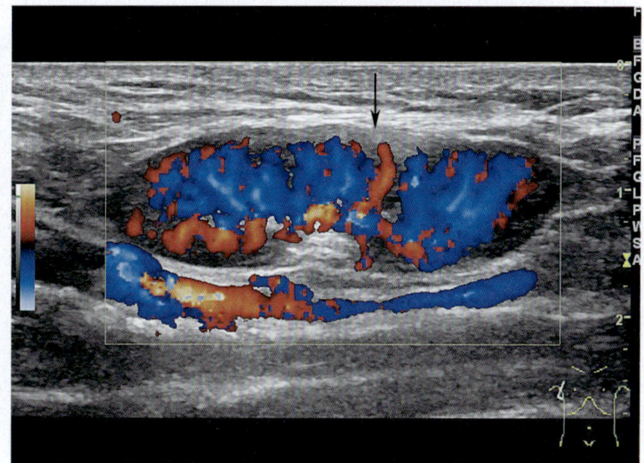

图 19-6-6　急性淋巴结炎彩色血流图

淋巴结肿大（箭头示），血流信号明显增多，沿门部呈放射状分布。

【鉴别诊断】

化脓性淋巴结炎主要与淋巴结结核相区别，可根据病史及其他检查资料进行鉴别。必要时，进行细针穿刺细胞学或活检检查。

（二）淋巴结反应性增生

【诊断要点】

1. 淋巴结肿大，长径厚径之比>2，有的可呈圆形，包膜完整。

2. 淋巴结实质增厚，呈均匀低回声，淋巴门部结构显示清晰或不清（图 19-6-7）。

3. 淋巴结内血供轻度增多，少数可明显增多，呈树杈状分布于淋巴门部、实质（图 19-6-8）。

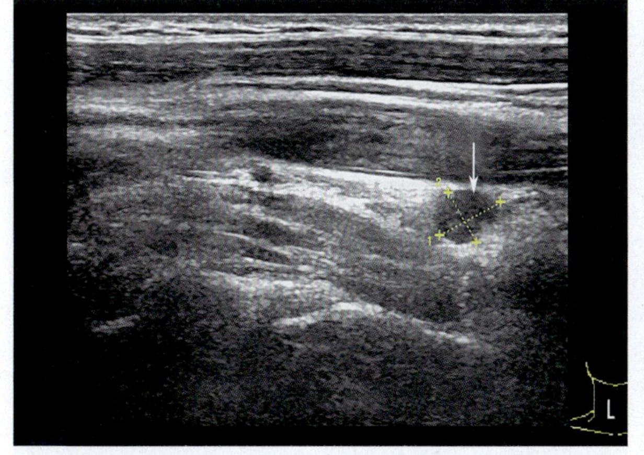

图 19-6-7　淋巴结反应性增生灰阶图

淋巴结肿大（箭头示），呈圆形，淋巴门部结构显示不清晰。

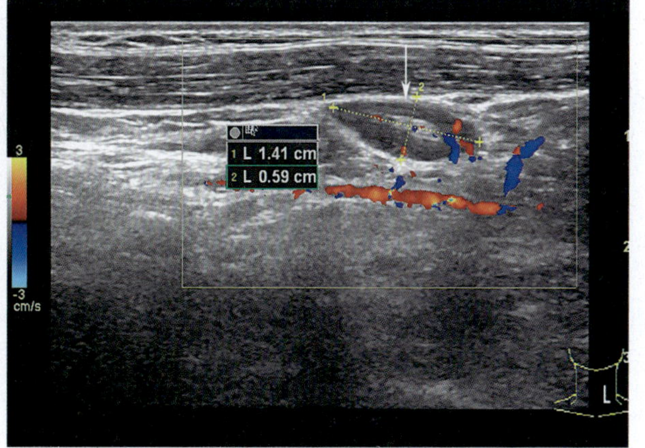

图 19-6-8　淋巴结反应性增生彩色血流图

淋巴结肿大（箭头示），实质均匀增厚，内见稀疏分布的点状、条状血流信号。

【鉴别诊断】

淋巴结反应性增生要与淋巴结结核、恶性淋巴结肿大相鉴别。浅表组织器官免疫性疾病或受细菌、病毒等感染可导致相应区域的淋巴结发生免疫反应性增生。淋巴结实质均匀增厚和树杈状血供分布疾病可作为鉴别要点，主要根据病史及其他检查资料进行鉴别。必要时，进行细针穿刺细胞学或活检检查。

（三）淋巴结结核

【诊断要点】

1. 淋巴结肿大，长径厚径之比<2，包膜完整，或不清楚，或淋巴结融合。
2. 实质回声不均匀，以低回声为主，或可见到钙化灶，淋巴门部结构偏心、变形或显示不清（图 19-6-9）。
3. 脓肿形成，出现不规则无回声区，含有细点状或絮状回声，可漂动（图 19-6-10）。
4. 脓肿破溃，淋巴结与周围组织分界不清，后者可见到含有细点状或絮状回声的无回声区。
5. 急性期，淋巴结内血流信号增多，分布杂乱。慢性期，血流信号稀少。干酪样坏死、脓肿区无血流信号显示。

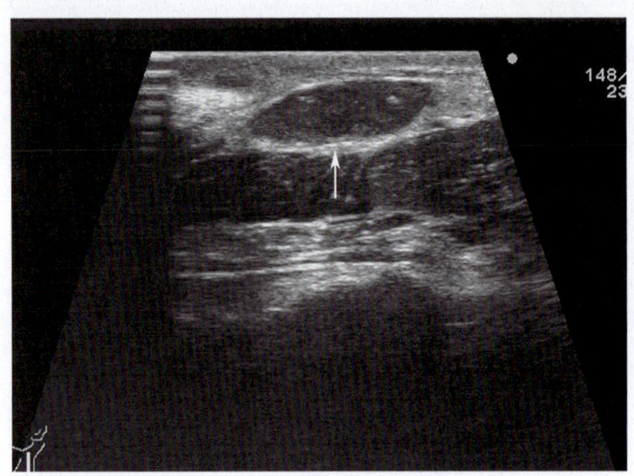

图 19-6-9　淋巴结结核灰阶图

淋巴结肿大（箭头示），不均匀低回声，可见到钙化灶，淋巴门部结构显示不清。

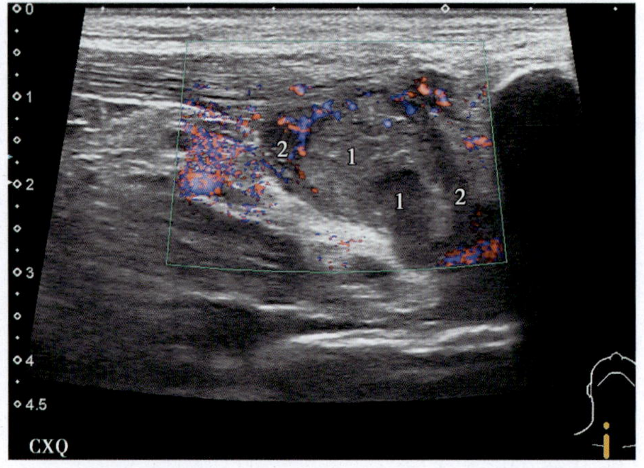

1—脓肿区，无血流信号；2—实质，回声不均匀，内见散在分布的点状血流信号。

图 19-6-10　淋巴结结核彩色血流图

【鉴别诊断】

淋巴结结核要注意与化脓性淋巴结炎、恶性淋巴结肿大等鉴别，相关临床资料有助于鉴别。必要时，进行细针穿刺细胞学或活检检查。

（四）淋巴瘤

【诊断要点】

1. 淋巴结肿大，长径厚径之比<2，形态呈椭圆形、圆形。边界清晰或不清晰，或相互融合（图 19-6-11）。
2. 实质明显增厚，呈不均匀低回声，淋巴门部结构偏心、变形或显示不清，甚至消失。
3. 结内血流信号轻度或明显增多，分布杂乱，血流速度加快（图 19-6-12）。

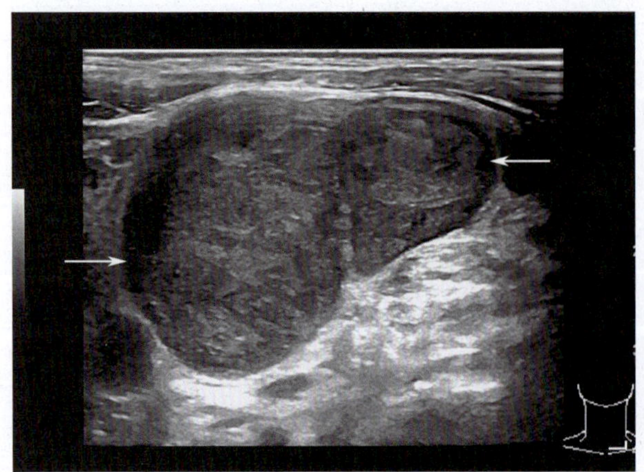

图 19-6-11　淋巴瘤灰阶图

淋巴结肿大（箭头示），相互融合，呈不均匀低回声，淋巴门部结构消失。

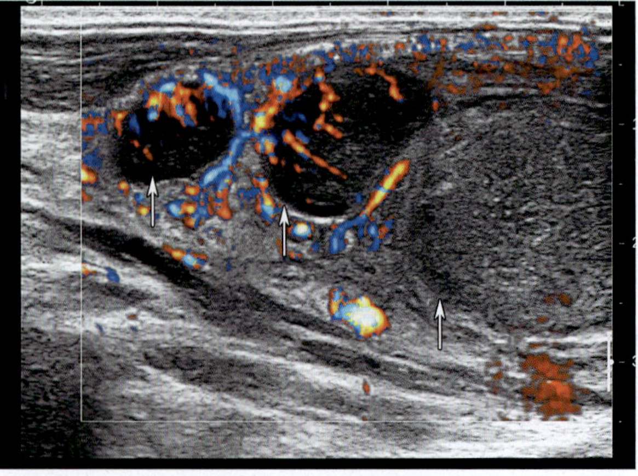

图 19-6-12　淋巴瘤彩色血流图

淋巴结肿大，回声不均匀，淋巴门部结构消失，局部血流信号增多，分布杂乱。

【鉴别诊断】

淋巴瘤要注意与淋巴结结核、淋巴结转移癌相鉴别，相关临床资料有助于鉴别（参见淋巴结结核、淋巴结转移癌）。

（五）淋巴结转移癌

【诊断要点】

1. 淋巴结肿大，多发为主，长径厚径之比<2，形态呈椭圆形、圆形，或融合成团。

2. 实质局限性增厚、隆起或弥漫性增厚，淋巴门部结构偏心、变形或消失（图 19-6-13）。

3. 结内回声不均匀、杂乱，呈低至高回声，或有钙化，或液化（图 19-6-14）。

4. 结内血流信号丰富，分布杂乱，血流速度加快。血流分布形式多呈边缘（局部）型、混合型（图 19-6-15）。

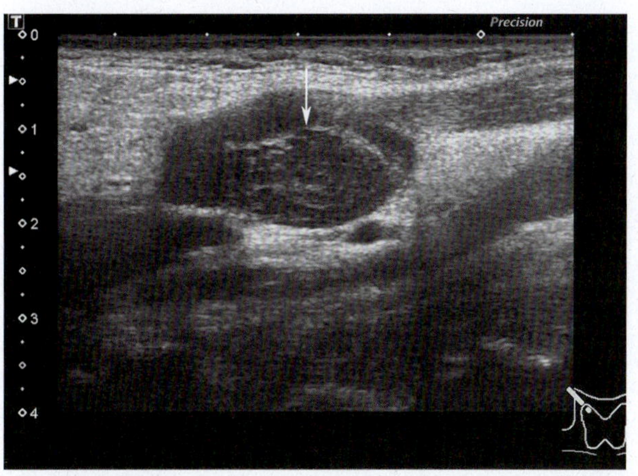

图 19-6-13　淋巴结转移癌灰阶图

鼻咽癌颈部Ⅱ区淋巴结转移，实质不对称增厚，淋巴门部结构偏心（箭头示）。

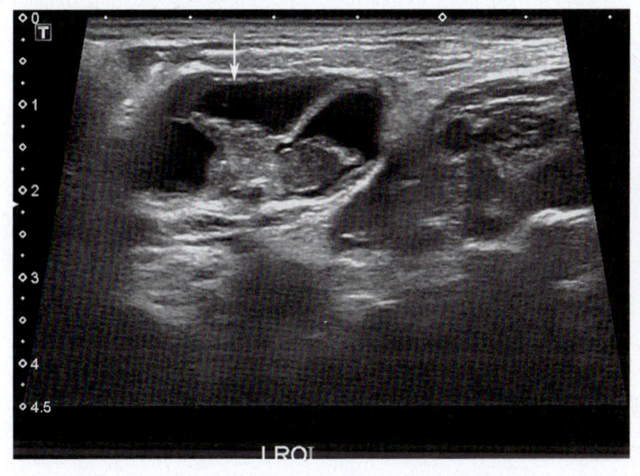

图 19-6-14　淋巴结转移癌灰阶图

甲状腺乳头状癌颈部淋巴结转移（箭头示），淋巴结内见液化、点状钙化等。

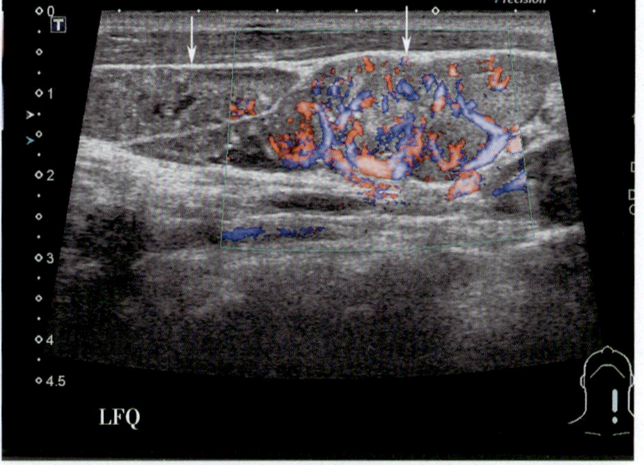

图 19-6-15　淋巴结转移癌灰阶图

甲状腺乳头状癌颈部淋巴结转移（箭头示），淋巴结实质呈不均匀高回声，可见点状钙化，血流信号丰富，分布杂乱。

淋巴结转移癌，结内回声可呈多种回声，也可见到钙化、液化等，血流分布杂乱。淋巴结内呈现簇状分布的点状强回声，提示甲状腺乳头状癌转移；淋巴瘤，淋巴结实质明显增厚，呈不均匀低回声，血流分布杂乱；淋巴结反应性增生，实质呈均匀低回声，淋巴门部结构清楚，血管走向清晰。

四、病例分析

病例 1

【临床资料】

患者，男，45 岁，1 个月前无明显诱因出现乏力，腹股沟区多发黄豆大小肿物，自觉发热伴盗汗，就诊于当地医院予抗感染、补液等治疗未见好转，肿物渐增大、增多，并累及双侧颈部及颌下，偶有疼痛不适，来院就诊。查体：双侧颌下、颈部、锁骨上、腹股沟区可触及多发肿大淋巴结，质韧，部分有压痛，可活动，大者约 3cm×4cm。肺部 CT：①左肺上叶及双肺下叶病灶，考虑炎症；②纵隔内、双侧腋下、锁骨上区、颈根部及右侧前心膈角区多发肿大淋巴结；③双侧少量胸腔积液，双侧胸膜增厚；④肝脾大，脾脏低密度灶，建议进一步检查。

【超声检查资料】

双侧颈部各见多发低回声结节，大者分别约 2.7cm×0.9cm×1.5cm（左），2.8cm×1.6cm×2.3cm（右），界清。双侧锁骨上各见多发低回声结节，大者分别约 2.6cm×0.8cm（左），1.7cm×0.8cm（右），界清。双侧腋窝各见多发低回声结节，大者分别约 4.1cm × 1.4cm（左），3.8cm × 2.2cm（右），界清。双侧腹股沟各见多发低回声结节，大者分别约 3.3cm × 1.5cm（左），4.1cm × 1.8cm（右），界清。上述结节声像图表现如图 19-6-16、图 19-6-17 所示。

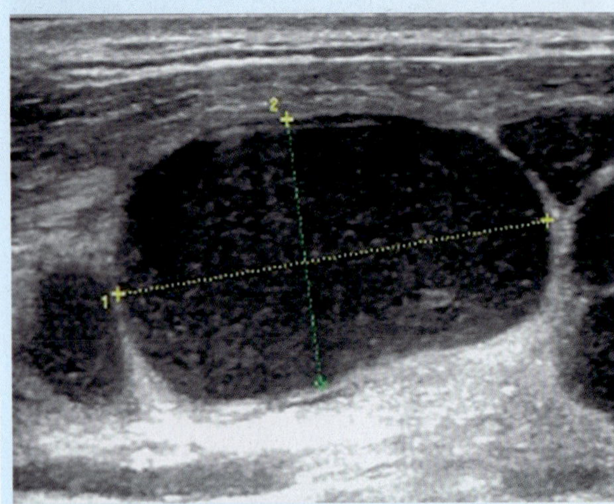

图 19-6-16 右侧颈部淋巴结灰阶图

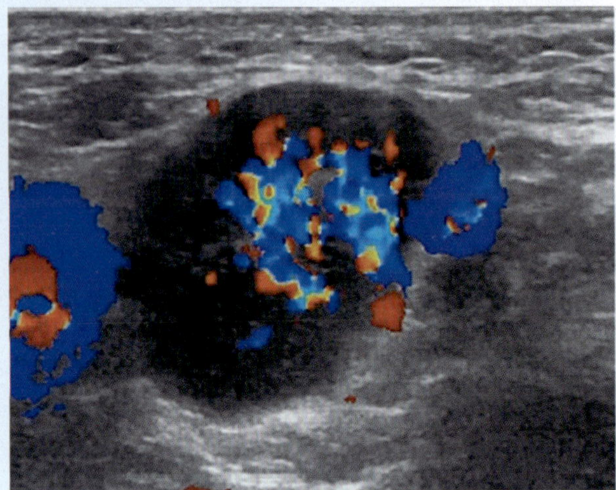

图 19-6-17 右侧腋窝淋巴结彩色血流图

【提问与思考】

1. 分析上述图像描述、病变区声像图表现。
2. 本例的超声诊断提示是什么？为什么？
3. 应与哪些疾病鉴别？如何鉴别？
4. 为了明确诊断，下一步该做哪些检查？

【诊断思路分析】

1. 本例患者颈部、腋窝、腹股沟淋巴结声像图表现如下：双侧颈部、腋窝、腹股沟均见多个大小不一的肿大淋巴结，大者分别约 2.8cm × 1.6cm（右颈部），3.8cm × 2.2cm（右腋窝），4.1cm × 1.8cm（右腹股沟），界清，呈圆形或椭圆形，实质增厚，呈不均匀性低弱回声，部分淋巴结内淋巴门部结构消失，淋巴结内可见丰富、杂乱的血流信号。

2. 本例超声诊断可提示为双侧颈部、腋窝、腹股沟多发淋巴结肿大（淋巴瘤？）。诊断依据：①中年男性，发现腹股沟区多发黄豆大小肿物 1 个月，当地医院予抗感染、补液等治疗未见好转，肿物渐增大、增多，累及双侧颈部及颌下，并自觉乏力、发热伴盗汗；②查体：双侧颌下、颈部、锁骨上、腹股沟区可触及多发肿大淋巴结，质韧，部分有压痛，可活动；③CT：纵隔内、双侧腋下、锁骨上区、颈根部及右侧前心膈角区多发肿大淋巴结；肝脾大，脾脏低密度灶；④声像图特征：双侧颈部、腋窝、腹股沟均见多个大小不一的肿大淋巴结，界清，呈圆形或椭圆形，实质增厚，呈不均匀性低弱回声，部分淋巴结内淋巴门部结构消失，淋巴结内可见丰富、杂乱的血流信号。

3. 本例诊断应主要与以下疾病鉴别

（1）淋巴结反应性增生：浅表组织器官免疫性疾病或受细菌、病毒等感染可导致相应区域的淋巴结发生免疫反应性增生。大多数无明显全身症状，肿大淋巴结常局限于颈部、腋窝或腹股沟。淋巴结实质均匀增厚和树杈状血供分布疾病可作为鉴别要点。

（2）淋巴结结核：结核病变的淋巴结可单发和多发，肿大的淋巴结呈圆形和椭圆形，结节内部低水平回声，不均匀，淋巴门部结构不清，淋巴结可发生融合，内可见坏死液化组织，血流信号少或未探及。

4. 为了明确诊断，可进一步做淋巴结活检，骨髓穿刺检查。

【确诊结果】

1. 白血病免疫分型：恶性成熟 B 细胞白血病 / 淋巴瘤。
2. 右颈部淋巴结活检病理：套细胞淋巴瘤。
3. 骨髓常规示：淋巴瘤细胞白血病。

病例 2

【临床资料】

患者，男，41 岁，26 个月前行胸腔镜联合腹腔镜下食管癌切除术，9 个月前 CT 示：腹膜后多发肿大淋巴结，考虑转移可能性大，进行化疗、放疗。半个月前发现左侧颈部结节，约黄豆大小。为进一步治疗就诊。查体：左侧颈部可扪及一肿大淋巴结，约 2cm×2cm，质中，活动，无压痛。

【超声检查资料】

左侧颈部Ⅲ～Ⅳ区见数个肿大的淋巴结，大者约 1.6cm×1.3cm×0.9cm，部分淋巴结内可见小无回声区，如图 19-6-18、图 19-6-19 所示。

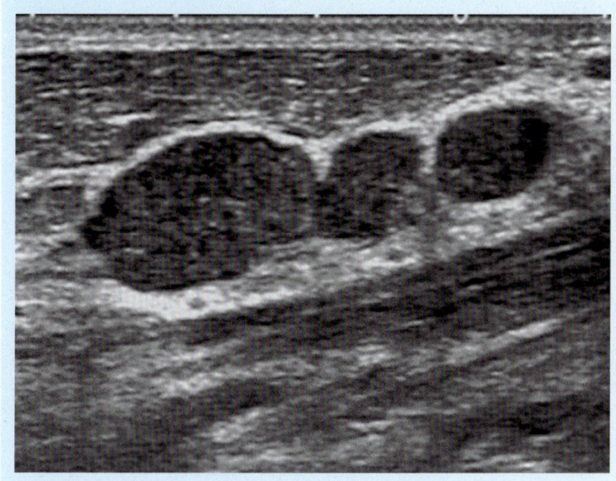

图 19-6-18　左侧颈部淋巴结灰阶图

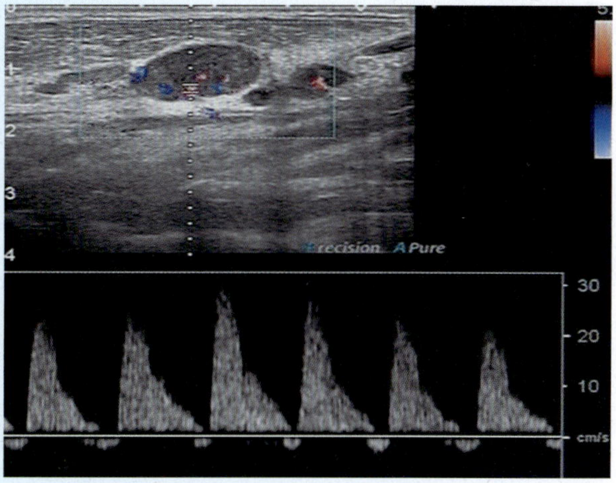

图 19-6-19　左侧颈部淋巴结多普勒频谱图

【提问与思考】

1. 结合上述图像，描述病变区声像图表现。
2. 本例的超声诊断提示是什么？为什么？
3. 应与那些疾病鉴别？如何鉴别？
4. 为了明确诊断，下一步该做哪些检查？

【诊断思路分析】

1. 本例患者左侧颈部淋巴结声像图表现如下：左侧颈部Ⅲ～Ⅳ区见数个肿大的淋巴结，大者约 1.6cm×1.3cm×0.9cm，界清，淋巴门部结构消失，实质回声不均匀，部分淋巴结内可见小无回声区，血流信号较丰富，分布杂乱，PD 示高阻动脉型血流频谱。

2. 本例的超声诊断可提示左侧颈部淋巴结肿大（MT 转移？）。诊断依据：①食管癌病史，9 个月前 CT 示：腹膜后多发肿大淋巴结，考虑转移可能性大，半月前发现左侧颈部淋巴结肿大；②查体，左侧颈部可扪及一肿大淋巴结，约 2cm×2cm，质中，活动，无压痛；③超声声像图特征，左侧颈部Ⅲ～Ⅳ区淋巴结肿大，淋巴门部结构消失，实质回声不均，部分淋巴结内可见小无回声区，多普勒可见较丰富杂乱的血流信号，PD 测及高阻动脉型血流频谱。

3. 本例患者有食管癌病史，且食管癌常发生左侧颈部锁骨上淋巴结转移，超声检查提示左侧颈部淋巴结结构及血流信号异常，应优先考虑食管癌淋巴结转移。但应注意与淋巴瘤、淋巴结结核、淋巴结反应性增生相鉴别。淋巴瘤，多部位淋巴结肿大，内部回声不均匀，大多数不出现无回声区；淋巴结结核，多个淋巴结肿大，常因处于不同结核病变期，可同时出现两种及两种以上结核类型的声像图表现；淋巴结反应性增生，实质呈均匀低回声，淋巴门部结构清楚，血管走向清晰。

4. 为明确诊断，可行颈部淋巴结细针穿刺术或淋巴结活检术。

【确诊结果】

左颈淋巴结穿刺病理：涂片中见核大深染的异性上皮细胞团，符合转移性鳞癌。

推荐阅读资料

[1] 薛恩生. 阴囊及其内容物疾病的超声诊断. 福州：福建科技出版社，2016.

[2] 姜玉新，张运. 超声医学高级教程. 北京：人民军医出版社，2012.

浅表淋巴结 习题

第二十章　肌肉骨骼系统

第一节　肌　　肉

一、超声检查技术

（一）患者准备

检查前患者无特殊准备。

（二）体位

根据实际检查的肌肉解剖位置，以最大限度显露扫查区域和患者肢体舒适为原则。一般为肌肉松弛状态的体位，双侧对比扫查时应注意两侧位置保持一致。

（三）仪器

高频线阵探头（5～10MHz）基本满足全身各部位肌肉病变的超声检查。臀部肌肉位置相对深在，有时需要改用凸阵探头。

（四）检查方法

（1）肌肉超声检查要求进行全面序贯扫查，即沿肌纤维方向进行长轴扫查，然后沿垂直肌纤维方向进行短轴扫查。扫查范围要涵盖整个肌肉，特别是肌肉、肌腱连接处，以免漏诊小的肌肉撕裂。扫查过程中，观察肌外膜的连续性和完整性，肌纤维的走行和连续性，记录肌肉的回声。判断肌肉回声异常与否，多与对侧肌肉比较或与邻近其他肌肉比较。如果肌肉内出现结节，则需要多切面扫查，判别结节与肌肉及肌肉内部血管、神经结构的关系，记录结节在三个方位上的径线。

（2）动态观察：怀疑细小撕裂或肌疝时，可以在肌肉收缩 - 舒张动态活动过程中判别。

（3）CDFI 检查：观察肌肉及结节内血流信号的分布和丰富程度。

二、正常超声表现

肌肉外面包被着深筋膜形成的肌外膜，呈层状强回声结构，厚度因肌肉部位不同而有所变化。肌纤维本身超声无法分辨，声像图能够显示肌束结构，呈低回声，受各向异性伪像干扰，其回声强弱随扫查角度不同而有所变化。长轴切面各肌束彼此排列有序，并按照肌肉的解剖结构平行排列、羽状排列或半羽状排列。肌束与肌束之间由纤维脂肪隔形成断续的线状强回声。短轴切面扫查，肌束被纤维脂肪隔分成不规则的多边形。在纤维脂肪隔内，有时可显示血管结构（图 20-1-1、图 20-1-2）。CDFI 可见肌肉内散在分布的点状、条状血流信号。

三、常见疾病的超声诊断

（一）肌肉牵拉伤

【诊断要点】

（1）患者多有急性外伤史，如突然发力或转换体位。

（2）急性肌肉牵拉伤多累及解剖空间上跨越两个关节的肌肉，如小腿三头肌的腓肠肌内侧头、大腿后方的腘绳肌及前方的股直肌等。

（3）牵拉损伤处肌肉肿胀，肌束与肌外膜或肌腱的连续性中断，依据损伤的程度，局部肌肉可以表现为单纯肿胀，而无明显断裂和血肿。也可呈现部分或完全断裂，断端填充血肿（图 20-1-3）。如果牵拉的应力发生在肌肉与肌肉之间，形成剪切力，往往造成穿越肌肉筋膜的小血管完全断裂。此时，肌肉本身的撕裂可能并不明显，而在肌间隙处形成大量血肿（图 20-1-4）。

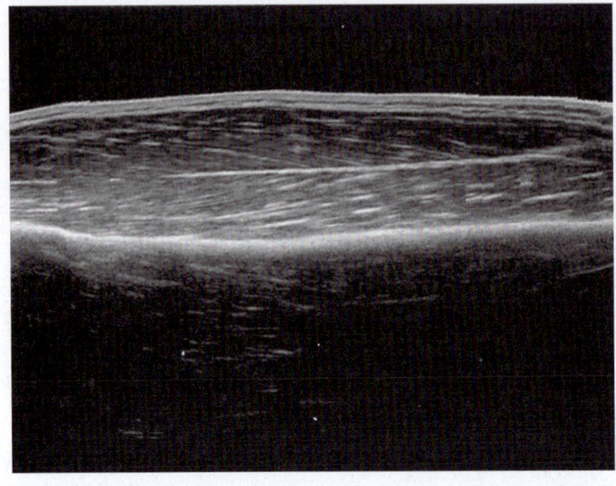

图 20-1-1　正常胫骨前肌长轴切面声像图，显示肌肉整体为低回声，肌肉中央可见清晰的中央腱膜强回声，周围的肌束呈羽毛状排列在腱膜两边。肌束之间的纤维脂肪隔呈断续的强回声

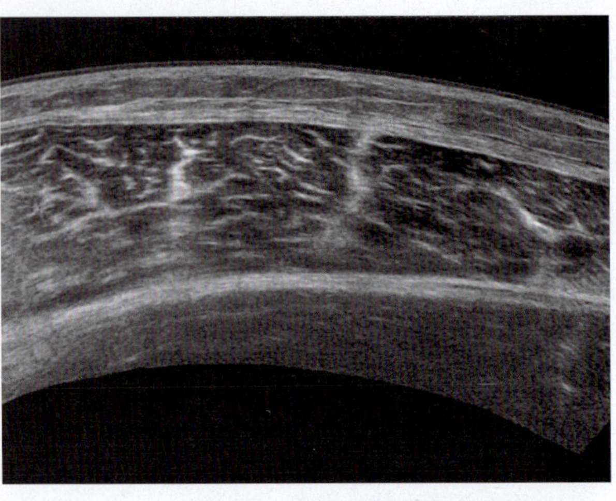

图 20-1-2　正常肌肉短轴切面声像图，显示肌束呈不规则的多边形，周围由纤细的纤维脂肪隔强回声围绕

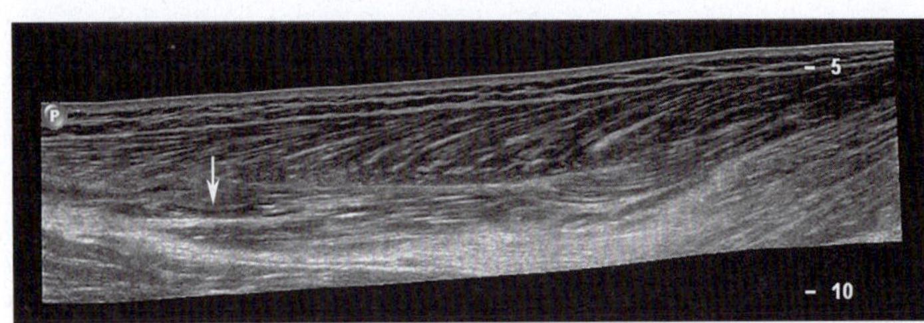

图 20-1-3　股二头肌牵拉伤。声像图显示局部肌肉肿胀，肌束与腱膜连接处连续性中断，并见少量无回声（↓）。由于撕裂范围较小，并未形成明显血肿。

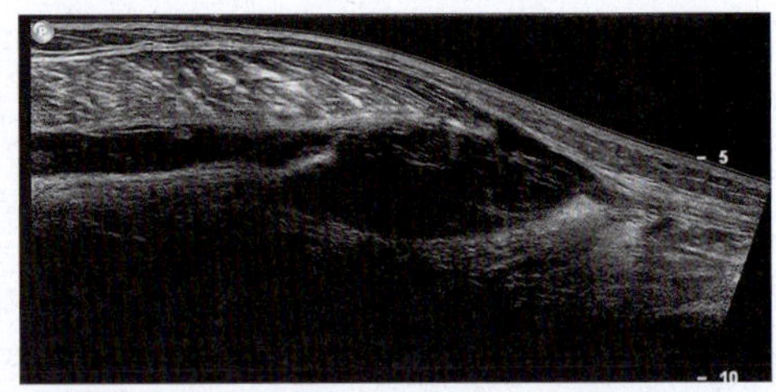

图 20-1-4　小腿三头肌牵拉伤。声像图显示腓肠肌内侧头局部未见明显撕裂，于腓肠肌与比目鱼肌之间可见大量血肿形成的无回声，提示牵拉伤发生在肌肉之间，大量出血聚集在肌间隙。

【鉴别诊断】

肌肉牵拉伤的超声表现非常直观，结合病史，往往可以明确诊断，根据肌肉撕裂的范围还能够进行程度分级（表 20-1-1）。超声诊断的困难在于明确撕裂肌肉的名称，多需结合解剖部位，并与健侧反复比较得出。

表 20-1-1　肌肉撕裂分级

分级	肌肉撕裂程度
0 级	肌纤维可逆性损伤，不伴结缔组织的损伤
Ⅰ级	受累肌肉的体积<5%，横断面直径 1～2cm，小血肿（<1cm）
Ⅱ级	部分撕裂，累及肌肉体积或横断面直径的 5%～50%，中等血肿（<3cm）
Ⅲ级	整个肌肉的完全撕裂，回缩，大血肿（≥3cm）

（二）骨化性肌炎

【诊断要点】

（1）80% 见于下肢及骨盆肌肉，股中间肌最常见。外伤是重要的易感因素，但部分患者外伤史不详。

（2）外伤后 3～4 周出现，骨化沿肌纤维走行方向分布，急性期局部血流信号丰富。受累肌肉局部质硬，压痛明显。

（3）骨化出现前期，声像图表现为局部肌肉结构紊乱，呈不规则的低回声。一旦骨化出现，进展迅速，呈现为肌肉内斑片状强回声（图 20-1-5），局限于肌肉损伤区域。

【鉴别诊断】

骨化性肌炎主要应与骨肿瘤鉴别，超声扫查时，应多方位调整探头，显示深方的骨皮质结构。若骨皮质连续性完整，骨膜无增厚，则可与皮质旁骨肉瘤鉴别。超声显示不清时，需要 CT 扫描进一步明确。

（三）横纹肌溶解症

【诊断要点】

（1）本病是多种原因引起的肌细胞坏死，常见病因包括酗酒、药物、运动等，患者多有相关病史。

（2）受累部位触诊质地硬韧，压痛明显。实验室检查表现为肌红蛋白尿，血清肌酸激酶水平升高。

（3）声像图表现为肌肉弥漫性肿胀，肌束纹理不清晰。肌肉整体回声增强，似“毛玻璃”样外观，肌束间可见缝隙状无回声（图 20-1-6）。

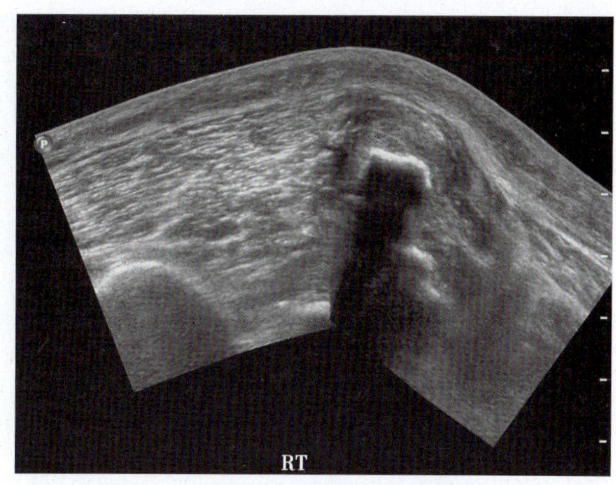

图 20-1-5　骨化性肌炎声像图

患者局部按摩 1 个月后，膝关节内上方出现质硬肿物。声像图显示股内侧肌内多发弧形强回声伴声影，其深方股骨皮质轮廓清晰、完整，与肌肉内强回声无关。

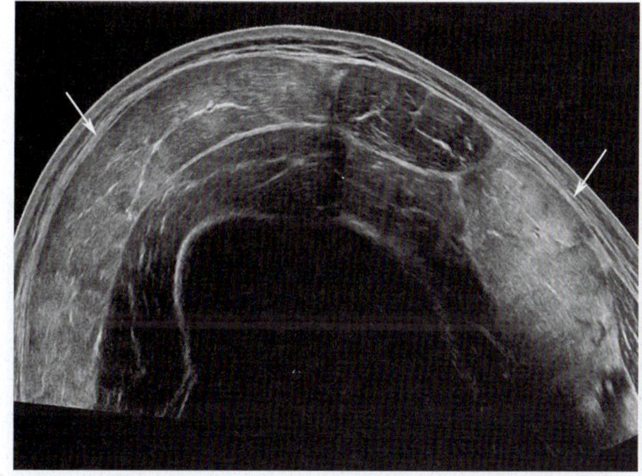

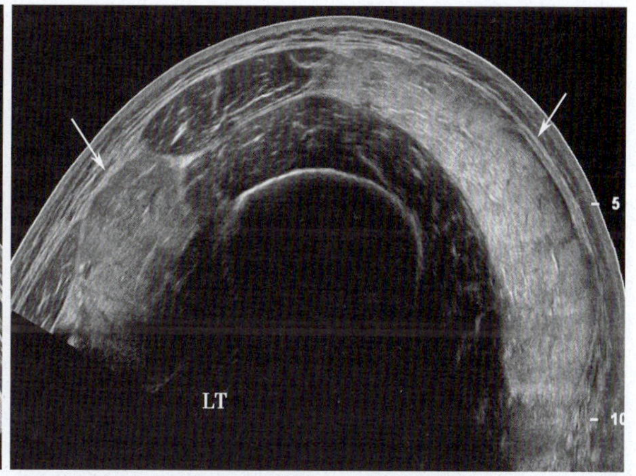

图 20-1-6　运动性横纹肌溶解（短期内大量立定跳远）

双侧大腿中部横断面全景声像图显示股四头肌对称性弥漫性肿胀，回声不均匀，以股内侧肌和股外侧肌（↓）为著，二肌回声明显增加，内部结构不清晰。

【鉴别诊断】

肌肉坏死较多的横纹肌溶解症需要与血肿鉴别，需结合病史和动态观察，血肿往往很快液化、机化、吸收。

化脓性肌炎常见于糖尿病患者，好发于臀部及大腿肌肉，病变范围较局限。鉴别困难者，需超声引导下穿刺活检或抽吸脓液化验检查。

（四）肌疝

【诊断要点】

（1）常见于青少年患者，小腿胫骨前肌好发，多有运动史。

（2）肌肉局部膨出，在肌肉收缩时明显。患者往往无明显症状。

（3）声像图表现局部肌外膜强回声连续性中断，部分肌肉自中断处膨出（图 20-1-7），肌肉收缩时明显。探头加压扫查时，膨出消失。

【鉴别诊断】

肌疝是肌肉局部膨出形成的肿物，具有正常肌肉的声像图特征。结合动态观察，诊断比较明确。

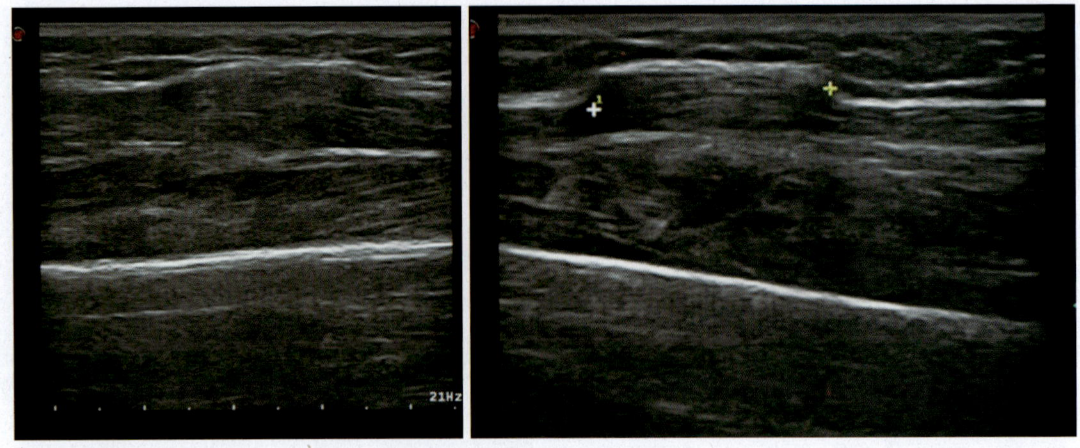

图 20-1-7 肌疝声像图

胫骨前肌长轴切面声像图，于患者自述肿物处扫查，显示局部肌外膜略向外膨出，站立位后，局部肌肉明显膨出，肌外膜抬高明显（+）。

四、病例分析

【临床资料】

患者，男，35 岁。3d 前打篮球起跳时突然自觉左侧小腿后部剧痛，随即不能运动。现局部明显肿胀，足踝区可见瘀斑。

临床申请小腿肌肉超声检查，声像图见图 20-1-8：

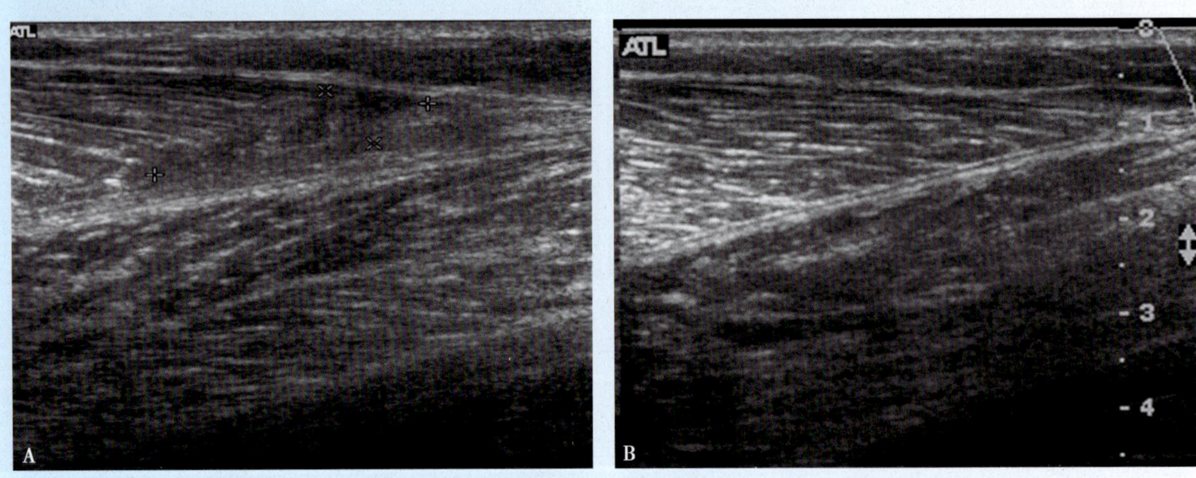

图 20-1-8 小腿肌肉超声

A. 左侧疼痛处纵断面声像图；B. 右侧相同位置纵断面声像图。

【超声检查资料】

双侧对比扫查，显示左侧腓肠肌内侧头局部轻度肿胀，部分肌束与肌外膜连接处中断，可见不规则的中低回声。右侧相同部位，腓肠肌形态自然，肌束与肌外膜连续性完整、自然。

【提问与思考】

1. 书写本例超声诊断提示。
2. 本病的主要诊断依据有哪些？如何与相关疾病进行鉴别？

【诊断思路分析】

声像图显示局部肌肉肿胀，部分连续性中断。患者有运动拉伤史，首先考虑肌肉拉伤。通过双侧对比扫查，确认损伤肌肉为腓肠肌内侧头。此时应追问病史，患者自述打篮球起跳时，自觉左侧小腿中部被别人踢了一脚。这种情况，提示肌肉撕裂发生。

急性小腿肿胀、疼痛的常见病变包括小腿深静脉血栓、腘窝囊肿破裂，超声检查时应同时观察。

【确诊结果】

患者经保守治疗，超声随访后肌肉肿胀消失，证实为腓肠肌局部肌肉拉伤。

第二节 肌 腱

一、超声检查技术

（一）患者准备

检查前患者无特殊准备，需暴露相应区域。

（二）体位

根据将要检查肌腱的解剖位置，调整肢体位置，使肌腱呈紧张状态，利于超声显示。大部分肌腱无需特殊体位即可直接扫查，部分肌腱则对体位要求较高。

下面以肩关节周围肌腱为例进行说明：患者坐于可以调节高度的旋转椅，这样只需简单的转动座椅就可以完成肩部各部分的检查。检查者先面向患者，从肩关节前面和内侧面开始，通过旋转座椅再依次检查外侧面和后面。肩关节周围肌腱超声检查主要包括肩袖和肱二头肌长头肌腱。

1. 肱二头肌长头肌腱：肘关节屈曲 90°，手掌面向上，上臂贴于胸壁并适度内旋。

2. 肩胛下肌腱：肘关节屈曲 90°，肘部紧贴侧胸壁，肩关节外旋位，并做前臂旋后动作。

3. 冈上肌腱：冈上肌腱的检查可有两种体位。第一种是同侧上肢置于身后，屈肘，肘尖尽量指向人体后正中线，手掌贴于腰部，该体位更易于显示肌腱 - 肌肉连接处。第二种体位是肩关节尽可能内旋，屈肘同时前臂后伸，手背紧贴对侧的后背，肘部紧贴外侧胸壁，肘窝与胸壁不留空隙。这种体位使冈上肌腱更多地移向前方，适于检查者坐于患者正对面检查。

4. 冈下肌腱和小圆肌腱：受检侧手自胸前置于对侧肩上，肘部贴近胸壁，检查者自患者后方或侧方扫查。

（三）仪器

高频线阵探头（5～10MHz）适于全身各部位肌腱病变的超声检查。手部，特别是手背伸肌腱位置浅表且纤细，需采用更高频率探头，涂布较厚的耦合剂或加用导声垫效果更佳。

（四）检查方法

（1）肌腱的超声检查要求进行连续系列扫查，即首先从相应的肌肉位置开始，探头逐渐移行至肌腱区，这样使得肌腱更加容易识别，也不容易漏诊肌肉肌腱连接处病变。扫查过程中，注意在长轴和短轴两个方向上观察肌腱的回声和结构。注意肌腱辅助结构的形态和回声异常，这些辅助结构包括腱鞘、肌腱旁滑囊、肌腱旁体以及籽骨。

（2）动态观察：在肌肉收缩 - 舒张动态活动过程中判别肌腱活动顺畅度，明确有无腱鞘狭窄，肌腱有无细小撕裂。此外，相应关节做内收、外展、屈曲、伸展等活动，观察关节周围肌腱的稳定性，判断肌腱有无脱位。

（3）CDFI 检查：观察病变区肌腱内血流信号的分布和丰富程度。注意，评价肌腱内血流信号时，应使肌腱处于松弛状态。

二、正常超声表现与正常值

肌腱由致密的胶原纤维规则排列而成，尽管不同的肌腱形态有所差异，但是肌腱内部的回声在长轴切面多呈层状排列的强回声结构，短轴切面则为点状强回声结构。肌腱的各向异性伪像非常明显，表现为肌腱回声不同程度减低，扫查过程中注意随时调整探头与肌腱之间的夹角，使声束尽量垂直所观察的肌腱（图 20-2-1、图 20-2-2）。正常肌腱内无血流信号显示。正常肌腱的腱鞘、肌腱周围的滑囊不易显示，偶尔可见少量无回声，深度一般小于 2mm。

人体各部位肌腱厚度见表 20-2-1。

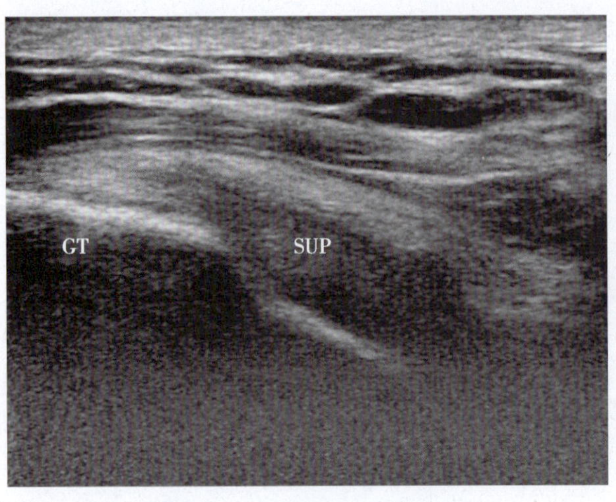

图 20-2-1　肌腱的各向异性伪像

冈上肌腱（SUP）长轴切面声像图，显示肌腱在肱骨大结节（GT）附着处呈强回声，同一肌腱的后半部分（SUP）由于各向异性伪像呈低回声。

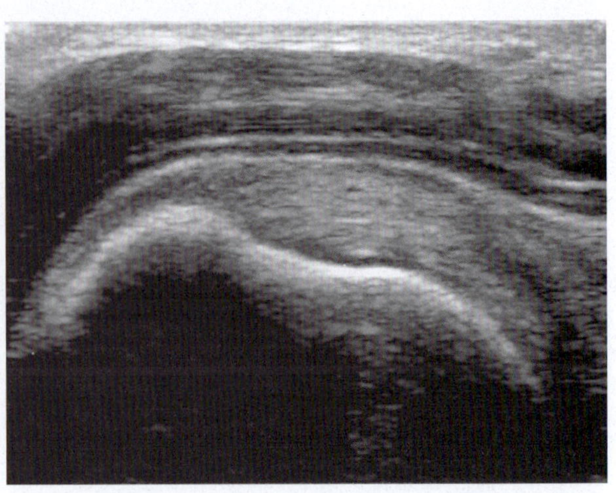

图 20-2-2　肌腱各向异性伪像的识别

通过调整探头与肌腱之间的角度，图 20-2-1 所示的肌腱回声减低区回声增强，显示为正常的肌腱结构。

表 20-2-1　正常成人肌腱厚度正常值范围

肌腱名称	厚度范围 / mm
髌腱	3～6
跟腱	4～6
肱二头肌长头腱	4～6
跖腱膜	2～3
指伸肌腱	1～1.5

三、常见疾病的超声诊断

（一）腱鞘炎

【诊断要点】

（1）发生在有腱鞘的肌腱，主要在手腕及踝关节周围的肌腱。患者多有明显的局部疼痛，狭窄性腱鞘炎伴发肌腱活动障碍。

（2）声像图显示肌腱周围的腱鞘积液，呈环形无回声环绕肌腱（图 20-2-3）。慢性期，腱鞘滑膜增厚，呈低至中等回声（图 20-2-4）。动态观察，可以显示肌腱与腱鞘之间存在阻碍滑动。

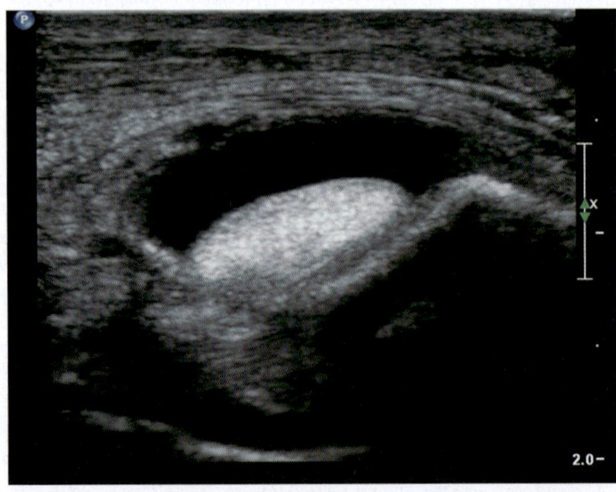

图 20-2-3　腱鞘炎声像图

肌腱短轴切面显示肌腱周围包绕着明显的无回声腱鞘积液。

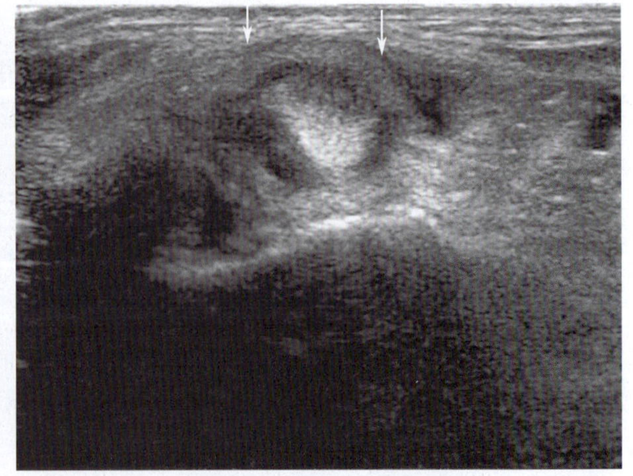

图 20-2-4　慢性腱鞘炎声像图

肌腱短轴切面声像图显示肌腱周围腱鞘滑膜增厚（↓），呈环形低回声包绕在肌腱周围。

(3) 增厚的腱鞘内血流信号增多。

【鉴别诊断】

腱鞘炎的超声诊断非常直观。超声检查中，首先要鉴别腱鞘积液与腱鞘滑膜增厚，均匀增厚的滑膜回声酷似积液，此时采用探头加压和 CDFI 检查能够明确判断。其次，超声对腱鞘炎的病因诊断并无特异性，需要结合病史。

(二) 肌腱病

【诊断要点】

(1) 多为慢性肌腱退行性改变，随年龄增长，发病率增加，常累及肌腱末端附着处，因此亦称为肌腱末端病。

(2) 体检触诊肌腱质硬，局部按压痛。

(3) 灰阶超声显示肌腱局部肿胀，回声减低，内部结构不清晰或消失。肌腱内可见钙化强回声，肌腱附着处的骨表面也可伴发形态不规则，骨赘形成(图 20-2-5、图 20-2-6)。

(4) CDFI 显示肌腱局部血流信号增加，具有辅助诊断价值。

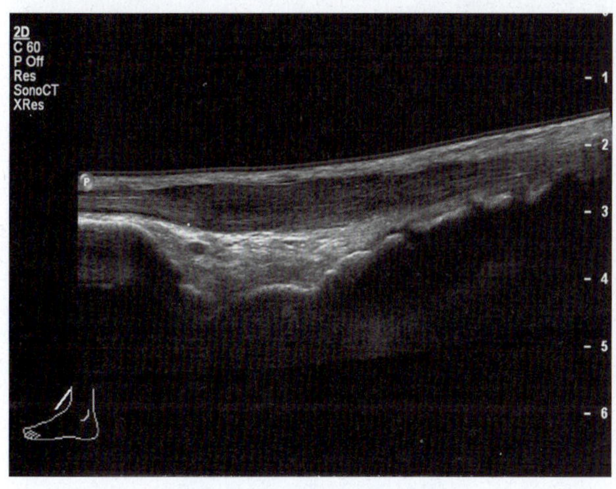

图 20-2-5 肌腱病声像图

胫骨前肌腱长轴切面声像图，显示肌腱明显肿胀，增厚，回声减低。

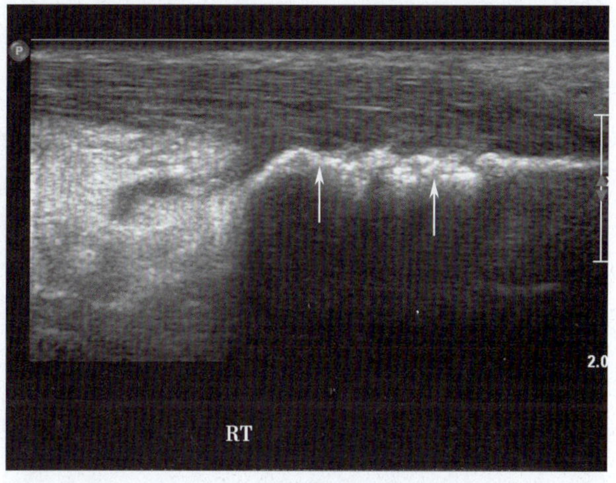

图 20-2-6 肌腱末端病声像图

右侧跟腱末端长轴切面声像图，显示肌腱跟骨附着处肿胀，回声减低，箭头所示跟骨表面骨皮质合并骨折破坏。

【鉴别诊断】

超声诊断肌腱病的基础上，主要应判别肌腱内是否存在小的撕裂，采用多切面扫查、加压扫查能够发现肌腱病可能合并的腱体内小撕裂。对于肌腱病的病因，除慢性劳损退行性改变外，类风湿、痛风等都是常见病因，诊断需结合临床。

(三) 肌腱撕裂

【诊断要点】

(1) 青壮年好发，多有急性运动创伤史，患者多自述撕裂瞬间听到“喀”声或感觉患肢局部被踢打。

(2) 老年患者肌腱撕裂发病相对隐匿，患者多因肌腱撕裂后，肌肉挛缩形成的肿物就诊。

(3) 长轴切面是判断肌腱撕裂范围的重要切面，声像图显示肌腱连续性中断，断端填充血肿、腱周脂肪等(图 20-2-7)。短轴切面对于发现部分撕裂非常重要。

(4) 对于肌腱断端不明显的患者，在超声实时扫查条件下进行肌腱的动态观察，如果肌腱活动连续性缺失，则支持肌腱完全性断裂。

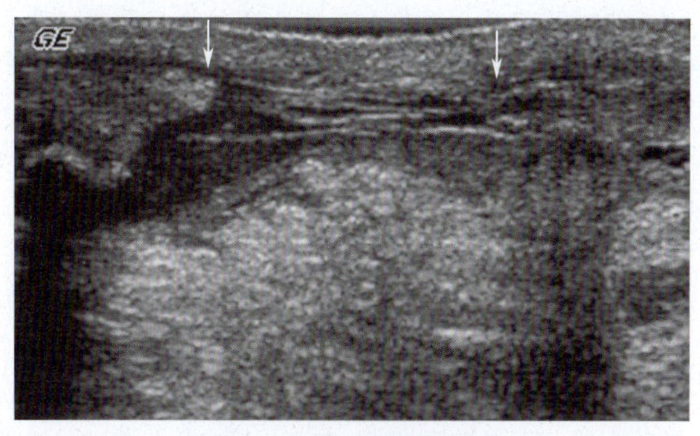

图 20-2-7 跟腱断裂声像图

跟腱长轴切面声像图，显示跟腱连续性中断，箭头所示为跟腱的两断端，断端间填充不规则的无回声和条索状强回声。

【鉴别诊断】

主要鉴别肌腱的部分撕裂和完全撕裂，多切面扫查和动态观察是诊断的关键。

四、病例分析

【临床资料】

患者，女，70 岁。自述右侧手腕部肿胀、疼痛，右手多发指关节疼痛。患者就诊于风湿免疫科，临床要求超声检查右手各关节，明确关节滑膜增生情况，提供类风湿关节炎的影像学证据。

超声检查图像见图 20-2-8。

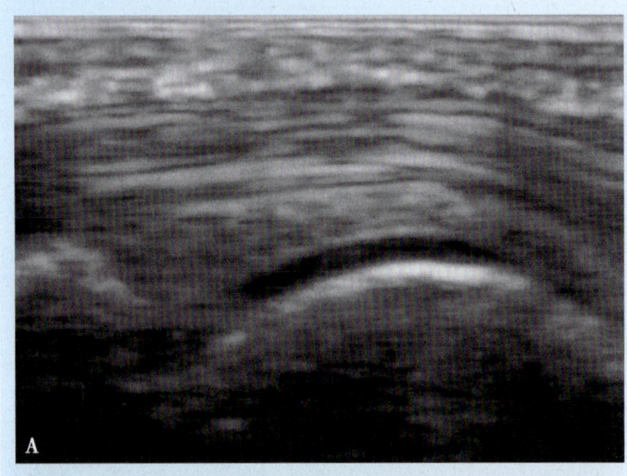

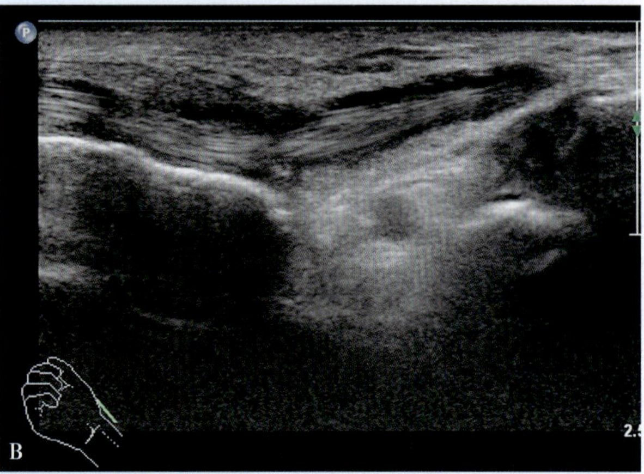

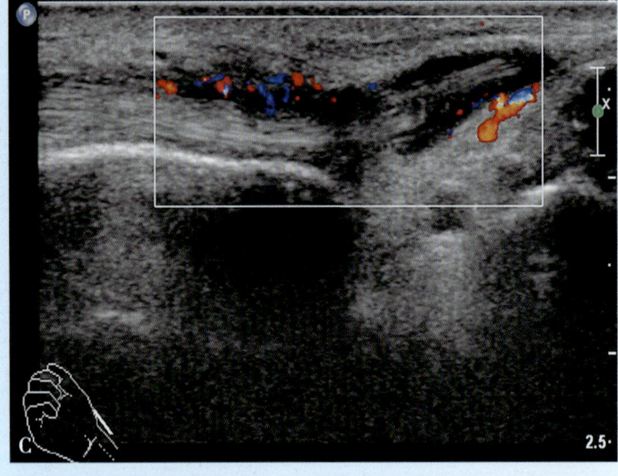

图 20-2-8 超声检查图像

A. 第三掌指关节长轴切面声像图；B. 腕部第一组伸肌腱处长轴切面声像图；C. 腕部第一组伸肌腱处长轴切面 CDFI 血流图。

【超声检查资料】

右腕关节及右手各小关节未见积液及滑膜增生。患者疼痛明显处扫查，显示第一组伸肌腱鞘增厚，局部 CDFI 显示血流信号丰富。

【提问与思考】

1. 看图描述病变区声像图表现。
2. 书写本例超声诊断提示。
3. 本病的主要诊断依据有哪些？如何与相关疾病进行鉴别？

【诊断思路分析】

本例患者为老年女性，右腕部疼痛就诊。临床拟诊类风湿性关节炎。超声检查过程中发现腕关节及手指各小关节未见滑膜增生、关节积液，未见类风湿性滑膜炎的改变。再次询问患者病史，患者自述近 3 个月来逐渐出现右腕部疼痛，以桡侧为著。局部超声检查显示第一组伸肌腱鞘增厚，回声减低，血流信号增加，符合桡骨茎突狭窄性腱鞘炎的表现。然而，这种狭窄性腱鞘炎多见于相关职业患者。本例为退休老年女性，再次询问病史，患者半年前喜获外孙，经常抱小儿入睡，随后逐渐出现右腕部疼痛症状。至此，患者临床病史与超声表现支持桡骨茎突狭窄性腱鞘炎的诊断。

【确诊结果】

患者针对局部理疗，较少负重，1个月后复查，局部症状明显改善。

第三节 韧　带

一、超声检查技术

（一）患者准备

检查前患者无特殊准备。

（二）体位

根据实际检查的韧带解剖位置，以最大限度显露扫查区域和患者肢体舒适为原则。例如：膝关节的韧带主要是膝关节内、外侧副韧带。检查内侧副韧带时患者仰卧位，轻度屈膝，髋及膝关节轻度外旋，或取侧卧位检查。而检查外侧副韧带时则需要髋及膝关节轻度内旋，或取侧卧位检查。踝关节的韧带非常多，主要的几条韧带扫查体位要求包括：首先患者取坐位，屈膝，足底平置于检查床。①距腓前韧带的扫查：踝关节轻度内旋，内收，使距腓前韧带处于紧张位以利于显示。②内侧三角韧带：踝关节背屈，探头一端指向内踝下缘，另一端分别指向足舟骨、距骨和跟骨，可分别观察胫距韧带、胫跟韧带和胫舟韧带的长轴声像图。③跟腓韧带：踝关节内旋、内收。探头上端置于外踝骨下缘（尖部），下端轻度后斜，指向跟骨。

（三）仪器

高频线阵探头（5～10MHz）能够满足全身各部位韧带的超声检查。

（四）检查方法

（1）韧带的超声检查对扫查手法要求比较高，扫查过程中强调多切面扫查，同时与健侧比较。

（2）动态观察：韧带的微小撕裂，可以在避免加重损伤的基础上，适当活动关节，增加关节间隙，使得细小撕裂更加明显，利于诊断。

（3）CDFI检查：韧带损伤时血流信号往往增加。

二、正常超声表现

韧带的正常声像图表现与肌腱类似，长轴切面呈层状强回声，根据位置不同，薄厚变化很大。如膝关节内侧副韧带较薄（图20-3-1），而内踝处的胫距韧带，呈肥厚的三角形（图20-3-2）。

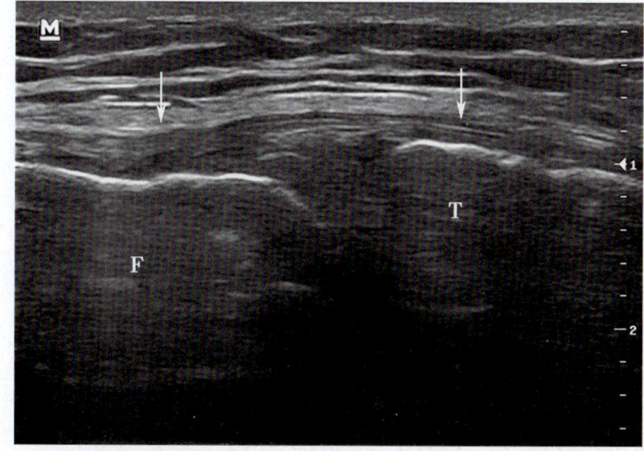

图20-3-1　膝关节内侧副韧带长轴切面声像图
显示韧带贴附于股骨（F）和胫骨（T）表面，韧带呈层状强回声（↓）。

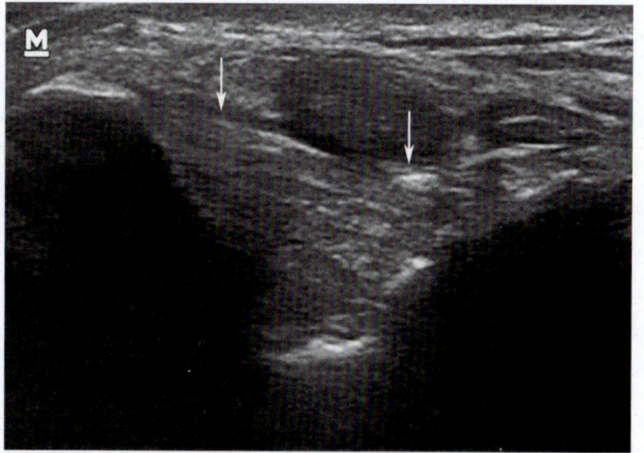

图20-3-2　胫距韧带长轴切面声像图
显示韧带（↓）呈三角形的强回声结构。

三、常见疾病的超声诊断

韧带撕裂

【诊断要点】

（1）患者外伤史明确，往往同时合并其他软组织损伤。

（2）根据撕裂的程度不同，可以分为部分撕裂和完全撕裂。

（3）膝关节内侧副韧带撕裂最容易诊断，声像图显示韧带肿胀，回声不均匀。不完全撕裂主要累及韧带深层，声像图表现为形态不规则，回声减低，由于出血可出现不规则的无回声（图 20-3-3）。当超声表现不典型时，应注意与健侧比较观察。合并股骨内侧髁撕脱骨折时，肿胀韧带内可见骨质碎片，呈强回声伴声影。完全撕裂时，韧带连续性中断，断端裂口处可见无回声积液或血肿。陈旧性内侧副韧带撕裂主要表现为韧带近端股骨附着处韧带内出现大小不等的不规则钙化强回声伴声影（图 20-3-4）。

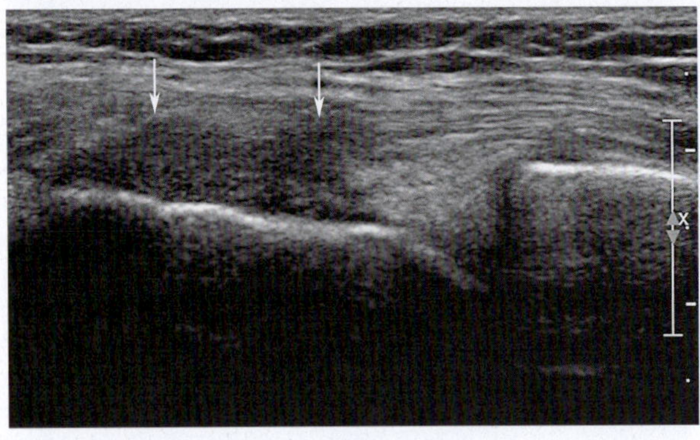

图 20-3-3　膝关节内侧副韧带部分撕裂，膝关节内侧副韧带长轴切面声像图显示韧带局部肿胀，回声减低（↓），内部结构缺失，但韧带表面结构连续性完整，符合部分撕裂

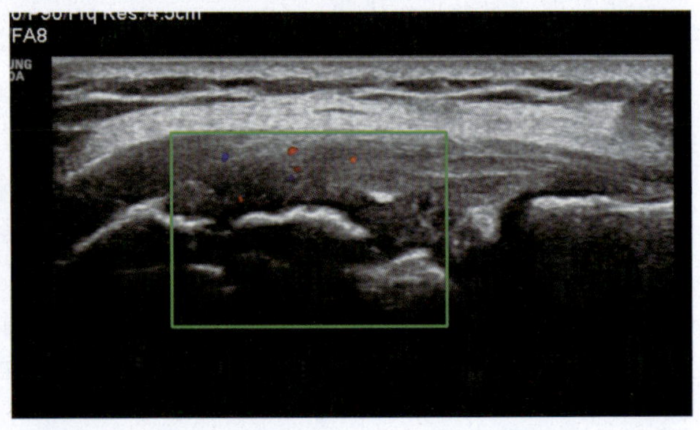

图 20-3-4　膝关节内侧副韧带陈旧性撕裂，韧带长轴声像图显示韧带股骨端增厚，内部见散在斑块样强回声，局部韧带内可见点状血流信号

【鉴别诊断】

韧带撕裂诊断的同时，应注意不要遗漏其他软组织的合并损伤。位置较深、关节内部的韧带结构，可能需要 MRI 帮助明确诊断。

四、病例分析

【临床资料】

患者，男，28 岁。3h 前左小腿踢球时扭伤，出现小腿肿胀，疼痛就诊。外科医师怀疑小腿深静脉血栓，拟行超声检查。

超声检查图像见图 20-3-5。

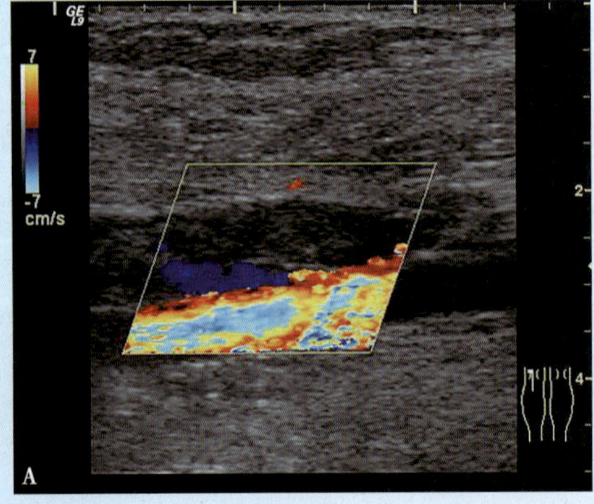

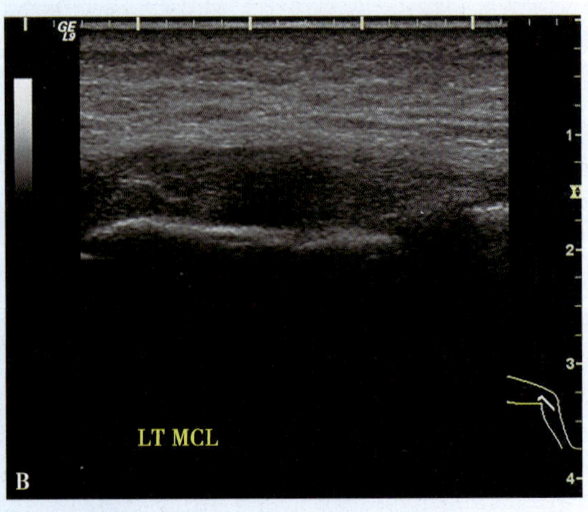

图 20-3-5　超声检查图像

A. 左侧腘窝腘动、静脉纵断面声像图；B. 左膝关节内侧副韧带长轴切面声像图。

【超声检查资料】

左侧腘静脉增粗，腔内充满低回声，不可压缩，其内未见血流信号。内侧副韧带长轴切面扫查，显示内侧副韧带股骨端肿胀，回声减低。

【提问与思考】

1. 看图描述病变区声像图表现。

2. 书写本例超声诊断提示。

3. 为了明确诊断下一步应做哪些检查？

【诊断思路分析】

本例患者有明确的外伤史，临床表现为小腿肿胀、局部压痛。临床医师要求我们除外小腿深静脉血栓。超声医师进行小腿深静脉血栓排查时，明确了腘静脉血栓的诊断。解决了患者小腿肿胀、疼痛的问题。然而，超声扫查过程中，患者自述受伤过程中，膝部碰撞明显，且局部明显压痛。再次超声扫查，显示内侧副韧带股骨端增厚，回声减低，符合内侧副韧带扭伤。患者需进一步行膝关节 MRI 检查，除外关节内损伤。

第四节 周 围 神 经

一、超声检查技术

（一）患者准备

检查前患者无特殊准备。

（二）体位

根据实际检查的周围神经解剖走行位置，最大限度显露扫查区域和肢体。

（三）仪器

高频线阵探头（5～10MHz）基本能够满足全身各部位周围神经的超声检查。

（四）检查方法

（1）周围神经的超声检查注重对神经的短轴切面，连续扫查。探头依解剖走行，在局部沿神经进行短轴、往返多次移动探头，有利于充分识别神经及其周围毗邻结构。类似乘电梯往复运动。

（2）对于神经损伤的超声检查，建议从神经的正常部位开始向病变部位移动扫查，有利于判别病变的有无及其程度。

（3）CDFI 检查：正常神经内部的血流信号无法显示，神经损伤时血流信号往往增加。

二、正常超声表现

周围神经的超声表现与神经的粗细、探头分辨力的高低都有关系。一般而言，典型的周围神经短轴切面呈筛孔样或蜂窝样结构（图 20-4-1），长轴切面呈条带样低回声伴有强回声分隔（图 20-4-2）。细小的皮神经在两个切面上则呈点状或带状低回声。

三、常见疾病的超声诊断

腕管综合征

【诊断要点】

（1）患者有正中神经支配区域手指的麻木，酸胀等不适症状。典型者常主诉夜间麻木难忍，醒来后甩动手臂有所缓解。

（2）声像图表现为正中神经在腕管入口处受压变薄，其近端神经肿胀、增粗，回声减低，失去正常结构。长轴切面显示神经径线在腕管入口处突然变化，称作“切迹征”，肿胀神经内血流信号增多（图 20-4-3，图 20-4-4）。有时可在腕管内看到腱鞘囊肿、肌腱肿胀、腕骨骨赘等引起神经受压的原因。

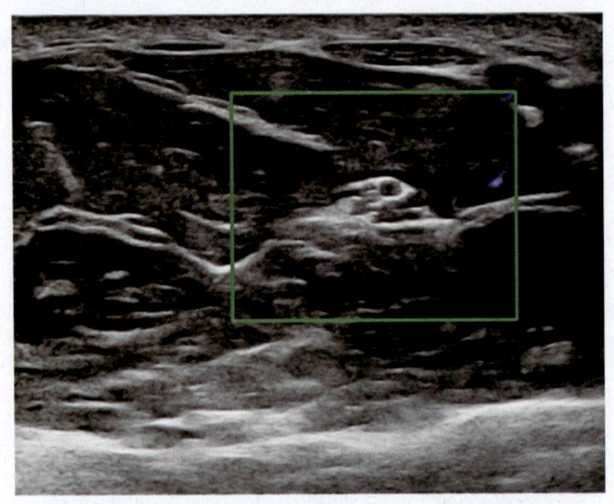

图 20-4-1　前臂正中神经短轴切面声像图

显示神经位于肌肉间，由线样强回声包绕，内部呈筛孔样结构。

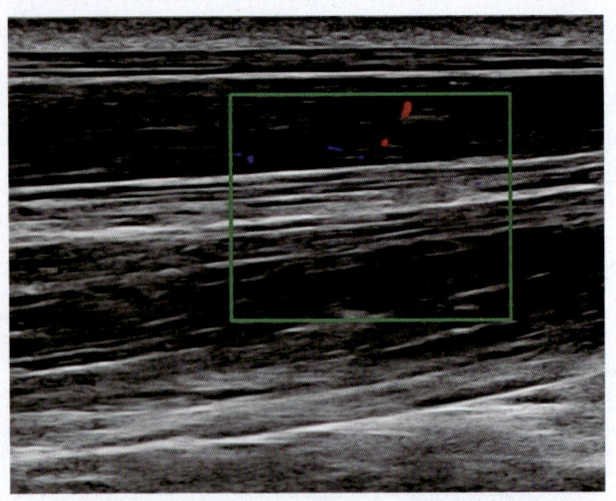

图 20-4-2　前臂正中神经长轴切面声像图

显示神经呈低回声、强回声分隔排列。正常神经内血流信号无法显示。

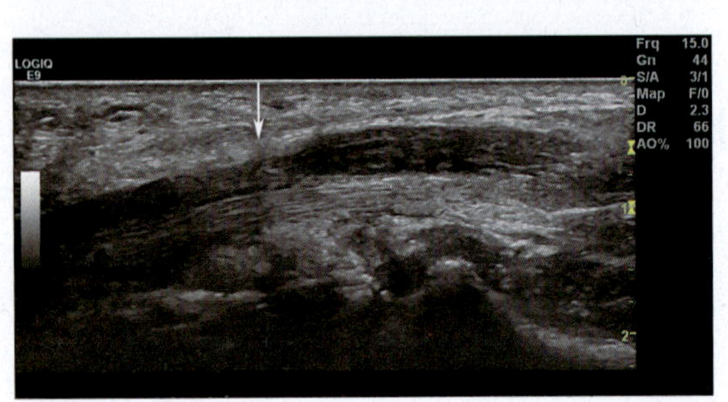

图 20-4-3　腕管综合征患者正中神经长轴切面声像图

显示神经在腕管入口处受压（↓），局部神经径线改变，近端神经肿胀，回声减低。

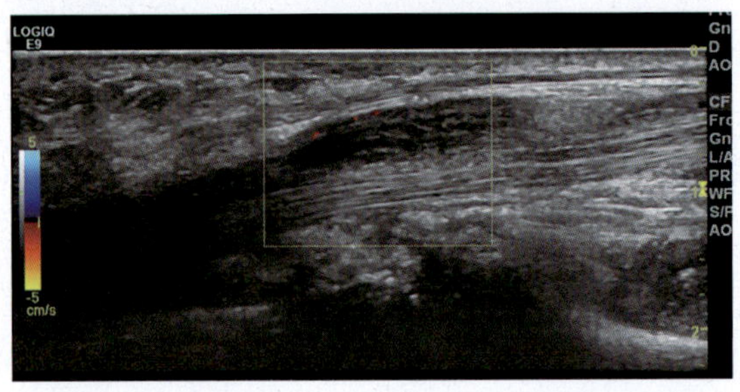

图 20-4-4　同一患者，CDFI 显示肿胀处正中神经内出现彩色血流信号

【鉴别诊断】

结合临床表现，超声诊断正中神经在腕管处的卡压并不困难。值得注意，部分患者临床症状明显，但声像图无异常发现。这类患者还需结合肌电图、颈椎 MRI 等检查进一步明确病因。

四、病例分析

【临床资料】

患者，男，68 岁，厨师。右手桡侧三指指间麻木感 2 年，临床考虑正中神经卡压，行超声检查。

超声检查图像见图 20-4-5。

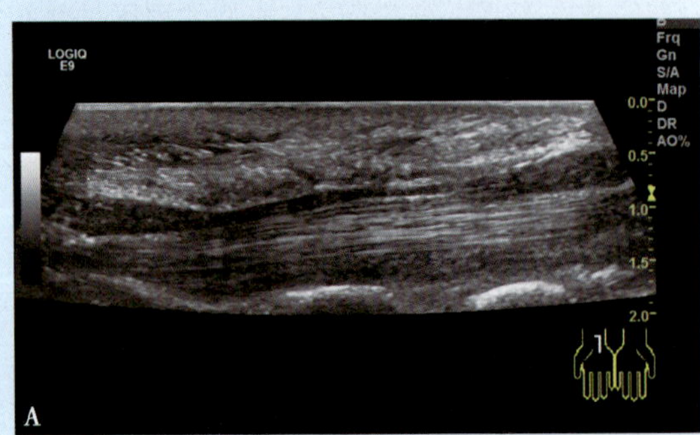

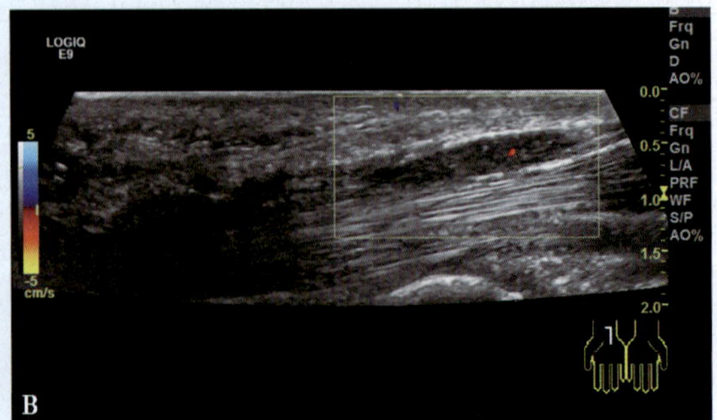

图 20-4-5　超声检查图像

A. 右侧腕管纵断面声像图显示腕管内正中神经明显受压变细，神经近端及远端均明显增粗，回声减低；B. 腕管近端肿胀，正中神经长轴切面 CDFI 显示神经内血流信号。

【超声检查资料】

右侧腕管内正中神经明显受压变细，失去正常结构。受压段神经的近端及远端均明显肿胀，回声减低。CDFI显示肿胀神经内出现血流信号。

【提问与思考】

1. 看图描述病变区声像图表现。
2. 书写本例超声诊断提示。
3. 为了明确诊断下一步应做哪些检查？

【诊断思路分析】

本例患者有明显的正中神经损伤症状，临床医师已经考虑腕管综合征的诊断。患者的超声检查在于明确神经受压的部位及引起受压的原因。虽然本例患者腕管内未见其他占位性病变引起神经压迫现象，但结合患者的职业，手腕部往返的屈伸负重操作会增加腕管内压力，进而引起正中神经慢性受压改变。

第五节　骨、软骨及关节疾病

一、超声检查技术

（一）患者准备

检查前患者无特殊准备，对于局部包扎敷料的患者，需去除敷料，充分暴露。

（二）体位

根据不同关节扫查的需要和便于操作而取不同体位。必要时采用不同角度的屈曲、内收、外展、抬高或内外旋（翻）位等。四肢关节伸直位便于长轴扫查。

（三）仪器

首选5.0～10.0MHz高频线阵探头，对于深部软组织、骨及关节（如髋关节）以及关节屈侧声窗受限时可选用3.0～5.0MHz凸阵探头。

（四）检查方法

采用直接扫查法。手指小关节、关节骨缘明显突起的关节，探头与皮肤间可多敷耦合剂凝胶或加垫导声垫。

骨、关节的扫查特别要求遵循一定的扫查顺序，以关节为例，除重点关注临床提出的检查要求外，还应按关节的内、外、前、后各方面有序地进行多方位分段扫查。另外，对于骨、关节周围软组织的扫查不容忽视。

二、正常超声表现与正常值

四肢关节形态、大小不同，但多数为滑膜关节，基本解剖构成一致，因此有共同的声像图表现：关节面表面被覆的透明软骨为均匀薄层低回声，其厚度在成人指关节0.4～1.0mm，膝、髋关节2mm左右（图20-5-1）。关节面骨皮质为光滑的强回声。关节间隙或隐窝可含少量关节液呈无回声，关节囊为条带样高回声，其内滑膜层甚薄不易被超声显示。关节隐窝脂肪组织及关节内脂肪垫为高回声。关节周围均有各自的肌腱、韧带和肌肉包裹。

由于骨骼与周围软组织之间的强声阻抗差，超声仅能显示骨皮质，骨皮质表面的正常骨膜参与声界面形成，但不能明确辨别。骨皮质深方的髓质及髓腔内部结构不能显示。正常骨皮质连续性良好，平直光滑，呈致密的强回声后伴声影。骨骺端膨大，表面覆盖透明软骨。

婴幼儿及青少年骨发育过程中，骨化不完全，骨化中心周围的软骨性骨骺及骺板显示为低回声，骨化中心为强回声结构，表面形态可极不规则，不要误认为骨质破坏（图20-5-2）。

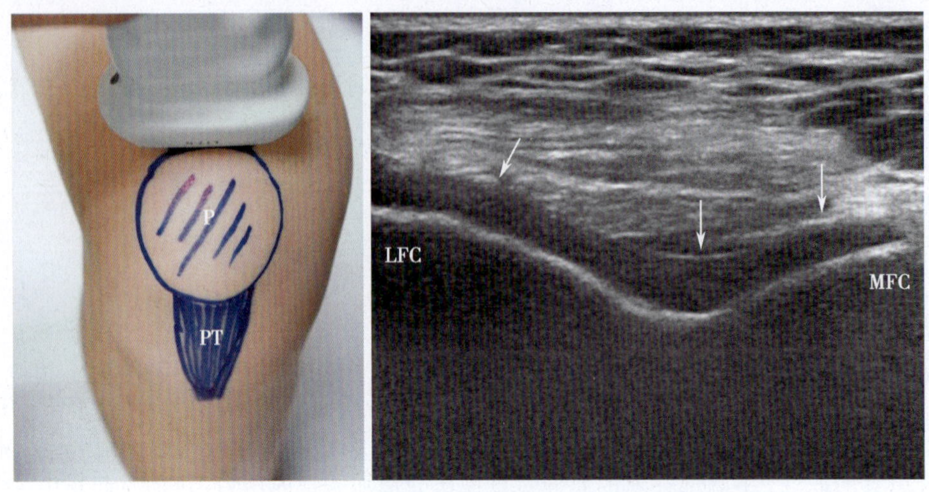

图 20-5-1　膝关节髁间软骨扫查体位及正常声像图

膝关节屈曲位，探头于髌骨上方横断面扫查，显示股骨外侧髁（LFC）与内侧髁（MFC）骨皮质形成的弧形强回声，其表面髁间软骨呈均匀的低回声（↓）。

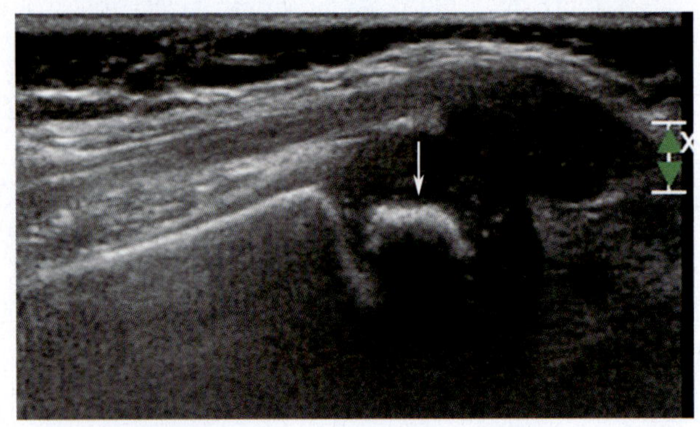

图 20-5-2　正常骨化中心声像图

8 月龄婴儿股骨下段长轴切面声像图，显示股骨远端骨骺呈低回声结构，骨化中心呈不规则的强回声（↓）。

三、常见疾病的超声诊断

（一）关节积液与滑膜增厚

【诊断要点】

（1）滑膜关节的滑膜层受到各种原因的刺激，滑液生成与吸收平衡打破，即可出现关节积液和关节滑膜的增厚。关节积液的病因很多，主要原因可以用英文单词 CRIT 进行记忆。C 即 Crystal，代表痛风尿酸结晶沉积所致关节滑膜炎症；R 即 Rheumatoid，代表类风湿等炎症性疾病；I 即 Infection，代表感染所致炎症，临床相对少见；T 即 Trauma，代表急、慢性损伤导致的关节积液与滑膜增生。

（2）关节积液的超声检查要点是观察关节隐窝，部分正常关节隐窝可以存在少量无回声液体，但是液深在 2mm 以内。正常滑膜无法显示，只能显示关节隐窝处的脂肪垫。主要关节积液的扫查部位：①肩关节积液液体受重力影响主要分布于肱二头肌长头腱鞘、后隐窝和腋下隐窝（图 20-5-3）。②肘关节积液可在关节前隐窝或后隐窝进行扫查，将肘关节保持在 45° 屈曲位可使积液由关节前隐窝移至关节后方的鹰嘴隐窝，利于积液的观察。③髋关节积液首先出现在关节前隐窝，即关节囊股骨颈附着处（图 20-5-4）。④膝关节积液多首先出现在髌上囊内，髌上囊在股四头肌腱远端的深方与股骨之间，其远段位于髌上脂肪垫与股骨周围脂肪垫之间。⑤踝关节积液主要扫查踝关节前隐窝。

（3）关节积液的声像图表现多样，可以为单纯的无回声，也可在无回声内出现条索状强回声及点状中等回声。合并出血、骨折后骨髓脂肪外溢时，液体也可呈现分层表现。

（4）增厚的关节滑膜多为中低回声，有时不易与积液鉴别。

（5）CDFI 显示增厚滑膜上的血流信号，有利于判别滑膜炎症程度。

【鉴别诊断】

(1) 超声发现关节隐窝积液敏感，少量积液时，双侧对比扫查能够帮助明确。

(2) 鉴别关节积液与滑膜增厚，可以采用探头加压的方法。关节积液在探头加压时，通常被挤压出探头平面，而增厚的滑膜仅仅发生少许形变。此外，CDFI 显示滑膜内的血流信号，也可与积液鉴别。

(3) 对于关节积液的病因，单纯超声表现往往无法判别，需结合临床资料。必要时可行超声引导下积液抽吸，一方面减轻关节压力，缓解患者症状，另一方面可送实验室检查，明确病因。

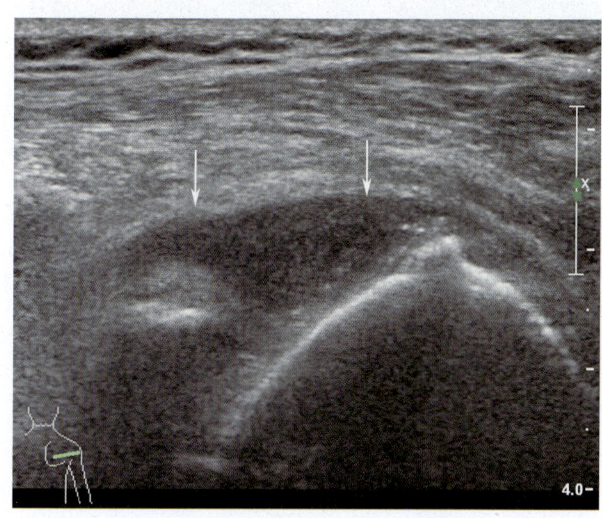

图 20-5-3　肩关节后隐窝积液

探头与右肩关节后隐窝处横断面声像图，显示后隐窝处明显积液，呈低回声(↓)。

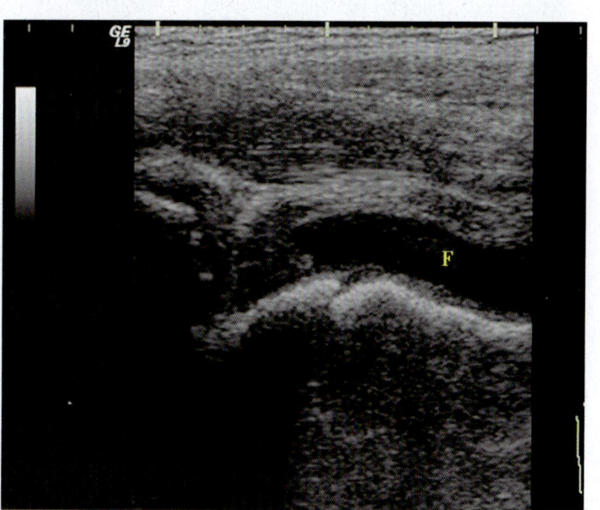

图 20-5-4　髋关节前隐窝积液

沿股骨颈长轴切面扫查，显示髋关节前隐窝内无回声积液(F)。

(二) 关节周围囊肿与滑囊炎

【诊断要点】

(1) 关节周围囊肿在手腕、足踝区最常见，多为可触及的质韧肿物。滑囊炎在肘、膝关节附近较常见，创伤性滑囊炎多有外伤病史。

(2) 关节周围囊肿多为外形不规则的无回声囊性结构，边界清晰，深方有时可见细窄的窦道与关节腔相延续。内部可出现条索状强回声或点状中等回声。如果合并陈旧出血，也可酷似实性肿物。

(3) 腘窝囊肿，又称 Baker 囊肿，属于滑膜囊肿，为腓肠肌内侧头与半膜肌之间的滑囊积液形成，多与膝关节腔相通。成人腘窝囊肿的最常见原因是膝关节的骨关节炎，而儿童和青少年则主要为特发性青少年关节炎，一般可自愈。

无论腘窝囊肿的外形、位置及内容物如何，囊肿总有一颈部自腓肠肌内侧头与半膜肌之间突出，这是超声诊断的关键(图 20-5-5)。体积较大的腘窝囊肿可发生破裂，超声表现为囊肿失去圆钝饱满外形，破裂处局部凹陷，探头追踪扫查常可见液体外渗至肌肉间隙。

由于腘窝囊肿破裂，囊液外渗导致周围组织继发炎症反应，引起小腿肿胀、疼痛，临床表现类似急性小腿深静脉血栓形成。同时，较大腘窝囊肿压迫静脉回流又会引起深静脉血栓。因此，超声检查腘窝囊肿应常规扫查小腿深静脉。

(4) 滑囊炎声像图表现为关节周围固有滑囊积液扩张，正常滑囊超声不易显示，如有少量液体，其深度小于 2mm。一旦液体较多即可诊断为滑囊炎。滑囊滑膜增生时，声像图显示滑膜增厚，囊内出现多少不等的中等回声(图 20-5-6)。

(5) 关节周围囊肿内无血流信号。滑囊炎合并滑膜增生时，往往局部血流信号丰富。

【鉴别诊断】

关节周围囊肿临床称为滑膜囊肿或腱鞘囊肿，常贴附于肌腱、肌肉或关节囊旁。一般认为滑膜囊肿源于关节囊、腱鞘、滑囊等结构，而腱鞘囊肿源于软组织的退行性变。也有理论认为关节滑囊向外疝出增大，呈囊状突出至关节附近。由于此时囊肿内表面为滑膜层，因此称为滑膜囊肿。当囊状疝出逐渐增大后，逐渐与关节滑囊脱离，内含液体则吸收浓缩，囊壁滑膜细胞退行性变，此时则形成腱鞘囊肿。病理上二者的主要区别在于滑膜囊肿囊壁上内衬滑膜上皮，囊腔内多为滑膜液；而腱鞘囊肿囊壁由纤维组织形成，无上皮被覆，腔内为无定形的黏稠胶状物。

滑囊炎的诊断主要依靠滑囊的解剖位置判断，对于引起炎症的病因，需要结合临床。

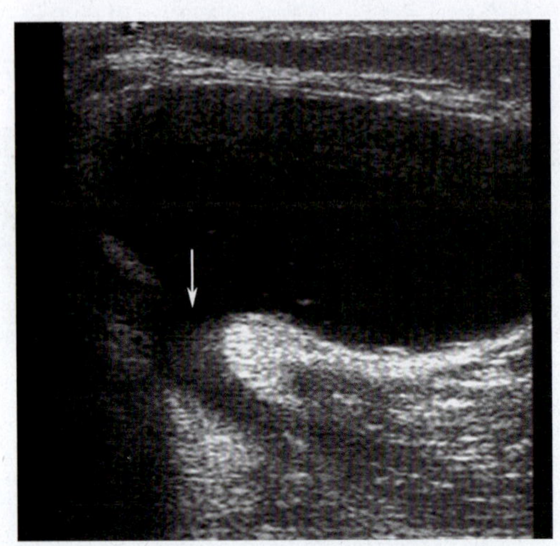

图 20-5-5　腘窝囊肿声像图

腘窝横断面声像图显示软组织深方囊状无回声结构，囊肿深部可见一颈部（↓）位于腓肠肌内侧头与半膜肌腱之间。

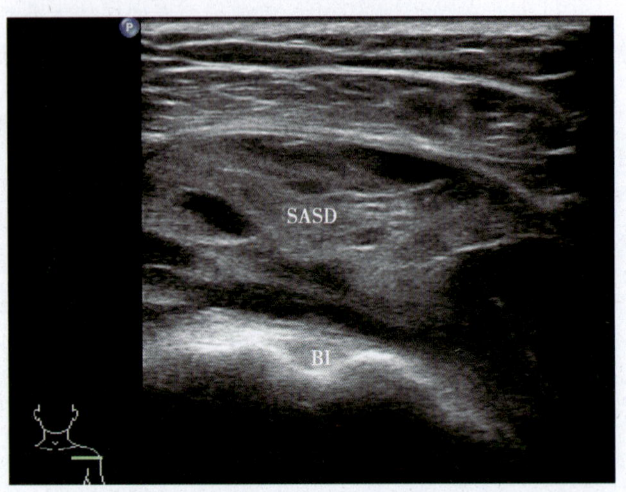

图 20-5-6　肩峰下三角肌下滑囊声像图

肩关节前面横断面声像图，显示肩峰下三角肌下滑囊（SASD）明显扩张，内部充满中等回声，滑囊覆盖在肱二头肌长头腱（BI）浅方。

四、病例分析

【临床资料】

患者，女，55 岁。2 个月前摔倒后，肘部着地。就诊外院急诊，行 X 线检查排除骨折，给予局部保守对症处理。局部症状消失后，肘后逐渐出现肿物，明显突出，无明显压痛。

超声检查图像见图 20-5-7。

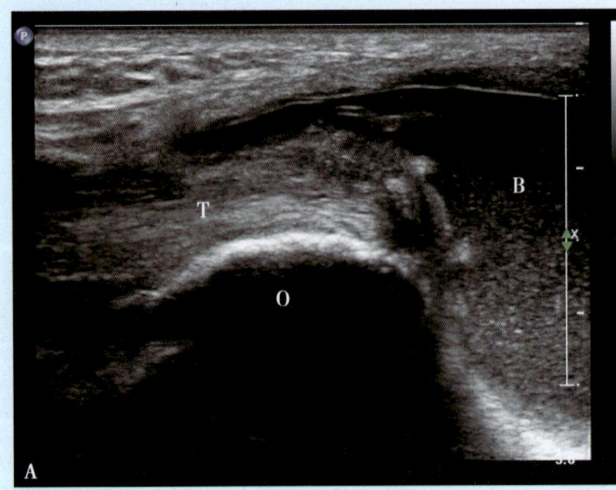

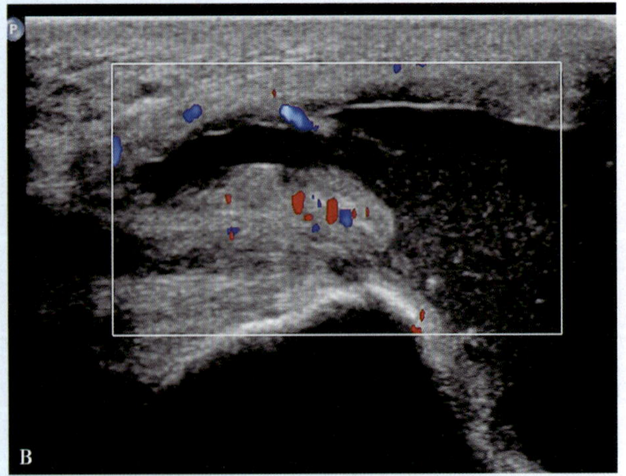

T—肱三头肌腱；B—滑囊；O—尺骨鹰嘴。

图 20-5-7　超声检查图像

A. 肘部肿物处纵断面声像图；B. 肘部肿物处纵断面 CDFI 声像图。

【超声检查资料】

肘部肿物处扫查，显示尺骨鹰嘴滑囊明显扩张积液，CDFI 显示滑囊壁血流信号丰富。

【提问与思考】

1. 看图描述病变区声像图表现。

2. 书写本例超声诊断提示。

【诊断思路分析】

本例患者有明确外伤史，特别是肘部着地创伤病史。超声检查显示肘部软组织内囊性病变，通过判断囊性病变的位置：位于肱三头肌腱与皮肤之间，可以明确为尺骨鹰嘴滑囊炎。

【确诊结果】

患者行超声引导下囊液抽吸，封闭注射治疗后局部肿物消失。

第六节　肌肉骨骼系统相关常见软组织肿物

一、超声检查技术

（一）患者准备

软组织肿物超声检查前无需特殊准备，检查时充分暴露检查部位，可先触诊获得肿物位置和深度的初步印象，以便更准确地选择适当的探头频率和扫查条件。

（二）体位

根据肿物发生部位选择不同的体位，以充分显露病变区为原则。

（三）仪器

高频线阵探头（5～10MHz）基本上满足大多数软组织肿物的超声检查，对于手指、接近皮肤的肿物，可能需要更高频的探头，同时扫查时应涂布大量耦合剂或应用导声垫，增加声窗。反之，对于位置深在、体积较大的肿物，则可能需要反复切换高频探头和低频探头，在获得肿物细微声像图特征的同时，了解肿物整体的分布情况。

（四）检查方法

软组织肿物的超声检查采用直接扫查法，除要求多切面观察病变结构外，更强调对比扫查和动态扫查：对比扫查即肿物与肿物周围正常区域比较，患侧与健侧比较；动态扫查包括探头加压观察肿物的可压缩性，改变肢体位置观察肿物的形态变化以及肢体运动过程中肿物与周围结构有无粘连。

软组织肿物的超声检查中应特别注意判断病变的局部解剖层次关系。很多软组织占位性病变具有相似的声像图表现，最终的诊断往往根据其解剖位置确定。此外，进行浅表软组织肿物内血流信号检测时，探头应尽量减少压迫，保持探头刚好和体表接触。

二、正常超声表现

软组织指体内非上皮性的、骨外组织结构的总称，但不包括各器官的支持组织和造血 / 淋巴组织。包含了纤维组织、脂肪组织、骨骼肌、血管和淋巴管以及外周神经系统。软组织涵盖范围广泛，自皮肤深方与骨之间均为软组织结构。

（一）皮下组织也称皮下脂肪或浅筋膜，由含有脂肪的疏松结缔组织构成。将皮肤连接于深部的深筋膜或骨。皮下组织的厚度随脂肪含量的多少而不同。声像图表现为较均匀的低回声，内部可见网状分布的线样强回声，代表结缔组织分隔。分隔走行大部分与皮肤平行或略倾斜。轻置探头，被压瘪的皮下浅静脉能够被显示，呈位于分隔内的椭圆形或长条形无回声结构。当探头频率足够高（>12MHz）的情况下，仔细分辨可见浅静脉旁的细小皮下神经断面结构。正常情况下，结缔组织分隔内的淋巴管不能被显示。

（二）骨骼肌、肌腱与韧带、周围神经　见前述。

三、常见疾病的超声诊断

（一）表皮样囊肿

【诊断要点】

（1）易受外伤或摩擦的部位，如臀部、肘部、胫前、注射部位。

(2) 边界清晰的圆形或椭圆形低回声病变，紧邻皮肤，甚至局部表面皮肤变薄。由于表皮不断生长角化，典型者内部回声呈“洋葱皮”样排列或见环形钙化，并见裂隙状无回声(图 20-6-1)。体积较大者可合并破裂及感染，探头加压内部可见流动征象。

(3) 合并破裂感染时，周边血流信号增加。

【鉴别诊断】

表皮样囊肿的浅表位置对于诊断非常重要。同时，囊肿无局部压痛、放射痛，可与神经源性肿物鉴别。

(二) 脂肪瘤

【诊断要点】

(1) 多为患者偶然发现，病程较长，按压质地较软。

(2) 声像图显示为脂肪层内病变，回声以等回声为主，亦可为高回声病变。典型者瘤体内部散在条索样强回声分隔，这些分隔走行方向与皮肤一致(图 20-6-2)。

(3) 大多数脂肪瘤内无血流信号。

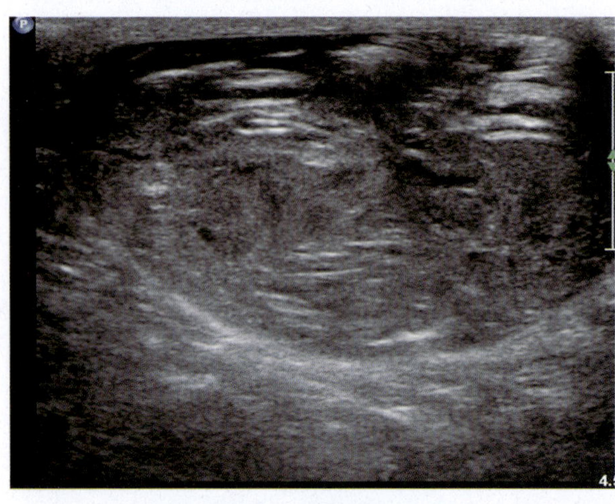

图 20-6-1　表皮样囊肿声像图

显示脂肪浅方混合回声病变，边界清晰，内部回声欠均匀，病变浅部可见层状排列的强回声，为特征性的声像图改变。

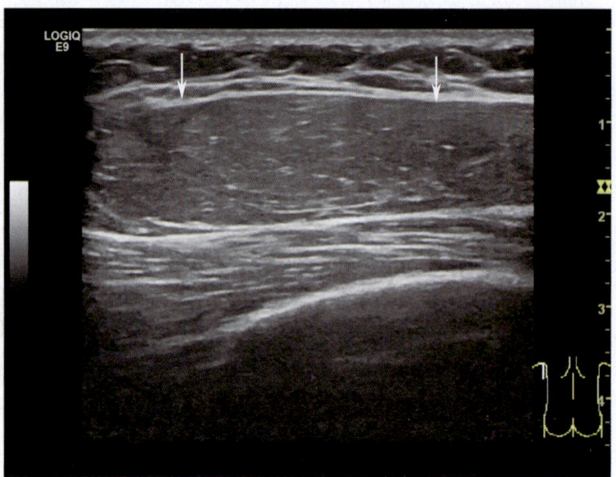

图 20-6-2　脂肪瘤声像图

肩胛部脂肪层内等回声病变(↓)，边界清晰。

【鉴别诊断】

需与脂肪层的血管平滑肌脂肪瘤鉴别，后者多有局部压痛。如果瘤体内条索样回声较多，手术切除后病理结果可能回报为纤维脂肪瘤。

(三) 血管瘤(血管畸形)

【诊断要点】

(1) 脉管系统先天发育异常所致，瘤体随人体生长而有所增大。

(2) 海绵状血管瘤最常见，可累及各种软组织，甚至骨骼。

(3) 声像图显示为边界不清晰的混合回声区，内部可见多发网格样或不规则的低至无回声区，部分可见到静脉石强回声伴声影(图 20-6-3)。探头加压后比较，肿瘤体积明显压缩。病变处下垂受重力作用，瘤体体积增大。

(4) 彩色多普勒超声常不能显示病变内血流信号。当探头反复加压动作时，瘤体内的无回声区内

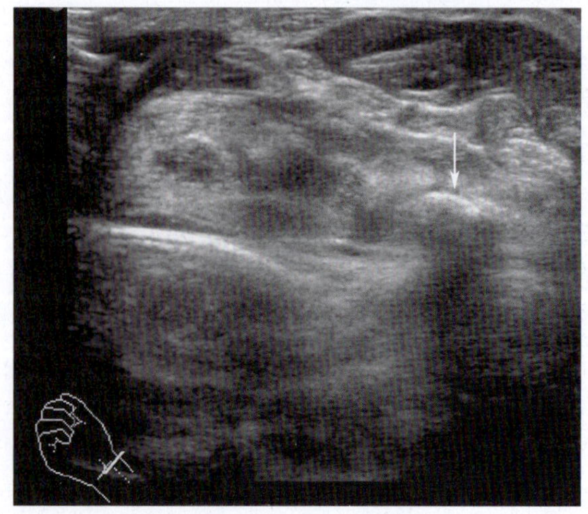

图 20-6-3　血管瘤声像图

右侧前臂横断面声像图，显示肌肉组织深层内混合回声病变，内部可见斑块样强回声伴声影(↓)。

可见液体流动产生的彩色血流信号。

【鉴别诊断】

声像图不典型者，回声酷似实性肿物。超声造影及超声引导下穿刺活检能够明确诊断。

（四）神经来源肿瘤

【诊断要点】

（1）患者可自述按压肿物后出现放射性疼痛。

（2）声像图显示肿物为边界清楚的低回声病变，确诊的关键是瘤体的一侧或两侧可见与神经相延续（图 20-6-4）。

（3）部分结节 CDFI 可见较丰富血流信号。

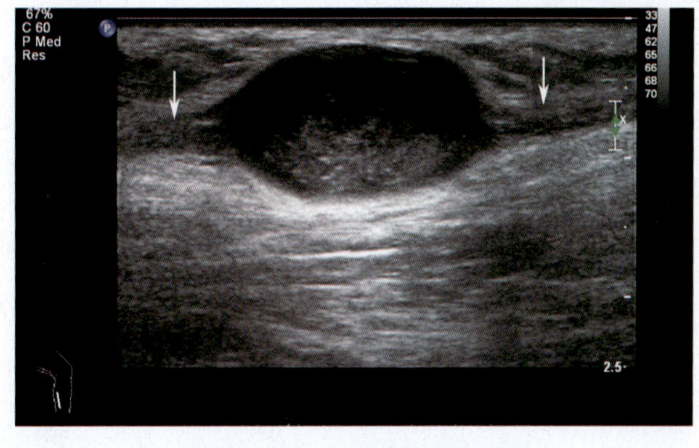

图 20-6-4　神经纤维瘤声像图

小腿皮下脂肪层低回声结节，边界清晰，两端可见与神经相连（↓），符合神经源性肿瘤的特点。

【鉴别诊断】

神经源性肿瘤分为神经纤维瘤和神经鞘瘤，二者在声像图上不易区分。如果肿物与周围神经之间的关系显示不清，则诊断存在困难。

四、病例分析

【临床资料】

患者，女，50 岁。小腿顽固性疼痛 10 余年，曾于外院进行过腰神经丛阻滞、局部小针刀治疗。反复行下肢静脉、动脉超声检查，腰椎 MRI 检查，以上治疗未见明显疗效。影像学检查无阳性发现。本次就诊于本院运动医学门诊，临床医师要求小腿超声检查除外肌肉陈旧性损伤。

术前超声检查图像见图 20-6-5。

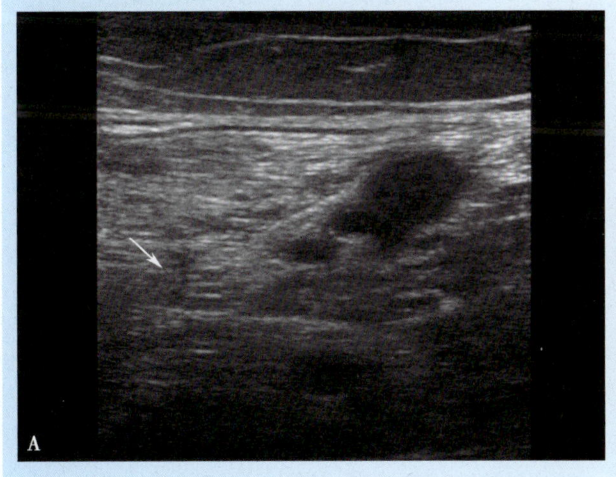

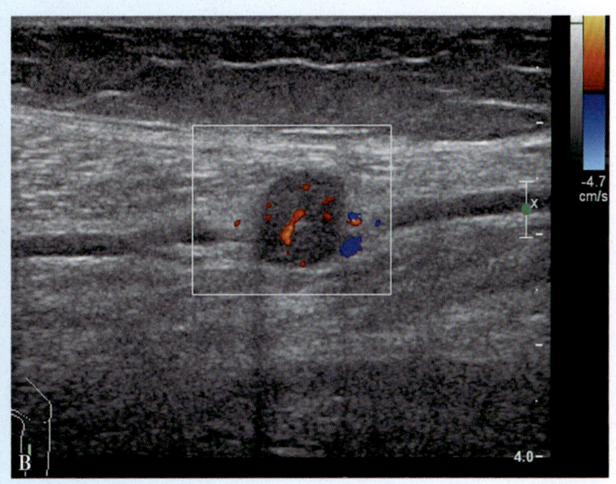

图 20-6-5　术前超声检查

A. 小腿中部横断面声像图（箭头所示为胫神经）；B. 同一部位，纵断面 CDFI 声像图。

【超声检查资料】

小腿中段肌间隙内可见低回声结节，边界清晰，紧邻胫后动静脉，CDFI 显示结节内部血流信号较丰富。

【提问与思考】

1. 看图描述病变区声像图表现。

2. 书写本例超声诊断提示。

【诊断思路分析】

患者病史较长，多家医院多次就诊，多种治疗无效，多种检查阴性。患者小腿疼痛从未进行过超声检查，我们在超声扫查过程中，随探头加压扫查过程中，患者自述局部压痛明显，对局部针对性扫查，显示肌间隙占位性病变，解决了患者的病灶问题。对局部解剖结构仔细分析，发现病变尽管紧邻胫后动静脉，但是与胫神经（图 20-6-5A 中箭头所示）并无联系，神经显示完好。因此除外神经源性肿瘤诊断。同时，超声显示病变与胫后动脉关系密切，这对手术方案的制定有指导意义。

最终超声提示为小腿肌间隙实性占位性病变，与胫后动脉紧邻。可除外神经源性肿瘤。

【确诊结果】

患者术中显示病变累及胫后动脉，行病灶切除及胫后动脉重建术。术后病理诊断为血管平滑肌瘤。

（崔立刚）

肌肉骨骼系统 习题

推荐阅读资料

[1] 曲绵域，于长隆. 实用运动医学. 4 版. 北京：北京大学医学出版社，2003.

[2] 马维义. 局部解剖学及解剖方法. 北京：北京医科大学，中国协和医科大学联合出版社，1998.

[3] 王金锐，刘吉斌，雷史，等. 肌肉骨骼系统超声影像学. 北京：科学技术文献出版社，2007.

[4] BEAMAN F D，KRANSDORF M J，ANDREWS T R，et al. Superficial soft-tissue masses：analysis，diagnosis，and differential considerations. Radiogaphics，2007，27（2）：509-523.

[5] OSTLERE S，GRAHAM R. Imaging of soft tissue masses. Imaging，2005，17（3）：268-284.

第二十一章　介入超声

第一节　介入超声技术概述

早在20世纪60年代已有学者试用A型超声波定位胸腔积液穿刺，但是，直到20世纪70年代，实时灰阶超声的出现才使临床医师很快认识到它的应用价值和发展前景及其在学术上所具有的技术专业性。1983年在哥本哈根召开的世界超声学术会议上，正式将超声引导下对任何组织或器官所进行的任何介入性诊断或治疗操作，定义为“介入超声”(interventional ultrasound)。

目前，介入超声除了用于引导穿刺获取体内组织、抽吸、引流、注药外，各种超声引导下的穿刺、置管技术（如外周血管、胆道、上尿路、脓腔和其他特殊病变部位的引流、给药、狭窄扩张、支架植入等特殊治疗）、组织消融（包括微波、射频、激光、冷冻在内的物理消融和化学消融）、神经阻滞等也广泛应用于临床。此外，腔内超声（经阴道、直肠、食管超声）、术中超声更受到临床青睐。近年来，几乎所有的内镜和导管都与超声技术结合，在其前端嵌入超声晶片，能够获取较单纯内镜更丰富的诊断信息，显著提高了诊断水平。如冠状动脉内超声被公认为冠状动脉疾病诊断的金标准。介入超声对提高诊断水平、手术精度，增加安全性，减少并发症，改善预后等起到了极为重要的作用，已经成为超声医学最重要的专业技术，并且依然进展迅速。

第二节　介入超声的技术原则

介入超声的每一个技术环节都可能直接影响其成败、效果、安全性和并发症的发生率。所以，尽管不同的病例有各自的技术操作要求，但必须遵循下述基本原则。

一、全面熟悉患者病情

操作者应清楚患者既往的影像学检查资料，且明确施行介入超声操作的临床原因和预期效果。在施行介入性操作前须征得患者主管科室的同意，并向家属介绍病情及可能发生的并发症，须家属或患者知情同意并签字。

二、凝血状态检查

凝血状态检查是多数介入超声必不可少的术前检查。服用抗凝药物的患者必须在停药1周以后方可施行介入性操作。

三、介入性操作方案的制定

在没有完全明确目的、预期效果和合理细致的计划之前，不应进行盲目操作。对操作中可能出现不顺利或失败、意外，应有防范、补救和应急的预案，保证操作能继续进行并且有效控制风险。在选择穿刺路径时，尽量缩短穿刺距离。但是在使用粗针对肝肿瘤活检，或者对肝脓肿引流时，经过一定厚度的肝组织可以对针道起到闭塞作用，以减少出血或避免脓液外漏。

第三节 超声导向方法

一、介入性超声常用器件

（一）穿刺针具与导管

可供穿刺活检、引流用的针具和导管种类很多。了解其规格、应用范围和使用方法，对保证介入性操作的有效性和安全性至关重要。

1. 穿刺针 国际通用“××G”(Gauge)来表示穿刺针的外径。其数字愈大，外径愈细；我国以“×× 号”表示外径，二者的关系见表 21-3-1。

表 21-3-1 穿刺针直径规格

国内规格 / 号	5	6	7	8	9	10	12	14	16	20
国际规格 /G	24	23	22	21	20	19	18	17	16	14
外径 /mm	0.5	0.6	0.7	0.8	0.9	1.0	1.2	1.4	1.6	2.0
内径 /mm	0.3	0.4	0.5	0.6	0.7	0.8	1.0	1.2	1.4	1.8

通常将外径≤1mm（19G/10 号）称为细针，常用于注射或细针抽吸细胞学检查（fine needle aspiration cytology，FNA）；而大于 1mm 者称为粗针，常用于组织学活检（core-tissue needle biopsy）。

穿刺针的类型：①普通型穿刺针，针尖斜面 25°～30°，包括 Chiba 针、PTC 针；②侧孔穿刺针，具有抽吸引流时不易堵塞、注药时易于弥散的优点；③组织活检针，也称组织切割针或内槽型活检针，其类型很多，有锐利切割缘，常与自动活检装置配套使用（图 21-3-1A）。此外，还有骨肿瘤取材专用的活检针等。

2. 自动活检装置（automatic biopsy device） 也称“活检枪”（图 21-3-1B）。其基本原理是利用两组弹簧的机械弹射作用，分别弹射针芯（组织槽）和外鞘（切割针），高速自动地完成组织切割动作，并将组织封闭在针芯尖端的组织槽内。在超声引导下，它可以安全、准确、快捷地获取高质量的组织标本。广泛用于多种器官和浅表组织活检。

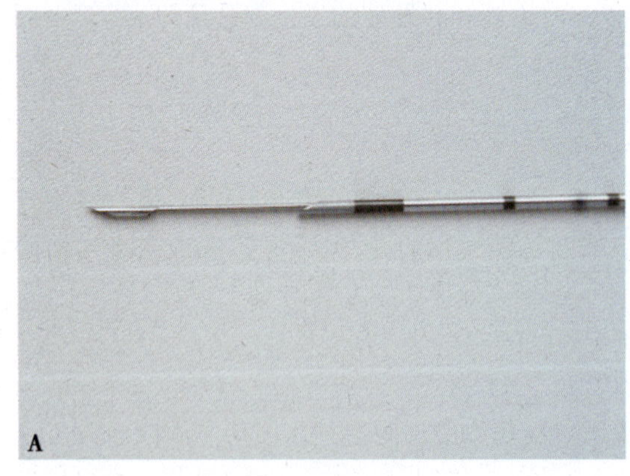

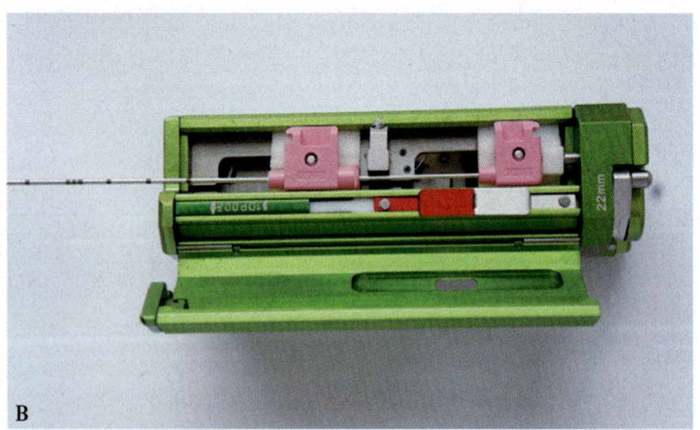

图 21-3-1 自动活检装置（活检枪）

A. 组织活检针；B. 自动活检装置的内部结构：有后、前两组弹簧和后、前两个针座，用来先后弹射带凹槽的针芯和具有锐利切割缘的针鞘。

3. 引流管和导管针 引流导管或导管针的外径用“F”标记。1F＝1/3mm。为了便于粗引流管通过皮肤穿刺点，事先需要质地硬的特氟龙（Teflon）管扩张通道。

导管针由塑料导管和穿刺针（带有相应的针芯）两部分组成。导管或引流管前段也可以塑型，使之弯曲成猪尾形，也称猪尾状导管。

（二）导向器械

介入性超声的核心是准确导向和定位，所以导向器械是介入性超声的关键部件之一。其作用是使穿刺针进入体内之后不仅保持在声束成像断面内，而且能够使针尖沿着预定的路径到达靶目标。为了达到精确超声引导的目的，有专为超声导向穿刺设计的多种穿刺探头，但现在已很少使用，而常用穿刺适配器(puncture adapter)，即穿刺架与探头组合导向(图 21-3-2)。

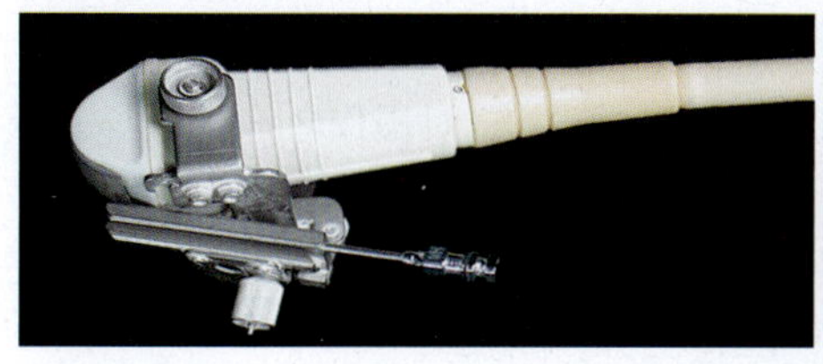

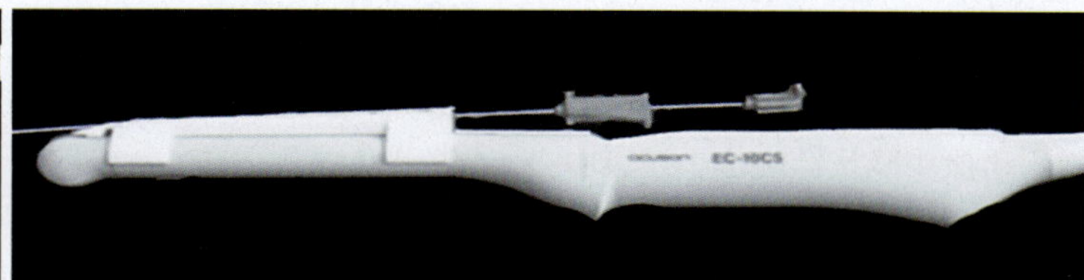

图 21-3-2　穿刺适配器与探头组合

穿刺适配器的种类繁多。可以根据探头的种类和具体需要，配用不同类型的适配器。术中超声探头、经食管超声探头、内镜超声探头(胃镜、肠镜)，它们均需要有相应的适配器或特殊的导向设备。

近年来，一些先进的超声仪器采用穿刺针增强技术和磁场定位方法进行引导穿刺，能够实时清楚显示穿刺针及其与靶目标的空间关系，准确引导穿刺针进入靶目标。此外，也有采用声像图与 CT 或 MRI 切面图叠加融合的方法进行融合成像"导航"，或三维重建自动规划布针"导航"，对超声显示困难或难以定位的组织进行穿刺，显著提高了穿刺的安全性和准确性。

二、穿刺方法

(一) 导向器械引导穿刺

常用的穿刺器械为专用穿刺探头或穿刺适配器。导向器械引导较简单，容易操作，但是针具与探头相对固定，不易灵活操控。

(二) 无约束穿刺

不使用穿刺导向器械，术者一手执探头，选择最佳位置和穿刺路径，另一手操作介入器械进行介入性操作。这种方法被称为无约束(free hand)操作。其技术难度要比使用引导装置大，但操作者可灵活操控探头和介入器械，对于穿刺经验丰富的操作者，使用更加方便(图 21-3-3)。

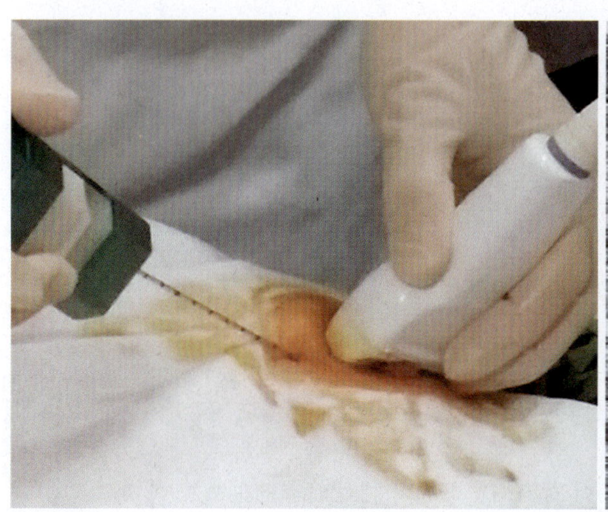

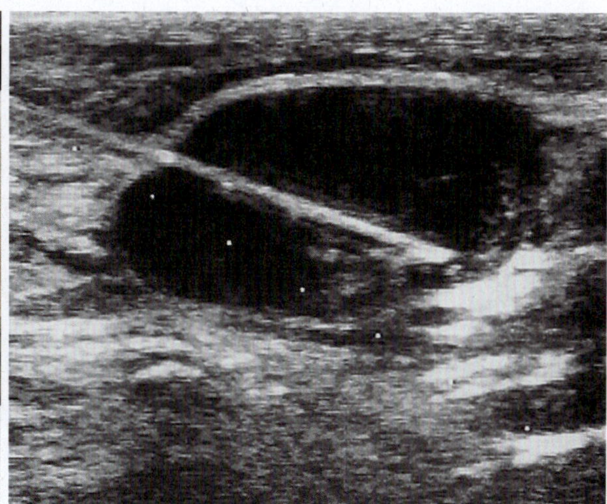

图 21-3-3　无约束穿刺

使用高频线阵探头引导无约束穿刺颈部淋巴结。

三、改善监视效果的常用方法

(一) 保证穿刺针在声束扫查平面内

穿刺过程中，要确保穿刺针在扫查平面内，才能监视到穿刺针。可通过从正上方观察穿刺针与探头扫描平面是否平行来检验。

从开始进针就应该观察到针尖，如果观察不到就不应继续进针。强行校正穿刺针位置几乎无效。应将穿刺针退到皮下，重新调整方向准确定位。以 2～3mm 的小幅度反复快速提插穿刺针，牵动针周围组织运动，有助于观察针尖位置。

（二）影响穿刺精确度的因素

1. 超声仪器因素　超声伪像可以造成声像图所显示的位置与实际位置的误差，对操作者产生误导。反复侧动探头确认针尖位于声束中央，能够避免这种假象。

2. 呼吸运动或麻醉不充分　穿刺前应训练患者控制呼吸。术者要学会在患者呼吸暂停的瞬间迅速完成穿刺。此外，麻醉不充分会因疼痛引起肌肉痉挛或靶目标移动，严重影响引导精度。

3. 组织过硬　针细长易弯的穿刺针遇到较硬组织可引起弯曲变形而发生穿刺针偏移靶目标。

（三）麻醉药物的使用

局部麻醉最常用的麻醉剂是利多卡因。成人局麻最大剂量为 4.5mg/kg（1% 的溶液 0.45ml/kg）。3 岁以上儿童的最大剂量为 3～4mg/kg（0.5% 的溶液 0.6～0.8ml/kg）。

应将局麻药注射到痛觉敏感体层，如皮肤、腹膜或器官被膜，脂肪层痛觉不敏感，不必将大量麻醉药注射到脂肪层。在注射局麻药时使用超声作引导沿预选路径麻醉效果最好。注射麻醉药后等待 2min，麻醉药充分发挥作用后再穿刺。

若施行肝脏射频消融等创伤相对较大的介入治疗，酌情选择静脉麻醉，通常由麻醉专业医师施行。

四、术后护理与随访

手术后要注意血压和脉搏的变化。出现难以缓解的腹胀、腹痛，穿刺部位疼痛等，都提示可能出现并发症。脉搏是反映出血的敏感指标，术后脉搏明显增快提示可能出血。应进行超声或其他检查。一旦出现并发症，应立即予以处理或请相关科室会诊。

第四节　超声引导穿刺细胞学及组织学活检

一、超声引导细针穿刺抽吸细胞学检查

1. 适应证　细针穿刺抽吸（fine needle aspiration，FNA）细胞学检查所用的穿刺针很细（27～22G），使操作几乎无创，原则上可针对全身各种组织和器官进行穿刺诊断和治疗。临床比较常用的有：

（1）FNA 通常被用于富含细胞松软组织的良、恶性鉴别诊断。

（2）用于组织脆弱器官（如眼眶内肿瘤）的诊断和治疗性穿刺。

（3）对含液病变进行细菌学、生物化学检查或治疗。

2. 操作方法

（1）使患者处于最舒适和稳定的体位，选择穿刺点及穿刺路径。

（2）常规消毒、铺巾、局部麻醉。

（3）选择安全路径，穿刺过程中必须保持穿刺靶目标始终被显示，同时可见到穿刺路径和穿刺针尖。当穿刺针尖进入穿刺目标后，拔出针芯。针筒连接穿刺针，反复提插穿刺针鞘 5～10 次。必要时在提插过程中使针筒内保持一定的负压，然后解除针筒负压，拔出穿刺针。

甲状腺结节细针抽吸细胞学检查操作（视频）

（4）将穿刺针与空针筒连接，针尖接近载玻片，用针筒内的空气将穿刺针前端的抽吸物吹在载玻片上，涂片、95% 乙醇（或 10% 甲醛）固定，送病理检查。也可将抽吸物推入细胞保存液，离心后取沉渣进行细胞学检查。

二、超声引导粗针穿刺组织学活检

1. 适应证　实质器官的弥漫性病变或肿瘤的诊断和鉴别诊断。

2. 禁忌证　有凝血功能障碍、无安全穿刺路径、患者不能耐受。

3. 探头及针具选择　组织穿刺活检（puncture biopsy）通常使用自动活检枪。活检针的选择依据被穿刺

的脏器和组织的质地而决定，多使用18G或16G组织切割针。

乳腺肿瘤组织穿刺活检操作（视频）

4. 操作方法　与细针穿刺基本相同，但由于组织活检针较粗，进针前均需要使用粗而尖锐的引导针刺穿皮肤和皮下深筋膜。须避开重要的解剖结构，以免被粗而锐利的活检针损伤。

5. 注意事项　组织学活检穿刺有组织切割作用，所以并发症的发生率比细针穿刺相对较高。

（1）穿刺前先让患者进行屏气练习，避免在穿刺中发生咳嗽或运动。

（2）肿块较大时，应选择其周边部分取材，每次取材应在病变的不同部位。

（3）使用自动活检枪时必须注意射程内的组织结构，并要留有余地。

（4）出现穿刺针道出血，术者可将少量止血药物经针鞘注入组织切割部位。

6. 术后护理　粗针活检穿刺后最需要注意的是出血。因此除了一般的预防感染处理之外，应该做好出血的预防处理和严密观察。

第五节　穿刺抽吸和置管

一、适应证和禁忌证

1. 适应证

（1）体腔积液、脏器含液病变（如囊肿、脓肿等）有抽吸、置管引流（endoprosthesis）或保留置管定期给药的需要，并有安全的穿刺路径。

（2）胆道、尿路等梗阻的置管引流。

（3）血管穿刺有困难者，如肥胖、外伤、休克等。

2. 禁忌证　同穿刺活检。

二、操作方法

1. 穿刺器材因不同目的而定。如果穿刺脓腔需要管径较粗的双J管。如穿刺胆管、心包最好选用管径适中的导管针。

2. 术前准备、消毒和麻醉均与穿刺活检相同。

3. 对欲置入较粗引流管者，选择好安全的穿刺路径后，用尖刀片刺破皮肤。

超声导向肾盂穿刺造瘘操作（视频）

4. 使用导管针穿刺时，如果导管已经进入穿刺目标，则拔出针芯抽吸。确定抽出了穿刺目标的内容物（液）后，将引流管固定于皮肤。

5. Seldinger技术：最初穿刺针在超声引导下进入目标，经穿刺针放入细导丝，然后根据需要循导丝逐渐扩张针道，直至能置入较粗的导管或引流管。

三、注意事项

1. 胆管穿刺置管时，须选择肝内胆管穿刺置管，禁忌穿刺游离胆管。

2. 肾盂穿刺置管时，进针路径应避开肾柱，以免造成血管损伤和出血。

3. 肝内液性包块穿刺前，须注意区别肝包虫囊肿、肝脓肿，因为不同疾病的术前准备和导管选择均不相同。

四、置管后护理

1. 为避免局部感染，要保持局部消毒清洁或口服注射抗生素。

2. 要确保引流通畅，避免穿刺病灶内压力过高而使脓液或感染的胆汁及尿液溢漏到体腔引起急腹症。

3. 用于血管内保留置管给药者，须注意导管内血液的抗凝处理。

第六节　超声引导下肿瘤消融术

消融（ablation）是指采用物理或化学方法对肿瘤进行毁损灭活。前者包括热消融（射频、微波）和冷消融（冷冻）；后者包括乙醇、醋酸等化学药物瘤内注射。

一、热消融

1. 适应证 射频消融（radiofrequency ablation，RFA）的适应证为肝脏肿瘤单发者≤5cm，或 2～3 个肿瘤，最大直径≤3cm，且无血管、胆管侵犯或远处转移者。但是随着射频仪器的改进和经验的积累，适应证可能会放宽。

2. 禁忌证 凝血功能障碍、已有远处转移、弥漫性肝癌或广泛的门脉瘤栓、严重门脉高压或大量腹水、胆系感染、装有心脏起搏器、患者不能耐受。

3. 方法

（1）术前准备：了解患者病史及实验室检查结果。充分解释治疗过程可能发生的并发症等，征得患者及家属同意并签署知情同意书。术前空腹 6h 以上，必要时在术前两小时给予镇静药物。

（2）消融方法：①对照 CT 再次明确肿瘤位置、数目及其与邻近结构的关系。②根据肿瘤大小、位置及形状设计消融方案，消融范围应包括肿瘤及周围约 1.0cm 安全范围。③粘贴皮肤电极。④1% 利多卡因局部麻醉穿刺路径。⑤超声引导下，按设计方案消融；要求每一电极都要达到消融的温度，通常在 70℃以上即可缓慢拔针。⑥多方位扫查，确定肿瘤及安全范围的整体消融情况，必要时通过超声造影观测消融范围，对残留部分进行补充消融。⑦治疗完毕后常规超声扫查，观察肝周及腹腔内有无积液、积血，以便及时发现并发症。

4. 注意事项

（1）在治疗过程中要密切观察生命体征的变化。

（2）皮肤电极接触不良会造成严重皮肤烧伤。

（3）多消融灶覆盖时，应从远侧开始，以免近区消融后产生的强回声影响对远侧的定位。

（4）无法避开大血管或胆囊等重要结构和器官时不可勉强冒险消融。

（5）对较大的肿瘤可以分次消融。

（6）重视肿瘤的个体化综合治疗。

（7）术后随访，有残留者及时补充消融。

微波消融（microwave ablation，MWA）和激光消融（laser ablation）的适应证、禁忌证与 RFA 相同，治疗程序也相似，不再赘述。激光消融由于消融体积有限，更适用于小病灶的治疗。

二、冷消融

冷消融也称冷冻治疗（cryotherapy）。液氮冷冻系统和氩氦冷冻系统代表了冷冻治疗两个重要发展阶段。后者的基本原理是当液态氩在针尖内急速释放时，可在十几秒内冷冻病变组织至 -160℃以下，致癌细胞内形成冰晶；而后关闭氩，接通氦产生急速升温，当温度回升至 20～40℃后，再次降温，形成大的冰晶，再回升至 -10℃时，瘤细胞便死亡或崩解。

在超声引导下，将治疗针精确置入体腔或肿瘤内，达到冷消融的目的。冷消融目前在临床的使用尚不普及，经验也较少。

三、化学消融

化学消融的原理是将化学药物注入组织或囊肿内，使细胞迅速脱水，蛋白质变性凝固，导致组织缺血坏死或囊壁细胞失活。最常用的是无水乙醇。

第七节 术中超声

术中超声（intraoperative ultrasound）是指手术过程中借助实时超声成像实现：①进一步明确诊断或寻找未知病变；②精确定位病灶、引导手术过程；③引导术中植入导管、支架或消融治疗；④评估手术效果等。由于术中扫查探头贴近组织和病变，可以使用更高频率的探头，显著增强了分辨力，所以能够发现术前难以发现的微小病灶，或术者不能触摸到的病灶，使手术的精确性和有效性显著提高。

介入超声在麻醉科、疼痛科的应用也很普遍。在实时高分辨力超声成像的监视和引导下，使既往血管穿刺困难的患者变得非常容易穿刺，使神经阻滞变得精准而有效，用药量明显减少。

第八节　介入超声并发症和处理

尽管介入超声的并发证相对较少，但是不可能完全避免，关键是早发现。对于不同的并发症，处理方法不同。

一、介入超声并发症的常见原因

1. 临床因素　主要是对适应证和禁忌证原则掌握不当。或者未对术后需要注意的问题予以重视并仔细观察病情。

2. 解剖异常　术者在术前未注意到患者存在的解剖变异或病变引起的解剖异常。

3. 器械使用不当　对所用器械性能和特点缺乏认识或选用器材不当，器械本身质量问题也可能引发并发症。

4. 操作失误　主要是术者对声像图的判读错误引起的误穿刺或违反有关操作规程导致并发症。

二、常见并发症及处理原则

1. 出血　是最常见的并发症。对血运丰富的脆弱组织用粗针穿刺时，容易引起出血。对于可能与血管有关的病灶都要用彩色或脉冲多普勒进行检查，避免穿刺针经过较大的血管。介入超声发生的出血通常深在，无法直接止血。少量出血者静脉给予止血药物或超声引导下局部注射止血药物。大量出血者应及早请相关科室会诊，必要时外科止血。

2. 感染　主要原因是介入性器械细菌污染。特别是经直肠、阴道途径操作时，可导致术后感染。此外，损伤肠管或感染性囊液、脓液外漏，常发生腹腔内严重感染。严格无菌操作，是预防感染的最有效途径。确诊感染者及早给予敏感抗生素。

3. 损伤　在介入性超声操作过程中，由于发生穿刺针偏离预选穿刺路径，可能造成相邻器官损伤。在使用自动弹射活检装置时，遇到肠管、血管，极易穿通。经阴道穿刺时，要尽量避免紧贴宫颈两侧进针，以避开子宫动脉和静脉。严重的损伤往往需要相关科室治疗。

4. 流产　对孕妇进行宫腔外或妊娠宫腔内介入性操作都可能引起流产。

5. 针道种植转移　对恶性肿瘤进行介入性诊断和治疗，是否有引起针道种植或血行转移的可能，一直是多年来让临床医生担心的问题。大量临床研究证实，由穿刺引起的种植转移的实际发病率极低。1991 年 Smith 等统计了 16 381 例，发生率为 0.006%；国内董宝玮等十几年做细针穿刺约有千例，无一例针道转移。

推荐阅读资料

[1] 刘吉斌．现代介入性超声诊断与治疗．北京：科学技术文献出版社，2004.

[2] 陈敏华 梁萍 王金锐．中华介入超声学．北京：人民卫生出版社，2017.

[3] 姜玉新，张运．超声医学高级教程．北京：人民军医出版社，2015.

[4] 何文．实用介入性超声学．北京：人民卫生出版社，2012.

[5] MCGAHAN J P，GOLDBERG B B. Diagnostic ultrasound.2nd ed.Philadelphia：Lippincott Raven，2008.

介入超声 习题

索　引

Z